Vorwort zur fünften Auflage.

Die vierte Auflage des Hebammenlehrbuches von 1920 wurde im Laufe des Jahres 1926 vergriffen. Für die notwendige Neuauflage war nach Ansicht der Sachverständigen von einer lediglich verbessernden Durcharbeitung des alten Buches abzusehen. Dafür waren folgende Gesichtspunkte maßgebend: Einmal entsprach das alte Buch an vielen Stellen nicht der Vertiefung der Kenntnisse, die seit Einführung der $1^{1}/_{2}$jährigen Ausbildung verlangt werden muß, zweitens war es durch die Fortschritte der Wissenschaft und Praxis vielfach überholt, drittens litt die bisherige Darstellung teils an Weitläufigkeiten und Wiederholungen, teils an zu aphoristischer Behandlung wichtiger Gebiete. Schließlich mußte auch der bildliche Teil als zu dürftig und den Ansprüchen der Jetztzeit nicht mehr genügend bezeichnet werden. Unter Anerkennung dieser Gründe beschloß der Herr Minister für Volkswohlfahrt eine völlige Neugestaltung des Lehrbuches und beauftragte Professor Dr. Hammerschlag, Direktor der Landesfrauenklinik Berlin-Neukölln, den geburtshilflichen Teil; Professor Dr. Langstein, Präsident des Kaiserin Auguste Victoria-Hauses zu Berlin, den pädiatrischen Teil: Oberregierungs- und -medizinalrat Dr. Ostermann, Referent für das Hebammenwesen im Ministerium für Volkswohlfahrt, den allgemeinen Teil zu übernehmen.

Nach Fertigstellung des Manuskriptes erschien es wünschenswert, einen Teil der geplanten grundlegenden und besonders wichtigen Veränderungen in einem Ausschuß von Sachverständigen eingehend zu beraten; seinen Beschlüssen entspricht die schließliche Fassung. An der Beratung nahmen teil die Herren: von Alvensleben (Magdeburg); Baumm (Breslau); Ellerbroek (Osnabrück); v. Franqué (Bonn); Hammerschlag (Berlin); Höhne (Greifswald); Martin (Elberfeld); Ostermann (Berlin); Scheffzeck (Oppeln); Schroeder (Kiel); Stoeckel (Berlin); Zangemeister (Königsberg).

Hebammenlehrbuch

Herausgegeben im Auftrage des
Preußischen Ministeriums für Volkswohlfahrt

von

Prof. Dr. S. Hammerschlag
Direktor der Landesfrauenklinik
in Berlin-Neukölln

Prof. Dr. L. Langstein
Präsident des Kaiserin Auguste-Viktoria-
Hauses in Berlin-Charlottenburg

Dr. Ostermann
Oberregierungs- und -medizinalrat
im Preußischen Ministerium für Volkswohlfahrt
in Berlin

Fünfte Auflage
in vollständig neuer Fassung

Mit 245 zum Teil farbigen Abbildungen

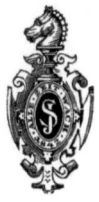

Springer-Verlag Berlin Heidelberg GmbH
1928

ISBN 978-3-662-42684-5   ISBN 978-3-662-42961-7 (eBook)
DOI 10.1007/978-3-662-42961-7
Alle Rechte vorbehalten.
Copyright 1928 by Springer-Verlag Berlin Heidelberg
Ursprünglich erschienen bei Julius Springer in Berlin W 9 1928.

Die leicht zu erlernende und einfach auszuübende Untersuchung des Urins auf Eiweiß wird der Hebamme einen Hinweis auf bestehende Nierenschädigungen und drohende Komplikationen geben und sie veranlassen, gegebenenfalls einen Arzt zu Rate zu ziehen.

Die Beschränkung der inneren Untersuchung auf bestimmte Indikationen bedeutet eine besondere Betonung der äußeren Untersuchung, die in den meisten Fällen zur Überwachung des Geburtsverlaufes vollkommen ausreicht, gleichzeitig aber eine Verringerung der Infektionsgefahr, ein Vorzug, der die Maßnahme ohne weiteres begründet. Es wird außerdem bestimmt, daß jede innere Untersuchung mit Angabe des Grundes, warum sie ausgeführt werden mußte, in das Tagebuch einzutragen ist. Ferner bedeutet auch die Benutzung steriler Gummihandschuhe einen vermehrten Schutz gegen Infektion, und diese Sicherung soll den Kreißenden zugute kommen. Es ist eine selbstverständliche Forderung, daß die Händedesinfektion auch bei Benutzung der Gummihandschuhe genau nach Vorschrift erfolgen muß.

Zweifel bestanden zunächst darüber, ob die rektale Untersuchung zugelassen werden sollte oder nicht. Die Geburtshelfer teilen sich noch heute in zwei Lager, das eine für, das andere gegen die rektale Untersuchung. Es erschien zweifelhaft, ob eine so umstrittene Methode den Hebammen erlaubt werden sollte. Der Sachverständigenausschuß hat empfohlen, die rektale Untersuchung zu gestatten, aber nur den Hebammen, die hierin eine besondere Ausbildung und darüber einen entsprechenden Ausweis erhalten haben. Auch die rektale Untersuchung muß mit Begründung in das Tagebuch eingetragen werden. Gleichzeitig ist klar zum Ausdruck gebracht worden, daß die Ausbildung der Hebammenschülerinnen in der vaginalen Untersuchung nicht zurückgesetzt, geschweige denn aufgegeben werden soll; die vaginale Untersuchung steht nach wie vor im Vordergrunde der Ausbildung.

Unter den Neuerungen ist der Fortfall der Tamponade bei Abort und Placenta praevia eine wichtige Entscheidung. Die Tamponade ermöglichte den Hebammen ein aktives Eingreifen bei Blutungen und gewährte sowohl ihnen wie den Behandelten und deren Angehörigen eine gewisse Beruhigung. Sicher ist aber, daß die von der Hebamme ausgeführte Tamponade eine wirklich bedrohliche Blutung nicht aufzuhalten vermag, daß sie bei Placenta praevia unter Umständen durch weitere Abhebung der Placenta die Blutung sogar noch vergrößert. Während sie als Mittel zur Bekämpfung der

Blutung gerade in gefährlichen Situationen versagt, ist sie stets mit der dringenden Gefahr einer Infektion belastet.

Der pädiatrische Teil schließlich ist so erweitert und nach solchen Gesichtspunkten bearbeitet worden, daß er eine ausreichende Grundlage für die Tätigkeit der Hebammen in der Säuglingsfürsorge bietet.

Die Abbildungen sind der Jetztzeit entsprechend auf eine höhere Stufe gebracht worden. Unter Anlehnung an Abbildungen aus bekannten Lehrbüchern sind dieselben größtenteils einheitlich und möglichst eindrucksvoll gezeichnet worden. Ihre Anzahl ist beträchtlich vermehrt.

Inhaltsverzeichnis.

                                                    Seite

Vorwort III

Erster Hauptabschnitt.

A. Bau und Verrichtungen des menschlichen Körpers.

Knochen und Gelenke 1
Weichteile 6
Körperoberfläche, Körperhöhlen, innere Organe 9
   Brusthöhle, Brustorgane 13
   Bauchhöhle, Bauchorgane 17
   Schädelhöhle, Gehirn, Rückenmark 21
Innere Absonderung 23
Zellaufbau der Gewebe 23
Blut und Lymphe 24
Stoffwechsel 25
Besonderheiten des weiblichen Körpers:
   Das weibliche Becken 26
   Die weiblichen Geschlechtsteile 30
   Die weiblichen Brüste 35

B. Allgemeine Krankheitslehre.

Krankheitsursachen und Krankheitsverlauf 36
Krankenbeobachtung, Krankheitserscheinungen und Untersuchungsweisen . . 37
   Körperwärme, Fieber, Fiebermessung 37
   Puls 40
   Atmung, Husten 40
   Andere Krankheitserscheinungen 41
Krankenpflege 45
Wichtige ansteckende Krankheiten 50

	Seite
Desinfektion am Krankenbett, Schlußdesinfektion	57
Nichtansteckende Krankheiten	60
Geschlechtskrankheiten	60
Besondere Unterleibskrankheiten	64
Besondere Hilfeleistungen:	
Das Abnehmen des Harns (Katheterisieren)	68
Die Einspritzung unter die Haut	69
Der Darmeinlauf	69
Scheidenspülung	70
Bäder	71
Die Anwendung von Wärme und Kälte	72
Teeaufgüsse	73
Hilfeleistung bei der Narkose	74
Wundheilung und Wundkrankheit	75
Entstehung und Verlauf von Wundkrankheit	76
Wundschutz und Desinfektion	78
Anhang: Erste Hilfe bei Unglücksfällen	84

Zweiter Hauptabschnitt.

Erster Teil.
A. Die regelmäßige Schwangerschaft.

Einleitung. Verrichtungen der weiblichen Geschlechtsteile	87
Befruchtung und Entwicklung des Eies	90
Endgültige Gestaltung des Eies	96
Die Frucht in den einzelnen Schwangerschaftsmonaten	102
Die reife Frucht	105
Veränderungen des mütterlichen Körpers in der Schwangerschaft	109
Erkennung der Schwangerschaft	112
Zeitrechnung der Schwangerschaft	116
Verhaltungsmaßregeln für Schwangere	121

B. Die geburtshilfliche Untersuchung.

Aufnahme der Vorgeschichte	130
Besichtigung der Schwangeren	132
Tastung	133
Untersuchung durch das Gehör	141
Die innere Untersuchung	144
Mastdarmuntersuchung	149

	Seite
Hebammentasche	150
Hebamme und Arzt	153
Querbett	155

C. Die regelmäßige Geburt.

Die treibenden Kräfte	157
Der Geburtsweg	160
Der Fruchtkörper	161
Verlauf der Geburt in Hinterhauptslage	161
Die Eröffnungszeit	162
Die Austreibungszeit	165
Die Nachgeburtszeit	169
Geburtsmechanismus bei Hinterhauptslage	171
Allgemeine Darstellung	171
Erste (linke) Schädellage, 1. Unterart	175
Zweite (rechte) Schädellage, 1. Unterart	176
Schädellage, 2. Unterart	177
Leitung der regelmäßigen Geburt durch die Hebamme:	
Vorbereitung	178
Äußere Untersuchung	179
Innere Untersuchung	180
Gebärzimmer	180
Geburtsbett	180
Lagerung der Kreißenden	181
Überwachung der kindlichen Herztöne	183
Dammschutz	184
Verhalten nach Geburt des Kopfes	187
Geburt der Schultern	187
Abnabelung	189
Überwachung der Gebärmutter	191
Ablauf der Nachgeburtszeit	191
Credéscher Handgriff	193
Untersuchung der Nachgeburt	193
Bad des Neugeborenen	195
Untersuchung auf Mißbildungen	195
Augenbehandlung	196
Versorgung der Entbundenen	197

D. Das regelmäßige Wochenbett.

Vorgänge bei der Wöchnerin	198
Rückbildung	199
Wochenfluß	200
Milchdrüsen	201

Seite

Pflege der Wöchnerin 203
   Stillgeschäft 207
Wochenbesuch 211
Feststellung einer vorangegangenen Geburt 214
Kennzeichen eines neugeborenen Kindes 215

Zweiter Teil.

A. Regelwidrigkeiten in der Schwangerschaft.

Erkrankungen, die mit der Schwangerschaft in innerem Zusammenhang
   stehen. 217
   Erbrechen 217
   Speichelfluß 218
   Nierenschädigung 218
   Hautausschläge 219
Erkrankungen, die durch die Schwangerschaft entscheidend beeinflußt
   werden können:
   Herzstörungen. 219
   Krampfadern 221
   Ohnmachten 222
   Tuberkulose 223
   Lungenentzündung 224
   Geistesstörungen 224
   Nierenbeckenentzündungen 225
   Zuckerkrankheit 225
   Blutkrankheiten 225
Andere Erkrankungen mit besonderen Auswirkungen auf die Schwangerschaft:
   Ansteckende Krankheiten 225
   Syphilis 227
   Darmstörungen (Bruch) 228
   Gallenblasenerkrankungen 229
   Neigung zu Blutungen 229
   Rückenmarks- und Gehirnkrankheiten 229
   Unfälle. 229
Regelwidrigkeiten der Geschlechtsteile:
   Bildungsfehler 230
   Geschwülste 232
   Lageveränderungen 233
   Tripper 237
Regelwidrigkeiten des Eies:
   Schwangerschaft außerhalb der Gebärmutter 239

Krankhafte Veränderungen des Eies:
    Entzündungen der Siebhaut 245
    Erkrankungen der Wasserhaut 246
    Blasenmole 247
  Abweichende Bildung des Mutterkuchens 249
  Fehlen der Nabelschnur 251
Vorzeitige Unterbrechung der Schwangerschaft:
  Ursachen 253
  Verlauf der Fehlgeburt 256
  Verhalten der Hebamme bei einer Fehlgeburt 259
  Frühgeburt 261

B. Regelwidrigkeiten des Geburtsverlaufs.

Regelwidrigkeiten der treibenden Kräfte 263
  Schwache Wehen 263
  Übereilte Geburt 266
  Sturzgeburt 266
  Krampfwehen 267
  Bauchpresse 268
Regelwidrigkeiten der weichen Geburtswege:
  Bildungsfehler 270
  Geschwülste 270
  Lageabweichungen der Gebärmutter 273
  Tripper, Syphilis 274
  Mangelhafte Dehnungsfähigkeit 275
  Dammriß 276
  Kitzlerriß 278
  Scheidenriß 279
  Muttermundsriß 280
  Blasenscheidenfistel 282
  Gebärmutterzerreißung 282
Regelwidrigkeiten der harten Geburtswege:
  Gefahren des engen Beckens 286
  Erkennung des engen Beckens 290
  Allgemein verengtes Becken 290
  Einfach plattes Becken 292
  Rachitisch plattes Becken 293
  Vordere Scheitelbeineinstellung 296
  Hintere Scheitelbeineinstellung 297
  Allgemein verengtes plattes Becken 298
  Wirbelgleitung 299
  Doppelseitige angeborene Hüftgelenksverrenkung 299
  Querverengtes Becken 299

Schrägverengtes Becken 299
Verkrümmung der Wirbelsäule 301
Knochenerweichungsbecken 302
Knochengeschwulstbecken 303
Weites Becken 304

Regelwidrigkeiten seitens des Kindes:

Abweichende Stellung des Kopfes 304
Regelwidrige Haltung des Kindes 305
Strecklagen, Vorderhauptslage 307
    Stirnlage 308
    Gesichtslage 309
Das Vorliegen und der Vorfall kleiner Teile 311
Das Vorliegen und der Vorfall der Nabelschnur 313
Regelwidrige Lagen des Kindes:
    Beckenendlagen 316
    Erste Steißlage 318
    Zweite Steißlage 319
    Fußlagen 321
    Gefahren der Beckenendlage 321
    Verhalten der Hebamme 323
    Lösung der Arme 326
    Entwicklung des Kopfes 327
    Querlage 330
    Verschleppte Querlage 331
    Äußere Wendung auf den Kopf 335
Mehrlingsschwangerschaft 336

Regelwidrige Fruchtentwicklung:

Übergröße des Kindes 342
Verkrüppelungen 343
Mißbildungen 344
Geburtsschädigungen des Kindes 351
    Verletzungen 351
    Störungen der Sauerstoffversorgung 354
    Scheintod des Neugeborenen 357
    Verblutung des Kindes 360
    Folgen des Kindstodes 361

Regelwidrigkeiten der Eihäute und des Fruchtwassers:

Der vorzeitige Blasensprung 362
Der verspätete Blasensprung 363

Regelwidrigkeiten seitens des Mutterkuchens:

Vorzeitige Lösung des Mutterkuchens bei regelmäßigem Sitz 364
Der vorliegende Mutterkuchen 366

Seite

Regelwidrigkeiten der Nachgeburtszeit:
  Regelwidrigkeiten vor Geburt des Mutterkuchens 372
    Wehenschwäche 372
    Verwachsung 372
    Formveränderung des Mutterkuchens 373
    Ausbleiben der Lösung 373
    Blutungen 373
    Credéscher Handgriff 374
    Innere Lösung 375
  Blutungen nach Geburt des Mutterkuchens 379
  Umstülpung der Gebärmutter 381
  Erscheinungen der Blutarmut und ihre Behandlung 383
Eklampsie 384
Tod der Gebärenden 388

C. Regelwidrigkeiten des Wochenbettes.

Wundkrankheiten des Wochenbettes 390
  Außeninfektion 390
  Selbstinfektion 391
  Formen des Kindbettfiebers 395
    Das belegte Geschwür 395
    Entzündung der Siebhaut 395
    Erkrankung der Gebärmutteranhänge 396
    Beckenzellgewebsentzündung 396
    Allgemeine Bauchfellentzündung 396
    Eiterfieber 391
    Allgemeine Blutvergiftung 398
  Seltenere Formen der Wundinfektion:
    Wundrose 399
    Wundstarrkrampf 399
  Erkennung des Kindbettfiebers 400
  Verhalten der Hebamme 401
Regelwidrigkeiten der Rückbildung und andere Störungen:
  Nachwehen 404
  Wochenfluß, Stauung, Zersetzung 405
  Blutungen 406
  Mangelhafte Rückbildung der Gebärmutter 407
  Störungen seitens der Harnorgane 408
  Störungen der Stuhlentleerung 409
  Entzündung und Verstopfung einer Blutader 410
Störungen des Säugegeschäfts 411
Zufällige Erkrankungen im Wochenbett 414

Dritter Hauptabschnitt.

I. Der normal geborene Säugling.

Seite

Vorgänge in den ersten Lebenstagen 416
Entwicklung des gesunden Säuglings 419
Die Ernährung des gesunden Säuglings:
    Natürliche Ernährung 426
        Anlegen des Kindes 427
        Zahl und Zeitpunkt der Mahlzeiten 429
        Trinkmengen und Nahrungsbedarf 429
        Dauer des Stillens, Abstillen 430
        Ernährung durch eine Amme 431
        Stillschwierigkeiten von seiten des Kindes 433
        Zwiemilchernährung 435
    Künstliche Ernährung 435
        Technik der künstlichen Ernährung 441
        Zusammensetzung und Menge der Milchmischungen 443
        Beikost, Vitamine 446
Der Stuhl des normalen Säuglings 448
Pflege und Umwelt 448
    Allgemeines 448
    Reinlichkeit 449
        Baden und Reinigen des Säuglings 450
        Trockenlegen und Pudern 452
    Nabelpflege 453
    Kleidung 454
    Bett 458
    Zimmer 460
    Licht, Luft, Sonne, Abhärtung 461
    Muskelübung und Gymnastik 463
    Erziehung 464
    Ruhe und Behaglichkeit 465

II. Der frühgeborene Säugling.

Begriffsbestimmung 466
Zeichen der Frühgeburt 466
Pflege und Ernährung der Frühgeborenen 467
Entwicklung und Gefährdung der Frühgeburt 470

III. Der kranke Säugling.

Allgemeines 471
    Beobachtung 471
    Besichtigung des Neugeborenen 472

	Seite
Krankheitszeichen	473
Krankheitsverhütung	478
Spezielles	481
Die angeborene Syphilis	481
Nabelerkrankungen	482
Darmblutungen Neugeborener	484
Starrkrampf	485
Eitrige Augenentzündung des Neugeborenen	486
Milchdrüsenentzündung	487
Krankheiten der Haut:	488
Ansteckende Hauterkrankungen	488
Schälblasen	488
Wundrose	488
Nichtansteckende Hauterkrankungen	489
Erkrankungen der Mundschleimhaut	490
Erkrankungen der Atmungsorgane	491
Erkrankungen des Magen-Darmkanals:	492
Durchfall	492
Erbrechen	493
Störung des Gedeihens	494
Englische Krankheit	495
Krämpfe	497
Ansteckende Krankheiten des Säuglingsalters	498

IV. Mutter- und Säuglingsfürsorge.

Allgemeines	500
Aus der Statistik der Säuglingssterblichkeit	502
Todesursachen	506
Einrichtungen	508
Fürsorge für Haushalt und Wochenbett	508
Säuglingsfürsorge	510
Anhang: Dienstanweisung für die im preußischen Staatsgebiet tätigen Hebammen	513
Vordrucke	530
Die innere Wendung bei Querlage	536
Zusammenstellung und Erklärung wichtiger Fremdwörter	540
Sachverzeichnis	544

Erster Hauptabschnitt.

A. Bau und Verrichtungen des menschlichen Körpers.

Der menschliche Körper besteht aus Knochen, Weichteilen und flüssigen Bestandteilen. Der äußeren Gestalt nach unterscheidet man Kopf, Rumpf und Gliedmaßen.

Die Lage irgendeines Punktes am oder im Körper wird nach folgenden Richtungen bestimmt: oben bedeutet immer nach dem Scheitel, unten — nach den Füßen, vorn — nach dem Gesicht, hinten — nach dem Rücken hin. Die Bezeichnungen bleiben die gleichen, ob der Körper steht oder liegt. Am liegenden Körper ist also der Bauch nicht oben, sondern vorn, der Rücken nicht unten, sondern hinten. Halbiert man den Körper durch eine senkrechte Ebene in der Mitte von vorn nach hinten, so ergibt sich weiterhin für jeden Punkt entweder eine Lage in der Mitte, d. h. in der Teilungsebene, oder rechts oder links davon. An den Gliedmaßen bezeichnet man die der Körpermitte zugewandte Seite als die innere, die abgewandte als die äußere. *Bestimmung der Lage eines Punktes.*

Knochen und Gelenke.

Die Knochen, in ihrer Gesamtheit als Knochengerüst oder Skelett bezeichnet, verleihen dem Körper Festigkeit und Gestalt. Ursprünglich sind sie aus Knorpelgewebe gebildet, doch beginnen sie bereits während der Entwicklung der Frucht im Mutterleibe zu verknöchern. Die Härte der Knochen wird durch Einlagerung von Kalksalzen bedingt. Erst nach Ablauf des Wachstums, um das 20. Lebensjahr herum, ist die Verknöcherung abgeschlossen. Die Knochen Jugendlicher sind also weicher und biegsamer als die Erwachsener. Im Alter *Knochen; Allgemeines.*

verlieren die Knochen allmählich an Festigkeit und werden spröde.

Ihrer Form nach teilt man die Knochen ein in

a) lange oder Röhrenknochen (z. B. Ober- und Unterarmknochen, Ober- und Unterschenkelknochen),

b) kurze Knochen (z. B. Wirbel-, Handwurzel-, Fußwurzelknochen),

c) platte oder breite Knochen (Schädel-, Rippen-, Beckenknochen).

Die Knochen werden von der Knochenhaut überzogen; sie führt die zur Ernährung des Knochens notwendigen Blutgefäße. Im Inneren enthalten die Knochen das Knochenmark entweder in vielen kleinen Knochenlücken oder in einer großen Markhöhle (Mittelstück der Röhrenknochen).

Gelenke; Allgemeines.

Die einzelnen Knochen sind teils beweglich durch Gelenke miteinander verbunden, teils fest und unbeweglich durch zackig ineinandergreifende Nähte (Schädeldach) oder glatte Fugen (Schambeinfuge). Die Gelenkenden der Knochen zeigen verschiedene

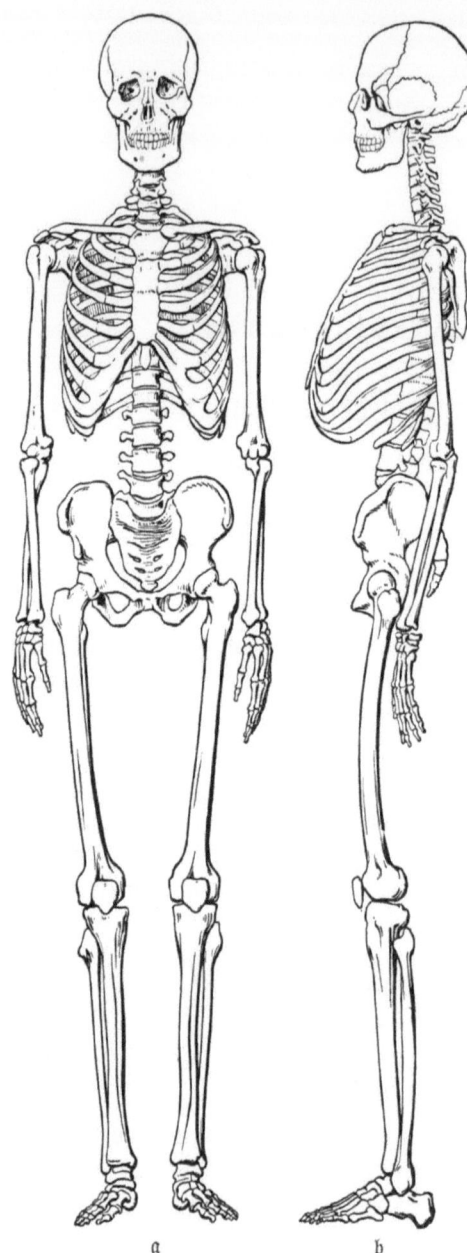

Abb. 1. Skelett: a Vorder-, b Seitenansicht.

Form; gewöhnlich ist das Ende des einen Knochens mehr oder weniger gewölbt und paßt genau in das entsprechend ausgehöhlte Ende des anderen Knochens. Alle Gelenkenden tragen einen Überzug von Knorpel, der wie ein Polster den Druck abschwächt. Eine feste, häutige Kapsel, verstärkt durch sehnige Bänder, die Gelenkkapsel, umschließt das Gelenk im ganzen; die Kapsel führt innen eine feine Haut, die eine Flüssigkeit, die Gelenkschmiere, absondert. dadurch vollzieht sich die Bewegung im Gelenk ohne Reibung. Außer in den

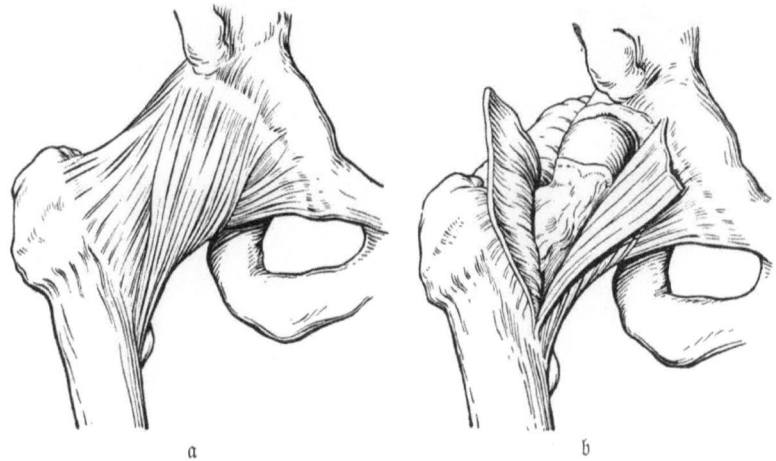

Abb. 2. Hüftgelenk: a Gelenkkapsel geschlossen, b Kapsel eröffnet, der kugelige Gelenkkopf in der Gelenkpfanne sichtbar, c knöchernes Ellbogengelenk.

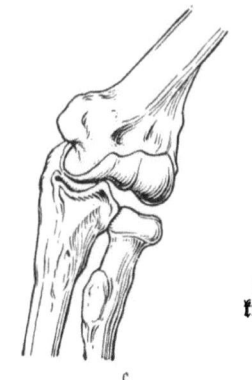

Kopfknochen.

Gelenken finden sich beim Erwachsenen noch Knorpel in den festen Knochenverbindungen und in einigen anderen Körperteilen (Ohr, oberes Augenlid, Nase, Kehlkopf, Luftröhre).

Die Kopfknochen scheidet man in Schädel- und Gesichtsknochen. Die Schädelknochen — vorn das Stirnbein, seitlich die Scheitel- und Schläfenbeine, hinten das Hinterhauptbein, dazu die Knochen des Schädelgrundes — umfassen die Schädelhöhle. Im Hinterhauptbein befindet sich unten das große Hinterhauptloch; auch die übrigen Knochen des Schädelgrundes sind zum Durchtritt von Nerven und Blutgefäßen vielfach durchlöchert. Beim Erwachsenen sind die Schädelknochen, wie auch die Gesichtsknochen, fest miteinander verbunden, mit einiger Ausnahme des Unterkiefers, der mit dem Schläfenbein, dicht vor dem Gehörgang, ein Gelenk bildet.

Die Gesichtsknochen umrahmen die beiden Augenhöhlen, die Nasen- und die Mundhöhle. Ober- und Unterkiefer tragen in einer hufeisenförmig gekrümmten Knochenleiste die Zähne; jeder Zahn ist in ein besonderes Knochenfach fest eingeteilt. Das erste Gebiß, Milchgebiß, zählt 20, das zweite, dauernde, 32 Zähne. Die Zahnmasse ist noch härter als die Knochenmasse. Am Unterkiefer springt

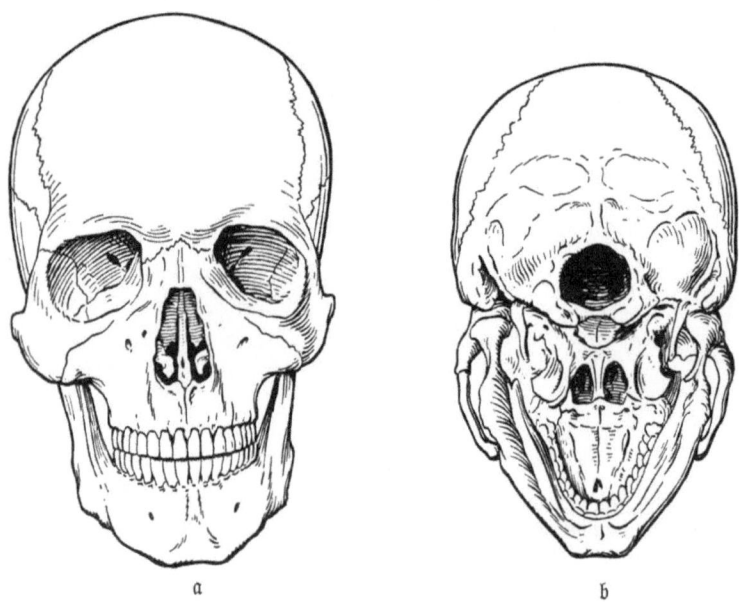

Abb. 3. Schädel: a Ansicht von vorn, b Ansicht von unten (im Hinterhauptbein das große Hinterhauptloch).

vorn das Kinn mehr oder weniger hervor, ebenso prägen sich stärker oder geringer die seitlichen Kieferwinkel aus, die beim Neugeborenen kaum entwickelt und flach sind.

Knochen des Rumpfes. Die knöcherne Stütze des Rumpfes bilden Wirbelsäule (Rückgrat), Brustkorb und Becken.

Die Wirbelsäule setzt sich aus 7 Hals-, 12 Brust-, 5 Lendenwirbeln (den wahren Wirbeln), dem Kreuz- und Steißbein zusammen. Von der Seite gesehen, weist die Wirbelsäule zwei S-förmige Krümmungen auf, eine leichtere im Hals- und Brustteil, eine stärkere im Lenden- und Kreuzbeinteil. Diese Krümmungen gleichen Erschütterungen aus, die von unten, z. B. beim Springen oder bei einem Fall, einwirken; eine gerade Wirbelsäule würde die Erschütterung unabgeschwächt auf Kopf und Gehirn übertragen.

Jeder wahre Wirbel stellt einen knöchernen Ring dar, der ein Loch in der Mitte, das Wirbelloch, umfaßt. Der vordere Teil des Ringes verdickt sich zum Wirbelkörper. Je weiter nach unten, um so mächtiger werden die Wirbelkörper. Der hintere Wirbelbogen entsendet mehrere Fortsätze, je 2 Gelenkfortsätze nach oben und unten zur Verbindung mit den Nachbarwirbeln, sodann 2 Querfortsätze und den nach hinten gerichteten Dornfortsatz zum Ansatz von Bändern und Muskeln.

Die Wirbelkörper sind durch Knorpelscheiben, die Gelenkfortsätze durch straffe Gelenkkapseln verbunden. Vielfache sehnige Bänder verstärken den Zusammenhang der Wirbel untereinander. Durch diese Anordnung wird die Verschiebung zwischen den einzelnen Wirbeln gering; im ganzen erhält die Wirbelsäule aber einen hohen Grad von Festigkeit und gleichzeitig von Beweglichkeit — Beugung nach vorn und hinten, nach den Seiten und Drehung.

Die übereinander liegenden Wirbellöcher bilden den Wirbelkanal.

Der erste Halswirbel hängt mit dem Hinterhauptbein gelenkig zusammen; durch das Hinterhauptloch stehen Schädelhöhle und Wirbelkanal im Zusammenhange.

An jeder der 12 Brustwirbel setzt sich beiderseits je eine Rippe an. Die Rippen ziehen bogenförmig nach vorn und unten. Die 7 oberen (wahren) Rippen verbinden sich vorn durch Knorpelspangen unmittelbar mit dem Brustbein. Von den 5 unteren (falschen) Rippen hängen die 8., 9. und 10. durch Knorpelbögen mit der 7. zusammen; die 11. und 12. endigen frei.

Brustwirbelsäule, Rippen und Brustbein bilden den kuppelförmigen Brustkorb. Auf dem Brustkorb ruht der Schultergürtel, beiderseits bestehend aus dem Schlüsselbein vorn und dem Schulterblatt hinten. Jedes Schlüsselbein steht mit dem Brustbein und dem Schulterblatt durch Gelenke in Verbindung. Die Schulterblätter werden durch Muskeln am Brustkorb gehalten.

Kreuzbein und Steißbein werden weiter unten beim Becken genauer beschrieben.

Die Knochen der oberen Gliedmaßen sind: der Oberarmknochen, die beiden Unterarmknochen, die Handwurzel-, Mittelhand- und Fingerknochen. Der Oberarmknochen bildet mit dem Schulterblatt das Schultergelenk, mit dem Unterarm das Ellbogengelenk. Von den beiden Unterarmknochen heißt der daumenwärts gelegene die

Knochen der oberen und unteren Gliedmaßen.

Speiche, der kleinfingerwärts gelegene die Elle. Die Speiche kann um die Elle gedreht werden; dadurch werden die Drehbewegungen der Hand ermöglicht. Unterarm und Handwurzel bilden das Handgelenk. Während die Gelenkverbindungen zwischen der Handwurzel und den Mittelhandknochen des zweiten bis fünften Fingers straff und wenig beweglich sind, gestattet das Gelenk zwischen Handwurzel und Mittelhandknochen des Daumens ausgiebige Bewegungen (Gegenüberstellung, Greifbewegung). Der Daumen besteht aus zwei, die übrigen Finger aus je drei Gliedern. Die Knochen der unteren Gliedmaßen sind: der Oberschenkelknochen, die beiden Unterschenkelknochen, Fußwurzel-, Mittelfuß- und Zehenknochen. Der Oberschenkelknochen bildet mit dem Becken das Hüftgelenk, mit dem Unterschenkel das Kniegelenk, vor dem noch die knöcherne Kniescheibe sitzt. Die beiden Unterschenkelknochen, das Schien- und das Wadenbein, sind fest miteinander verbunden und bilden unten je einen Vorsprung, den inneren und äußeren Knöchel. Zwischen Unterschenkel und Fußwurzel ist das Fußgelenk.

Weichteile.

Muskeln. Die verschiedenartige Form der Knochen und Gelenke ermöglicht die Mannigfaltigkeit der Bewegungen; die Bewegungen selber werden durch die Muskeln bewirkt, die sich von Knochen zu Knochen spannen und das ganze Knochengerüst umkleiden.

Ein Muskel ist ein Bündel rötlicher Fasern. Entweder heften sich die Fasern unmittelbar an den Knochen an, oder sie laufen in weißliche Sehnen aus, die an den Knochen ansetzen. Die Sehnen sind also Muskelenden. Ein Muskel bewegt sich, indem er sich zusammenzieht, d. h. verkürzt. Dadurch werden die Knochen, zwischen denen er ausgespannt ist, einander genähert. Jeder Bewegung entspricht eine Gegenbewegung. Indem sich der entgegengesetzt wirkende Muskel zusammenzieht, entfernt er die Knochen wieder voneinander, und der erste Muskel streckt sich. Bei den Gliedmaßen z. B. genügt die Schwere allein, um das erhobene Glied, sobald die Zusammenziehung der hebenden Muskeln aufhört, wieder in die Ausgangsstellung zurückzubringen. Gewöhnlich wird eine Bewegung nicht von einem einzelnen, sondern von mehreren Muskeln, einer in gleichem Sinne wirkenden Muskelgruppe, ausgeführt.

An der Vorderseite des Oberarms z. B. fühlt man deutlich, wie sich der starke, zum Unterarm führende Muskel zusammenzieht und verdickt, wenn er den Unterarm beugt, d. h. an den Oberarm heranführt. Die Streckung des Unterarms vollziehen wiederum die Muskeln an der Rückseite des Oberarms. Nach der Verrichtung der Muskeln spricht man auch von Beuge= und Streckmuskeln und an den Gliedmaßen entsprechend von einer Beuge= und Streckseite.

Alle Muskeln am Knochengerüst sind willkürlich bewegte Muskeln, d. h. wir vermögen sie kraft unseres Willens zu bewegen. Ich will den Arm beugen und beuge ihn. Im Gegensatz dazu sind die Muskeln der inneren Organe unwillkürlich bewegte Muskeln; sie arbeiten selbsttätig. Mein Herz schlägt von selber, ohne daß ich es will. Unwillkürlich bewegte Muskeln besitzen außer dem Herzen z. B. Speiseröhre, Magen, Darm, Harnleiter, Harnblase, Gebärmutter.

Die einzelnen Muskeln sind von Häuten aus Bindegewebe umschlossen. Dieses Gewebe umkleidet und durchsetzt auch alle inneren Organe und gibt ihrem weichen Gewebe Halt. Daneben findet sich allenthalben im Körper Fettgewebe, am stärksten unter der Haut.

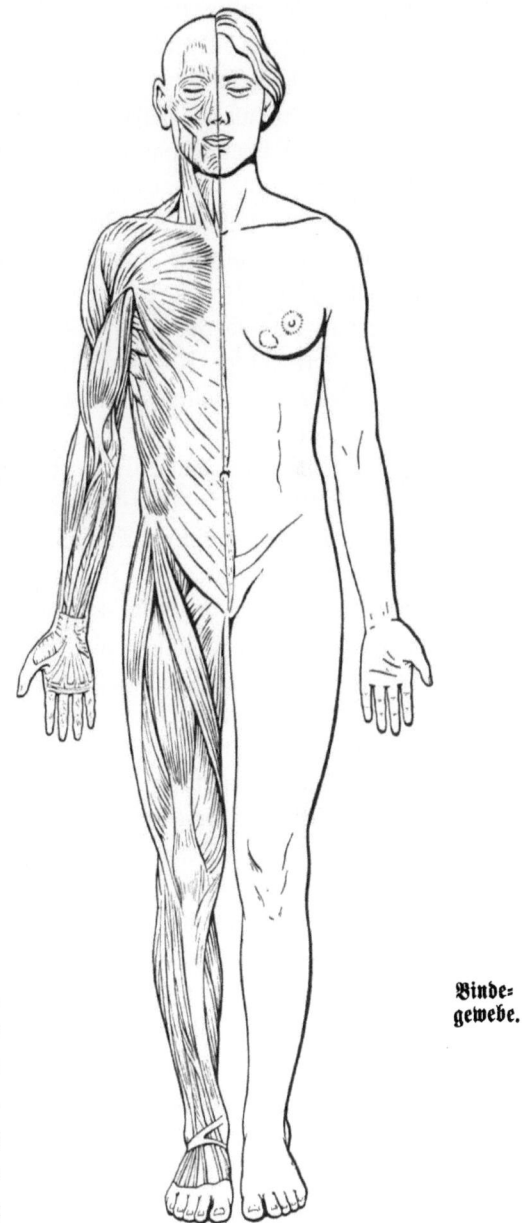

Bindegewebe.

Abb. 4. Linke Körperhälfte mit Hautdecke, an der rechten ist die Muskulatur freigelegt.

Fettgewebe.

Die Haut umgibt als schützende Decke den ganzen Körper. Sie Haut. besteht aus drei Schichten: der Oberhaut, der Unterhaut und dem

Unterhautbinde- oder Unterhautfettgewebe. Die fettreiche Unterlage ist verschieden dick; während sich z. B. an der Brust, am Bauch, am Rücken sehr leicht eine Hautfalte emporheben läßt, ist die Haut in der Hohlhand, an der Fußsohle fest mit der Unterlage verwachsen. Die Haut zeigt überall Haare, die am Kopf und, von der Zeit der Geschlechtsreife ab, in den Achselhöhlen und in der Schamgegend lang und dicht wachsen. An jedes Haar setzt sich innerhalb der Haut ein feiner Muskel an; die Zusammenziehung dieser Muskeln bewirkt die „Gänsehaut". In die Austrittskanäle der Haare, zum Teil aber auch frei in die Oberhaut (z. B. im Gesicht) münden Talgdrüsen, die durch ihre fettige Absonderung die Haut geschmeidig erhalten. In die Hautporen münden die zur Absonderung des Schweißes dienenden Schweißdrüsen.

Zum Schutz der Finger- und Zehenspitzen dienen die hornigen Nägel.

Die Haut hat wichtige Aufgaben zu erfüllen. Sie regelt die Wärmeabgabe des Körpers. In der Kälte verengern sich ihre Blutgefäße, so daß weniger Blut an die Körperoberfläche strömt und weniger Wärme nach außen abgegeben wird — die Eigenwärme des Körpers bleibt besser erhalten. In der Wärme erweitern sich die Blutgefäße der Haut, es wird mehr Wärme nach außen abgegeben; gleichzeitig tritt Schweißabsonderung ein, und auch die Verdunstung des Schweißes bewirkt Abkühlung.

Durch die Haut scheidet der Körper Wasser aus. Außer der sichtbaren Abgabe in Form des Schweißes findet auch eine dauernde unmerkliche Verdunstung von Wasserdampf statt.

Die Hautatmung, also der Gasaustausch durch die Haut, spielt gegenüber der Lungenatmung eine untergeordnete Rolle.

Dagegen ist die wichtigste Aufgabe der Haut die Gefühlsempfindung, die durch zahlreiche Nervenkörperchen (Nervenenden) vermittelt wird.

Die obersten Schichten der Oberhaut stoßen sich dauernd ab, besonders da, wo die Benutzung stark ist, wie in der Hohlhand und an den Fußsohlen. So glatt auch eine wohlgepflegte Haut dem Auge erscheint, ist sie doch immer mit feinsten Hautschüppchen bedeckt. Dazu kommen die zahlreichen Falten, Poren, Haarmündungen, also zahlreiche Schlupfwinkel, in denen Unreinlichkeiten haften. Eine gewöhnliche Waschung entfernt nie alle Unreinlichkeiten, und in einer stark verarbeiteten, rissigen, schwieligen Haut vermag es selbst die gründlichste Waschung nicht mehr.

An den natürlichen Körperöffnungen geht die Haut in Schleim- **Schleim-**
haut über. Die Schleimhaut kleidet die inneren Hohlorgane aus **haut.**
(Atemwege, Magendarmkanal, Harnwege, Geschlechtsorgane usw.).
Sie ist zarter als die Haut, enthält keine Talg- und Schweißdrüsen,
dafür zahlreiche Schleimdrüsen, durch deren Absonderung sie dauernd
feucht erhalten wird. Am Munde bildet das Lippenrot den Übergang von Haut zu Schleimhaut.

Körperoberfläche, Körperhöhlen, innere Organe.

Am Gesicht unterscheiden wir Stirn, Schläfen, Augenbrauen, **Gesicht,**
Augen, Nase, Wangen, Mund, Kinn, Ohren. **Sinnes-**
organe.

Die Augen liegen, in Fettgewebe eingebettet, in den Augenhöhlen; zu ihrem Schutze dienen auch die bewimperten Lider. Die
Innenfläche der Lider wird von der Augenbindehaut (Schleimhaut)
bekleidet, die sich auf
den vorderen Teil des
Augapfels bis zum
Hornhautrande über-
schlägt. Der annähernd
kugelförmige Augapfel
wird von der harten
Haut (Weiße des Auges)
überzogen, die vorn in
die kreisrunde, leicht
gewölbte, durchsichtige
Hornhaut übergeht.
Hinter der Hornhaut
befindet sich die mit
einer klaren Flüssigkeit
gefüllte vordere Augen-
kammer, nach hinten be-

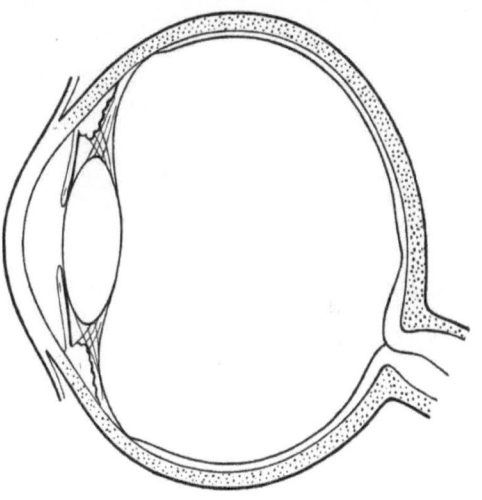

Abb. 5. Senkrechter Durchschnitt durch den Augapfel.

grenzt durch die kreisförmige Regenbogenhaut und die Mitte der
Vorderwand der Krystallinse. Das Sehloch in der Mitte der Regenbogenhaut, oder die Pupille, zieht sich bei starkem Lichteinfall zusammen und erweitert sich im Dunkeln. Zwischen Regenbogenhaut
und den seitlichen Teilen der vorderen Linsenwand befindet sich die
hintere Augenkammer, gleichfalls mit klarer Flüssigkeit gefüllt. Die
doppelt — nach vorn und hinten — gewölbte Linse ist vollkommen
durchsichtig, fest und zugleich elastisch. Hinter der Linse wird das
Augeninnere durch den klaren, gallertartigen Glaskörper ausgefüllt.

Die Wand des Augapfels zeigt unter der harten Haut noch zwei andere Häute, in der Mitte die gefäßreiche Aderhaut und nach innen die lichtempfindliche Netzhaut, in die sich der hinten in den Augapfel eintretende Sehnerv ausbreitet. Die Linse lenkt die durch das Sehloch einfallenden Lichtstrahlen so zusammen, daß auf der Netzhaut das Bild des betrachteten Gegenstandes entsteht.

Hinter dem oberen Augenlide, außen oben in der Augenhöhle, liegt die Tränendrüse. Sie sondert durch seine Ausführungsgänge die salzige Tränenflüssigkeit in den Bindehautsack ab. Die Flüssigkeit wird durch die Lidbewegungen über die freie Vorderfläche des Augapfels, insbesondere über die empfindliche Hornhaut, verteilt und erhält sie glatt und schlüpfrig. Abgeleitet wird die Flüssigkeit durch den Tränenkanal, der vom inneren Augenwinkel in die Nasenhöhle führt. Nur bei übermäßiger Absonderung (Weinen) vermag der Tränenkanal die Flüssigkeit nicht zu fassen, und sie läuft über die Lidränder.

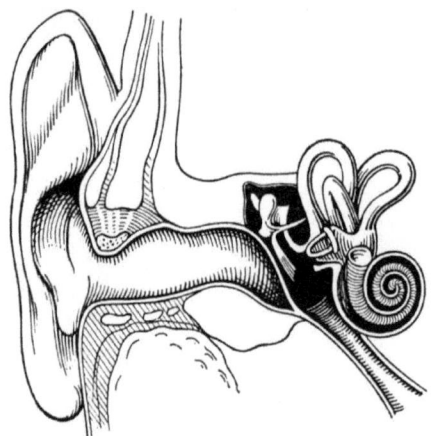

Abb. 6. Senkrechter Durchschnitt durch das Gehörorgan.

Das Gehörorgan besteht aus dem äußeren, mittleren und inneren Ohr. Zum äußeren Ohr gehören Ohrmuschel und äußerer Gehörgang, der nach innen von dem zarten, durchscheinenden Trommelfell abgeschlossen wird. Hinter dem Trommelfell liegt die mit Schleimhaut ausgekleidete Paukenhöhle (Mittelohr); ein Gang, die Ohrtrompete, verbindet sie mit dem Rachen. Drei feine Gehörknöchelchen (Hammer, Amboß, Steigbügel) bilden eine Leitung vom Trommelfell zum inneren Ohr oder Labyrinth, das im Inneren des Schläfenbeins eingebettet liegt. Im Labyrinth endigt der Hörnerv. Die Schallwellen werden von der Ohrmuschel aufgefangen, durch den äußeren Gehörgang zum Trommelfell geleitet, das sie in Schwingungen versetzen. Die Schwingungen werden durch die Gehörknöchelchen auf das Labyrinth übertragen.

Die äußere Nase wird durch eine knorpelige, die innere Nasenhöhle durch eine knöcherne Scheidewand in eine rechte und linke Hälfte geteilt. An den äußeren Wänden der Nasenhöhle wölben sich die drei Nasenmuscheln vor. Die Schleimhaut trägt in den Nasenlöchern Haare zum Abfangen des Staubes. Im oberen Teil der Schleimhaut verzweigt sich der Riechnerv, der den Geruch übermittelt. In der Nasenhöhle wird die Atemluft angewärmt.

In dem geöffneten Munde sieht man Zähne, Zahnfleisch, den Gaumen, von dem hinten in der Mitte das Zäpfchen frei herabhängt. Von dem Zäpfchen streichen nach beiden Seiten je 2 Gaumenbögen, ein vorderer und ein hinterer, zum Mundboden herab; in den Nischen zwischen den vorderen und hinteren Gaumenbögen liegt beiderseits die Gaumenmandel. Der Zungenrücken trägt die Geschmackswärzchen, kleine Erhebungen der Schleimhaut mit besonderen Nervenendigungen, die den Geschmack übermitteln. In die Mundhöhle ergießt sich aus mehreren Speicheldrüsen der Speichel. Die größte der Speicheldrüsen liegt unterhalb des Ohres (Ohrspeicheldrüse).

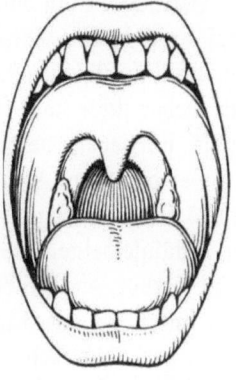

Mundhöhle.

Abb. 7. Mundhöhle.

Nasen- und Mundhöhle führen nach hinten zum Rachen; hier liegt eine kleine Rachenmandel, die sich bei Kindern oft vergrößert und die Nasenrachenatmung behindert. Der Rachen führt abwärts in den Schlund. Dort teilt sich der Weg in die Speiseröhre und in den Kehlkopf. Der Kehlkopf bildet den Anfangsteil der Luftröhre. Die Speiseröhre liegt hinter dem Kehlkopfe und der Luftröhre. Beim Schlucken wird der Kehlkopf unter den Zungengrund gehoben; der Kehlkopfdeckel legt sich über den Eingang, so daß Getränke und Speisen nicht in den Kehlkopf geraten. In dem Kehlkopf liegen die Stimmbänder, die durch größere oder geringere Länge der Stimme tieferen oder helleren Klang verleihen. Die Spalte zwischen den

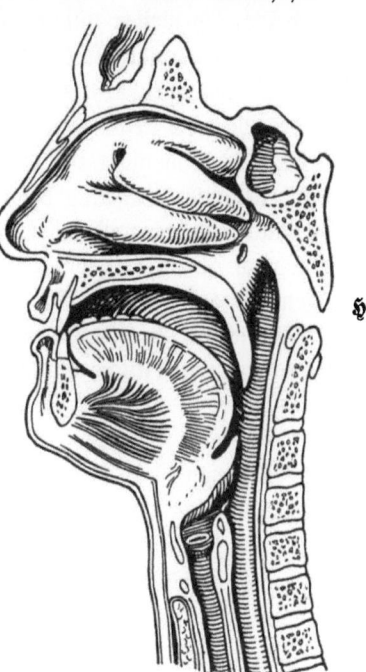

Hals.

Abb. 8. Senkrechter Durchschnitt durch Nase, Mundhöhle, Rachen, Schlund, Kehlkopf, Luftröhre, Speiseröhre (dahinter Wirbelsäule).

Stimmbändern ist die Stimmritze. Die Sprache wird im Munde durch verschiedene Stellung von Gaumen, Zunge und Lippen gebildet.

Betrachtet man den Hals von außen, so sieht man oft den Kehlkopf vorn in der Mitte etwas vorspringen; wenn nicht, kann man ihn deutlich fühlen. Darunter liegt die Schilddrüse, die für gewöhnlich weder sicht= noch fühlbar ist, zuweilen, auch in der Schwangerschaft, sich jedoch vergrößert (Kropfbildung).

Brust und Bauch. Bei der Betrachtung der Brust gewahrt man in der Mitte die etwas flachere Gegend über dem Brustbein, rechts und links oben die Schlüsselbeine. Bei fettarmen Menschen springen die Schlüsselbeine hervor, die Gruben (Schlüsselbeingruben) oberhalb und unterhalb sinken ein, die Rippen und auch der untere Fortsatz des Brustbeins, der Schwertfortsatz, zwischen den Rippenbogen zeichnen sich ab. Zu beiden Seiten der Brustbeingegend liegen bei dem Weibe die Brüste, die weiter unten näher beschrieben werden.

Der Winkel unterhalb des Brustbeins zwischen den Rippenbogen heißt die Magengrube, weil dahinter in der Bauchhöhle der untere Teil des Magens liegt. Etwa in der Mitte des Bauches sieht man den mehr oder weniger tief eingezogenen Nabel.

Die beim Erwachsenen behaarte Gegend über dem Schambein heißt die Schamgegend oder der Schamberg. Von dort ziehen schräg nach außen und oben zum oberen Beckenrand die Leistenbeugen; sie grenzen den Bauch gegen die Oberschenkel ab.

Während die Brustwand rings durch Knochen gestützt ist, werden die vordere und seitliche Bauchwand nur von Weichteilen gebildet. Die Dicke der Bauchwand (Bauchdecken) ist je nach der Muskulatur und vor allem nach dem Fettpolster sehr verschieden. Bei sehr dicken Personen ist es kaum möglich, innere Organe durchzufühlen, während die Bauchwand Fettarmer der Untersuchung kein Hindernis bietet.

Zu beiden Seiten des Schambeins werden die Bauchmuskeln von dem Leistenkanal durchsetzt. Bei dem Weibe geht das runde Mutterband hindurch. Gewöhnlich schließt sich der Leistenkanal. Zuweilen bleibt er aber durchgängig, dann können Teile von Baucheingeweiden (Darm, Netz) hindurchtreten und sich unter der Haut vorwölben. Ein solcher Leistenbruch kann die Größe eines Kindskopfes und mehr erreichen. Der Leistenbruch findet sich beim Weibe seltener als beim Manne. Häufiger ist beim Weibe der Schenkelbruch, der sich unterhalb der Mitte der Leistenbeuge nach dem Oberschenkel vorwölbt.

Brusthöhle und Bauchhöhle werden durch das Zwerchfell ge- **Brust-** schieden, einen Muskel, der sich rings an den Rippen, an der Wirbel- **höhle.** säule und am Brustbein ansetzt und kuppelförmig nach oben wölbt.

Brusthöhle, Brustorgane.

In der Brusthöhle liegen die Organe des Kreislaufs und der Atmung: das Herz mit den großen Blutgefäßen, die Lungen mit dem unteren Teil der Luftröhre und ihren Ästen, außerdem die Speiseröhre, die durch einen Schlitz des Zwerchfells zum Magen führt. Die Brusthöhle ist von einer glatten, glänzenden Haut (Rippenfell) ausgekleidet, die auch die Lungen überzieht (Brustfell). Der Raum zwischen Rippen- und Brustfell heißt Brustfellraum. Unter normalen Verhältnissen ist er allerdings nicht vorhanden, vielmehr liegen Rippen- und Brustfell dicht aneinander.

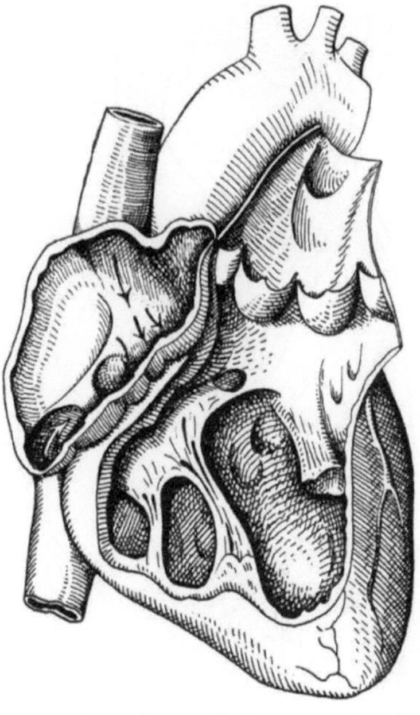

Das Herz, eingehüllt von dem dünnen, häutigen Herzbeutel, liegt zum größten Teil in der linken Brusthälfte. In der Größe entspricht es jeweils der rechten Faust des betreffenden Menschen. Seine Gestalt ist annähernd die eines stumpfen Kegels. Es liegt so, daß die Grundfläche des Kegels nach rechts und oben, die Spitze nach links und unten weist.

Herz und Blutgefäße.

Abb. 9. Herz: Rechte Vorkammer und rechte Kammer eröffnet. In der Vorkammer die Mündungen der großen Hohladern, in der Kammer die Klappe, die den Abschluß gegen die Vorkammer herstellt. In der gleichfalls eröffneten Lungenschlagader die taschenförmigen Klappen, die den Abschluß der Lungenschlagader gegen die Kammer bewirken.

Das Herz ist ein starker, wie schon erwähnt, selbsttätiger Hohlmuskel, der das Blut in ständigem Strome durch den Körper treibt.

Durch eine Längsscheidewand wird das Herz in eine linke und rechte Hälfte geteilt. Jede Hälfte wird wiederum durch eine schließbare Klappe in eine Vorkammer und eine Kammer geschieden. In die Vorkammern münden die Blutadern (Hohladern, Venen), von den Kammern entspringen die Schlagadern (Arterien).

Sind die Vorkammern mit Blut gefüllt, so ziehen sie sich zusammen und drücken das Blut in die Kammern. Darauf ziehen sich die Kammern zusammen; die Klappen gegen die sich wieder erweiternden und füllenden Vorkammern schließen sich, und das Blut wird in die Schlagadern gepreßt. Während sich nun die Kammern wieder erweitern und füllen, schließen sich Klappen, die im Anfangsteil der Schlagadern sitzen, so daß kein Blut aus den Schlagadern zurückströmen kann. Die Zusammenziehung und Erweiterung des Herzens wiederholt sich bei dem Erwachsenen ganz regelmäßig etwa 70 mal, bei dem Neugeborenen in den ersten Wochen 120 bis 140 mal in der Minute.

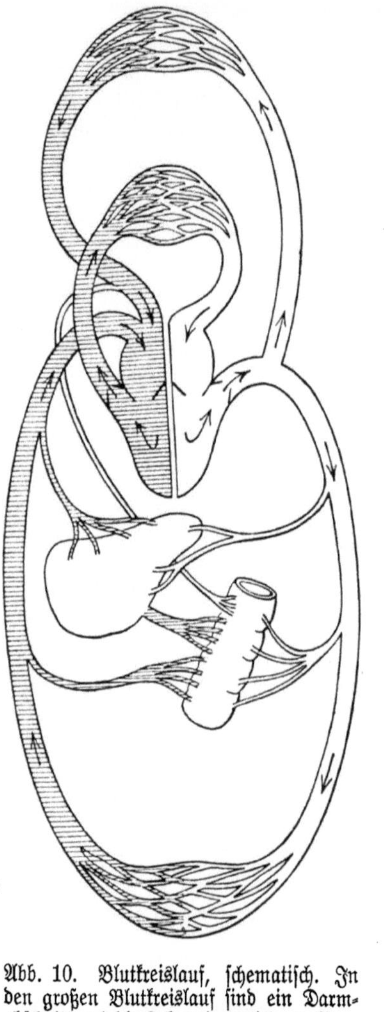

Bei der Zusammenziehung der Kammern wird die Herzspitze gegen die Brustwand gedrückt; man fühlt und sieht auch zuweilen den „Herzspitzenstoß" zwischen 5. und 6. Rippe links in der Brustwarzenlinie (einer durch die Brustwarze gedachten senkrechten Linie).

Das Blut, das aus den Kammern in die Schlagadern gepreßt wird und aus den Blutadern in die Vorkammern zurückströmt, macht im Körper einen zweifachen Kreislauf, den großen und den kleinen Blutkreislauf, durch.

Der große Blutkreislauf führt von der linken Herzkammer zur rechten Vorkammer. Der kleine Blutkreislauf führt von der rechten Kammer zur linken Vorkammer.

Der große Kreislauf: aus der linken Herzkammer empfängt die große Körperschlagader hellrotes Blut. Die Körperschlagader macht am Herzen einen leichten Bogen nach oben und verläuft dann vor der Wirbelsäule abwärts durch die Brust= und Bauchhöhle; in diesem Verlaufe sendet sie nach allen Gegenden des Körpers und zu allen

Großer, kleiner Blutkreislauf.

Abb. 10. Blutkreislauf, schematisch. In den großen Blutkreislauf sind ein Darmabschnitt und die Leber eingezeichnet. Vom Darm führen besondere Gefäße (Pfortader) zur Leber und der Milchbrustgang in die obere Hohlader.

Organen Äste, die sich immer feiner verzweigen und schließlich in allerfeinsten, nur noch mikroskopisch sichtbaren Haargefäßen die Gewebe durchziehen. Hier erleidet das Blut eine Veränderung; es wird dunkelblaurot (weil es an das Gewebe Sauerstoff abgibt und Kohlensäure aufnimmt). Die Haargefäße gehen in feine Adern über, die sich allmählich zu immer stärkeren vereinigen und schließlich in 2 großen Hohladern (obere und untere Hohlvene) sammeln; diese münden in die rechte Vorkammer.

Der kleine Blutkreislauf: aus der rechten Kammer strömt das dunkelblaurote Blut in die Lungenschlagader. Die Lungenschlagader verzweigt sich in der Lunge allmählich zu feinsten Haargefäßen. Hier wird das dunkelblaurote Blut hellrot (weil es Kohlensäure abgibt und Sauerstoff aufnimmt) und fließt nun in immer stärkeren Blutadern zur linken Vorkammer zurück.

Linke Vorkammer und Kammer oder, wie man sich auch ausdrückt, das linke Herz, enthält also hellrotes Blut, rechte Vorkammer und rechte Kammer — das rechte Herz — dunkelblaurotes Blut. Wenn man sagt: in den Schlagadern (Arterien) fließt hellrotes Blut, so denkt man dabei immer an die Körperschlagadern; im kleinen (Lungen-)Kreislauf ist das Verhältnis umgekehrt.

Die Blutwelle, die bei jeder Zusammenziehung der linken Kammer in die große Körperschlagader gepreßt wird, fühlt man als Puls in den Schlagadern, die dicht unter der Haut liegen. Den Puls fühlen bedeutet: Zählen, wieviel Zusammenziehungen das Herz in der Minute macht.

In den Schlagadern steht das Blut unter hohem Druck; aus einer geöffneten Schlagader spritzt das hellrote Blut im Bogen, während aus einer geöffneten Blutader (Vene) das dunkelblaurote Blut nur ausfließt. In den großen Blutadern herrscht sogar negativer Druck werden sie eröffnet, so wird Luft eingesogen.

Die Lungen (Atmungsorgane) sind ein elastisches, schwammartiges Gewebe. Die rechte Lunge füllt die rechte Brusthöhle und besteht aus 3 Lappen. Die linke Lunge besteht aus 2 Lappen und füllt die linke Brusthöhle. Zu den Lungen führt die Luftröhre. Die Luftröhre ist ein häutiges, durch eingefügte Knorpelspangen starres Rohr, das sich in der Brusthöhle zunächst in 2 Äste — für die rechte und die linke Lunge — teilt. Diese Hauptäste (Hauptbronchien) teilen sich dann für jeden Lappen in dünnere Äste (Bronchien), und diese verzweigen sich, allmählich ohne Knorpel, wie die Zweige eines Baumes nach allen Richtungen. Die feinsten Zweige enden blind

Luftröhre und Lungen.

— 16 —

und tragen Ausbuchtungen, die Lungenbläschen, das eigentliche Lungengewebe. Um diese Lungenbläschen spinnen sich die Haargefäße, und in ihnen spielt sich die Atmung, d. h. der Gasaustausch ab.

Atmung.   Die Luft ist, abgesehen von geringfügigen anderen Beimengungen, ein Gemenge von $^4/_5$ Stickstoff, $^1/_5$ Sauerstoff. Der Stickstoff ist für

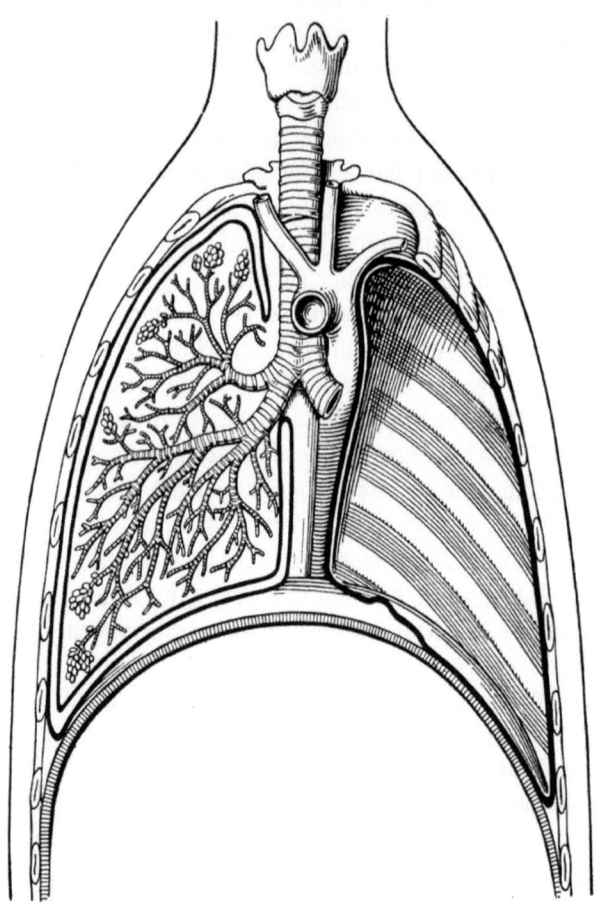

Abb. 11. Linke Brusthöhle leer, in der rechten sind die Verzweigungen der Luftröhre eingezeichnet, an einigen Endästen Lungenbläschen.

die Atmung gleichgültig, notwendig dagegen ist der Sauerstoff. Dehnen sich die Lungenbläschen bei der Einatmung aus, so füllen sie sich mit Luft, und Sauerstoff geht in das Blut der Haargefäße über. Aus dem Blut tritt Kohlensäure in die Lungenbläschen, und diese Kohlensäure wird nun bei der Ausatmung, wenn die Lungenbläschen wieder zusammensinken, aus dem Körper entfernt. Das dunkelblaurote, sauerstoffarme Blut wird dabei hellrot und sauerstoffreich. Bei der Atmung wird von den Lungen auch Wasser in Form von Wasserdampf abgegeben.

Die Lunge ist zwar elastisch und dehnbar, aber keiner eigenen Bewegung fähig; die Atembewegungen geschehen vielmehr durch den Brustkorb, dem die Lunge nur folgt. Durch Muskelwirkung werden also die Rippen gehoben, der Brustkorb erweitert sich, die Lunge dehnt sich aus und füllt sich mit Luft — Einatmung; die entgegengesetzt wirkenden Muskeln senken die Rippen wieder, der Brustkorb verengt sich, die Lunge wird zusammen= und die in ihr befindliche Luft ausgepreßt — Ausatmung. Bei ruhiger Atmung sind nur die Zwischenrippenmuskeln tätig; bei angestrengter Atmung werden auch Brust= und Halsmuskeln (Atemhilfsmuskeln) angespannt. An der Atmung ist auch das Zwerchfell beteiligt, indem es sich bei der Einatmung zusammenzieht und seine Kuppel nach unten abflacht, also die Brusthöhle vergrößert; bei der Ausatmung steigt es wieder nach oben und verkleinert die Brusthöhle.

Durch die Zwerchfellbewegung werden die Baucheingeweide verschoben, so daß Ein= und Ausatmung durch Heben und Senken der Bauchdecken angezeigt wird.

Bauchhöhle, Bauchorgane.

In der Bauchhöhle liegen die Organe der Verdauung: Magen, **Bauch-** Darm, Leber, Bauchspeicheldrüse, ferner die Milz, die Nieren mit **höhle.** den Harnleitern; im unteren Abschnitt der Bauchhöhle, in der Beckenhöhle, liegen die Blase und beim Weibe die inneren Geschlechtsorgane. Die Innenwand der Bauchhöhle wird von einer glatten, glänzenden Haut, dem Bauchfell, überzogen, das auch die inneren **Bauchfell.** Organe zum größten Teil bekleidet. Die Fläche des Bauchfells ist also eine viel größere als die Innenfläche der Bauchwände.

Der Magen liegt unterhalb des Zwerchfells auf der linken Seite, **Magen,** und zwar in seinem oberen Teile noch hinter den Rippen; der untere **Darm.** Teil krümmt sich nach der Mitte zu (Magengrube). Er ist ein häutiger Sack, im leeren Zustande zusammengefaltet; erst bei der Aufnahme von Nahrung weitet er sich. Seine Schleimhaut enthält Drüsen, die den Magensaft absondern. An den Magen schließt sich der Darm an, dessen gesamte Länge ungefähr das Fünf= bis Sechsfache der Körperlänge beträgt. Wir unterscheiden am Darm 4 Abschnitte: Unmittelbar am Magen den kurzen Zwölffingerdarm, darauf den Dünndarm, der in zahlreichen Schlingen die Bauchhöhle ausfüllt. Vor der rechten Darmbeinschaufel geht der Dünndarm in den Dickdarm über. Der unterste Abschnitt des Dickdarms heißt Blinddarm; an ihm hängt ein etwa fingerlanger, blind endender,

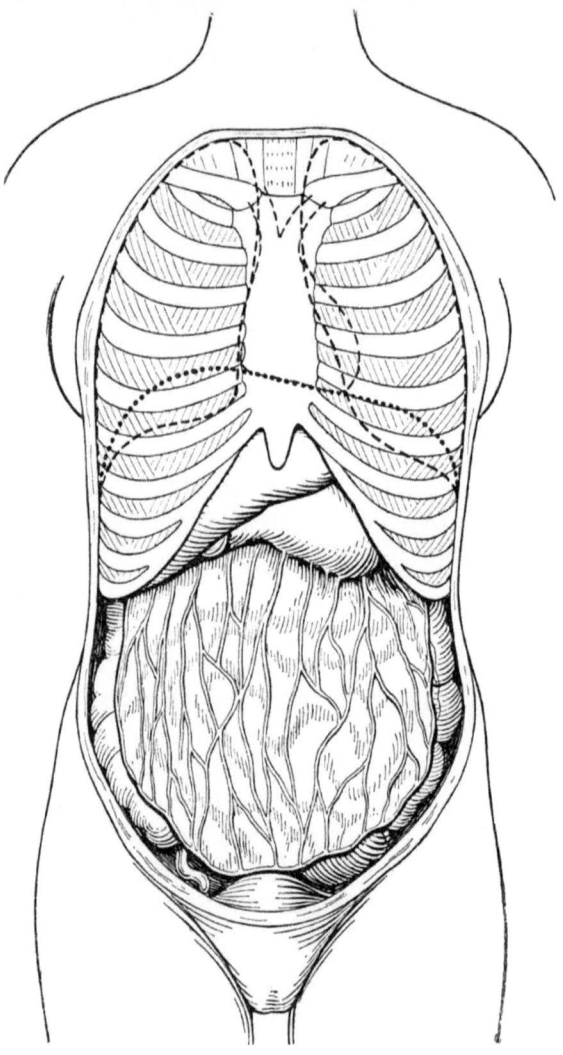

Abb. 12. Auf dem Brustkorb sind eingezeichnet die Grenzen des Herzens, der Lungen und die obere Grenze des Zwerchfells. Von den Bauchorganen sind sichtbar: der untere Leberrand, der untere Teil des Magens, von dem das Netz herabhängt.

wurmförmiger Fortsatz (Wurmfortsatz, dessen Entzündung unter dem Namen Blinddarmentzündung bekannt ist). Von der Becken= schaufel steigt der Dickdarm auf der rechten Seite aufwärts bis unter die Leber, bildet hier eine Krümmung, verläuft quer nach links bis unter den Magen, bildet hier wieder eine Krümmung und steigt an der linken Seite abwärts, um unten in den Mastdarm

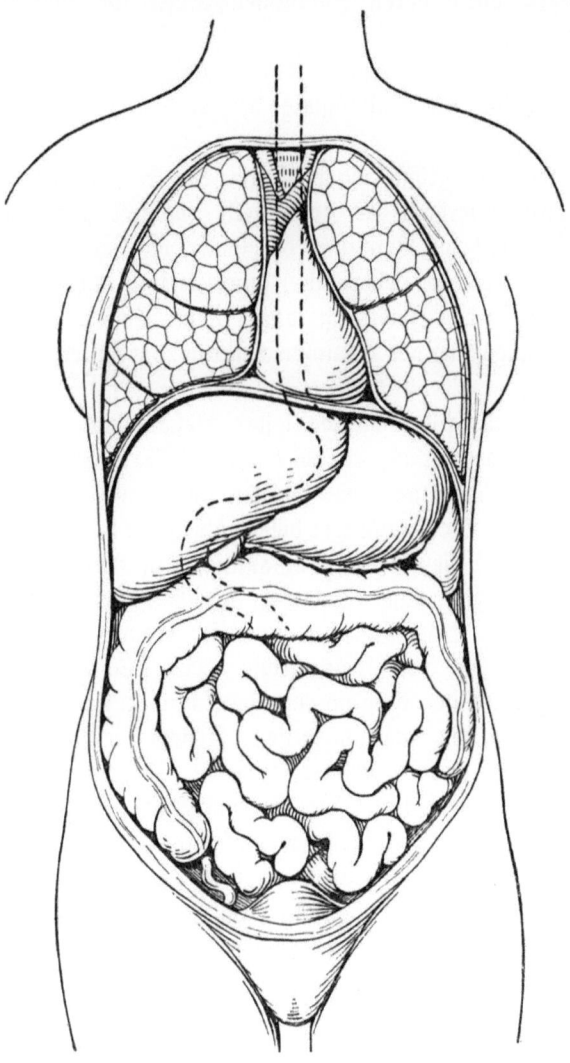

Abb. 13. In der Brusthöhle Lungen und Herzbeutel, in der Bauchhöhle Leber, Magen, Milz, Darm. Die gestrichelte Linie deutet an (von oben nach unten) Speiseröhre, obere Magenkrümmung, Zwölffingerdarm.

überzugehen. Der Mastdarm ist am After mit einem willkürlich bewegten Schließmuskel versehen. Vom Magen und dem queren Teil des Dickdarms hängt das Netz, eine dünne, durchschimmernde, mit Fett versehene Haut, vor den Darmschlingen in die Bauchhöhle herab.

Speiseröhre, Magen und Darm besitzen unwillkürlich bewegte Muskelfasern, durch deren Zusammenziehung ihr Inhalt weitergeschoben wird.

Die Schleimhaut des Darmes enthält zahlreiche Erhebungen, die Darmzotten, die zur Aufsaugung der verdauten Nahrungsstoffe dienen.

Leber. Die Leber, das größte innere Organ des Körpers, liegt auf der rechten Seite unterhalb des Zwerchfells und fast ganz hinter den Rippen; sie dient zur Bereitung der Galle, die sich in der Gallenblase (an der unteren Leberfläche) sammelt und durch einen Ausführungsgang in den Zwölffingerdarm fließt. Ebenda mündet auch **Bauch-** der Ausführungsgang der Bauchspeicheldrüse, die hinter dem Magen **speichel-** liegt.
drüse.

Ver- Zur Verdauung müssen die festen Bestandteile der Nahrung
dauung. durch die Zähne ordentlich zerkleinert werden. Die hintersten (Backen-) Zähne heißen Mahlzähne; die Speisen sollen also gleichsam „zermahlen" werden. Je sorgfältiger dies geschieht, je länger der Mensch also kaut, um so besser für die Verdauung. Im Munde werden die Speisen mit dem Speichel (Saft der Speicheldrüsen) vermischt, im Magen mit dem Magensaft, im Zwölffingerdarm mit der Galle und dem Saft der Bauchspeicheldrüse. Diese Säfte bewirken die eigentliche Verdauung, d. h. sie verwandeln die in den Speisen vorhandenen unlöslichen Nahrungsstoffe in lösliche, die von den Darmzotten aufgesaugt werden können. Zum Teil findet die Aufsaugung auch schon im Magen statt. Die Nahrungsstoffe unterscheidet man nach ihrer chemischen Zusammensetzung in Eiweißstoffe (hauptsächlich im Fleisch), Kohlehydrate oder Kohlenwasserstoffe (hauptsächlich in Mehl und Gemüsen) und in Fette. Der Mundspeichel verwandelt die Kohlehydrate in Zucker, der Magensaft macht die Eiweißstoffe löslich, die Galle verdaut die Fette, der Saft der Bauchspeicheldrüse wirkt durch seine Zusammensetzung auf alle 3 Stoffe ein. Außer diesen Stoffen braucht der Körper noch Wasser und Salze. Die Nahrungsmittel enthalten auch noch besondere Stoffe, Vitamine, die in Gemüsen, Früchten, einigen Fetten, z. B. Lebertran, enthalten sind. Ihre Zusammensetzung ist noch nicht bekannt. Man weiß aber, daß gewisse Erkrankungen entstehen, wenn sie in der Nahrung fehlen oder, z. B. durch langes Kochen, zerstört werden. Die von der Magen- und Darmwand aufgenommenen löslichen

Stoffe werden durch ein besonderes Sammelgefäß, den Milchbrust=
gang, dem Blut zugeführt. Die unverdaulichen Bestandteile der
Nahrung werden von dem Darm wieder ausgeschieden.

Die Milz, unter dem linken Rippenbogen gelegen, gehört zu den **Milz.**
blutbildenden Organen.

Die Nieren, rechts und links von der Len= denwirbelsäule, berei= ten den Harn, d. h. sie sondern das überflüssige Wasser und die in ihm gelösten Abbaustoffe (Harnstoff), Salze usw. aus dem Blute ab. Der Harn läuft von ihnen in zwei dünnen, häuti= gen Röhren, den Harn= leitern, zur Blase, wo er sich sammelt. Die Blase liegt hinter dem Schambein im kleinen Becken; in stark gefüll= tem Zustande überragt sie das Schambein nach oben. Sie besitzt an ihrem Ausgang einen willkürlich bewegten Schließmuskel. **Nieren, Harn= leiter, Blase.**

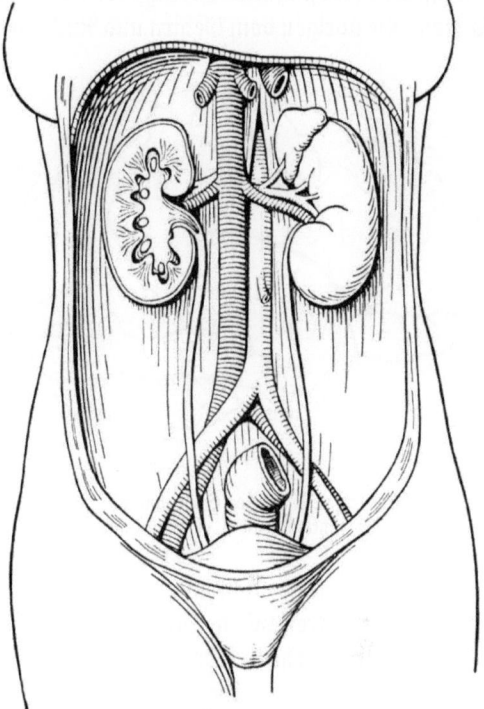

Abb. 14. Nieren, auf der linken die Nebenniere, die rechte durchgeschnitten, Harnleiter, Blasengrund, Bauch=
schlagader und große untere Hohlader.

Schädelhöhle, Gehirn, Rückenmark.

In der dritten Körperhöhle, der Schädelhöhle, liegt das Gehirn, **Gehirn,**
das sich als Rückenmark in die Rückenmarkshöhle fortsetzt. Gehirn **Rücken=**
und Rückenmark sind weiche, sehr empfindliche Organe, die von **Nerven.**
schützenden Häuten, den Hirnhäuten, umhüllt werden. Die in dem
Gehirn befindlichen Hohlräume führen eine geringe Menge klarer
Flüssigkeit (Hirnwasser, Cerebrospinalflüssigkeit); etwas reichlicher
findet sich die Flüssigkeit innerhalb der Häute. Vom Gehirn und
Rückenmark gehen Nerven als weiße, sehnenähnliche Stränge ab.
Die größeren Nerven laufen gewöhnlich neben den größeren Blut=
gefäßen.

Von dem Gehirn führen die Sinnesnerven zu den Sinnesorganen, der Geruchsnerv zur Nase, der Sehnerv zum Auge, der Gehörnerv zum Ohr, der Geschmacksnerv zur Zunge; sie nehmen hier die äußerlichen Reize auf und übermitteln sie dem Gehirn, wo sie als Bild, Klang, als ein bestimmter Geruch oder Geschmack in das Bewußtsein gelangen. Die übrigen vom Gehirn und Rückenmark ausgehenden Nerven haben zwei verschiedene Verrichtungen; entweder tragen sie von ihren Endstellen aus Empfindungen nach dem Gehirn (Empfindungsnerven), z. B. von der Haut her Tast-, Schmerz-, Wärme-, Kälteempfindung, oder sie übermitteln vom Gehirn den Muskeln Reize, die Bewegungen veranlassen (Bewegungsnerven).

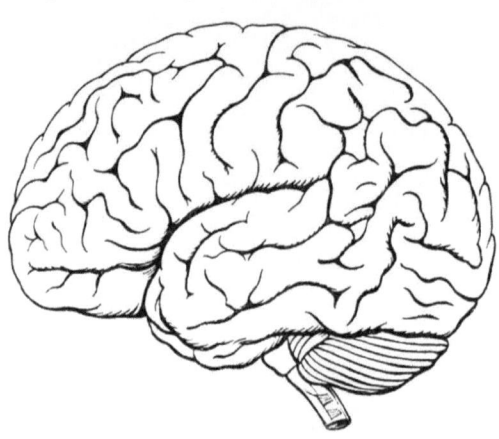

Abb. 15. Gehirn, Oberfläche, Seitenansicht. Der zum Rückenmark führende Stiel ist durchgeschnitten.

Z. B.: Jemand sticht mich mit einer Nadel in die rechte Hand. Der an der betreffenden Stelle endigende Empfindungsnerv trägt den Reiz zum Gehirn. Dort empfinde ich ihn an einer bestimmten Stelle als Schmerz. Diese Stelle übermittelt nun einer anderen, dem Zentrum der Bewegungsnerven, einen Reiz, der durch die Bewegungsnerven zu den Muskeln der rechten Hand und des rechten Arms weitergesandt wird. Die Muskeln bewegen sich — ich ziehe meine Hand von der Nadel fort. Das ganze geschieht im Augenblick, aber der Bogen von der Hand zum Gehirn, durch das Gehirn und wieder vom Gehirn zur Hand muß in der Nervenbahn erst durchlaufen werden, damit die Abwehrbewegung auf den Stich erfolgt. Das Gehirn ist der Sitz des Gefühls und aller Sinneseindrücke, das Zentrum, von dem aus alle Bewegungen erfolgen; es ist das Organ, in dem sich alle geistigen und seelischen Vorgänge abspielen.

Neben dem Gehirn und Rückenmark, aber im Zusammenhang mit ihm, besteht noch ein besonderes selbsttätiges Nervengeflecht im Körper, das die Tätigkeit der inneren Organe regelt.

Innere Absonderung.

Drüsen und innere Absonderung.

Wir lernten bei der Verdauung bereits einige Drüsen kennen, die Speicheldrüsen, die Magendrüsen, die Leber, die Bauchspeicheldrüse. Diese Drüsen erzeugen einen Saft, der durch einen Ausführungsgang entleert wird — bei den genannten Drüsen zum Zweck der Verdauung in den Mund und in den Magendarmkanal. Es gibt nun eine Reihe von Drüsen im Körper, die keinen Ausführungsgang besitzen, die aber bestimmte Stoffe an das Blut abgeben und dadurch auf die Entwicklung des Körpers und seine Verrichtungen einwirken. Solche Drüsen sind z. B. der mit der Grundfläche des Gehirns zusammenhängende „Hirnanhang" — die Schilddrüse am Halse — die Thymusdrüse (Brustdrüse), die unterhalb der Schilddrüse liegt und sich während des Wachstums zurückbildet — die Nebennieren, kleine pyramidenförmige Aufsätze auf dem oberen Nierenpol — bestimmte Teile der Bauchspeicheldrüse — und auch die Keimdrüsen, die nicht allein zur Erzeugung der Geschlechtszellen — Eier und Samenfäden — dienen. Man spricht bei diesen Drüsen von einer „inneren Absonderung". Störung der inneren Absonderung, d. h. ein Zuviel oder Zuwenig ihrer Säfte, bewirkt bestimmte Krankheitszustände. So wirkt beim Weibe die innere Absonderung des Eierstocks auf das Wachstum, auf die Ausbildung der körperlichen Geschlechtsmerkmale, auf den Geschlechtstrieb; sie beeinflußt auch das geistige und das seelische Leben, und damit hängen die vielfachen Störungen in der sogenannten Übergangszeit, in der sich die Eierstöcke zurückbilden, zusammen.

Zellaufbau der Gewebe.

Der feinere Bau der Gewebe.

Betrachten wir die einzelnen Bestandteile oder Gewebe des menschlichen Körpers: Muskel, Fett, Nerven, Knochen usw. mit dem bloßen Auge, so sehen wir, daß sie nicht allein in ihrer Form, sondern auch in ihrem Aufbau ganz verschieden sind. Genaueren Aufschluß gewinnen wir aber erst, wenn wir sie unter starker Vergrößerung, durch das Mikroskop, betrachten. Wir sehen dann, daß sie allgemein aus kleinsten Körperchen, Zellen, zusammengesetzt sind, die sich mehr oder weniger dicht aneinanderfügen. Jede Zelle besteht aus einem zähflüssigen Zellkörper (Zelleib, Protoplasma), in dem ein festerer Zellkern liegt. Die

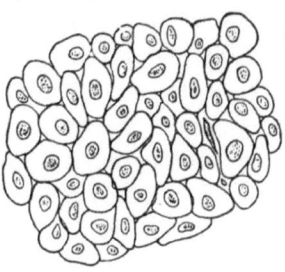

Abb. 16. Schleimhautzellen.

Zellen vermehren sich beim Wachstum des Körpers dadurch, daß sich zunächst der Zellkern, sodann der Zellkörper in zwei Hälften teilt; auf diese Weise entstehen aus einer Zelle zwei neue. Auch nach dem Wachstum gehen immer Zellen zugrunde und müssen wieder durch neue ersetzt werden. Die Zellen der einzelnen Gewebe haben verschiedene Größe und Form: rund, zylindrisch, spindelförmig, sternförmig usw., sie zeigen auch immer eine bestimmte Anordnung, so daß wir aus dem mikroskopischen Bilde die Art des Gewebes genau bestimmen können.

Blut und Lymphe.

Blut. Die Gesamtmenge des Blutes beträgt etwa $1/13$ des Körpergewichts. Betrachtet man einen Tropfen Blut unter dem Mikroskop, so sieht man in der Blutflüssigkeit überaus zahlreiche, kernlose, gelbrötliche Scheiben, die roten Blutkörperchen, dazwischen in viel geringerer Zahl die kernhaltigen, weißen Blutkörperchen. Die roten Blutkörperchen enthalten den Blutfarbstoff, und dieser trägt den Sauerstoff, der bei der Atmung aufgenommen wird. Der reichliche Gehalt an Sauerstoff im Schlagaderblut bedingt die hellrote Farbe, der geringe Gehalt im Blutaderblut die dunkle Farbe. Im Blutfarbstoff ist auch das für den Körper wichtige Eisen enthalten.

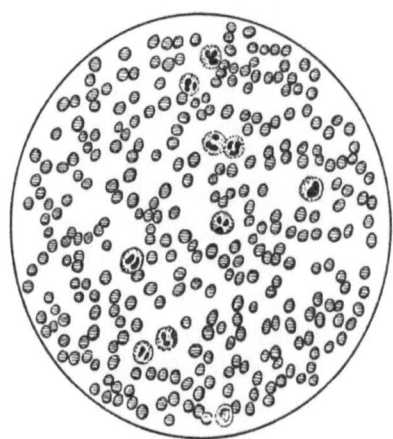

Abb. 17. Mikroskopisches Blutbild, rote und weiße Blutkörperchen.

Wenn sich das Blut aus den Gefäßen entleert, so scheidet sich in der Blutflüssigkeit der Faserstoff (das Fibrin) ab und bringt das Blut zum Gerinnen. Über dem geronnenen Blut (Blutkuchen) bleibt eine klare, nicht mehr gerinnende Flüssigkeit stehen, das Blutserum. Blutserum ist also Blutflüssigkeit ohne Faserstoff. Es gibt Menschen, bei denen die Gerinnungsfähigkeit des Blutes stark herabgesetzt ist; bei ihnen können schon geringe Verletzungen zu tödlichen Blutungen führen. Diese Bluterkrankheit findet sich immer in bestimmten Familien und beruht auf einer vererbbaren Anlage.

Die Blutkörperchen werden hauptsächlich im Knochenmark, die weißen auch in der Milz und in den Lymphknoten gebildet.

Während sich das Blut im Körper nur innerhalb der Blutgefäße **Lymphe.** findet, werden die Gewebe von einer anderen Flüssigkeit, der farblosen Lymphe, durchtränkt. Sie findet sich überall in den feinen Spalten und Gängen zwischen den Zellen, sammelt sich dann in anfangs feinen, später weiteren Gefäßen (Lymphgefäßen), und diese münden schließlich, zu 2 stärkeren Gefäßen vereinigt, in die großen Blutadern. Stellenweise sind in die Lymphgefäße die Lymphknoten (früher Lymphdrüsen genannt) eingeschaltet, glatte Körper von Hirsekorn bis Bohnengröße, die wie ein Filter fremde, in die Lymphbahn gelangende Stoffe, auch Krankheitserreger, abfangen können.

Stoffwechsel.

Wozu braucht der Mensch Nahrung?

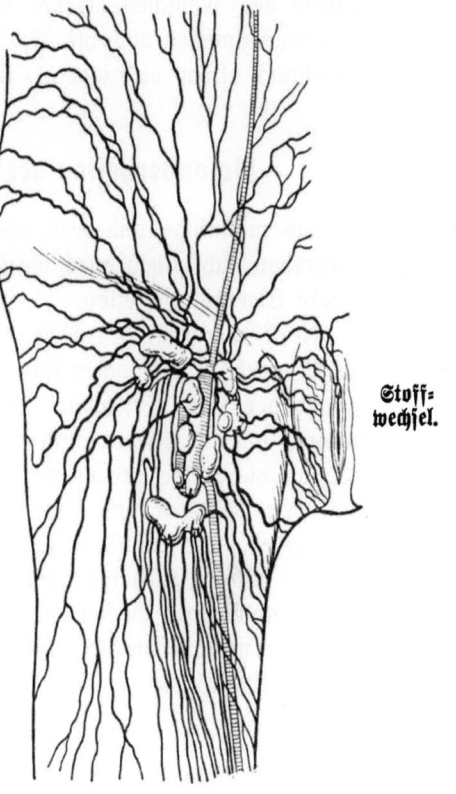

Stoffwechsel.

Solange der Körper wächst, baut er neues Gewebe auf. Auch nach vollendetem Wachstum werden dauernd absterbende Zellen durch neue ersetzt. Außer diesen Wachstumsvorgängen sondert der Körper in den Drüsen reichlich Saft ab. Er leistet ferner Arbeit und erzeugt Wärme. Dazu müssen durch die Nahrung Stoffe zugeführt werden: Wasser, Salze, Eiweißstoffe, Fette, Kohlehydrate. Wir sahen bei der Ver‑

Abb. 18. Lymphgefäße und Lymphknoten unter der Haut der Leistenbeuge (Blutader schraffiert).

dauung, daß die gelösten Nahrungsstoffe in das Blut übergehen. Im Kreislauf des Blutes gelangen sie zu den Zellen, und hier in den Zellen werden sie aufgespeichert und verbraucht. Zu diesem Vorgange, den man mit einer Verbrennung vergleichen kann, ist der Sauerstoff nötig, der gleichfalls vom Blute den Zellen zugeführt wird. Die Umwandlung der Stoffe im Körper, der Stoffwechsel, spielt sich also in den Zellen ab. Die für den menschlichen Körper unbrauchbaren Rückstände werden aus den Zellen wieder an das Blut abgegeben und durch verschiedene Organe ausgeschieden. Die Kohlensäure wird in der Lunge ausgeatmet. Die abgebauten Eiweißstoffe werden als Harnstoff in den Nieren ausgeschieden, ebenso Salze und das überschüssige Wasser, letzteres auch durch Haut und Lungen.

Durch den Stoffwechsel und die Muskeltätigkeit wird die Eigenwärme des Menschen erzeugt und erhalten. Sie schwankt beim Gesunden zwischen 36,5 bis 37,5° C und ist in den Morgenstunden gewöhnlich etwas niedriger als in den Nachmittagsstunden.

Besonderheiten des weiblichen Körpers.

Besonderheiten des weiblichen Körpers. Das männliche und weibliche Geschlecht unterscheiden sich im Körperbau nicht allein durch die Geschlechtsteile, sondern auch durch andere Eigentümlichkeiten.

Die Körpergröße des Weibes ist durchschnittlich geringer als die des Mannes. Die Knochen sind zarter, die Muskeln weniger kräftig ausgebildet. Das Fettpolster unter der Haut ist stärker entwickelt, dadurch sind die Glieder runder und weicher geformt. Das ist aber lediglich die Folge geringerer körperlicher Übung; bei den sportliebenden Mädchen und Frauen unserer Zeit verschwindet dieser Unterschied. Die Schultern sind schmaler, die Brusthöhle ist enger, dagegen sind die Hüften breiter und die Bauchhöhle geräumiger als beim Mann. Das Becken zeigt zwar bei beiden Geschlechtern die gleiche Form, indessen gibt es doch gewisse Unterscheidungsmerkmale (siehe weiter unten).

Das weibliche Becken.

Das Becken. Das Becken stellt einen Knochenring dar (Beckengürtel) und besteht beim erwachsenen Menschen aus 4 Knochen, dem Kreuzbein, dem Steißbein und den beiden Hüftbeinen.

Kreuzbein und Steißbein. Das Kreuzbein bildet die hintere Wand des Beckens (siehe Abb. 20 und 21). Es hat eine dreieckige, keilförmige Gestalt. Die breite Grundfläche sieht nach oben, die Spitze nach unten. In der ursprünglichen Anlage besteht das Kreuzbein aus 5 Wirbeln, die später fest miteinander verwachsen (falsche Wirbel). An der Vorderfläche des Kreuzbeins erkennt man die Grenzen der einzelnen Wirbel noch als querverlaufende Knochenleisten, die erhabenen Linien. Die Vorderfläche des Kreuzbeins ist ausgehöhlt, sowohl von oben nach unten, wie von rechts nach links. Die hintere Fläche ist dementsprechend nach hinten ausgebogen und besitzt drei von oben nach unten verlaufende Erhabenheiten: rauhe Linien. Durch 4 Paar Löcher treten vom Rückenmark aus nach vorn und hinten Nerven, die zu den Beckenorganen, Gesäßmuskeln und unteren Gliedmaßen ziehen. Das Kreuzbein führt nämlich einen Kanal, der das Ende des Wirbelkanals bildet. Die Teile des Kreuzbeins, welche rechts und links von den Löchern liegen, heißen Kreuzbeinflügel; dazwischen liegt der Kreuzbeinkörper.

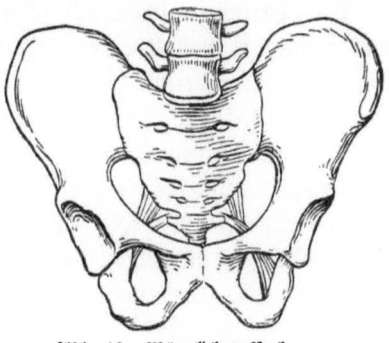

Abb. 19. Männliches Becken.

Das Kreuzbein ist nach oben mit dem 5. Lendenwirbel durch Bänder und eine zwischen beiden Knochen liegende Knorpelscheibe verbunden. Beide Knochen treffen in einem nach vorn vorspringenden Winkel, dem Vorberg zusammen. Nach unten setzt sich an die Spitze des Kreuzbeins das kleine Steißbein mittels eines Gelenkes an.

Das Steißbein besteht aus 4 kleinen Wirbeln.

Die Hüftbeine liegen seitlich vom Kreuzbein und sind durch die Kreuzdarmbeinfugen mit ihm verbunden. Sie wölben sich nach vorn, wo sie in der Mitte in der Scham- oder Schoßfuge zusammenstoßen. In der Kindheit besteht das Hüftbein aus drei Knochen, die später miteinander verwachsen: Darmbein, Sitzbein und Schambein.

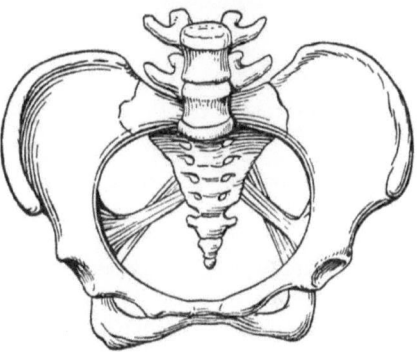

Abb. 20. Weibliches Becken von oben.

Hüftbein.

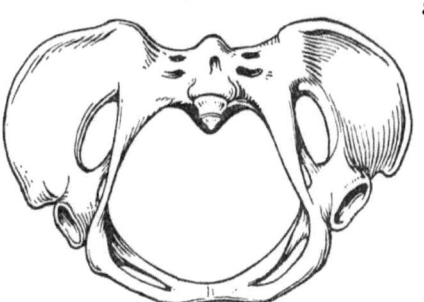

Abb. 21. Weibliches Becken von unten.

Diese drei Knochen treffen in der Gelenkpfanne, die unten und außen an der Beckenwand liegt und den Oberschenkelkopf aufnimmt, zusammen.

Das Darmbein ist der größte Knochen, er liegt nach oben, das Sitzbein nach unten, das Schambein nach vorn.

Das Darmbein (Abb. 22) bildet die Seitenwand des Beckens und besitzt die Gestalt einer Schaufel, weshalb der vorn gelegene Teil auch Darmbeinschaufel genannt wird. Der obere Rand der Schaufel heißt der Darmbeinkamm, er endet in dem vorderen und hinteren Darmbeinstachel; der untere bogenförmige Rand der Innenfläche heißt die Bogenlinie.

Das Sitzbein hat 2 Äste, einen hinteren, breiteren, den absteigenden Sitzbeinast, und einen vorderen, schmäleren, den aufsteigenden Sitzbeinast. Der absteigende Ast trägt nach hinten und innen den Sitzbeinstachel. Der untere, stärkere Teil des Sitzbeins, wo beide Äste zusammenstoßen, heißt der Sitzbeinhöcker. Von ihm und dem Sitzbeinstachel geht auf beiden Seiten des Beckens je ein starkes Band zum Seitenrande des Kreuzbeins, wodurch die Verbindung der Knochen untereinander größere Festigkeit bekommt (Abb. 20 und 21).

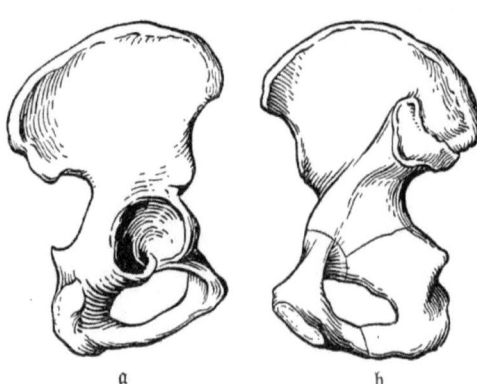

Abb. 22. Rechtes Hüftbein, a von außen, b von innen.

Das Scham= oder Schoßbein besitzt einen queren und einen absteigenden Schambeinast. Der letztere geht in den aufsteigenden Sitzbeinast über. Auf dem queren Schambeinast verläuft eine scharfe Knochenkante, der Schambeinkamm. Die Schambeine stoßen vorn in der Scham= oder Schoßfuge zusammen. Der untere Rand der beiden absteigenden Schambein= und aufsteigenden Sitzbeinäste heißt der Schoß= oder Schambogen. Die Sitz= und Schambeinäste umrahmen an der vorderen Wand des Beckens zwei große Öffnungen, die beiden eirunden Löcher, die zum größten Teil durch eine sehnige Haut verschlossen sind.

<small>Großes und kleines Becken.</small> Wir teilen das Becken in das große und kleine Becken. Das große Becken, oberhalb des Vorbergs und der Bogenlinien, wird seitlich durch die Darmbeinschaufeln und hinten durch die unteren Lendenwirbel begrenzt. Das kleine Becken liegt unterhalb des Vorbergs, der Bogenlinien und des oberen Randes der Schambein=

kämme und der Schamfuge. Es wird hinten durch das Kreuz- und Steißbein, vorn durch die Schamfuge und seitlich durch die Innenwände der Pfannengegenden begrenzt. Nur das kleine Becken hat unter normalen Verhältnissen für die Geburt eine Bedeutung. Obwohl in allen Durchmessern geräumiger als beim Manne, ist es doch verhältnismäßig eng für den Kopf des Kindes, der bei der Geburt hindurchgetrieben wird.

Wir unterscheiden am kleinen Becken verschiedene Abschnitte: den Beckeneingang, die eigentliche Beckenhöhle oder Beckenmitte und den Beckenausgang. *Beckenabschnitte, Beckendurchmesser.*

Der Beckeneingang, die obere Öffnung, wird begrenzt durch den Vorberg, die Bogenlinien, die Schambeinkämme und den oberen Rand der Schoßfuge.

Der Beckeneingang zeigt folgende Durchmesser (Abb. 23):

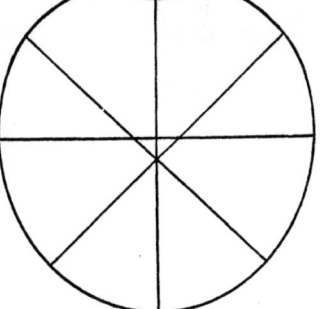

Abb. 23. Durchmesser des Beckeneingangs.

1. Den geraden Durchmesser, von der Mitte des Vorberges zur Schoßfuge, = 10,5 bis 11 cm.

2. Den queren Durchmesser, d. h. den größten Abstand zwischen den Bogenlinien, = 13½ cm.

3. Die beiden schrägen Durchmesser. Der rechte schräge Durchmesser geht von der rechten Kreuzdarmbeinfuge zum linken queren Schambeinast, der linke von der linken Kreuzdarmbeinfuge zum rechten queren Schambeinast, jeder = 12 cm.

Der Beckenausgang ist die untere Öffnung des Beckens, die vom Steißbein, den Sitzbeinhöckern und dem Schambogen begrenzt ist (Abb. 21). Er zeigt:

1. Den geraden Durchmesser, Spitze des Steißbeins bis zum unteren Rand der Schoßfuge, = 11 cm. Während der Geburt wird er dadurch etwas vergrößert, daß der Kindskopf das bewegliche Steißbein nach hinten zurückdrängt.

2. Den queren Durchmesser zwischen den beiden Sitzbeinhöckern, = 11 cm.

Zwischen Beckeneingang und Beckenausgang liegt die Beckenhöhle (Beckenmitte). Sie ist nach hinten entsprechend dem Kreuzbein ausgebuchtet, seitlich in sie hinein ragen die Sitzbeinstachel. In ihr sind die größten Durchmesser die schrägen; jeder = 13,5 cm.

Im Beckeneingang ist also der größte Durchmesser der quere, in der Beckenmitte der schräge und im Beckenausgang der gerade.

Führungslinie im Becken. Halbiert man die geraden Durchmesser aller Beckenebenen und verbindet man diese Halbierungspunkte, so entsteht eine gebogene Linie, die überall gleichweit von den Beckenwänden absteht. Man nennt sie die Führungslinie des Beckens. Sie verläuft wie das Kreuzbein in einer Krümmung nach hinten. In dieser Krümmung tritt das Kind bei der Geburt durch das Becken (Abb. 24).

Bei aufrechter Körperstellung ist das Becken etwas nach vorn geneigt, so daß der Beckeneingang nicht nach oben, sondern nach vorn und oben, der Beckenausgang nach unten und etwas nach hinten gerichtet ist. Man nennt diese Stellung die Neigung des Beckens.

Das weibliche Becken unterscheidet sich vom männlichen hauptsächlich dadurch: Es ist in allen Durchmessern geräumiger. Die Darmbeinschaufeln stehen flacher. Der Schambogen ist rund, beim Manne mehr ein spitzer Winkel. Der Beckeneingang ist rundlich, beim Manne mehr kartenherzförmig.

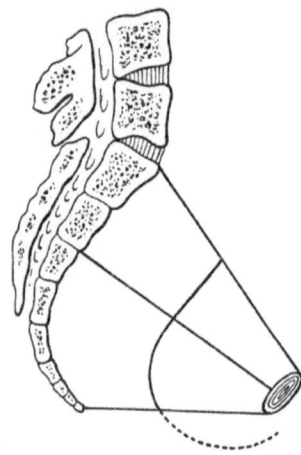

Weichteile des Beckens. Abb. 24. Führungslinie des Beckens.

Das Becken ist außen von Muskeln umgeben, und auch die Innenwand trägt einige Muskeln, die den Raum verengern. Namentlich gehen im großen Becken seitlich neben dem Vorberg die großen Lendenmuskeln herab. Der Beckenausgang ist durch Weichteile, Muskeln und sehnige Bänder (Beckenboden) verschlossen bis auf drei Öffnungen: Harnröhre, Scheide und After.

Die weiblichen Geschlechtsteile.

Weibliche Geschlechtsteile. Allgemeines. Man teilt die weiblichen Geschlechtsteile in innere und äußere. Die inneren befinden sich in der Beckenhöhle, die äußeren liegen in und vor dem Schambogen. Zu den äußeren Geschlechtsmerkmalen rechnen wir beim Weibe noch die Brüste.

Äußere Geschlechtsteile. Äußere Geschlechtsteile.

Oberhalb der Schoßfuge liegt der Schamberg. Die Haut wölbt sich hier durch ein stärkeres Fettpolster vor und ist stark behaart.

Vom Schamberg ziehen zwei an der äußeren Seite behaarte, breite Hautfalten, die großen Schamlippen, nach unten und hinten (Abb. 25) und vereinigen sich hier durch das Schamlippenbändchen. Zwischen den großen Schamlippen liegt die Schamspalte. Die großen Schamlippen fügen sich bei Jungfrauen eng aneinander; sie klaffen bei Frauen, die geboren haben.

Zwischen den großen Schamlippen liegen die kleinen Schamlippen; sie sind kürzer und mit Schleimhaut überzogen. Sie umhüllen vorn einen etwa erbsengroßen weichen Höcker, den Kitzler, der reich an Blutgefäßen und Nerven ist. Die Gegend zwischen den kleinen Schamlippen nennt man den Vorhof.

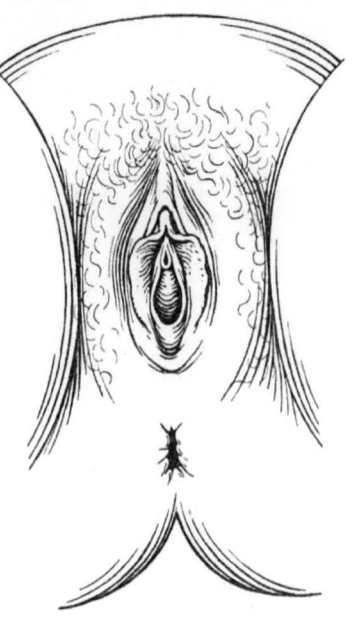

Abb. 25. Äußere Geschlechtsteile, jungfräulich.

Etwa 2 cm hinter dem Kitzler liegt die Mündung der Harnröhre, von einem Schleimhautwulst umgeben (Harnröhrenwulst). Dahinter findet sich der Scheideneingang, der bei Jungfrauen durch ein zartes Häutchen, das Jungfernhäutchen, bis auf eine kleine Öffnung verschlossen ist. Durch den Geschlechtsverkehr wird das Häutchen eingerissen. Durch die erste Geburt wird es fast völlig zerstört, so daß nur geringe, warzenförmige Erhabenheiten (myrtenblattförmige Warzen) zurückbleiben (Abb. 54). Zwischen dem Schamlippenbändchen und dem After liegt der sehr dehnbare Damm. Die Gegend hinter dem After bis zur Steißbeinspitze heißt Hinterdamm.

Die weibliche Harnröhre ist etwa 4 cm lang, sehr dehnbar. Sie verläuft von der Harnröhrenmündung aus nach oben und etwas nach hinten in die Harnblase, die beim Weibe geräumiger als beim Manne ist (Abb. 26).

Innere Geschlechtsteile.

Der Scheideneingang führt in die Scheide. Die Scheide ist ein mit Schleimhaut ausgekleideter, sehr dehnbarer Schlauch, dessen Wand auch Muskelfasern enthält. Sie verläuft in der Richtung der Führungslinie durch das Becken zur Gebärmutter. Man unterscheidet eine vordere kürzere und eine hintere längere Scheidenwand. Die Schleimhaut bildet querverlaufende Falten, die sich an der Vorder- und Hinterwand in je einem längsverlaufenden Wulst vorwölben. Durch häufigen Geschlechtsverkehr und durch Geburten wird die Scheide geweitet; die Wände werden glatter und schlaffer. Der oberste Teil der Scheide heißt das Scheidengewölbe. In dieses ragt von oben der zapfenförmige untere Teil der Gebärmutter (Scheidenteil der Gebärmutter) und teilt es in zwei Abschnitte, das vordere und das höher hinaufreichende, hintere Scheidengewölbe (Abb. 26).

Zwischen Scheide und Schamfuge liegen Harnblase und Harnröhre, zwischen Scheide und Kreuzbein der Mastdarm.

Die Gebärmutter ist ein hohler, dickwandiger Muskel von der Gestalt einer plattgedrückten Birne. Der breite Teil sieht nach oben und vorn, der schmale Teil nach unten. Man unterscheidet eine vordere und hintere Wand und eine rechte und linke Seitenkante. Der

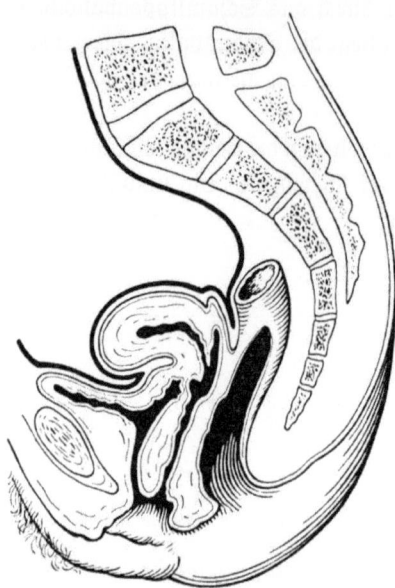

Gebärmutter.

Abb. 26. Senkrechter Schnitt von vorn nach hinten: Schoßfuge, Blase mit Harnröhre, Gebärmutter mit Scheide, Mastdarm, Wirbelsäule. Die obere dicke Linie zeigt den Verlauf des Bauchfells.

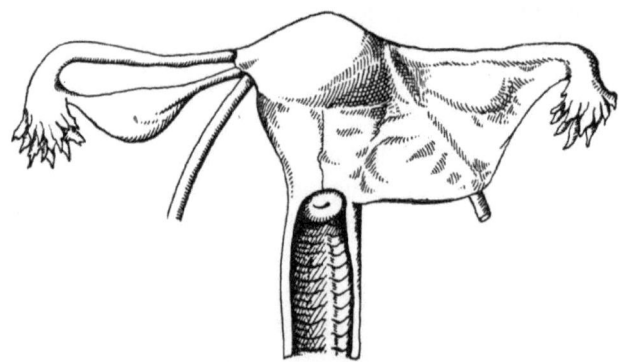

Abb. 27. Innere Geschlechtsteile von vorn gesehen. Scheide eröffnet. Gebärmutter und linke Seite vom Bauchfell (breites Gebärmutterband) bedeckt; rechts Eileiter, Eierstock, rundes Gebärmutterband frei.

obere Teil der Gebärmutter heißt Gebärmuttergrund, der mittlere Teil Gebärmutterkörper, der untere schmalere Teil Gebärmutterhals. Der unterste Teil des Halses ragt, wie schon erwähnt, als Scheidenteil der Gebärmutter zapfenförmig in die Scheide.

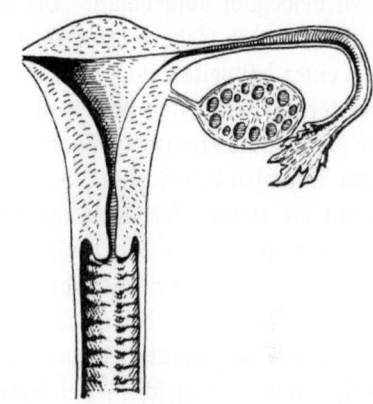

Der Hohlraum der Gebärmutter ist dreieckig, von vorn nach hinten abgeplattet (Abb. 28). Die Höhle geht in den Halskanal über. Der Beginn des Halskanals in der Gebärmutter ist verengt und heißt der innere Muttermund. Die Mündung des Halskanals in der Scheide heißt der äußere Muttermund, der bei Erstgebärenden ein rundes Grübchen, bei Mehrgebärenden eine Querspalte mit vorderer und hinterer Muttermundslippe darstellt. Die Innenwand der Gebärmutter ist mit Schleimhaut ausgekleidet.

Abb. 28. Innere Geschlechtsorgane, durchschnitten.

Vor der Gebärmutter liegt die Blase, hinter ihr der Mastdarm (Abb. 26 und 29).

Die Gebärmutter ist, soweit sie frei in das kleine Becken ragt, mit dem Bauchfell überkleidet. Das Bauchfell zieht von der vorderen Bauchwand über die Wölbung der Blase,

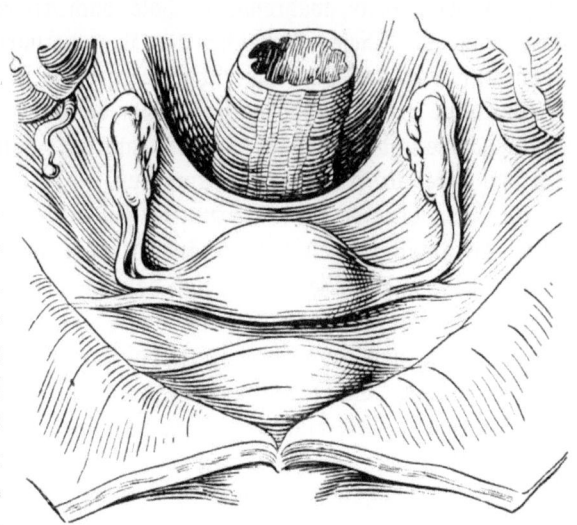

Abb. 29. Innere Geschlechtsorgane, Ansicht von oben: vor der Gebärmutter die Blase, hinter ihr der Mastdarm.

bildet dahinter eine kleine Vertiefung, geht dann auf die Gebärmutter über. Hinter der Gebärmutter reicht das Bauchfell über das hintere Scheidengewölbe hinab und geht dann auf den Mastdarm über (Abb. 26). Vor der Gebärmutter bildet das Bauchfell also eine flachere, hinter ihr eine tiefere Grube.

Gebärmutterbänder. Die Gebärmutter liegt nicht fest im Becken, sondern ist an Bändern beweglich aufgehängt. Die breiten Gebärmutterbänder gehen seitlich von der Gebärmutter ab zu den Beckenwänden. Sie bestehen aus einer doppelten Lage von Bauchfell. In der Höhe des inneren Muttermundes ziehen hinten von der Gebärmutter zum Kreuzbein die Gebärmutterkreuzbeinbänder, die aus Muskelfasern bestehen und vom Bauchfell bedeckt sind. Von den Ecken des Gebärmuttergrundes gehen die runden Gebärmutterbänder nach vorn und führen durch die Leistenkanäle zu den großen Schamlippen. Weiter finden sich da, wo sich die Scheide an die Gebärmutter ansetzt, straffe Faserbündel, die der Lage der Gebärmutter noch größeren Halt verleihen.

Da die Gebärmutter beweglich an Bändern hängt, ist ihre Lage nicht immer die gleiche. Bei leerer Blase liegt der Gebärmuttergrund ein wenig nach vorn geneigt (Abb. 26). Füllt sich die Blase, so wird der Gebärmuttergrund etwas zurückgedrängt; ist gleichzeitig der Mastdarm gefüllt, so wird die ganze Gebärmutter gehoben. Legt sich die Frau auf die Seite, so sinkt der Grund der Gebärmutter nach derselben Seite, während der Hals nach der entgegengesetzten Seite abweicht. Dieses Abweichen der Lage verstärkt sich, wenn die Gebärmutter in der Schwangerschaft vergrößert ist.

Durch die breiten Gebärmutterbänder verlaufen die Blutgefäße, Lymphgefäße und Nerven zu der Gebärmutter. Gefäße und Nerven sind von lockerem Bindegewebe umgeben.

Eileiter. Von dem Grunde der Gebärmutter gehen beiderseits außer den schon erwähnten runden Mutterbändern noch die Eileiter und die Eierstocksbänder ab. Die Eileiter sind häutige Röhren, die Wandung führt Muskelfasern; innen sind sie mit Schleimhaut ausgekleidet. Sie verlaufen, von der oberen Falte des breiten Mutterbandes bedeckt, in leichten Schlängelungen gegen das Becken und besitzen zwei Öffnungen. Die eine, sehr feine Öffnung, führt in die Gebärmutter, die andere, trichterförmig erweitert, mit Fransen besetzt, mündet in die Bauchhöhle (Abb. 27 und 28).

Eierstöcke. Neben den Fransen der Eileiter, oft in Berührung mit ihnen, liegen die Eierstöcke: sie haften an der hinteren Fläche des breiten Mutterbandes und sind außerdem an je 2 Bändern befestigt; das eine führt zum freien Ende des Eileiters, das andere zum Gebärmuttergrunde (Abb. 27). Die Eierstöcke sind annähernd von Taubeneigröße und leicht abgeplattet. In ihrem Innern finden sich zahllose

Bläschen von verschiedener Größe (Abb. 28). Jedes dieser Bläschen enthält ein Ei. Das Ei ist eine im Verhältnis zu den übrigen Gewebszellen recht große Zelle, von einem scharfen Auge eben noch wahrzunehmen, deutlich aber nur mit dem Mikroskop zu erkennen. Es hat die Größe eines Staubkorns (sein Durchmesser beträgt den 50. Teil eines Zentimeters). Von den im Eierstock angelegten, auf mehrere Hunderttausend geschätzten Eiern kommen nur einige Hundert zur Reifung; die übrigen gehen zugrunde.

Die weiblichen Brüste (Milchdrüsen).

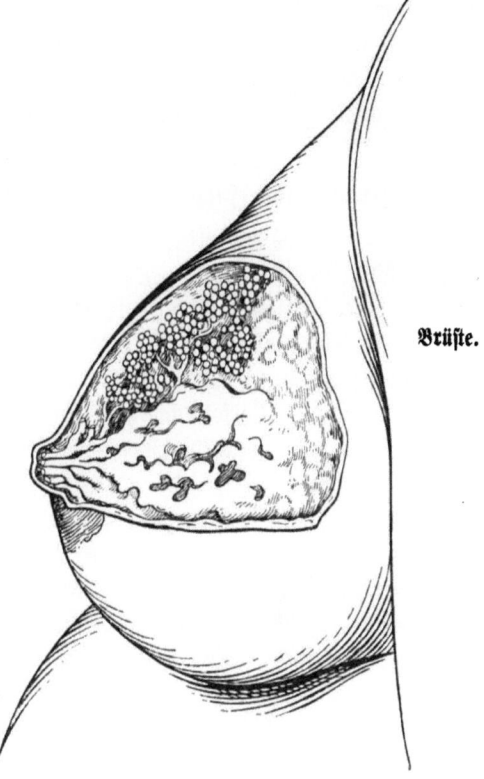

Brüste.

Auf beiden Brusthälften sitzen beim Weibe die halbkugelig geformten Brüste. Jede Brust trägt auf der höchsten Wölbung eine Brustwarze, umgeben von dem dunkler gefärbten Warzenhof; die Spitze enthält eine Anzahl feiner Öffnungen, die Endigungen der Milchkanälchen. Die äußere Haut der Brüste zeichnet sich durch besondere Weichheit und Zartheit aus. Die Vertiefung zwischen den beiden Brüsten nennt man den Busen.

Abb. 30. Weibliche Brust. Milchdrüsen z. T. freigelegt, oben der Bau eines Drüsenlappens schematisch gezeichnet.

Die Brüste tragen die Milchdrüsen, die von Bindegewebe umgeben und in mehr oder weniger reichliches Fettgewebe eingebettet sind.

Jede Milchdrüse besteht aus etwa 12 bis 15 Drüsenlappen. Die einzelnen Lappen bestehen aus kleinen Bläschen, welche die Milch absondern. Die feineren Ausführungsgänge vereinigen sich zu 12 bis 15 größeren Milchgängen, die in der Warze endigen.

Die Verrichtungen der weiblichen Geschlechtsteile (siehe Seite 87).

B. Allgemeine Krankheitslehre.

Krankheitslehre. Allgemeines. Die Hebamme muß Kenntnisse in der allgemeinen Krankheitslehre besitzen, da bei einer Schwangeren, Gebärenden oder Wöchnerin, auch bei einem Neugeborenen jederzeit krankhafte Störungen eintreten können. Es hängt dann von der Hebamme ab, daß für die notwendige ärztliche Behandlung gesorgt wird. Unter Umständen wird die Hebamme auch einmal die Pflege übernehmen müssen.

Krankheitsursachen und Krankheitsverlauf im allgemeinen.

Krankheitsursachen. Krank ist der Körper, der in seinen normalen Verrichtungen gestört ist.

Die häufigsten Krankheitsursachen sind: Unzweckmäßige Lebensweise, fehlerhafte oder schlechte Ernährung, Schädlichkeiten der Witterung (Erkältung, Überhitzung), ungesunde Beschäftigung oder Überanstrengung, Verletzungen, Vergiftungen usw., vor allem aber Eindringen von Krankheitserregern in den Körper, d. h. Ansteckung (Infektion).

Wir scheiden daher die Krankheiten hinsichtlich ihrer Ursachen in ansteckende und nichtansteckende Krankheiten (übertragbare und nichtübertragbare Krankheiten). Ansteckende Krankheiten sind z. B. Pocken, Scharlach, Masern, Diphtherie, Wundrose, Starrkrampf, Typhus, Ruhr, Cholera, Fleckfieber, Kindbettfieber, Influenza, Genickstarre, Tuberkulose, Tripper, Syphilis. Nichtansteckende Krankheiten sind z. B. Herzfehler, Nierenerkrankungen, Nervenkrankheiten, Zuckerkrankheit, Gicht usw.

Krankheitsverlauf. Je nach dem Verlauf teilt man die Krankheiten in schnell verlaufende oder akute und langsam verlaufende oder chronische ein. Zu den akuten Krankheiten rechnen wir im allgemeinen die oben genannten ansteckenden Krankheiten, mit Ausnahme der Tuberkulose, die vorwiegend einen chronischen Verlauf zeigt; auch Tripper und Syphilis neigen zu chronischem Verlaufe. Chronische Krankheiten sind z. B. Herzfehler, Nervenkrankheiten, gewisse Nierenerkrankungen usw.

Die Krankheiten führen zur Genesung (vollständige oder unvollständige — Besserung) oder zum Tode.

Die Krankheiten werden durch Befragen, durch Untersuchung und Beobachtung des Kranken erkannt. Geheilt werden die Krankheiten durch vielerlei Mittel: Bettruhe, zweckmäßige Ernährung, Arznei, Anwendung physikalischer Heilmethoden, operative Eingriffe usw. Bei unheilbaren Krankheiten sucht man die Leiden der Kranken zu lindern.

Die Behandlung der Krankheiten ist lediglich Sache des Arztes. In gewissen Fällen muß die Hebamme zur ersten Hilfeleistung bereit und imstande sein. Sie muß wissen, wann der Arzt zu rufen ist.

Krankenbeobachtung, Krankheitserscheinungen und Untersuchungsweisen.

Da der Arzt täglich nur kurze Zeit am Krankenbett verweilen kann, so ist er für die Beurteilung der Krankheit auf die Beobachtung durch die Pflegeperson angewiesen. Die Beobachtung muß genau sein, damit über alle Einzelheiten (Krankheitserscheinungen, Wirkung der ärztlichen Verordnungen usw.) berichtet werden kann. *Krankenbeobachtung.*

Die Veränderungen, die Krankheiten am Körper hervorrufen, nennen wir Krankheitserscheinungen. Wir teilen sie in allgemeine und örtliche. Allgemeine Krankheitserscheinungen sind: Mattigkeit, Kopf= und Gliederschmerzen, Hitze= oder Kältegefühl, Fieber, d. h. Steigerung der Körperwärme, Unlust zum Essen, unruhiger Schlaf usw. Als örtliche Krankheitserscheinungen bezeichnen wir die Störungen einzelner Körperteile und Organe, z. B. des Magens und des Darmes, der Atmungsorgane, des Herzens, der Nieren, der Geschlechtsorgane. *Krankheitserscheinungen.*

Einige allgemein wichtige Untersuchungsweisen muß die Hebamme kennen.

Körperwärme, Fieber, Fiebermessung.

Von großer Bedeutung ist das Verhalten der Körperwärme. Die Eigenwärme ist bei gewissen Erkrankungen, z. B. bei allen akuten ansteckenden Krankheiten, mehr oder weniger erhöht. Zur Messung dient das Thermometer (Wärmemesser). Das übliche Thermometer besteht aus einer luftleeren, haarfeinen, zugeschmolzenen Glasröhre, deren unteres Ende erweitert ist. In dieser Erweiterung befindet sich gewöhnlich Quecksilber. Dieses Metall dehnt sich bei Erwärmung gleichmäßig aus und ist darum zur Messung besonders geeignet. Wird das Quecksilber erwärmt, so steigt es in der Röhre hoch; bei Abkühlung sinkt es wieder herunter. Neben der Röhre befindet sich eine Einteilung nach Graden; beide sind von einem weiteren schützenden Glasrohr umschlossen.

Für die Bemessung der Wärme geht man allgemein von zwei Punkten aus: dem Punkt, an dem das Wasser gefriert, Gefrierpunkt oder Nullpunkt, und dem Punkt, an dem es siedet, Siedepunkt. Den Abstand zwischen beiden teilt man nach Celsius in 100 Grad; die ältere Einteilung in 80 Grad nach Reaumur wird nicht mehr gebraucht.

Die normale Eigenwärme des Menschen schwankt, wie wir hörten, zwischen 36,5 bis 37,5°. Sie kann bei Erkrankungen auf 41 bis 42° steigen und auf 35° und etwas darunter sinken. Ein Thermometer zur Messung der menschlichen Eigenwärme braucht also nur den geringen Spielraum von etwa 32 bis 43° zu umfassen. Da aber schon geringe Temperaturschwankungen im Krankheitsverlauf eine Bedeutung haben, sind die Grade noch in Zehntelgrade geteilt; so wird eine genaue Bestimmung der Körperwärme ermöglicht.

Ermittelung der Körperwärme. Zur Messung ist stets ein amtlich geprüftes Krankenthermometer zu verwenden. Man legt das untere Ende des Thermometers in die völlig entblößte, abgetrocknete Achselhöhle ein, läßt den Arm fest an die Brust und die Hand auf die entgegengesetzte Schulter legen, damit das Quecksilber am unteren Ende des Thermometers allseitig von der Achselhöhle umschlossen ist. Nach 10 Minuten hat das langsam steigende Quecksilber seinen höchsten Stand erreicht. Dann liest man den Stand der Quecksilbersäule ab und entfernt das Thermometer wieder aus der Achselhöhle. Bequemer sind die jetzt wohl ausschließlich gebrauchten Maximalthermometer, die auf dem erreichten Höhepunkt stehenbleiben, auch wenn das Thermometer aus der warmen Achselhöhle entfernt wird; die höchste Temperatur wird hier schon nach kürzerer Zeit erreicht. Vor oder nach der Benutzung muß das Quecksilber bei ihnen wieder nach unten geschleudert werden. Nach längerem Gebrauch zeigen die Thermometer oft um einige Zehntel Grad falsch. Sie müssen daher von Zeit zu Zeit mit einem geeichten Thermometer verglichen werden. Am besten verwendet die Hebamme überhaupt geeichte Thermometer.

Messung der Körperwärme im After. Zur Messung der Körperwärme kann man das Thermometer auch in den After einführen; dazu soll es vorher mit Öl oder Vaseline schlüpfrig gemacht werden. Diese Art der Messung ist besonders bei Kindern empfehlenswert. Man achte aber darauf, daß das Kind ruhig liegt, damit das Thermometer nicht im After zerbricht. Im After ist schon nach 5 Minuten die Körperwärme ermittelt. Die Aftertemperatur ist um einige Zehntel Grad höher als die Achselhöhlentemperatur. Vor und nach dem Gebrauch ist das Thermometer zu reinigen. Bei Verdacht auf eine ansteckende Erkrankung ist das Thermometer nach dem Gebrauch durch Abreiben mit Desinfektionslösung zu desinfizieren.

Auch im Munde wird zuweilen die Körperwärme gemessen.

Steigt die Eigenwärme über die normale Höhe auf 38° und darüber, so besteht Fieber. Das Fieber kann 40°, selbst 41° und 42° erreichen. Je höher das Fieber steigt, um so kränker ist der Mensch. Auch das Fieber zeigt tägliche Schwankungen wie die normale Temperatur, d. h. es ist gewöhnlich abends höher als morgens. *Messung bei Fieber.*

Temperaturen von 37,6° bis 37,9° geben die Fiebergrenze (erhöhte Temperatur) an. Zeigt das Thermometer z. B. morgens 37,6°, so ist zu erwarten, daß abends 38° oder darüber gemessen, also Fieber bestehen wird. Bei dem Verdacht auf eine Erkrankung ist also immer die Abendtemperatur als die entscheidende zu ermitteln und dem Arzte anzugeben.

Die Temperatur sinkt unter 36,5° auf 35° oder noch niedriger, wenn hohes Fieber plötzlich abfällt, oder nach starken Blutungen, Operationen, bei bedrohlicher Herzschwäche.

Fieber zeigt immer an, daß Krankheitserreger in den Körper eingedrungen sind. Zu ihrer Abwehr setzt eine erhöhte Tätigkeit wichtiger Organe und damit ein erhöhter Stoffwechsel ein; deswegen ist auch die Zahl des Pulses und der Atemzüge vermehrt. Begleiterscheinungen des Fiebers sind: Kopfschmerzen, Kreuz- und Gliederschmerzen, gerötetes Gesicht, Durst, trockene Zunge und trockene Haut, dunkler Urin, Schlaflosigkeit, Benommenheit, die sich zur Bewußtlosigkeit steigern kann. Bei hohem Fieber können auch Delirien eintreten. Die Kranke hat Sinnestäuschungen, d. h. sie deutet ihre Wahrnehmungen falsch, oder sie sieht Erscheinungen und hört Geräusche (Stimmen), die nicht vorhanden sind, sie redet irre; gleichzeitig besteht häufig Unruhe, vermehrter Bewegungsdrang.

Manche Krankheiten beginnen mit einem Schüttelfrost, z. B. oft das Kindbettfieber. Die Kranke zittert am ganzen Leibe, die Zähne schlagen aufeinander. Nach einem solchen Frost muß sofort die Temperatur gemessen werden. Schüttelfrost mit Fieber zeigt stets eine schwere Erkrankung an; der Zustand ist um so bedrohlicher, wenn mehrere Schüttelfröste aufeinander folgen. Schüttelfröste sollen stets nach Tag, Stunde und Dauer vermerkt werden. Fehlt die Temperatursteigerung, so entspringt der Frost gewöhnlich einem Schwächezustand und hat geringere Bedeutung. *Schüttelfrost.*

Puls.

Puls. Ein anderes Mittel zur Erkennung von Krankheiten ist die Beobachtung des Pulses. Der Puls ist eine Erweiterung der Schlagadern, verursacht durch die vom Herzen in die Schlagadern geworfene Blutwelle. Er kann an allen Stellen gefühlt werden, wo Schlagadern nahe unter der Haut liegen. Am besten fühlt man ihn oberhalb des Handgelenks an der Beugeseite über der Speiche; dies ist der Puls der Speichenschlagader (Radialpuls). Man legt Mittel- und Zeigefinger mit sanftem Druck auf die genannte Stelle und fühlt dann den stoßweisen Anschlag der Blutwelle. Die Schläge zählt man am Sekundenzeiger der Uhr eine Viertelminute lang und vervielfältigt die gefundene Zahl mit 4; so erhält man die Pulszahl in der Minute.

Das gesunde Weib hat etwa 72 regelmäßig aufeinanderfolgende Pulsschläge in der Minute. Der Puls wird durch seelische Erregung oder durch lebhafte Bewegung, z. B. Laufen vermehrt, aber nur vorübergehend.

Dauernd vermehrt ist die Zahl der Pulsschläge beim Fieber. Sie beträgt 120 und mehr; je höher sie steigt, um so kränker ist im allgemeinen der Mensch.

Ohne Fieber kann die Pulszahl bei Erkrankungen des Herzens, nach großen Blutverlusten oder bei anderen Schwächezuständen ansteigen.

Eine dauernde Verringerung der Pulszahl wird bei manchen Menschen beobachtet, ohne besondere Bedeutung zu haben.

Bei einiger Übung lernt man auch die Beschaffenheit des Pulses beurteilen. Der Puls ist, wie man sagt, kräftig und voll, d. h. der Anschlag der Blutwelle ist deutlich und gut fühlbar, wenn das Herz kräftig arbeitet. Er ist klein, d. h. schwach, also nur mit Mühe zu fühlen, wenn das Herz schwach arbeitet. Ein kleiner und sehr rascher Puls zeigt immer einen ernsten Zustand an (Herzschwäche). Auch ein unregelmäßiger, aussetzender Puls bedeutet eine ernste Gefahr.

Atmung, Husten.

Atmung. Ferner muß die Atmung bei Krankheiten beobachtet werden. Der gesunde Erwachsene atmet ruhig, gleichmäßig und mühelos etwa 16mal in der Minute. Die Atmung kann bei Erkrankungen beschleunigt, oberflächlich, unregelmäßig, mühsam sein. Die Zahl der Atemzüge ist vermehrt beim Fieber, besonders aber auch bei Herz- und Lungenkrankheiten. Die Atmung kann so erschwert sein, daß die Kranke nach Luft ringt: sie sitzt mit ängstlichem Gesichtsausdruck aufrecht im Bett; die Halsmuskeln sind angespannt, die Nasenflügel gebläht. Oft ist das Gesicht dabei bläulich verfärbt. Ein solcher Zustand deutet immer auf ein bedrohliches Hindernis der Atmung oder des Blutumlaufes.

Krankheiten der Atmungsorgane sind von Husten begleitet. Es ist zu beobachten, ob er mit Auswurf einhergeht oder trocken ist, welchen Klang er hat, wie sich Zahl, Dauer und Stärke der einzelnen Anfälle verhalten. Die Farbe des Auswurfs: rostfarben, grau, gelb, grünlich; seine Beschaffenheit: dünnflüssig, dickflüssig, zäh, geballt, schleimig, eitrig, blutig; sein Geruch: fade, stinkend, muß bemerkt werden. Der Auswurf ist in einem mit Desinfektionslösung gefüllten und zugedeckten Speiglase zu sammeln, damit der Arzt ihn sehen und beurteilen kann. *Husten und Auswurf.*

Andere Krankheitserscheinungen.

Der allgemeine Ernährungs- und Kräftezustand der Kranken ist für das Überstehen der Krankheit von großer, wenn auch nicht immer von entscheidender Bedeutung. Im allgemeinen wird eine gutgenährte, kräftige Frau besser als eine schlecht ernährte, schwache eine Krankheit überwinden. Auf den Ernährungs- und Kräftezustand ist also von vornherein zu achten. Er leidet bei Erkrankungen mit hohem Fieber rasch. Infolge des gesteigerten Stoffwechsels und der mangelhaften Nahrungsaufnahme wird das Körperfett verbraucht. Die Kranke magert ab und wird hinfällig. *Allgemeinzustand. Aussehen der Kranken.*

Jede Krankheit verändert den Ausdruck des Menschen; der Gesunde hat einen freien, klaren Blick, der kranke einen müden und matten.

Die Schleimhaut der Lippen, der Zunge und der Mundes ist bei fiebernden Kranken trocken, oft borkig belegt. Mitunter bilden sich auch in der Mundschleimhaut Geschwüre (Mundfäule); dabei besteht übler Geruch aus dem Munde.

Die Eßlust ist bei vielen Krankheiten beeinträchtigt, immer bei fieberhaften. Ein weißer oder mißfarbiger Belag auf der Zunge zeigt an, daß die Verdauung nicht in Ordnung ist. Dazu gesellt sich häufig Übelkeit, Aufstoßen und Erbrechen. Das Erbrochene besteht aus saurem Mageninhalt (Speisebrei) oder aus Schleim, der zuweilen gallig verfärbt ist; es kann auch Blut enthalten oder nur aus Blut bestehen. Wenn das Erbrochene nach Kot riecht, der Leib aufgetrieben ist, kein Stuhl und keine Blähungen abgehen, so ist dies ein Zeichen dafür, daß der Durchgang durch den Darm gehemmt ist *Erbrechen.*

(Darmverschluß). Das Erbrochene muß für die Untersuchung durch den Arzt aufbewahrt werden. Von geringerer Bedeutung ist das Erbrechen Kreißender und Operierter nach der Narkose.

Stuhlgang. Der Stuhlgang ist geformt, breiig oder wäßrig. Dünner und häufiger Stuhl (Durchfall) ist das Zeichen beschleunigter Darmtätigkeit und einer Darmerkrankung. Oft ist der Durchfall von schmerzhaften Darmzusammenziehungen (Koliken) begleitet. Zu achten ist besonders auf erbsbreiartige und reiswasserähnliche Durchfälle.

Man spricht von Stuhlzwang, wenn schmerzhafter und häufiger Drang zum Stuhle besteht.

Läßt die Kranke den Stuhlgang unter sich, so ist dies ein Zeichen dafür, daß der Afterschließmuskel nicht mehr funktioniert, oder daß die Kranke benommen ist.

Der Stuhlgang zeigt bei gewissen Krankheiten veränderte Farbe: weißlich, lehmfarben, schwarz, oder auffällige Form: bandförmig, schafkotartig, oder Beimengungen von Schleim, Eiter, Blut; mitunter finden sich darin auch unverdaute Nahrungsmittel, Würmer usw.

Sehr häufig ist bei Frauen die Stuhlverstopfung, die gewöhnlich auf einer Darmträgheit beruht, zuweilen aber auch mit Unterleibsleiden zusammenhängt.

Harn. Der Harn ist gewöhnlich klar, bernsteingelb und wird in 24 Stunden in einer Menge von 1 bis 1½ Liter entleert. Er enthält hauptsächlich Wasser, Salze und Harnstoff. Durch starken Schweiß und Durchfälle wird die Urinmenge vermindert; der Urin sieht dunkler aus. Auch beim Fieber ist der Urin dunkler und wasserärmer. Oft trübt sich der klar entleerte Urin einige Zeit, nachdem er kalt geworden ist, und gibt einen gelblichroten Bodensatz von Harnsalzen. Erwärmt man solchen Urin, so löst sich der Bodensatz wieder auf. Diese Trübung ist ohne Bedeutung. Ist aber der Urin schon bei der Entleerung getrübt, so kann es sich um Beimengungen von Scheidenfluß (Wochenfluß) handeln, oder es liegt eine Krankheit der Blase oder des Nierenbeckens, der Niere vor.

Bei Nierenkrankheiten ist die Menge des täglich entleerten Urins oft sehr verringert. Dadurch werden die Ausscheidungsstoffe (Harnstoff) im Blut zurückgehalten und führen allmählich zu einer Vergiftung des Körpers.

Bei manchen Krankheiten finden sich auch fremde Bestandteile im Harn, Zucker bei der Zuckerkrankheit, Eiweiß und Blut bei Nierenkrankheiten, Gallenfarbstoffe bei Gelbsucht.

Auf besondere Farbe und besonderen Geruch ist zu achten.

Bei einigen Blasenleiden, z. B. Blasenkatarrh, werden die Kranken von schmerzhaftem Urindrang gequält.

Es kommt vor, daß der Urin unwillkürlich abgeht oder gar nicht gelassen werden kann (Harnverhaltung).

Die Untersuchung des Urins auf Eiweiß wird folgendermaßen vorgenommen. Ein Reagensglas wird etwa 2 bis 3 Finger hoch mit Urin gefüllt, der durch Watte filtriert ist. Einige Tropfen Essigsäure (unverdünnter Speiseessig) werden zugesetzt. Der Urin wird vorsichtig über einer offenen Flamme erhitzt. Wenn er beim Kochen klar bleibt, so enthält er kein Eiweiß. Bildet sich beim Kochen ein grauweißer Niederschlag, so handelt es sich um Eiweiß.

Die Haut weist bei Erkrankungen verschiedene Änderungen auf. Haut. Zunächst in der Farbe. Sie kann auffallend blaß sein; die schlechte Blutfüllung ist besonders an den Lippen, am Zahnfleisch oder an der Augenbindehaut deutlich wahrzunehmen. Oder sie kann stark gerötet sein, z. B. im Gesicht bei hohem Fieber. Oder sie kann bläulich verfärbt sein, an den Lippen, im Gesicht, an den Fingern bei behinderter Atmungs- oder Herztätigkeit (Sauerstoffmangel). Sie kann gelb verfärbt sein (Gelbsucht), wenn Galle in das Blut tritt; am deutlichsten zeigt sich die Gelbfärbung am Weißen des Auges.

Ferner kann die Haut gedunsen oder teigig geschwollen sein, so daß der Fingereindruck eine Delle hinterläßt. Die Schwellung kann auf einzelne Körperteile beschränkt sein, wenn der Abfluß der Gewebsflüssigkeit (Lymphe) in den Lymphbahnen erschwert oder eine größere abführende Blutader verstopft ist; dann staut sich das Blut, und Blutwasser tritt in das Gewebe. Oder die teigige Hautschwellung ist allgemein (Wassersucht), weil die Herz- oder Nierentätigkeit versagt.

Erweiterte Blutadern an den Beinen, sogenannte Krampfadern, sind bei Schwangeren und Wöchnerinnen häufig; bei stärkerer Entwicklung verursachen sie häufig Stauungen und Schwellungen an den Füßen, Fußgelenken, Unterschenkeln.

Zu achten ist ferner auf Ausschläge und Geschwüre.

Schweiß tritt beim Fieber auf, wenn die Temperatur abfällt. Dieser „warme Schweiß" ist reichlich und großtropfig. „Kalter Schweiß" tritt in geringer Menge auf, ist klebrig; die Haut ist dabei kühl und blaß. Gewöhnlich deutet er auf große Schwäche. Oft zeigt er sich kurz vor dem Tode.

Klagt die Kranke über Schmerzen an irgendeiner Stelle, so ist das dem Arzt zu berichten.

Erscheinungen von seiten des Gehirns und Nervensystems. Auf Reizungen und Erkrankungen des Gehirns und des Nervensystems deuten: Zuckungen, Krämpfe, Lähmungen, Bewußtseinsstörungen.

Gelähmt ist ein Muskel, dessen Tätigkeit aufgehoben ist; ein gelähmter Muskel magert rasch ab.

Krämpfe sind Zusammenziehungen der willkürlichen Muskeln, die entweder rasch aufeinander folgen und vorübergehen oder als eine dauernde Spannung bestehen. Die Krämpfe können in einzelnen Muskeln auftreten, z. B. der harmlose Wadenkrampf, oder Muskelgruppen oder die Muskulatur des ganzen Körpers umfassen. Anfallsweise erfolgen allgemeine Krämpfe bei der Fallsucht (Epilepsie) und der Eklampsie, einer schweren Erkrankung Schwangerer oder Gebärender. Bei Epilepsie oder Eklampsie ist das Bewußtsein geschwunden. Bei hysterischen Krämpfen, die ähnlich aussehen können, schwindet das Bewußtsein nicht.

Geisteskrankheiten sind durch Verstimmung, Angst (Gefahr des Selbstmordes), Willenlosigkeit, Bewegungshemmungen oder durch gesteigerte Gefühle, Unruhe, vermehrten Bewegungsdrang, durch Sinnestäuschungen, verkehrtes, unsinniges Reden, Gedächtnisschwäche, Bewußtseinstrübungen usw. gekennzeichnet.

Ohnmacht. Ohnmacht ist eine rasch eintretende Bewußtlosigkeit, die durch eine Blutleere des Gehirns hervorgerufen wird. Der Puls ist klein und meist langsam, die Atmung oberflächlich. Legt man den Kopf der Ohnmächtigen tief, um die Blutzufuhr zum Gehirn zu begünstigen, so kehrt das Bewußtsein bald zurück. Schwache und blutleere Menschen, Genesende, die nach langem Krankenlager zum erstenmal aufstehen, besonders auch solche Menschen, die schwere Blutverluste gehabt haben, werden leicht ohnmächtig.

Scheintod. Beim Scheintod schwinden alle Lebensäußerungen; nur der schwache Herzschlag verrät noch Leben.

Tod. Dem Tode geht meist der Todeskampf voraus. Die Sterbende ist unruhig und atmet schwer. Mit dem Herzstillstand tritt der Tod ein. Einige Stunden nach dem Tode stellt sich die Totenstarre ein; die Muskeln erstarren, der Körper wird steif. Nach einiger Zeit löst sich die Starre wieder.

Man spricht von Herzschlag, wenn der Tod plötzlich durch Herzlähmung eintritt; dies ereignet sich bei Herzerkrankungen, oder wenn Luft (in eröffnete Hohladern eingesaugt) in das Herz gerät.

Ein Lungenschlag kommt durch eine Verstopfung der Lungenschlagader durch Blutgerinnsel oder durch Eindringen von Luft zustande. Unter heftiger Atemnot tritt plötzlich der Tod ein. Gehirnschlag ist eine Blutung im Gehirn, die plötzlichen Tod oder — nach vorübergehender Bewußtlosigkeit — Lähmung der Glieder, meist nur einer Seite, und Sprachstörungen zur Folge hat. Der Gehirnschlag wiederholt sich in letzterem Falle gewöhnlich nach einiger Zeit.

Krankenpflege.

Schwerkranke Frauen wird die Hebamme in der Regel nicht zu pflegen haben; es ist nicht ihre Aufgabe, den Beruf einer Krankenpflegerin auszuüben. Ansteckende Krankheiten muß sie sogar ängstlich meiden, um sie nicht auf Gebärende zu übertragen. Trotzdem ist es für sie als Helferin der Schwangeren, Gebärenden, Wöchnerinnen und Neugeborenen notwendig, daß sie die wichtigsten Regeln der Krankenpflege kennenlernt. *Verhalten bei Krankenpflege.*

Alle Verordnungen des Arztes sind, soweit sie nicht etwa mit den Vorschriften der Dienstanweisung für die Hebammen im Widerspruch stehen, pünktlich auszuführen.

Bei der Untersuchung einer Kranken soll die Hebamme dem Arzt in jeder Hinsicht zur Hand gehen.

Die ersten Bedingungen für die Pflege einer Kranken sind Sauberkeit und gute Luft. Die Pflegerin sei selber am Körper und in ihrer Kleidung peinlich sauber. Sie wasche sich stets die Hände, ehe sie die Kranke berührt und eine Hilfeleistung verrichtet, ebenso nachher. Sie halte auch auf größte Reinlichkeit der Kranken, der Leibwäsche, des Bettes, Zimmers, Eßgeschirrs. *Reinlichkeit bei Krankenpflege.*

Das Krankenzimmer soll trocken, geräumig, luftig und hell sein. Nicht geeignet sind Zimmer, deren Fenster wegen übler Gerüche oder störender Geräusche von draußen geschlossen bleiben müssen. Im Hause selbst ist nach Möglichkeit für Abstellung des Lärms zu sorgen. *Krankenzimmer.*

Das Krankenzimmer muß gut gelüftet werden. Frische Luft regt die Atmung an, schlechte behindert sie. In einem schlecht gelüfteten Zimmer verringert sich der Sauerstoff allmählich, die ausgeatmete Kohlensäure sammelt sich an. Die Erneuerung der Luft geschieht am besten durch Öffnen eines vom Krankenbett entfernten Fensters, so daß die Kranke nicht unmittelbar dem kühlen Luftstrom ausgesetzt ist. Zweckmäßig ist es, wenn nur die oberen Scheiben des Fensters geöffnet werden. Dann zieht die warme Luft, die stets nach oben steigt, ab; die kühle einströmende Luft sinkt auf den Boden und verteilt sich. So entsteht eine beständige Luftströmung und Lufterneuerung. Wenn möglich lüftet man durch ein Nebenzimmer, d. h. man öffnet dort die Fenster und läßt die Durchgangstür offen.

Trockene Luft reizt die Atemwege. Man vermehrt ihren Feuchtigkeitsgehalt, indem man im Zimmer nasse Laken aufhängt oder — besser — mit Wasser gefüllte Gefäße auf den Ofen oder auf die Heizkörper stellt. Räucherungen, wie sie zur Luftverbesserung noch vielfach vorgenommen werden, verschlechtern nur die Luft und belästigen die Kranke.

Die Temperatur des Krankenzimmers soll 17° bis 19° C betragen.

Das Krankenzimmer soll nur dann verdunkelt werden, wenn das Licht so grell hineinscheint, daß es die Kranke belästigt.

Eine Lampe darf weder qualmen noch riechen; sie muß außerhalb des Krankenzimmers ausgeblasen werden. Für die Nacht ist ein Schirm zur Verdunkelung notwendig.

Für größte Sauberkeit des Krankenzimmers, das täglich feucht aufzuwischen ist, ist Sorge zu tragen.

Krankenbett. Die Kranke soll auf einer Matratze liegen (am besten von Roßhaar), der Kopf auf einem Roßhaarkissen; bedeckt sei die Kranke mit ein oder zwei Wolldecken oder einer leichten Steppdecke. Federbetten erhitzen den Körper und sind schwer zu reinigen; als Unterbetten sollen Federbetten überhaupt nicht benutzt werden. Das Bett stehe möglichst frei. Das über der Matratze liegende Leintuch muß sorgfältig geglättet und festgesteckt werden, so daß es keine Falten bildet. Ebenso muß das Hemd unter dem Rücken öfters glatt gezogen werden. Die Kranke muß im Bett täglich gereinigt, d. h. Gesicht und Hände müssen gewaschen, die Zähne geputzt, der Mund gespült werden. Ebenso ist das Haar in Ordnung zu halten.

Leibwäsche. Als Leibwäsche sollen bettlägerige Kranke nur ein Hemd tragen. Das Hemd soll vor dem Anziehen angewärmt werden. Bei Frauen mit Ausflüssen aus den Geschlechtsteilen wird das Hemd hinten bis zur Lendengegend in die Höhe genommen. Das Wechseln des Hemdes bei Schwerkranken erfordert Übung. Beim Anziehen werden zuerst die Ärmel über die Arme gestreift, dann wird das Hemd über den Kopf gezogen. Beim Ausziehen wird umgekehrt verfahren: erst wird das Hemd von hinten über den Rücken, Nacken und Kopf gestreift, und zum Schluß werden die Ärmel von den Armen gezogen.

Unterlagen. In das Krankenbett gehören, wenn Ausfluß besteht oder sonst Verunreinigungen zu befürchten sind, Unterlagen, eine obere aus durchlässigem, aufsaugendem, und eine untere aus wasserdichtem Stoff. Zu ersteren taugen dicke Stoffe, wie Barchent oder Leinwand

in mehrfachen Lagen; am besten sind dünne Moos- oder Zellstoff-
kissen zu verwenden. Ungeeignet sind die oft gebrauchten kleinen
Steppdecken, weil sie schwer zu reinigen sind. Weitere Hilfsgegen-
stände für bequeme Lagerung der Kranken im Bett sind Genick-
rollen, Fußrollen, Spreu-, Wasser-, Luftkissen, stellbare Kopf- und
Rückenlehnen, Krankenselbstheber.

Zur Entleerung des Stuhlganges und des Harnes (Urins) gebraucht man einen Bettschieber (Stechbecken, Unterschieber). Der
entleerte Kot und Harn ist stets zu besichtigen und bei auffallendem
Aussehen zur Besichtigung für den Arzt aufzuheben. Den Harn
bewahrt man in einem Glase (Uringlas) auf. Zur Aufnahme des
Auswurfes beim Husten dient ein mit Desinfektionsflüssigkeit gefülltes Speiglas mit Deckel. Beim Erbrechen der Kranken unter-
stütze die Pflegerin den Kopf derselben.

Die Kranke bedarf beim Essen und Trinken der Hilfe. Darf die
Kranke nicht aufgesetzt werden, so schiebt die Pflegerin einen Arm
unter den Nacken der Kranken, hebt den Kopf an und gibt mit der
anderen Hand langsam und vorsichtig die Getränke in einem Löffel
oder halbgefülltem Glase, die Speise mit einem Löffel; zweckmäßig
ist die Benutzung von Schnabeltassen u. dgl. Ist das Aufrichten der
Kranken erlaubt, so wird Kopf und Nacken durch ein Polster erhöht,
so daß die Kranke bequem trinken und essen kann. Bei längerem Bett-
lager sind Krankentische, die über das Bett reichen, sehr bequem.

Beim Eingeben von Arzneien muß die ärztliche Verordnung, die **Eingeben von Arzneien.**
ebenso wie der Name der Kranken auf dem Schild der Flasche, der
Schachtel usw. vermerkt ist, genau beachtet werden. Arzneimittel
dürfen nicht verwechselt werden. Die zum innerlichen Gebrauch
bestimmten Arzneimittel werden in runden Flaschen, die zum äußerlichen Gebrauch bestimmten in sechskantigen Flaschen abgegeben.
Mittel, die mit der Aufschrift „feuergefährlich" oder „Gift" (mit
einem Totenkopf) bezeichnet sind, sollen sorgfältig unter Verschluß
aufbewahrt werden.

Vor der Bettung der Kranken soll das Bett angewärmt werden. **Durch-**
Die Durchwärmung geschieht mit Wärmflaschen. Das sind metal- **wärmung.**
lene, verschraubbare Behälter, die mit heißem Wasser gefüllt werden; **des**
man kann auch irdene Kruken, Flaschen benutzen, die nur sorgfältig **Bettes.**
verschlossen werden müssen. Man hüllt die gefüllten Wärmflaschen
in ein Tuch und legt sie an das Fußende des Bettes. Niemals darf
die Wärmflasche bei einer bewußtlosen Kranken im Bette liegen
bleiben, sie soll immer vor der Bettung der Kranken aus dem durch-

wärmten Bett entfernt werden. Verbrennungen durch Wärmflaschen kommen leider immer noch vor.

Umbetten der Kranken. Soll die Kranke von einem Bett in ein anderes (Abb. 31 und 32) gebracht werden, so wird das neue Bett so gestellt, daß sein Fußende dem Kopfende des alten entspricht. Das Hinüberheben durch eine Person ist nur möglich, wenn die Kranke imstande ist, ihre Arme fest um den Hals der tragenden Person zu legen. Die Pflegerin umfaßt dabei die Kranke dicht unterhalb des Gesäßes und am Rücken, so daß die Kranke wie in einem Lehnstuhl sitzt. Sind zwei Personen

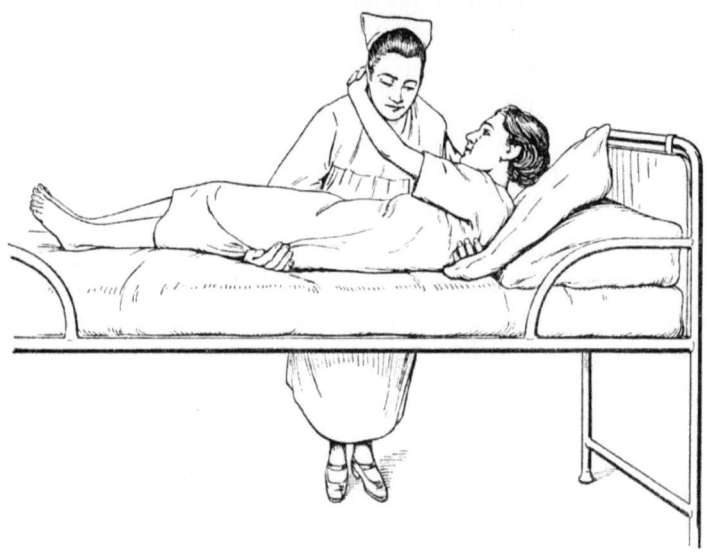

Abb. 31. Umbetten durch eine Pflegerin.

zum Tragen da, so faßt die eine unter Nacken und Rücken, die andere unter Becken und Oberschenkel. Stehen drei Personen zur Verfügung, so faßt die erste Nacken und Schultern, die zweite oberhalb des Beckens und unterhalb des Gesäßes, die dritte unter den Unterschenkeln. So wird die Kranke gehoben und vorsichtig nach dem anderen Bett getragen.

Eine besondere Aufgabe ist es, bei langem Krankenlager das Durchliegen der Kranken (Decubitus) zu verhüten; gefährdet sind besonders Kreuzbeingegend, Fersen, Ellbogen und Schulterblätter. Diese Körperstellen müssen sorgfältig sauber und trocken gehalten werden; auch das Bettuch muß immer glatt liegen. Bei dem einfachen Decubitus rötet und entzündet sich die Haut; es bilden sich flache Geschwüre. Bei schweren, langdauernden Krankheiten, wie bei Typhus oder Kindbettfieber, bei denen die benommene oder bewußtlose Kranke längere Zeit unbewegt daliegt, beobachtet man auch brandigen Decubitus. Durch den ständigen Druck auf derselben Stelle hört der Blutumlauf und die Ernährung des Gewebes auf; es stirbt ab, wird schwarz und stößt sich allmählich unter Eiterung und tiefer Geschwürsbildung ab. Auf verdächtige Hautstellen ist der Arzt sofort aufmerksam zu machen.

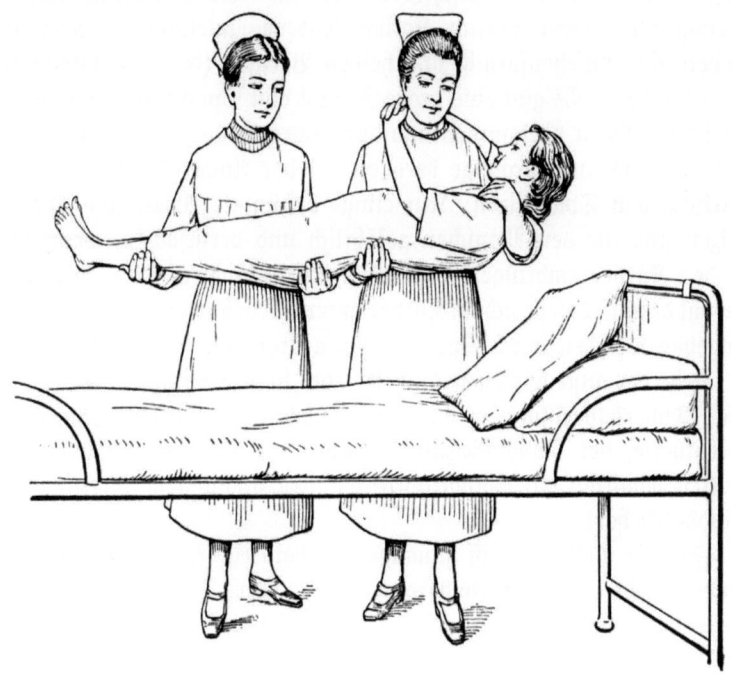

Abb. 32. Umbetten durch zwei Pflegerinnen.

Pflege Sterbender. Bei Kranken, deren Tod vorauszusehen ist, muß die Pflegerin bis zum letzten Augenblick mit treuer Fürsorge und erhöhter Sorgfalt ihres Amtes walten und alles tun, was zur Erleichterung der letzten Stunden beitragen kann. Verlangt die Kranke geistlichen Trost, so muß diesem Wunsche ungesäumt entsprochen werden.

Unmittelbar nach dem Tode wird die Leiche gestreckt, die Augenlider werden zugedrückt, um den Unterkiefer wird ein über den Scheitel führendes Tuch gebunden, damit sich der Mund schließt. Dann wird die Leiche mit einem Laken zugedeckt und das Zimmer gelüftet.

Wichtige ansteckende Krankheiten.

Allgemeines. Ansteckende oder übertragbare Krankheiten nennt man diejenigen, die von einem erkrankten auf einen gesunden Menschen übertragen werden; der Gesunde „steckt sich an", d. h. er nimmt von dem Kranken Krankheitskeime, Krankheitserreger auf.

Krankheitserreger. Bakterien. Die Erreger der meisten ansteckenden Krankheiten sind kleinste, nur mit starker Vergrößerung sichtbare, pflanzliche Gebilde (Spaltpilze, Bakterien) von verschiedener Form. Die einen sind kugelförmig und heißen darum Kokken (coccus, lateinisch = Kugel); andere sind stäbchenförmig und heißen Bacillen (bacillus, lateinisch = Stäbchen). Es gibt eine große Anzahl von Spaltpilzen, die überall in der Natur vorkommen und durchaus harmlos sind. Alle Fäulnis- und Gärungsvorgänge beruhen auf der Anwesenheit und Mitwirkung von Spaltpilzen. Nur einige bestimmte Arten von Spaltpilzen sind für den Menschen gefährlich und verursachen, wenn sie in den Körper eindringen, bestimmte Erkrankungen. Ihre Wirkung beruht darauf, daß sie sich im Körper unter Entziehung von Nährstoffen ungeheuer schnell durch Spaltung vermehren und Gifte absondern.

Jede der ansteckenden Krankheiten hat ihren bestimmten Erreger: Der Tuberkelbacillus erzeugt Tuberkulose, der Diphtheriebacillus Diphtherie, der Typhusbazillus Typhus. Verschiedene Arten von Kokken bewirken die Wundkrankheiten (Entzündungen, Eiterungen, Kindbettfieber).

Ansteckung. Für die Ansteckung ist zunächst also der Kranke mit seinen Absonderungen die unmittelbare Quelle. Der Tuberkulöse hustet Tuberkelbacillen aus und verstreut sie mit seinem Auswurf; dadurch gefährdet er die Personen in seiner Umgebung. Der Scharlachkranke verbreitet die Scharlacherreger mit seinem Speichel und Auswurf, der Typhuskranke die Typhuserreger durch Harn und Stuhlgang. Aber nicht nur die unmittelbare Berührung mit den Kranken bedeutet eine Gefahr. Die mit den Absonderungen entleerten Krankheitserreger halten sich noch eine mehr oder weniger lange Zeit lebendig und ansteckungsfähig. Gegenstände, die mit ihnen verunreinigt sind, Bett, Kleidungsstücke, Spielzeug, Bücher usw., können noch längere Zeit die Krankheit übermitteln. Oder z. B. die Entleerungen Typhuskranker gelangen, wie es auf dem Lande häufig ist, auf den Mist und sickern von dort in einen benachbarten undichten Brunnen, dann kann ein ganzer Kreis von Menschen, die das Wasser gebrauchen, an Typhus erkranken. Oder Typhusbacillen gelangen in Milch und verbreiten auf diesem Wege die Krankheit.

Ist der Kranke genesen, so beherbergt er zuweilen noch lange Zeit Krankheitserreger, scheidet sie aus und bildet so eine dauernde Gefahr; das geschieht z. B. bei Diphtherie und namentlich beim Typhus. Man nennt solche Menschen „Dauerausscheider".

Ja es kommt vor, daß Menschen Krankheitserreger beherbergen und ausscheiden, ohne daß sie jemals an der Krankheit deutlich gelitten haben („Bacillenträger").

Die Wege, auf denen eine Ansteckung erfolgt, können also oft sehr verwickelt und unklar sein; immer ist aber ein Kranker oder ein Mensch, der die Krankheitserreger trägt, die ursprüngliche Quelle. Keinesfalls sind die Krankheitserreger wie die harmlosen Spaltpilze überall in der Natur verbreitet. Dadurch ist es möglich, die ansteckenden Krankheiten zu bekämpfen, indem man die Kranken absondert, ihre Ausscheidungen desinfiziert und die Menschen ermittelt, die gesund umhergehen, aber Krankheitserreger ausscheiden.

Werden an einem Ort oder in einer Gegend viele Menschen von einer ansteckenden Krankheit befallen, so spricht man von einer Epidemie.

Da sich die Hebamme an ansteckenden Krankheiten leicht selber anstecken oder sie auch auf Gebärende und Wöchnerinnen übertragen kann, muß sie die wichtigsten kennen.

Diphtherie.

Die Diphtherie (Rachenbräune, Halsbräune, Croup) befällt besonders Mandeln, Gaumen, Rachen und Kehlkopf; sie kann aber auch auf der Augenbindehaut, Scheidenschleimhaut und auf Wunden vorkommen. Sie tritt in allen Lebensaltern auf, vorzugsweise aber im Kindesalter, und hier ist sie besonders gefährlich. Die Zeit zwischen Ansteckung und Krankheitsausbruch (Inkubationszeit) beträgt gewöhnlich 2 bis 3 Tage. Gewöhnlich beginnt die Erkrankung mit grauweißen Flecken (Belägen) auf den geröteten und geschwollenen Mandeln. Die Beläge wachsen schnell zu zusammenhängenden Häuten und greifen auf die Umgebung (Zäpfchen) über. Bei Säuglingen besteht häufig im Anfange nur ein starker Schnupfen. Das Fieber ist meistens hoch. Die Halsdrüsen sind immer geschwollen. Geht der Belag auf den Kehlkopf über, so stellt sich quälender, harter Husten und Atemnot bis zur Erstickung ein. Als Folgen der Diphtherie zeigen sich mitunter Herzschwäche und Lähmungen. Die Behandlung der Diphtherie besteht in Einspritzung von Diphtherie-Heilserum, das um so günstiger wirkt, je früher es angewendet wird.

Es kann auch den gesunden Familienmitgliedern zum Schutz gegen die Erkrankung eingespritzt werden.

Der Kranke birgt nach der Genesung oft sehr lange Diphtheriebacillen auf den Mandeln und im Rachen; auch Gesunde seiner Umgebung können Bacillen beherbergen. Untersuchungen des Rachenschleimes zur Kontrolle sind darum nach der Erkrankung notwendig und vorgeschrieben, wenn es sich um Schulkinder handelt. Da eine Diphtherie von einer eitrigen Mandelentzündung keineswegs immer nach dem Aussehen unterschieden werden kann, ist in jedem irgendwie verdächtigen Falle zur Feststellung der Krankheit eine Untersuchung des Mandelabstrichs auf Diphtheriebacillen zu veranlassen.

Masern.

Die Masern sind eine überaus leicht übertragbare Kinderkrankheit. Erwachsene werden selten befallen. Die Krankheit beginnt nach etwa zehntägiger Inkubationszeit mit Fieber, Lichtscheu, Schnupfen und einem eigenartigen harten, oft bellenden Husten. Im Munde, auf der Wangenschleimhaut, sind eigentümliche kleine weiße Flecken auf gerötetem Grunde kennzeichnend. Der kleinfleckige Hautausschlag beginnt hinter den Ohren, am Kinn, um den Mund herum, zeigt sich dann auch auf der Brust, an Armen, Beinen und am ganzen Rumpf. Die Flecken sind etwa linsengroß, rot, rund, gezackt oder eckig; oft gehen sie ineinander über. Mit sinkendem Fieber blaßt der Ausschlag ab. Es tritt eine kleienartige Schuppung ein. An Masern schließen sich nicht selten Lungenentzündung, Keuchhusten oder Tuberkulose an.

Gegen Masern hat man in der neueren Zeit Serumbehandlung eingeführt.

Scharlach.

Auch der Scharlach ist eine Ausschlagskrankheit, die in allen Lebensaltern, besonders aber im Kindesalter, auftritt.

Die Krankheit beginnt gewöhnlich 4 bis 8 Tage nach Aufnahme der Krankheitserreger mit Schüttelfrost oder öfterem Frösteln, Erbrechen und Halsschmerzen. Meistens in den ersten 24 Stunden bildet sich der rote Ausschlag aus, zuerst an der Innenseite der Oberschenkel, dann im Gesicht und am Hals, bald am ganzen Körper; immer läßt der Ausschlag aber die Umgebung der Nase, Mund und Kinn frei.

Die Rachenschleimhaut ist gerötet. Auf den Mandeln besteht oft grauweißer Belag. Die Halsdrüsen sind geschwollen. Die Zunge sieht himbeerfarben aus. In der dritten oder zu Anfang der vierten Woche beginnt die Abschuppung der Haut in großen Schuppen und Platten; an den Händen und Füßen kann die Haut oft in großen Fetzen abgezogen werden.

Als Nachkrankheit ist Nierenentzündung häufig, auch in Fällen, die ganz leicht verlaufen sind.

Windpocken.

Windpocken (Spitzpocken, Wasserpocken) sind eine echte Kinderkrankheit. Nach 14tägiger Inkubation treten im Gesicht, zuweilen auch auf der behaarten Kopfhaut, am Rumpf, weniger an den Gliedmaßen, linsengroße, von einem roten Hof umgebene Bläschen auf. Der Ausbruch ist häufig von leichtem Fieber begleitet. Die Bläschen trocknen nach kurzer Zeit ein. Das Allgemeinbefinden ist nur wenig gestört. Nach 1—1½ Wochen ist die Krankheit überstanden.

Keuchhusten.

Der Keuchhusten befällt besonders Kinder, nicht ganz selten auch Erwachsene. Etwa 14 Tage nach der Ansteckung stellt sich Husten ein, der zuweilen auffallend rauh, oft aber auch nichts besonders Auffallendes verrät. In der zweiten Krankheitswoche tritt der Husten gewöhnlich in krampfartigen Anfällen auf, die minutenlang dauern und oft mit Erbrechen enden. Bei Kindern kommt es dabei zu beängstigenden Erstickungszuständen.

Grippe (Influenza).

Die Grippe tritt kurze Zeit nach der Ansteckung und plötzlich als schwere Entzündung (Katarrh) der Atemwege auf, besonders gefürchtet als Grippe — Lungenentzündung, oder als Katarrh der Verdauungswege, sogenannte Magendarmgrippe, oder als nervöse Grippe mit schweren Störungen von seiten des Gehirns und Rückenmarks. Stets ist sie mit hohem Fieber und starker Abgeschlagenheit verbunden.

Alle 25 Jahre pflegt sie in gewaltigen Epidemien aufzutreten.

Übertragbare Genickstarre.

Die übertragbare Genickstarre tritt in der Regel vereinzelt, zu Zeiten auch in Epidemien auf. Sie gefährdet hauptsächlich Kinder bis zum vierten Lebensjahre, befällt aber auch die späteren Lebensalter. Die Erkrankung beginnt wenige Tage nach der Ansteckung mit

Erbrechen, Schüttelfrost, Kopfschmerzen und Fieber. Die Erkrankten sind äußerst empfindlich gegen Berührungen. Bald oder auch nach einigen Tagen tritt die kennzeichnende Nackensteifigkeit ein; der Kopf wird dabei gewöhnlich stark nach hinten gebeugt. Zuweilen führt die Erkrankung schon nach wenigen Stunden zum Tode, zuweilen vergehen unter starker Benommenheit, Erregungszuständen, selbst Krämpfen, mehrere Tage, bis die tödliche Herzschwäche eintritt. In anderen Fällen tritt im Laufe von Wochen und Monaten ein langsamer Kräfteverfall ein. Bei günstigem Verlauf der Krankheit bleiben häufig Störungen zurück: Schwerhörigkeit oder Taubheit, Schielen, Blindheit.

Die Krankheitserreger sind im Nasenrachenschleim vorhanden und werden durch Husten und Niesen verbreitet; immer ist im Beginn ein Nasenrachenkatarrh vorhanden.

Epidemische Gehirnentzündung.

Die in den letzten Jahren eingehender beobachtete epidemische Gehirnentzündung tritt in drei Formen auf. Nachdem mehrere Tage allgemeine Erscheinungen: Fieber, Kopfschmerzen, Schwindel, Erbrechen, mitunter auch Leibschmerzen und Reißen in den Gliedern bestanden haben, stellt sich auffallende Schlafsucht ein, oder es beginnen veitstanzähnliche Zuckungen. Die dritte Form verläuft chronisch: die Bewegungen verlangsamen und versteifen, Kau- und Schluckstörungen treten ein, es bildet sich ein langsam fortschreitendes Siechtum. Kinder zeigen nach der Genesung oft merkwürdige Veränderungen des Charakters. Die Übertragung der Krankheit erfolgt durch Nasenrachenschleim und Speichel, aber auch durch Stuhl und Urin.

Kinderlähmung.

Die epidemische Kinderlähmung befällt hauptsächlich Kinder, selten auch Erwachsene. Sie beginnt gewöhnlich mit einem Katarrh der Atemwege oder mit einem Darmkatarrh. Nach einigen Tagen tritt dann plötzlich eine schlaffe Lähmung einzelner oder sämtlicher Gliedmaßen auf, die sich langsam wieder zurückbildet, häufig jedoch in einem Arm oder Bein oder in den Gliedmaßen einer Seite bestehen bleibt. Das gelähmte Glied bleibt im Wachstum zurück und verkrüppelt. Der Ansteckungsstoff ist im Nasen- und Rachenschleim und auch im Stuhl und Urin enthalten.

Typhus.

Der Typhus tritt häufig vereinzelt auf, zuweilen aber auch in Epidemien, wenn Trinkwasser (Brunnen oder Wasserwerk) oder

Milch (Molkerei, Milchhandlung) durch Typhusbacillen verunreinigt werden. Die Krankheit beginnt 2—3 Wochen nach der Ansteckung unter Mattigkeit, Appetitlosigkeit, Kopfschmerzen mit langsamem Fieberanstieg. Die Lippen und die Zunge des Kranken sind trocken, rissig, oft borkig belegt. Der Kranke empfindet großen Durst, ist matt, häufig benommen. In schweren Fällen bestehen Delirien, der Kranke ist nur schwer im Bett zu halten. In der Regel sind Durchfälle von eigentümlicher, erbsbreiartiger Beschaffenheit vorhanden; es gibt aber auch Fälle, wo sie fehlen und Stuhlverhaltung besteht. Im Dünndarm bilden sich Geschwüre; daher droht bei einem Typhuskranken immer die Gefahr einer Darmblutung. Die Typhusbacillen sind aber nicht nur in den Geschwüren, sondern im Blut des Kranken enthalten. Nachdem das Fieber 2—3 Wochen gleichmäßig auf seiner Höhe bestanden hat, fällt es bei günstigem Krankheitsverlauf langsam ab. Es gibt Fälle, wo nach der Ansteckung nur ganz geringe Krankheitserscheinungen auftreten; namentlich bei Kindern nimmt der Typhus oft einen ganz milden Verlauf. Diese Fälle werden oft gar nicht als Typhus beachtet und sind darum für die Weiterverbreitung gefährlicher als die schweren. Die Typhusbacillen werden im Stuhl und Urin ausgeschieden; die Übertragung erfolgt am häufigsten durch die mit Harn oder Stuhl verunreinigten Hände; die Pfleger sind also besonders gefährdet. Die Abgänge müssen stets sorgfältig desinfiziert werden. Da im Blute des Typhuskranken, gewöhnlich von der Mitte der 2. Krankheitswoche ab, eigentümliche Stoffe nachgewiesen werden können, läßt sich der Krankheitsverdacht durch eine Blutuntersuchung sichern. Stuhl und Urin sind auch nach der Genesung auf Typhusbacillen zu untersuchen, um Dauerausscheider, die immer eine Gefahr für ihre Umgebung bilden, festzustellen.

Ruhr.

Die Ruhr ist eine Erkrankung des Dickdarms. Sie beginnt mit heftigen Leibschmerzen und Durchfällen, die bald schleimig werden (Stuhlzwang). Meist ist dem Schleim auch Blut beigemengt. Fieber ist oft vorhanden, kann aber auch fehlen. Da die Ruhrbacillen nur mit dem Stuhlgang der Kranken ausgeschieden werden, ist die Übertragung durch gründliche Sauberkeit leicht zu vermeiden. Unreifes Obst verursacht keine Ruhr, nur dadurch, daß es an sich leicht einen Magendarmkatarrh bewirkt, kann es das Entstehen einer Ruhr begünstigen.

Cholera.

Cholera ist eine Darmerkrankung, die 2—6 Tage nach der Ansteckung mit heftigem Erbrechen und Durchfällen auftritt. Die Stühle werden bald farblos, reiswasserähnlich. Die Harnabsonderung hört allmählich mit der zunehmenden Häufigkeit der flüssigen Stuhlgänge auf. Unter fortschreitender Erschöpfung treten schmerzhafte Muskelkrämpfe, namentlich Wadenkrämpfe, auf; der Kranke verfällt rasch.

Es gibt aber auch ganz leicht verlaufende Fälle, die sich nur in Unwohlsein und geringen Durchfällen äußern; für die Weiterverbreitung der Krankheit sind diese gefährlicher als die schweren.

Pocken.

Die Pocken beginnen in der Regel 2 Wochen nach der Ansteckung mit Schüttelfrost und meist hohem Fieber. Am 4. Krankheitstage kommt gewöhnlich der Pockenausschlag zum Vorschein. Es bilden sich rote Knötchen, zuerst im Gesicht, dann am Rumpfe und den übrigen Körperteilen. Aus den Knötchen entwickeln sich Bläschen, die sich immer mehr erheben und auf der Kuppe bald eine Delle bilden. Der Inhalt der Bläschen wird eitrig. Stehen die Pusteln dicht beieinander, so schwillt die Haut unförmlich an. Auch im Rachen und in der Luftröhre können sich Pusteln bilden. Die Pusteln trocknen dann zu Krusten und heilen unter Narbenbildung.

Die Übertragung auf Gesunde kommt entweder durch Berührung mit den Kranken oder durch Gegenstände aus der Umgebung der Kranken (Kleidungsstücke usw.) zustande. Auch gesunde Personen, die mit Erkrankten in Berührung gekommen sind, können Zwischenträger sein; man nimmt an, daß auch durch die Luft eine Übertragung auf die Nachbarschaft stattfinden kann.

In früheren Jahren haben große Pockenepidemien zahllose Menschenleben vernichtet. Heute treten in Deutschland fast keine schweren Pockenfälle mehr auf; die vorkommenden Fälle betreffen gewöhnlich eingewanderte Ausländer. Dieser erfreuliche Zustand ist lediglich der Zwangsimpfung zu verdanken, die heute allein mit der ungefährlichen Kälberlymphe ausgeführt wird. Das Kalb oder die Kuh erkrankt nämlich an einer ähnlichen, aber viel weniger gefährlichen Pockenkrankheit, den Kuhpocken. Nimmt man nun aus einem solchen Kuhpockenbläschen etwas von der wäßrigen Flüssigkeit und bringt es durch einen kleinen Schnitt in die Haut eines Menschen, so entsteht an dieser Stelle eine Kuhpocke. Ein so geimpfter Mensch wird die wahren

Menschenpocken fast niemals bekommen, und wenn er wirklich daran erkrankt, so werden sie ganz milde und niemals tödlich verlaufen. Der Impfschutz hält etwa 5 Jahre vor und muß dann erneuert werden. Im Deutschen Reich muß nach dem Impfgesetz jedes neugeborene Kind spätestens in dem auf sein Geburtsjahr folgenden Kalenderjahr geimpft werden. Im 12. Jahr soll eine Wiederimpfung erfolgen.

Der Segen dieser durch das Gesetz vorgeschriebenen Impfung wird mit Unrecht bestritten. Wir haben schon im Kriege 1870/71 gesehen, daß die französischen Kriegsgefangenen in großen Scharen an Pocken erkrankten und massenhaft starben, weil sie nicht geimpft waren. Die sie bewachenden deutschen Soldaten blieben fast alle gesund, da sie schon geimpft waren, während von der zum großen Teil damals noch nicht geimpften Zivilbevölkerung Deutschlands über 144000 Personen an den Pocken starben. Noch stärker trat der Nutzen der Pockenschutzimpfung in dem abgelaufenen Weltkriege in den Jahren 1914—1918 in Erscheinung. Trotz der außerordentlich großen Gefahr der Pockeneinschleppung durch die mehr als $1^{1}/_{2}$ Millionen russischer Kriegsgefangener und trotz anderer Einschleppungsmöglichkeiten kam es während des Krieges in Deutschland nur zu einer verhältnismäßig geringen Zahl von Pockenerkrankungen und nur zu vereinzelten kleinen Epidemien, in deren Verlauf insgesamt nur etwa 500 bis 600 deutsche Soldaten und Angehörige der Zivilbevölkerung an Pocken verstarben. Dieser Erfolg ist einzig und allein auf den guten Pockenschutz zurückzuführen, den unsere Bevölkerung seit Einführung des Reichsimpfgesetzes vom Jahre 1874 besitzt.

Wenn die Impfung mit Kälberlymphe gut ausgeführt wird, so ist sie völlig unschädlich. Niemand erkrankt danach. Sollte einmal die Hebamme die Behauptung hören, das Impfen sei schädlich, so bekämpfe sie diesen Irrtum.

Fleckfieber.

Das Fleckfieber (Flecktyphus) ist eine sehr gefährliche, während des Weltkrieges namentlich durch russische Kriegsgefangene in zahlreichen Fällen nach Deutschland verschleppte Krankheit. Es wird lediglich durch Läuse, vor allen Dingen durch Kleiderläuse, auf die Menschen übertragen. Die Erkrankung beginnt 1—3 Wochen nach der Ansteckung mit starken Kopfschmerzen, Entzündung der Schleimhäute der Nase und Augen, Schnupfen und sehr hohem Fieber. Nach einigen Tagen treten auf dem Bauch, bald am ganzen Rumpf und den Gliedern, besonders auch auf den Handflächen und Fußsohlen zahlreiche rote Flecken auf. Die Erkrankung, die in der Regel mehrere Wochen anhält, verläuft meist sehr schwer und führt in vielen Fällen zum Tode. Um sich vor Ansteckung mit Fleckfieber zu schützen, muß man sich vor allem vor jeder Verunreinigung mit Läusen hüten.

Tuberkulose.

Die Erreger der Tuberkulose werden durch Kranke verbreitet, die an Lungentuberkulose (Lungenschwindsucht) leiden. Die Kranken schleudern bei Hustenstößen kleine Schleimtröpfchen aus, an denen Bacillen haften; diese Tröpfchen halten sich einige Zeit schwebend in der Luft und können von den Gesunden in der Umgebung des Kranken eingeatmet werden. Viele Kranke gehen mit ihrem Auswurf unvorsichtig um. Sie entleeren ihn auf den Fußboden, dort trocknet er ein und wird später mit dem Staub in der Luft umhergewirbelt und eingeatmet. Kleine Kinder, die auf dem Fußboden spielen, beschmieren sich die Hände damit. Schließlich enthält auch die Milch tuberkulöser Kühe Tuberkelbacillen.

Im frühesten Kindesalter bewirkt die Ansteckung oft eine rasch und tödlich verlaufende Erkrankung. Im übrigen verläuft die Tuberkulose gewöhnlich chronisch. Die Krankheitsherde in der Lunge schließen sich ab, können aber gelegentlich später wieder aufflackern und ein Fortschreiten der Krankheit veranlassen. Die Kennzeichen der fortschreitenden Lungenschwindsucht sind: Husten, schleimig-eitriger Auswurf, zuweilen mit Blutbeimengungen, Abmagerung, unregelmäßiges Fieber. Greift ein Krankheitsherd in der Lunge auf ein Blutgefäß über, so kann eine schwere Blutung (Blutsturz) eintreten.

Zur Bekämpfung der Tuberkulose, eine der gefährlichsten Volksseuchen, sind fast überall Fürsorgestellen eingerichtet worden. In ihnen werden die Kranken eingehend untersucht und beraten; die Verhältnisse in der Familie werden geprüft. Die Hebamme kommt durch ihren Beruf in viele Familien und wird häufig Tuberkulose-verdächtige antreffen; darum ist sie besonders berufen, an der Tuberkulosebekämpfung mitzuwirken, indem sie die Verdächtigen den Fürsorgestellen zuweist.

Ob für eine tuberkulöse Schwangere die Unterbrechung der Schwangerschaft in Frage kommt, kann lediglich der Arzt entscheiden.

Lungenentzündung.

Lungenentzündung ist eine akute Erkrankung der Lungen, die durch besondere Erreger verursacht, aber nicht im eigentlichen Sinne ansteckend ist. Sie befällt eine oder auch beide Lungen und verläuft unter hohem Fieber, mit Seitenstichen und großer Atemnot. Meist wird rotbrauner (rostfarbener) zäher Auswurf ausgehustet. Viele Fälle gehen nach 7 Tagen in Heilung über, andere verlaufen langsamer. Doch kann ein Kranker mit Lungenentzündung auch schon binnen wenigen Tagen sterben.

Desinfektion am Krankenbett, Schlußdesinfektion.

Bei der Behandlung einer ansteckenden Krankheit ist die größte Sorgfalt darauf zu richten, daß weitere Übertragungen verhütet werden. Nicht allein der Pfleger und die nächste Umgebung des Kranken sind gefährdet; jeder Fall einer ansteckenden Krankheit kann bei achtloser Behandlung und Pflege eine ganze Reihe von Erkrankungen nach sich ziehen.

Am gefährlichsten sind für die Übertragung die frischen Absonderungen des Kranken, also bei Diphtherie, Scharlach und Masern Auswurf und Speichel, bei Ruhr die Darmentleerungen, bei Typhus Urin und Darmentleerungen usf.

Demnach ist auf die mit den Absonderungen des Kranken verunreinigten Hände, Wäschestücke, Betten, Kleider zu achten, desgleichen auf Eß- und Trinkgeschirr, auf Bücher, Spielzeug, die der Kranke oder Genesende gebraucht. Das Bettgestell, der Fußboden um das Bett herum kann durch Auswurf, durch zufällig verschütteten Urin verunreinigt sein. Vom Fußboden können die Krankheitserreger in die Luft gewirbelt werden und überallhin in das Krankenzimmer gelangen. Das ganze Krankenzimmer muß also als eine Gefahrenzone betrachtet werden. Wie es ein Gebot ist, daß der Kranke allein in einem Zimmer liegt, zu dem nur der Pfleger Zutritt hat, so darf nichts aus dem Zimmer heraus, was irgendwie mit lebenden Krankheitserregern behaftet sein könnte.

Die Absonderungen des Kranken und alles, was mit ihnen in Berührung kommt, muß dauernd sorgfältig desinfiziert werden. Das ist die wichtige fortlaufende Desinfektion am Krankenbett.

Der Pfleger muß in dem Zimmer einen waschbaren Mantel tragen, damit seine Kleider geschützt sind. Er darf sich nicht anhusten lassen und muß vor allen Dingen seine Hände sorgfältig desinfizieren.

Ist der Kranke genesen, so wird das Krankenzimmer durch den amtlichen Desinfektor einer Schlußdesinfektion mit Formaldehydgas unterzogen. Da aber alle Desinfektionsversuche im Privathaushalt unvollkommen bleiben werden, ist die wichtigste Aufgabe in der Bekämpfung ansteckender Krankheiten die, daß möglichst alle Erkrankten in den Krankenhäusern isoliert werden. Die wichtigsten ansteckenden Krankheiten sind anzeigepflichtig.

Nichtansteckende Krankheiten.

Herzfehler.

Herzfehler sind Veränderungen an den Herzklappen, die meist durch Infektionskrankheiten, am häufigsten durch einen schweren Gelenkrheumatismus, hervorgerufen sind. Im Alter werden sie durch die zunehmende Verkalkung der Innenhaut des Herzens und der Blutgefäße bewirkt. Es besteht ein mangelhafter Schluß einer oder mehrerer Herzklappen oder der Klappen im Anfangsteil der Brustschlagader; dadurch wird das Herz vergrößert, auch der Herzmuskel leidet allmählich, und der Blutumlauf wird beeinträchtigt. Die Kranken werden kurzatmig, haben einen schnellen Puls, zeigen ein bläuliches Aussehen. Oft befinden sich Herzkranke bei vorsichtiger Lebensweise viele Jahre hindurch noch gut, sterben aber schließlich unter den Erscheinungen der Wassersucht. Für eine Frau mit Herzfehler bildet die Schwangerschaft häufig eine Gefahr.

Nierenkrankheiten.

Nierenkrankheiten (-entzündungen) entstehen akut infolge von Erkältungen oder im Anschluß an Infektionskrankheiten, Scharlach, oder eine Mandelentzündung usw. Zuweilen gehen die akuten Formen in chronische über, oder die Nierenkrankheiten entwickeln sich von Anfang an schleichend. Durch die verminderte Wasserabgabe entstehen Schwellungen der Haut, in den akuten Fällen gewöhnlich bald, in den chronischen erst im späteren Verlauf. Infolge der gestörten Nierenfunktion werden auch die Abbaustoffe (Harnstoff) im Körper zurückgehalten und bewirken allmählich eine Vergiftung (Krämpfe). Immer wird bei chronischen Nierenentzündungen auch das Herz in Mitleidenschaft gezogen.

Geschlechtskrankheiten.

Ge=
schlechts=
krank=
heiten.
Zu den ansteckenden Geschlechtskrankheiten gehören, außer dem hier nicht näher zu erörterndem weichen Schanker, der Tripper (Gonorrhöe) und die Syphilis (Lues). Die Ansteckung erfolgt gewöhnlich an den Geschlechtsteilen gelegentlich des Geschlechtsverkehrs. Die Ansteckung mit Syphilis kann aber auch an anderen Körperstellen, z. B. an den Lippen durch Küssen oder an den Fingern, z. B.

durch innere Untersuchung einer syphilitischen Gebärenden, entstehen.

Der Tripper ist eine Schleimhautentzündung, die durch einen **Tripper.** besonderen Spaltpilz (Gonokokkus) hervorgerufen wird. Der Sitz der Erkrankung ist gewöhnlich die Schleimhaut der Geschlechts- und Harnorgane, beim Weibe meist der Harnröhre, Scheide und Gebärmutter, hier besonders des Gebärmutterhalses. Die Schleimhaut ist im Anfange hochrot entzündet und sondert eine eitrige Flüssigkeit ab, die zuweilen reichlich aus den Geschlechtsteilen fließt und die Schamlippen und deren Umgebung rötet. Der Eiter enthält die ansteckenden Gonokokken. Besteht der Ausfluß längere Zeit, so erzeugt er zuweilen an den äußeren Geschlechtsteilen kleine Wärzchen, die spitzen Feigwarzen (spitze Condylome), die besonders in der Schwangerschaft eine große Ausdehnung erlangen können; auch fühlt sich manchmal die Scheide eigentümlich derb und körnig an.

Die Krankheit kann auch auf Blase, Harnleiter, Nieren und die Gebärmutterhöhle, Eileiter, Eierstöcke und das Beckenbauchfell übergehen. Die eitrige Entzündung der Eileiter und des Beckenbauchfells (Unterleibsentzündung) führt zu schwerer und dauernder Schädigung dieser Organe, auch zur Unfruchtbarkeit. Jung verheiratete Frauen, die unterleibskrank und nicht schwanger werden, sind oft mit Tripper angesteckt.

Außer der Schleimhaut der Geschlechts- und Harnorgane werden auch andere Schleimhäute leicht befallen, so die Schleimhaut des Afters und des Mastdarms, die von dem über den Damm fließenden Trippereiter infiziert wird. Ganz besonders gefährlich ist aber die Übertragung des Trippereiters auf das Auge. Neugeborene werden während der Geburt leicht von der kranken Mutter angesteckt und erkranken, wenn die Hebamme die nötigen Vorsichtsmaßregeln außer acht läßt (siehe S. 196), nach 3—4 Tagen an einer schweren eitrigen Entzündung der Augenbindehaut, die auf die Hornhaut und den Augapfel übergehen und zu völliger Erblindung oder Zerstörung eines oder beider Augen führen kann.

Ausfluß aus den Geschlechtsteilen (weißen Fluß) haben viele Frauen aus anderen Ursachen, ohne daß sie tripperkrank sind. Auch in manchen Fällen von Tripper, besonders bei längerem Bestehen der Krankheit, kann der Ausfluß sehr gering sein. Nur der Nachweis der Krankheitserreger stellt die Krankheit fest. Daher wird die Hebamme im Verdachtsfalle immer die Frau dem Arzt überweisen.

Von einer Behandlung der Krankheit durch die Hebamme darf niemals die Rede sein, aber sie soll der Kranken einprägen, daß die allergrößte Sauberkeit nötig ist, um den Tripper nicht weiter, insbesondere auf die Augen, zu übertragen. Niemals soll eine tripperkranke Frau mit einem Kinde in einem Bette zusammenschlafen. Übertragungen der Krankheit auf die Geschlechtsteile gesunder Personen, besonders kleiner Mädchen, sind dabei oft beobachtet worden.

Wie die Hebamme sich beim Tripper bei einer Geburt und im Wochenbett zu verhalten hat, wird später beschrieben werden.

Syphilis. Die Syphilis (Lues) kommt dadurch zustande, daß die Syphiliserreger in eine, wenn auch noch so kleine Wunde und von da in das Blut gelangen. Die Syphiliserreger sind spiralförmig und heißen Spirochäten. Sie sind in den feuchten Absonderungen krankhaft veränderter Körperstellen, im Blute, in der Milch und in sämtlichen Säften syphilitisch erkrankter Personen vorhanden.

In der Regel wird die Syphilis durch den Geschlechtsverkehr übertragen. Einige Wochen nach der Ansteckung bildet sich an den äußeren Geschlechtsteilen ein Knötchen, aus dem ein Geschwür mit scharfem Rande und harter Umgebung wird (harter Schanker). Die Erreger wandern von dem Schanker auf dem Wege der Lymphgefäße weiter, es schwellen deshalb bald darauf die Lymphknoten der Leistengegend an. Das Geschwür kann bei der Frau oft ziemlich unscheinbar sein oder an verborgenen Stellen, z. B. am Muttermund, sitzen und daher leicht übersehen werden. Eine Zeitlang später erscheint ein roter Ausschlag auf der Haut der Kranken; auch dieser Ausschlag kann geringfügig sein und übersehen werden. Weiterhin bilden sich breite Feigwarzen an den Geschlechtsteilen, um den After, zuweilen unter der Brust oder zwischen den Zehen, überall da, wo sich Haut an Haut legt. Sie sind meist mit einer wässerigen Schmiere bedeckt und sehr ansteckend. Nach Monaten oder Jahren, nachdem die Krankheit scheinbar abgeheilt ist, tritt plötzlich ein neuer Ausschlag auf, Geschwüre im Rachen entstehen, der Kehlkopf wird befallen, die Stimme wird heiser, die Knochen und inneren Organe erkranken. Endlich nach langer Zeit, wenn längst völlige Gesundheit zu bestehen scheint, können schwere Nervenkrankheiten, selbst Geisteskrankheit, die Folge der Syphilis sein.

Die Krankheit erstreckt sich über Jahre, selbst Jahrzehnte. Sie ist heilbar, wenn rechtzeitig ärztliche Behandlung eintritt.

Die Syphilis wird von der kranken Mutter auf die Frucht übertragen. Sie bewirkt häufig Fehlgeburten und Frühgeburten. Dabei, auch bei rechtzeitiger Geburt, werden oft erweichte Früchte geboren. Die lebenden Früchte können äußere Zeichen der Syphilis tragen;

sehr häufig findet sich ein Blasenausschlag namentlich an Handtellern und Fußsohlen. Manche Kinder, die scheinbar gesund geboren sind, zeigen erst nach kürzerer oder längerer Zeit Krankheitserscheinungen, andere bleiben ohne sichtbare Erkrankung, gedeihen aber schlecht und werden schwachsinnig, epileptisch oder geisteskrank. Nur selten werden solche Kinder dauernd gesund erhalten.

Die Syphilis wird im Gegensatz zum Tripper nur durch Wunden übertragen, die freilich so unbedeutend sein können, daß sie nicht bemerkt werden. Am ansteckendsten sind die Geschwüre und Feigwarzen an den Geschlechtsteilen. Für die Hebamme besteht also die Gefahr, daß sie sich bei einer Untersuchung mit Syphilis ansteckt.

Auch die Behandlung der Syphilis ist selbstverständlich nicht Sache der Hebamme. Bemerkt sie verdächtige Erscheinungen bei einer Frau, so weise sie dieselbe sofort an einen Arzt, ohne ihr den Namen der Krankheit zu nennen.

Die syphilitische Erkrankung kann auch durch Untersuchungen des Blutserums und der Cerebrospinalflüssigkeit festgestellt werden (Wassermannsche Reaktion u. a.).

Am 1. Oktober 1927 tritt im Deutschen Reich das Gesetz zur Bekämpfung der Geschlechtskrankheiten in Kraft. Für die Hebamme sind folgende Bestimmungen daraus bemerkenswert:

Gesetz zur Bekämpfung der Geschlechtskrankheiten.

Geschlechtskrankheiten im Sinne dieses Gesetzes sind Syphilis, Tripper und Schanker, ohne Rücksicht darauf, an welchen Körperteilen die Krankheitserscheinungen auftreten.

Wer an einer mit Ansteckungsgefahr verbundenen Geschlechtskrankheit leidet und dies weiß oder den Umständen nach annehmen muß, hat die Pflicht, sich von einem für das Deutsche Reich approbierten Arzt behandeln zu lassen. Eltern, Vormünder und sonstige Erziehungsberechtigte sind verpflichtet, für die ärztliche Behandlung ihrer geschlechtskranken Pflegebefohlenen zu sorgen.

Personen, die geschlechtskrank und verdächtig sind, die Geschlechtskrankheit weiterzuverbreiten, können einem Heilverfahren unterworfen, auch in ein Krankenhaus verbracht werden, wenn dies zur Verhütung der Ausbreitung der Krankheit erforderlich erscheint.

Wer den Beischlaf ausübt, obwohl er an einer mit Ansteckungsgefahr verbundenen Geschlechtskrankheit leidet und dies weiß oder den Umständen nach annehmen muß, wird mit Gefängnis bis zu drei Jahren bestraft, sofern nicht nach den Vorschriften des Strafgesetzbuchs eine härtere Strafe verwirkt ist.

Wer weiß oder den Umständen nach annehmen muß, daß er an einer mit Ansteckungsgefahr verbundenen Geschlechtskrankheit leidet und trotzdem eine Ehe eingeht, ohne dem anderen Teil vor Eingehung der Ehe über seine Krankheit Mitteilung gemacht zu haben, wird mit Gefängnis bis zu drei Jahren bestraft.

Mit Gefängnis bis zu einem Jahre und mit Geldstrafe oder mit einer dieser Strafen wird bestraft, sofern nicht nach den Vorschriften des Strafgesetzbuches eine härtere Strafe verwirkt ist,

    eine weibliche Person, die ein fremdes Kind stillt, obwohl sie an einer Geschlechtskrankheit leidet und dies weiß oder den Umständen nach annehmen muß;

    wer ein syphilitisches Kind, für dessen Pflege er zu sorgen hat, von einer anderen Person als der Mutter stillen läßt, obwohl er die Krankheit des Kindes kennt oder den Umständen nach kennen muß;

    wer ein sonst geschlechtskrankes Kind, für dessen Pflege er zu sorgen hat, von einer anderen Person als der Mutter, ohne sie vorher über die Krankheit und die gebotenen Vorsichtsmaßnahmen durch einen Arzt mündlich unterweisen zu lassen, stillen läßt, obwohl er die Krankheit des Kindes kennt oder den Umständen nach kennen muß;

    wer ein geschlechtskrankes Kind, obwohl er die Krankheit kennt oder den Umständen nach kennen muß, in Pflege gibt, ohne den Pflegeeltern von der Krankheit des Kindes Mitteilung zu machen.

Straflos ist das Stillen oder Stillenlassen eines syphilitischen Kindes durch eine weibliche Person, die selbst an Syphilis leidet.

Mit Geldstrafe bis zu einhundertfünfzig Reichsmark oder mit Haft wird bestraft:

    eine Amme, die ein fremdes Kind stillt, ohne im Besitz eines unmittelbar vor Antritt der Stellung ausgestellten ärztlichen Zeugnisses darüber zu sein, daß an ihr keine Geschlechtskrankheit nachweisbar ist;

    wer zum Stillen eines Kindes eine Amme in Dienst nimmt, ohne sich davon überzeugt zu haben, daß sie im Besitze des bezeichneten Zeugnisses ist;

    wer, abgesehen von Notfällen, ein Kind, für dessen Pflege er zu sorgen hat, von einer anderen Person als der Mutter stillen läßt, ohne vorher im Besitz eines ärztlichen Zeugnisses darüber zu sein, daß eine gesundheitliche Gefahr für die Stillende nicht besteht.

Besondere Unterleibskrankheiten. Gebärmutterkrebs.

Es ist zwar nicht Aufgabe der Hebamme, kranke Frauen zu untersuchen, geschweige denn zu behandeln, sie soll aber die wichtigsten Unterleibskrankheiten kennen, damit sie solchen Kranken raten kann, ärztliche Hilfe aufzusuchen. Oft und besonders auf dem Lande wird ja die Hebamme von den Frauen bei allerhand Unterleibsbeschwerden um Rat gefragt. Es wäre eine grobe Pflichtverletzung, wenn die Hebamme selbständig Rat erteilte, sie würde damit zu einer Kurpfuscherin herabsinken. Die Tätigkeit der Hebamme soll sich auf Schwangerschaft, Geburt und Wochenbett beschränken. Auf diesem Felde arbeitet sie selbständig, sofern die Zustände regelmäßig verlaufen.

Gebärmutterkrebs. Der Krebs der Gebärmutter rechnet zu den bösartigen Geschwülsten. Er ist die gefährlichste Unterleibskrankheit, die eine Frau befallen kann. Jede Kranke, die gar nicht, zu spät oder unrichtig behandelt wird, verfällt unter den schrecklichsten Qualen dem Tode. Die einzige Hilfe für die krebskranken Frauen besteht in einer Operation, welche das vom Krebs befallene Organ entfernt; wird die Operation frühzeitig vorgenommen, so kann die Kranke dauernd geheilt werden. Die Erfahrung der letzten Jahre hat gelehrt, daß der Krebs der Gebärmutter auch durch Röntgenstrahlen und durch Einlegen sehr kleiner Mengen des Metalls „Radium" geheilt werden kann; die Erfolge dieser Behandlung hängen aber ebenfalls davon ab, daß sie so frühzeitig wie möglich begonnen wird.

Der Krebs entwickelt sich meist am Scheidenteil, seltener im Körper der Gebärmutter und noch seltener in den Scheidenwandungen. Es entsteht zunächst ein rundlicher oder flacher Knoten, der sich allmählich durch Zerfall an seiner Oberfläche oder in der Tiefe in ein Geschwür mit harten Rändern verwandelt. Durch Wachstum am Rande und in der Tiefe greift der Krebs immer mehr um sich, zerstört nach und nach Gebärmutter, Blase und Mastdarm und schreitet in die Gebärmutterbänder und das Bauchfell fort. Schon vorher verbreitet er sich durch die Lymph- und Blutgefäße im Körper weiter und durchsetzt die Lymphknoten und inneren Organe, namentlich Leber und Lunge.

Eine Heilung ist nur möglich, solange der Krebs noch auf den Ort der Entstehung beschränkt ist und weder die Nachbarschaft noch entferntere Organe ergriffen hat; deshalb kommt alles darauf an, die Kranke schon im Beginn ihres Leidens einer Operation oder Strahlenbehandlung zuzuführen. Auf Gebärmutterkrebs deuten folgende Erscheinungen:

1. Blutungen, die unmittelbar nach dem Geschlechtsverkehr auftreten. Unregelmäßige langdauernde Blutungen. Blutungen zwischen den regelmäßigen Perioden. Blutungen, die sich nach vollständigem Aufhören der Periode in höherem Alter wieder einstellen. Wenn solche Blutungen zuweilen auch aus anderen Ursachen (z. B. bei Polypen, gutartigen Geschwülsten) auftreten können, so weisen sie doch bei weitem am häufigsten auf Krebs hin.

2. Ausflüsse, die blutig wässerig oder dickflüssig aussehen und übel riechen. Rein eitrige, milchige oder schleimige Ausflüsse weisen mehr auf Katarrhe oder Entzündungen hin.

3. Schmerzen fehlen bei beginnendem Krebs, sie treten gewöhnlich erst dann auf, wenn der Krebs schon weit vorgeschritten ist.

Frauen, die solche Erscheinungen den Hebammen klagen, sollen sofort an den Arzt gewiesen werden, denn nur er kann den Krebs erkennen und beseitigen. Wenn sich die Kranken weigern, so soll die Hebamme auf die Möglichkeit eines gefährlichen Leidens oder gar eines Krebses hinweisen und die Frauen möglichst selbst zum Arzt hinführen.

Unter keinen Umständen soll aber die Hebamme eine solche Kranke selbst auf Krebs untersuchen, da sie niemals in der Lage ist, die Erkrankung sicher festzustellen. Auch ist die Absonderung des Krebses gefährlich. Zwar wird der Krebs als solcher nicht durch die Untersuchung übertragen, aber die Absonderungen enthalten gefährliche Wundspaltpilze in großer Zahl, so daß eine Übertragung derselben auf Gebärende möglich ist.

Die Hebamme soll sich an der Bekämpfung des Gebärmutterkrebses dadurch beteiligen, daß sie die Frauen ihrer Bekanntschaft über die Bedeutung der oben geschilderten Krankheitserscheinungen belehrt. Erfahrungsgemäß neigen die Frauen dazu, diese Anzeichen leicht zu nehmen, z. B. unregelmäßige Blutungen in den höheren Jahren für Erscheinungen der Wechseljahre zu halten und dadurch ihr Leiden zu verschleppen.

Brustkrebs. Der Krebs entwickelt sich auch häufig in den Brüsten der Frau. Er entsteht als kleiner harter Knoten entweder in der Tiefe oder dicht unter der Haut. Der Knoten vergrößert sich, kleine Knötchen treten in der Nachbarschaft, zuweilen in der Haut auf, zugleich verbreitet er sich durch die Lymphgefäße in die Lymphdrüsen der Achselhöhle; schließlich bildet die ganze Brust eine harte unverschiebliche Geschwulst, die von geröteter und gespannter Haut überzogen ist. Nicht alle Knoten der Brust sind Krebs; Entzündungen und gutartige Geschwülste können einem beginnenden Krebs sehr ähnlich sein. Die Unterscheidung vermag nur ein Arzt zu treffen.

Ebenso wie beim Gebärmutterkrebs liegt das Heil der Kranken nur in einer rechtzeitigen Behandlung durch Operation oder Bestrahlung der erkrankten Brust.

Sonstige Geschwülste. Andere Unterleibskrankheiten bestehen in gutartigen Geschwülsten. Es gibt Geschwülste der Gebärmutter, die aus Muskelgewebe zusammengesetzt sind (Muskelgeschwülste). Sie verstärken die Regel erheblich und machen sie schmerzhaft; manche wachsen so stark, daß sie den Leibesumfang beträchtlich vermehren und ernste Störungen, z. B. heftige und unstillbare Blutungen, veranlassen können.

Die Geschwülste des Eierstockes können sehr groß werden, so daß der Leibesumfang einer Hochschwangeren weit übertroffen wird.

Sie bestehen meist aus einer oder mehreren, mit Flüssigkeit gefüllten Blasen. Man nennt die Krankheit auch Eierstockswassersucht. Solche Geschwülste sind lebensgefährlich und müssen durch Operation beseitigt werden.

Starke Blutungen bei der Regel und Schmerzhaftigkeit kommen auch bei Entzündungen und bei Lageveränderungen der Gebärmutter vor. Die Gebärmutter kann nach vorn, seitlich und nach hinten verlagert sein. Die Rückwärtslagerung macht die meisten Beschwerden, weil der Gebärmuttergrund auf den Mastdarm und die benachbarten Nerven drückt (Stuhlverhaltung, Kreuzschmerzen); sie gefährdet auch eine beginnende Schwangerschaft. Auch Polypen, d. h. gestielte Geschwülste, die im Muttermund liegen, verursachen Blutungen. Gewöhnlich besteht bei solchen Zuständen auch stärkerer weißer Ausfluß. Die chronischen, d. h. langsam verlaufenden Entzündungen im Unterleib erzeugen Schmerzen und Unregelmäßigkeiten der Regel. Die akute Unterleibsentzündung (Bauchfellentzündung) ist eine lebensgefährliche Krankheit; sie kommt auch beim Kindbettfieber vor. Starke Auftreibung des Leibes, fortwährendes Erbrechen, unsägliche Schmerzen, rascher Verfall der Kräfte mit oft nur niedrigem Fieber, aber kleinem beschleunigten Pulse sind die Haupterscheinungen. *Lageveränderungen, Polypen. Unterleibsentzündung.*

Schwere Geburten bewirken zuweilen ausgedehnte Zerreißungen, die auch bei guter Behandlung nicht völlig ausheilen. Es verbleiben Dammrisse. Mitunter bildet sich eine widernatürliche Verbindung zwischen Harnblase und Scheide, weil die Zwischenwand infolge übergroßen und zu lange dauernden Geburtsdrucks abstirbt (Harnfistel, Urinfistel). *Folgen von Dammzerreißungen. Harnfistel.*

Unter Gebärmuttervorfall versteht man ein Herabsinken der Gebärmutter, so daß der Muttermund in oder vor den Geschlechtsteilen erscheint, oder auch die ganze Gebärmutter zwischen den Schenkeln wie eine Geschwulst hängt (vollständiger Gebärmuttervorfall). Bei einem solchen ist stets auch die ganze Scheide mit vorgefallen, so daß ein Scheidenkanal überhaupt nicht mehr besteht. In anderen Fällen ist nur die Scheide vorgefallen (Scheidenvorfall). Man sieht dann, wie sich die vordere und hintere Scheidenwand aus der klaffenden Schamspalte hervorwölbt. Der Vorfall nimmt beim Drängen und Pressen durch die Frau zu. In der Rückenlage zieht er sich teilweise oder ganz zurück; er ist also am Morgen weniger deutlich wahrzunehmen. *Gebärmuttervorfall.*

Der Scheiden- und Gebärmuttervorfall entsteht durch Erschlaffung der Stützapparate der Gebärmutter und der Scheidenwandungen.

Meist besteht auch noch ein alter oder schlecht geheilter Dammriß, der einen solchen Vorfall mit begünstigt. Die Hauptursache ist in der schlechten Abwartung der Wochenbetten zu suchen, in denen zu früh mit Arbeit begonnen wurde. Vorfälle, die entstehen, ohne daß eine Geburt stattgefunden hat, sind selten. Auch beim Vorfall vermag nur der Arzt Hilfe zu schaffen, und es ist keineswegs Sache der Hebamme, hier etwa durch Einlegen von Mutterringen behandeln zu wollen. Dies ist der Hebamme vielmehr durchaus verboten.

Besondere Hilfeleistungen.

Das Abnehmen des Harns oder das Katheterisieren.

Katheterisieren. Es kommt vor, daß eine Kranke oder Wöchnerin den Harn nicht lassen kann oder bei Unbesinnlichkeit nicht läßt (Harnverhaltung). Dann muß der Harn mittels des Katheters entfernt werden. Der Katheter, den die Hebamme mit sich führt, ist ein Rohr von Neusilber. Vor Gebrauch wird der Katheter 15 Minuten lang ausgekocht; er bleibt dann in dem abgekochten Wasser oder in einer Desinfektionslösung bis zum Gebrauch liegen.

Zum Abnehmen des Harns wird die Frau in die Rückenlage mit erhöhtem Kreuz gebracht, die Beine werden gespreizt aufgestellt. Die Harnröhrenmündung muß gut zugänglich und sichtbar sein, damit nicht beim Einführen des Katheters keimhaltiger Schleim oder Wochenfluß in die Blase hineingeschoben wird. Jede Verunreinigung der Blase, mag sie nun am Katheter haften oder mit ihm von den Geschlechtsteilen hineingebracht sein, erzeugt eine Entzündung der Blase (Blasenkatarrh).

Die Hebamme stellt sich, nachdem sie sich die Hände vorschriftsmäßig gewaschen und desinfiziert hat, an die rechte Seite des Lagers, zieht mit der linken Hand die kleinen Schamlippen auseinander, so daß sie die Mündung der Harnröhre sieht, und tupft mit einem in Desinfektionslösung getauchten Wattebausch die Harnröhrenmündung und ihre Umgebung sorgfältig ab.

Während sie nun die Schamlippen noch gespreizt hält, nimmt sie mit der rechten Hand den Katheter, faßt ihn nahe dem offenen Ende mit Daumen-, Zeige- und Mittelfinger und schiebt ihn vorsichtig in die Harnröhre ein. Sie muß sich dabei vergegenwärtigen, daß in der obigen Lage der Frau die Harnröhre etwa wagerecht verläuft. Niemals darf sie stärkeren Druck anwenden; der Druck darf nur ganz sanft sein, so daß der Katheter langsam, wie von selber, durch die Harnröhre gleitet. Sobald die Spitze des Katheters in der Blase anlangt, läuft

Urin ab. Der Urin wird in dem bereitgestellten Gefäß aufgefangen. Ist der Urin abgelaufen, so verschließt die Hebamme mit dem Zeigefinger das offene Ende des Katheters und zieht ihn vorsichtig heraus.

Gleich nach dem Gebrauch wird der Katheter wieder ausgekocht.

Sollte die Hebamme beim Einführen des Katheters auf Widerstand stoßen, so ist wahrscheinlich ein Krampf des Schließmuskels der Blase daran schuld. Sie warte dann einige Augenblicke, bis der Krampf vergeht. Die Harnröhre kann aber auch verlagert oder verzogen sein, dann suche die Hebamme durch vorsichtiges Schieben des Katheters nach der einen oder anderen Richtung den richtigen Weg, doch ist dabei jede Anwendung von Gewalt zu vermeiden. Wenn die Einführung des Katheters nicht gelingt, ist ein Arzt hinzuzuziehen.

Die Einspritzung unter die Haut.

Die Hebamme wird bisweilen auf Anordnung des Arztes Einspritzungen von Arzneilösungen unter die Haut (subcutane Injektion) vorzunehmen haben. Diese werden mit kleinen, meist 1 ccm Flüssigkeit haltenden, in 10 Teile eingeteilten Spritzen ausgeführt (Rekordspritzen). Spritze und Nadel müssen vor dem Gebrauch ausgekocht werden. Die verordnete Menge der einzuspritzenden Arznei beträgt z. B. $1/2$ Spritze = 5 Teilstriche = 0,5 ccm; $3/4$ Spritze = $7^1/_2$ Teilstriche = 0,75 ccm usw.; ein wenig mehr wird in die Spritze aufgesogen Die Spritze wird sodann mit der Nadel nach oben gehalten und jede Luftblase durch langsames Vorwärtsschieben des Spritzenstempels entfernt. Der Stempel wird genau auf den vorgeschriebenen Teilstrich eingestellt. Als Hautstelle ist zur Einspritzung eine solche zu wählen, die sich gut abheben läßt und an der auch keine Blutadern durchschimmern. Die Hautstelle wird mit einem in 70proz. Alkohol getauchten Wattebausch kräftig abgerieben. Mit Daumen und Zeigefinger der linken Hand wird eine Falte der abgeriebenen Hautstelle angehoben, mit der rechten Hand die gefüllte Spritze schreibfederartig gefaßt und die Nadel mit einem kurzen Stoß in das lockere Gewebe unter der Haut (nicht in die Haut) eingestoßen. Der Inhalt der Spritze wird nunmehr durch langsames Vorwärtsschieben des Spritzenstempels entleert und die Nadel dann mit einem kurzen Ruck herausgezogen. Spritze und Nadel sind nach dem Gebrauche wieder zu reinigen.

Der Darmeinlauf.

Ein Einlauf in den Mastdarm hat den Zweck, die in ihm liegenden Kotmassen aufzuweichen und zu entleeren. Zum Einlauf bedient

Einlauf

man sich der Spülkanne (Irrigator) mit 1 m langem Schlauch und Afterrohr (Klystierrohr). Die Spülkanne ist ein Gefäß von Glas, Porzellan oder Blech, das 1 Liter Flüssigkeit faßt; an dem Boden befindet sich ein Ansatz zur Befestigung des Gummischlauches. Gewöhnlich nimmt man zum Einlauf Wasser, ½ Liter beim Erwachsenen, einen kleinen Tassenkopf beim Neugeborenen. Das Wasser muß angewärmt sein. Man kann die Wirkung des Einlaufes dadurch verstärken, daß man dem Wasser einen Teelöffel Salz zusetzt.

Der Einlauf wird in Rückenlage mit erhöhtem Steiß oder besser in linker Seitenlage, wenn sie gestattet ist, ausgeführt. Nachdem die Hebamme das Afterrohr vorsichtig in den After, etwa 7 bis 8 cm tief, geführt hat, hebt sie die Spülkanne etwa ½ m hoch und läßt das Wasser langsam einlaufen. Die Einführung des Rohres muß vorsichtig geschehen, niemals mit Gewalt, damit nicht der Mastdarm verletzt wird. Stockt der Einlauf, so genügt gewöhnlich ein leichtes Zurückziehen des Rohres, um das Einlaufen des Wassers wieder in Gang zu bringen. Je mehr die Frau in der Seitenlage nach der Bauchseite hinübergeneigt liegt, um so leichter wird meistens die Flüssigkeit einfließen.

Der Einlauf soll möglichst lange zurückgehalten werden, damit der Kot gründlich erweicht wird. Erfolgt Stuhldrang, so wird die Frau auf die Bettpfanne gebracht.

Ein Kind, das einen Einlauf erhalten soll, legt man in Bauchlage auf den Schoß. Das Rohr wird etwa 2 cm weit sehr vorsichtig eingeführt und die Spülkanne nur wenig erhoben.

Nach jedem Einlauf werden Spülkanne, Schlauch und namentlich das Afterrohr gründlich gereinigt. Zu einem Reinigungsklystier wird vom Arzt zuweilen auch Öl oder Glyzerin angeordnet. Mitunter werden auch zur Ernährung „Nährklystiere" von besonderer Zusammensetzung gegeben.

Ausspülungen der Scheide.

Scheidenausspülungen. Ausspülungen der Scheide darf die Hebamme nur unter bestimmten Bedingungen ausführen, die in den späteren Abschnitten angegeben werden. Die Ausspülungen sollen entweder die Scheide reinigen, oder sie sollen die Gebärmutter zu Zusammenziehungen anregen, um eine Blutung zu bekämpfen.

Reinigende Ausspülungen werden mit abgekochtem Wasser oder mit einer Desinfektionslösung ausgeführt. Die Spülflüssigkeit soll 35° C warm sein. Sollen Zusammenziehungen der Gebärmutter angeregt werden, so wird heißes Wasser mit einer Temperatur von 48 bis 50° C oder kaltes mit einer Temperatur von 6 bis 8° genommen.

Die Spülkanne dient auch für die Ausspülung der Scheide; dazu wird aber nicht der gleiche Schlauch wie zum Einlauf, sondern ein besonderer Schlauch, der nur für Scheidenausspülungen gebraucht wird, verwandt. An den Schlauch wird ein gläsernes Scheidenrohr angebracht, das ausgekocht ist.

Nachdem die Spülkanne mit der Spülflüssigkeit gefüllt ist, wird die Frau auf ein Stechbecken gelegt. Die Hebamme faßt mit der einen Hand die Spülkanne, mit der anderen das Scheidenrohr und läßt Spülflüssigkeit in das Stechbecken ablaufen, bis alle Luft aus Schlauch und Scheidenrohr entfernt ist. Es wäre außerordentlich gefährlich, wenn Luft in die Gebärmutter gelangte. Dann rieselt sie die äußeren Geschlechtsteile ab, und danach führt sie unter mäßigem Heben des Irrigators das Rohr „laufend" in die Scheide ein. Ist alle Flüssigkeit bis auf einen kleinen Rest aus der Spülkanne gelaufen, zieht sie das Scheidenrohr zurück.

Die Anwendung von Bädern.

Bäder werden in erster Linie zur Reinigung des Körpers angewandt; der Arzt verordnet aber auch Bäder, zuweilen mit bestimmten Zusätzen, zu Heilzwecken. *Bäder.*

Man unterscheidet Vollbäder, in denen der ganze Körper gebadet wird, Halbbäder, bei denen der Körper nur bis an den Nabel vom Wasser bespült wird, Sitzbäder und Fußbäder.

Die Hebamme wendet nur zur Reinigung warme Vollbäder an. Das Badewasser soll 35° C warm sein; die Wärme muß mit dem Thermometer geprüft werden. Die Frau soll bis an den oberen Teil der Brust im Wasser liegen. Mit dem Bade kann man eine Abseifung des Körpers und besonders auch der Geschlechtsteile verbinden. Bestimmt der Arzt heiße Bäder, so ordnet er gewöhnlich solche von 38 bis 40° C an. Nach einem solchen Bade soll die Frau stark schwitzen. Sie wird daher unmittelbar nach dem Bade in angewärmte wollene Decken gepackt.

Die Dauer des gewöhnlichen Bades soll 10 Minuten nicht übersteigen. Bei Heilbädern bestimmt der Arzt die Dauer des Bades.

Über das Bad des neugeborenen Kindes siehe Seite 195.

Die Anwendung von Wärme und Kälte auf einzelne Körperteile.

Kalte und warme Umschläge. Trockene Wärme wendet man an, indem man erwärmte Tücher oder in ein wollenes Tuch eingeschlagene, heißgemachte Deckel oder Teller auf den zu erwärmenden Teil, z. B. den Unterleib, legt. Häufiger verwendet man feuchte, warme Umschläge. Man taucht ein Handtuch in recht warmes Wasser, windet es aus und legt es zusammengefaltet auf den kranken Teil, z. B. Unterleib. Darüber kommt wasserdichter Stoff und ein wollenes Tuch, welches das nasse Handtuch überragt. So bleibt der Umschlag warm und feucht, da das Wasser nicht verdunsten kann. Man erneuert ihn alle $1/2$ bis 1 Stunde.

Warme Breiumschläge fertigt die Hebamme an, indem sie Hafergrütze oder gestoßenen Leinsamen mit heißem Wasser zu einem Brei anrührt. Die Hälfte des Breis schlägt sie dann in ein leinenes Tuch ein. Diesen Breiumschlag legt sie auf den kranken Körperteil. Damit keine Verbrennung entsteht, prüft sie vorher die Wärme des Umschlags durch Annäherung an ihre Augenlider oder Wangen. Um eine rasche Abkühlung zu verhindern, bedeckt sie den Umschlag mit einem wollenen Tuch. Beginnt er sich abzukühlen, so nimmt die Hebamme den anderen Teil des inzwischen warm gehaltenen Breis und erneuert den Umschlag.

Zur Kältewirkung bedient man sich am besten der Eisblase. Ein verschraubbarer Gummibeutel wird etwa zur Hälfte mit zerstoßenem Eise gefüllt, so daß er sich dem kranken Körperteile bequem anschmiegen kann. Damit die Haut nicht erfriert, darf der Eisbeutel nicht unmittelbar auf die Haut gelegt werden, sondern er soll in ein dickes Stück Flanell oder ein mehrfach zusammengelegtes Leintuch eingeschlagen werden. Schon wenn sich die Haut stark rötet, muß die Schutzhülle zwischen Eisblase und Haut verstärkt werden. Man zerkleinert das Eis, indem man es auf ein grobes reines Tuch legt und mit einer starken Nadel durchsticht.

Auch in der Form von kalten Umschlägen kann man Kälte einwirken lassen. Man legt in raschem Wechsel mehrfach zusammengelegte leinene Tücher, Kompressen, die in Eiswasser oder möglichst kaltes Wasser getaucht und ausgewunden sind, auf den kranken Teil. Weniger umständlich und wirksamer ist die Eisblase, die aber im allgemeinen nur auf ärztliche Anordnung angewendet werden soll.

Die Prießnitzschen Umschläge sind ein Mittelding zwischen kalten und warmen Umschlägen. Ein Handtuch wird in kaltes Wasser getaucht, ausgewunden, auf den kranken Teil gelegt und mit einem

Flanell- oder Wolltuch bedeckt. Der kalte Umschlag erwärmt sich bald und behält die Wärme unter dem Tuche. Der Umschlag wird je nach Verordnung gewechselt.

Diese Umschläge wirken schmerzlindernd und beruhigend und werden besonders bei Entzündungen und krampfähnlichen Zuständen angewandt.

Einpackungen (Einwickelungen) des ganzen Körpers in nasse Leintücher macht man folgendermaßen. Eine große wollene Decke wird über das Bett gelegt, darüber kommt ein nasses ausgewundenes Leinentuch. Hierauf wird der Kranke gelegt und mit dem Leintuch umhüllt. Darüber wickelt man die wollene Decke dicht um den Körper. Bei fieberhaften Krankheiten wird der Arzt zuweilen solche Einpackungen verordnen.

Senfteige verwendet man nach Verordnung des Arztes, wenn eine Hautstelle stark gereizt werden soll. Frisch gestoßener Senfsamen wird mit warmem Wasser zu einem dicken Brei angerührt, bis der scharfe Senfgeruch zu spüren ist. Dann wird der Brei etwa messerrückendick auf ein Stück Leinwand gestrichen und nun dies Senfpflaster auf die Haut gelegt. Es bleibt dort liegen, bis sich die Haut unter lebhaftem Brennen stark rötet, wozu meist 10 Minuten nötig sind. Dann entfernt man das Pflaster und wäscht die gerötete Stelle mit warmem Wasser ab.

Statt dieses Senfbreis kann man auch Senfpapier aus der Apotheke verwenden. Man feuchtet es mit Wasser an und legt es auf die Haut.

Die Bereitung von Teeaufgüssen.

Um Lindenblüten-, Flieder-, Pfefferminztee usw. zu bereiten, übergießt man einen Teelöffel bis einen Eßlöffel des Tees in einer Kanne mit 1/4 bis 1/2 Liter kochenden Wassers. Den Aufguß läßt man etwa 10 Minuten ziehen. Dann gießt man ihn durch ein Sieb oder Leinentuch in eine Tasse. Kochen soll der Tee nicht; dadurch würde er gerade die wirksamen Stoffe verlieren. *Teeaufgüsse.*

Zur Herstellung erfrischender Getränke sind am besten Fruchtsäfte (Citrone) zu verwenden. Selterwasser ist ungeeignet, weil die Kohlensäure den Magen zu stark aufbläht. Als anregende Getränke empfehlen sich Tee und Kaffee, alkoholhaltige Getränke sind zu vermeiden. Erfordert die Ernährung besondere Maßnahmen und besondere Diät, so wird der behandelnde Arzt die notwendigen Anweisungen geben.

Welche Arzneien die Hebamme selbständig anwenden darf, ist in der dem Lehrbuch beigedruckten Dienstanweisung aufgeführt. *Anwendung von Arzneien.*

Hilfeleistung bei der Betäubung (Narkose).

Betäubung mit Chloroform.

Wie die Hebamme bei der Geburt und bei anderen Zuständen dem herbeigerufenen Arzt zur Hand zu gehen hat, wird später beschrieben werden. Auch bei der Betäubung mit Chloroform oder Äther (Narkose) soll sie den Arzt unterstützen, wenn ein zweiter Arzt zur Ausführung der Betäubung nicht zu erreichen ist, wie sich das häufig auf dem Lande ereignet.

Das Chloroform ist eine süßlich riechende Flüssigkeit, die rasch verdunstet. Eingeatmet, macht es bewußtlos und empfindungslos. Während der Geburt wird das Chloroform zur Ausführung von Operationen angewandt, zuweilen aber auch, um den starken Geburtsschmerz zu lindern.

Vor dem Beginn der Betäubung sind künstliche Zähne oder sonstige Fremdkörper aus dem Munde der Kreißenden zu entfernen. Einige Tropfen Chloroform werden auf die Maske geträufelt und diese der Frau vor Nase und Mund gehalten, anfangs in geringem Abstande, damit noch etwas Luft mitgeatmet wird. Sonst empfindet die Frau ein Gefühl der Erstickung und macht Abwehrbewegungen. Um das Fortschreiten der Betäubung festzustellen, läßt man die Frau zählen. Allmählich wird die Maske dicht aufgelegt. Das Chloroform wird weiter langsam tropfenweise auf die Maske geträufelt, und zwar immer auf die Mitte, damit es nicht auf das Gesicht läuft; es ätzt nämlich die Haut ziemlich stark. Man kann deshalb vorher die Haut des Kinns und der Wangen zum Schutz mit Vaseline bestreichen. Nach einiger Zeit hört die Frau zu zählen auf, die Glieder erschlaffen, die Betäubung ist vollständig. Das Chloroform wird langsam weitergegeben, bis der Arzt gegen Ende der Operation damit aufhören läßt. Während der Narkose muß die Hebamme sorgfältig Puls und Atmung beobachten. Zu Beginn der Narkose, in dem ein Erregungszustand eintritt, ist der Puls gewöhnlich beschleunigt; bei voller Betäubung ist er ruhig und langsam. Es kommt vor, daß er in der Narkose unregelmäßig wird oder gar aussetzt; das muß dem Arzt sofort gemeldet werden. Die Atmung wird an der Bewegung der Brust und des Bauches und an dem Atemgeräusch, das in der Narkose oft schnarchend ist, beobachtet. Oft geschieht es, daß die Zunge nach hinten auf den Kehlkopf sinkt und die Atmung versperrt. Dann muß der Unterkiefer mit der Zunge nach vorn geschoben werden; man drückt mit zwei Fingern jeder Hand die Kieferwinkel von hinten stark nach vorn, bis die untere Zahnreihe vor der oberen steht. Die Pupillen sind in der Narkose stark verengt. Es ist nötig, daß sich die Hebamme davon ab und zu überzeugt; eine plötzliche Erweiterung ist sofort zu melden.

Erbricht die Frau während der Narkose, muß der Kopf schnell auf die Seite gedreht werden, damit das Erbrochene aus dem Munde ablaufen kann. Nach beendetem Erbrechen müssen Rachen und Mund ausgetupft werden.

Je weniger Chloroform zur Narkose gebraucht wird, um so besser ist es; man tropfe also so langsam, wie es zur Unterhaltung der Narkose gerade nötig ist.

Äther muß in größeren Mengen angewandt werden sowohl zur Einleitung der Narkose als auch später; es muß schneller getropft werden. Äther ist stark feuergefährlich; es darf also in der Nähe keine offene Flamme sein, an der sich etwa die Dämpfe entzünden können.

Ist die Operation beendet, läßt man die Frau ruhig liegen, bis sie wieder zum Bewußtsein kommt, überwacht aber weiter den Puls. Zuweilen erfolgt auch nach der Narkose mehrmaliges Erbrechen.

Chloroform und Äther sind die Mittel, die am häufigsten zur allgemeinen Betäubung angewandt werden. Die allgemeine Narkose ist nicht ungefährlich. Chloroform wirkt auf das Herz, Äther reizt die Schleimhaut der Luftwege. Die Gefahr ist allerdings nur eine äußerst geringe, wenn Herz bzw. Lungen gesund sind, wovon sich der Arzt vor Einleitung der Narkose immer überzeugt. Zur Verminderung der Gefahr mischt man auch in besonderen Narkoseapparaten die Narkosemittel mit Sauerstoff. Doch hat man auch in der Geburtshilfe andere schmerzbetäubende Verfahren eingeführt, z. B. Einspritzungen in den unteren Abschnitt des Rückenmarkkanals mit Medikamenten, welche die abgehenden Nerven betäuben und dadurch die untere Körperhälfte unempfindlich machen.

Wundheilung und Wundkrankheit.

Eine Durchtrennung von Gewebe, sei es durch Schnitt, Stich, Zerreißung oder Quetschung, nennt man eine Wunde. In der Wunde sind stets Blutgefäße durchtrennt; die Wunde blutet. Die Blutung ist gering, wenn nur Haargefäße, sie ist stärker, wenn Blutadern oder Schlagadern verletzt sind; sie kann in letzterem Falle zum Verblutungstode führen. Eine Schlagaderblutung erkennt man an dem stoßweisen Blutaustritt; die Schlagader „spritzt". *Wunden. Behandlung derselben.*

Man stillt die Blutung durch Druck, durch Naht oder durch Unterbindung der größeren durchtrennten Blutgefäße. Man schützt die

Wunde vor Wundkrankheiten dadurch, daß man die Wunde rein hält.

Die Wunde heilt am schnellsten, wenn ihre Ränder verkleben und wieder zusammenwachsen. Bei größeren Wunden muß der Arzt hierzu die Wundnaht ausführen. Legen sich die Wundränder nicht aneinander, so muß sich die Lücke erst durch neugebildetes Gewebe füllen. Dieses neue Gewebe (wildes Fleisch, Granulationsgewebe) ist sehr zart und blutet leicht; es sondert immer Flüssigkeit ab. Jede Wunde heilt, indem sich eine Narbe bildet.

Entstehung und Verlauf von Wundkrankheit.

Gelangen Wundspaltpilze (Eitererreger) in eine Wunde, so ist sie „infiziert". Die Infektion bewirkt eine Entzündung der Wunde; sie wird schmerzhaft, heiß, ihre Umgebung rötet sich und schwillt an. Eine entzündete Wunde sondert Eiter ab. In dem Eiter befinden sich massenhaft weiße Blutkörperchen. Gewöhnlich besteht dabei auch Fieber.

Die Entzündung kann auf die Wunde und ihre nächste Umgebung beschränkt bleiben. Die Eitererreger können sich aber auch in den Spalträumen des Gewebes und in den Lymphwegen weiter verbreiten. Ja, sehr bösartige Spaltpilze können sich rasch im Blut über den ganzen Körper verbreiten; es kommt dann zur allgemeinen **Blutvergiftung**, einer überaus schweren Erkrankung mit hohem Fieber, die den Tod zur Folge haben kann. Die Gefährlichkeit einer Infektion hängt hauptsächlich von folgenden Umständen ab: 1. von der Zahl und Lebenskraft der eingedrungenen Keime, 2. von der Beschaffenheit der Eingangspforte und 3. von der Widerstandsfähigkeit des befallenen Körpers. Der Körper besitzt gegen die Wundspaltpilze natürliche Schutzkräfte, einmal gewisse Stoffe in der Blutflüssigkeit, welche die Spaltpilze lähmen und abtöten, sodann die weißen Blutkörperchen, die am Entzündungsorte aus den Gefäßen auswandern, einen Schutzwall gegen die eingedrungenen Spaltpilze bilden und die Spaltpilze aufnehmen. Zwischen dem Körper und den eingedrungenen Spaltpilzen besteht also immer ein Kampf, in dem der Stärkere Sieger bleibt.

Eitererreger. Die häufigsten Eitererreger sind zwei Arten von Kokken: Staphylokokken (Haufenkokken), die in Häufchen nebeneinander liegen, und Streptokokken (Kettenkokken), die beim Wachstum Ketten bilden.

Für die Übertragung von Eitererregern sind am gefährlichsten eiternde Wunden, Wochenfluß bei Kindbettfieber, Ausfluß der krebskranken Gebärmutter, ebenso die Absonderung von Kranken, die an Diphtherie, Scharlach, Wundrose leiden. Auch die gewöhnlichen Mandelentzündungen werden durch Eitererreger verursacht; ja, schon ein Mensch mit Schnupfen oder Rachenkatarrh kann beim Niesen, Husten, Räuspern die Infektion einer Wunde veranlassen. Alle diese Erkrankungen sind von der Hebamme sorgfältig zu meiden, und wenn sie selber an Schnupfen oder Husten leidet, muß sie bei ihrer Arbeit besonders vorsichtig sein und niemals die Kreißende oder Wöchnerin anhusten, sondern sich stets abwenden. Die Leichen der an solchen Krankheiten Gestorbenen sind nicht zu berühren; ihre Wäsche, Bettzeug, Kleider dürfen vor gründlicher Desinfektion nicht gebraucht werden. Leichen sollen überhaupt von der Hebamme nicht berührt werden, weil schon sehr rasch Zersetzungsvorgänge einsetzen.

Eiterspaltpilze haben eine lange Lebensdauer, auch wenn sie eintrocknen. Sie können im Staube des Fußbodens, aufgewirbelt, in der Luft des Zimmers, enthalten sein. Niemals darf also ein Gegenstand (Instrument, Watte, Mull, Verbandstoff), der zur Erde gefallen ist, zur Wundbehandlung benutzt werden, auch wenn er vorher keimfrei war.

Wo Eitererreger in der Außenwelt einen günstigen Nährboden finden, vermehren sie sich rasch, so in faulenden, tierischen Stoffen, an unsauberen und beschmutzten Stellen. Die menschliche Hand, die im Laufe des Tages alle möglichen Dinge anfaßt, trägt sehr oft Eitererreger.

Wie gelangen nun Eitererreger in eine Wunde? Fast stets durch Berührung der Wunde, seltener durch die Luft (beim Sprechen, Niesen, Husten). Die Infektion kann schon bei Entstehung der Wunde erfolgen. Der Gegenstand, der die Wunde verursacht, kann mit Spaltpilzen besetzt sein. Die verwundete Hautstelle trug bereits Spaltpilze, oder die Kleider, welche die Wunde umgeben, oder ein zum Blutstillen benutztes Taschentuch u. dgl. verunreinigen sie. Daran ist nachträglich nichts mehr zu ändern. Befürchtet man, daß eine Wunde infiziert ist, so kann nur durch geeignete Behandlung die Entwicklung der Entzündung bekämpft werden. Immer kann und muß aber vermieden werden, daß Eitererreger durch die Hände des Behandelnden oder durch Verbandstoffe und Instrumente in die Wunde gebracht werden. *Zustandekommen der Wundvergiftung.*

Die vier Hauptmerkmale einer Entzündung sind also: Schwellung, Röte, Hitze, Schmerz.

Ein größerer Entzündungsherd unter der Haut, in der Tiefe des Gewebes schmilzt gewöhnlich ein; es bildet sich eine mit Eiter gefüllte Höhle, ein Abszeß. Abszesse müssen immer vom Arzt eröffnet werden.

Geschwür. Brand. Ein Geschwür ist eine infolge chronischer Entzündung und Eiterung schwer heilende Wunde.

Der Brand eines Körperteiles tritt ein, wenn er vom Blutstrom nicht mehr ernährt wird. Der Teil wird kalt, empfindungslos, blaurot, schwarz: er stirbt ab. Dabei kann er eintrocknen, aber auch faulen. Der abgestorbene Teil wird nach einiger Zeit durch eine Entzündung seiner Umgebung vom Körper abgestoßen. Solches Absterben werden wir beim Nabelstrang kennenlernen.

Wundrose. Unter den Wundkrankheiten sind diejenigen die häufigsten, die durch die Eiterspaltpilze erzeugt werden. Eine seltenere Form der Wundkrankheit ist die außerordentlich ansteckende Wundrose. Hier dringen Spaltpilze in eine kaum bemerkbare Wunde ein und verbreiten sich in der Haut weiter. Die Haut schwillt an und wird rosenrot. Anschwellung und Rötung wandern unter lebhaftem Fieber rasch über die Haut weiter.

Wundstarrkrampf. Eine sehr gefährliche Wundkrankheit ist der Wundstarrkrampf. Er entsteht, wenn die Erreger des Wundstarrkrampfes (Bacillen), die sich häufig in der Gartenerde und im Kehricht der Zimmer aufhalten, eine Wunde verunreinigen. Es treten allgemeine Krämpfe auf, bei denen der Körper starr wird. Die Krankheit führt fast stets zum Tode.

Die Wöchnerin und das neugeborene Kind können bei unsauberer Behandlung ihrer Wunden, der Geburtsteile und des Nabels, an Wundrose, wie an Wundstarrkrampf erkranken, an letzterem insbesondere, wenn Watte oder Verbandstoffe gebraucht werden, die auf den Fußboden gefallen waren.

Wundschutz und Desinfektion.

Verhütung der Wundvergiftung. Desinfektion. Wie verhütet man das Eindringen der Spaltpilze in die Wunden? Man berühre die Wunden überhaupt nicht oder nur mit Gegenständen (Händen), die frei von Spaltpilzen sind, man sagt, mit keimfreien (sterilen) Gegenständen (Händen). Keimfreiheit erzielen wir, indem wir die etwa vorhandenen Spaltpilze abtöten. Da man niemals weiß, ob nicht ein Gegenstand oder die Hand Spaltpilze enthält, so ist alles keimfrei (steril) zu machen, was mit der Wunde in Berührung kommt.

Die Abtötung oder Vernichtung der Krankheitskeime wird Desinfektion genannt.

Es gibt zwei Mittel, Keimfreiheit zu erzielen: 1. die Hitze, 2. chemische Mittel (Antiseptica = fäulniswidrige Mittel). Beide töten die Spaltpilze sicher. Die Desinfektion durch Hitze wird dadurch erzielt, daß man den Gegenstand entweder 15 Minuten kocht oder auch ausglüht, oder daß man längere Zeit erhitzten Wasserdampf durch den Gegenstand strömen läßt. Die chemischen Mittel sind sehr zahlreich. Die für die Hebamme zugelassenen Mittel sind: Alkohol, Bacillol, Chloramin, Mianin, Sagrotan. Sublimat und Carbolsäure sind sehr giftig und werden darum von der Hebamme nicht mehr angewandt. *Mittel zur Desinfektion und Erzielung der Keimfreiheit.*

Instrumente und Verbandstoffe werden der Regel nach durch Hitze, die untersuchenden oder operierenden Hände und der Körper der Kranken stets nach gründlicher Reinigung mit chemischen Mitteln desinfiziert.

Wenn der Arzt einen Kranken operiert, also eine Wunde erzeugt, so macht er zuerst seine Hände und die Körperstelle des Kranken, an der die Operation stattfinden soll, keimfrei durch Waschen und chemische Mittel, dann wendet er Instrumente und Verbandstoffe an, die durch Hitze keimfrei geworden sind. Von allen Gegenständen, die mit Wunden in Berührung kommen, sind die Hände die gefährlichsten, da sie infolge der Betätigung im täglichen Leben mit Keimen beladen sind. Sie enthalten namentlich unter den Nägeln die besten Schlupfwinkel für Keime; die Hände müssen daher am sorgfältigsten keimfrei gemacht werden. Ohne keimfreie Hände keine gute Wundheilung! *Keimfreiheit bei Operationen.*

Zum Auskochen der Instrumente kann jedes reine Gefäß benützt werden. Zur Schonung der Instrumente erhält das Wasser einen Zusatz von Soda (ein Kinderlöffel Soda auf 1 Liter Wasser). Das Wasser muß mindestens 15 Minuten kochen, damit alle Keime abgetötet werden. Für Krankenanstalten (Entbindungsanstalten) hat man besondere Kochapparate. Sie sind einfach und billig, so daß sich die Hebamme einen solchen anschaffen kann, um ihre Instrumente nach dem Gebrauch in ihrem Hause auszukochen. Für die Desinfektion mit strömendem Wasserdampf hat man besondere Apparate verschiedener Größe; in den großen Dampfdesinfektionsapparaten kann man auch größere Stücke, Betten, Matratzen, Kleider, desinfizieren. Die meisten Städte haben solche Apparate zur öffentlichen Benützung. Keimfreie Verbandstoffe erhält man in allen Apotheken und Verbandstoffhandlungen. *Desinfektionsgerätschaften.*

Die Desinfektion bei der Geburtshilfe wird dadurch wesentlich unterstützt, daß die Hebamme einige allgemeine Vorbedingungen erfüllt. *Desinfektionsverfahren.*

Die Hebamme meide sorgfältig die Berührung aller Gegenstände, die Krankheitskeime enthalten können.

Die Hebamme sei am Körper und ihrer Kleidung reinlich und pflege ihre Hände; besonders pflege sie auch ihre Mundhöhle und Zähne durch tägliches Putzen und Ausspülen. Sie dulde keine faulenden Zähne im Munde und beschaffe sich, wenn nötig, guten Zahnersatz. (Hierbei werden die versicherten Hebammen durch Krankenkassen und Landesversicherungsanstalten unterstützt.) Im übrigen soll die Reinlichkeit am Körper nicht nur durch Waschungen, sondern auch durch häufige Vollbäder erhöht werden.

Die Hände sind die wertvollsten Werkzeuge der Hebammen. Nur eine Hand mit glatter, weicher Haut läßt sich sicher keimfrei machen. Grobe Arbeit macht die Haut der Hände hart, rauh, rissig und schafft Schlupfwinkel für Spaltpilze. Die Hebamme soll daher solche Arbeit meiden und durch häufige Waschungen mit warmem Seifenwasser die Haut weich und geschmeidig erhalten. Sie hüte sich vor jeder, auch der kleinsten Verletzung der Hände. Wunden sind schwer zu desinfizieren. Eiternde Stellen oder Geschwüre verbieten jede Untersuchung. Auch sich selbst kann die Hebamme anstecken, z. B. mit Syphilis, wenn sie eine Wunde am untersuchenden Finger hat. Ringe müssen vor jeder Desinfektion von den Fingern entfernt werden. Am besten trägt die Hebamme überhaupt keine Ringe.

Die Nägel sollen rund und kurz geschnitten werden. Bei jeder Waschung soll die Nagelgegend gebürstet und der Nagelschmutz unter dem Nagel entfernt werden.

Die Desinfektion der Hände besteht 1. in einer Waschung mit heißem Wasser, Seife und Bürste; 2. in der eigentlichen Desinfektion mit keimtötenden Mitteln.

Der Alkohol bewirkt bei gründlicher Waschung der Hände eine zuverlässige Abtötung der an ihnen haftenden Keime; die Desinfektionslösung, die nach der Alkoholdesinfektion angewendet wird, erhöht noch die keimtötende Wirkung des Alkohols und gibt den Händen eine besonders für die innere Untersuchung sehr vorteilhafte schlüpfrige Beschaffenheit.

Aber mit aller Bestimmtheit muß hier die Tatsache betont werden, daß die Desinfektion mit beiden Mitteln unwirksam ist, wenn ihr nicht eine sorgfältige Waschung der Hände vorausgegangen ist.

Beschreibung der Desinfektion. Die Hebamme stellt sich zwei reine Schalen mit je einem Liter heißen Wassers zurecht. In die eine

Schale wird die notwendige Menge des Desinfektionsmittel geschüttet; die Flüssigkeit muß solange umgerührt werden, bis sich das Desinfektionsmittel vollständig gelöst hat.

Das Bacillol wird in 1proz. Lösung verwandt; auf 1 l Wasser kommen also 10 g.

Das Sagrotan wird in ½ proz. Lösung verwandt; auf 1 l Wasser kommen also 5 g.

Chloramin und Mianin werden in 2°/₀₀ iger Lösung verwandt; auf 1 l Wasser kommen also je 2 Tabletten à 1 g.

In eine dritte kleinere saubere Schale, an deren Stelle im Notfall ein tiefer reiner Teller oder ein ähnliches Gefäß benutzt werden kann, gießt die Hebamme mindestens 200 ccm Alkohol.

Dann wird der Nagelreiniger der Hebammentasche entnommen und auf einer reinen Unterlage (einem Stück Watte oder einem reinen Handtuch) zurechtgelegt.

Von den beiden Wurzelbürsten legt die Hebamme in die Waschschale mit heißem Wasser die größere Bürste mit der Aufschrift „Seife", in die Schale mit Desinfektionslösung die kleinere Bürste mit der Aufschrift „Desinfektion", in die Schale mit Alkohol einen großen Bausch Watte. Nunmehr beginnt die Waschung der Hände und Vorderarme mit Seife und Bürste und heißem Wasser. Alle Teile der Hand werden sorgsam mit Seife abgebürstet, jeder Finger einzeln, am sorgfältigsten die Gegend der Nägel. Dieses Abbürsten und Waschen soll, nach der Uhr gemessen, mindestens 5 Minuten währen.

Nach der Waschung wird von einer Hilfsperson zunächst das Schmutzwasser weggegossen und durch reines, heißes Wasser ersetzt. Nunmehr wird mit dem Nagelreiniger der Schmutz unter den Nägeln sorgfältig entfernt, danach werden die Hände noch einmal in dem reinen Wasser gründlich abgebürstet.

Sodann beginnt die eigentliche Desinfektion. Die nassen Hände und Vorderarme werden in der Schale mit Alkohol gründlich gewaschen und mit dem in der Alkoholschale liegenden Wattebausch kräftig abgerieben derart, daß alle Falten der Hand, sämtliche Finger, besonders in der Nagelgegend, und die Vorderarme ausgiebig mit Alkohol in Berührung kommen. Diese Waschung mit Alkohol soll, nach der Uhr gemessen, mindestens 3 Minuten dauern[1]).

Dann werden die noch nassen Hände in die Schale mit Desinfektionslösung getaucht und mit der Bürste bearbeitet, wie bei den

---

[1]) Die Hebamme achte auf die Feuersgefahr (Nähe einer offenen Flamme).

vorhergehenden Waschungen, jeder Finger einzeln, am meisten die Nagelgegenden. Die Vorderarme werden mit Desinfektionslösung abgespült. Dieses Waschen der Hände mit Desinfektionslösung dauert, nach der Uhr gemessen, 2 Minuten.

Die Hebamme kann annehmen, daß die Hände keimfrei sind, wenn sie genau nach Vorschrift desinfiziert sind. Um die Sicherheit zu erhöhen, zieht die Hebamme über die desinfizierten Hände noch Gummihandschuhe, die durch Auskochen sterilisiert sind.

Desinfektion der Instrumente. Ihre Instrumente soll die Hebamme durch Auskochen keimfrei machen. Die Dauer des Kochens muß 15 Minuten betragen; doch muß das Wasser mit dem Sodazusatz während dieser Zeit auch wirklich kochen.

Beschaffung von Alkohol. Den für die Desinfektion ihrer Hände nötigen 70proz. Alkohol erhält die Hebamme in der Apotheke oder in einer Drogenhandlung. Da der reine Alkohol ziemlich teuer ist, der weit billigere Brennspiritus (denaturierter Spiritus) aber reinem Alkohol an keimtötender Wirkung gleichsteht, so ist es der Hebamme erlaubt, anstatt des reinen Alkohols auch den gewöhnlichen Brennspirutus zur Desinfektion ihrer Hände zu benutzen. Da nun die Hebamme für die Desinfektion ihrer Hände nur einen 70proz. Alkohol anwenden soll, der Brennspiritus aber 90—95% Alkohol enthält, so soll sie den von ihr zu verwendenden Brennspiritus entsprechend einem Viertel der Menge mit Wasser verdünnen. Dies geschieht in der Weise, daß die Hebamme auf je 100 g Brennspiritus 25 g reinen Wassers zusetzt und mit dem Brennspiritus vermischt, also bei 200 g Brennspiritus 50 g Wasser usw.

Der Brennspiritus wird nach Maßgabe der bestehenden Vorschriften im Kleinhandel für gewöhnlich in besonderen Gefäßen (Flaschen) von mindestens 1 Liter Inhalt abgegeben; doch ist unter gewissen Bedingungen auch schon die Abgabe kleinerer Mengen Brennspiritus zulässig. Da die Hebamme immer einen ausreichenden Vorrat an Alkohol besitzen muß, so wird ihr empfohlen, sich ständig etwa bis zu 5 Liter Brennspiritus vorrätig zu halten, diesen Vorrat aber an einem feuersicheren Ort (Keller) aufzubewahren. Größere Mengen Brennspiritus in ihrer Behausung vorrätig zu halten, empfiehlt sich mit Rücksicht auf die oft bestehenden Schwierigkeiten feuersicherer Aufbewahrung solcher Mengen für die Hebamme nicht. Beim Einfüllen von Brennspiritus aus einem Vorratsgefäß in die in ihrer Hebammentasche mitzuführende $^3/_4$-Liter-Flasche (S. 151) sei die Hebamme mit Rücksicht auf die Feuergefährlichkeit des Brennspiritus immer sehr vorsichtig; niemals sollte die Umfüllung von Brennspiritus bei künstlichem Licht, in der Nähe eines Lichtes oder eines Feuers geschehen (elektr. Birne ungefährlich).

Hat die Hebamme bei Entbindungen oder Wochenbesuchen ihren Vorrat an Alkohol vorzeitig verbraucht, so wird sie überall ohne Schwierigkeiten und rasch die erforderliche Menge von Brennspiritus in dem Haushalt der betreffenden Frau oder in einem geeigneten Geschäft erhalten können.

Die Desinfektionsmittel bezieht die Hebamme aus der Apotheke. Neuerdings sind die Krankenkassen dazu übergegangen, den Hebammen die zur Entbindung und zu den Wochenbesuchen notwendigen Desinfektionsmittel und Verbandsstoffe in den sog. „Wochenpackungen" zu liefern. Da die Benutzung der Desinfektionsmittel durch unbefugte Personen zu Vergiftungen führen kann, sollen die Desinfektionsmittel immer sorgfältig aufbewahrt werden. Desinfektionslösungen sind nach ihrer Benutzung wegzuschütten.

Wunden und ihre Umgebung sind möglichst wenig zu berühren. Muß die Hebamme aber eine Wunde berühren, so wird der desinfizierte Finger direkt aus der Desinfektionslösung auf die Wunde gebracht. Würde die Hand nach der Desinfektion noch irgendeinen Gegenstand, z. B. die Kleidung oder die Bettwäsche berühren, so würde sie wieder keimhaltig werden.

Pflege der Umgebung der Geburtswunde.

Verbandstoffe und die ausgekochten Instrumente sind vor ihrer Anwendung nur mit keimfreier Hand anzufassen.

Von der keimfreien Verbandwatte nimmt die Hebamme nur so viel aus der Packung, wie sie gebraucht. Niemals darf die Watte offen liegenbleiben. Die ausgekochten Instrumente bleiben in dem ausgekochten Wasser bis zum Gebrauch liegen oder werden in eine Schale mit Desinfektionslösung gelegt. Ein Stück Watte oder Verbandzeug, das auf den Fußboden gefallen ist, darf nie wieder gebraucht werden. Ist das gleiche mit einem Instrument geschehen, so muß es sofort ausgekocht werden.

Alle gebrauchten Watte- und Verbandstücke sind sofort zu verbrennen! Gebrauchte Wäsche und Unterlagen sind zu waschen, aber niemals durch die Hebamme, da sie dadurch ihre Hände verunreinigen würde.

Zusammenfassend sei noch einmal gesagt: Von allen Gegenständen, die eine Wunde berühren, sind die Hände die gefährlichsten! Von der Desinfektion der Hände hängt in erster Linie Leben und Gesundheit der Kreißenden und Wöchnerinnen ab.

Anhang.
Erste Hilfe bei Unglücksfällen.

Erste Hilfe bei Unglücksfällen. Hilfe bei Unglücksfällen zu leisten, gehört zwar nicht zu dem eigentlichen Beruf der Hebamme. Wie es aber die Pflicht jedes Menschen ist, in solchen Fällen hilfreich beizuspringen, so muß auch die Hebamme zu solcher ersten Hilfe bereit sein, zumal ihre Kenntnisse von dem Bau und den Verrichtungen des menschlichen Körpers und von der Krankenpflege sie hierzu geeigneter machen als andere Menschen. Nicht selten wird es vorkommen, daß die Hebamme die erste ist, die zur Hilfeleistung herbeigerufen wird. Besonders gilt dies auf dem Lande.

Aber die Hebamme soll auch hierbei nicht etwa den Arzt spielen wollen; ihre Aufgabe ist vielmehr nur, bis der gerufene Arzt erscheint, die erste schnell gebotene Hilfe zu leisten und zu verhüten, daß Unzweckmäßiges geschieht.

Behandlung von Wunden. Bei Verwundungen ist die Aufmerksamkeit auf Stillung der Blutung und Reinhalten der Wunde gerichtet. Vor allem ist zu verhüten, daß die Wunde durch widersinnige und geradezu gefährliche Volksmittel, wie Auflegen von Spinnweben usw. verunreinigt wird.

Blutstillung. Die Blutung wird gestillt, indem man mit desinfizierter Hand einen in Desinfektionslösung getauchten und ausgedrückten Wattebausch gegen die Wunde drückt; doch darf die Wunde dabei nicht etwa abgerieben oder abgewaschen werden, da hierdurch eine Verunreinigung der Wunde herbeigeführt oder Blutgerinnsel losgerissen werden können, die ein vorher blutendes Gefäß verschließen. Nur grobe Schmutzteile, wie Erde, Holzsplitter u. dgl. dürfen vorsichtig aus der Wunde und ihrer Umgebung entfernt werden. Im übrigen darf die Wunde selbst niemals mit dem Finger berührt werden. Bei mäßiger Blutung genügt gewöhnlich zur Blutstillung, wenn der Druck eine Zeitlang gleichmäßig ausgeübt wird. Dann wird die Wunde mit sterilem Verbandstoff bedeckt.

Sitzt die Wunde an einem Gliede, so umwickele die Hebamme das Glied mit einer Binde von seinem Ende, also vom Fuß oder der Hand aus, nach oben bis über die blutende Stelle. Spritzt eine Schlagader, so umschnürt die Hebamme das Glied oberhalb der blutenden Wunde kräftig mit einer elastischen Binde, z. B. einem Hosenträger oder einem Irrigatorschlauch. Die Umschnürung bezweckt ein Zusammenpressen der Arterien; sie muß also immer am Oberarm bzw. Oberschenkel erfolgen. Am Unterarm bzw. Unterschenkel wäre sie zwecklos, weil hier zwischen den beiden Knochen noch Arterien laufen, die Blut zuführen und nicht zusammengepreßt würden. Bei sehr starkem Blutverlust verwende die Hebamme Wiederbelebungsmittel an (s. S. 383).

Bei Verbrennungen müssen die verbrannten Teile mit einer sog. Brandbinde oder wenigstens mit keimfreiem Mull und keimfreier Watte verbunden werden. Bei sehr ausgedehnten Verbrennungen bringe die Hebamme den Verbrannten, wenn möglich, zunächst in ein warmes Bad von 35° C, wodurch die oft furchtbaren Qualen nach der Verbrennung gelindert werden. *Verbrennungen.*

Bei Vergifteten muß der Magen von dem Gift durch Erbrechen entleert werden. Man führt einen Finger tief in den Hals, worauf oft Erbrechen eintritt. Hilft das nicht, so kann man Öl oder größere Mengen von warmem Wasser mit Butter trinken lassen. Nur bei Phosphorvergiftung (Zündhölzchen) darf niemals Fett, also auch nicht Öl oder Milch, gegeben werden. *Vergiftungen.*

Dem Erstickten muß in erster Linie frische Luft zugeführt werden. Wenn das Zimmer mit gefährlichen Gasen erfüllt ist, wie z. B. mit Kohlendunst oder Leuchtgas, muß der Erstickte in einen anderen Raum geschafft werden. Sodann sind alle beengenden Kleidungsstücke zu lösen oder zu entfernen, damit der Erstickte gut atmen kann. Besteht keine Atmung, so ist die künstliche Atmung einzuleiten. Dies geschieht am besten in folgender Weise: Der Erstickte wird wagerecht auf einen Tisch oder dergleichen gelegt. Die Schultern werden leicht erhöht (Rollkissenunterlage). Die Hebamme stellt sich hinter den Kopf des Verunglückten, ihr Gesicht diesem zugewendet. Darauf faßt sie beide Arme des Erstickten dicht oberhalb der Ellenbogengelenke und führt sie langsam, ohne sie von der Unterlage zu erheben, nach hinten und oben bis unmittelbar an den Kopf des Erstickten heran. Bei Ausführung dieser Bewegung sieht man deutlich, wie der Brustkorb die Einatmungsstellung einnimmt. Nach 2 Sekunden werden beide Ellenbogen erhoben, dicht nebeneinander geführt und mit einem kräftigen Druck auf die vordere seitliche Brustgegend gepreßt (Ausatmung). Dies muß gleichmäßig, ungefähr fünfzehnmal in der Minute, ausgeführt und lange fortgesetzt werden. Zuweilen setzt die Atmung noch nach mehrstündigen Wiederbelebungsversuchen wieder ein. *Erstickung. Künstliche Atmung.*

In gleicher Weise ist bei Erhängten und Ertrunkenen die künstliche Atmung einzuleiten. Beim Abschneiden des Erhängten beachte man, daß der Körper nicht auf den Fußboden stürzt. *Erhängen.*

Ertrinken. Bei Ertrunkenen reinige man die Mundhöhle von etwaigem Schlamm oder anderem Inhalt. Die Versuche, durch Tieflagerung des Kopfes und Erheben des Rumpfes „das Wasser aus den Luftwegen abfließen zu lassen", sind zwecklos. Nach Entfernung aller beengenden Kleidungsstücke wird die künstliche Atmung, wie oben geschildert, eingeleitet.

Erfrieren. Erfrorene dürfen aus der Kälte nicht sogleich in einen warmen Raum gebracht werden. Man schneidet die Kleider ab und reibt die Körperoberfläche mit Schnee oder kaltem Wasser ab. Erst wenn Lebenszeichen vorhanden sind, darf der Verunglückte in einen wärmeren Raum gebracht werden.

Zweiter Hauptabschnitt.

Erster Teil.

A. Die regelmäßige Schwangerschaft.

I. Einleitung.

Verrichtungen der weiblichen Geschlechtsteile.

Die weiblichen Geschlechtsteile sind die Organe der Fortpflanzung. Während der Kindheit befinden sie sich im Ruhezustande, eine Änderung beginnt erst bei Eintritt der Geschlechtsreife, welche in unseren Gegenden etwa mit dem 14. Lebensjahre einsetzt. Die Zeit der Geschlechtsreife und damit die Möglichkeit der Fortpflanzung währt etwa 35 Jahre, so daß mit dem 45. bis 50. Jahre die Fortpflanzungsfähigkeit erlischt.

Geschlechtsreife.

Die Geschlechtsreife wird bedingt durch die Tätigkeit der Eierstöcke, die ihrerseits unter dem Einfluß des Hirnanhanges (der Hypophyse) stehen. Bei regelrechtem Entwicklungsgang beginnt ein Eierstockbläschen unter Vermehrung seines flüssigen Inhaltes sich auszudehnen, es erreicht dabei die Oberfläche des Eierstocks, schließlich springt es und entleert seinen flüssigen Inhalt samt dem in ihm befindlichen etwa staubkorngroßen Ei in die Bauchhöhle (Abb. 33). Dabei gelangt dieses durch den Säftestrom in das offenstehende und in der Nähe

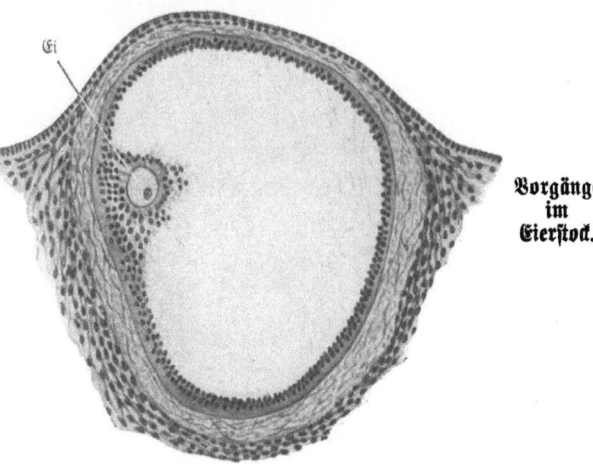

Abb. 33. Eierstockbläschen vor dem Sprunge, ein Ei enthaltend. (Nach Hoehne, aus Stoeckel.)

Vorgänge im Eierstock.

befindliche Fransenende des Eileiters und wird von ihm aufgenommen. Durch leichte Zusammenziehungen der Muskelwand des Eileiters wie durch die Tätigkeit der feinen, seine Innenzellen bekleidenden Flimmerhärchen, die wie Ähren, über die der Wind streicht, in der Richtung nach der Gebärmutter flimmern, wird das Ei im Verlauf einiger Tage in die Gebärmutterhöhle geschafft. Dort nistet es sich ein, wenn eine Befruchtung erfolgt ist, andernfalls geht es zugrunde und wird unmerkbar nach außen abgeschieden.

Ist ein Eierstockbläschen gesprungen und hat es seinen Inhalt entleert, so fällt es zusammen, sein Hohlraum füllt sich zuerst mit Blut und erhält dann durch Aufnahme von Fettkörnchen in die Zellen seiner Wand eine gelbe Farbe, weshalb es als gelber Körper bezeichnet wird. Gleichzeitig kommt es in ihm unter starker Vermehrung der Zellen zur Bildung von zahlreichen feinsten Blutgefäßen. Wird das Ei nicht befruchtet, sondern tritt eine Menstruation ein, so bildet sich der gelbe Körper zu einem weißen Körper und schließlich zu einer Narbe zurück, während indessen ein anderes Eierstockbläschen heranreift, wobei sich dann die beschriebenen Vorgänge wiederholen. Im allgemeinen kommt es alle vier Wochen zum Sprunge eines reifen Bläschens und danach zur Bildung eines gelben Körpers.

Die sich im Eierstock abspielenden Vorgänge bringen durch Abgabe eigentümlicher Stoffe an das Blut (innere Absonderung) eine Veränderung des gesamten weiblichen Organismus hervor. An dem bisher kindlichen Körper runden sich infolge stärkerer Fettablagerung die äußeren Formen, die Brüste schwellen an, in den Achselhöhlen und am Schamberg wachsen Haare. Die bedeutendste Wandlung erfahren die Geschlechtsteile, die äußeren werden praller und voller, in den inneren beginnt ein beträchtliches Wachstum. In der Gebärmutter kommt es zu regelmäßigen, meist ebenfalls in vierwöchentlicher Wiederkehr eintretenden Vorgängen. Die Gebärmutter wird durch reichliche Blutzufuhr im ganzen schwerer und größer und zeigt die stärksten Veränderungen in ihrer Schleimhaut, diese wird dicker und blutreicher, die in ihr befindlichen Drüsen wachsen und verzweigen sich. Der Höhepunkt wird bald nach der Zeit erreicht, zu der das Ei von dem Eileiter aufgenommen wird, denn das Wachstum der Gebärmutterschleimhaut bedeutet die Bereitschaft zu einer Schwangerschaft. Tritt eine solche nicht ein, so kommt es zu einer *Menstruation.* Rückbildung der Schleimhaut. Durch Reißen der strotzend gefüllten Blutgefäße entstehen Blutungen in das Gewebe, ein Teil der Schleimhautoberfläche wird durch die Blutung abgehoben, das Blut, vermischt mit aus den Drüsen stammendem Schleim, wird nach außen entleert. Diese etwa 3—5 Tage dauernde Ausscheidung nennt man die monatliche Regel, Periode oder Menstruation, die demnach anzeigt, daß ein Ei unbefruchtet geblieben ist. Nach Beendigung des Blutabganges beginnt die Gebärmutterschleimhaut sogleich wieder mit einem neuen Aufbau und der Vorbereitung für eine bei der nächsten Eireifung möglichen Schwangerschaft. Der Sprung des Eierstockbläschens erfolgt ungefähr in der Mitte zwischen zwei Menstruationen, etwa am 13. bis 15. Tage nach dem Beginn der Blutung.

Die von der Tätigkeit der Eierstöcke gesteuerten Vorgänge treten nicht immer von Anfang an mit Regelmäßigkeit auf, so daß zunächst zwischen den Eireifungen und Menstruationen kleinere und größere Zwischenräume liegen können. Im Laufe der Zeit kommt es jedoch zu einem gleichmäßigen Ablauf der Erscheinungen, der sich dann meist während der ganzen Zeit der Geschlechtsreife unverändert erhält. Bei der Mehrzahl der Frauen beginnt die Blutung alle 28 Tage, bei einer Minderzahl alle 3—5 Wochen. Die Menstruation ist häufig von mehr oder weniger erheblichen Beschwerden begleitet, die sich besonders als Gefühl der Fülle im Unterleib und als ziehende Schmerzempfindungen im Leibe und im Kreuz äußern und gleichzeitig nicht selten mit nervöser Reizbarkeit einhergehen. Während der Menstruation sind nach Möglichkeit stärkere Anstrengungen, Erkältungen und heftige Gemütsbewegungen zu vermeiden, da sonst Unterleibsleiden die Folge sein können. Solche sind auch zu vermuten, wenn die Menstruation unregelmäßig oder mit sehr starker oder langdauernder Blutung einhergeht, oder wenn, besonders bei jungen Mädchen, an Stelle der Menstruation sich vierwöchentliche regelmäßige Schmerzen ohne Blutung einstellen oder sich andere erhebliche Unterleibsbeschwerden bemerkbar machen. In allen derartigen Fällen ist eine ärztliche Untersuchung erforderlich.

Während der Menstruation ist eine besondere Reinlichkeit notwendig, die Wäsche ist zu wechseln, sobald sie durchblutet ist, das Tragen einer Monatsbinde aus Leinwand, Mull oder Watte zum Auffangen des Blutes sowie geschlossene Unterkleider sind zu empfehlen. Die äußeren Geschlechtsteile sind mindestens einmal täglich mit warmem Wasser zu waschen, dagegen sind Bäder und Scheidenspülungen nicht erlaubt. Ein Vollbad nach Beendigung der Menstruation ist anzuraten.

Der Eintritt der Geschlechtsreife übt einen bedeutenden Einfluß auf das Seelenleben des jungen Mädchens aus, das sich körperlich und geistig vom Kinde zur Jungfrau entwickelt. Schonende und aufklärende Behandlung seitens der Mutter oder anderer weiblicher Angehöriger ist in dieser Zeit, besonders auch beim Auftreten der ersten Menstruation, von großer Bedeutung.

Wechseljahre. Ende der vierziger Jahre wird die Eireifung unregelmäßig, seltener und erlischt schließlich völlig, dabei kommt es auch zum Seltener- und Schwächerwerden der Menstruation und endlich zum Aufhören derselben. In diesen Wechseljahren leiden die Frauen häufig an nervösen Beschwerden, sind reizbar und wechselnden Stimmungen unterworfen, klagen ferner über Wallungen, Herzklopfen, Schweißausbrüche, Hitzegefühl im Kopf und Schwindel. Diese Erscheinungen gehen meist allmählich zurück. Die Geschlechtsteile beginnen zu schrumpfen, ihre Tätigkeit ist beendet.

Von großer Wichtigkeit ist es, daß gerade in der Zeit der Wechseljahre Unterleibserkrankungen aller Art, besonders der Gebärmutterkrebs, auftreten können. Bei allen ungewöhnlichen und unregelmäßigen Blutungen in dieser Zeit ist daher sofortiger ärztlicher Rat einzuholen.

II. Befruchtung und Entwicklung des Eies.

Befruchtung. Die beim Geschlechtsverkehr in die Scheide gelangende Samenflüssigkeit des Mannes enthält eine außerordentlich große Anzahl mikroskopisch kleiner Zellen, welche Samenzellen genannt werden. Jede Samenzelle hat vorn eine kleine Anschwellung, Köpfchen genannt, und hinten einen fadenförmigen Anhang, den Schwanz. Durch lebhafte Bewegungen des Schwanzes dringen die Samenzellen durch den Halskanal in die Gebärmutterhöhle und in die Eileiter und können sich ebenso wie das Ei innerhalb dieser Teile eine Zeitlang lebensfähig erhalten. Kommt es dabei zum Zusammentreffen mit einer Eizelle, so kann das Köpfchen einer Samenzelle in diese eindringen und damit die Befruchtung vollziehen, ein Vorgang, der sich meist im Eileiter in der Nähe des Fransenendes abspielt (Abb. 34). Geschlechtsverkehr und Befruchtung sind daher

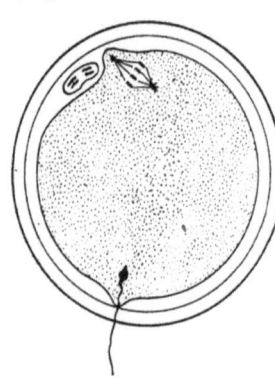

Abb. 34. Eindringen der Samenzelle in das Ei. (Nach v. Spee, aus Döderlein.)

zeitlich voneinander getrennt. Ist die Samenzelle in das Ei eingedrungen, so wird die Eihülle für weitere Samenzellen undurchdringlich, so daß immer nur eine Samenzelle die Befruchtung herbeiführt. Der eingedrungene Kopf der Samenzelle verschmilzt mit dem Kern der Eizelle, worauf in derselben sofort eine lebhafte Entwicklung, Furchung genannt, einsetzt. Das Ei teilt sich zunächst in zwei Teile, diese teilen sich wiederum und so fort, bis aus der zuerst einfachen Zelle ein Gebilde entstanden ist, das aus einer großen

Furchung.

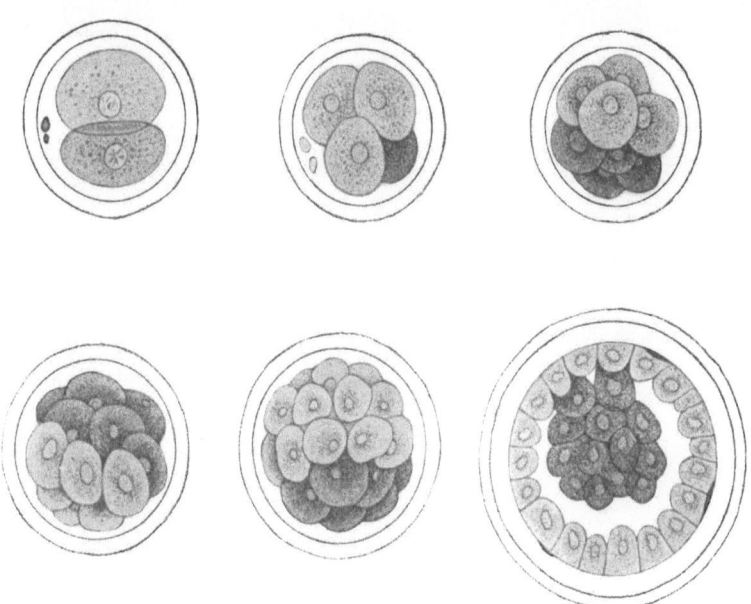

Abb. 35. Furchung des Eies bis zur Sonderung der Zellen. (Nach Bumm.)

Zahl kleinster Zellen besteht und dadurch eine Art Maulbeerform angenommen hat (Abb. 35). Diese kleinsten Zellen sondern sich

1. in eine Zellgruppe, die in der Mitte angeordnet ist und den Anfangszustand der Fruchtanlage darstellt;

2. in Zellen, die zu einem Anhangsgebilde der Fruchtanlage, dem Dottersack, werden, der für das menschliche Ei eine geringere Bedeutung besitzt, als vielfach für das tierische Ei, bei dem er der Ernährung der Frucht dient. Auf dem Dottersack bilden sich kleine Blutgefäße (Dottergefäße);

3. in eine Zellschicht, die einen Hohlraum umgibt (die spätere Wasserhaut);

4. in eine äußere Zellschicht (die spätere Zottenhaut).

Auf dieser äußeren Zellschicht, der nunmehrigen Oberfläche des Eies, bilden sich nämlich feine Sprossen, Wurzelfasern vergleichbar, die den Namen Zotten führen; aus der Bauchseite der Frucht

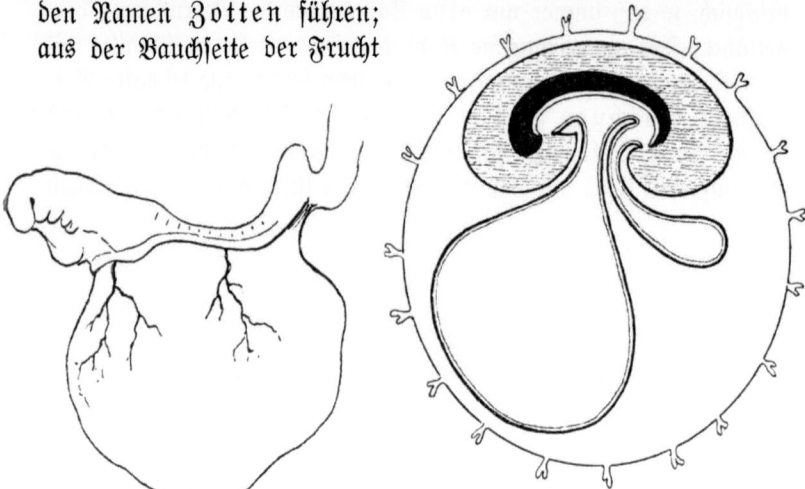

Abb. 36. Fruchtanlage mit Dottersack, an ihm die Dottergefäße. (Nach Bumm.)

Abb. 37. Beginn der Zottenbildung. Fruchtanlage von Wasserhaut umgeben. Aus der Bauchseite ragen der Dottergang mit Dottersack sowie die Ausstülpung zum Heranbringen der Blutgefäße zu den Zotten. (Nach Bumm.)

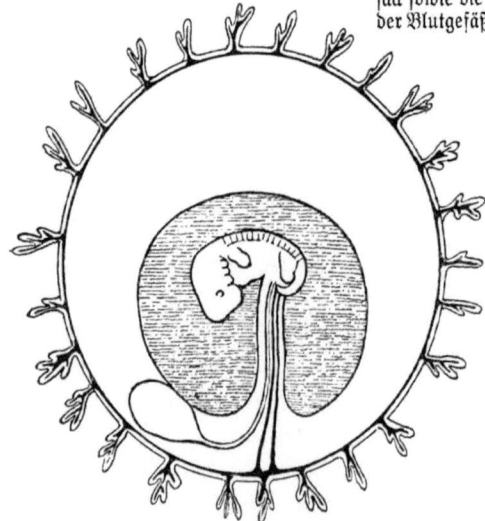

Abb. 38. Die Frucht ist von der Wasserhaut umgeben. Die Blutgefäße haben sich in den Zotten verzweigt. Vom Dottersack ist nur ein Rest übrig. (Nach Bumm.)

wachsen mit Hilfe einer Ausstülpung, die zum Teil später zur Harnblase wird, Blutgefäße an die Eihülle heran und verzweigen sich in den Zotten (Abb. 36 u. 37 u. 38). Inzwischen ist das Ei in die Gebärmutterhöhle geschafft worden und findet dort die vorbereitete, unterdessen noch mächtiger gewucherte und aufgelockerte Schleimhaut vor. Da diese von den vergrößerten Drüsen siebartig durchlöchert erscheint, erhält sie den Namen Siebhaut. Die auf der Oberfläche des Eies entstandenen feinen Zotten haben sich inzwischen so verzweigt, daß sie das ganze Ei wie mit einem feinen Wurzelgeflecht umkleiden, man nennt die von den Zotten besetzte Hülle des Eies die Zottenhaut (Abb. 39). Da die Zotten die Fähigkeit besitzen, das mütterliche Gewebe aufzulösen und in dasselbe einzudringen, senkt sich das Ei, meist an der vorderen oder hinteren Wand des Gebärmutterkörpers, in die Siebhaut ein, worauf sich diese über dem Ei wieder zusammenschließt und es völlig wie mit einer Kapsel umgibt (Abb. 40). Dieser Teil der Siebhaut erhält daher den Namen Kapselsiebhaut, während der unter dem Ei gelegene Teil, der der Grundfläche oder Basis des Eies entspricht, Grundflächen- oder Basalsiebhaut genannt wird. Die Zotten senken sich in die sie umgebende Siebhaut ein, wie Wurzeln eines Baumes in den Erdboden. Bei dieser Gelegenheit treffen sie auf in der Siebhaut verlaufende Schlagadern und Blutadern der Mutter und eröffnen dieselben, so daß sich mütterliches Blut zwischen die einzelnen Zotten ergießt. Die mit mütterlichem Blut gefüllten Bluträume, in welche die Zotten eintauchen, nennt man den Zwischenzottenraum. Im Innern der Zotten verlaufen, wie oben erwähnt, Blutgefäße der Frucht, so daß das mütterliche und kindliche Blut nur durch die Oberfläche der Zotten, die von einer doppelten Zellschicht gebildet wird, voneinander getrennt sind. Ähnlich nun wie die Darmzotten imstande sind, aus dem Speisebrei des Darmes die für den Körper nötigen Nahrungsstoffe aufzunehmen, vermögen auch die Zotten der Zottenhaut aus dem sie umspülenden mütterlichen Blut die für das Wachstum des Eies nötigen Stoffe zu entnehmen, und zwar gelangen sowohl chemisch veränderte und gelöste Nähr- und Aufbaustoffe, wie Wasser, Eiweiß, Fette, Kohlehydrate und Salze aus dem Blute der Mutter in das Innere der Zotten, als auch der für die Lebensvorgänge ganz besonders wichtige Sauerstoff. Sauerstoff und Nährstoffe, die somit in das Innere der Zotten gelangt sind, werden von den kindlichen Blutgefäßen aufgenommen und zur Frucht weitergeführt. Umgekehrt gelangen aus dem kindlichen Blute verbrauchte Stoffe, z. B. Kohlen-

Einbettung.

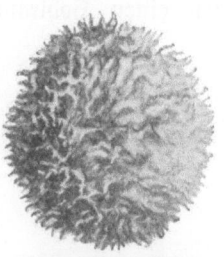

Abb. 39. Ei von 4 Wochen. Zotten bedecken die ganze Oberfläche des Eies. (Nach Bumm.)

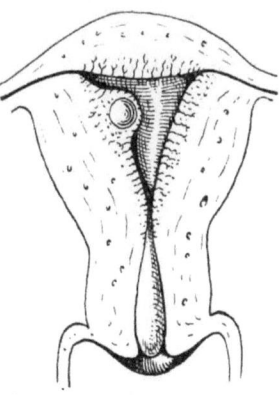

Abb. 40. Einbettung des Eies in der Siebhaut. (Nach S. B. Schultze.)

Stoffwechsel.

säure, Harnstoff und andere Abbaustoffe durch die Zotten=
wände in den Zwischenzottenraum, werden vom mütterlichen Blut
aufgenommen und fortgeleitet. Niemals aber findet eine Ver=
mischung von mütterlichem und kindlichem Blute statt.

Eihüllen. Die Zellschicht, welche bei der anfänglichen Sonderung der Zel=
len einen Hohlraum umgab, sondert eine Flüssigkeit ab und
wird zu einer feinen durchsichti=
gen Haut umgebildet, die die
ganze Frucht mit Ausnahme der
Stelle umschließt, an der aus der
Bauchseite die Blutgefäße her=
vortreten und die Verbindung
mit dem Dottersack, der Dotter=
gang, besteht, s. Abb. 38. (Später
tritt an Stelle dieses Bauchstiels
die Nabelschnur.) Von dieser die
Frucht umgebenden Haut, der
Wasserhaut, wird dauernd
Flüssigkeit, das Fruchtwasser,
abgesondert, so daß die Wasser=
haut mehr und mehr ausgedehnt
wird und schließlich mit der
Zottenhaut verklebt. Auf diese
Weise erhält das Ei eine drei=
fache Hülle, die äußerste ist
die von der Mutter stammende
Siebhaut, in die sich das Ei
eingebettet hat, die nächst=
folgende ist die zur Zotten=
haut gewandelte Oberfläche
des Eies, schließlich folgt innen
die Wasserhaut, die das Fruchtwasser umgibt.

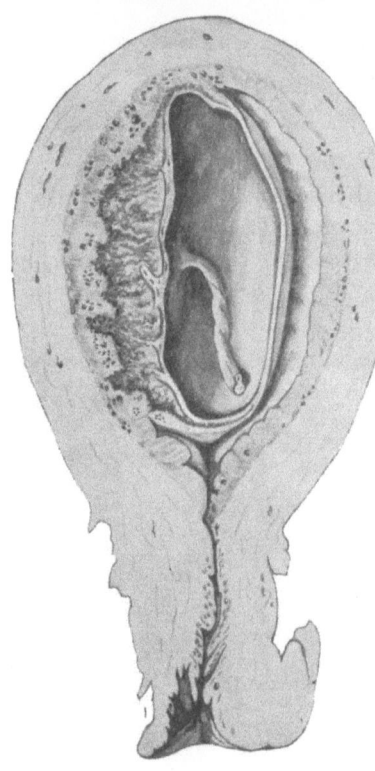

Abb. 41. Gebärmutter mit Ei, das fast die ganze Höhle erfüllt. Ende des dritten Monats. (Nach Bumm.)

Die Siebhaut ist anfangs ziemlich dick und blutgefäßreich, beim
weiteren Wachstum des Eies verdünnt sie sich und wird blutärmer.
Die Kapselsiebhaut verklebt allmählich bei weiterem Wachstum des
Eies mit der gegenüberliegenden, die Gebärmutterinnenfläche aus=
kleidenden wahren Siebhaut; das Ei füllt etwa in der 12. Woche
die ganze Gebärmutterhöhle aus (Abb. 41).

Die Zottenhaut ist anfangs an ihrer ganzen Oberfläche mit Zot=
ten besetzt, im dritten Monat der Schwangerschaft aber tritt eine

Änderung ein. An einem großen Teil der Oberfläche des Eies verlieren sich die Zotten, so daß eine glatte Haut, Lederhaut genannt, übrigbleibt. (Abb. 42.) Nur an der Grundfläche des Eies, an der der Säfteverkehr mit dem mütterlichen Gewebe am ausgiebigsten ist, wachsen die Zotten ganz besonders stark, verzweigen sich baumartig und dringen tief in die Siebhaut und ihre Gefäße ein. Dabei unterscheidet man Haftzotten, welche zur Verankerung des Eies in der Siebhaut dienen, von den Nährzotten, welche hauptsächlich den Stoffwechsel unterhalten. An derselben Stelle verdickt sich auch die Basal-Siebhaut und sendet balkenartige Vorsprünge zwischen die größeren Zottenstämme. Sie enthält jetzt ausschließlich die großen mütterlichen Bluträume des Zwischenzottenraumes, welche die Zotten mit den kindlichen

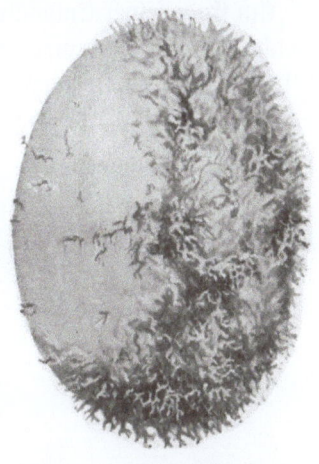

Abb. 42. Ei aus dem 3. Monat. Das Ei ist auf einer Seite von Zotten entblößt (Lederhaut). Auf der anderen Seite sind die Zotten stark gewachsen. Hier bildet sich der Mutterkuchen. (Nach Bumm.)

Blutgefäßen umgeben. Durch die Verbindung von mütterlichem und kindlichem Gewebe entsteht der **Mutterkuchen** (Abb. 43).

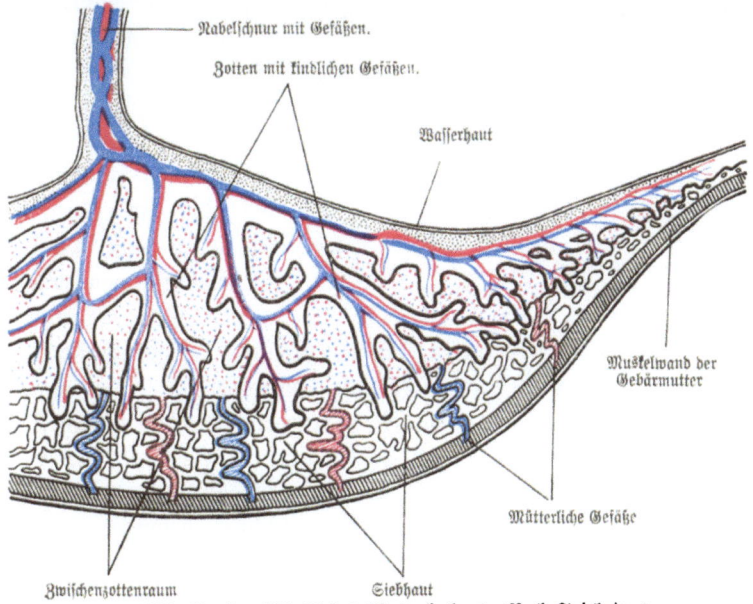

Abb. 43. Durchschnitt des Mutterkuchens. (Nach Fairbairn.)

III. Endgültige Gestaltung des Eies.

Am Ende seiner Entwicklung besteht das Ei aus den drei Häuten, welche die Eihöhle umgeben, der Frucht, die sich im Fruchtwasser befindet, dem Mutterkuchen, an dessen Aufbau alle drei Eihüllen, vorwiegend die Zottenhaut, beteiligt sind, und der Nabelschnur, welche sich vom Mutterkuchen zum Nabel der Frucht erstreckt (Abb. 44).

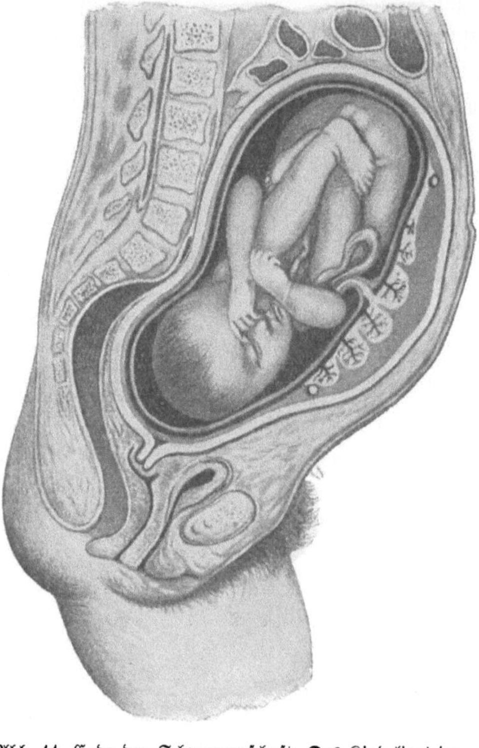

Mutterkuchen.

Der Frucht= oder Mutterkuchen (Placenta) ist ein flacher, schwammiger, rotbrauner Körper von meist runder Form, sein Gewicht beträgt am Ende der Schwangerschaft etwa 500 g; entsprechend der Einnistungsstelle des Eies haftet er gewöhnlich an der hinteren oder vorderen Wand des Gebärmutterkörpers. Die dem Kinde zugewandte Fläche ist von der glatten Wasserhaut überkleidet, die der Mutter zugekehrte und in der Gebärmutterwand verankerte Seite ist rauh

Abb. 44. Ende der Schwangerschaft. Das Kind liegt im Fruchtwasser, ist von den Eihüllen umgeben. An der Vorderwand der Gebärmutter befindet sich der Mutterkuchen, von ihm verläuft die Nabelschnur zum Kinde. (Nach Sarwey, aus Döderlein.)

und gelappt. Auf der glatten Fläche setzt sich die Nabelschnur in der Mitte oder mehr seitlich an (Abb. 45 und 46).

Nabelschnur.
Die Nabelschnur, ein etwa 50 cm langer, gewundener, fingerdicker Strang, ist mit Wasserhaut überzogen und aus einer gallertigen, sulzigen Masse gebildet. Je nach dem Sulzgehalt unterscheidet man sulzreiche und sulzarme Nabelschnüre, besondere Verdickungen der Sulze bezeichnet man als Sulzknoten. Innerhalb der schützenden Sulze verlaufen in Windungen drei Gefäße, zwei

pulsierende Nabelschnurschlagadern und eine weite Nabelschnur=
blutader; stärkere Schlängelungen dieser Gefäße führen zu Ader=
knoten. Sulz= und Aderknoten werden auch „falsche Knoten" ge=
nannt. In der Nabelschnur finden sich auch Überreste des Dotter=
sacks, der in der ersten Entwicklungszeit mit der Bauchseite der
Frucht in Verbindung stand. (Nabelbläschen.)

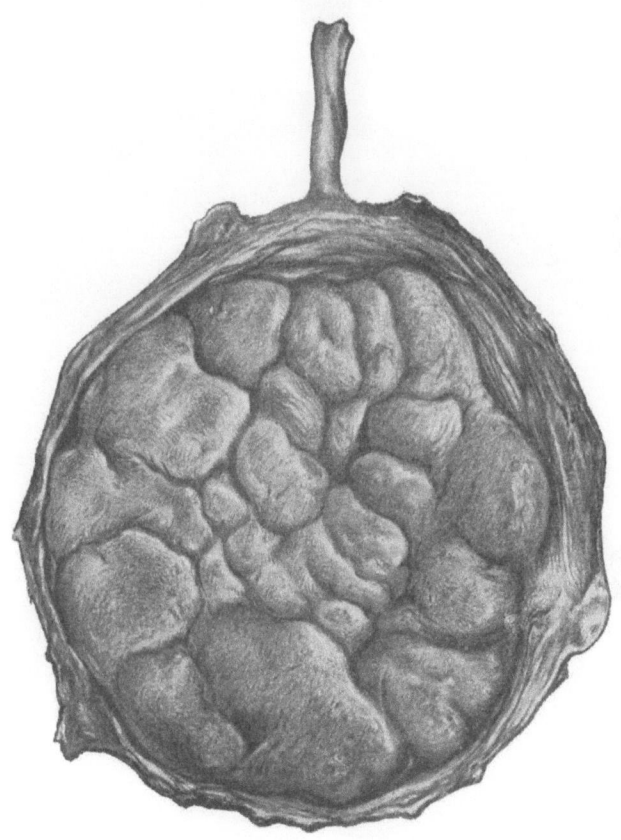

Abb. 45. Placenta, mütterliche Fläche, durch Furchen in größere und kleinere Lappen geteilt, von Eihäuten umgeben. (Nach Sarwey, aus Döderlein.)

Die beiden Nabelschlagadern gehen aus den Beckenschlagadern **Nabel=** des Kindes hervor, verlassen den kindlichen Körper am Nabel und ge= **schnur=** langen als Nabelschnurschlagadern durch die Nabelschnur zum Mutter= **kreislauf** kuchen, dem sie das verbrauchte Blut des Kindes zuführen. Sie verzwei=
gen sich sofort im Mutterkuchen und durchdringen ihn, bis sie als kleinste
Haargefäße in den Zotten enden, hier findet durch die Zottenwände
die beschriebene Abgabe von Stoffen in den Zwischenzottenraum

statt. Die aus dem mütterlichen Blut stammenden, dem Kinde notwendigen Stoffe werden nach Durchdringung der Zottenwandungen wiederum von Haargefäßen aufgenommen, die sich erst zu kleineren, dann größeren Blutadern vereinigen und schließlich als Nabelschnurblutader auf dem Wege der Nabelschnur in den kindlichen

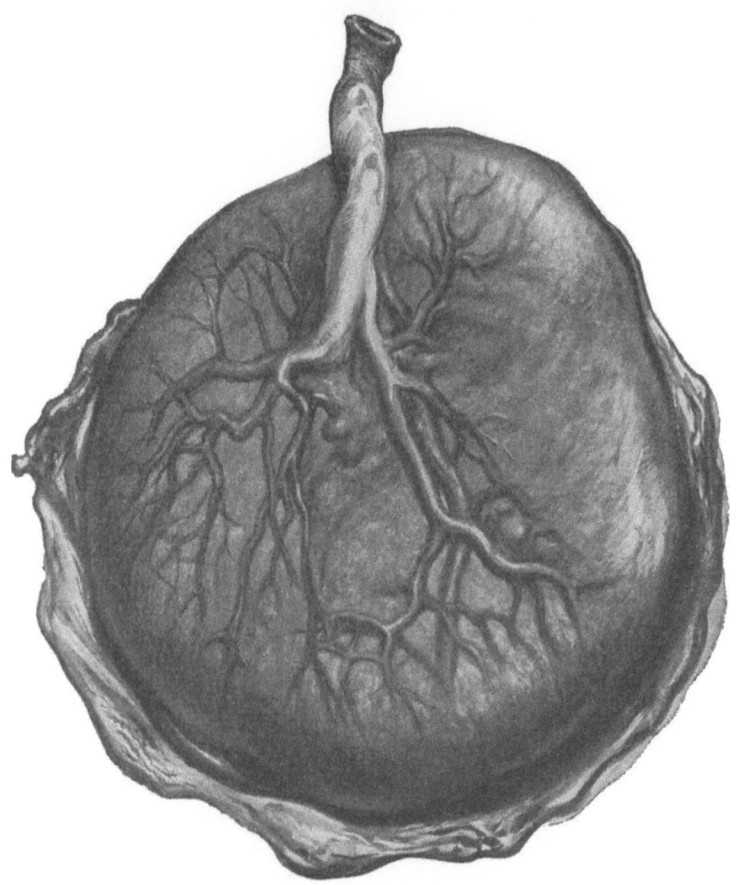

Abb. 46. Placenta, kindliche Fläche, von Wasserhaut überzogen mit den Verzweigungen der Nabelschnurgefäße. (Nach Sarwey, aus Döderlein.)

Kreislauf der Frucht. Körper zurückkehren. Die Nabelschnurblutader, welche das sauerstoffreiche und mit Nährstoffen beladene Blut zum Kinde führt, ergießt ihr Blut teils durch einen Verbindungsgang unmittelbar in die untere Körperhohlvene, teils zunächst in die Lebervene, nach deren Durchströmung auch dieses Blut in die untere Körperhohlvene einmündet. Diese endet bekanntlich in der rechten Herzvorkammer. Während aber beim geborenen Menschen alles Blut dann in die rechte Herzkammer fließt, um durch die Lungenschlagader der Lunge zugeführt zu werden, da es dort mit Sauerstoff versehen werden soll, verhält es sich beim ungeborenen Kinde anders, denn bei diesem besteht wegen der fehlenden Lungenatmung kein Lungenkreislauf. Es befindet sich im Herzen der Frucht eine Öffnung in der Scheidewand zwischen der rechten und linken Herzvorkammer, und die Hauptmenge des Blutes fließt aus der rechten Herzvorkammer in die linke Herzvorkammer, von da in die linke Herzkammer und in die große Körperschlagader. Nur ein kleinerer Teil des Blutes gelangt von der rechten Herzvorkammer in die rechte Herzkammer und von da in die Lungenschlagader. Diese hat bei der Frucht einen Verbindungsgang zur großen Körperschlagader, so daß auf diesem Wege noch ein Teil des Blutes unmittelbar dem Körperkreislauf des Kindes zugeführt wird. In die untätigen und unentfalteten Lungen gelangt nur soviel Blut als zur Ernährung derselben notwendig ist. Der Blutkreislauf der Frucht ist daher ein anderer als der des geborenen Menschen, erst bei der Geburt und beim Einsetzen der Lungenatmung schließt sich die Öffnung zwischen den beiden Herzvorkammern. Die Verbindung zwischen Lungenschlagader und großer Körperschlagader, die Nabelschlagadern und die Nabelblutader werden bald nach der Geburt unwegsam, so daß dann der endgültige Kreislauf des geborenen Menschen hergestellt ist. Infolge der beschriebenen Verbindungen im Blutkreislauf der Frucht werden die Adern derselben, ausgenommen die Nabelblutader, überall von Mischblut durchströmt, während im Kreislauf des geborenen Menschen eine strenge Scheidung zwischen hellrotem, sauerstoffhaltigem und dunklem, kohlensäurereichem Blut besteht (Abb. 47 und 48).

Der Mutterkuchen ist ein überaus lebenswichtiges Organ für das Kind, da er seinen gesamten Stoffwechsel vermittelt. Das Kind besitzt seinen eigenen Stoffwechsel, zum Unterschied gegen den geborenen Menschen aber bezieht es alle für sein Leben nötigen Stoffe durch die Tätigkeit der Zotten des Mutterkuchens schon vorbereitet aus dem mütterlichen Blut. In den Zellen des kindlichen Körpers findet die Verarbeitung und der Abbau der zugeführten Stoffe statt, Eiweiß wird zu Harnstoff, Fette und Kohlehydrate werden zu Kohlensäure abgebaut. Wiederum durch Vermittlung des Mutterkuchens werden die Abbaustoffe dem mütterlichen Blut zugeführt. Der Mutterkuchen übernimmt daher für die Frucht gleichzeitig die Tätigkeit der Lungen, des Verdauungsapparates und der Nieren. Der kindliche Organismus sorgt selbständig und ohne Rücksicht auf den Zustand der Mutter

Stoffwechsel der Frucht.

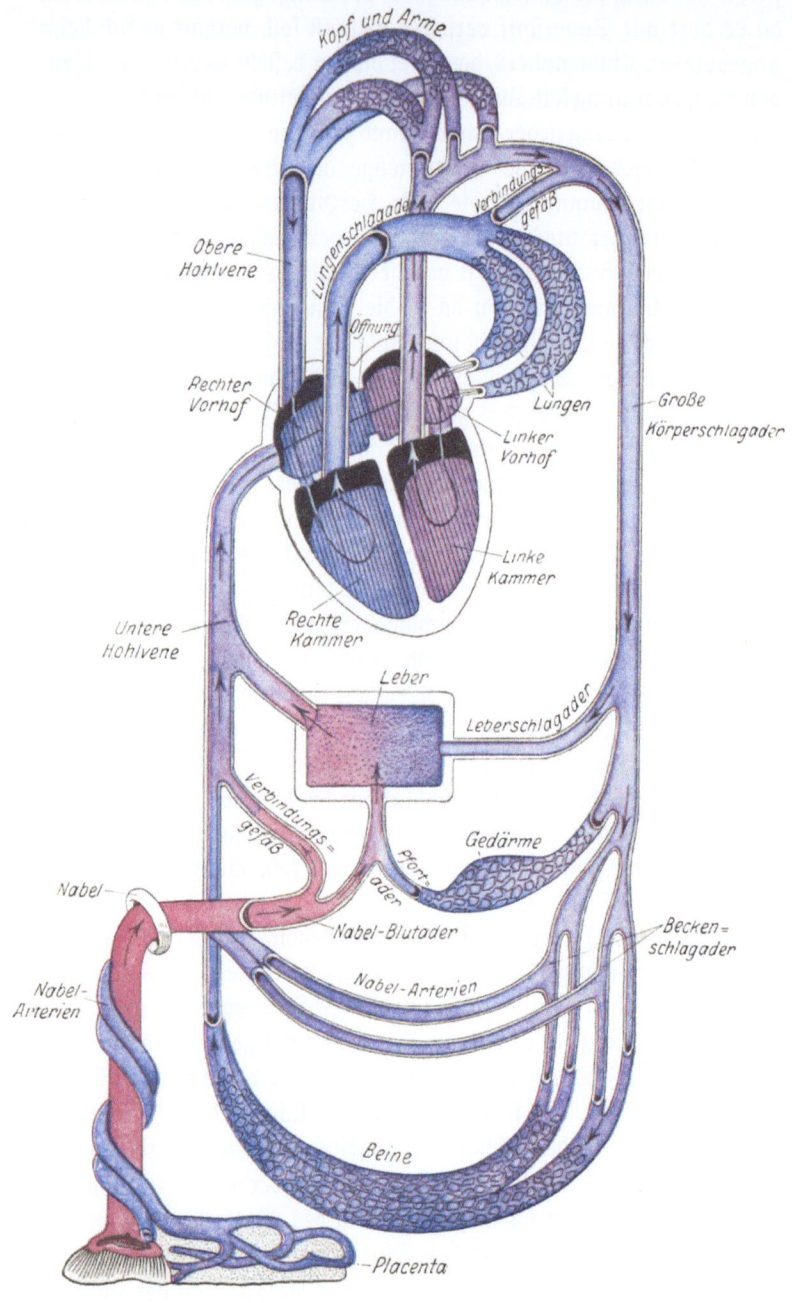

Abb. 47. Blutkreislauf der Frucht vor der Geburt. (Nach Sarwey, aus Stoeckel.)

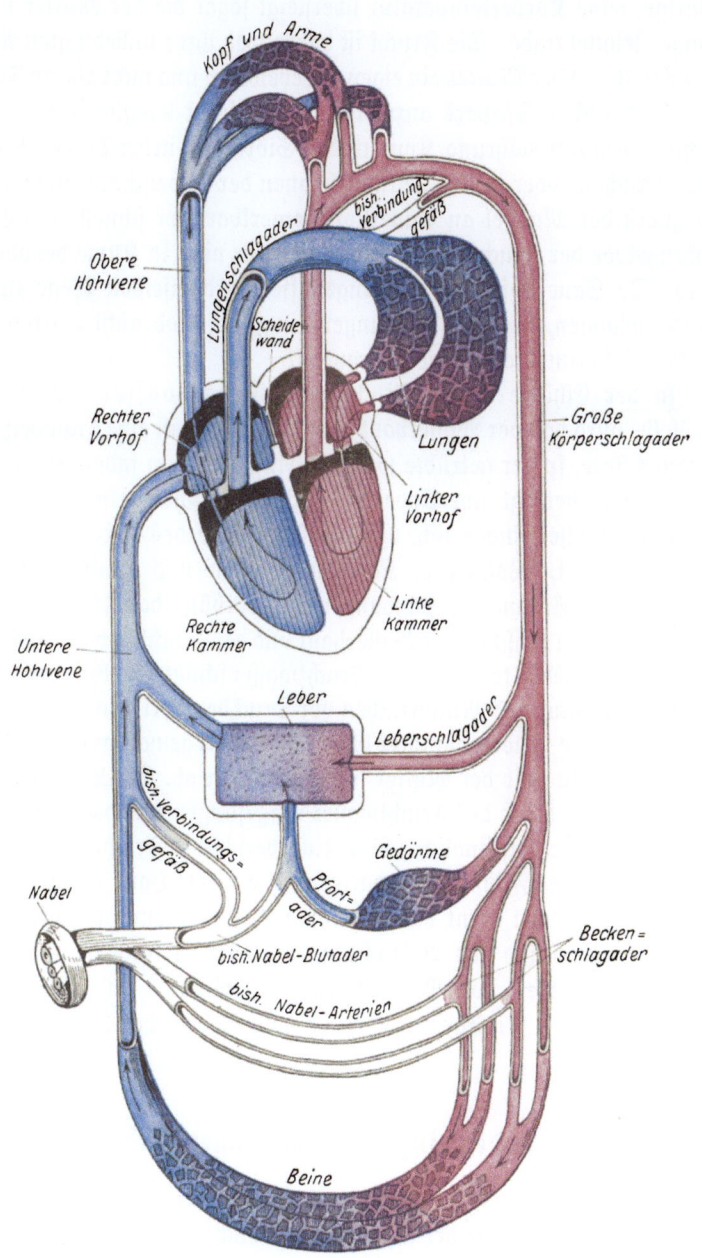

Abb. 48. Blutkreislauf der Frucht nach der Geburt. (Nach Sarweh, aus Stoeckel.)

für den Aufbau seines Körpers, er entwickelt selbständig Kraft und Wärme, seine Körpertemperatur übersteigt sogar die der Mutter um einige Zehntelgrade. Die Frucht ist daher trotz ihrer unbedingten Abhängigkeit von der Mutter ein eigenes Lebewesen und nicht als ein Teil des mütterlichen Körpers anzusehen, dieser sorgt lediglich für ihren Schutz und ihre Ernährung. Kommt es zu Störungen in der Tätigkeit des Mutterkuchens oder in den Leitungsbahnen der Nabelschnur, so macht sich zuerst der Mangel an Sauerstoff bemerkbar, der schnell zum Erstickungstode der Frucht führen kann, wenn er nicht in Kürze behoben wird. Da Sauerstoff und Nahrungsstoffe auf demselben Wege zum Kinde gelangen, kann bei Störungen ein Hungertod nicht eintreten, da der Erstickungstod immer vorauseilt.

Fruchtwasser. In der Eihöhle ist die Frucht vom Fruchtwasser umgeben. Dasselbe wird von der Wasserhaut abgesondert und ist eine grauweiße, anfangs klare, später getrübte wäßrige Flüssigkeit von fadem Geruch, ihre Menge beträgt am Ende der Schwangerschaft etwa 1 Liter. Im Fruchtwasser finden sich, von der Oberfläche des kindlichen Körpers abgelaugt, Wollhaare, Käseschleimflocken und Hautschuppen. Besonders im Anfang der Schwangerschaft verhütet das Fruchtwasser Verwachsungen zwischen der Wasserhaut und der Frucht, wodurch Mißbildungen entstehen könnten. Das Fruchtwasser schützt den Blutumlauf, da es Nabelschnur und Mutterkuchen vor Druck bewahrt, ermöglicht der Frucht die freie Bewegung ihrer Glieder und hält gewaltsame Einwirkungen, die den Leib der Mutter treffen, von ihr ab. Die Kindsbewegungen werden durch das Fruchtwasser aufgefangen und daher für die Mutter weniger empfindlich. Das Kind verschluckt Fruchtwasser zur Ergänzung seines Flüssigkeitsbedarfes und entleert Harn in dasselbe.

Bei der Geburt dient das Fruchtwasser außerdem zur Bildung der Fruchtblase und zur Befeuchtung der Geburtswege.

Die Gesamtheit von Mutterkuchen, Nabelschnur und Eihäuten führt den Namen Nachgeburt, da sie nach Geburt des Kindes ausgestoßen wird.

IV. Die Frucht in den einzelnen Schwangerschaftsmonaten.

Wachstum der Frucht. Die ursprüngliche Fruchtanlage nimmt durch Faltungen und Krümmungen im Laufe der ersten Wochen auch äußerlich die Körperform einer Frucht an, wobei zuerst der große Kopf, der Rücken und das Herz, im zweiten Monat auch die Gliedmaßen deutlich erkennbar werden.

Gegen Ende des zweiten Monats hat das rings von Zotten umhüllte Ei etwa die Größe eines Taubeneies (Abb. 49). In der Wasserhaut ist die gekrümmte Frucht ungefähr von der Größe einer Biene sichtbar, man erkennt die Anlage der Nabelschnur und als Rest des Dottersackes ein feines gestieltes Bläschen, die Nabelblase.

In der neunten bis zehnten Woche hat das Ei annähernd die Größe eines Hühnereies erreicht. Die Frucht ist ungefähr 7 cm lang, an der Außenfläche des Eies sieht man die Anlage des Mutterkuchens, während der übrige Umfang des Eies von Zotten entblößt ist (Lederhaut).

Ende des vierten Monats ist die Frucht 16 cm lang, ihre glatte Haut ist infolge der durchschimmernden Gefäße dunkelrot, das Geschlecht ist deutlich erkennbar. Das Ei ist in allen Teilen vollkommen ausgebildet.

Am Ende des fünften Monats, in der Mitte der Schwangerschaft, ist die Frucht 25 cm lang und etwa 300 g schwer, auf der Haut bemerkt man den feinen Flaum der Wollhaare.

Ende des siebenten Monats ist die Frucht etwa 35 cm lang und 1200 g schwer. Der Kopf bedeckt sich mit Haaren, von der Haut wird ein weißlicher Talg (Käseschleim) abgesondert. Wird eine

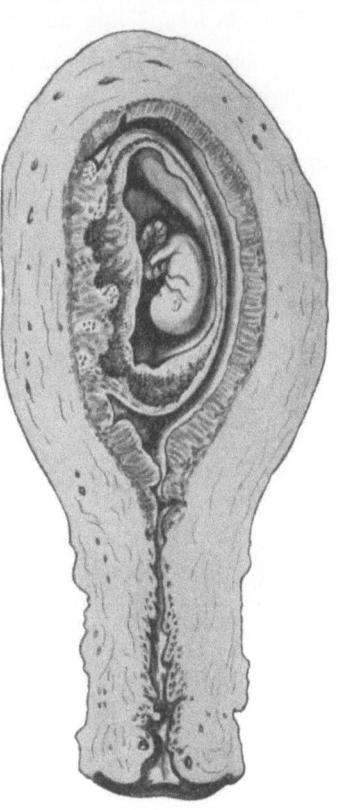

Abb. 49. Gebärmutter mit Ei vom Ende des zweiten Monats der Schwangerschaft. (Nach Bumm.)

Frucht in dieser Zeit, d. h. vor der 28. Woche nach der letzten Menstruation geboren, so hat sie infolge ihrer faltigen und runzligen Haut ein greisenhaftes Aussehen, sie macht bereits Atembewegungen und bewegt die Glieder, ist aber außerhalb des mütterlichen Körpers wegen der Zartheit ihrer Organe noch nicht lebensfähig. Man nennt die vor der 28. Woche geborenen Früchte unreife Früchte und die Geburt eine Fehlgeburt. 28—29 Wochen nach der letzten Menstruation (das heißt nach einer wirklichen Schwangerschaftsdauer von

26—27 Wochen) sind die Kinder außerhalb des mütterlichen Körpers lebensfähig und können unter besonderen Vorsichtsmaßnahmen am Leben erhalten werden. Man nennt die Früchte, die nach der 28. und bis zur 39. Woche geboren werden, frühreife Früchte und die Geburt eine Frühgeburt. (Nach dem Gesetz sind Kinder bei einer Schwangerschaftsdauer von 181 Tagen nach dem Geschlechtsverkehr als lebensfähig anzusehen.)

Im neunten Monat wird die Frucht 45 cm lang und hat ein Gewicht von 2000—2500 g. Durch stärkere Fettablagerung unter der Haut wird deren Farbe, die bis dahin infolge der durchscheinenden Blutgefäße rot war, blaßrosa, und die vorher runzligen Glieder werden rundlicher und praller.

Ende des zehnten Monats erreicht die Frucht ihre Reife, sie ist **ausgetragen**, die Geburt erfolgt rechtzeitig.

Tritt die Geburt nach noch längerer Dauer der Schwangerschaft ein, so ist das Kind **übertragen**, die Geburt eine **Spätgeburt**. Übertragene Kinder sind meistens, aber nicht immer, besonders groß und schwer.

Die Berechnung des Alters der Frucht und der Dauer der Schwangerschaft erfolgt am besten durch die Feststellung der Länge der Frucht. Zu diesem Zweck erhebt man eine größere Frucht an den Füßen, läßt den Kopf nach abwärts hängen und mißt mit einem Bandmaß von der Ferse bis zum Scheitel. Die Länge der Frucht merkt man sich nach folgender Übersicht:

```
Am Ende des  1. Monats   1mal 1 cm, also  1 cm
    "    "   2.    "     2mal 2  "    "   4  "
    "    "   3.    "     3mal 3  "    "   9  "
    "    "   4.    "     4mal 4  "    "  16  "
    "    "   5.    "     5mal 5  "    "  25  "
    "    "   6.    "     6mal 5  "    "  30  "
    "    "   7.    "     7mal 5  "    "  35  "
    "    "   8.    "     8mal 5  "    "  40  "
    "    "   9.    "     9mal 5  "    "  45  "
    "    "  10.    "    10mal 5  "    "  50  "
```

Zu bemerken ist jedoch, daß diese Maße Durchschnittswerte darstellen und daher nur mit Vorsicht zu verwenden sind. Tote, besonders erweichte Früchte sind wegen der Erschlaffung ihrer Muskeln und Gelenke 1—2 cm länger, als der Zeitrechnung entsprechen würde.

V. Die reife Frucht.

Ein reifes Kind besitzt eine Länge von durchschnittlich 50 cm (48—52) und ein Gewicht von 3000—3600 g. Rumpf und Glieder sind voll und rund. Die Haut ist hellrosarot. Nur an Schultern und Oberarmen ist noch ein leichter Flaum von Wollhaaren sichtbar. Die Kopfknochen sind fest. Die Knorpel der Ohren und der Nase fühlen sich hart an. Bei Knaben liegen die Hoden im Hodensack, bei Mädchen liegen die Schamlippen fest aneinander. Die Nägel sind fest und überragen das Nagelbett. Der Nabel befindet sich in der Mitte des Körpers. Das lebend geborene reife Kind schreit sofort mit lauter Stimme, bewegt die Gliedmaßen kräftig, öffnet die Augen und macht nicht selten Saugbewegungen. Bald nach der Geburt entleert es Harn und aus dem After eine grünschwarze zähe Masse, das Kindspech. *Reife der Frucht.*

Zu früh geborene Kinder besitzen weder die genannte Länge noch das Gewicht, es fehlen auch meist die übrigen Kennzeichen, insbesondere überragen die Nägel nicht das Nagelbett, und die Körperoberfläche weist viel Wollhaare auf. Sie schreien schwach und wimmernd, sind schlafsüchtig, nehmen die Brust schlecht und kühlen leicht ab.

Unter allen Kennzeichen der Reife ist die Länge das wichtigste. Die Hebamme soll ein Kind für reif erklären, das mindestens 49 cm lang ist. Ist es nur 48 cm lang, so darf sie es nur dann für reif halten, wenn alle übrigen Merkmale der Reife vorhanden sind.

Länge und Gewicht wechseln vielfach auch bei reifen Kindern (48—52 cm, 3000—3600 g).

Knaben sind durchschnittlich länger und schwerer als Mädchen, auch besitzen die Knaben oft größere Köpfe als die Mädchen. Kinder von Mehrgebärenden sind meist länger und schwerer als die von Erstgebärenden. Auf 100 Mädchen werden etwa 105 Knaben geboren, bis zum 20. Lebensjahre sterben aber mehr Knaben als Mädchen, so daß dann meist eine Überzahl von Mädchen besteht. Zwillinge sind gewöhnlich kleiner und leichter und zeigen oft nicht alle Reifezeichen. Zeichen der Reife können unter Umständen schon nach einer Schwangerschaftsdauer von 240 Tagen, in seltenen Ausnahmefällen sogar noch etwas früher vorhanden sein.

Um erklären zu können, wie die Frucht in der Gebärmutterhöhle liegt, hat man bestimmte Bezeichnungen eingeführt. Man versteht unter Lage der Frucht in der Gebärmutterhöhle das Verhältnis der *Lage.*

Längsachse der Frucht zur Längsachse der Gebärmutter und nennt diejenige Lage, bei der die Längsachse der Frucht mit der Längsachse der Gebärmutter gleichlaufend ist, Längslage; diejenige, bei der die Längsachse der Frucht die Längsachse der Gebärmutter kreuzt, Querlage. Die Längslagen bezeichnet man je nach dem vorangehenden Teil als

    a) Kopflagen,
    b) Beckenendlagen.

Bei Kopflagen unterscheidet man
    a) Beugelagen (Hinterhauptslagen),
    b) Strecklagen (Vorderhaupts-, Stirn-, Gesichtslagen).

Bei Beckenendlagen unterscheidet man
    a) Steißlagen,
    b) Fußlagen.

Stellung. Unter Stellung versteht man das Verhältnis des Rückens der Frucht (bei Querlage des Kopfes) zur Seite der Schwangeren. Liegt der Rücken bzw. der Kopf links, so ist es eine erste Stellung, liegt er rechts, eine zweite Stellung. Befindet sich dabei der Rücken mehr nach vorn, so bezeichnet man dies als erste Unterart, liegt er mehr nach hinten, als zweite Unterart.

Haltung. Die Frucht hat eine bestimmte Haltung in der Gebärmutter, darunter versteht man das Verhältnis der einzelnen Fruchtteile zueinander, man unterscheidet eine gebeugte und eine gestreckte Haltung. Die regelmäßige oder Beugehaltung besteht darin, daß der Fruchtkörper nach vorn gebeugt ist, dabei ist das Kinn der Brust angenähert, Arme und Beine sind gegen die Bauchseite angezogen. Durch diese Haltung wird bedingt, daß das Kind in dem ihm zur Verfügung stehenden Raum den kleinsten Umfang annimmt und dabei am wenigsten Wärme abgibt (s. Abb. 44). Die Haltung ist jedoch nicht unveränderlich starr, sondern ungezwungen, da das Kind sich in der Gebärmutter bewegt. Wechsel der Lage und Stellung der Frucht kommen in frühen Schwangerschaftsmonaten sehr häufig, in den letzten Monaten seltener vor. Je kleiner die Frucht ist, je mehr Fruchtwasser sie umgibt, um so beweglicher kann sie sein.

Die regelmäßigste Lage der Frucht in der Gebärmutterhöhle während der letzten Monate der Schwangerschaft ist die Längslage mit vorangehendem Kopf, wobei der tiefste Teil wegen der Beugehaltung des Kopfes der Hinterhauptsschädel ist. Von 100 Kindern liegen etwa 95 in dieser Lage. Da es nun zu weitläufig wäre, jedesmal die ganzen Begriffe von Lage, Stellung, Haltung aufzuführen, faßt man kurz alles zusammen und spricht z. B. von einer ersten Schädellage, worunter man eine Längslage, eine Kopflage mit vorangehendem Schädel, eine erste Stellung und die regelmäßige Beugehaltung versteht (Abb. 50).

Zum Verständnis des Geburtsvorganges ist eine genaue Kenntnis des kindlichen Kopfes notwendig, da dieser meist vorangeht und als der größte und härteste Teil des Kindes bei seinem Durchtritt durch die Geburtswege den stärksten Widerstand findet. Der Kopf besteht aus Schädel und Gesicht, wobei dem Schädel eine überragende Bedeutung zukommt. **Kopf der Frucht.**

Das Schädeldach ist aus 7 Knochen zusammengesetzt. Hinten liegt das Hinterhauptbein, oben die beiden Scheitelbeine, vorn die beiden Stirnbeine und seitlich unten die beiden Schläfenbeine.

Die Schädelknochen sind beweglich miteinander verbunden, zwischen je zwei Knochen liegt eine sehnige Haut, die als Naht bezeichnet wird. Zwischen den beiden Stirnbeinen liegt die Stirnnaht, zwischen den beiden Scheitelbeinen die Pfeilnaht, zwischen den Scheitelbeinen und dem Hinterhauptbein die Hinterhauptnaht,

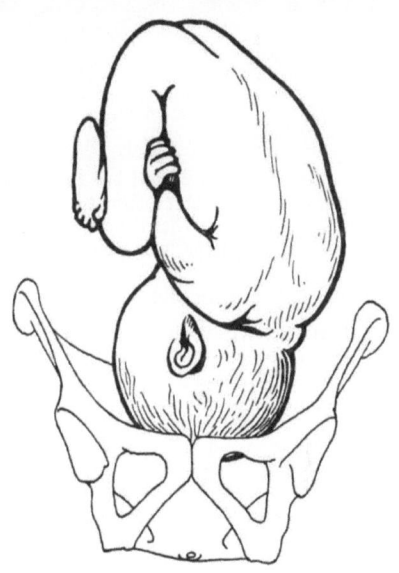

Abb. 50. Erste Hinterhauptslage, erste Unterart. (Nach Bumm.)

zwischen Scheitelbeinen und Stirnbeinen die Kranznaht, zwischen Scheitelbeinen und Schläfenbeinen je eine Schläfennaht. Die Schädelknochen sind gewölbt, die hervorragendsten Stellen an jedem Knochen nennt man Höcker. Man unterscheidet die Stirnbeinhöcker, die Scheitelbeinhöcker und den Hinterhaupthöcker.

Wo mehrere Nähte zusammenstoßen, liegen die Fontanellen. Die große Fontanelle liegt am Vorderhaupt; 4 Nähte treffen in ihr zusammen, die Pfeilnaht, die Stirnnaht und die beiden Teile der Kranznaht. Sie besitzt die Gestalt eines Papierdrachens und stellt eine größere Knochenlücke dar, die durch eine sehnige Haut verschlossen ist.

Die kleine Fontanelle liegt am Hinterhaupt, 3 Nähte stoßen hier zusammen, die Pfeilnaht und die beiden Teile der Hinterhauptnaht. Sie ist meist keine Knochenlücke, da die Knochen eng aneinander liegen. Die Pfeilnaht verbindet die kleine mit der großen Fontanelle.

Außerdem befinden sich vorn und hinten an den Schläfenbeinen zu jeder Seite des Schädels 2 Seitenfontanellen, deren Bedeutung geringer ist (Abb. 51 und 52).

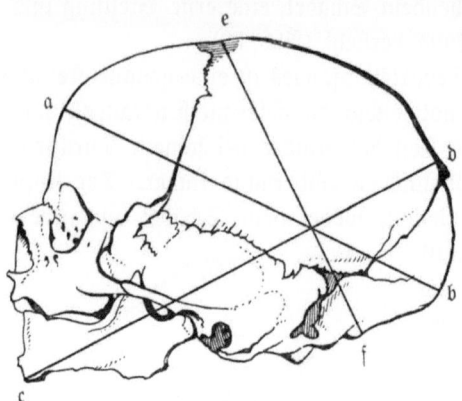

Abb. 51. Der Schädel des Kindes von der Seite gesehen. a—b gerader Durchmesser, c—d großer schräger Durchmesser, e—f kleiner schräger Durchmesser. (Nach Hoehne, aus Stoeckel.)

Bei frühreifen Kindern sind die Nähte weiter und die Fontanellen größer; auch die kleine ist oft als eine Lücke zwischen den Knochen zu fühlen. Nähte und Fontanellen schaffen die Möglichkeit einer Verschiebung der Schädelknochen gegeneinander, so daß der Kopf während der Geburt auf diese Weise und infolge der Biegsamkeit seiner dünnen Knochenschalen geformt und den Raumverhältnissen des Geburtsweges angepaßt werden kann. Nähte und Fontanellen dienen bei der inneren Untersuchung während der Geburt als Hinweise auf die Einstellung des Kopfes.

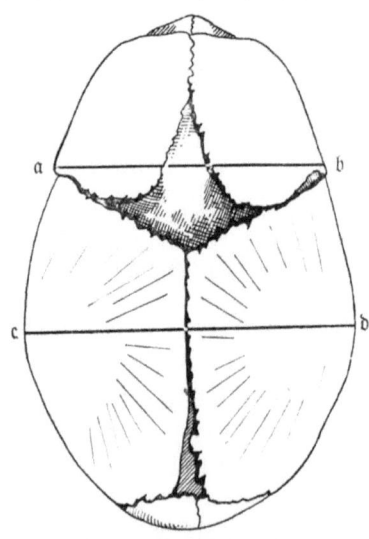

Abb. 52. Schädel des Kindes von oben gesehen. a—b kleiner querer Durchmesser, c—d großer querer Durchmesser. (Nach Hoehne, aus Stoeckel.)

Man unterscheidet am Kopf folgende Durchmesser:

1. **Den geraden Durchmesser** von dem gewölbtesten Teil der Stirn bis zum Hinterhauptshöcker (12 cm).

2. **Den großen queren Durchmesser** von einem Scheitelbeinhöcker zum anderen ($9^{1}/_{2}$ cm).

3. Den kleinen queren Durchmesser von einer Schläfe zur anderen (8 cm).

4. Den großen schrägen Durchmesser vom Kinn bis zur Wölbung des Hinterhauptes (13$^1/_2$ cm).

5. Den kleinen schrägen Durchmesser vom Nacken bis zur Mitte der großen Fontanelle (9$^1/_2$ cm).

Der Umfang des Schädels über Stirn und Hinterhaupthöcker gemessen beträgt 34 cm, über Nacken und große Fontanelle gemessen 32 cm.

Ferner ist die Breite der Schultern mit 12 cm, die Breite der Hüften mit 11 cm zu merken. Alle genannten Zahlen beziehen sich auf reife Kinder.

VI. Veränderungen des mütterlichen Körpers in der Schwangerschaft.

Die Schwangerschaft führt zu einer weitgehenden Beeinflussung des gesamten mütterlichen Körpers. Besonders durch die Veränderung der Geschlechtsteile und durch die Belastung der mütterlichen Organe mit den Aufgaben, die ihnen durch die Mitwirkung am Stoffwechsel des Eies bzw. der Frucht zufallen, kommt es zu Erscheinungen mancherlei Art, die sich bei den verschiedenen Schwangeren in wechselnder Stärke bemerkbar machen. Auffällig ist schon frühzeitig eine Veränderung des Gesichtsausdruckes, manche Schwangere zeigen ein blühendes, andere ein welkes, schlaffes Aussehen mit Schattenbildung unter den Augen, bei noch anderen ist eine Vergröberung der Gesichtszüge bemerkbar. Durch vermehrte Fettablagerung werden die Körperformen voller und runder, besonders die Hüftgegend verbreitert sich häufig schon in den ersten Monaten der Schwangerschaft. In späteren Monaten nehmen viele Schwangere zur Erhaltung des Gleichgewichtes eine eigentümliche Körperhaltung an, indem sie den Oberkörper zurückbiegen. An verschiedenen Stellen der Haut kommt es zur Ablagerung eines braunen Farbstoffes; im Gesicht, besonders an Stirn und Oberlippe, treten gelbe Flecken auf, der Warzenhof der Brüste färbt sich dunkler, in der Mittellinie des Leibes und am Nabel entsteht eine bräunliche Färbung.

Allgemeine Veränderungen.

Die Eßlust kann gesteigert sein, in andern Fällen auch danieder liegen, oder es kann zur Abneigung gegen bestimmte Nahrungsmittel kommen; bei manchen Schwangeren bestehen Gelüste nach scharfen und sauren Speisen, zuweilen auch nach ganz absonderlichen Dingen. Stuhlverhaltung ist nicht selten. Sehr häufig kommt es, besonders in der ersten Hälfte der Schwangerschaft, zu Übelkeiten und Erbrechen, das sich meist morgens bei leerem Magen, aber auch am Tage vor und nach den Mahlzeiten einstellen kann. Auch die Speichelabsonderung kann beträchtlich vermehrt sein, oft besteht sogenanntes Sodbrennen, das ist ein vom Magen aufsteigendes brennendes Gefühl in Speiseröhre und Schlund.

Viele Schwangere leiden an Störungen der Blutverteilung, wie Blutandrang zum Kopfe, Wechsel der Gesichtsfarbe und Herzklopfen. Im Verlauf der Schwangerschaft kommt es durch Nachgeben der Gefäßwände an den Beinen oft zur Erweiterung der Blutadern, die als dicke Stränge oder Knoten mit bläulicher Farbe durch die Haut schimmern (Kindsadern). Diese Erweiterung der Blutadern wird in späteren Monaten durch Stauung infolge des Druckes der schwangeren Gebärmutter noch verstärkt. Infolge wäßriger Durchtränkung des Gewebes ist in der zweiten Hälfte der Schwangerschaft nicht selten eine leichte und wechselnde Anschwellung der Unterschenkel, besonders der Knöchelgegend, bisweilen auch der Oberschenkel, der Bauchdecken, der großen Schamlippen, der Hände und des Gesichts vorhanden.

Ziehende Schmerzen in den Beinen, Wadenkrämpfe, Kopfschmerzen und Zahnschmerzen werden häufig beobachtet. Nicht selten kommt es zu einer Vergrößerung der Schilddrüse; durch Schwellung der Stimmbänder kann die Stimmlage verändert werden. Auch Störungen der Sinnesorgane kommen vor.

Manche Schwangere zeigen eine Veränderung der Gemütsstimmung, einige werden reizbar, andere schwermütig und furchtsam, wieder andere befinden sich in gehobener, zuversichtlicher Stimmung und erwarten mit Freude und Stolz die Geburt des Kindes.

Geschlechtsteile. An den Geschlechtsteilen finden die auffälligsten Veränderungen statt. Mit dem Eintritt der Empfängnis hört die Eireifung und die Regel auf, nur ausnahmsweise kann es in den ersten Monaten zu einem geringfügigen Blutabgang aus der Siebhaut kommen, der aber nach obiger Begriffsbestimmung (s. S. 89) nicht als eine Regel bezeichnet werden kann. Die gesamten Geschlechtsorgane werden in der Schwangerschaft sehr reichlich mit Blut versorgt, Blutgefäße und Lymphbahnen werden länger und weiter und bilden neue Seitenäste. Durch die erhöhte Blutzufuhr nehmen alle Teile eine dunkle, blaurote Färbung an, schwellen an und werden weich und aufgelockert. Die großen Schamlippen, die sich etwas öffnende Schamspalte und der Scheideneingang, vor allem der sich vorwölbende Harnröhrenwulst zeigen die Schwellung und Blaufärbung mit besonderer Deutlichkeit. Die Scheide wird weiter, dehnbarer und weicher, die Absonderung aus den Geschlechtsteilen ist vermehrt und führt bisweilen zu einem merkbaren Ausfluß. Durch die Schwellung der Wände des Scheidengewölbes scheint der Scheidenteil der Gebärmutter verkürzt zu sein. Die stärkste Veränderung erfährt die Gebärmutter als Trägerin des Eies, sie wird weicher, ihre Muskelwand verdickt sich durch Vergrößerung und Neubildung der Muskelfasern. Erst vom vierten Monat an, wenn das Ei die Gebärmutterhöhle vollkommen ausfüllt, wird ihre Wandung durch das wachsende Ei gedehnt und verdünnt. Die Gestalt der Gebärmutter wird eiförmig, die ursprünglich dreieckige Höhle rundet sich. Bei ihrem Wachstum steigt die Gebärmutter aus dem kleinen Becken empor und erreicht mit ihrem Grunde am Ende der Schwangerschaft die Gegend der Magengrube, sie dehnt die Bauchdecken aus, so daß der Leibesumfang beträchtlich zunimmt. Mit ihrer vorderen Wand liegt sie den Bauchdecken an, dabei ist die linke Seitenkante meist etwas nach vorn gerichtet, einem Lagewechsel der Schwangeren folgt die Gebärmutter durch Abweichung nach der gleichen Seite. Der Gebärmutterhals beteiligt sich nur in geringem Grade an dem Wachstum des Fruchthalters, auch seine Auflockerung ist, besonders in den ersten Monaten, nicht sehr ausgesprochen. Mit dem Aufsteigen der Gebärmutter rückt auch der Scheidenteil in die Höhe, der äußere Muttermund wird zu einem runden Grübchen. Der Halskanal enthält einen zähen Schleimpfropf.

Die Anhänge der Gebärmutter werden ebenfalls aufgelockert, blutreicher und größer, so die Gebärmutterbänder, die Eileiter und die Eierstöcke. In einem der Eierstöcke befindet sich an Stelle des Eierstockbläschens, welches das befruchtete Ei geliefert hat, ein kleinkirschgroßer, gelber Körper (wahrer gelber Körper), der bis zum Ende der Schwangerschaft bestehen bleibt, als eine Drüse mit innerer Absonderung wirkt und für den regelrechten Ablauf der Schwangerschaftsvorgänge, besonders in den ersten Monaten, von Bedeutung ist.

Die Vergrößerung der Gebärmutter bleibt nicht ohne Einfluß auf die Nachbarorgane, der Darm wird nach oben, hinten und zur Seite gedrängt, der Druck auf den Mastdarm führt zu Stuhlverhaltung, der Druck auf die Harnblase zu vermehrtem Harndrang. In den letzten *Nachbarorgane.*

Monaten der Schwangerschaft kommt es durch den Druck des Gebärmuttergrundes auf das Zwerchfell zur Erschwerung der Atmung und Herztätigkeit. Durch die starke Dehnung der Bauchdecken wird die Nabelgrube abgeflacht und verstreicht schließlich, gelegentlich kommt es sogar zu einer Vorwölbung des Nabels. Die Unterhaut der Bauchwand weicht bei der Überdehnung strichweise auseinander, so daß rötliche oder bläuliche Streifen durch die Oberhaut schimmern (Schwangerschaftsstreifen). Diese werden nach der Geburt weiß und runzlig und heißen dann Schwangerschaftsnarben. Bei erneuter Schwangerschaft bilden sich neben den alten Schwangerschaftsnarben wieder neue, frische Streifen. (Ähnliche Streifen kommen bei anderen Überdehnungen der Bauchdecken ebenfalls vor, wie bei Geschwülsten und bei übermäßiger Fettbildung.)

Brüste. Auch die Brüste beteiligen sich an den Schwangerschaftsveränderungen, sie schwellen an, in ihnen fühlt man die vergrößerten Drüsenlappen als strangförmige Verdickungen. Die Warzen treten stärker hervor, ihr Hof verbreitert sich und färbt sich dunkel, die in ihm gelegenen kleinen Drüsen schwellen an. Berührt man die Warze mit den Fingern, so zieht sich der Warzenhof durch Muskelwirkung zusammen und richtet dabei die Warze auf. Auch Schwangerschaftsstreifen finden sich nicht selten an den Brüsten, erweiterte Blutadern schimmern durch die Haut. Aus den Warzen läßt sich, häufig schon in den ersten Wochen, regelmäßig in späteren Monaten, eine wäßrige, gelbliche Fettbeimengungen enthaltende Flüssigkeit ausdrücken, die Vormilch oder das Colostrum.

VII. Erkennung der Schwangerschaft.

Schwangerschaftszeichen. Die Erkennung der Schwangerschaft ist besonders in der ersten Zeit derselben schwierig, unter Umständen sogar unmöglich, in späteren Monaten ist sie zwar leichter, kann aber auch dann bisweilen erhebliche Schwierigkeiten verursachen. Man erkennt die Schwangerschaft an den Schwangerschaftszeichen, bei denen man unsichere, wahrscheinliche und sichere Zeichen unterscheidet.

Die unsicheren Zeichen der Schwangerschaft beruhen auf allgemeinen Störungen im Körper der Frau. Dazu gehören:

1. Allgemeine Veränderungen im Befinden, Störungen im Blutkreislauf, in den Verdauungs- und Harnorganen, Übelkeiten, Erbrechen, Gelüste, Veränderungen der Gemütsstimmung.

2. Zunahme des Leibesumfanges, Verbreiterung der Hüftgegend, Auftreten von Schwangerschaftsstreifen.

3. Auftreten von Dunkelfärbungen an verschiedenen Stellen des Körpers.

Da jede einzelne dieser Erscheinungen auch auf anderen Ursachen als auf Schwangerschaft beruhen kann, gestatten sie keinen bindenden Schluß auf bestehende Schwangerschaft.

Die wahrscheinlichen Zeichen gründen sich auf die Veränderungen der Geschlechtsorgane.

Zu ihnen gehören:

1. Das Ausbleiben der Menstruation bei einer Frau, bei der sie bis dahin stets regelmäßig eingetreten war.

Die Menstruation kann aber auch bei Veränderungen der Lebensweise und der Ernährung, auf Grund nervöser Einflüsse, z. B. durch Furcht vor einer Schwangerschaft oder bei lebhaftem Wunsch nach einer solchen und bei Krankheiten ausbleiben; andrerseits können bei schon bestehender Schwangerschaft, wenn auch selten, noch geringfügige Blutungen aus der Siebhaut auftreten, die eine Regel vortäuschen können.

2. Auflockerung und Wachstum der Gebärmutter, besonders wenn dieses der Zeitrechnung der Schwangerschaft entspricht.

Eine Vergrößerung der Gebärmutter kann aber auch durch Geschwülste derselben bedingt sein, ferner können Geschwulstbildungen an anderen Unterleibsorganen mit der wachsenden Gebärmutter verwechselt werden.

3. Blaufärbung und Auflockerung des Scheideneingangs und der Scheide.

Ähnliche Veränderungen können aber auch bei Entzündungen und Geschwülsten vorkommen.

4. Veränderungen an den Brüsten: Vergrößerung der Drüsenlappen und des Warzenhofes, dunkle Färbung desselben, Auftreten von Vormilch.

Die Veränderungen können aber auch aus einer früheren Stillperiode stammen. Bei manchen Frauen sondern die Brüste auch ohne Schwangerschaft Flüssigkeit ab, z. B. während der Regel oder bei Krankheiten.

Da solche Verwechselungen möglich, erlauben auch die wahrscheinlichen Zeichen keinen sicheren Schluß auf bestehende Schwangerschaft.

Die sicheren Schwangerschaftszeichen bestehen in dem Nachweis der Frucht und ihrer Lebensäußerungen.

Es sind:

1. Die sicher gehörten kindlichen Herztöne.

Dieses Zeichen ist das bei weitem zuverlässigste; bei seinem einwandfreien Nachweis, der allerdings der Hebamme erst etwa vom sechsten Monat an gelingt, kann an dem Vorhandensein einer Schwangerschaft kein Zweifel bestehen. In früheren Monaten sind im allgemeinen die Herztöne zu leise, um mit Sicherheit erkannt zu werden.

2. Die sicher wahrgenommenen Kindsbewegungen.

Die Feststellung der Bewegungen muß durch den Arzt oder die Hebamme erfolgt sein; mit Sicherheit sind sie erst nach dem fünften Monat wahrnehmbar, da sie vorher zu schwach sind, um sich bemerkbar zu machen. Man fühlt die Kindsbewegungen mit der aufgelegten Hand oder sieht sie bei Betrachtung des entblößten Leibes als eine vorübergehende Vorwölbung. Die Angabe der Frau über gefühlte Kindsbewegungen ist dagegen nicht zuverlässig, da hierbei bewußte oder unbewußte Täuschungen vorkommen, z. B. Verwechselungen mit Darmbewegungen.

3. Die sicher gefühlten Teile des Kindes.

Diese können bei der äußeren und inneren Untersuchung wahrgenommen werden. Es können aber auch Verwechselungen mit Geschwülsten vorkommen, besonders wenn diese der Größe und Form einzelner Fruchtteile ähneln.

Aus dem Gesagten geht hervor, daß die Hebamme die Schwangerschaft erst etwa im sechsten Monat mit Sicherheit erkennen kann, in früheren Monaten kann sie allenfalls mit einer gewissen Wahrscheinlichkeit eine Schwangerschaft annehmen, besonders wenn eine größere Anzahl wahrscheinlicher und unsicherer Zeichen zusammentrifft. In allen Zweifelsfällen bringt eine erneute Untersuchung zu einem Zeitpunkt, an dem sichere Schwangerschaftszeichen nachweisbar sein müßten, die Entscheidung.

Bei allen Unklarheiten der Untersuchung ist ärztlicher Rat einzuholen, besonders da dem Arzt noch andere Untersuchungsmethoden zur Feststellung der Schwangerschaft zu Gebote stehen.

Erkennung der wiederholten Schwangerschaft.

Wiederholte Schwangerschaft. Schwangerschaft und Geburt hinterlassen am mütterlichen Körper, wenn die Frucht eine gewisse Größe erreicht hatte, durch die Veränderung der Geschlechtsteile und infolge des Durchtrittes der Frucht durch den weichen Geburtsweg gewisse Merkmale, aus denen man auf die Tatsache einer voraufgegangenen Geburt schließen kann. Nur Fehlgeburten in den ersten Monaten hinterlassen wegen der Kleinheit der Frucht keine oder nur sehr geringfügige Kennzeichen. Bei der Untersuchung einer Schwangeren läßt sich daher in vielen Fällen feststellen, ob es sich um eine erste oder eine wiederholte Schwangerschaft handelt.

Die wesentlichen Zeichen einer stattgehabten Geburt sind folgende: Das Schamlippenbändchen ist meist eingerissen, nicht selten befindet sich am Damm eine Narbe, die Schamspalte klafft oder besitzt wenigstens

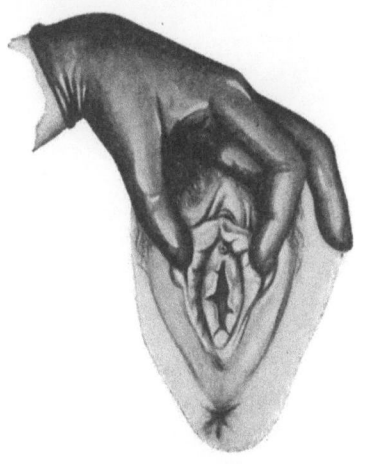
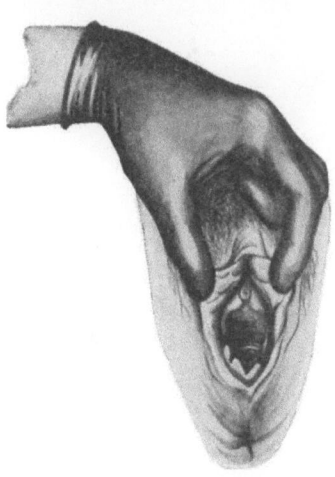

Abb. 53. Scheideneingang einer Frau, die noch nicht geboren hat. (Nach Opitz, aus Stoeckel.)

Abb. 54. Scheideneingang einer Frau die bereits geboren hat. (Nach Opitz, aus Stoeckel.)

nicht mehr den festen Schluß wie vor Eintritt einer Geburt, das Jungfernhäutchen ist zerstört, als Reste desselben finden sich nur noch kleine Erhebungen, die myrtenblattförmigen Warzen (Abb. 53 und 54). Die Scheide ist weiter, die queren Falten sind zum Teil ausgeglichen, der Scheidenteil ist nicht wie bei Erstgeschwängerten zapfenförmig, sondern breit und wulstig, der Muttermund stellt kein rundes Grübchen, sondern infolge seitlicher Einrisse eine quere offene Spalte dar (Abb. 55 und 56). In der Umgebung des Scheidenteils findet sich zuweilen hartes Narbengewebe. Die Bauchdecken der Mehrgeschwängerten sind schlaffer, in ihnen bemerkt man alte Schwangerschaftsnarben neben frischen Schwangerschaftsstreifen. Die Brüste sind meist schlaffer, die Warzen größer.

Die Zeichen einer stattgehabten Geburt können jedoch trügen oder so geringfügig sein, daß sie leicht übersehen werden, besonders wenn eine längere Zeit seit der Geburt verstrichen ist. Selbst das Fehlen aller Veränderungen ist kein voller Beweis dafür, daß noch keine Schwangerschaft bestanden hat, es könnte sich z. B. um eine Fehl=

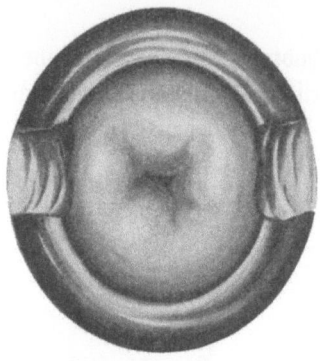 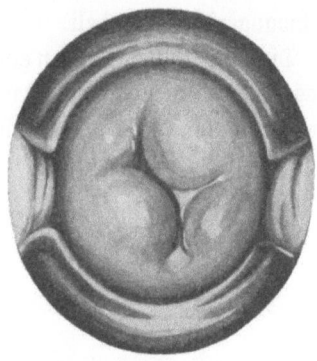

Abb. 55. Scheidenteil und Muttermund einer Erstgeschwängerten. (Nach Opitz, aus Stoeckel.)

Abb. 56. Scheidenteil und Muttermund einer Mehrgeschwängerten. (Nach Opitz, aus Stoeckel.)

geburt in den ersten Monaten gehandelt haben. Aus diesen Gründen sind alle Aussagen der Hebamme darüber, ob schon einmal eine Schwangerschaft oder eine Geburt stattgefunden hat, z. B. vor Gericht, nur mit großer Vorsicht abzugeben und besser durch das Zeugnis eines Arztes zu ersetzen. Ein solches ist immer nötig, wenn festgestellt werden soll, ob sich die Geschlechtsteile im jungfräulichen Zustande befinden, oder ob bereits Geschlechtsverkehr stattgefunden hat.

VIII. Zeitrechnung der Schwangerschaft.

Berechnung der Schwangerschaftsdauer. Die Bestimmung der Schwangerschaftsdauer gründet sich auf die Erfahrungstatsache, daß die Geburt durchschnittlich 280 Tage nach dem ersten Tage der zuletzt eingetretenen Regel erfolgt. Diese 280 Tage teilt man in Abschnitte von je 28 Tagen (Schwangerschaftsmonate) und erhält auf diese Weise 10 Schwangerschaftsmonate oder 40 Wochen, das sind nach Kalendermonaten gerechnet, 9 Monate und 4 bis 7 Tage. Da die Schwangerschaft aber in Wirklichkeit erst mit der Befruchtung des Eies eintritt und dieses erst zwischen dem 13. und 15. Tage nach dem ersten Tage der letzten Menstruation den Eierstock verläßt, muß obige Angabe der Schwanger=

schaftsdauer um etwa 14 Tage zu groß sein, die Schwangerschaft dauert in Wirklichkeit durchschnittlich nur 260—265 Tage; die 280 Tage dienen aber zur praktischen Errechnung der Schwangerschaftsdauer und des ungefähren Geburtstermines. Hat nur ein einziger Geschlechtsverkehr stattgefunden, so erfolgt bei eintretender Befruchtung die Geburt etwa 273 Tage nach demselben. In einzelnen Fällen kann die Schwangerschaft beträchtlich länger dauern (Spätgeburt), nach dem Bürgerlichen Gesetzbuch bis zu 302 Tagen, es sind aber Schwangerschaften von noch längerer Dauer beobachtet worden.

Aus allen diesen Gründen geht hervor, daß die Berechnung der Schwangerschaftsdauer und des Geburtstermines nur einen ungefähren Anhalt geben kann. Diesen gewinnt man, wenn man zu dem ersten Tag der letzten Regel 280 Tage zuzählt oder einfacher von diesem Tage 3 Kalendermonate zurückrechnet und dann 7 Tage hinzuzählt. Ist die letzte Regel am 1. April eingetreten, so würde die Geburt etwa am 8. Januar zu erwarten sein.

Noch unsicherer ist die Abschätzung der Schwangerschaftsdauer nach der ersten Wahrnehmung der Kindsbewegungen durch die Mutter. Mehrgeschwängerte bemerken die ersten Bewegungen bereits nach etwa $4^1/_2$ Kalendermonaten, Erstgeschwängerte meist erst 1—2 Wochen später. Hierbei spielen auch die Entwicklung des Kindes, die Menge des Fruchtwassers und die Zuverlässigkeit der Selbstbeobachtung eine Rolle.

Ein gewisser Anhaltspunkt wird auch dadurch gegeben, daß sich etwa 4 Wochen vor der Niederkunft der Gebärmuttergrund senkt und die Schwangere dieses dadurch bemerkt, daß ihre Atmung freier wird, daß sie Kleidungsstücke in der Taille fester binden kann, und daß ein vermehrter Druck auf die Harnblase entsteht.

Will eine Hebamme die Zeitdauer der Schwangerschaft und den ungefähren Geburtstermin bestimmen, so stellt sie zunächst durch Befragen der Schwangeren den ersten Tag der letzten Regel und das erstmalige Auftreten der Kindsbewegungen, unter Umständen den Eintritt der Erscheinungen, die durch die Senkung der Gebärmutter hervorgerufen sein könnten, fest. **Befragen.**

Während das Befragen nur ein unsicheres Ergebnis haben kann, da es von den nicht immer zuverlässigen Angaben der Schwangeren abhängig ist, gewinnt sie bessere Anhaltspunkte durch die Untersuchung der Schwangeren und die Feststellung der Größe der Gebärmutter. Trifft die Berechnung nach den Angaben mit dem **Untersuchung.**

Ergebnis der Untersuchung zusammen, so gewinnt die Bestimmung des Geburtstermines an Sicherheit.

Befund in den einzelnen Monaten.
In den einzelnen Monaten der Schwangerschaft ist der Befund folgender:

Im 2. Monat sind die Veränderungen noch geringfügig und schwer festzustellen. Der Scheidenteil ist etwas aufgelockert, der Muttermund der Erstgeschwängerten wandelt sich allmählich in ein rundes Grübchen um. Legt man den Zeigefinger an den Scheidenteil oder in das vordere Scheidengewölbe und drückt mit der anderen Hand von außen hinter der Schoßfuge tief ein, so gelingt es bisweilen, die etwa gänseeigroße Gebärmutter zu fühlen.

Im 3. Monat beginnt der Leib der Schwangeren oberhalb der Schambeine sich etwas vorzuwölben. Der Scheidenteil steht höher. Durch die Untersuchung von innen und außen läßt sich die etwa kindskopfgroße Gebärmutter gut zwischen die Hände bringen. Man fühlt ihre Erweichung und Auflockerung im oberen Abschnitt, während der Scheidenteil etwas härter ist. Die Brüste werden voller.

Im 4. Monat läßt sich der Gebärmuttergrund oberhalb des kleinen Beckens deutlich von außen tasten. Der Scheidenteil ist höher gerückt. Die Gebärmutter ist fast frauenkopfgroß.

Im 5. Monat steht der Gebärmuttergrund in der Mitte zwischen Schoßfuge und Nabel. Zuweilen gelingt es, Kindsteile zu fühlen, auch Bewegungen mit dem Hörrohr als einen dumpfen Ton zu hören oder zu fühlen.

Im 6. Monat steht der Gebärmuttergrund am Nabel. Herztöne sind bei sorgfältiger Untersuchung zu hören, Kindsteile und Bewegungen zu fühlen.

Im 7. Monat steht der Gebärmuttergrund mehrere Querfinger breit über dem Nabel. Kindsteile sind deutlich fühlbar und sehr beweglich. Der Scheidenteil ist noch höher gerückt. Oberhalb des vorderen Scheidengewölbes befindet sich meist der vorangehende Kopf der Frucht als eine kleine, bewegliche Kugel.

Im 8. Monat steht der Gebärmuttergrund in der Mitte zwischen Nabel und Magengrube. Der Nabel ist oft verstrichen. Der Scheidenteil verkürzt sich bei Erstgeschwängerten.

Im 9. Monat erreicht der Gebärmuttergrund seinen höchsten Stand, er steht in der Magengrube und erreicht seitlich den Rippenbogen. Der sehr hochstehende Scheidenteil ist bei Erstgeschwängerten auf etwa $1/2$ cm verkürzt. Der runde Muttermund ist geschlossen. Bei Mehrgeschwängerten klafft der untere Teil des Halskanales.

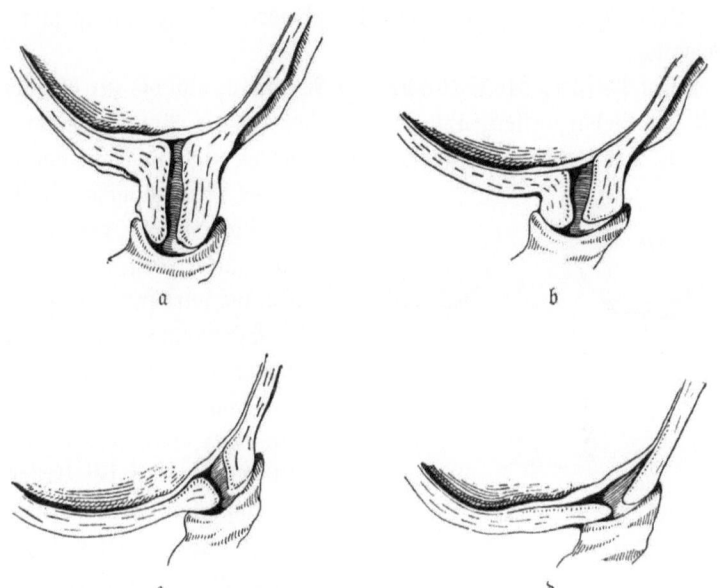

Abb. 57. Allmähliche Verkürzung und Erweiterung des Gebärmutterhalses am Ende der Schwangerschaft und im Beginn der Geburt bei Erstgebärenden.
(Nach Opitz, aus Stoeckel.)

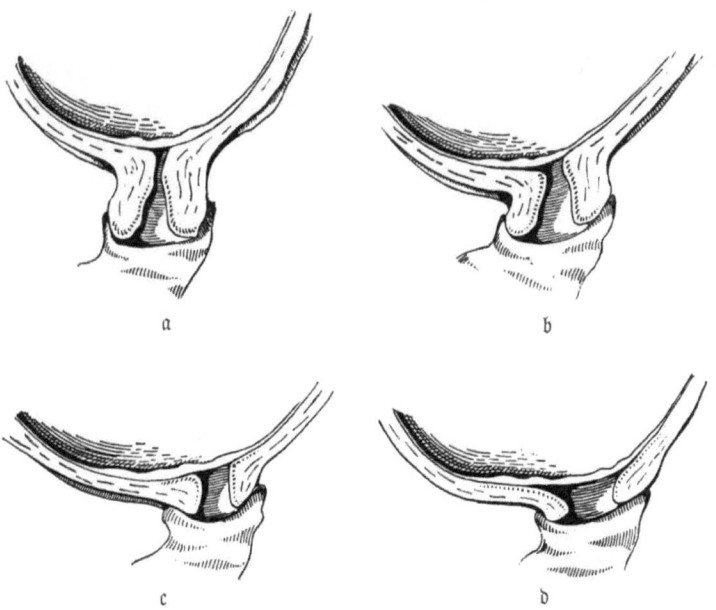

Abb. 58. Allmähliche Verkürzung und Erweiterung des Gebärmutterhalses am Ende der Schwangerschaft und im Beginne der Geburt bei Mehrgebärenden.
(Nach Opitz, aus Stoeckel.)

Die Atmung der Schwangeren ist erschwert. Die Frucht ist wenig beweglich.

Vom Anfang bis Ende des 10. Monats, also bis zur Geburt, sinkt der Gebärmuttergrund herab, indem er die Bauchdecken vordrängt. Der Gebärmuttergrund steht in der vierzigsten Woche wieder in der Mitte zwischen Nabel und Magengrube, der Leib ist aber stärker vorgewölbt. Die Atmung wird freier, wodurch die Schwangere eine Erleichterung verspürt. Der Nabel wölbt sich oft bläschenförmig vor. Der Scheidenteil rückt etwas tiefer, ist bei Erstgeschwängerten nach hinten gerichtet und gelangt erst kurz vor Beginn der Geburt mehr nach vorn. Der Scheidenteil verstreicht bei Erstgeschwängerten schließlich völlig, der Muttermund öffnet sich etwas. Auch bei Mehrgeschwängerten verkürzt sich der Scheidenteil, der Halskanal ist bis zum inneren Muttermund geöffnet. Bei Erstgeschwängerten steht der Kopf fest im Beckeneingang und drängt das vordere Scheidengewölbe herab, während er bei Mehrgeschwängerten meist noch beweglich über dem Becken steht. Der Leibesumfang beträgt Ende des zehnten Monats annähernd 100 cm, während er im achten Monat nur 92 cm mißt.

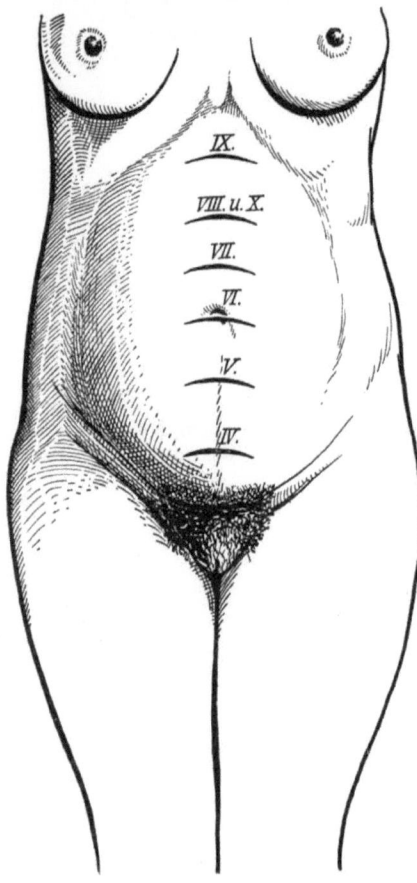

Abb. 59. Stand des Gebärmuttergrundes während der einzelnen Monate der Schwangerschaft. (Nach Bumm.)

Nach diesen Kennzeichen läßt sich bei regelmäßigen Verhältnissen der Monat der Schwangerschaft bestimmen und danach der Termin der Geburt berechnen. Handelt es sich aber um Regelwidrigkeiten, wie enges Becken, vermehrtes Fruchtwasser, Zwillinge, so kann die Bestimmung auch für den Arzt schwierig sein (Abb. 57 a—b und 58 a—b, 59 und 60).

IX. Verhaltungsmaßregeln für Schwangere.

Allgemeine Grundsätze. Die Schwangerschaft ist ein natürlicher Vorgang im weiblichen Leben und bedarf deshalb für gewöhnlich keiner Behandlung. Da jedoch auch in der normalen Schwangerschaft beträchtliche Veränderungen im mütterlichen Körper und Beschwerden auftreten, die unter Umständen sogar zu krankhaften Zuständen gesteigert sein können, sind bestimmte Verhaltungsmaßregeln für jede Schwangere erforderlich. Als erster Grundsatz hat zu gelten, daß die Schwangere ihre Lebensweise ebenso weiterführen soll wie vor der Schwangerschaft, vorausgesetzt, daß dieselbe eine vernünftige und der Gesundheit zuträgliche war. Als zweiter Grundsatz ist zu beachten, daß während der Schwangerschaft Ausschreitungen jeder Art durchaus vermieden werden müssen.

Frische Luft und Reinlichkeit sind stets die Grundlagen einer zweckmäßigen Lebensweise. Besonders die

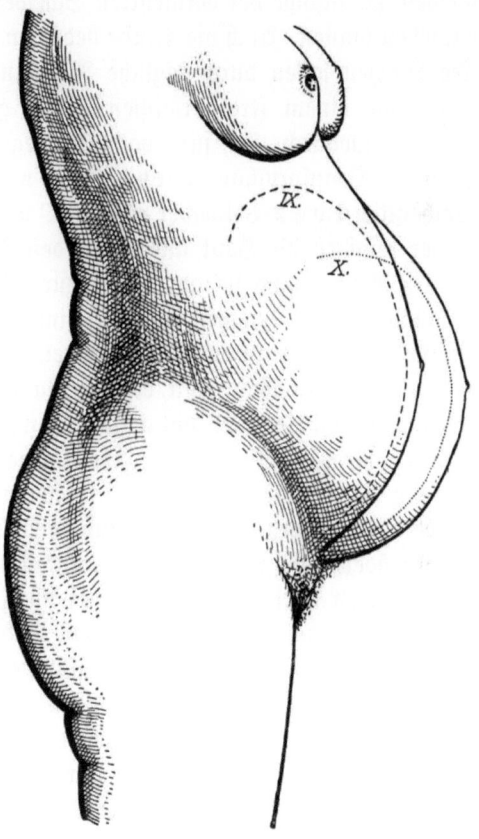

Abb. 60. Stand des Gebärmuttergrundes am Ende des neunten und zehnten Schwangerschaftsmonats. (Nach Bumm.)

Schwangere, die wegen der Versorgung der Frucht einen erhöhten Sauerstoffbedarf hat, lebe in möglichst reiner Luft, schlafe in einem gut gelüfteten Zimmer und meide den Aufenthalt in heißen, überfüllten Räumen, in denen es wegen der verbrauchten, schlechten Luft zu Herzklopfen, erschwertem Atmen, selbst zu Ohnmachten kommen kann. Ein täglicher Spaziergang von 1 bis 2 Stunden in frischer Luft ist auch aus dem Grunde wünschenswert, da hierdurch die Körpermuskulatur in regelmäßiger Übung erhalten wird. Eine ausreichende Nachtruhe ist unbedingt erforderlich.

Geschlechtsteile. Die äußeren Geschlechtsteile sind täglich mit lauwarmem Wasser, Seife und sauberer Watte (nicht mit einem Schwamm) zu reinigen, um ein Wundwerden derselben und Keimansiedelungen zu vermeiden, die infolge der vermehrten Scheidenabsonderung sonst leicht entstehen können. Auch die Brüste bedürfen einer besonderen Pflege. Die Warzen sollen durch tägliche Waschungen mit kaltem Wasser, Seife und einem Frottierlappen sauber gehalten und abgehärtet werden, wodurch sie für das Säugegeschäft vorbereitet und gegen die Beanspruchung durch dasselbe widerstandsfähiger werden. Wöchentlich 1 bis 2 Vollbäder von 35° C und von 10 bis 15 Minuten Dauer reinigen die Haut und regen den Blutumlauf an, nur kurz vor der Geburt sind sie am besten durch Brausebäder oder Ganzabwaschungen zu ersetzen, um ein Eindringen von Badewasser in die Geschlechtsteile zu verhüten. Wegen der Übertragungsgefahr ist es von besonderer Wichtigkeit, daß die Wanne, in der die Schwangere badet, nicht von Personen mit ansteckenden Krankheiten oder Eiterungen benutzt wird. Ist eine gesunde Schwangere an eine bestimmte Art von Bädern gewöhnt, so kann sie in der Schwangerschaft ebenso verfahren wie vorher, verboten sind heiße Sitz= und Fußbäder, auch Dampfbäder, die zu Blutungen Veranlassung geben könnten. Scheidenspülungen dürfen nur auf Verordnung des Arztes angewandt werden. Auf häufigeren Wechsel von Leib= und Bettwäsche ist die Schwangere hinzuweisen. Eine sorgfältige Zahnpflege ist erforderlich, da Zahnerkrankungen in der Schwangerschaft nicht selten sind; gegebenenfalls ist zahnärztliche Behandlung anzuraten.

Körperliche Tätigkeit. Körperliche Bewegungen dürfen von Schwangeren ausgeführt werden, falls keine Übertreibung stattfindet. Planmäßige Leibesübungen bedürfen einer ärztlichen Anordnung, weitere sportliche Betätigungen, wie Tanzen, Radfahren, Tennisspielen, Geräteturnen, Reiten, auch weite und anstrengende Reisen sind am besten zu vermeiden. Körperliche Arbeit, soweit sie der Beruf erfordert, ist mit Maß gestattet; Fabrikarbeit kann die Schwangere auf Grund einer ärztlichen Bescheinigung 6 Wochen vor der Niederkunft einstellen, mindestens 6 Wochen nach der Entbindung ist sie gesetzlich verboten. Zu meiden sind das Heben schwerer Lasten, das Zuschieben schwerer Schubladen, Springen und ähnliche plötzliche Körperanstrengungen sowie Tätigkeiten, die mit dauernder Erschütterung des Unterleibes ver=

knüpft sind, da sie besonders bei dazu neigenden Schwangeren von einer Blutung, sogar von einer Fehlgeburt gefolgt sein können.

Die Kleidung der Schwangeren muß sich der veränderten Körperform anpassen, daher besonders dem Leibe und den Brüsten die Möglichkeit der Ausdehnung geben. Das Korsett soll abgelegt und dafür ein weiches Mieder oder eine Umstandsbinde getragen werden, welche die Bauchdecken stützt. Die Umstandsbinden sind zweckmäßig durch einen Büstenhalter zu ergänzen, der durch seine Achselbänder die Last auf die Schultern überträgt. Runde Strumpfbänder, die zu Blutstauungen führen, sind verboten und durch Strumpfhalter zu ersetzen. Besonders in den letzten Monaten der Schwangerschaft soll die gesamte Kleidung am besten so gestaltet sein, daß nichts um die Taille gebunden, sondern alles von den Schultern getragen wird. *Kleidung.*

Die Ernährung der Schwangeren kann im allgemeinen unter Ausschluß schwerverdaulicher Speisen in der gewohnten gemischten Kost bestehen. Dabei ist jedoch vor allem jede Überernährung zu vermeiden, die lediglich zu Verdauungsstörungen oder zu unerwünschtem Fettansatz bei der Mutter führt und nicht etwa dem Kinde zugute kommt, denn die Entwicklung des Kindes ist in hohem Maße von Menge und Art der mütterlichen Ernährung unabhängig. Für die Schwangere sind einige weitere Vorschriften zu beachten. Allzu reichliches Getränk ist wegen der in der Schwangerschaft vorhandenen Neigung zu wäßrigen Anschwellungen nicht gestattet. Alkohol ist zu verbieten, da er auf die Frucht übergehen kann, besonders ist jedes Übermaß von Nachteil. Stark gewürzte, besonders gesalzene Speisen, übermäßiger Fleisch- und Fettgenuß sind wegen etwaiger Nierenreizungen schädlich. Frisches, reifes Obst und Gemüse sind besonders empfehlenswert, desgleichen Milch in mäßiger Menge. Im übrigen zwinge man die Schwangere nicht zu bestimmten Speisen, sie kann essen, wonach sie Verlangen hat, und fortlassen, wogegen sie Widerwillen empfindet. Sie soll aber bei den einzelnen Mahlzeiten nicht zuviel auf einmal zu sich nehmen, sondern lieber öfter und dann weniger essen, abends soll sie besonders mäßig sein. *Ernährung.*

Gegen das morgendliche Erbrechen verordnet man, daß die Schwangere vor dem ersten Aufrichten im Bett etwas genießt, z. B. eine Tasse Milch mit Zwieback, und danach noch etwa eine Stunde liegen bleibt. Für regelmäßige Stuhlentleerung sorgt man durch essen von Obst, Gemüse, Salat und grobem Brot, oder läßt morgens ein *Darmtätigkeit.*

Glas kaltes Wasser trinken; von besonderer Wichtigkeit ist es, den Darm an Regelmäßigkeit zu gewöhnen, das heißt die Stuhlentleerung stets auf dieselbe Stunde zu legen, auch wenn kein besonderer Drang besteht. Wirken diese Mittel nicht, so kann etwa jeden zweiten Tag ein Einlauf gegeben werden, dagegen ist es der Hebamme nicht erlaubt, andere Abführmittel anzuwenden. Bei hartnäckiger Stuhlverstopfung, die zu Blähungsbeschwerden, Gefühl der Fülle im Leib, Blutandrang zum Kopf und unruhigem Schlaf führt, ist ärztlicher Rat erforderlich.

Durch Genuß verdorbener oder ungeeigneter Nahrungsmittel, durch übermäßiges Essen oder durch Erkältung kann ein Durchfall entstehen. Gegen diesen verordnet man Warmhaltung des Leibes (Thermophor, warme Tücher) sowie eine entsprechende Diät. Die Nahrungsaufnahme beschränkt sich auf Hafer-, Gersten- oder Reisschleim, die ohne Butter, Zucker und Milch bereitet sind; als Getränk gibt man warmen, ungezuckerten Tee. Arzneimittel dürfen von der Hebamme nicht verordnet werden. Gelingt es nicht, mit den erwähnten Hausmitteln den Durchfall in kürzester Zeit zu beseitigen, so ist ärztliche Behandlung notwendig.

Auf regelmäßige Harnentleerung ist besonders in den ersten Monaten der Schwangerschaft zu achten.

Schutz gegen Infektion. Der Geschlechtsverkehr darf im Beginn der Schwangerschaft wegen der Gefahr einer Fehlgeburt nur mit Vorsicht und selten ausgeführt werden, in den letzten 6 Wochen vor der Geburt ist er unbedingt zu unterlassen, da durch denselben Keime in die inneren Geschlechtsteile eingebracht werden, die schwere Wochenbettserkrankungen veranlassen könnten. Aus demselben Grunde dürfen sich Schwangere in den letzten Wochen keine Scheidenspülungen machen oder sich mit dem in die Scheide eingeführten Finger selbst untersuchen.

Da Schwangere wenig Widerstandskraft gegen übertragbare Krankheiten besitzen, und diese bei ihnen häufig einen schweren Verlauf nehmen, müssen sie sich sorgfältig vor Ansteckung jeder Art hüten und die Berührung mit derartigen Kranken durchaus meiden.

Gemütsstimmung. Eine ruhige und heitere Gemütsstimmung ist für das körperliche Befinden der Schwangeren und ihren Stoffwechsel von Bedeutung, deshalb muß sie nach Möglichkeit vor Gemütsbewegungen, Schreck und Kummer bewahrt werden. Aufgabe der Hebamme ist es, beruhigend und tröstend auf die Schwangere, die sich nicht selten in einem Zustand der Überempfindlichkeit befindet, einzuwirken; es wäre unverantwortlich, wenn sie im Gegensatz dazu durch Erzählung eigener Erlebnisse über schwere Geburten oder durch Ruhmredigkeit die Schwangere ängstigen würde.

Nicht selten wird die Hebamme auch Gelegenheit haben, manchem im Volke gerade in bezug auf Schwangerschaft, Geburt und Wochenbett bestehenden Aberglauben entgegentreten zu können und vermöge ihrer Kenntnisse aufklärend zu wirken. Zu diesem Aberglauben gehört auch die weitverbreitete Anschauung von dem Versehen der Schwangeren. Wird ein Kind mit einer auffälligen Verbildung geboren, oder hat es ein ausgebreitetes Muttermal oder einen Blutschwamm, so werden diese Vorkommnisse unrichtigerweise darauf zurückgeführt, daß sich die Schwangere vor irgendeinem besonderen Ereignis, z. B. einer Feuersbrunst oder vor dem plötzlichen Anblick eines Krüppels oder eines Tieres angeblich stark erschreckt habe. Schreckhafte Gesichtseindrücke der Mutter könnten nur auf dem Wege der Nervenbahnen zum Kinde geleitet werden, Nerven sind jedoch weder im Mutterkuchen noch in der Nabelschnur vorhanden. Starke seelische Erregungen können zwar zu Störungen im mütterlichen Blutkreislauf und zu Blutungen, sogar zur Unterbrechung der Schwangerschaft führen, aber körperliche Verbildungen des Kindes können sie nicht hervorrufen, diese entstehen vielmehr durch Störungen der Entwicklung (siehe Seite 344). Die Verbildungen beginnen stets in den frühesten Zeiten der Schwangerschaft, daher sind sie schon vorhanden, wenn nach dem Aberglauben das Versehen eintritt, da dieses sich fast immer erst in späteren Monaten der Schwangerschaft, häufig erst gegen das Ende derselben ereignet.

Sehr wünschenswert ist es, wenn die Hebamme, welche die Geburt leiten soll, bereits in der Schwangerschaft zu Rate gezogen wird, damit alles Erforderliche für die Geburt vorbereitet werden kann. Die Hebamme kann dann alle nötigen Gerätschaften bereitstellen, sich um Wäsche und Kinderkleidung kümmern, ein geeignetes Zimmer für die Geburt aussuchen und sich mit dem Haushalt bekannt machen. So vorbereitet, kann sie bei der Geburt rechtzeitig und in Ruhe alle Hilfeleistungen vornehmen, besser, als wenn sie erst alles im Haushalt zusammensuchen muß. Sie kann auch in der Schwangerschaft einen genauen geburtshilflichen Befund aufnehmen und unter Umständen Regelwidrigkeiten entdecken, die ärztliche Hilfe erfordern.

Für viele Schwangere ist es wegen ihrer wirtschaftlichen Verhältnisse nicht möglich, einen großen Teil der gegebenen Vorschriften zu befolgen. Wenn sich auch die Hebamme bei ihren Verordnungen den äußeren Verhältnissen anpassen muß, so suche sie doch stets das mögliche zu erreichen. In diesen Bestrebungen wird sie durch die Einrichtungen der Reichsversicherungsordnung unterstützt, deren wichtigste diesbezügliche Bestimmungen folgendermaßen lauten:

Reichsversicherungsordnung. Auf Grund des Gesetzes betr. Wochenhilfe vom 15. Dezember 1924, abgeändert am 9. Juli 1926, erhalten weibliche Versicherte, die in den letzten zwei Jahren vor der Niederkunft mindestens zehn Monate hindurch, im letzten Jahre vor der Niederkunft aber mindestens sechs Monate hindurch auf Grund der Reichsversicherung oder bei dem Reichsknappschaftsvereine gegen Krankheit versichert gewesen sind, als Wochenhilfe

§ 195a 1. bei der Entbindung oder bei Schwangerschaftsbeschwerden Hebammenhilfe, Arznei und kleinere Heilmittel sowie, falls es erforderlich wird, ärztliche Behandlung;

2. einen einmaligen Beitrag zu den sonstigen Kosten der Entbindung und bei Schwangerschaftsbeschwerden in Höhe von 10 Reichsmark; findet eine Entbindung nicht statt, so sind als Beitrag zu den Kosten bei Schwangerschaftsbeschwerden 6 Reichsmark zu zahlen;

3. ein Wochengeld in Höhe des Krankengeldes, jedoch mindestens 50 Reichspfennig täglich, für vier Wochen vor und sechs zusammenhängende Wochen unmittelbar nach der Niederkunft;

4. solange sie ihre Neugeborenen stillen, ein Stillgeld in Höhe des halben Krankengeldes, jedoch mindestens 25 Reichspfennig täglich, bis zum Ablauf der zwölften Woche nach der Niederkunft. Der Vorstand kann einen Höchstbetrag für das tägliche Stillgeld festsetzen.

Die Satzung oder die oberste Landesbehörde kann bestimmen, daß die Kassen bei Zahlung des Stillgeldes auf den Wert der regelmäßigen Inanspruchnahme von Mütterberatungsstellen, Säuglingsfürsorgestellen oder gleichartigen Einrichtungen hinweisen.

Die Dauer des Wochengeldbezugs vor der Entbindung wird auf zwei weitere Wochen erstreckt, wenn die Schwangere während dieser Zeit keine Beschäftigung gegen Entgelt ausübt, und vom Arzt festgestellt wird, daß die Entbindung voraussichtlich innerhalb sechs Wochen stattfinden wird. Irrt sich der Arzt bei der Berechnung des Zeitpunkts der Entbindung, so hat die Schwangere gleichwohl Anspruch auf das Wochengeld von dem in dem ärztlichen Zeugnis angenommenen Zeitpunkt bis zur Entbindung.

Das Wochengeld für die Zeit vor der Entbindung wird jeweils sofort, nicht erst mit dem Tage der Entbindung fällig.

Neben dem Wochengelde für die Zeit nach der Entbindung wird kein Krankengeld gewährt. Für die Zeit nach der Entbindung, in der die Wöchnerin gegen Entgelt arbeitet, wird nur das halbe Wochengeld gezahlt.

Wechselt die Wöchnerin während der Leistung der Wochenhilfe die Kassenzugehörigkeit, so bleibt die erstverpflichtete Kasse für die weitere Durchführung der Leistung zuständig.

Stirbt eine Wöchnerin bei der Entbindung oder während der Zeit der Unterstützungsberechtigung, so werden die noch verbleibenden Beträge an Wochen= und Stillgeld bis zum satzungsmäßigen Ende der Bezugszeit an denjenigen gezahlt, der für den Unterhalt des Kindes sorgt.

Der Anspruch bleibt beim Vorliegen der übrigen Voraussetzungen auch dann bestehen, wenn die Versicherte wegen ihrer Schwangerschaft innerhalb sechs Wochen vor der Entbindung aus der Versicherung ausgeschieden ist.

§ 195b. Die Satzung kann den einmaligen Entbindungskostenbeitrag von 10 Reichsmark bis auf 25 Reichsmark erhöhen, die Dauer des Wochengeldbezugs bis auf dreizehn Wochen und des Stillgeldbezugs bis auf sechsundzwanzig Wochen erweitern.

§ 196. Mit Zustimmung der Wöchnerin kann die Kasse

1. an Stelle des Wochengeldes Kur und Verpflegung in einem Wöchnerinnenheim gewähren;
2. Hilfe und Wartung durch Hauspflegerinnen gewähren und dafür bis zur Hälfte des Wochengeldes abziehen.
3. Findet die Entbindung ohne Zustimmung der Kasse in einem Wöchnerinnenheime statt und wird die von der Kasse gebotene Hebammenhilfe nicht in Anspruch genommen, so erhält die Wöchnerin an Stelle der Hebammenhilfe einen festgesetzten Betrag.

§ 205a. Wochenhilfe erhalten auch die Ehefrauen sowie solche Töchter, Stief= und Pflegetöchter der Versicherten, welche mit diesen in häuslicher Gemeinschaft leben, wenn

1. sie ihren gewöhnlichen Aufenthalt im Inland haben,
2. ihnen ein Anspruch auf Wochenhilfe nach § 195a nicht zusteht und
3. die Versicherten in den letzten zwei Jahren vor der Niederkunft mindestens zehn Monate hindurch, im letzten Jahre vor der Niederkunft aber mindestens sechs Monate hindurch auf Grund der Reichsversicherung oder bei dem Reichsknappschaftsvereine gegen Krankheit versichert gewesen sind.

Die Familienwochenhilfe ist auch zu gewähren, wenn die Niederkunft innerhalb neun Monaten nach dem Tode des Versicherten erfolgt. Bei Töchtern, Stief= und Pflegetöchtern ist Voraussetzung, daß sie mit dem Versicherten bis zu seinem Tode in häuslicher Gemeinschaft gelebt haben. Berechtigt ist die Schwangere oder Wöchnerin; im Falle ihres Todes gilt § 195a Abs. 6 entsprechend.

Nach der Verordnung über die Fürsorgepflicht vom 13. Februar 1924 können von den Fürsorgeverbänden hilfsbedürftigen Schwangeren und Wöchnerinnen dieselben Unterstützungen gewährt werden, wie die Familienangehörigen eines Versicherten auf Grund der Reichsversicherungsordnung erhalten.

Reichsgesetz über die Beschäftigung Schwangerer.

Das Reichsgesetz über die Beschäftigung vor und nach der Niederkunft gilt für die Beschäftigung aller krankenversicherungspflichtigen Arbeitnehmerinnen — mit Ausnahme der Betriebe in der Land- und Forstwirtschaft, der Tierzucht und der Fischerei, ferner deren Nebenbetrieben, in denen regelmäßig nicht mehr als 3 Arbeitnehmer beschäftigt werden, und der Hauswirtschaft. —

Hiernach können die Schwangeren auf Grund einer ärztlichen Bescheinigung **sechs Wochen vor der Niederkunft** die Arbeit einstellen. Das Beschäftigungsverbot nach der Niederkunft erstreckt sich auf **6 Wochen**, der Wiedereintritt der Wöchnerinnen ist nur nach Vorlage eines Ausweises über den Ablauf der sechswöchigen Schonzeit gestattet. Darüber hinaus sind die Wöchnerinnen zur Inanspruchnahme einer weiteren Schonzeit von 6 Wochen berechtigt, wenn sie durch ärztliches Zeugnis nachweisen, daß sie wegen einer **Krankheit**, die eine Folge ihrer Schwangerschaft oder Niederkunft ist, oder dadurch eine wesentliche Verschlimmerung erfahren hat, an der Arbeit verhindert sind. Eine Verpflichtung zur Gewährung von Entgelt für die Schonzeit besteht für den Arbeitgeber aber nur insoweit, als dies ausdrücklich vereinbart ist. Während 6 Monaten nach der Niederkunft sind **Stillpausen** bis zu zweimal einer halben oder einmal einer Stunde täglich zu gewähren. Eine Verpflichtung des Arbeitgebers zur Zahlung eines Entgelts wird hierdurch nicht berührt.

Eine **Kündigung** von Schwangeren und Wöchnerinnen ist während 6 Wochen vor und 6 Wochen nach der Niederkunft **unwirksam**, wenn dem Arbeitgeber zur Zeit der Kündigung die Schwangerschaft oder Entbindung bekannt war oder wenn ihm die Arbeitnehmerin davon unverzüglich nach Empfang der Kündigung Kenntnis gegeben hat. Der Kündigungsschutz verlängert sich um längstens weitere 6 Wochen, wenn bei Ablauf der ersten 6 Wochen nach der Niederkunft die Arbeitnehmerin durch ärztliches Zeugnis nachweist, daß sie wegen einer infolge Schwangerschaft oder Niederkunft eingetretenen oder wesentlich verschlimmerten Krankheit an der Aufnahme der Arbeit verhindert ist. Der in die Schutzfrist fallende Ablauf ausgesprochener Kündigungen wird um die Dauer der Schutzfrist hinausgeschoben.

Die Wirksamkeit von Kündigungen, die aus einem wichtigen, nicht mit der Schwangerschaft oder Niederkunft zusammenhängenden Grunde erfolgen, bleibt unberührt. Der Kündigungsschutz findet auch keine Anwendung, falls der Arbeitsvertrag ausdrücklich zu einem bestimmten Zweck abgeschlossen und dieser Zweck an dem Zeitpunkt, für den die Kündigung erfolgt, erfüllt ist.

Arbeitgeber, die den Schutzbestimmungen vorsätzlich oder fahrlässig zuwiderhandeln, werden **bestraft**.

Die Hebamme soll mit diesen wichtigsten Bestimmungen der Gesetze über Reichswochenhilfe und Wöchnerinnenschutz vertraut sein; sie wird aber nicht in jedem einzelnen Falle völlig genügende Auskunft über die Bestimmungen der Gesetze geben können. Sie soll deshalb in zweifelhaften Fällen den Frauen empfehlen, sich wegen Geltendmachung ihrer Ansprüche und etwaiger Weiterversicherung rechtzeitig, d. h. innerhalb 3 Wochen nach erfolgtem Austritt, bei der zuständigen Krankenkasse oder bei der Gemeindebehörde Rat zu holen, damit sie nicht der Vergünstigungen der Gesetze verlustig gehen.

In vielen Städten, Gemeinden und Kreisen bestehen städtische bzw. Kreis-Wohlfahrtsämter mit Gesundheitsämtern bzw. Jugendämtern, die neben anderen wichtigen Zweigen der Fürsorge, wie z. B. Wohnungs-, Tuberkulose-, Kleinkinder-, Geschlechtskranken-, Trinker- und Krüppelfürsorge auch die für die Hebamme besonders wichtige Schwangeren-, Wöchnerinnen- und Säuglingsfürsorge umfassen. Die Hebamme muß, um den sozialen Anforderungen ihres Berufes entsprechen zu können, auch mit derartigen örtlichen Einrichtungen der Schwangeren-, Wöchnerinnen- und Säuglingsfürsorge vertraut sein, mit den beamteten Fürsorgepersonen (Fürsorgeschwester) unmittelbare Fühlung haben und — soweit möglich — selbst in der Fürsorge mitarbeiten. *Fürsorgeeinrichtungen.*

An vielen Orten bestehen öffentliche geburtshilfliche Anstalten und Kliniken, auch Wöchnerinnenheime, in denen Schwangere, Gebärende und Wöchnerinnen mit ihren Kindern für längere Zeit Aufnahme finden und von dort nötigenfalls der weiteren Fürsorge überwiesen werden. Von besonderer Bedeutung sind auch die Schwangeren- und Mütterberatungsstellen, in denen ärztlicher und wirtschaftlicher Rat sowie Belehrung in Rechtsangelegenheiten erteilt wird. Daneben gibt es private Wohlfahrtseinrichtungen, die ärmere Wöchnerinnen unterstützen und ihnen die Haussorge abnehmen.

Alle diese Anstalten und Einrichtungen innerhalb ihres Bezirks muß die Hebamme kennen, um ihre Schutzbefohlenen zwecks Inanspruchnahme derselben jederzeit beraten zu können.

Ferner soll die Hebamme nach Möglichkeit dafür sorgen, daß uneheliche Mütter zwecks Geltendmachung der Ansprüche des Kindes rechtzeitig mit dem Berufsvormund in Verbindung treten. Die Hebamme soll sich infolge ihrer Vertrauensstellung der unehelichen Mutter menschlich mitfühlend annehmen, gegebenenfalls auch bemüht sein, eine Aussöhnung der Schwangeren mit ihren Eltern herbeizuführen und hierbei auf das spätere Zusammenbleiben von Mutter und Kind im Elternhause hinwirken.

B. Die geburtshilfliche Untersuchung.

Die geburtshilfliche Untersuchung ist der wichtigste Teil der Hebammenkunst, sie allein setzt die Hebamme in die Lage, ein zuverlässiges Bild von dem vorliegenden Fall zu gewinnen. Die geburtshilfliche Untersuchung kann sowohl in der Schwangerschaft wie während der Geburt vorgenommen werden, sie will ergründen

1. ob überhaupt eine Schwangerschaft vorliegt;
2. in welcher Zeit sich dieselbe befindet;
3. ob es sich um eine regelmäßige oder regelwidrige Schwangerschaft bzw. Geburt handelt;
4. welches die Lage des Kindes ist, und ob es lebt, und
5. welche Voraussage für den Verlauf der Geburt gegeben werden kann.

Um Unterlassungen zu vermeiden, muß die Untersuchung in einer festgelegten Reihenfolge und nach bestimmten Gesichtspunkten vorgenommen werden.

Zunächst erfolgt die

Aufnahme der Vorgeschichte,

Vorgeschichte. zu deren Ermittelung die Hebamme an die Schwangere eine Reihe von Fragen stellt.

Die Fragen erstrecken sich auf:

1. Das Lebensalter der Schwangeren:

Die Kenntnis des Alters ist besonders bei Erstgebärenden von Wichtigkeit. Z. B. kann bei sehr jugendlichen Personen unter 18 Jahren die Muskulatur der Gebärmutter noch nicht genügend entwickelt sein und dadurch eine Verzögerung der Geburt eintreten; bei alten Erstgebärenden über 30 Jahren kann die Dehnungsfähigkeit der Weichteile abgenommen haben und dadurch die Geburt erschwert werden.

2. Frühere Krankheiten und erbliche Veranlagung:

Gibt die Schwangere an, daß sie auffallend spät gehen gelernt hat, so besteht die Vermutung, daß sie englische Krankheit gehabt hat, und daß möglicherweise eine Regelwidrigkeit des Beckens vorliegt. Verkrümmungen der Wirbelsäule, Erkrankungen der Hüfte oder des Beines können gleichfalls Regelwidrigkeiten des Beckens verursacht haben. Hat die Schwangere einmal Scharlach gehabt, so kann eine

Nierenerkrankung zurückgeblieben sein; hat sie einen Gelenkrheumatismus überstanden, so besteht die Möglichkeit eines Herzfehlers; hat sie häufiger an Stichen oder Krankheiten der Lunge gelitten, die einer Tuberkulose, besonders wenn auch die Eltern oder Geschwister Tuberkulose gehabt haben. Überstandene Geschlechtskrankheiten, vor allem Syphilis und Tripper, sind ebenfalls von besonderer Bedeutung.

3. **Den Eintritt der letzten Menstruation und den Verlauf der früheren:**

Nach der letzten Menstruation wird die Dauer der Schwangerschaft und der Geburtstermin berechnet. Waren die früheren Regeln besonders stark, so besteht die Möglichkeit von Blutungen in der Schwangerschaft oder in der Nachgeburtszeit.

4. **Das erste Wahrnehmen der Kindsbewegungen:**

Der Zeitpunkt ist wichtig zur Errechnung des Geburtstermines.

5. **Die Zahl und den Verlauf früherer Geburten und Fehlgeburten:**

Befund und Geburtsverlauf bei Erst- und Mehrgebärenden unterscheiden sich in vieler Hinsicht. Aus etwa voraufgegangenen Geburten lassen sich wichtige Anhaltspunkte für den Verlauf der zu erwartenden Geburt gewinnen. Sind die früheren Geburten stets regelmäßig erfolgt, so ist das Gleiche für die kommende Geburt zu erhoffen, sind stets Regelwidrigkeiten eingetreten, so muß wieder mit der Wahrscheinlichkeit einer solchen gerechnet werden. Sind wiederholte Fehl- und Frühgeburten vorausgegangen, so besteht die Möglichkeit einer Syphilis.

6. **Das Befinden während der Schwangerschaft:**

Hat die Schwangere Anschwellungen an verschiedenen Stellen des Körpers oder länger dauernde Kopfschmerzen bemerkt, so können diese Erscheinungen auf Nierenstörungen beruhen; Herz- und Atembeschwerden deuten auf Herz- oder Lungenerkrankungen; Blutungen in den ersten Monaten der Schwangerschaft auf beginnende Fehlgeburt, in der zweiten Hälfte auf regelwidrigen Sitz des Mutterkuchens.

7. **Das Bestehen von Geburtsvorgängen:**

Das Auftreten von sich wiederholenden ziehenden Schmerzen im Kreuz, der Abgang von blutigem Schleim oder von wäßriger Flüssigkeit aus den Geschlechtsteilen deuten auf eine im Gang befindliche Geburt.

Nach der Ermittelung der Vorgeschichte erfolgt die

Aufnahme des Befundes
(Äußere Untersuchung).

Vorbereitung. Schon während der Aufnahme der Vorgeschichte hat die Hebamme Temperatur und Puls der Schwangeren festgestellt, dann bekleidet sie sich mit ihrer weißen Schürze, streift die Ärmel in die Höhe, bindet ihr Kopftuch um, stellt eine Schale mit warmem Waschwasser bereit und legt ihre ausgekochte Seifenbürste hinein. Zur Untersuchung bereitet sie ein frisch bezogenes Bett oder ein Ruhebett vor, über welches ein reines Laken gebreitet ist. Das Lager muß hart sein, damit die Beckengegend nicht einsinkt, und so beschaffen sein, daß der Oberkörper der zu Untersuchenden etwas erhöht werden kann. Die Schwangere muß ihren Harn in ein sauberes Gefäß entleeren (der Harn wird aufgehoben und später auf Eiweiß untersucht), sie muß alle Kleidungsstücke ablegen, so daß sie nur noch mit einem Hemd bekleidet ist, das zur Aufnahme des Befundes zurückgeschlagen wird, und dann auf das vorbereitete Lager gebracht werden. Nunmehr wäscht sich die Hebamme ihre Hände in vorschriftsmäßiger Weise mit warmem Wasser, Seife und Bürste und trocknet sie an einem reinen Handtuch ab.

Es beginnt die

Besichtigung der Schwangeren.

Besichtigung. Die Hebamme versucht zunächst ein allgemeines Bild von dem Aussehen und Ernährungszustand der Schwangeren zu gewinnen, ob sie einen gesunden oder kranken Eindruck macht, wie die Farbe des Gesichtes ist, ob sie auffallend bleich ist und ob Anschwellungen der Augenlider bestehen, was auf Nierenerkrankungen hindeuten könnte. Eine bläuliche Gesichtsfarbe und schnelle oder mühsame Atmung könnten durch Herz- oder Lungenleiden bedingt sein. Ferner achtet sie darauf, ob die Schwangere besonders klein ist, auffallend schmale Hüften hat, Verbiegungen an Armen und Beinen, oder eine Verkrümmung der Wirbelsäule, oder eine Verkürzung eines Beines aufweist, Veränderungen, die auf ein enges Becken hindeuten. Die Beine besichtigt sie auf etwa vorhandene Krampfadern und Anschwellungen besonders der Knöchelgegend.

An den Brüsten ist zu beachten, ob sie kräftig entwickelt sind, ob die Warzen gut gebildet sind und genügend hervortreten.

Von besonderer Wichtigkeit ist die Besichtigung des Leibes. Die Hebamme stellt durch den Augenschein fest, ob die Wölbung des Leibes eine Eiform hat, was auf eine Längslage deutet, oder eine auffallende Breitenausdehnung zeigt, was eine Querlage vermuten läßt. Ein Hängebauch, der besonders bei der stehenden oder sitzenden Frau bemerkt werden kann, ist möglicherweise durch ein enges Becken bedingt. Die Hebamme sieht nach der braungefärbten Mittellinie, nach den Schwangerschaftsstreifen und der Beschaffenheit des Nabels. Hierauf mißt sie mit einem Bandmaß den größten Umfang des Leibes und vergleicht dieses Maß mit der angegebenen Zeit der Schwangerschaft. Ist das Maß zu groß oder zu klein, so kann ein Irrtum in der Zeitrechnung der Schwangerschaft bestehen, oder es kann sich um eine Regelwidrigkeit handeln, z. B. bei zu großem Umfang um übermäßiges Fruchtwasser oder um Zwillinge, bei zu kleinem Maße um eine auffällig schwach entwickelte oder abgestorbene Frucht. Besteht ein Mißverhältnis zwischen Kopf und Beckeneingang, also eine Regelwidrigkeit, so ist bei entleerter Harnblase die Unterbauchgegend dicht oberhalb der Schoßfuge mehr oder weniger erheblich vorgewölbt. Ist die Geburt bereits im Gange, so sieht die Hebamme, wie sich der Leib in gewissen Zwischenräumen in die Höhe richtet und versteift, während die Schwangere gleichzeitig unruhig wird und mehr oder weniger lebhafte Schmerzempfindungen äußert.

Zum Schluß besichtigt sie die äußeren Geschlechtsteile auf etwaige krankhafte Zustände: Anschwellungen, starke Blutaderknoten, Wunden, Geschwüre, Feigwarzen, eitrigen Ausfluß.

Die weitere Aufnahme des Befundes erfolgt durch die

Tastung.

Dieselbe wird mit bestimmten Handgriffen vorgenommen, zu deren Ausführung sich die Hebamme auf den Rand des Lagers neben die zu Untersuchende setzt. *Tastung.*

Mit dem ersten Handgriff wird der Höhenstand des Gebärmuttergrundes und der etwa in ihm befindliche Kindsteil festgestellt (Abb. 61). *Erster Handgriff.*

Die Hebamme legt beide Hände mit zusammengelegten Fingerspitzen oberhalb der Schoßfuge fest auf den Leib und fühlt durch die Bauchdecken den Widerstand der härteren Gebärmutterwand. Dann gleitet sie mit beiden Händen nach aufwärts bis zu der Stelle, wo der Widerstand der Gebärmutter aufhört und die Fingerspitzen tiefer in die Bauchdecken einsinken. Dort findet sie die höchste Kuppe der Gebärmutter, den gewölbten Gebärmuttergrund, der sich mit beiden Händen umgreifen läßt. Falls der Gebärmuttergrund seitlich abgewichen sein sollte, bringt sie ihn zunächst in die Mitte. Sie mißt an Fingerbreiten ab, wie hoch er sich über der Schoßfuge oder über dem Nabel befindet, bzw. welcher Zwischenraum zwischen ihm und dem Rippenbogen besteht. Drückt sie mit beiden Händen zart auf den Gebärmuttergrund, so fühlt sie meist in ihm einen großen Kindsteil, der sich durch den Druck hin und her bewegen läßt.

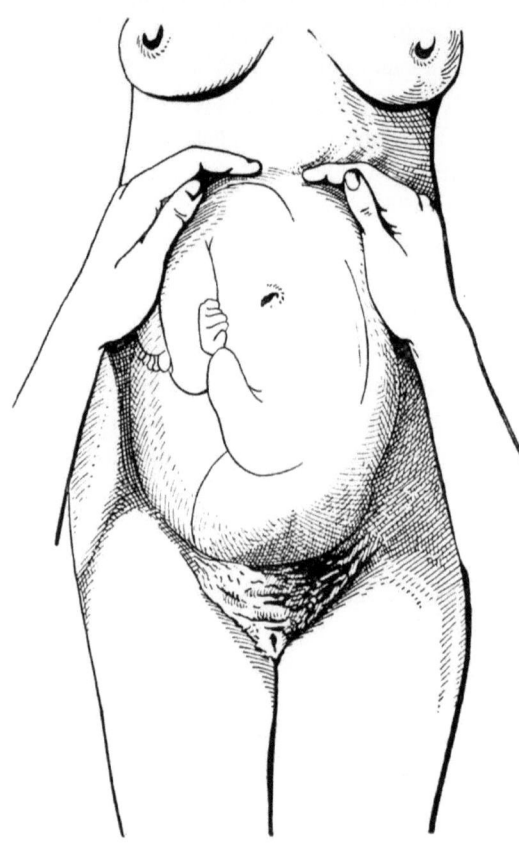

Abb. 61. Erster Handgriff. (Nach Bumm.)

Man unterscheidet große und kleine Kindsteile und bezeichnet als die großen Kopf, Steiß und Rücken, als die kleinen die Beine und die seltener fühlbaren Arme. Da das Kind meist in Längslage liegt, fühlt man in der Regel im Gebärmuttergrund einen großen Teil, und zwar, da die Mehrzahl der Längslagen Schädellagen sind, gewöhnlich den Steiß. Der Steiß ist weicher und unebener als der größere, härtere, runde und glatte Kopf. Fühlt die Hebamme bei diesem Handgriff keinen großen Teil im Gebärmuttergrund, so handelt es sich um eine regelwidrige Lage des Kindes.

Zweiter Handgriff. Der zweite Handgriff dient zur Ermittelung der Stellung des Rückens und der Lage der kleinen Teile der Frucht (Abb. 62).

Beide Hände gleiten vom Grunde seitlich bis zur ungefähren Nabelhöhe hinab, wobei die Handflächen den seitlichen Gebärmutterwandungen eng anliegen. Nunmehr bleibt die linke Hand zunächst ruhig liegen, während die rechte mit leicht gekrümmten Fingern unter vorsichtigem Druck eine Seite abtastet. Dann wird mit der linken Hand getastet, während die rechte still liegt. An der einen Seite fühlt man bei dieser Tastung einen gleichmäßigen festen Widerstand, den walzenförmigen Rücken, an der anderen Seite kleine unregelmäßige, verschiebbare Teile, die häufig unter der Tastung ihre Lage wechseln und sich bewegen. Kann man den Rücken nicht deutlich fühlen, so übt man mit einer Hand einen Druck auf den Gebärmuttergrund aus, wodurch der Rücken stärker gekrümmt und von der andern Hand leichter getastet wird. Rücken und kleine Teile liegen fast immer entgegengesetzt, die kleinen Teile entsprechen der Bauchseite der Frucht. Liegt der Rücken weder der rechten noch der linken Seite der Gebärmutter an, sondern fühlt man auf der einen Seite den harten runden Kopf, so handelt es sich um eine regelwidrige Lage des Kindes. Mit diesem Handgriff prüft man auch die Ausdehnung der Gebärmutter und die Menge des vorhandenen Fruchtwassers. Tritt während der Tastung eine Erhärtung der Gebärmutter, eine Wehe, auf, so läßt man die

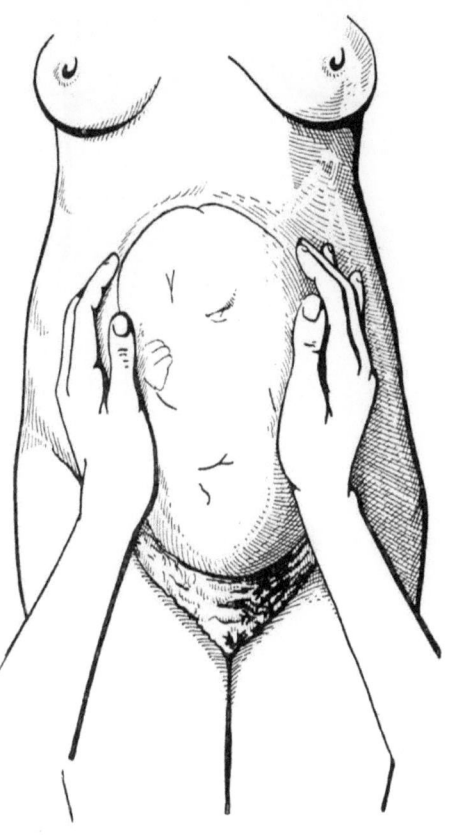

Abb. 62. Zweiter Handgriff. (Nach Bumm.)

Hände während der Dauer derselben ruhig liegen und tastet erst beim Nachlassen der Zusammenziehung.

Der dritte, vierte und fünfte Handgriff sollen den vorangehenden Kindsteil und seinen Stand zum kleinen Becken feststellen.

Zum dritten Handgriff wird die rechte Hand stark gespreizt, **Dritter Handgriff.** wobei Daumen und Finger etwas nach innen gewölbt werden, und auf die Gegend oberhalb der Schoßfuge gesetzt. Der Daumen auf der einen Seite, die dicht zusammengelegten Finger auf der anderen

Seite dringen oberhalb der Schoßfuge möglichst tief ein und umfassen dabei den vorangehenden Teil. Bei der Häufigkeit der Schädellage wird dieser Teil meist der Kopf sein. Ist er noch beweglich, so gelingt es durch kurze Stöße von rechts nach links ihn wie eine Kugel hin und her pendeln zu lassen, wobei er deutlich an die bewegenden Finger anschlägt. Befindet sich der vorangehende Teil nicht in der Mitte, so sucht man ihn seitlich von der Schoßfuge auf. Ist der Kopf schon tiefer in den Beckeneingang getreten, wie häufig bei Erstgebärenden am Ende der Schwangerschaft, so fühlt man mit diesem Handgriff nur einen kleinen Abschnitt desselben (Abb. 63).

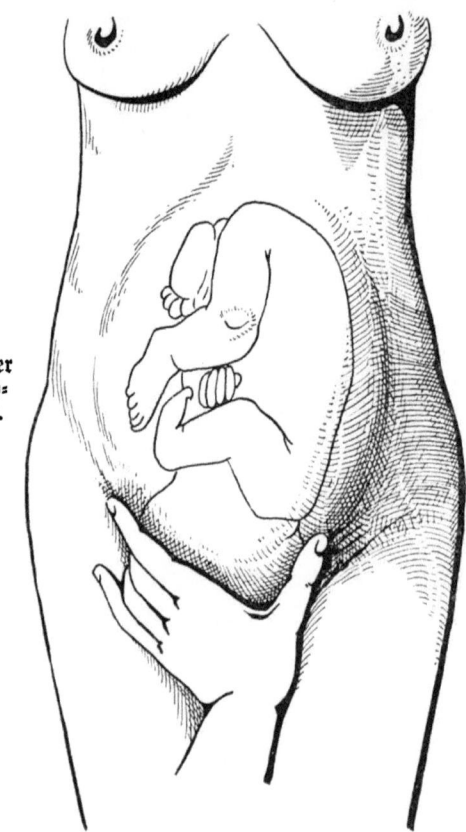

Vierter Handgriff.

Der vierte Handgriff wird so ausgeführt, daß man die ausgestreckten und leicht gebeugten Finger einer Hand oberhalb der Schoßfuge auf den Leib setzt und mit ihnen in der Richtung gegen den Vorberg in die Tiefe bringt, als ob man ihn erreichen wolle. Gelangt man bei langsam sich verstärkendem Drucke ungehindert in die Tiefe bis nahe an den Vorberg, so kann man mit Sicherheit das Vorhandensein eines großen Teiles im Becken ausschließen, der vorangehende Teil muß vielmehr noch über dem Becken stehen. Steht dagegen der Kopf im Becken, so fühlt man mit diesem Handgriff entweder Teile des kindlichen Schädels oder den Hals; bei Beckenendlage mit im Becken stehendem Steiß Teile des unteren Körperendes (Abb. 64).

Abb. 63. Dritter Handgriff. (Nach Opitz, aus Stoeckel.)

Fünfter Handgriff. Zur Ausführung des fünften Handgriffes stellt sich die Hebamme an den Rand des Lagers, indem sie ihr Gesicht den Füßen der Frau zuwendet. Mit den Fingerspitzen beider Hände bringt sie oberhalb der queren Schambeinäste langsam in die Seitengegenden des kleinen Beckens ein. Ist ein tieferes Eindringen der Fingerspitzen dabei leicht möglich, so steht der vorangehende Teil beweglich über dem Beckeneingang.

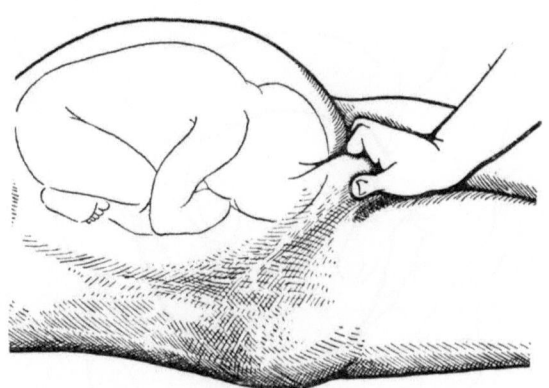

Abb. 64. Vierter Handgriff. Die Finger können oberhalb der Schoßfuge tief eindringen, da der Kopf noch über dem Becken steht.

Steht der Kopf ganz oder teilweise im Becken, was sie durch Fühlen eines festen Widerstandes bemerkt, so setzt sie die Fingerspitzen der einen Hand auf die Stirn, die der anderen auf das Hinterhaupt und kann dabei nicht nur den Stand des Kopfes bestimmen, sondern auch die stärker gewölbte und vorspringende Stirn auf der einen Seite von dem flachen Hinterhaupt und dem Nacken auf der anderen Seite gut unterscheiden, desgleichen ob sich der Kopf in Beuge- oder Streckhaltung (siehe S. 309) befindet. Wenn der Kopf noch nicht voll im Becken steht, kann sie

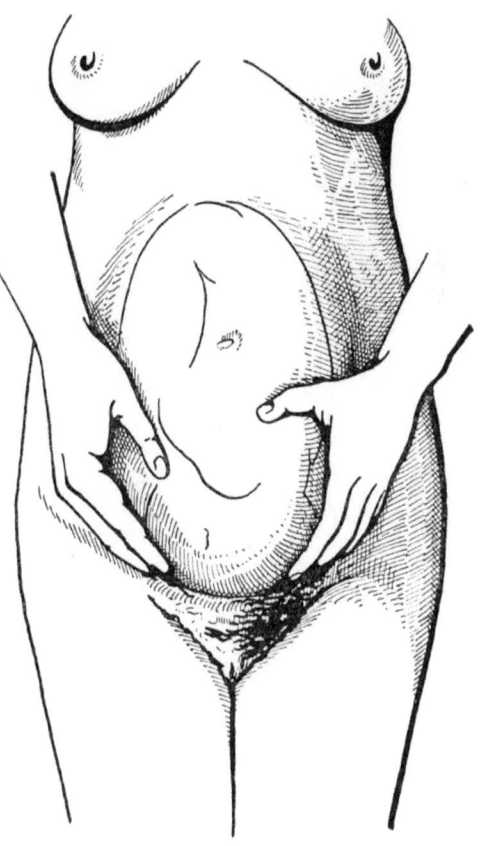

Abb. 65. Fünfter Handgriff. (Nach Opitz, aus Stoeckel.)

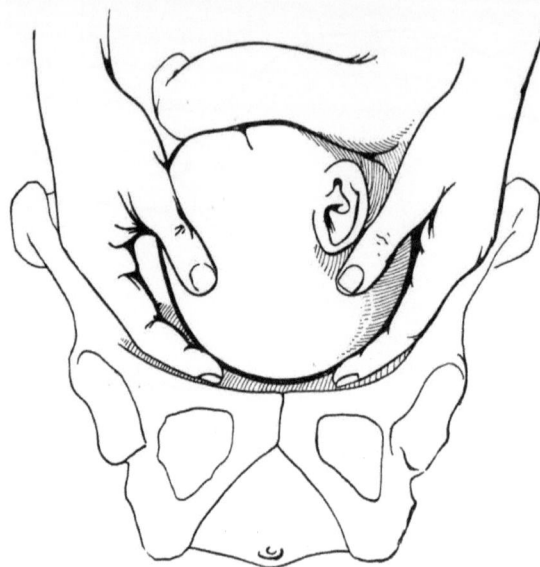

Abb. 66. Fünfter Handgriff. Kopf beweglich über dem Becken, die Finger können zwischen Kopf und Beckeneingang eindringen. (Nach Bumm.)

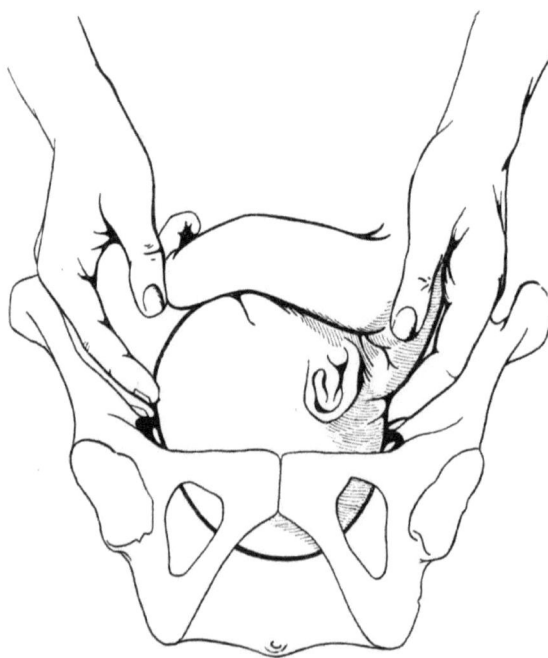

Abb. 67. Fünfter Handgriff. Kopf fest im Beckeneingang. Rechts ist die gewölbte Stirn, links das flache Hinterhaupt zu fühlen. (Nach Bumm.)

auch feststellen, um wieviel Querfinger er den Beckeneingang überragt. Während der Geburt ist das Tiefertreten des Kopfes bei häufiger Anwendung des fünften Handgriffes gut zu beobachten. Ebenso gelingt es mit diesem Handgriff, die Stellung des Steißes zum Becken zu bestimmen.

Ergibt die Anwendung des dritten, vierten und fünften Handgriffes das Fehlen eines größeren vorangehenden Teiles, so handelt es sich um eine Regelwidrigkeit, desgleichen wenn der vorangehende, über dem Becken stehende Kopf auffallend stark nach vorn den Beckenring und die Schoßfugeüber=

ragt oder eine ungewöhnliche Größe besitzt, oder wenn er bei einer Erstgebärenden im Beginn der Geburt noch über dem Becken steht (Abb. 65, 66, 67, 68).

Während des Verlaufes der Geburt lassen sich die beschriebenen Handgriffe noch durch einen weiteren sechsten ergänzen.

Der sechste Handgriff dient zur Tastung des tief im Becken stehenden Kopfes. Steht der Kopf tief im Becken, so kann man ihn vom Hinterdamm aus tasten. Die Gebärende wird auf eine Seite gelegt, z. B. auf die linke, die Hebamme steht neben dem Rücken der Gebären= den und legt ihre rechte Hand so auf den unteren Teil des Kreuz= beins, daß die Fingerspitzen zwischen Steißbein und After liegen. In der Wehen= pause drückt sie mit den Fin= gerspitzen lang= sam in die Tiefe und nach oben und kann dann bei einem kur= zen Druck den Kopf fühlen, falls er voll im Becken oder im Beckenausgang steht. Hat der Kopf mit seinem größten Umfange den Beckeneingang noch nicht überwunden, so ist er mit diesem Handgriff nicht zu fühlen (Abb. 69).

Sechster Hand= griff.

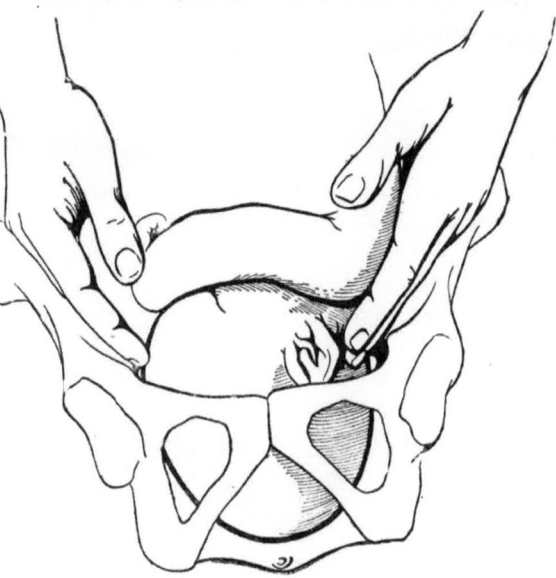

Abb. 68. Fünfter Handgriff. Kopf im Becken, rechts ist die gewölbte Stirn noch von außen fühlbar. (Nach Bumm.)

Tastung des Beckens.

Das kleine Becken, dessen Form und Maße für den Geburts= vorgang von ausschlaggebender Bedeutung sind, ist der äußeren Untersuchung nicht unmittelbar zugängig. Man kann aber durch Ab= tastung des großen Beckens bestimmte Rückschlüsse auf die Bildung des kleinen Beckens machen.

Becken= ver= hältnisse.

Die Hebamme tastet zu diesem Zweck mit den Fingerspitzen beider Hände durch die Weichteile die beiden vorderen Darmbeinstacheln heraus, die normalerweise etwa 25 cm voneinander entfernt sind. Der Zeigefinger der linken Hand befindet sich dann auf dem rechten vorderen Darmbeinstachel, der der rechten Hand auf dem linken vorderen Darmbeinstachel (Abb. 70). Nunmehr läßt sie die beiden Zeigefinger entlang der Darmbeinkämme nach hinten gleiten und

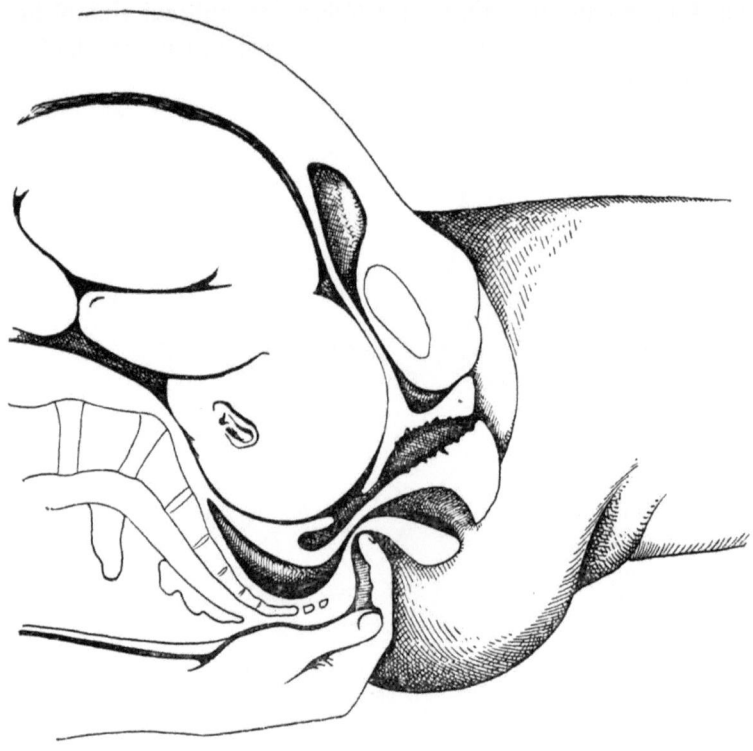

Abb. 69. Sechster Handgriff.

prüft, ob diese regelrecht gewölbt sind, was sie dadurch erkennt, daß an der Stelle ihrer stärksten Ausladung die Zeigefinger weiter von= einander entfernt sind als auf den Stacheln. Ist dies nicht der Fall, ist die Entfernung die gleiche, oder nähern sich sogar die Spitzen der Zeigefinger bei der Betastung der Darmbeinkämme, so handelt es sich um ein enges Becken. Ein ebensolches liegt vor, wenn es der Hebamme gelingt, mit einer stark gespreizten Hand beide vor= deren Darmbeinstacheln gleichzeitig zu berühren, so daß der Daumen auf dem einen, der kleine Finger auf dem andern Stachel liegt oder denselben wenigstens beinahe erreicht. Um sich eine ungefähre Vorstellung über die Weite des Beckens in der Richtung von vorn nach hinten verschaffen zu können, legt die Hebamme bei Seitenlagerung der Schwangeren die Fingerspitzen einer Hand hinten in die Kreuzgrube, die der anderen Hand vorn auf den oberen Rand der Schoßfuge und prüft den Abstand beider Hände. Bei der Aufnahme der Vorgeschichte und des Befundes sind bereits Anzeichen erwähnt, welche den Verdacht auf ein enges Becken erwecken.

Untersuchung durch das Gehör.

Die Hebamme benutzt zu dieser Untersuchung das in ihren Gerätschaften befindliche Hörrohr, das sie auf den entblößten Leib der Schwangeren aufsetzt; mit demselben nimmt sie

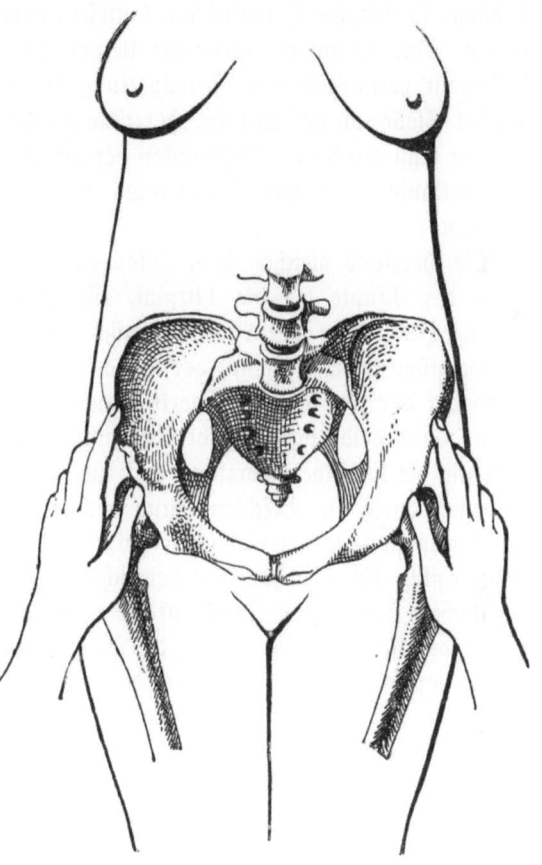

Abb. 70. Äußere Beckentastung. Die Zeigefinger berühren die vorderen Darmbeinstacheln.

verschiedene Geräusche wahr, die teils vom Kinde, teils von der Mutter ausgehen.

Am wichtigsten ist die Feststellung der kindlichen Herztöne. **Herztöne.** Diese hört man in der Regel an der Seite des kindlichen Rückens, und zwar in der Nähe des Kopfes am deutlichsten. Bei Schädellage hört man sie infolgedessen bei über dem Becken stehendem Kopf in der Nabelgegend; oder unterhalb derselben, wenn der Kopf bereits ins Becken eingetreten ist. Bei der ersten Unterart sind die Herztöne am lautesten in der Nähe der Mittellinie, bei der zweiten Unterart in den seitlichen Abschnitten des Leibes wahrzunehmen. Ist der Rücken bei der Untersuchung schwer zu tasten, so können gelegentlich die auf einer Seite deutlich gehörten Herztöne einen Hinweis auf die Stellung des Rückens geben. Handelt es sich um eine Beckenendlage, so sind die Herztöne am lautesten oberhalb des Nabels zu hören. Sind sie auf der Seite der kleinen Teile besonders deutlich, so besteht vermutlich eine Streckhaltung des Kindes. Merkt man sich die Stelle, an der man die Herztöne am deutlichsten gehört hat, so kann man durch das Tieferrücken der Herztöne während des Geburtsverlaufes auf das Tiefertreten des vorangehenden Teiles schließen.

Die Herztöne gleichen dem Ticken einer Taschenuhr, man hört sie in der Minute 120 bis 140mal, also etwa doppelt so häufig als die Herzschläge der Mutter. Faßt man während des Hörens der Herztöne gleichzeitig mit der Hand den Puls an der Speichenschlagader der Mutter, so bemerkt man ohne weiteres den Unterschied. Sind beide in der Zahl übereinstimmend, so handelt es sich nicht um die kindlichen Herztöne, mit Ausnahme der seltenen Fälle, in denen durch die Beschleunigung des mütterlichen Pulses oder die Verlangsamung der kindlichen Herztöne sich zufällig eine gleiche Zahl ergibt. Um die Herztöne deutlicher zu machen, übt man mit der flachen Hand einen Druck auf die Seite der Gebärmutter aus, in der die kleinen Teile liegen, da man hierdurch den Rücken des Kindes der Gebärmutterwand und dem Hörrohr nähert. Die Herztöne sind beweisend für das Leben des Kindes, sind sie unregelmäßig oder verlangsamt oder stark beschleunigt, so ist das Leben des Kindes in Gefahr; hört man sie gar nicht, so kann das Kind tot sein, es kann aber auch die Feststellung der Herztöne durch vermehrtes Fruchtwasser, durch sehr dicke Bauchdecken, durch die Stellung des Rückens nach hinten stark erschwert oder unmöglich gemacht sein. Vor dem sechsten Monat der Schwangerschaft sind die Herztöne zu leise, um mit Sicherheit gehört zu werden.

Nebengeräusche. Das Nabelschnurgeräusch ist ein schwaches Blasen, welches gleichzeitig mit den Herztönen des Kindes auftritt. Es entsteht in der Nabelschnur, wenn diese einem leichten Druck ausgesetzt ist, wie er z. B. bei Umschlingungen um einen Teil des Kindes oder bei Vorhandensein eines wahren Knotens auftreten kann. Man hört das Geräusch nur selten.

Die Bewegungen der Frucht kann man zuweilen als ein leises, dumpfes und unregelmäßiges Pochen oder Schaben, besonders an der Stelle hören, an der die Füße liegen.

Das Gebärmuttergefäßgeräusch ist eine von der Mutter ausgehende Erscheinung. Dasselbe entsteht in den großen, geschlängelten Schlagadern der Gebärmutter und wird am besten an den unteren seitlichen Gebärmutterabschnitten wahrgenommen. Man hört es als ein gleichzeitig mit dem Pulse der Mutter auftretendes Sausen oder Summen. Eine besondere Bedeutung besitzt es nicht.

Nicht selten hört man auch ein taktmäßiges Klopfen, das von der großen Bauchschlagader herrührt, auch dieses stimmt mit dem mütterlichen Puls überein.

Durch die Bewegung von Flüssigkeit und Gasen im Darm der Mutter entstehen bisweilen, besonders stark nach einer Mahlzeit auftretende, gurrende und zischende Darmgeräusche, die so laut sein können, daß sie die Herztöne völlig verdecken.

Nach beendeter Aufnahme des Befundes untersucht die Hebamme den Harn der Schwangeren auf Eiweiß; ist Eiweiß vorhanden, so wird nach vorschriftsmäßiger Desinfektion katheterisiert und dieser Harn noch einmal auf Eiweiß untersucht. Bestätigt sich der Befund von Eiweiß, so ist ärztliche Hilfe erforderlich. *Harnuntersuchung.*

Nach der Ausführung dieser geburtshilflichen Untersuchung hat die Hebamme in der übergroßen Zahl aller Fälle (in etwa 90%) ein durchaus klares Bild von der vorliegenden Sachlage gewonnen. Sie ist bei regelrechtem Befunde nicht nur in der Lage, den Zeitpunkt der Schwangerschaft und den ungefähren Termin des Geburtseintrittes zu bestimmen, das Wohlbefinden von Mutter und Kind festzustellen, eine Voraussage für den Geburtsverlauf abzugeben, sondern auch die Geburt selbst sachgemäß bis zu Ende leiten zu können. Hat sie aber durch die Untersuchung in irgendeiner Beziehung eine Regelwidrigkeit erkannt oder vermutet sie eine solche, so soll sie unter allen Umständen auf Zuziehung eines Arztes dringen und dessen Untersuchung und Anordnung das Weitere überlassen.

Nur in einer verschwindend kleinen Zahl (etwa 10%) von Fällen ist mit den beschriebenen Untersuchungsarten keine völlige Klärung des Befundes zu erzielen; nur dann werden die angegebenen Maßnahmen durch eine weitere, nämlich die innere Untersuchung der Schwangeren bzw. Gebärenden, die von der Scheide aus vorgenommen wird, ergänzt.

Die innere Untersuchung.

Anzeigen zur inneren Untersuchung. Die innere Untersuchung ist für die Schwangere, vor allem aber für die Gebärende, besonders wegen der Möglichkeit der Einbringung von Fremdkeimen in die Geschlechtsteile durch die Hände der Hebamme gefährlich. Eine weitere Gefahr besteht darin, daß bei der inneren Untersuchung Eigenkeime der Frau von den äußeren Geschlechtsteilen oder von dem unteren Abschnitt der Scheide durch die Finger der Hebamme in die Höhe geführt werden können. Die innere Untersuchung darf deshalb nur auf Grund ganz bestimmter Anzeigen vorgenommen werden:

1. **In der Schwangerschaft.** Bei Erstgeschwängerten, wenn die Schwangerschaft nicht älter als 36 Wochen ist, also voraussichtlich bis zum Eintritt der Geburt noch mindestens 3 bis 4 Wochen vergehen und eine Regelwidrigkeit nicht schon durch die äußere Untersuchung festgestellt ist. Ist dieses letztere der Fall, so ist die Schwangere ohne innere Untersuchung an einen Arzt zu weisen.

Ist eine innere Untersuchung vorgenommen und auch hierbei keine Regelwidrigkeit festgestellt worden, so erübrigt sich im allgemeinen jede innere Untersuchung während der Geburt. Hat die innere Untersuchung eine Regelwidrigkeit bei der Schwangeren ergeben, so ist dieselbe an einen Arzt zu weisen.

Bei Mehrgeschwängerten ist eine innere Untersuchung bei normalem äußeren Befunde nicht erforderlich; erweckt die äußere Untersuchung oder die Aufnahme der Vorgeschichte den Verdacht auf eine Regelwidrigkeit, so ist die Schwangere ohne innere Untersuchung an einen Arzt zu weisen.

Schwangere im letzten Monat werden wie Gebärende behandelt.

2. **Während der Geburt** gelten folgende Richtlinien:

a) Hat die Hebamme durch die äußere Untersuchung einen regelrechten Befund aufnehmen können, so ist die Geburt von ihr ohne innere Untersuchung zu leiten.

b) Hat die Hebamme bei der äußeren Untersuchung eine Regelwidrigkeit festgestellt, so ist ohne innere Untersuchung ein Arzt zu benachrichtigen (Arztfall).

c) Hat die Hebamme bei der äußeren Untersuchung keine Regelwidrigkeit entdecken können, ist ihr aber das Ergebnis der Untersuchung unklar geblieben, ist es ihr also zweifelhaft, ob ein Arztfall vorliegt oder nicht, so ist eine einmalige innere Untersuchung gestattet.

d) Findet die Hebamme bei der äußeren Untersuchung bei sonst regelrechtem Befunde, daß der vorangehende Kopf beweglich über dem Becken steht, so ist eine einmalige innere Untersuchung gestattet, um dabei festzustellen, ob es sich etwa um eine äußerlich nicht erkennbare Regelwidrigkeit, also um einen Arztfall handelt oder nicht.

e) Tritt bei dem Blasensprung oder bald nach demselben eine Veränderung der Herztöne ein, so ist wegen des Verdachtes auf Nabelschnurvorfall eine einmalige innere Untersuchung gestattet, damit die Hebamme bis zum Eintreffen des sofort zu rufenden Arztes die für den Nabelschnurvorfall richtigen Maßnahmen ergreifen kann.

Eine innere Untersuchung darf, wenn überhaupt nötig, im allgemeinen von der Hebamme nur einmal vorgenommen werden, eine zweite Untersuchung ist bei einer Gebärenden nur dann erforderlich, wenn im Verlauf der Geburt eine unerwartete und grundlegende Änderung der Sachlage eingetreten ist, die durch die äußere Untersuchung allein nicht erklärt werden kann. Niemals darf eine zweite Untersuchung aus Vielgeschäftigkeit vorgenommen werden, oder um die eigene Ungeduld oder die der Gebärenden und ihrer Umgebung zu befriedigen.

Jede innere Untersuchung muß unter Begründung, warum sie vorgenommen worden ist, in das Tagebuch eingetragen werden. *Eintragung ins Tagebuch.*

Die innere Untersuchung wird zur Verfeinerung des Tastgefühls am besten stets mit derselben Hand, und zwar meist mit zwei Fingern, dem Zeige- und Mittelfinger, ausgeführt. Mit zwei Fingern kann man höher hinauf gelangen, besonders aber körperlich besser tasten als mit einem Finger. Nur in Ausnahmefällen, bei besonders engem Scheideneingang einer Erstgebärenden, kann es notwendig werden, nur mit dem Zeigefinger zu untersuchen, da das Einführen zweier Finger Schmerzen verursachen würde. Niemals aber soll die Hebamme bei einer Untersuchung, die sie mit einem Finger begonnen hat, den zweiten Finger nachziehen, da dieser durch Afterkeime verunreinigt ist. Unmittelbar vor der Ausführung der inneren Untersuchung baut die Hebamme ihren Wasch- und Desinfektionsapparat auf und vollzieht die vorgeschriebene Desinfektion ihrer Hände. Da jedoch auch diese keine unbedingte Gewähr dafür gibt, daß die Hand völlig keimfrei geworden ist, zieht sie nach vollendeter Desinfektion über die untersuchende Hand einen keimfreien Gummihandschuh. Diesen hat sie kurz zuvor auf seine Undurchlässigkeit geprüft, ihn 5 Minuten lang in klarem Wasser gekocht und dann *Ausführung.*

in die Desinfektionslösung gelegt. Zum Anziehen schöpft sie den Handschuh mit der Lösung voll, steckt die Hand in den gefüllten Handschuh, ohne dessen Außenfläche mit den Fingern der anderen Hand zu berühren, läßt dann die im Innern des Handschuhs befindliche Flüssigkeit ablaufen und streicht die Falten mit der Bürste glatt.

(Die Gebärende muß ebenfalls für die innere Untersuchung vorbereitet werden, die Maßnahmen werden bei den Zurüstungen zur Geburt geschildert, siehe S. 179.)

Die zu Untersuchende, deren Kreuzgegend vorher durch ein untergeschobenes Kissen erhöht worden ist, setzt die Beine mit gekrümmten Knien und gespreizten Schenkeln, die sie so weit wie möglich gegen den Unterleib anzieht, auf das Lager. Die Hebamme ergreift mit der behandschuhten Hand einen größeren, in der Desinfektionslösung bereitliegenden Bausch keimfreier Watte, öffnet mit zwei Fingern der nichtbehandschuhten Hand die Schamlippen, damit der Scheideneingang frei zugängig wird, und wischt denselben mit dem Wattebausch in der Richtung von oben nach unten ab; hierauf legt sie den Zeige- und Mittelfinger der behandschuhten Hand auf das Schamlippenbändchen, drückt es nach abwärts, um den empfindlichen Harnröhrenwulst nicht zu berühren, und führt Zeige- und Mittelfinger möglichst tief in die Scheide ein (Abb. 71). Der Daumen wird dabei stark abgespreizt, der vierte und fünfte Finger werden in die Hand geschlagen und

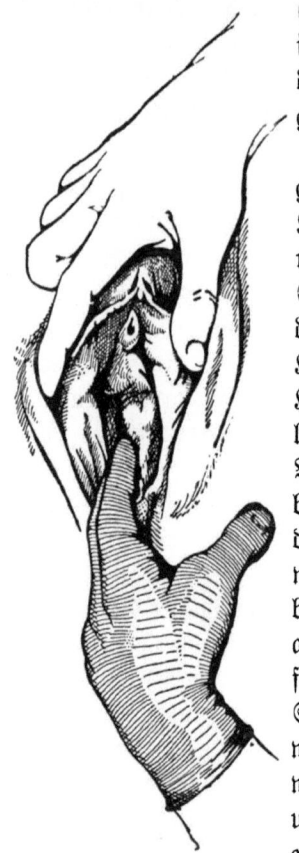

Abb. 71. Handstellung zur inneren Untersuchung.

fest gegen den wenig empfindlichen nachgebenden Damm gedrückt. Erst jetzt brauchen die Schamlippen mit der anderen Hand nicht mehr auseinandergehalten zu werden. Während die Finger in der Richtung der Führungslinie des Beckens in die Höhe geführt werden, wird der Ellenbogen auf das Lager gesenkt.

Durch die innere Untersuchung soll ermittelt werden:
1. Die Beschaffenheit der Scheide und des Scheidenteils.
2. Die Beschaffenheit und Weite des Muttermundes.

3. Das Verhalten der Fruchtblase.
4. Der vorangehende Teil und seine Stellung in den Geburts=
wegen.
5. Die Beschaffenheit des Beckens.

Zunächst prüft die Hebamme die Beschaffenheit des Scheiden= **Befunde.**
eingangs, die Weite und Länge der Scheide, beachtet, ob die Scheiden=
schleimhaut glatt, faltig oder rauh ist, oder ob sie Narben enthält,
und sucht sodann den Scheidenteil auf, der an seiner im Verhältnis
zu den weichen Scheidenwandungen größeren Härte erkannt werden
kann. In der Schwangerschaft ist der Scheidenteil bei Erst=
gebärenden zapfenförmig, gegen Ende der Schwangerschaft ist er
verstrichen, so daß nur noch der äußere Muttermund steht; bei Mehr=
gebärenden ist er wulstig und mit seitlichen Einrissen versehen, gegen
Ende der Schwangerschaft ist er verkürzt und für den Finger zu=
gängig. Der auf der Spitze des Scheidenteils befindliche äußere
Muttermund hat bei Erstgeschwängerten die Form eines kleinen
Grübchens, bei Mehrgeschwängerten die einer mehr oder weniger
klaffenden Querspalte.

Handelt es sich um die Untersuchung einer Gebärenden, so
ermittelt die Hebamme, ob der Scheidenteil erhalten, verkürzt oder
verstrichen ist, die Größe des Muttermundes und die Beschaffenheit
seiner Ränder. Ferner prüft sie, ob die Fruchtblase, die man als
eine feine, glatte Haut fühlt, noch steht, ob sie in der Wehenpause
schlaff oder gespannt ist, ob viel oder wenig Vorwasser vorhanden,
hütet sich aber, durch zu starkes Andrängen der Finger, besonders
während einer Wehe, die Blase unabsichtlich zu sprengen.

Es folgt die Tastung des vorangehenden Teiles, meist des Kopfes.
Bei Erstgebärenden am Ende der Schwangerschaft drängt der
normalerweise fest im Beckeneingang stehende Kopf das vordere
Scheidengewölbe herab. Steht der Kopf noch über dem Becken
und ist er schwer erreichbar, wie z. B. in früheren Monaten der
Schwangerschaft oder bei regelwidrigen Verhältnissen, so legt die
Hebamme die andere Hand oberhalb der Schoßfuge auf die Bauch=
decken und drückt den Kopf von außen den inneren Fingern entgegen.
Diese Verbindung der äußeren mit der inneren Untersuchung ist auch
dann anzuwenden, wenn, wie im Beginn der Schwangerschaft, die
Gebärmutter noch klein ist und von außen schwer getastet werden
kann; bei Ausführung des genannten Handgriffes kann man sie
zwischen beiden Händen gut fühlen. Während der Geburt wird
festgestellt, ob ein Teil und welcher im Muttermund liegt, und wie

10*

tief er bereits getreten ist. Ist der vorangehende Teil der Kopf, so erkennt man ihn an seiner Härte und runden Form, vor allem aber an seinen Nähten und Fontanellen. Diese letzteren geben auch, besonders nach dem Blasensprung, den Hinweis auf die Einstellung des Kopfes. Besteht nach dem Blasensprung eine Kopfgeschwulst, so fühlt sich der im Muttermund liegende Abschnitt des Kopfes weich und teigig an, man umkreist mit den Fingern die weiche Stelle und kann dann harte Knochen, Nähte und Fontanellen fühlen, falls der Kopf der vorangehende Teil ist. Gelingt es dabei nicht, die harten Schädelknochen zu erreichen, so handelt es sich nicht um eine Schädellage, sondern um eine Regelwidrigkeit.

Die Hebamme muß auch den Stand des Kopfes zum kleinen Becken bestimmen können, ob er über dem Becken, beweglich oder fest im Beckeneingang, in Beckenmitte oder im Beckenausgang steht (siehe Abb. 66, 67, 68, 74, 75). Auch hierzu bedient sie sich der Verbindung der äußeren mit der inneren Untersuchung, bei der sie den ganzen Kopf zwischen ihren Händen fühlt und beurteilen kann, wieviel von ihm noch über dem Becken, wieviel bereits im Becken steht. Die Tastung der Beckenwandungen gibt ebenfalls Aufschluß über den Stand des Kopfes zum Becken. Je mehr man hinten vom Kreuzbein und vorn von der Hinterfläche der Schoßfuge abtasten kann, um so höher steht der Kopf. Kann man nichts mehr vom Kreuzbein und der Hinterfläche der Schoßfuge abtasten, so steht der Kopf im Beckenausgang. Verkehrt ist die Annahme, daß der Kopf immer tief im Becken steht, wenn man ihn bei der inneren Untersuchung leicht erreicht, es kann z. B. eine große Kopfgeschwulst vorhanden sein, die schon in der Nähe des Beckenausgangs fühlbar ist, während der Hauptteil des Kopfes noch über dem Becken steht.

Ist das kleine Becken leer, so kann es sich um vermehrtes Fruchtwasser oder um eine regelwidrige Lage des Kindes oder um ein enges Becken handeln, in diesen Fällen prüft die Hebamme, ob sie durch Empordrängen des hinteren Scheidengewölbes den breiten Knochenvorsprung des Vorberges mit den eingeführten Fingern erreichen kann. Bei normalem Becken ist dies nicht möglich, erreicht sie ihn, so liegt eine Verengerung im geraden Durchmesser des Beckeneingangs vor. Auch die Seitenwände des Beckens werden abgetastet, bei normalem Becken kann sie mit den Fingern nur den vorderen Abschnitt der gebogenen Linien erreichen, während sie bei verengtem Becken unter Umständen die gesamten Bogenlinien verfolgen kann. Handelt es sich um ein enges Becken, so springen bis=

weilen die Kreuzbeinwirbel stärker hervor; auch auf der Hinterfläche der Schoßfuge fühlt man gelegentlich eine Verdickung oder eine vorspringende Leiste, wodurch das Becken im geraden Durchmesser verengt wird. Zum Schluß untersucht die Hebamme die Größe des Schambogens, ob er besonders eng ist, was auf eine Verengerung des Beckenausgangs hinweist, oder ob er auffällig klafft, was auf englischer Krankheit beruhen könnte.

Hat sie eine Gebärende untersucht, so prüft sie ihre Handschuhfinger, ob sie mit Schleim, Blut oder Kindspech bedeckt sind. Der Gummihandschuh wird abgezogen, mit Seifenwasser und Desinfektionslösung gesäubert, abgetrocknet und verwahrt; die Hebamme wäscht sogleich ihre Hände, bürstet sie in der Desinfektionslösung und trocknet sie mit einem reinen Handtuch ab.

Anhang.
Ergänzungsuntersuchung.

Zur Ergänzung der beschriebenen, bei allen Unklarheiten des äußeren Befundes den sichersten Aufschluß gebenden und in erster Linie in Betracht kommenden Scheidenuntersuchung kann die innere Untersuchung während der Geburt zur Vermeidung einer Keimverschleppung in höhere Abschnitte der Geschlechtsteile vom Mastdarm aus vorgenommen werden. *Mastdarmuntersuchung.*

Sie wird folgendermaßen ausgeführt: Die untersuchende Hand wird zum Schutz gegen eine Verunreinigung mit Darmkeimen mit einem ausgekochten, vorher auf Undurchlässigkeit geprüften, vorgeschriebenen Gummischutz bekleidet. Vor die äußeren Geschlechtsteile der Frau wird ein Bausch keimfreier Watte oder eine ausgekochte Billrothbatistvorlage gelegt, so daß nur der After sichtbar bleibt. Die Hebamme taucht den Zeigefinger in Olivenöl, fordert die Frau auf, wie beim Stuhlgang zu pressen, wobei sich der After öffnet, und führt den Finger langsam und vorsichtig durch den After in den Darm ein. Bei genügender Übung kann man auch durch die Tastung vom Darm, wenn auch nicht mit derselben Sicherheit wie von der Scheide, Klarheit über die meisten Geburtsvorgänge gewinnen. Vor allem können der Stand des Kopfes, Weite und Beschaffenheit des Muttermundes bei der Mastdarmuntersuchung beurteilt werden, besonders wenn der Kopf teilweise oder ganz in das Becken getreten ist. Nach der Untersuchung wird der Gummischutz nach grober mechanischer Reinigung in eine besondere Schüssel mit einer Desinfektionslösung gelegt, er darf bei der gleichen Geburt nicht wieder verwendet werden. Die Hebamme wäscht nach der Untersuchung sofort ihre Hände mit Wasser und Seife und bürstet sie in der Desinfektionslösung ab. War der Finger durch eine während der Untersuchung entstandene Durchlässigkeit des Gummischutzes mit Darminhalt verunreinigt, so muß sie die Hände sofort vorschriftsmäßig desinfizieren. Bei jeder nach einer Mastdarmuntersuchung etwa notwendig werdenden weiteren

Tätigkeit der Hebamme, Untersuchung durch die Scheide, Dammschutz usw. müssen nach vorschriftsmäßiger Desinfektion beide Hände mit ausgekochten Gummihandschuhen bekleidet werden, die nicht zur Mastdarmuntersuchung gedient haben. Auch die Mastdarmuntersuchung darf nicht beliebig oft, sondern nur dann vorgenommen werden, wenn die äußere Untersuchung keine genügende Klärung des Falles ergeben hat, oder wenn im Verlauf der Geburt eine unerwartete, grundlegende Änderung der Sachlage eingetreten ist. Befinden sich am After stärkere Blutaderknoten (Hämorrhoiden) oder ein alter Einriß (Fistel), so darf eine Mastdarmuntersuchung nicht vorgenommen werden.

Eintragung ins Tagebuch. Vorbedingung.
Die Untersuchung ist unter Begründung, warum sie vorgenommen wurde, in das Tagebuch einzutragen.

Nur die Hebamme darf eine Mastdarmuntersuchung ausführen, die in der Hebammenlehranstalt in dieser Untersuchungsmethode ausgebildet ist, hierüber ein Zeugnis besitzt und dieses dem Kreisarzt vorgelegt hat.

Bei jeder geburtshilflichen Untersuchung ist das Schamgefühl der zu Untersuchenden nach Möglichkeit zu schonen; wenn Entblößungen ihres Körpers zur Sicherung des Befundes nötig sind, sind diese auf das unbedingt erforderliche Maß zu beschränken und besonders nicht in Gegenwart von Zeugen vorzunehmen.

Die Hebamme ist nach § 300 des Strafgesetzbuches verpflichtet, über alles, was ihr bei Ausübung ihres Berufes bekannt geworden ist — abgesehen von dem, was dem Arzt oder der Behörde pflichtgemäß mitzuteilen ist —, strengstes Stillschweigen zu bewahren. Jede Verletzung des Berufsgeheimnisses kann eine gerichtliche Bestrafung zur Folge haben.

Zur geburtshilflichen Untersuchung und zur Hilfeleistung bei der Gebärenden benötigt die Hebamme eine Anzahl von Gerätschaften und Mitteln, die in einer Tasche untergebracht werden.

Hebammentasche.
Diese Hebammentasche, die stets gerüstet bereit liegen soll, muß folgenden Inhalt haben:

1. Eine reine weiße Schürze, die vom Hals an den ganzen Körper und die Oberarme bedecken soll. Ein sauberes weißes dreieckiges Kopftuch[1]). Handtücher, Kopftuch und Schürze dürfen, wenn sie gebraucht sind, nicht in die Gerätschaftstasche gelegt werden, sondern bleiben gesondert.

2. Ein Thermometer zum Messen der Körperwärme und ein Badethermometer (beide nach Celsius).

---

[1]) Empfehlenswert ist es, wenn die Hebamme bei der Geburt ihr Kopfhaar mit einem sauberen weißen dreieckigen Kopftuch in der Art der Feldarbeiterinnen einbindet.

3. Eine Sanduhr zum Pulszählen (Pulszähler), sofern die Hebamme nicht eine Sekundenuhr besitzt.

4. Ein Stück Seife in einer Büchse zum Reinigen der Hände und Arme.

5. Eine Wurzelbürste zum Waschen der Hände, mit eingebranntem Wort „Seife"; eine kleinere für die Desinfektion der Hände, mit eingebranntem Wort „Desinfektion". Jede Bürste befindet sich in einem bezeichneten Beutel von wasserdichtem Stoff. Die Bürsten dürfen niemals vertauscht werden und sind vor dem Gebrauch durch Auskochen keimfrei zu machen.

6. Einen Nagelreiniger von Metall. Wird durch Auskochen keimfrei gemacht.

7. Eine Schere mit aufgebogenen und abgerundeten Spitzen zum Kürzen der Schamhaare. Wird durch Auskochen keimfrei gemacht.

8. Zwei reine, nach dem letzten Waschen noch nicht gebrauchte Handtücher.

9. Eine Flasche mit mindestens $3/4$ Liter 70% Alkohol (Brennspiritus).

10. 1 Flasche mit 100 g Bazillol mit der Aufschrift: Vorsicht! Bazillol! Nur in einprozentiger Lösung (10:1000) und nur äußerlich zu gebrauchen, oder
1 Flasche mit 100 g Sagrotan mit der Aufschrift: Vorsicht! Sagrotan! Nur in halbprozentiger Lösung (5:1000) und nur äußerlich zu gebrauchen, oder
1 Röhrchen mit 20 Chloramin oder Mianintabletten, in Verdünnung von 0,2:100 (2:1000), demnach 4 Tabletten zu 0,5 auf 1 Liter Wasser, und nur äußerlich zu gebrauchen.

11. Ein Glasgefäß zum Abmessen mit Marken für je 5, 10, 15, 20 und 40 g.

12. 3 Päckchen mit je 100 g keimfreier Watte.

13. 3 Päckchen mit je 10 keimfreien Mullstücken (10 × 10 cm).

14. Mindestens 2 Paar nahtlose dünne Gummihandschuhe (Größe 3). Die Handschuhe müssen zu ihrer Erhaltung von der Hebamme innen und außen ausgiebig mit Talkum eingepudert werden. Jeder Handschuh wird in einem kleinen Leinwandbeutel mitgeführt. Die Handschuhe werden unmittelbar vor dem Gebrauch durch Auskochen in klarem Wasser (ohne Sodazusatz) keimfrei gemacht.

14a. Ist die Hebamme in der Mastdarmuntersuchung ausgebildet, so führt sie ein Paar Untersuchungsfingerlinge mit Manschetten nach Döderlein in einem besonderen Leinwandbeutel mit sich. Die Behandlung der Fingerlinge ist die gleiche wie die der Gummihandschuhe.

15. Eine Spülkanne (Irrigator) von mindestens 1 Liter Gehalt, die mit einer Marke zur Abmessung von $1/2$ Liter versehen ist. Hierzu 2 Schläuche. Der eine ist rot und wird zu Ab- und Ausspülungen der Geschlechtsteile benutzt. Der andere ist schwarz, dient zu Einläufen in den After und wird in einem besonderen Behälter aufbewahrt. Die Schläuche werden desinfiziert durch Einlegen in verschiedene Desinfektionslösungen.

16. Ein gläsernes Scheidenrohr für den roten Schlauch. Ein gläsernes Afterrohr für den schwarzen Schlauch. Beide Rohre sind durch Auskochen keimfrei zu machen.

17. Einen Katheter von Neusilber. Er ist vor jedem Gebrauch 15 Minuten lang auszukochen und bleibt in dem abgekochten Wasser oder in einer Desinfektionslösung bis zum Gebrauch liegen.

18. Ein Reagensglas zur Harnuntersuchung in einem Holzbehälter.

19. Ein Hörrohr zum Hören der kindlichen Herztöne.

20. Eine Nabelschnurschere (Schere mit abgerundeten Spitzen). Ist durch Auskochen zu desinfizieren.

21. Schmales, $1/2$ cm breites, weißes Leinenband zum Unterbinden der Nabelschnur (Nabelband). Wird in einem sauberen, gläsernen oder metallenen Behälter aufbewahrt. Vor dem Gebrauch ist das Nabelband auszukochen.

22. Eine einprozentige Höllensteinlösung zur Einträufelung in die Augen des Neugeborenen. Diese befindet sich in zu diesem Zweck fabrikmäßig hergestellten Ampullen, von denen die Hebamme eine Anzahl mit sich führt und für jede Geburt eine Ampulle verwendet. Die in den Ampullen befindliche Lösung bleibt klar und unverändert. (Als besonders praktisch sind wegen der einfachen Handhabung die Paretten der J. G. Farbenindustrie zu bezeichnen.)

23. Ein Bandmaß mit Zentimetereinteilung in einer kleinen Blechdose.

24. Zwei anatomische Pinzetten zum etwaigen Wechsel des Nabelverbandes. Werden durch Auskochen keimfrei gemacht.

25. Eine Kornzange zum Entfernen der Vorlagen und Unterlagen im Wochenbett.

Stößt die Hebamme bei der Anschaffung oder Ergänzung der aufgeführten Geräte und Mittel auf Zweifel oder Schwierigkeiten, so wendet sie sich an den Kreisarzt.

Hebamme und Arzt.

Die geburtshilfliche Untersuchung hat der Hebamme die Erkenntnis vermittelt, ob eine regelmäßige Schwangerschaft bzw. Geburt vorliegt oder ob Regelwidrigkeiten bestehen. Hierdurch wird sie sofort vor eine wichtige Entscheidung gestellt; denn für ihre gesamte Tätigkeit gilt der Grundsatz, daß sie befugt ist, normale Fälle selbständig zu beraten und zu betreuen, daß sie aber pflichtgemäß auf Zuziehung eines Arztes zu dringen hat, wenn sie eine Regelwidrigkeit erkannt hat oder bei unklarer Sachlage vermutet. Wird trotz normalen Befundes die Zuziehung eines Arztes seitens ihrer Pflegebefohlenen oder deren Angehörigen gewünscht, so soll sich die Hebamme diesem Wunsche fügen. Kommt überhaupt die Inanspruchnahme eines Arztes in Frage, so ist es ihr verboten, besonders gegen den Wunsch der zu Behandelnden für einen bestimmten Arzt zu werben, sie soll vielmehr die Entscheidung, welcher Arzt benachrichtigt werden soll, den Angehörigen überlassen. Handelt es sich um eine Regelwidrigkeit in der Schwangerschaft, die keine unbedingte Bettruhe erfordert, so kann die Schwangere den Arzt in seiner Wohnung aufsuchen, in allen anderen Fällen, besonders während der Geburt, muß der Arzt gerufen werden. Ist Eile geboten, so ist es stets am ratsamsten, den zunächst wohnenden Arzt zu benachrichtigen. Wird von den Angehörigen die von der Hebamme für nötig befundene Zuziehung eines Arztes abgelehnt, so muß sie ihnen die Folgen der Ablehnung klarmachen. Bleibt es trotzdem bei der Ablehnung, so muß sie sich zu ihrer eigenen Sicherung dieses bescheinigen lassen; wird auch die Bescheinigung abgelehnt, so muß sie den Tatbestand dem Kreisarzt melden. Niemals aber darf sie wegen solcher Ablehnung ihre Pflegebefohlene im Stich lassen.

Zuziehung des Arztes.

Die Benachrichtigung des Arztes erfolgt durch die Hebamme im Einverständnis und im Auftrage ihrer Pflegebefohlenen oder deren Angehörigen, und muß so beschaffen sein, daß der Arzt aus ihr ein klares Bild der Sachlage gewinnen kann. Sie wird entweder schriftlich oder durch den Fernsprecher, zur Vermeidung von Mißverständnissen aber niemals durch einen nur mündlich beauftragten Boten übermittelt. Soll der Arzt in die Wohnung der Schwangeren bzw. Gebärenden gerufen werden und befindet sich

Art der Benachrichtigung.

in derselben ein Fernsprecher, so benutzt die Hebamme diesen; ist der Fernsprecher nicht in der Wohnung, und kann die Hebamme, wie z. B. während der Geburt, das Zimmer nicht verlassen, so übergibt sie einem Boten eine genaue schriftliche Meldung, die er dem Arzt am Fernsprecher vorlesen kann. Steht kein Fernsprecher zur Verfügung, so muß die schriftliche Meldung durch eine Drahtnachricht oder durch einen zuverlässigen Boten, bei weiteren Entfernungen am besten mittels Fahrrades oder Kraftwagens, dem Arzt übermittelt werden. Ist der gewünschte Arzt nicht erreichbar, so wird ein zweiter oder dritter aufgesucht. Die Meldung muß die genaue Anschrift des Arztes, den Namen und die Wohnung der Gebärenden und den Grund der Benachrichtigung enthalten, sie würde z. B. folgendermaßen lauten:

Herrn Dr. Schulze

Breite Straße 78, II Tr. r.

Bitte baldigst zu kommen zu Frau Müller, Lange Straße 17, II. Eingang, 1. Quergebäude III Tr. l. Es handelt sich um eine Mehrgebärende, Querlage, Blase soeben gesprungen.

Hebamme Lehmann.

Vorbereitungen. Während in geburtshilflichen Anstalten und Kliniken mit ihren neuzeitlichen Einrichtungen jede geburtshilfliche Maßnahme stets ohne weiteres vorgenommen werden kann, muß die Hebamme der Praxis zu demselben Zweck mehr oder weniger behelfsmäßige Vorbereitungen treffen, und zwar so rechtzeitig, daß bei Ankunft des Arztes alles bereit ist. Zunächst sorgt sie dafür, daß kochendes Wasser in reichlicher Menge vorhanden ist, da es zur Desinfektion, zum Auskochen von Instrumenten, gelegentlich auch zur Vornahme von Spülungen gebraucht wird. Wünschenswert ist auch ein Vorrat von abgekochtem und wieder abgekühlten Wasser, das in dem bedeckten Kochtopf bereitgehalten wird. Ferner besorgt die Hebamme Schalen zur Desinfektion und stellt mehrere Tische auf, über die sie reine Laken breitet. Auf einem dieser Tische legt sie eine Anzahl frischgewaschener Handtücher, Laken und Unterlagen bereit, auf einen anderen legt sie ein Kissen, die Kinderwäsche und eine Anzahl durchwärmter Windeln, daneben stellt sie die Badewanne für das Kind und einen sauberen Eimer mit reinem kalten Wasser, da sie auch Zurüstungen für die Behandlung eines etwa scheintot geborenen Kindes treffen muß. Die beschriebenen Vorbereitungen sind bei jeder Geburt, auch wenn sie von der Hebamme allein geleitet wird, erforderlich.

Viele geburtshilfliche Maßnahmen und Eingriffe werden auf **Querbett.** dem Querbett vorgenommen, das gleichfalls vorbereitet sein muß. Im Querbett wird die Frau mit dem Gesäß, unter das ein Kissen geschoben ist, auf den Rand einer Längsseite des Bettes gelagert. Um Durchnässungen des Bettes zu vermeiden, wird das Kissen mit einem wasserdichten Stoff und darüber mit einer reinen Unterlage bedeckt, die in einen vor dem Bett stehenden Eimer geleitet wird. Der Oberkörper wird durch Kissen etwas erhöht, die Beine werden

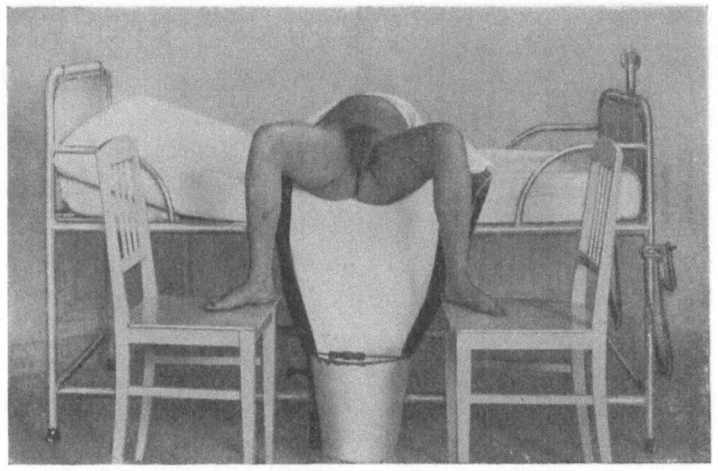

Abb. 72. Das Querbett.

auf zwei neben das Bett gestellte Stühle gespreizt aufgestellt, ein dritter Stuhl steht für den Geburtshelfer zwischen den Beinen der Gebärenden (Abb. 72). Sind die nötigen Hilfspersonen vorhanden, so können die Beine von diesen, die auf der Bettkante sitzen, gehalten werden. Zur Not kommt man auch mit zwei Stühlen aus, wenn man die Frau schräg auf die Kante des Bettes lagert und sie ein Bein auf das Bett, das andere auf einen Stuhl aufstellen läßt (Schrägbett). Geburtshilfliche Eingriffe lassen sich statt auf dem Querbett auch bei Lagerung der Gebärenden auf einem festen Tisch vornehmen, der mit einem Kissen und einem reinen Laken bedeckt ist. In Ermangelung von Hilfskräften kann man zum Halten der Beine ein zusammengerolltes Bettlaken um den Nacken der Gebärenden führen und die Enden um die angezogenen und gespreizten Knie knüpfen.

Instrumente. Bringt der Arzt seine Instrumente nicht keimfrei mit, so müssen sie vor dem Gebrauch an Ort und Stelle ausgekocht werden. Hat der Arzt keine eigene Kochschale, so verwendet man am besten einen Fisch- oder Spargelkocher, in dem die Instrumente liegen können, sonst einen anderen sauberen und hohen Haushaltungstopf, in dem die Instrumente stehen müssen. Die auszukochenden Instrumente werden in ein reines Tuch geschlagen, dessen gegenüberliegende Zipfel miteinander verknüpft werden, worauf das Bündel in den Kochtopf versenkt wird. Nach fünfzehn Minuten langem Kochen in reinem Wasser, dem man auf jeden Liter einen Kinderlöffel Soda zusetzen kann, wird das Bündel mit Hilfe von zwei Holzlöffeln oder mit der Kornzange herausgenommen und in eine Schale mit einer Desinfektionslösung gelegt.

Beleuchtung. Wichtig ist auch die Vorbereitung einer ausreichenden Beleuchtung, verwenden kann man beim Fehlen einer genügenden Gas- oder elektrischen Beleuchtung eine oder zwei mit einem Reflektor versehene Küchenlampen, für die man einen sicheren Standort, z. B. auf einem Schrank, auswählt, oder die man an einem festen Haken oder Nagel an die Wand hängt. Es ist nicht ratsam, eine Lampe von einer helfenden Person halten zu lassen, da sich dabei leicht unliebsame Zwischenfälle ereignen können.

Falls keine sachverständigen Personen, Wochenpflegerinnen usw. zur Hand sind, sorgt die Hebamme für die nötigen Helferinnen, dazu eignen sich am besten ruhige Frauen, die selbst schon Geburten durchgemacht haben. Nahe Familienangehörige, besonders der Ehemann, sind meist weniger gut am Gebärbett zu verwenden, diesen überträgt man besser die Beaufsichtigung des zu kochenden Wassers und ähnliche Hilfsarbeiten.

Ist der Arzt erschienen, so tritt die Hebamme ihm als Gehilfin zur Seite, ist aber dadurch nicht etwa jeder eigenen Verantwortung für ihre Tätigkeit enthoben. Sie muß den Anordnungen des Arztes Folge leisten und denselben bei ihrer Pflegebefohlenen und deren Angehörigen Geltung verschaffen, selbst wenn sie von den Maßnahmen, die sie während ihrer Ausbildungszeit kennengelernt **Dienstanweisung.** hat, abweichen sollten. Nur den Vorschriften der Dienstanweisung muß sie unbedingt nachkommen, trifft daher der Arzt eine Verordnung, die mit der Dienstanweisung in Widerspruch steht, so muß sie ihn taktvoll, am besten unter vier Augen, darauf aufmerksam machen, daß sie die Verordnung nicht ausführen darf.

In dringenden Notfällen, z. B. bei Blutungen wegen vorliegenden Mutterkuchens, bei eingetretener Zerreißung der Gebärmutter, bei Schwangerschaft außerhalb der Gebärmutter mit innerer Blutung, ist die Hebamme auch berechtigt, ihre Pflegebefohlene in ihrer Begleitung unmittelbar in eine Anstalt oder Klinik einzuliefern, ohne daß vorher ein Arzt gerufen worden ist.

C. Die regelmäßige Geburt.
A. Allgemeines.

Aus bisher ungeklärter Veranlassung wird unter allmählicher Zunahme der Reizbarkeit der Gebärmutterwand etwa in der vierzigsten Woche nach der letzten Menstruation das Ei aus dem mütterlichen Körper ausgestoßen. Diesen Vorgang nennt man die rechtzeitige Geburt. Die Ausstoßung erfolgt durch Muskelzusammenziehungen, die den Innenraum der Gebärmutter und der Bauchhöhle verkleinern, einen Geburtsweg bahnen und in gesetzmäßiger Weise zunächst die Frucht und dann die Nachgeburt durch diesen nach außen treiben.

Das Verständnis der Geburtsvorgänge entwickelt sich daher aus der Kenntnis der gegenseitigen Beziehungen von den treibenden Kräften, vom Geburtsweg und vom Fruchtkörper.

1. Die treibenden Kräfte.

Als treibende Kräfte sind während der Geburt die Wehen und die Bauchpresse wirksam. *Wehen.*

Wehen sind schmerzhafte Zusammenziehungen des oberen Abschnittes der Gebärmutter, deren Wandung in der Hauptsache aus Muskulatur besteht. Die Muskulatur ist am stärksten am Gebärmuttergrund und im oberen Teil des Gebärmutterkörpers entwickelt und verläuft hier im wesentlichen in der Längsrichtung, während sie im unteren Abschnitt des Gebärmutterkörpers und im Hals viel schwächer und mehr ringförmig angelegt ist. Bei der Wehe ziehen sich die muskelstarken Teile, Gebärmuttergrund und oberer Abschnitt des Gebärmutterkörpers (der Hohlmuskel), zusammen, während der schwächere untere Abschnitt des Gebärmutterkörpers und der Gebärmutterhals auseinandergezogen und gedehnt und deshalb unter Hinzurechnung der Scheide als Dehnungs- oder Durchtrittsschlauch bezeichnet werden. Während es die Aufgabe des

Hohlmuskels ist, durch seine Zusammenziehungen seinen Inhalt vorwärts zu treiben, dient der Durchtrittsschlauch nur als Ausführungsgang des Fruchthalters. Die Wehen treten in einzelnen Absätzen auf, der Zwischenraum zwischen je zwei Wehen ist die Wehenpause. Die Zusammenziehungen sind unwillkürlich, die Gebärende vermag die Tätigkeit der Wehen weder hervorzurufen noch zu unterdrücken. Auch bei bewußtlosen Personen und solchen, deren willkürliche Muskeln durch Krankheit gelähmt sind, treten die Wehen in unveränderter Weise auf. Die Regelung der Wehentätigkeit erfolgt im Lendenteil des Rückenmarkes, außerdem besteht noch ein selbständiger, vom Rückenmark unabhängiger Nervenapparat; die Gesamtzahl der während der Geburt auftretenden Wehen beträgt im Durchschnitt mehrere Hundert.

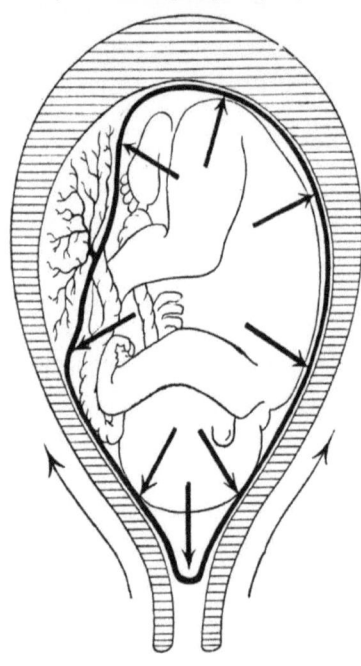

Abb. 73. Der Wehendruck wirkt vor dem Blasensprung auf das ganze Ei. Der dadurch im Ei erzeugte Gegendruck macht sich besonders in der Eispitze geltend. Gleichzeitig wird der Gebärmutterhals auseinander und in die Höhe gezogen.

Die Wehe, ebenso wie der mit ihr verbundene Schmerz, fängt langsam an, steigert sich bis zu einer bestimmten Höhe und hört allmählich wieder auf. Man nimmt die Wehe wahr, wenn man die Hand auf die Gebärmutter legt, wobei man fühlt, wie diese bei jeder Zusammenziehung hart wird, der Grund sich aufbäumt und unter gleichzeitiger Verschmälerung in die Höhe steigt.

Der Wehenschmerz entsteht durch Druck auf die Nerven zunächst als Folge der Dehnung des Muttermundes, später der Dehnung der Scheide und des Dammes. Schwache Wehen fühlt die Schwangere nur als ein Hartwerden des Leibes, bei stärkeren Wehen beginnt eine Schmerzempfindung im Kreuz, die von hier in die Unterbauchgegend und die Oberschenkel ausstrahlt.

Bei jeder Wehe wird durch die Zusammenziehung des Hohlmuskels der Inhalt der Gebärmutter zusammengepreßt und einem erhöhten Druck ausgesetzt, wobei er gegen die Stelle des geringsten Widerstandes, den Muttermund, ausweicht, während gleichzeitig durch die Verkürzung der Längsmuskeln des Hohlmuskels der untere Abschnitt der Gebärmutter in die Höhe und auseinandergezogen wird (Abb. 73). Die dabei entwickelte Kraft ist so groß, daß sie den Widerstand des regelmäßig gebildeten Geburtsweges beim Durchtritt des Kindes zu überwinden vermag.

Im Beginn der Geburt sind die Wehen kurz und schwach und die Pausen lang, mit dem Fortschritt der Geburt nehmen sie mehr und mehr zu, während die Pausen kürzer werden. Beim Austritt des Kopfes aus den Geschlechtsteilen sind die Wehen am stärksten.

Man erkennt gute Wehen daran, daß die Gebärmutter sich bei der Wehe gleichmäßig hart anfühlt, die Erhärtung von gleichmäßigen Pausen unterbrochen wird, Kraft und Häufigkeit der Wehen zunehmen, die Schmerzhaftigkeit der Wehen sich steigert und die Geburtsvorgänge durch die Wehen gefördert werden.

Die Bauchpresse ist im Gegensatz zu den unwillkürlich auftretenden Wehen eine der Gebärenden willkürlich zu Gebote stehende Kraft, die auch sonst, z. B. bei der Stuhlentleerung, in Tätigkeit gesetzt wird und eine Erhöhung des allgemeinen Druckes in der Bauchhöhle bewirkt. Die Gebärende stellt zum Pressen ihren Körper fest, indem sie die Beine aufstemmt und mit den Händen eine Handhabe ergreift, sodann drängt sie durch eine tiefe Einatmung das Zwerchfell nach abwärts, hält es durch Schließen der Stimmritze in dieser Stellung fest und spannt die Muskeln der vorderen und seitlichen Bauchwand kräftig an. So wird der Raum um die Gebärmutter von allen Seiten eingeengt und ein starker Druck auf dieselbe ausgeübt. Die sonst willkürlich verwendete Bauchpresse wird von einem bestimmten Zeitpunkt der Geburt an bei jeder Wehe fast unwillkürlich in Tätigkeit gesetzt, da infolge der Dehnung der Scheide ein unwiderstehlicher Drang zum Pressen auftritt. *Bauchpresse.*

Man unterscheidet folgende Arten von Wehen:

Die vorhersagenden Wehen (Vorwehen, Schwangerschaftswehen) bestehen schon in der letzten Zeit der Schwangerschaft. Es sind leichte Zusammenziehungen, die zeitweise auftreten und als Hartwerden des Leibes empfunden werden. *Bezeichnung der Wehen.*

Die Eröffnungswehen treten mit Beginn der Geburt ein, eröffnen den Halskanal und den Muttermund, sind regelmäßiger und werden gewöhnlich als besonders schmerzhaft empfunden.

Die Austreibungswehen treiben das Kind durch den Muttermund und die Scheide nach außen, werden von der Bauchpresse unterstützt und heißen deshalb auch Preßwehen. Sie treten in rascher Folge auf und bewirken den Höhepunkt des Schmerzes beim Durchtritt des Kindskörpers durch die Schamspalte.

Die Nachgeburtswehen lösen die Nachgeburt von der Gebärmutterwand ab, sie sind schwächer und kaum schmerzhaft.

Nachwehen sind Zusammenziehungen der Gebärmutter in den ersten Tagen des Wochenbettes, sie sind besonders bei Mehrgebärenden häufig von Schmerzempfindungen begleitet.

2. Der Geburtsweg.

Als Geburtsweg bezeichnet man den Knochen-Weichteilkanal, durch den das Kind bei seiner Ausstoßung aus dem mütterlichen Körper getrieben wird. Er besteht aus den von den Wehen zum Durchtrittsschlauch umgeformten Abschnitten der Geschlechtsteile, deren Wandungen durch die Beckenmuskulatur, insbesondere die des Beckenbodens verstärkt werden (weicher Geburtsweg). Dieses Weichteilrohr, das oberhalb des inneren Muttermundes beginnt und in der Schamspalte endet, wird im größten Teil seines Verlaufes — vom Beckeneingang bis zum Beckenausgang — von den Knochenwänden des kleinen Beckens umschlossen (harter Geburtsweg).

Harter Geburtsweg. Der außerhalb der Schwangerschaft starre und unveränderliche Beckenkanal wird durch die Schwangerschaftsauflockerung seiner Gelenkfugen etwas elastisch und kann daher während der Geburt, wenn auch nur in sehr beschränktem Maße, eine Raumveränderung erfahren. Der harte Geburtsweg bedingt wegen seiner verhältnismäßigen Unnachgiebigkeit im großen und ganzen die Form des Geburtskanals, er stellt die äußerste Grenze der Erweiterungsmöglichkeit des weichen Geburtsweges dar.

Weicher Geburtsweg. Der Beckeneingang wird durch große Muskelwülste auf beiden Seiten eingeengt, auch in der Beckenmitte ist der Innenraum des Beckens durch Muskelwände ausgekleidet und verkleinert. Der Beckenausgang ist durch eine Anzahl von muskulösen und sehnigen Platten und dazwischen gelagertem Bindegewebe wie mit einem Zwerchfell abgeschlossen, das hinten den Mastdarm, vorn die Scheide und die Harnröhre durchtreten läßt, indem es diese Gebilde ringförmig umgreift.

Aufgabe der treibenden Kräfte ist es, den ursprünglich engen Ausführungsgang der Geschlechtsteile und die ihn umgebende Beckenmuskulatur für den Durchtritt des Kindes gangbar zu machen, eine Aufgabe, die durch die Dehnung der Weichteile gelöst werden muß. Dabei ent=

steht schließlich ein Muskelrohr von annähernd überall gleicher Weite, welches sich schlauchartig den Wandungen des kleinen Beckens anlegt und im Sinne der Führungslinie bogenförmig nach vorn ausläuft. In der Höhe des Beckeneingangs hat der Querschnitt dieses Durchtrittsschlauches eine mehr querovale, in Beckenmitte eine runde, im Beckenausgang eine runde bis längsovale Form.

3. Der Fruchtkörper.

Das Kind nimmt an der Geburt keinen tätigen Anteil, es wird durch Wehen und Bauchpresse lediglich vorwärts getrieben. Daher ist es für den Ablauf des Geburtsvorganges unwesentlich, ob das Kind lebt oder tot ist. Dagegen tritt unter der bei der Geburt entstehenden Druckwirkung eine wichtige Änderung der kindlichen Haltung ein. Während der Schwangerschaft hatte das Kind im Fruchtwasser eine freie Bewegungsmöglichkeit, so daß seine Haltung als eine ungezwungene angesehen werden mußte. Nur unwesentlich verringert sich die Beweglichkeit mit fortschreitender Schwangerschaft. Während der Geburt aber tritt unter der Wirkung des Druckes, der zunächst das ganze Ei, später nach dem Blasensprung den Kindskörper unmittelbar trifft, in immer stärkerem Maße eine Aufhebung der Beweglichkeit und eine Zwangshaltung ein, die in der Eröffnungszeit und im Beginn der Austreibung zu einer verstärkten Beugung, im weiteren Verlauf der Austreibung zu einer Streckung des Kindskörpers führt. Das Kind wird hierbei auf einen möglichst kleinen Umfang gebracht und der Form des Geburtsweges angepaßt, was durch die Verbiegbarkeit seines Körpers ermöglicht wird. Die Druckwirkung der treibenden Kräfte einerseits, die Widerstände andererseits, die sowohl der Geburtsweg dem Tiefertreten des vorangehenden Teiles wie der Kindskörper seiner Verbiegung entgegensetzt, führen zu gesetzmäßig sich abspielenden Vorgängen, die man unter dem Namen des Geburtsmechanismus zusammenfaßt (siehe Seite 171).

Das Kind in der Geburt.

B. Verlauf der Geburt in Hinterhauptslage.

Die Geburt wird in drei Zeiten oder Perioden eingeteilt. Die Eröffnungszeit reicht vom Beginn der Geburt bis zur völligen Erweiterung des Muttermundes. Die Austreibungszeit rechnet von der völligen Eröffnung des Muttermundes bis zur vollendeten Geburt des Kindes. Es folgt die Nachgeburtszeit, die bis zur Ausstoßung der Nachgeburt dauert.

Dauer der Geburt. Die Dauer der Geburt hängt von der Stärke der Wehen, von der Weite und Dehnbarkeit des Geburtskanales und der Größe des Kindes ab. Bei Erstgebärenden dauert die Geburt erheblich länger als bei Mehrgebärenden. Man kann auf die Geburt der Erstgebärenden durchschnittlich 18 Stunden, wovon 16 Stunden auf die Eröffnungszeit fallen, auf die der Mehrgebärenden 12 Stunden bei einer Eröffnungszeit von 11 Stunden rechnen. Auf die Austreibungszeit kommen bei Erstgebärenden etwa 1½—2 Stunden, bei Mehrgebärenden etwa 1 Stunde. Eine genaue Abgrenzung der Eröffnungszeit gegen die Austreibungszeit läßt sich allerdings nicht immer mit Sicherheit durchführen; besonders wenn die Blase vor vollständiger Eröffnung des Muttermundes gesprungen ist, gehen Eröffnungs- und Austreibungsvorgänge neben einander her. Zum Schluß folgt die Nachgeburtszeit mit einer Dauer von 20—60 Minuten.

In den letzten Wochen der Schwangerschaft treten die Vorwehen häufiger auf; sie bereiten die Geburt vor, stellen bei Erstgebärenden den Kopf fest in den Beckeneingang und verkürzen den Scheidenteil, eröffnen bei Mehrgebärenden den Halskanal. Vorwehen können in solcher Stärke auftreten, daß sie den Beginn der Geburt anzuzeigen scheinen, können aber trotzdem wieder nachlassen, so daß sich derselbe noch tagelang hinzögert. Nicht immer läßt sich der Eintritt der Geburt genau bezeichnen, da er sich in unmerklichem Übergang an die Erscheinungen der letzten Schwangerschaftszeit anschließen kann.

Die Eröffnungszeit.

Geburtsbeginn. Der als solcher erkennbare Geburtsbeginn wird durch stärkere und häufigere, in ihrer Schmerzhaftigkeit sich steigernde Wehen angezeigt. Bald nach Beginn der Eröffnungszeit geht mit Blut vermischter Schleim ab, es „zeichnet". Der Schleim stammt aus dem Halskanal, das Blut aus der Siebhaut, in der die Lösung der Eihäute erfolgte, und aus kleinen Einrissen des Muttermundes. Bei Erstgebärenden steht der Kopf fest im Beckeneingang, bei Mehrgebärenden ist er oft noch beweglich, wird aber während einer Wehe auf den Beckeneingang gepreßt.

Beim Stärkerwerden der Wehen stellt sich Unbehaglichkeit und Unruhe ein, die Eßlust schwindet, zuweilen treten Frostgefühl, Übelkeit und Erbrechen auf. Der Mehrgebärenden sind diese Erscheinungen bekannt, so daß sie die nötigen Vorbereitungen treffen kann, die Erstgebärende vermag sie zwar nicht ohne weiteres zu deuten, wird aber auch durch den zunehmenden Wehenschmerz auf den Eintritt der Geburt hingewiesen. Die Schwangere ist zur Gebärenden oder Kreißenden geworden.

Die eröffnenden Wehen drängen durch die Zusammenziehung des Hohlmuskels und den auf den Inhalt wirkenden Druck das Ei nach unten, während gleichzeitig infolge der Anlage der Muskulatur der untere Abschnitt der Gebärmutter nach oben gezogen wird (siehe Abb. 73). Hierdurch kommt es zu einer Verschiebung zwischen Ei und Gebärmutterwand, wodurch die Eihaut am unteren Abschnitt von der Gebärmutter abgelöst wird. Durch den Druck der Wehen wird dieser freigewordene untere Eipol mit Fruchtwasser gefüllt, da die Flüssigkeit als der am leichtesten verdrängbare Inhalt *Wehenwirkung.*

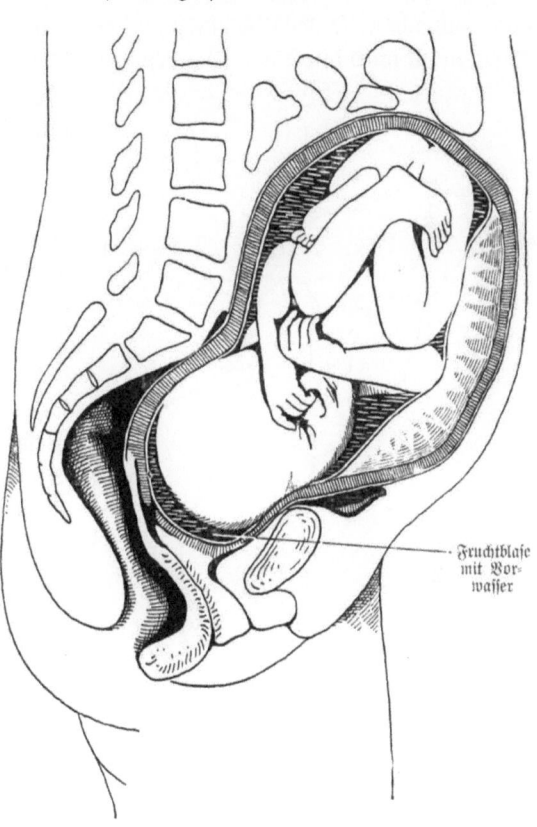

Abb. 74. Beginn der Eröffnungszeit bei einer Erstgebärenden. Die Fruchtblase bildet sich. (Nach Runge.)

der Gebärmutterhöhle in erster Linie nach der Stelle des geringsten Widerstandes auszuweichen versucht (Abb. 74). Infolge des in der Eihöhle entstehenden Gegendruckes bildet sich dabei eine mit Fruchtwasser prall gefüllte Blase (Fruchtblase, Eiblase), die bei der Wehe wie ein Keil in den Halskanal hineingewölbt wird. Die Blase „stellt sich". In der Wehenpause erschlafft die Eiblase und das Wasser sickert teilweise wieder zurück. Jede folgende Wehe wirkt auf dieselbe

Weise, sie treibt immer mehr Fruchtwasser in die Eiblase und erhöht ihre Spannung, die dann in der Wehenpause wieder nachläßt. Die gefüllte Blase entspricht bei Beginn der Wehe jedesmal genau der bis dahin erreichten Größe des Muttermundes und ist wegen ihres ständig zunehmenden Umfanges und ihrer prall elastischen Wandung vorzüglich geeignet, die Dehnung der Weichteile stets fortschreitend und doch schonend vorzunehmen. Gleichzeitig und mit besonderer Wirksamkeit wird durch den Zug des Hohlmuskels während der Wehe der Rand des Muttermundes unmittelbar auseinandergezogen.

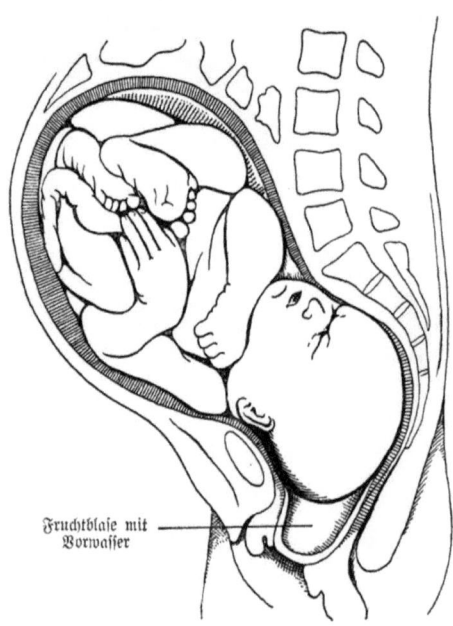

Fruchtblase mit Vorwasser

Abb. 75. Ende der Eröffnungszeit. Die Blase ist sprungfertig.

Die in Abständen von etwa 3 bis 5 Minuten folgenden Wehen erweitern Halskanal und äußeren Muttermund mehr und mehr, die Ränder des Muttermundes werden bei der Wehe stark gespannt, erschlaffen aber wieder in der Wehenpause, ihr Saum verdünnt sich allmählich, bis er völlig scharfrandig wird. Man bezeichnet den Grad der Erweiterung des Muttermundes nach der Größe bekannter Münzsorten, man nennt ihn markstückgroß (2 cm Durchmesser), dreimarkstück- (3 cm Durchmesser), fünfmarkstückgroß (4 cm Durchmesser), ferner kleinhandtellergroß (6 cm), handtellergroß (8 cm), vollständig erweitert (10—12 cm Durchmesser).

Während zunächst die Blase in der Wehenpause immer wieder erschlafft, bleibt sie nach einer bestimmten Zeit auch außerhalb der Wehe gespannt. Die Blase ist „sprungfertig". Der tiefer getretene Kopf, um den sich die Weichteile fest herumlagern (Berührungs- gürtel), verhindert den Rückfluß des Fruchtwassers in der Wehenpause, indem er die übrige Eihöhle gegen die Fruchtblase mehr und mehr abdichtet (Abb. 75). Wenn der Druck in der Fruchtblase eine gewisse Stärke erreicht hat, reißt der im Muttermund liegende Ab=

schnitt der Eihäute bei einer Wehe ein — die Blase „springt" —, **Blasen-** und es fließt das vor dem Kopf befindliche Vorwasser ab, dessen **sprung.** Menge gewöhnlich 1—2 Eßlöffel beträgt. Die Hauptmenge des Fruchtwassers wird durch den Kopf zurückgehalten und geht erst mit der Geburt des Kindes ab.

Der Blasensprung erfolgt meist, wenn der Muttermund über die Hälfte erweitert ist, seltener nach vollkommener Erweiterung. Die Zeit des Blasensprunges wird einerseits durch die Stärke des in der Fruchtblase herrschenden Druckes, andererseits durch die Festigkeit der Eihäute bestimmt. Bei Erstgebärenden wird der Kopf zu dieser Zeit von dem dünnen Saum des äußeren Muttermundes ringförmig umfaßt, bei Mehrgebärenden wird der Kopf gegen den meist noch wulstigen Muttermund gedrängt. Die bisherige Rolle der Eiblase übernimmt nun der Kopf, indem er tiefer tritt und die Weichteile so vollkommen abdichtet, daß auch während der Wehe kein Fruchtwasser an ihm vorbeigedrängt werden kann.

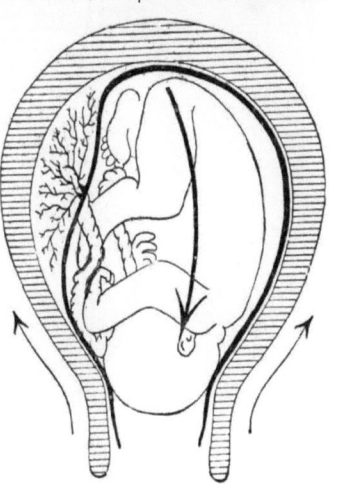

Nach dem Blasensprung hören die Wehen meist für eine kurze Zeit auf, um dann mit vermehrter Kraft und Häufigkeit einzusetzen.

Die Austreibungszeit.

Durch den Blasensprung ist die Eihöhle eröffnet worden. Die am Becken fest verankerte Gebärmutter streckt sich, der Gebärmuttergrund stemmt sich gegen den Rippenbogen, dabei spannen sich die muskulösen runden Gebärmutterbänder an. Der sich kräf-

Abb. 76. Nach dem Blasensprung wirkt der Wehendruck auf den Kindskörper (Fruchtachsendruck). Der untere Abschnitt der Gebärmutterwand wird in die Höhe gezogen.

tig zusammenziehende und dabei ständig dicker werdende Hohlmuskel zieht sich gleichsam über das Kind nach oben zurück, die Grenze zwischen Hohlmuskel und Dehnungsschlauch ist während der Wehe als eine etwa vier Querfinger oberhalb der Schoßfuge verlaufende Querfurche häufig von außen zu fühlen. Der Wehendruck, der bis dahin das ganze Ei betraf, wirkt nunmehr nur noch auf den Kindskörper ein, indem er an dem im Gebärmuttergrunde liegenden Steiß unmittelbar angreift (Abb. 76). Der Druck wird auf dem Wege der aus der bisherigen Beugehaltung sich mehr und mehr streckenden Wirbelsäule (der Fruchtachse) zum Kopf fortgeleitet und kann diesen infolgedessen tiefer treiben (Fruchtachsendruck). Bei jeder Wehe rückt daher der Kopf voran, während er in der Wehenpause wieder etwas zurückweicht. Der vom Muttermund umschlossene und abgeschnürte Abschnitt des Kopfes (die Leitstelle) befindet sich dabei unter einem geringeren Druck als der übrige, von den Gebärmutterwandungen umgebene und unter dem Wehendruck stehende Kindskörper. Es kommt beim lebenden Kinde zu einer Faltung der Kopfhaut, einer Erschwerung des Blutrückflusses aus dieser Stelle und dadurch zu einer blutigwäßrigen teigigen Anschwellung der Kopfschwarte, der Geburtsgeschwulst (Abb. 77). Bei der Schädellage befindet sich die Geburtsgeschwulst auf dem vorangehenden vorderen Scheitelbein und wird Kopfgeschwulst genannt. Durch den Widerstand des Geburtskanals gegen den vorrückenden Kopf kommt es besonders bei längerer Dauer der Austreibung zu einer Formung desselben, indem sich die Kopfknochen in den Nähten übereinanderschieben. Die Scheitelbeine werden dabei über die Stirnbeine und über das Hinterhauptbein, das hinten gelegene Scheitelbein meist unter das vorangehende vordere geschoben. Die Kopfknochen können sich auch infolge ihrer Biegsamkeit der Gestalt des Geburtskanals anpassen, das Hinterhaupt wird dabei mehr oder weniger lang ausgezogen. (Alle diese Veränderungen schwinden in den ersten Lebenstagen.)

Kopfgeschwulst.

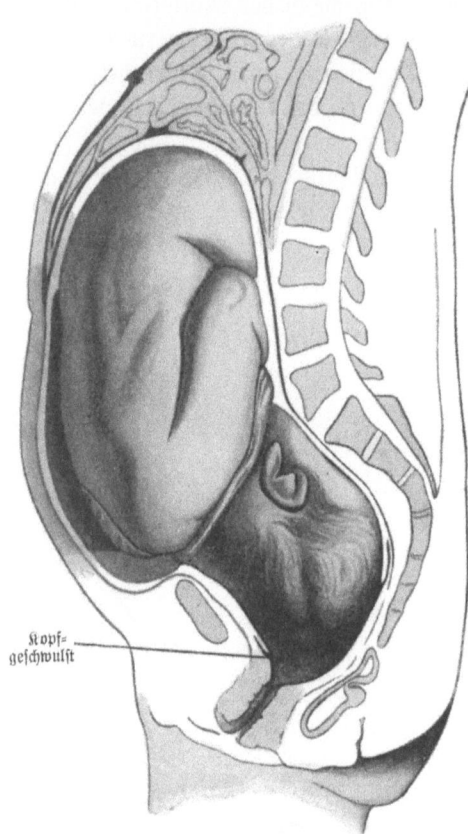

Kopfgeschwulst

Abb. 77. Austreibungszeit. Kopf auf dem Beckenboden. (Nach Bumm.)

Ist der Kopf durch den vollständig erweiterten Muttermund getreten, so sind die Muttermundsränder nicht mehr zu fühlen, der Muttermund ist verstrichen, Halskanal und Scheide sind zu einem Rohr von gleicher Weite geworden (Abb. 78). Bei der nun folgenden Dehnung der Scheide und ihrer muskulösen Umgebung durch den Kopf werden die Wehen ständig durch die Tätigkeit der Bauchpresse unterstützt und verstärkt. Im weiteren Verlauf der Austreibung hat der Kopf unter Dehnung der Beckenbodenmuskulatur,

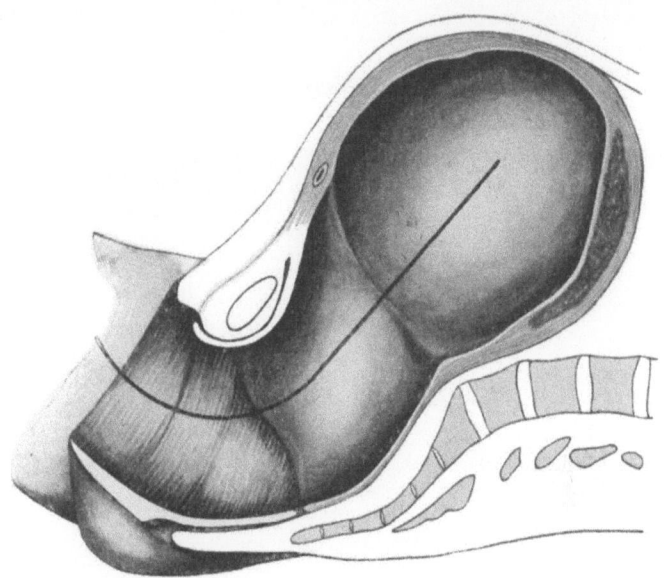

Abb. 78. Der Ausführungsgang der Geschlechtsteile ist am Ende der Austreibungszeit zu einem im Sinne der Führungslinie nach vorn gebogenen Weichteilrohr geworden, welches sich den Wandungen des kleinen Beckens anlegt. (Mit Benutzung einer Abbildung von De Lee, nach Stoeckel.)

wobei der Geburtsweg nach vorn verlängert wird, schließlich den Scheideneingang erreicht. Ein Teil des Schädels wird während der Wehe zwischen den auseinander weichenden Schamlippen sichtbar, geht aber zunächst in der Pause zurück, worauf die Schamspalte sich wieder schließt: der Kopf schneidet ein (Abb. 79). Durch wiederholtes Andrängen des Kopfes werden die äußeren Geschlechtsteile und besonders der sich stark vorwölbende Damm mehr und mehr gedehnt. Die Gebärende empfindet oft Stuhldrang durch den Druck des Kopfes auf den Mastdarm, der Harn kann infolge des Druckes auf die Harnröhre nicht mehr gelassen werden. Unter zunehmender Längsdehnung wird der Damm halbkuglig vorgewölbt, sein Gewebe verdünnt sich, die Afteröffnung klafft und wird nach vorn gezogen, zuweilen wird Darminhalt ausgepreßt. Endlich bleibt der Kopf auch in der Wehenpause sichtbar, er steht im Durchschneiden (Abb. 80).

Kraft und Schmerzhaftigkeit der Preßwehen haben den höchsten Grad erreicht, die Bauchpresse wird durch die Mitwirkung der gesamten Körpermuskulatur verstärkt (Rumpfpresse). Das Gesicht der Gebärenden ist gerötet, ihre Lippen sind bläulich verfärbt, der Kör-

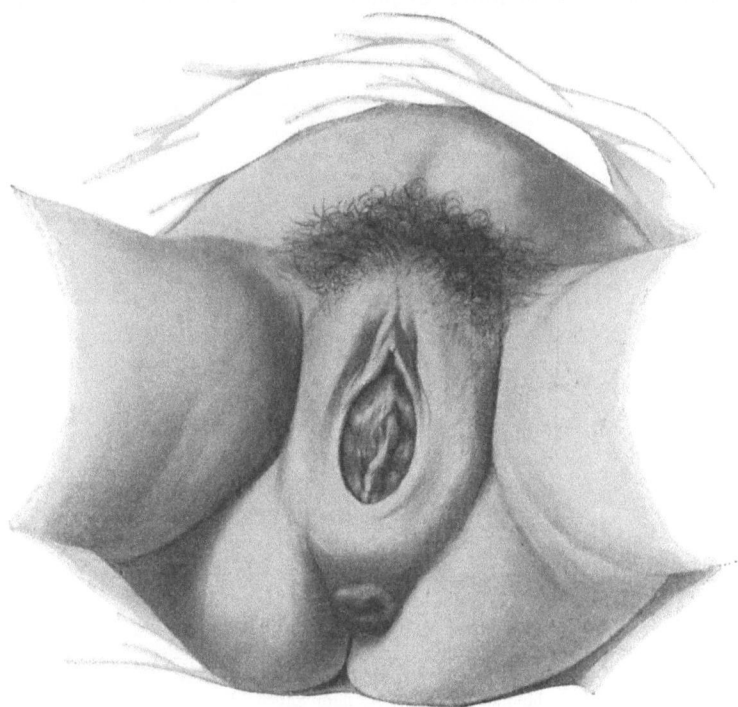

Abb. 79. Der Kopf schneidet ein. (Nach Bumm.)

per ist oft in Schweiß gebadet, die Knie zittern, zuweilen stellen sich Wadenkrämpfe ein. Die Erregung steigert sich unter lebhaften Schmerzensäußerungen aufs höchste, bis endlich bei einer neuen Wehe der Kopf geboren wird, durchschneidet. Sofort empfindet die Gebärende eine außerordentliche Erleichterung. Nach kurzer Pause folgt dann bei einer neuen Wehe unter gleichzeitiger Anwendung der Bauchpresse der Rumpf, er kann ohne Schwierigkeit durch den vom Kopf gedehnten weichen Geburtsweg gleiten.

Mit der Geburt des Rumpfes fließt der Rest des Fruchtwassers, das Nachwasser, untermischt mit etwas Blut, ab. Das neugeborene

Kind liegt zwischen den Schenkeln der Mutter und bekundet sein Leben durch lebhaftes Schreien. Von seinem Nabel verläuft die Nabelschnur durch die klaffenden Geschlechtsteile der Mutter zu der noch in der Gebärmutter befindlichen Nachgeburt.

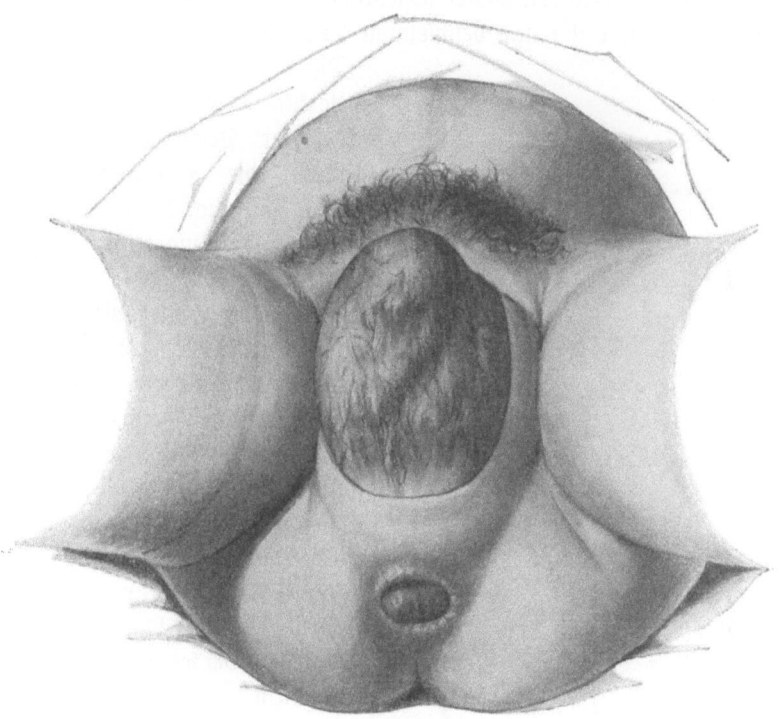

Abb. 80. Der Kopf schneidet durch. (Nach Bumm.)

Die Nachgeburtszeit.

Nach Ausstoßung des Kindes sinkt die Gebärmutter, die vorher fast am Rippenbogen stand, durch Verschiebung der Muskulatur so beträchtlich in sich zusammen, daß der Gebärmuttergrund etwa in Nabelhöhe steht und dort durch die erschlafften Bauchdecken deutlich getastet werden kann (Abb. 81).

Die Verkleinerung erstreckt sich auch auf die Haftstelle des Mutter= kuchens, der vermöge seiner Zusammenschiebbarkeit der Verkleine= rung zwar bis zu einem gewissen Grade, aber nicht unbegrenzt folgen kann; er beginnt daher meist von seinem unteren Rande aus sich von der Gebärmutterwand abzulösen. Wegen der plötzlich eingetretenen Entleerung der Gebärmutter sinkt gleichzeitig der in der Bauchhöhle

Ablösung

herrschende Druck beträchtlich. Aus diesem Grunde strömt auf einmal viel Blut zu den Organen der Bauchhöhle und überfüllt alle in ihr verlaufenden Blutgefäße. Diese übermäßige Füllung erstreckt sich auch auf den Zwischenzottenraum; durch den Druck des Blutes wird der Mutterkuchen weiter abgedrängt, das mütterliche Blut ergießt sich hinter ihn und beschleunigt seine Lösung.

Die vollständige Lösung des Mutterkuchens übernehmen unter fortgesetzter Verkleinerung der Haftstelle die Nachgeburtswehen, die nach kurzer Pause einsetzen und wenig empfindlich sind, aber von der auf die Gebärmutter gelegten Hand deutlich gefühlt werden können. Bei jeder Wehe geht stoßweise aus den eröffneten mütterlichen Gefäßen stammendes Blut ab. Nach etwa 20 Minuten ist die Lösung, die sich inmitten der Siebhaut vollzieht, meist beendet. Der Mutterkuchen fällt auf den Muttermund und in die Scheide, dort bleibt er zunächst liegen, bis seine Austreibung durch die Bauchpresse erfolgt (Abb. 82). Bisweilen empfindet die Gebärende einen Drang zum Pressen, da die Scheide durch den in ihr befindlichen Mutterkuchen gedehnt und hierdurch die Bauchpresse zur Tätigkeit angeregt wird. In anderen Fällen wird die Nachgeburt ausgetrieben, wenn die Gebärende aus sonstigen Gründen die Bauchpresse wirken läßt, z. B. beim Husten, Niesen, Urinlassen usw. Schließlich kann man die Austreibung der Nachgeburt dadurch vollenden, daß man die Gebärende zum Pressen auffordert. Bei der Austreibung zieht der Mutterkuchen die Eihäute hinter sich her und von der Gebärmutterwand ab. Dies hat zur Folge, daß bei dem geborenen Mutterkuchen die Eihäute fast immer auf der mütterlichen Seite liegen.

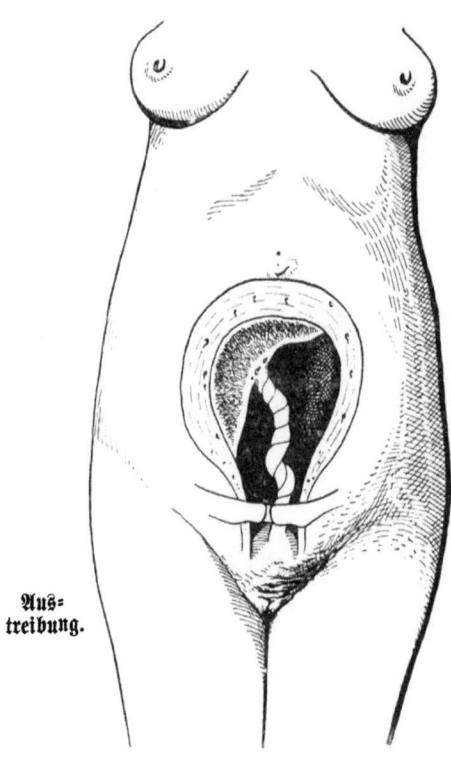

Austreibung.

Abb. 81. Stand der Gebärmutter unmittelbar nach Geburt des Kindes. (Nach Stoeckel.)

Die vollständig entleerte Gebärmutter ist als eine harte abge= **Zustand**
plattete Kugel etwa handbreit über der Schoßfuge durch die Bauch= **nach**
decken zu tasten. Durch die Zusammenschiebung der Muskulatur **beendeter**
werden an der Haftstelle die Öffnungen der mütterlichen Blutgefäße **Geburt.**
verlegt und wird einer weite=
ren Blutung vorgebeugt. Die
Gebärende empfindet infolge
der bei der Geburt geleisteten
Muskelarbeit, der dabei auf=
tretenden Schweißentwicklung
und infolge der länger dauern=
den Entblößung ihres Körpers
nicht selten ein Kältegefühl,
das sich zu einem Frost stei=
gern kann und sie nach wär=
merer Bedeckung verlangen läßt.
Allmählich aber tritt ein Wohl=
behagen ein, die Gebärende
kann sich von den Anstrengun=
gen und Schmerzen der Ge=
burt erholen. Allerdings können
noch eine Zeitlang Abspan=
nungs= und Ermüdungszustände
bestehen, ohne daß die seelische
Erregung eine wirkliche Ruhe
aufkommen läßt.

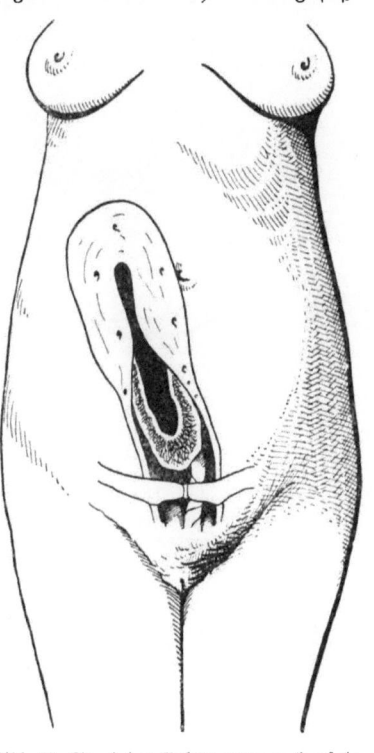

Abb. 82. Stand der Gebärmutter nach erfolg=
ter Lösung des Mutterkuchens. (Nach Stoeckel.)

C. Geburtsmechanismus bei Hinterhauptslage.

1. Allgemeine Darstellung.

Der Geburtsweg setzt dem durch die treibenden Kräfte vor=
wärts geschobenen Kopf erhebliche Widerstände entgegen. Hier=
durch sowohl wie durch die eigentümliche Form des Geburts=
weges, der sich der nur in bestimmten Richtungen verbiegbare und
formbare Kindskörper anpassen muß, wird bewirkt, daß der Kopf
nicht in beliebiger Weise durchgetrieben werden kann, sondern
daß ihm zur Überwindung der jeweiligen Raumverhältnisse be=
stimmte Drehungen und Änderungen seiner Haltung aufgezwungen
werden.

Erste Drehung. Im Beginn der Geburt steht der Kopf mit annähernd gleich hoch stehenden Fontanellen und quer verlaufender Pfeilnaht im Beckeneingang (Abb. 83). Nach dem Blasensprung wird der vorangehende Teil des Kopfes von den Weichteilen fest umschnürt. Die Folge davon ist eine verstärkte Beugehaltung des umschnürten Kopfes, wobei das Hinterhaupt und die kleine Fontanelle tiefer treten (Abb. 84). Unterstützt wird dieses Tiefertreten dadurch, daß der Fruchtachsendruck längs der Wirbelsäule auf den Kopf wirkt. Die Wirbelsäule setzt näher am Hinterhaupt als am Vorderhaupt an, dadurch entstehen zwei ungleiche Hebelarme, ein kürzerer Hinterhaupts- und ein längerer Vorderhauptshebelarm. Der kürzere Hebelarm und damit das Hinterhaupt senkt sich, weil die fortgeleitete Kraft hier stärker einwirkt, während das Vorderhaupt infolge der vermehrten Widerstände gegen den längeren Hebelarm zurückgehalten wird. Auf diese Weise kommt es zur Verstärkung der Beugehaltung

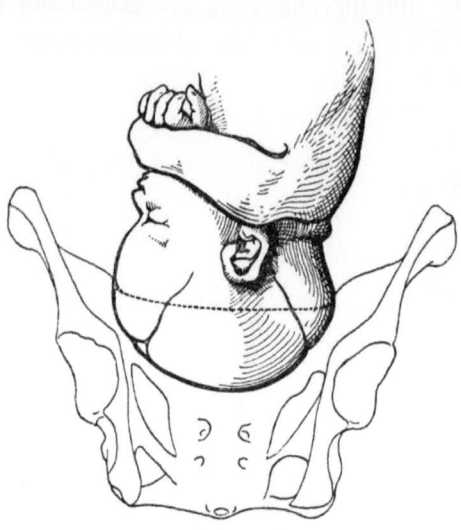

Abb. 83. Kopf mit gleich hochstehenden Fontanellen und quer verlaufender Pfeilnaht über dem Becken (Mehrgebärende). (Nach Bumm.)

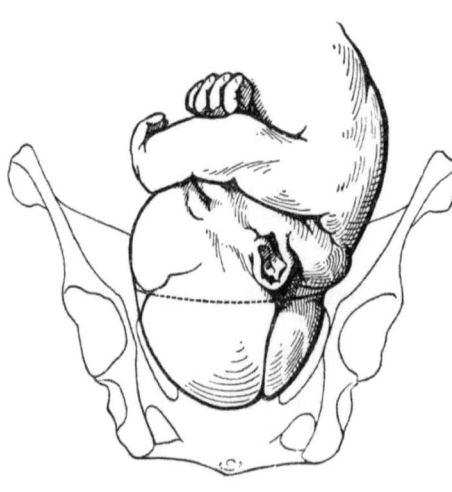

Abb. 84. Verstärkte Beugehaltung des Kopfes. Das Hinterhaupt und die kleine Fontanelle stehen tief, die Pfeilnaht verläuft quer (Erstgebärende). (Nach Bumm.)

und zur ersten Drehung des Kopfes, dem Tiefertreten der kleinen Fontanelle.

Bei der zweiten Drehung wird das Hinterhaupt und mit ihm die kleine Fontanelle nach vorn gedreht (Abb. 85). **Zweite Drehung.** Diese Drehung wird dadurch eingeleitet, daß infolge der nach dem Fruchtwasserabfluß eintretenden Abplattung der Gebärmutter der anfangs mehr seitlich liegende Rücken des Kindes und damit das Hinterhaupt nach vorn gedreht wird. Gleichzeitig wird der längere Vorderhauptshebelarm, also das Vorderhaupt, durch die wie Wände eines Trichters schräg verlaufenden Muskeln des Beckenbodens nach hinten gedreht. Durch Drehung des Hinterhaupts nach vorn, durch Entfernung des Kinnes von der Brust und durch Rückbiegung des Halses entspricht die Gestalt des Kindskörpers am besten der Form des nach vorn gebogenen Geburtsweges. Da die Wirbelsäule einer derartigen Verbiegung den geringsten Widerstand entgegensetzt, kann der Kindskörper durch die treibenden Kräfte am leichtesten in diese Haltung gebracht werden.

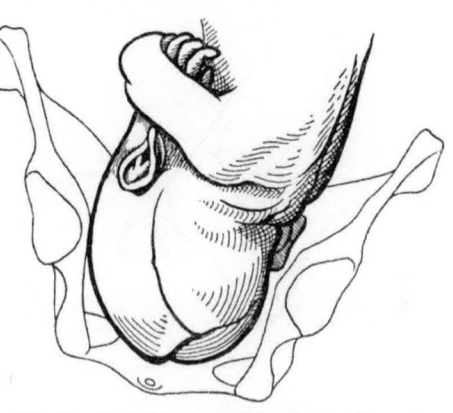

Abb. 85. Hinterhaupt und kleine Fontanelle werden nach vorn gedreht, die Pfeilnaht verläuft im schrägen Durchmesser. (Nach Bumm.)

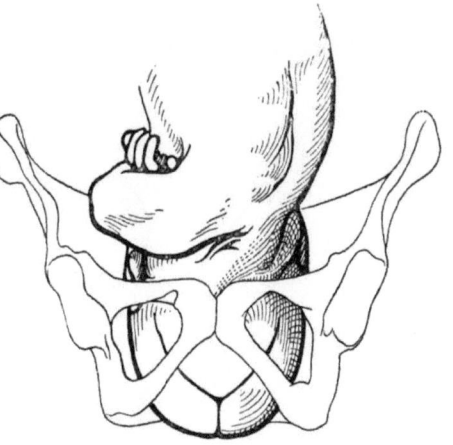

Abb. 86. Kopf im Beckenausgang. Hinterhaupt und kleine Fontanelle befinden sich vorn, die Pfeilnaht verläuft im geraden Durchmesser. (Nach Bumm.)

Bei dem allmählichen Zustandekommen dieser Drehung der kleinen Fontanelle nach vorn, die erst im Beckenausgang vollendet ist, verläuft die im Beckeneingang quere Pfeilnaht in der Beckenmitte im schrägen Durchmesser und im Beckenausgang im geraden Durchmesser. Im Beckenausgang steht schließlich die kleine Fontanelle vorn unter der Schoßfuge und die große hinten am Steißbein (Abb. 86).

Dritte Drehung. Aus dieser Stellung heraus entwickelt sich die dritte Drehung des Kopfes. Diese besteht in der Fortsetzung der schon bei der zweiten Drehung eingeleiteten Entfernung des Kinnes von der Brust, aus der ursprünglichen Beugehaltung des Kopfes wird eine Streckhaltung. Die Drehung kommt dadurch zustande, daß die den Beckenausgang verschließende Beckenbodenmuskulatur dem Tiefertreten des Kopfes einen Widerstand entgegensetzt, so daß er von den Preßwehen gegen die vorn befindliche Öffnung, die Schamspalte, gedrängt wird. Dabei erscheint zuerst unter der Schoßfuge das Hinterhaupt bis zum

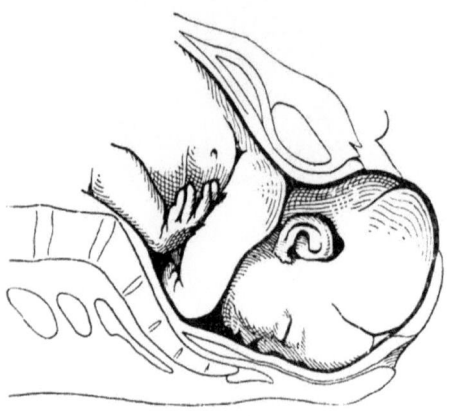

Abb. 87. Einschneiden des Kopfes. Der Nacken stemmt sich unter der Schoßfuge an. (Nach Bumm.)

Nacken, dieser stemmt sich an der Schoßfuge an (Abb. 87). Ist das Hinterhaupt vollständig geboren, so wird es aufwärts gedreht, (Abb. 88), wobei absatzweise nacheinander Vorderhaupt, Stirn, schließlich Gesicht und Kinn über den Damm treten.

Der Durchgang des Kopfes durch die Geburtswege erfolgt bei diesen Vorgängen mit dem kleinsten und daher günstigsten Kopfumfang, der um den Nacken und die große Fontanelle verläuft und

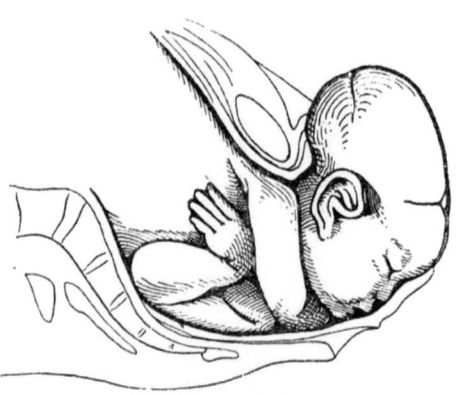

Abb. 88. Durchschneiden des Kopfes. Das Hinterhaupt ist geboren, die Stirn geht über den Damm. (Nach Bumm.)

dessen größter Durchmesser der kleine schräge ist.

Vierte Drehung. Der Kopf ist jetzt vollständig geboren, das Gesicht sieht gegen den Damm, der Hinterkopf ist nach vorn gegen die Schoßfuge gerichtet. Nunmehr treten die Schultern durch das Becken, sie stehen im Beckeneingang annähernd quer, in der Beckenmitte schräg, im Beckenausgang gerade. Da die Schulterbreite sich mit der Pfeilnaht kreuzt, werden die Schultern durch den entgegengesetzten schrägen Durchmesser wie die Pfeilnaht gedreht. Verlief z. B. die Pfeilnaht im rechten schrägen Durchmesser, so müssen die Schultern durch den linken schrägen Durchmesser gehen. Schließlich stemmt sich die vordere Schulter unter der Schoßfuge an, während die hintere Schulter über den Damm rollt. Entsprechend dieser Stellung der Schultern wird der geborene Kopf so gedreht, daß das Gesicht seitwärts zu einem Schenkel der Gebärenden gewendet wird. Dem Kopf werden also bei seinem Durchgang durch den Geburtsweg drei Drehungen aufgezwungen:

1. Das Hinterhaupt wird tiefer getrieben,
2. das Hinterhaupt wird nach vorn gedreht,
3. der Nacken stemmt sich unter die Schoßfuge, das Gesicht wird über den Damm geschoben,

dazu kommt nach Geburt des Kopfes als letzte Drehung:

4. das Gesicht wird zur Seite gewendet.

Nach der Geburt der Schultern wird die Brust mit den Armen, dann der übrige Rumpf geboren, die vordere Hüfte tritt unter der Schoßfuge, die hintere Hüfte am Damm hervor, zuletzt folgen die Beine.

2a) Erste (linke) Schädellage (Hinterhauptslage). 1. Unterart.
(Siehe Abb. 50.)

Äußere Untersuchung: Man fühlt den Steiß im Gebärmuttergrund, den Kopf oberhalb der Schoßfuge, die Stirn rechts, den Rücken in der linken Seite der Mutter, die kleinen Teile rechts neben dem Steiß. Die Herztöne werden links von der Mittellinie unterhalb des Nabels am deutlichsten wahrgenommen.

Verlauf: Beckeneingang: Pfeilnaht quer, kleine Fontanelle links, große Fontanelle rechts.

Beckenmitte: Pfeilnaht im rechten schrägen Durchmesser, kleine Fontanelle links vorn.

Beckenausgang: Pfeilnaht im geraden Durchmesser, kleine Fontanelle unter der Schoßfuge.

Das Hinterhaupt tritt unter der Schoßfuge hervor, der Nacken stemmt sich an, das Gesicht rollt über den Damm.

Nach der Geburt des Kopfes tritt die Schulterbreite aus dem queren Durchmesser des Beckeneingangs in den linken schrägen Durchmesser der Beckenmitte und dann in den geraden Durchmesser des Beckenausgangs. Der Kopf wird mit dem Gesicht nach dem rechten Schenkel der Mutter gedreht.

Die vordere rechte Schulter des Kindes stemmt sich unter der Schoßfuge an, die linke tritt über den Damm. Der Rücken des Kindes sieht nach links, die vordere rechte Hüfte tritt unter der Schoßfuge, die linke am Damm hervor.

Das geborene Kind trägt die Kopfgeschwulst auf dem rechten Scheitelbein. Das linke Scheitelbein ist unter das rechte geschoben.

2 b) Zweite (rechte) Schädellage.

1. Unterart. (Abb. 89.)

Äußere Untersuchung: Der Steiß ist im Gebärmuttergrund, der Kopf oberhalb der Schoßfuge, die Stirn links, der Rücken rechts, kleine Teile links oben zu tasten. Die Herztöne sind rechts unterhalb des Nabels am deutlichsten wahrnehmbar.

Verlauf: Beckeneingang: Pfeilnaht quer, kleine Fontanelle rechts, große links.

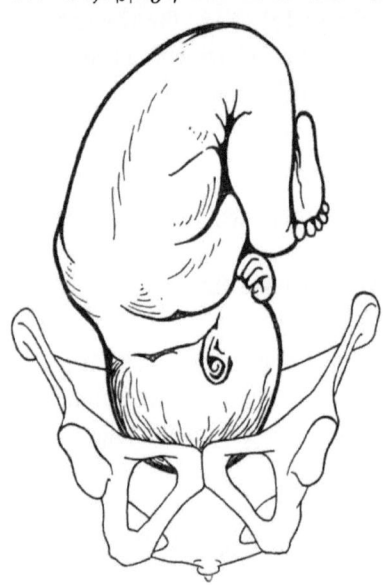

Abb. 89. Zweite Schädellage, erste Unterart. (Nach Bumm.)

Beckenmitte: Pfeilnaht im linken schrägen Durchmesser, kleine Fontanelle rechts vorn.

Beckenausgang: Pfeilnaht im geraden Durchmesser, kleine Fontanelle unter der Schoßfuge.

Das Hinterhaupt tritt unter der Schoßfuge hervor, der Nacken stemmt sich an, das Gesicht rollt über den Damm. Die Schultern treten in den queren Durchmesser des Beckeneingangs, sie gelangen beim Tiefertreten in den rechten schrägen Durchmesser der Beckenmitte und dann in den geraden Durchmesser des Beckenausgangs. Der Kopf wird mit dem Gesicht nach dem linken Schenkel der Mutter gedreht. Die vordere linke Schulter des Kindes stemmt sich unter der Schoßfuge an, die rechte tritt über den Damm, der Rücken des Kindes sieht nach rechts, die vordere linke Hüfte tritt unter der Schoßfuge, die rechte über dem Damm hervor.

Das geborene Kind trägt die Kopfgeschwulst auf dem linken Scheitelbein, das rechte Scheitelbein ist unter das linke geschoben.

2c) Schädellage.
2. Unterart. (Abb. 90.)

Äußere Untersuchung: Befund wie bei den ersten Unterarten, nur mit dem Unterschiede, daß häufig der Rücken weniger deutlich zu fühlen und die Herztöne weiter seitlich und schwerer zu hören sind, wie es sich aus der nach hinten gerichteten Stellung des Rückens erklärt. Verlauf wie bei

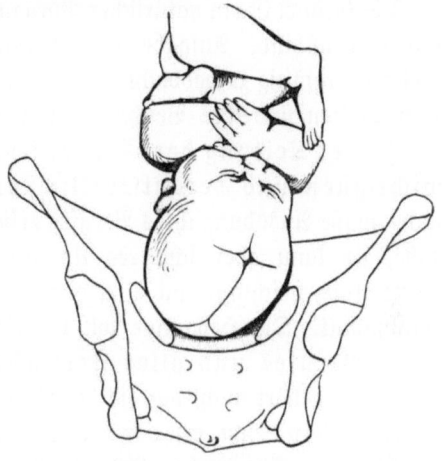

Abb. 90. Zweite Schädellage, zweite Unterart. Die Pfeilnaht verläuft im rechten schrägen Durchmesser. (Nach v. Jaschke, aus Stoeckel.)

den ersten Unterarten mit dem Unterschiede, daß im Beginn der Geburt die große Fontanelle mehr nach vorn steht. In der weitaus größten Zahl der Fälle wird nachher auch bei diesen zweiten Unterarten die kleine Fontanelle nach vorn gedreht, so daß man denselben Geburtsverlauf wie bei den ersten Unterarten beobachtet.

Nur sehr selten erhält sich die zweite Unterart während des ganzen Geburtsverlaufes. In diesen seltenen Fällen wird in der Beckenmitte die kleine Fontanelle nach hinten statt nach vorn gedreht und steht im Beckenausgang hinten am Steißbein statt vorn unter der Schoßfuge. Auch in diesen Fällen wird das Hinterhaupt als der vorangehende Teil zuerst geboren. Unter der Schoß-

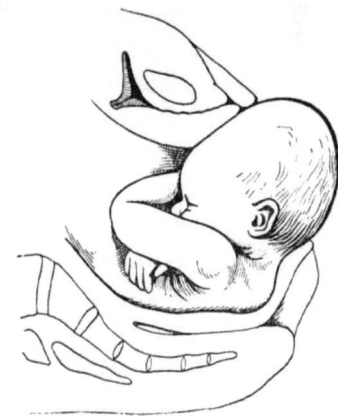

Hintere Hinterhauptslage.

Abb. 91. Durchschneiden des Kopfes bei hinterer Hinterhauptslage. (Nach v. Jaschke, aus Stoeckel.)

fuge stemmt sich die Gegend der großen Fontanelle an, während das Hinterhaupt über den Damm rollt. Alsdann macht der Kopf eine Streckbewegung, so daß das Gesicht unter der Schoßfuge hervortritt. Dies ist der Verlauf der Geburt in der hinteren Hinterhauptslage (Abb. 91).

D. Leitung der regelmäßigen Geburt durch die Hebamme.

Die Geburt ist ein natürlicher Vorgang, sie bedarf im allgemeinen keiner Kunsthilfe. Aufgabe der Hebamme ist es, den Verlauf der Geburt sorgfältig zu beobachten, Schädlichkeiten von der Gebärenden fernzuhalten und ihre Beschwerden zu lindern.

Verhalten der Hebamme. In der Leitung der Geburt findet die Hebamme ihren wichtigsten und verantwortlichsten Wirkungskreis. Durch sachgemäße Ausübung ihres Berufes erfüllt sie eine segensreiche Aufgabe, sie kann aber schweres Unglück verschulden, wenn sie aus Unkenntnis, Leichtsinn und eingebildetem Besserwissen ihre Pflichten verabsäumt. Die Hebamme soll im Vollbesitz der Kenntnisse ihres Berufes und aller Fertigkeiten sein; zu einer guten Hebamme gehört auch, daß sie Verständnis für die Leiden der Gebärenden besitzt, erst dann wird sie zu einer wahren Helferin in der schweren Stunde der Geburt. Ruhiges Wesen, wenig Worte, aber sicheres Handeln, freundlicher Zuspruch, auch, wenn nötig, ernste Ermahnung erwecken Vertrauen. Hastiges, lautes Benehmen, Geschwätzigkeit und Ruhmredigkeit sind Untugenden, die am Gebärbett besonders tadelnswert sind.

Vorbereitung. Wird die Hebamme zur Geburt gerufen, so folge sie dem Rufe stets ohne Zeitverlust. Sie bekleidet sich mit einem Waschkleide, das kurze oder emporstreifbare Ärmel besitzt, schneidet sich die Fingernägel möglichst kurz und wäscht sich noch in ihrer Wohnung gründlich die Hände. Dann nimmt sie ihre Tasche mit Geräten, die stets gebrauchsfertig bereit liegen muß, und begibt sich zur Gebärenden. Ist sie bei der Gebärenden angekommen, so soll ihre erste Frage dahin gehen, ob das Vorwasser bereits abgeflossen ist; wird die Frage bejaht, so macht sie ohne Zeitverlust alle Zurüstungen, stellt Temperatur und Puls fest und führt die äußere Untersuchung aus. Scheint sich die Geburt bereits ihrem Ende zu nähern, werden Preßwehen wahrgenommen, so desinfiziert sie sich rechtzeitig zum Dammschutz, um nicht von der Geburt überrascht zu werden.

In den meisten Fällen wird indessen die Hebamme die Geburt im Beginn der Eröffnungszeit übernehmen, wenn das Fruchtwasser noch nicht abgeflossen ist. In diesem Falle führt sie die geburtshilfliche Untersuchung in der vorgeschriebenen Reihenfolge durch. Während sie die Vorgeschichte aufnimmt, kocht sie gleichzeitig aus ihrer Tasche die beiden Bürsten, den Nagelreiniger, die Gummihand-

schuhe, die Nabelschnurschere, die Schere zum Kürzen der Scham=
haare, das Spülrohr, den Katheter, Nabelband und gesondert das
Afterrohr aus.

Hierauf stellt sie ihren Desinfektionsapparat auf: Schalen
mit Wasser und Alkohol, legt in die betreffenden Schalen die dahin
gehörenden Bürsten und bereitet die Desinfektionslösung. Eine
weitere Schale gebraucht sie zum Reinigen der Geschlechtsteile der
Gebärenden.

Nunmehr führt sie die vorschriftsmäßige Waschung ihrer Hände
aus. Vor jeder neuen Waschung der Hände ist das Waschwasser zu
erneuern.

Sodann folgt die äußere Untersuchung.

Handelt es sich um eine Erstgebärende im Beginn der Geburt
und steht die Blase noch, so kann man die Gebärende, falls eine Bade=
einrichtung vorhanden ist, zur Körperreinigung ein Vollbad
nehmen lassen. Alle anderen Gebärenden werden, falls es ihr Zu=
stand noch erlaubt, in der Badewanne stehend oder unter einer Dusche
abgewaschen, um ein Eindringen von Badewasser in die Scheide zu
verhüten. Ist die Geburt schon weit vorgeschritten oder handelt
es sich um bedrohliche Zustände bei der Gebärenden, z. B. um Herz=
fehler, Lungenentzündung oder um Blutungen oder Krämpfe, so
muß statt dessen eine Reinigung durch Abwaschen auf dem Lager
erfolgen.

Äußere Unter=suchung. Vorberei=tung der Gebären=den.

Hierauf erhält die Kreißende einen Einlauf zur Entleerung des
Mastdarms. Dieser Einlauf ist stets zu geben, auch wenn kurz vorher
Stuhlgang erfolgt ist, ja sogar wenn Durchfall besteht; denn der
Einlauf soll den Mastdarm leermachen, da sonst während der Aus=
treibung dauernd Kot ausgepreßt wird. Die Entleerung des Darmes
soll nicht auf einem Abtritt, sondern auf einer Bettschüssel (Stech=
becken), im Notfall auf einem Nachtgeschirr oder einem Eimer er=
folgen. Der Urin soll in ein sauberes Gefäß entleert werden, damit
er auf Eiweiß untersucht werden kann. Der After ist nach der Stuhl=
entleerung sorgfältig mit Watte zu reinigen.

Die Schamhaare werden alsdann mit der dazu bestimmten
Schere möglichst kurz abgeschnitten, darauf die Geschlechtsteile und
ihre Umgebung (Innenseiten der Oberschenkel, Unterbauch bis zum
Nabel, zum Schluß Damm und Aftergegend) gründlich abgeseift, mit
warmem Wasser und mit Desinfektionslösung abgespült und mit
einem Wattebausch abgetrocknet. Hierauf erhält die Gebärende reine
Leibwäsche.

Innere Untersuchung.

Handelt es sich um einen der angeführten Ausnahmefälle, bei denen eine innere Untersuchung gestattet ist, so wird dieselbe jetzt von der Hebamme vorgenommen, nachdem die vorschriftsmäßige Desinfektion ihrer Hände erfolgt ist und die untersuchende Hand mit dem ausgekochten Gummihandschuh bekleidet worden ist.

Auf einige Vorsichtsmaßregeln bei der inneren Untersuchung während der Geburt muß besonders hingewiesen werden. Niemals dürfen die untersuchenden Finger stark gegen die Fruchtblase drücken, da sie sonst gesprengt werden könnte, wodurch Gefahren für Mutter und Kind eintreten würden. Aus demselben Grunde ist es bei stehender Blase unstatthaft, wegen der Gefahr der vorzeitigen Blasensprengung rücksichtslos nach Nähten und Fontanellen zu suchen. Niemals darf der noch beweglich stehende vorangehende Teil aus dem Beckeneingang gedrängt werden. Die Untersuchung soll zwar einen sicheren Befund ergeben, aber nicht überflüssig ausgedehnt werden, vor allem sind alle nicht vorgeschriebenen Tastversuche und scheinbare Hilfeleistungen bei der inneren Untersuchung aufs strengste verboten.

Hat die äußere, im Ausnahmefall auch die innere Untersuchung mit Sicherheit ergeben, daß es sich um eine regelmäßige Geburt handelt, so übernimmt die Hebamme die Leitung derselben, in allen anderen Fällen muß sie pflichtgemäß die Zuziehung eines Arztes verlangen.

Gebärzimmer.

Das Gebärzimmer soll möglichst hell, groß, luftig, nicht zu warm (17 bis 19° C.) sein und möglichst wenig Staubfänger, wie Polstermöbel u. dgl., enthalten. Alle überflüssigen Personen, namentlich Kinder, sollen das Zimmer verlassen, auch Tiere, z. B. Hunde, sind zu entfernen.

Im Beginn der Eröffnungszeit kann die Gebärende außer Bett sein, sofern die Kindslage eine regelmäßige ist und bei stehender Blase der Kopf fest im Becken steht. Sie kann je nach Wunsch abwechselnd liegen, stehen, gehen. Bei der Wehe sucht die Gebärende eine Stütze, sie setzt sich oder stützt sich auf einen Stuhl oder ergreift die Hände der Hebamme. Wenn die Wehen stärker werden, oder wenn die Hebamme bei einer etwa notwendigen inneren Untersuchung die Blase auch in der Wehenpause gespannt gefühlt hat, muß die Gebärende gelagert werden; nach dem Blasensprung darf sie keinesfalls umhergehen.

Geburtsbett.

Das Geburtsbett ist ein gewöhnliches Bett mit fester Matratze, damit das Gesäß nicht einsinkt. Das Bett erhält reine Wäsche und wird möglichst so aufgestellt, daß es von beiden Längsseiten zugängig

ist. Um das Bett vor Benässung zu schützen, wird unter die Gesäß=
gegend der Gebärenden ein breites Stück wasserdichten Stoffes quer
über die Matratze gelegt; darüber kommt eine reine leinene Unter=
lage. Läßt sich eine wasserdichte Unterlage nicht beschaffen, so legt
man der Gebärenden ein mehrfach zusammengelegtes Laken unter
das Gesäß; im Notfall läßt sich der wasserdichte Stoff auch durch
mehrere Lagen von festem Papier ersetzen, welches mit der
leinenen Unterlage bedeckt wird. Als Bedeckung dient am besten
eine Wolldecke mit Leinenüberzug, Federkissen sind als zu warm zu
meiden.

Die Gebärende soll bis auf das Hemd völlig entkleidet sein, das=
selbe wird am Rücken empor gerollt, um es vor Verunreinigung mit
Fruchtwasser oder Blut zu schützen. Das Kopfhaar wird geordnet,
langes Haar in zwei Zöpfe geflochten.

Die Hebamme sorgt für weitere Zurüstungen, wie sie Seite 154
beschrieben sind. In die Nähe des Bettes stellt sie eine größere Schale
mit Desinfektionslösung und legt einige Wattebäusche hinein, um
von Zeit zu Zeit, besonders vor dem Dammschutz die Geschlechtsteile
reinigen zu können. In eine andere Schale mit gleicher Lösung wer=
den die Nabelschnurschere, das Scheidenrohr, die Gummihandschuhe
und das Nabelband nach dem Auskochen gelegt.

Die Lage der Gebärenden in der Eröffnungsperiode kann, Lagerung.
sofern der Kopf fest steht, eine beliebige sein. Wenn der Kopf noch
hoch steht, kann man den Oberkörper der Gebärenden durch ein
Kopfkissen erhöhen, die Lendenwirbelsäule neigt sich dabei nach vorn,
so daß der Kopf gegen den Beckeneingang getrieben wird. Steht
der Kopf tief, so kann man den Oberkörper flacher lagern, damit
der Kopf aus der Kreuzbeinhöhlung nach vorn vorrückt.

Ferner gilt folgende wichtige allgemeine Regel: **Man lagere
die Gebärende auf die Seite, wo der Teil steht, der
tiefer und nach vorn treten soll.** Ist z. B. der beweglich über
dem Becken stehende Kopf auf die rechte Darmbeinschaufel abge=
wichen, so lagert man die Gebärende auf die rechte Seite. Handelt
es sich um eine erste Schädellage zweite Unterart, steht also die
kleine Fontanelle links hinten, so lagert man sie auf die linke Seite;
bei zweiter Schädellage 2. Unterart auf die rechte Seite, damit sich
die kleine Fontanelle nach vorn dreht. Bei der Seitenlagerung fällt
der bewegliche Gebärmuttergrund auf dieselbe Seite, während sich
der untere Abschnitt der Gebärmutter mit dem vorangehenden Teil
nach der andern Seite bewegt. Auf diese Weise gelangt gege=

benenfalls der abgewichene Kopf in das Becken, oder die kleine Fontanelle tritt tiefer und dreht sich nach vorn.

Blasensprung. Springt die Blase, so ist Menge und Farbe des abgehenden Vorwassers zu beachten. Grünlich gefärbtes Fruchtwasser deutet auf Abgang von Kindspech. In solchem Falle sind wegen möglicher Gefährdung des Kindes die Herztöne besonders sorgfältig zu überwachen und ein Arzt zu benachrichtigen.

Bauchpresse. In der Austreibungszeit hat die Gebärende Rückenlage einzunehmen und die Beine auf das Lager mit gebeugten Knien aufzustemmen, damit sie die Wehen gut „verarbeiten" kann. Das geschieht fast stets unwillkürlich, so daß eine Belehrung meist nicht nötig ist. Ein Mitpressen in der Eröffnungsperiode ist zwecklos, ja schädlich, da dadurch die Blase vorzeitig springen kann und die Gebärende sich unnötig erschöpft; daher ist es in dieser Zeit zu verbieten. Da die Gebärende beim Mitpressen gern nach einer Handhabe greift, kann man an den unteren Bettpfosten je ein Handtuch befestigen und ihr die Enden in die Hände geben. Durch häufige Anwendung des dritten, vierten, fünften und sechsten Handgriffs bei der äußeren Untersuchung kann man das Tieferrücken des Kopfes gut verfolgen.

Harnblase. Ferner achtet die Hebamme auf die Harnblase. Da mit dem Stuhlgang nach dem Einlauf im Beginn der Geburt auch der Harn entleert ist, findet zunächst keine stärkere Füllung der Blase statt, später sieht man oft die gefüllte Blase sich deutlich an der Unterbauchgegend von der Gebärmutter abheben. Die Gebärende muß dann unbedingt Harn lassen, gelingt es nicht, so muß die Hebamme vorschriftsmäßig den Katheter anwenden, denn eine stärkere Füllung der Blase erzeugt Wehenschwäche.

Allgemeinzustand. Ein Nahrungsbedürfnis ist bei der Gebärenden meist nicht vorhanden, die Nahrungsaufnahme ist auch zu beschränken, besonders da leicht Erbrechen auftritt. Der im weiteren Geburtsverlauf oft lebhafte Durst wird durch Wasser, Milch oder Kaffee gestillt. Bei langer Geburtsdauer ist ein Anregungsmittel, wie Fleischbrühe oder Kaffee von guter Wirkung.

Niemals soll der Allgemeinzustand der Gebärenden vernachlässigt werden. Alle Erstgebärenden klagen schließlich über Erschöpfung und ersehnen das Ende der Geburt. Dies ist kein Grund zur Besorgnis. „Je stärker die Wehen, um so schneller kommt die Erlösung." „Je länger die Eröffnungszeit, um so kürzer dauert die Austreibungszeit." Durch solche und ähnliche Aussprüche sucht die Hebamme die

Kreißende zu trösten. Auch durch kleine Handgriffe kann sie die Beschwerden der Gebärenden erleichtern, sie kann in der Seitenlagerung während der Wehe die Kreuzgegend mit der Hand stützen, sie ergreift die Hände der Gebärenden, die bei der Wehe gern eine Stütze suchen. Sie kann, wenn nicht eine bestimmte Lage notwendig ist, abwechselnd Seiten- und Rückenlage einnehmen lassen.

Tritt in einem Bein ein Wadenkrampf ein, so faßt sie den Fuß an der Sohle mit der vollen Hand und biegt ihn nach aufwärts gegen den Unterschenkel. Der Krampf wird dadurch beseitigt.

Das Messen der Temperatur gibt der Hebamme den wichtigsten Aufschluß über das Befinden der Gebärenden. Deshalb legt sie stets nach Lagerung der Gebärenden das Thermometer ein und wiederholt alle 2 Stunden die Temperaturmessung. Steigt das Thermometer über 38°, so liegt eine Regelwidrigkeit vor, ein Arzt ist zu benachrichtigen, und nach Beendigung der Geburt eine Meldung an den Kreisarzt zu erstatten. Je höher die Temperatur bei der Geburt steigt, um so dringlicher ist ärztliche Hilfe notwendig. *Temperaturmessung.*

Der Einfluß der Geburt auf das Kind äußert sich vor allem in Veränderungen der Herztöne. Bei jeder Wehe tritt eine Verlangsamung der Anzahl der Herztöne ein, sie sinken z. B. von 140 in der Wehenpause während der Wehe auf 120. In der Wehenpause erholen sie sich wieder und erreichen ihre ursprüngliche Zahl. *Herztöne.*

Diese Erscheinung der Verlangsamung der kindlichen Herztöne erklärt sich durch Verminderung der Sauerstoffzufuhr zum Mutterkuchen während der Wehe. Die Wehe preßt die Gebärmutter zusammen und mit ihr auch die Haftstelle des Mutterkuchens. Dadurch wird der Blutumlauf in den zum Zwischenzottenraum verlaufenden mütterlichen Gefäßen gehemmt, und die Frucht bekommt weniger Sauerstoff, was ihr Herz sofort durch Verlangsamung seiner Tätigkeit anzeigt. Nach Aufhören der Wehe fließt das mütterliche Blut freier, es kann mehr Sauerstoff abgegeben werden, die Herztöne erreichen wieder ihre natürliche Anzahl. Ist das Fruchtwasser abgeflossen, so verkleinert sich die Gebärmutter noch mehr und die Folgeerscheinungen verstärken sich. Besonders gegen Ende der Austreibungszeit, wenn der vorangehende Teil des Kindes sich schon in der Scheide befindet, ist die Verkleinerung der Gebärmutter und dementsprechend die Verlangsamung der Herztöne beträchtlich. Je mehr Fruchtwasser während der Geburt abfließt, d. h. je mehr die Gebärmutter sich verkleinert, um so mehr werden die Herztöne bei der Wehe an Zahl abnehmen. Es ist daher wichtig für das Kind, wenn möglichst viel Fruchtwasser nach dem Blasensprung in der Gebärmutter zurückbleibt.

Die Tatsache, daß das Herz der Frucht auf jede Störung der Sauerstoffzufuhr antwortet, ist von größter Bedeutung. Wird die Zufuhr dauernd behindert, wie bei sehr starken Wehen und langer Dauer der Austreibungszeit, so bleiben die Herztöne auch in der Wehenpause langsam. Dieses Anzeichen verrät Lebensgefahr für das Kind, d. h. das Kind ist in Gefahr, infolge von Sauerstoffmangel zu ersticken. Andererseits ist ein mäßiger Sauerstoffmangel für das Kind ein notwendiger Anreiz, unmittelbar nach der Geburt die Lungenatmung zu betätigen.

Die Beobachtung der kindlichen Herztöne ist eine wichtige Aufgabe für die Hebamme. Besonders in der Austreibungszeit sind die Herztöne wenigstens in Zwischenräumen von 10—15 Minuten zu überwachen, um rechtzeitig eine Störung derselben und die damit verbundene Lebensgefahr zu erkennen. Sofortige ärztliche Hilfe ist dann erforderlich (siehe Seite 357).

Dammschutz. Wenn der Kopf in der Wehe sichtbar wird, bereitet sich die Hebamme zum **Dammschutz** vor, indem sie die Gebärende in bestimmter Weise lagert und sich vorschriftsmäßig desinfiziert. Beim Durchtritt des Kopfes durch die enge Schamspalte kommt es besonders bei Erstgebärenden leicht zu einer **Zerreißung des Dammes (Dammriß)**. Um den Riß zu verhindern oder wenigstens seine Ausdehnung zu beschränken, übt man den Dammschutz aus. Der Kopf soll langsam und mit seinem kleinsten Umfang durch die Schamspalte treten. Der Dammschutz soll den natürlichen Austrittsvorgang unterstützen, er hat daher die Aufgabe, die Schnelligkeit des Durchtrittes zu regeln und dafür zu sorgen, daß zuerst das Hinterhaupt unter der Schoßfuge und dann das Vorderhaupt über den Damm geboren wird, da so der Kopf mit dem kleinen Kopfumfang (32 cm) durchtritt. Der Dammschutz soll im allgemeinen erst einsetzen, wenn der Kopf auch in der Wehenpause nicht mehr zurückweicht; wird er schon vorher begonnen, so hindert er das notwendige Tiefertreten des Hinterhauptes. Die Hebamme kann den Dammschutz in der Seitenlage oder in der Rückenlage ausführen.

Seitenlage. 1. Seitenlage (Abb. 92). Die Gebärende wird an den Rand des Bettes mit gebeugten Knien so in die Seitenlage gebracht, daß der Steiß dicht am Bettrand liegt. Ein Kissen wird zwischen die Unterschenkel gelegt. Die Hebamme ist vorschriftsmäßig desinfiziert.

Der Damm wird sodann mit Watte und Desinfektionslösung gereinigt. Die Hebamme tritt hinter den Rücken der Gebärenden, schiebt einen Arm von vorn zwischen deren Schenkel, legt die Fingerspitzen auf den geborenen Teil des Hinterkopfes und drückt ihn während einer Wehe nach hinten in der Richtung gegen den Damm. So befördert sie die Geburt des Hinterhauptes und verhindert ein zu schnelles Vorrücken des Kopfes. Die andere Hand liegt gespreizt mit der Handfläche am Damm, vier Finger nach der einen, der Daumen nach der anderen Seite gerichtet, so daß das Schamlippenbändchen

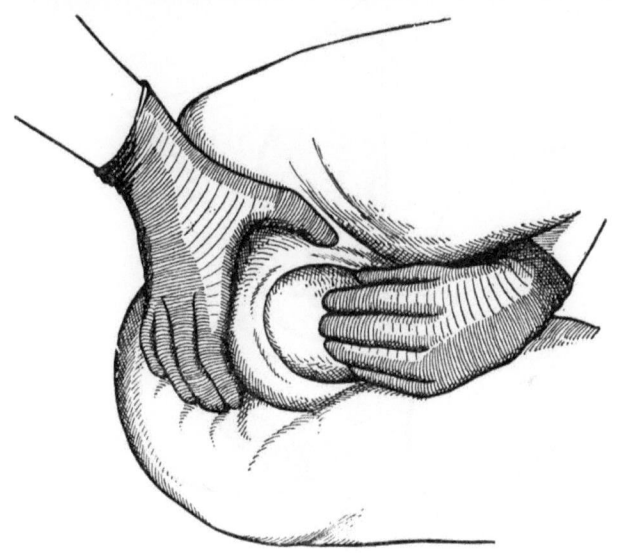

Abb. 92. Dammschutz in Seitenlage. (Nach Leopold-Zweifel.)

frei bleibt. Diese Hand hält während der Wehe das Vorderhaupt zurück, und sorgt für Entspannung des Dammes, indem sie möglichst viel seitliches Gewebe gegen die Mitte zusammenschiebt. Man sieht, wie der Damm sich immer mehr dehnt und verdünnt. Ist das Hinterhaupt geboren und schneidet das Vorderhaupt über den Damm, so besteht die größte Gefahr für den Damm. Man läßt die Gebärende rasch aus- und einatmen oder laut zählen, damit sie nicht pressen kann, schiebt das Schamlippenbändchen etwas zurück und läßt das Gesicht langsam über den Damm treten. Die Gebärende wird dann zur Vermeidung von Lufteintritt in die Geschlechtsteile wieder in die Rückenlage gebracht.

2. **Rückenlage** (Abb. 93). Die Gebärende liegt auf dem Rücken, die Beine sind gespreizt, die Knie gebeugt und die Füße auf dem

Rückenlage.

Lager aufgestellt. Unter die Lendenwirbelsäule wird ein Rollkissen gelegt. Die Handgriffe sind dann bei der Ausführung des Dammschutzes die gleichen wie bei der Seitenlage. Die Seitenlage hat folgende Vorteile: Die Gebärende kann weniger stark pressen, der Damm wird besser übersehen. Die Rückenlage hat die Vorteile, daß sie ohne Hilfspersonen leichter herzustellen ist und daß während der Zeit des Dammschutzes die Herztöne besser zu überwachen sind, daher ist sie im allgemeinen vorzuziehen.

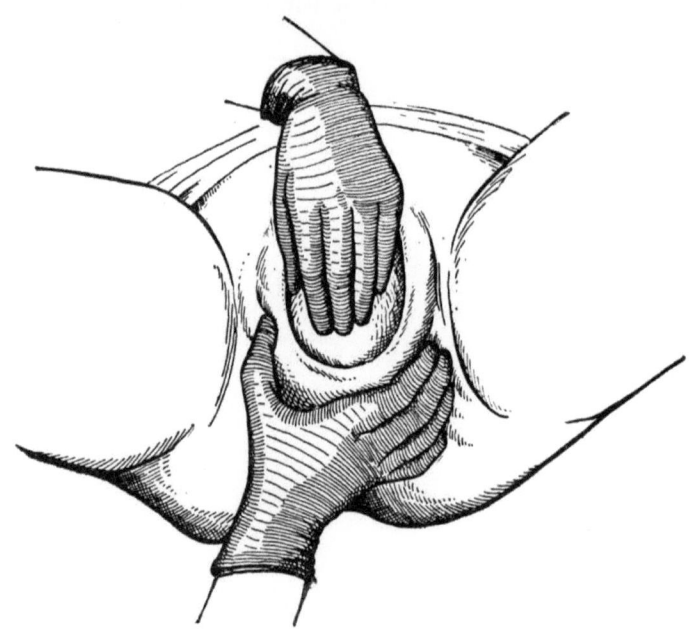

Abb. 93. Dammschutz in Rückenlage. (Nach Leopold-Zweifel.)

Während des Dammschutzes wischt die Hebamme wiederholt den Damm in den Wehenpausen mit Watte und Desinfektionslösung ab.

Hinterdammgriff. Zum Schutze des Dammes läßt sich auch der Hinterdammgriff anwenden. Wenn der Kopf den Damm stark vorgewölbt und verdünnt hat, kann man zwischen After und Steißbeinspitze die Stirn und das Kinn des Kindes durchfühlen. Während die eine Hand den Hinterkopf während der Wehen nach hinten drängt, damit er nicht zu schnell vortritt, kann die andere Hand in der Wehenpause durch einen Druck auf die Stirn des Kindes das Zurückweichen des Kopfes verhindern, oder ihn sogar weiter vorschieben. Man kann diesen Hinterdammgriff dann mit Nutzen anwenden, wenn eine Beschleuni=

gung der Geburt notwendig erscheint, weil die Herztöne stark verlangsamt sind und Kindspech abgeht (Abb. 94). Sonst ist der gewöhnliche Dammschutz zu bevorzugen.

Nachdem der Kopf geboren ist, müssen Mund- und Nasenöffnungen des Kindes freiliegen; der Mund muß sofort mit einem in abgekochtes Wasser getauchten Mulläppchen ausgewischt werden, damit der etwa im Munde befindliche Schleim noch vor dem ersten

Verhalten nach Geburt des Kopfes.

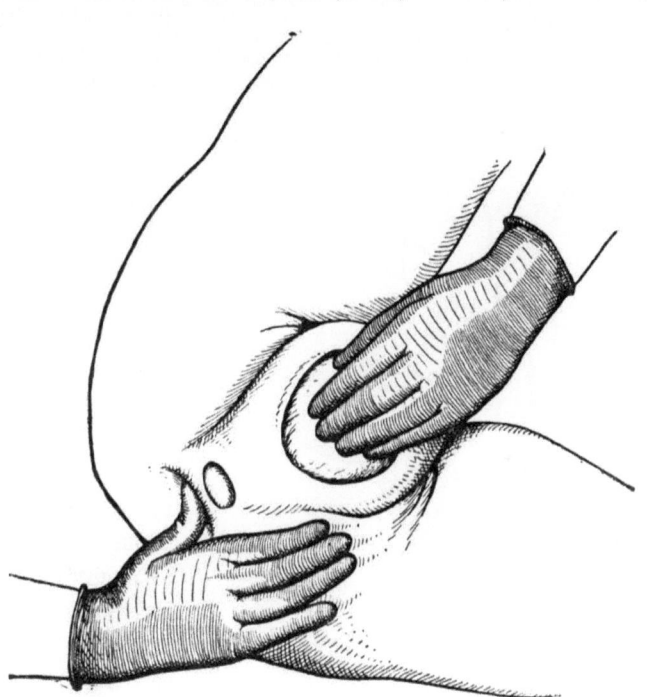

Abb. 94. Hinterdammgriff in Seitenlage. Eine Hand liegt auf dem Hinterhaupt, der Daumen der anderen Hand schiebt vom Hinterdamm den Kopf heraus. (Nach Hammerschlag.)

Atemzug entfernt wird. Wenn nach dem Durchtreten des Kopfes sich eine Umschlingung der Nabelschnur um den Hals zeigt, so lockert die Hebamme die Schlinge so weit, daß die Schultern durchtreten können. Dann wischt sie mit einem in abgekochtem Wasser angefeuchteten Mulläppchen die Augenlider ab, um etwa anhaftende Keime vor dem ersten Augenaufschlag zu entfernen. Man wischt dabei von dem äußeren Augenwinkel zum inneren.

Verzögert sich die weitere Austreibung, so wartet die Hebamme auf die nächste Wehe und fordert die Gebärende auf, zu pressen. Beim Durchtritt der Schultern drückt sie auf den Damm, damit die

Geburt der Schultern.

vordere Schulter das Becken dicht unter dem Schambogen verläßt, um zu vermeiden, daß die hintere Schulter einen Dammriß erzeugt oder einen schon bestehenden vergrößert.

Nur wenn der Austritt der Schultern auf diese Weise nicht erfolgt, kann die Hebamme den Kopf zwischen die flachen Hände fassen und dammwärts leiten (Abb. 95), bis die vordere Schulter unter der Schoßfuge hervortritt, sodann anheben, damit die hintere Schulter über den Damm rollt (Abb. 96). Niemals aber darf hierbei an dem Kopf gezogen werden. Gelingt dieses Durchleiten nicht ganz mühelos, so entwickelt sie das Kind an den Schultern. Sie hakt mit dem Zeigefinger in die vordere Achselhöhle des Kindes, zieht zunächst etwas nach unten und dann nach vorn. Sobald die vordere Schulter unter der Schamfuge erscheint, wird der Zeigefinger der anderen Hand vom Rücken her in die hintere Achselhöhle eingeführt und nun durch Zug an beiden Schultern der Rumpf entwickelt (Abb. 97).

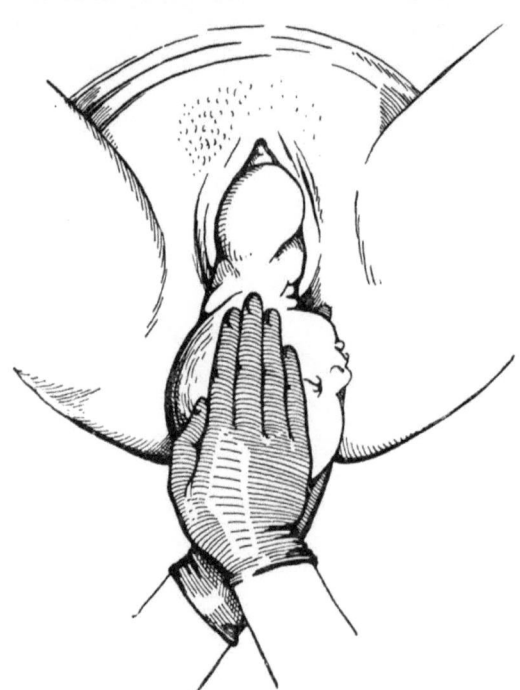

Abb. 95. Der Kopf wird zur Entwicklung der vorderen Schulter nach abwärts geleitet. (Nach Stoeckel.)

Das geborene Kind wird mit dem Gesicht nach oben zwischen die Schenkel der Mutter gelegt, dabei soll die Nabelschnur weder gezerrt noch gedrückt werden. Konnte die Hebamme, weil nach dem Kopf der Rumpf sofort nachfolgte, die Augenlider des Kindes noch nicht abwischen, so tut sie es jetzt möglichst noch vor dem Augenaufschlag. Schreit das Kind nicht sofort, so hebt sie es an den Beinen in die Höhe und schlägt mit der Hand wiederholt leicht gegen den Brustkorb, wodurch etwa in der Luftröhre befindlicher Inhalt in den Mund läuft und von

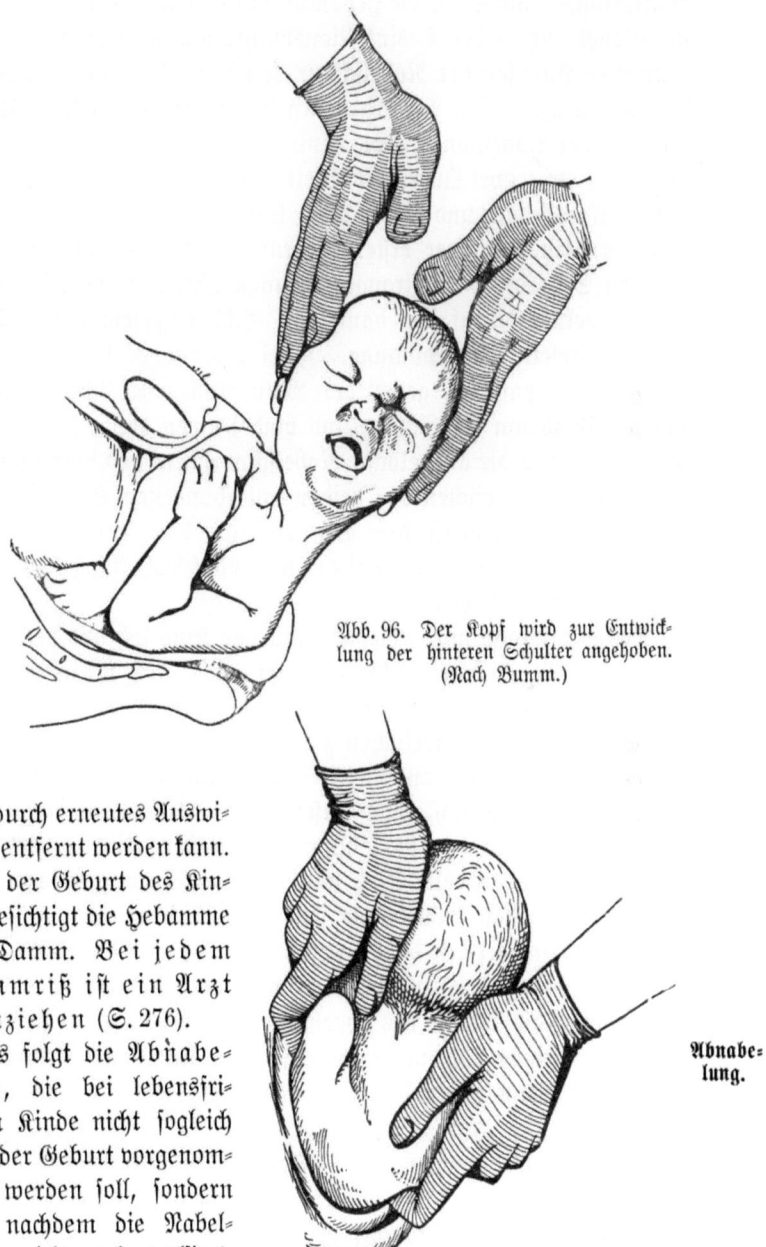

Abb. 96. Der Kopf wird zur Entwicklung der hinteren Schulter angehoben. (Nach Bumm.)

Abnabelung.

Abb. 97. Entwicklung des Rumpfes an den Schultern durch Einhaken in die Achselhöhlen. (Nach Stoeckel.)

dort durch erneutes Auswischen entfernt werden kann. Nach der Geburt des Kindes besichtigt die Hebamme den Damm. **Bei jedem Dammriß ist ein Arzt zuzuziehen (S. 276).**

Es folgt die Abnabelung, die bei lebensfrischem Kinde nicht sogleich nach der Geburt vorgenommen werden soll, sondern erst, nachdem die Nabelschnur nicht mehr pulsiert, worüber 3—5 Minuten vergehen; denn in dieser Zeit gelangt noch Blut aus dem

Mutterkuchen zum Kind. Die Hebamme bürstet sich die Hände nochmals in Alkohol und in der Desinfektionslösung und überzeugt sich durch zeitweises Anfassen der Nabelschnur von dem allmählichen Schwinden des Pulses. Die Abnabelung besteht in zweimaliger Unterbindung der Nabelschnur. Sie nimmt ein ausgekochtes Nabelband, schlingt es etwa zwei Querfinger breit vom Nabel des Kindes entfernt um die Nabelschnur und bindet unter kräftigem Anziehen des Bandes einen Knoten, nach der ersten Knotung wird das Band nach der anderen Seite des Nabelstranges herumgeführt und hier ein zweiter Knoten geknüpft, auf den dann eine Schleife gesetzt wird. Dann folgt die zweite Unterbindung. Zwei Querfinger breit von dem ersten Bande entfernt, gegen den Mutterkuchen zu, schlingt sie ein zweites Band um die Schnur und bindet einen doppelten Knoten. Dann nimmt sie die ausgekochte Nabelschnurschere und durchschneidet die Nabelschnur zwischen den beiden unterbundenen Stellen. Während sie schneidet, muß die Schere von der anderen Hand völlig gedeckt gehalten werden, damit das lebhaft sich bewegende Kind nicht verletzt wird.

Das erste Band wird gelegt, damit das Kind sich aus der durchschnittenen Nabelschnur nicht verblutet, was auch bei nachlässiger Unterbindung vorkommen kann; die zweite Unterbindung hält das kindliche Blut im Mutterkuchen zurück, der dann praller bleibt und sich leichter löst. Auch könnte in der Gebärmutter ein zweiter Zwilling vorhanden sein, der sich, beim Bestehen von Gefäßverbindungen im Mutterkuchen, aus der Nabelschnur des ersten Kindes verbluten könnte. Das abgenabelte Kind wird in eine Windel geschlagen und auf den neben der Badewanne stehenden Tisch gelegt.

Die Hebamme prüft durch vorsichtiges Auflegen der Hand, ohne zu drücken, ob die Gebärmutter hart ist, in der Höhe des Nabels steht und beachtet die Menge des abgehenden Blutes. Dann legt sie die Gebärende trocken, indem sie ihr eine reine Unterlage unterschiebt, läßt sie die Beine geschlossen ausstrecken und sorgt für warme Bedeckung.

Ist bei der Gebärenden alles in Ordnung, so überzeugt sie sich, ob die Nabelschnur des Kindes gut unterbunden ist. Besonders bei sulzreicher Nabelschnur kommt es vor, daß die Unterbindung sich lockert und Blutungen entstehen, die Unterbindung ist dann mit desinfizierten Händen nochmals nachzuziehen. Das Kind ist an einen sicheren Ort, warm zugedeckt, hinzulegen. Ist eine sachverständige Pflegerin anwesend, so kann man ihr das Kind übergeben. Die Heb=

amme soll sich zunächst nicht mit dem Kind beschäftigen, sondern ihre ganze Aufmerksamkeit der Mutter widmen. Nur für den Fall, daß das Kind scheintot ist, muß die Hebamme sich sofort seiner annehmen, darf aber auch dann die Gebärende nicht außer acht lassen.

In der Nachgeburtszeit besteht vor allem die Gefahr einer Blutung. Das Blut kann nach außen abgehen und sich in der Nähe der äußeren Geschlechtsteile ansammeln, oder, ohne nach außen zu gelangen, sich in die Gebärmutterhöhle ergießen. Aufgabe der Hebamme ist es, darüber zu wachen, daß die während der Nachgeburtszeit abgehende Blutmenge keine bedrohliche Höhe erreicht, sondern sich in den normalen Grenzen zwischen 200 und 300 g Blut hält. Zu diesem Zweck lüftet sie in Abständen die Bettdecke und überzeugt sich von der Menge des etwa abgegangenen Blutes. Bisweilen gibt die Gebärende selbst an, daß ihr eine warme Flüssigkeit aus den Geschlechtsteilen fließe, worauf sofort eine Besichtigung vorgenommen werden muß. Um eine etwaige Blutung in die Gebärmutterhöhle rechtzeitig zu erkennen, überwacht die Hebamme in Abständen von etwa 5 Minuten Hochstand und Härtegrad der Gebärmutter durch die sanft aufgelegte Hand. Steht der Gebärmuttergrund in Nabelhöhe und fühlt er sich hart an, so enthält die Gebärmutter kein Blut in nennenswerter Menge; hat eine stärkere Blutung in die Gebärmutter stattgefunden, so ist dieselbe größer als normal und weich.

Überwachung der Gebärmutter.

Ergibt sowohl die Besichtigung der Unterlage wie die vorsichtige Betastung der Gebärmutter das Fehlen einer nennenswerten Blutung, so muß sich die Hebamme vor jeder Vielgeschäftigkeit, besonders Reiben und Kneten der Gebärmutter hüten, da dadurch der regelrechte Ablauf der Nachgeburtszeit gestört wird. Nach etwa 20 bis 30 Minuten ist in den meisten Fällen der Mutterkuchen abgelöst, was die Hebamme durch die Zeichen der vollendeten Lösung erkennen kann. Nach Herabsinken des gelösten Mutterkuchens in den Dehnungsschlauch wird der Gebärmuttergrund hart, platt und kantig und steigt etwa zwei Querfinger über den Nabel meist etwas nach rechts in die Höhe, gleichzeitig rückt die Nabelschnur 10—12 cm aus den Geschlechtsteilen hervor. Ein anderes Zeichen, die Lösung zu erkennen, besteht darin, daß man die Gebärende zum Pressen auffordert. Dabei tritt die Nabelschnur gleichfalls tiefer, zieht sich aber nach Aufhören des Pressens wieder zurück, wenn der Mutterkuchen noch nicht gelöst ist. Zieht sich die Nabelschnur nach Aufhören des Pressens nicht zurück, so ist der Mutterkuchen gelöst.

Ablauf der Nachgeburtszeit.

Drückt man vor vollendeter Lösung mit den Fingern dicht oberhalb der Schoßfuge die Bauchdecken ein, so rückt die Nabelschnur auch etwas tiefer, zieht sich aber beim Nachlassen des Druckes wieder zurück. Zieht sie sich nicht zurück, so ist der Mutterkuchen gelöst.

Auf das Tiefertreten des Mutterkuchens macht die Gebärende oft die Hebamme selbst aufmerksam, indem sie angibt, daß sie Drängen nach unten empfindet. Dann läßt die Hebamme die Beine wieder aufsetzen und pressen, wobei der Mutterkuchen oft aus der Schamspalte tritt. Die Hebamme faßt ihn mit beiden Händen, nimmt ihn vorsichtig fort, ohne die Eihäute zu zerren. Sollten die Eihäute noch festhaften, so kann sie das Hervorgleiten derselben ohne Zug durch sanftes mehrmaliges Umdrehen des Mutterkuchens erleichtern. Abb. 98.

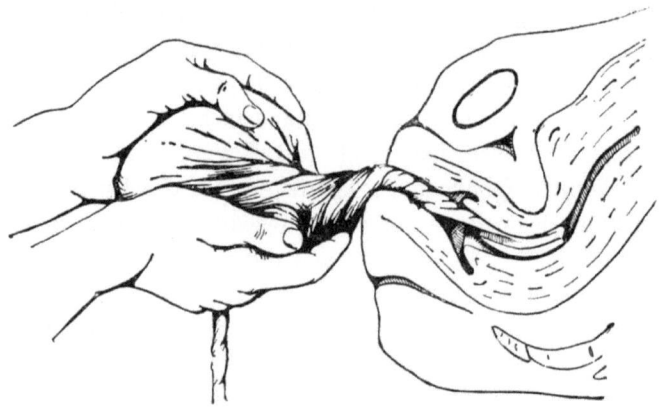

Abb. 98. Drehen der Eihäute zu einem Strang. (Nach Bumm.)

Man kann das Herausgleiten der Eihäute auch dadurch befördern, daß man die Gebärende auffordert, sich im Gesäß anzuheben, wobei der Mutterkuchen durch seine eigene Schwere die Eihäute herauszieht.

Es ist verboten, die Nachgeburt durch Zug am Nabelstrang herauszuzerren, ebensowenig darf sie aus der Scheide entfernt werden. Bei Nichtbeachtung dieser Vorschriften könnte es zum Abreißen der Nabelschnur oder der Eihäute, zum Zurückbleiben eines Teiles des Mutterkuchens, zur Umstülpung der Gebärmutter und ähnlichen Zuständen kommen, die mit lebensgefährlichen Blutungen einhergehen würden. Es darf nur der völlig gelöste, vor der Schamspalte liegende Mutterkuchen von der Hebamme fortgenommen werden.

Es kommt nicht selten vor, daß der Mutterkuchen zwar gelöst ist, seine Austreibung aber sich so verzögert, daß 1 Stunde, zuweilen viele Stunden vergehen, ehe er geboren wird. Eine solche Verzögerung ist nicht unbedenklich, da die Gebärende nicht zur Ruhe kommt, und die Gefahr stärkerer Blutungen bestehen bleibt. Ist daher mehr als 1 Stunde nach der Geburt des Kindes verstrichen, ohne daß die Nachgeburt geboren wurde, so überzeugt sich die Hebamme zunächst, ob die oben geschilderten Zeichen der Lösung vorhanden sind oder nicht. Sind sie vorhanden, so darf die Hebamme, falls sie nicht wegen Blutungen schon früher eingreifen mußte, den äußeren Handgriff zum Herausdrücken der Nachgeburt vornehmen. Dieser wichtige Handgriff heißt auch der Credésche Handgriff nach dem Geburtshelfer Credé, der ihn angegeben hat.

Er wird folgendermaßen ausgeführt. Die Harnblase muß entleert sein. Die Hebamme legt die Hand auf den Grund der Gebärmutter, bringt diese in die Mitte des Leibes und wartet eine Wehe ab. Verzögert sich das Eintreten einer solchen, so kann sie durch zartes kreisförmiges Reiben des Gebärmuttergrundes eine Wehe anregen. Sobald sie fühlt, daß die Gebärmutter hart wird und sich aufrichtet, umfaßt sie den Gebärmuttergrund mit einer oder beiden Händen, so daß sie ihn voll in die Hohlhand bekommt und der Daumen auf der vorderen Wand, die übrigen Finger an der hinteren Wand der Gebärmutter liegen. Jetzt drückt sie den oberen Teil der Gebärmutter kräftig zusammen und gegen die Kreuzbeinhöhlung (Abb. 99). In der Regel erscheint dann die Nachgeburt vor der Schamspalte, so daß sie fortgenommen werden kann. Reicht der erste Druck nicht aus, so wartet die Hebamme die nächste Wehe ab und wiederholt den Handgriff. *Credéscher Handgriff.*

Der Handgriff gelingt nur, wenn er genau nach der Vorschrift ausgeführt wird. Die häufigste Ursache des Mißlingens liegt in der Füllung der Harnblase, die, falls die Gebärende nicht selbst Harn lassen kann, von der Hebamme mit dem Katheter entleert werden muß. Niemals darf außerhalb einer Wehe auf die schlaffe Gebärmutter gedrückt werden, da hierbei gefährliche Folgen eintreten können (siehe Seite 381). Sind nach einer Stunde Abwartens die Zeichen der Lösung noch nicht vorhanden, so darf der Handgriff von der Hebamme nicht ausgeführt werden. Sind die Zeichen der Lösung auch nach einer weiteren Stunde des Abwartens nicht wahrzunehmen, so ist ein Arzt zu benachrichtigen.

Die geborene Nachgeburt wird genau untersucht. Zu diesem Zwecke legt man den Mutterkuchen mit der kindlichen Seite auf eine flache Unterlage, streift die meist auf der mütterlichen Seite *Untersuchung der Nachgeburt.*

liegenden Eihäute von dieser herunter und entfernt mit der Hand
etwa aufgelagerte Blutgerinnsel. Hierauf findet zuerst eine allge=
meine Besichtigung der mütterlichen Seite statt; man überzeugt sich
von der Unversehrtheit der Lappen und achtet darauf, ob die Ober=
fläche glatt und von einem grauen Schimmer (der Siebhaut) bedeckt

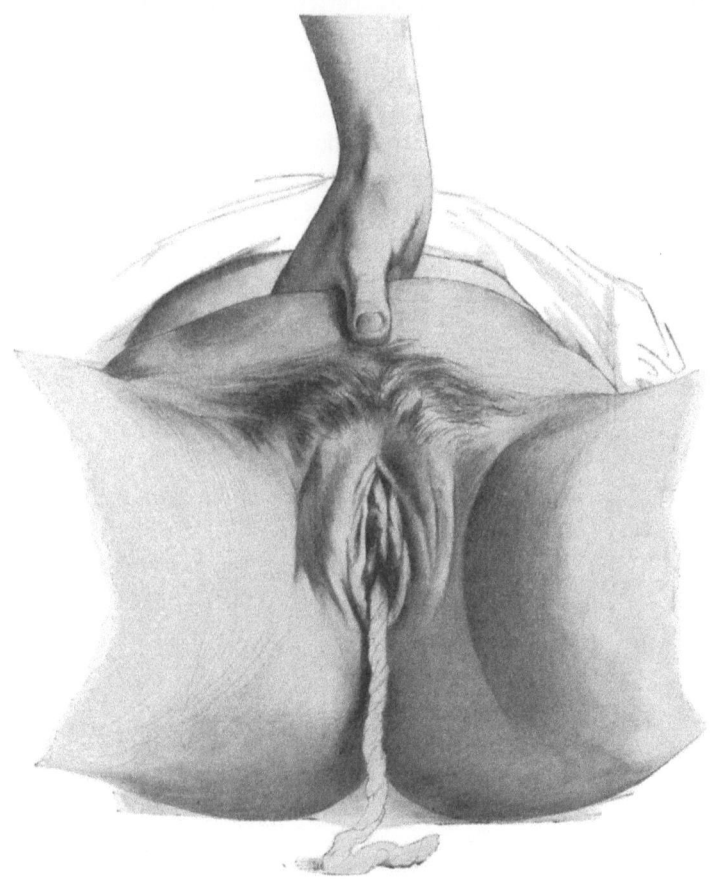

Abb. 99. Credéscher Handgriff. (Nach Bumm.)

ist. Sodann wird der Mutterkuchen in beide Hände genommen und
der Rand mit seinem Übergang in die Eihäute sorgfältig untersucht,
damit man hier etwa vorhandene Unvollständigkeiten erkennt.
Rings um den Rand sollen die Eihäute, insonderheit die Lederhaut,
vorhanden sein. Fehlen die Eihäute am Rande ganz oder teilweise,
so ist es leicht möglich, daß auch Teile des Mutterkuchens zurück=
geblieben sind. Verlaufen am Rande des Mutterkuchens Gefäße in

den Eihäuten, welche frei endigen, so ist das Zurückbleiben eines Nebenmutterkuchens anzunehmen. Schließlich wird der Mutterkuchen auf die mütterliche Seite gelegt, die Vollständigkeit der Eihäute geprüft und der Ansatz der Nabelschnur festgestellt. Fehlt ein Stück des Mutterkuchens oder ein großer Abschnitt der Eihäute, so ist ein **Arzt zu benachrichtigen** und die Nachgeburt bis zu seiner Ankunft aufzubewahren. Ist es der Hebamme zweifelhaft, ob der Mutterkuchen vollständig ist, so ist gleichfalls ein Arzt zu benachrichtigen.

Nach Beendigung der Nachgeburtsperiode prüft die Hebamme, ob die Gebärmutter gut zusammengezogen, das heißt als eine harte Kugel etwa handbreit über der Schoßfuge zu fühlen ist. Ist dies der Fall, so lagert sie die Entbundene mit ausgestreckten, geschlossenen oder gekreuzten Beinen gerade auf den Rücken und wendet sich nunmehr zum Kinde.

Zuerst wird das Kind gebadet. Das Badewasser soll 35° C warm sein, seine Temperatur ist stets mit dem **Badethermometer** und nicht etwa mit der Hand zu prüfen. In dem Badewasser, das den ganzen kindlichen Körper mit Ausnahme des Gesichtes bedecken soll, wird das Kind von den ihm anhaftenden Verunreinigungen und dem Käseschleim gereinigt. Hierzu verwendet man Watte, niemals einen Schwamm. Die Augen des Kindes dürfen mit dem Badewasser nicht in Berührung kommen, dieselben werden mit anderer Watte und besonderem abgekochten Wasser gereinigt. Beim Baden hält die Hebamme das Neugeborene mit der linken Hand, indem sie dieselbe unter dem Nacken des Kindes hindurchführt und einen Finger in die linke Achselhöhle des Kindes legt. Der Kopf ruht dabei auf dem Handgelenk und taucht nur mit dem Hinterkopf in das Wasser, mit der rechten Hand wird die Reinigung des kindlichen Körpers vorgenommen. Das Bad dient nicht nur zur Reinigung, sondern auch zur Belebung des Blutumlaufes und der Lungentätigkeit. *Bad des Neugeborenen.*

Ist die Haut des Kindes stark mit Käseschleim bedeckt, so kann man ihn durch Abreiben mit in Öl getränkter Watte entfernen und die Haut nachher mit einem weichen Tuch abwischen.

Nach dem Bade trocknet die Hebamme das Kind sorgfältig und vorsichtig ab. Das Kind wird auf etwaige Mißbildungen, ferner daraufhin untersucht, ob sich an ihm etwa Verkrüppelungen oder Anzeichen einer drohenden Verkrüppelung befinden, da die Hebamme nach den §§ 3 und 5 des Landesgesetzes vom 6. Mai 1920 be- *Untersuchung auf Mißbildungen.*

treffend Krüppelfürsorge verpflichtet ist, jede solche Verkrüppelung oder die drohenden Anzeichen einer solchen dem Jugendamt anzuzeigen. Besonders muß darauf geachtet werden, daß After= und Harnröhrenöffnung regelrecht vorhanden sind und daß kein Nabelschnurbruch und keine Wirbelsäulenspalte bestehen, da diese Verbildungen sofortige operative Behandlung verlangen (siehe Seite 349).

Endgültiger Nabelverband. Es folgt die Anlegung des endgültigen Nabelverbandes, die mit desinfizierten Händen vorzunehmen ist. Die anfängliche Unterbindungsschleife wird gelockert, der Knoten noch einmal festgezogen und auf den ersten Knoten ein zweiter fester Knoten gesetzt. Der Nabelstrang wird in ein Stück keimfreien Mull geschlagen, nach oben gelegt und mit einer etwa 4 Finger breiten Binde (Nabelbinde), die um den Leib des Kindes gewickelt wird, befestigt. Hierauf mißt die Hebamme die Länge des an den Beinen über dem Lager oder über einem Tisch hochgehaltenen Kindes, sowie den Kopfumfang mit dem Bandmaß und stellt, wenn eine brauchbare Wage vorhanden ist, das Körpergewicht fest. Die gefundenen Zahlen sind in das Tagebuch einzutragen.

Augenbehandlung. Darauf muß die Hebamme wegen der Gefährdung der Augen durch möglicherweise im Ausfluß der Gebärenden vorhandene Tripperkeime eine 1prozentige Höllensteinlösung in jedes Auge des Kindes einträufeln. Diese Einträufelung, rechtzeitig und vorschriftsmäßig ausgeführt, verhütet die zu fürchtende eitrige Augenentzündung und danach häufig entstehende Erblindung des Neugeborenen. Die Hebamme führt in ihrer Tasche eine 1prozentige Höllensteinlösung in Ampullen mit sich. Das Kind wird flach auf einen Tisch gelegt, mit zwei Fingern der linken Hand öffnet die Hebamme die Lidspalte des einen Auges und läßt aus einer noch nicht angebrauchten Ampulle, die sie vorher nach Vorschrift der Fabrik tropffertig gemacht hat und die sie mit der rechten Hand etwa 3 cm vom Auge des Kindes entfernt hält, 1—2 Tropfen der Höllensteinlösung auf die Bindehaut des Auges fallen. In gleicher Weise verfährt sie mit dem zweiten Auge, wobei besonders zu beachten ist, daß der Tropfen auch wirklich in das Auge fällt, was dadurch erschwert wird, daß das Kind nach der ersten Einträufelung die Augen zukneift. Fließt nach beendigter Einträufelung aus den Lidspalten etwas Flüssigkeit heraus, so ist diese mit Mull abzutupfen.

Bekleidung. Sodann wird das Kind angekleidet und in sein Bettchen auf die Seite gelegt. Die Bekleidung des Kindes sei warm, aber so eingerichtet, daß es seine Glieder bewegen kann; ein Hemd, ein Jäckchen, eine Windel, eine Zwischenlage und ein Flanelltuch sind erforderlich. Die Arme bleiben frei. Bei der Besorgung des Kindes beachtet man, ob es kräftig schreit. Ist dies nicht der Fall, oder wimmert es nur von Zeit zu Zeit, so reibt die Hebamme den Rücken des Kindes mit einer Windel oder klopft es auf das Gesäß. Es ist unbedingt nötig, daß das Neugeborene in den ersten Minuten seines Lebens die Lungen entfaltet und mit Luft füllt, was durch kräftiges, wiederholtes Schreien bewirkt wird.

Während der Versorgung des Kindes hat sich die Hebamme wiederholt durch Betastung der Gebärmutter und Besichtigung der Unterlage überzeugt, daß keine stärkere Blutung besteht. Nachdem das Kind gebettet ist, wendet sie sich wieder zu der Entbundenen. Sie schiebt ihr ein Stechbecken unter das Gesäß, spült die Geschlechtsteile mit abgekochtem Wasser ab und entfernt etwa anklebendes Blut mit einem Bausch reiner Watte. Hierauf werden auch die weitere Umgebung der Geschlechtsteile, die Oberschenkel, das Gesäß mit abgekochtem Wasser gereinigt und abgetrocknet. Die Unterlage wird gewechselt, ein Stück saubere Watte vor die Schamspalte gelegt und die Frau wiederum mit geschlossenen, ausgestreckten Beinen gelagert. Ist die Gebärmutter gut zusammengezogen, so legt die Hebamme als eine Art Bauchbinde ein Handtuch um den Leib der Entbundenen, zieht es fest an und vereinigt die Enden durch Sicherheitsnadeln. Das Hemd wird gewechselt und, falls ein zweites Bett zur Verfügung steht, die Entbundene in dieses hinübergehoben, nachdem es vorher gut ausgerüstet und durchwärmt ist. In anderen Fällen kann auch das Gebärbett als Wochenbett benutzt werden.

Versorgung der Entbundenen.

Die Hebamme ist verpflichtet, nach Ausstoßung der Nachgeburt **zwei volle Stunden** bei der Entbundenen zu bleiben; da während dieser Zeit immer noch Blutungen auftreten können. Sie hat daher in gewissen Zwischenräumen den Höhenstand und die Erhärtung der Gebärmutter zu prüfen und auf Blutabgang zu achten. Ebenso hat sie ihre Aufmerksamkeit auf das Wohlbefinden des Kindes zu richten. Im übrigen verwendet sie die Zeit dazu, Puls und Temperatur der Entbundenen festzustellen, ihre Geräte und Instrumente zu reinigen und auszukochen und im Wochenzimmer Ordnung zu schaffen. Schließlich erteilt sie der Entbundenen Anweisungen für ihr ferneres Verhalten.

D. Das regelmäßige Wochenbett.

Als Wochenbett bezeichnet man die Zeitspanne, welche erforderlich ist, um den Körper der Entbundenen annähernd zu dem vor Eintritt der Schwangerschaft bestehenden Zustand zurückzuführen. Das Wochenbett beginnt nach der Ausstoßung der Nachgeburt und dauert etwa 6 Wochen; nach welcher Zeit, besonders bei der nicht stillenden Wöchnerin, mit dem Auftreten einer Eireifung und einer etwa nachfolgenden Menstruation die regelmäßigen Vorgänge in den Geschlechtsteilen wieder aufgenommen werden. Die im Wochenbett sich abspielenden Veränderungen betreffen den gesamten Körper, ganz besonders aber die Geschlechtsteile.

1. Vorgänge bei der Wöchnerin.

Zustand der Geschlechtsteile. Nach der Geburt steht die völlig entleerte Gebärmutter mit ihrem Grunde etwa 2 Querfinger unterhalb des Nabels, ihre Bänder sind erschlafft, die runden Gebärmutterbänder liegen in Windungen, die Gebärmuttergefäße verlaufen stark geschlängelt, der Bauchfellüberzug ist fein gefaltet (Abb. 100). Die während der letzten Zeit der Schwangerschaft stark gedehnte und verdünnte Gebärmutterwand hat sich unter erheblicher Verdickung zusammengeschoben und wird durch Nachwehen noch weiter zusammengezogen und blutarm gemacht. Da die Ablösung des Eies sich innerhalb der Siebhaut vollzogen hat, ist die gleichsam abgeschundene Gebärmutterinnenwand einer großen, flächenhaften Wunde vergleichbar. Die rauhe Haftstelle des Mutterkuchens grenzt sich deutlich von der im übrigen glatteren Innenfläche ab, die in ihr verlaufenden Gefäße, die der Versorgung des Zwischenzottenraumes dienten und jetzt offen ausmünden, werden durch die Zusammenschiebung der Muskulatur unwegsam gemacht, an der Mündung größerer Gefäße kommt es auch zur Bildung von

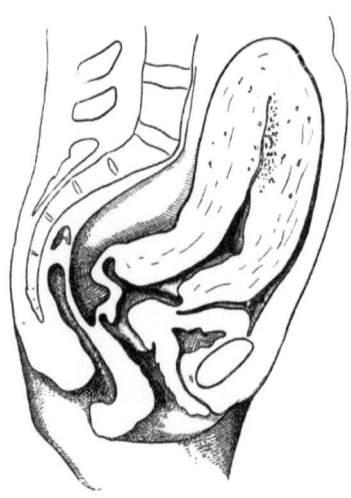

Abb. 100. Geschlechtsteile einer frisch Entbundenen. (Nach Bumm.)

Blutpfropfen. Der erschlaffte Durchtrittsschlauch weist überall kleinere und größere Einrisse und Gewebsabschürfungen auf, die sich vor allem am Muttermund und am Scheideneingang vorfinden. Sowohl die den Gebärmutterhals umgreifenden straffen Bindegewebslager wie die muskulösen und sehnigen Platten, die den Beckenausgang verschlossen, sind stark überdehnt und zeigen ebenfalls Verletzungen mancherlei Art, die beim Durchtritt des Kindes entstanden sind. Die Bauchdecken sind erschlafft.

Die Hauptvorgänge des Wochenbettes bestehen in der Rückbildung und Wundheilung der in diesem Zustand befindlichen Geschlechtsteile, ferner in der Ausbildung der Milchdrüsentätigkeit.

Der unmittelbar nach der Geburt zwei Querfinger unterhalb des Nabels stehende Gebärmuttergrund steigt sehr bald, zum Teil unter Mitwirkung der gefüllten Harnblase, wieder bis zur Nabelhöhe und liegt besonders später häufig zur Seite geneigt. Durch die Dauerzusammenziehung der Gebärmutter und die Wirkung der in den ersten 7—8 Tagen auftretenden, auch beim Anlegen des Kindes sich einstellenden Nachwehen, die vor allem von Mehrgebärenden oft schmerzhaft empfunden werden, werden die Muskelfasern der Wand zusammengeschoben und blutleer gemacht. Viele Muskelzellen gehen dabei zugrunde, teils schrumpfen sie, teils werden sie verflüssigt und vom Körper aufgesogen. Der Gebärmuttergrund sinkt infolge dieser Vorgänge täglich um etwa einen Querfinger herab, was sich bei leerer Harnblase durch Tastung von den Bauchdecken her verfolgen läßt, er steht am 5. Tage in der Mitte zwischen Nabel und Schoßfuge und erreicht am 10. bis 12. Tage die Beckeneingangsebene. Der Halskanal verengert sich, der innere Muttermund schließt sich im Laufe der zweiten Woche, während der äußere noch längere Zeit offen bleibt. Der Scheidenteil formt sich wieder, er bekommt eine plumpe Gestalt, der äußere Muttermund ist durch seitliche Einrisse quer gespalten. Die Rückbildung der Gebärmutter ist nach etwa 6 Wochen beendet, ihr Gewicht ist in dieser Zeit von etwa 1000 g auf 70—80 g gesunken, bei der stillenden Wöchnerin kann die Verkleinerung sogar noch erheblicher sein; die Gebärmutter bleibt jedoch später, nach Ablauf des Stillgeschäftes, meist größer als sie vor Eintritt der Schwangerschaft war. Die Gebärmutterbänder bilden sich langsamer zurück, so daß die Gebärmutter in den ersten Wochen besonders beweglich ist, später erlangen sie ihre ursprüngliche Straffheit annähernd wieder.

Rückbildung.

Auch die anderen Geschlechtsteile stehen unter dem Einfluß einer verringerten Blutzufuhr und Ernährung. Die Scheide wird wieder faltig und enger, wenn sie auch weiter und schlaffer bleibt als bei Frauen, die noch nicht geboren haben; auch die Querfalten bleiben niedriger und glatter. Die nach der Geburt klaffende Schamspalte erhält nur einen unvollkommenen Schluß, von dem durch die Geburt zerstörten Jungfernhäutchen erhalten sich nur kleine Reste. (Myrtenblattförmige Warzen.) Der gedehnte Damm gewinnt nur annähernd seine frühere Länge und Straffheit zurück. Der wahre gelbe Körper im Eierstock wird zu einem weißen Körper und schließlich zu einer Narbe.

Heilung. Die Heilung der Geburtswunden erfolgt wie jede andere Wundheilung. Während die im Dehnungsschlauch entstandenen Verletzungen sich wenigstens teilweise durch Verklebung sogleich schließen, heilen die anderen Wunden, besonders die große flächenhafte Wunde in der Gebärmutterhöhle, allmählich unter Absonderung von Wundflüssigkeit. An der Grenze der in der Gebärmutterhöhle übriggebliebenen Siebhautschicht und der Muskelwand bildet sich bald nach der Geburt ein dichter Wall von weißen Blutkörperchen. Die Reste der Siebhaut gehen teilweise zugrunde und werden mit einer aus Blut und Lymphe bestehenden Wundflüssigkeit, der sich die Absonderungen nicht verklebter Wunden aus dem Durchtrittsschlauch beimengen, als Wochenfluß. Wochenfluß nach außen entleert. Von den schließlich übrigbleibenden Teilen der Siebhaut geht die Neubildung der Gebärmutterschleimhaut aus, die nach etwa 2—3 Wochen vollendet ist. Im Durchtrittsschlauch, in dem die oberflächliche Schicht nur teilweise fehlt, geht die Erneuerung der Schleimhaut noch schneller vor sich. Der Wochenfluß ist zunächst keimfrei, schon nach 24 Stunden jedoch gelangen durch Aufwanderung Keime aller Art, unter denen sich häufig auch die gefährlichsten Eitererreger befinden, in die Gebärmutterhöhle, deren Wand aber durch den inzwischen entstandenen Wall von weißen Blutzellen gegen das Eindringen von Keimen geschützt ist. Der Wochenfluß ist am ersten Tage rein blutig, nimmt dann eine bräunliche Farbe an, wird am fünften bis sechsten Tage gelblich, eiterähnlich und geringer, schließlich am achten bis zehnten Tage weiß und dünnflüssig. Der normale Wochenfluß hat einen faden Geruch, er enthält stets die eingedrungenen Keime in großer Menge. Bisweilen kommt es in späteren Tagen, besonders beim Aufstehen der Wöchnerin, wieder zu einer geringen, aus der Gebärmutterschleimhaut stammenden Blutbeimengung. Nach vier bis sechs Wochen —

besonders früh bei stillenden Frauen, bei denen eine schnellere Rück=
bildung der Gebärmutter eintritt — hört der Wochenfluß völlig auf.

Die Rückbildung der Bauchdecken richtet sich nach der allgemeinen
Körperbeschaffenheit der Wöchnerin, bei muskelkräftigen Personen
mit straffen Geweben kann es zu einer fast völligen Wiederherstellung
kommen. Handelt es sich dagegen um Wöchnerinnen mit an sich
schlaffer Muskulatur, oder wird die Rückbildung durch vorzeitige
unzweckmäßige Anstrengungen der Bauchmuskeln gestört, so findet
eine Wiederherstellung nicht statt, dabei beobachtet man dann auch
nicht selten ein Auseinanderweichen der Bauchmuskeln, wodurch die
Ausbildung eines Hängebauches begünstigt wird. Die Braunfärbung
der Mittellinie des Leibes bleibt fast immer bestehen, die blauroten
Schwangerschaftsstreifen dagegen verblassen und werden zu weißen
Narben. Die Erweiterungen der Blutadern der unteren Körperhälfte
bilden sich bis zu einem gewissen Grade zurück. Die im Gesicht der
Schwangeren häufig auftretenden gelben Flecken verblassen, die ge=
legentlich zu beobachtende Vergröberung der Gesichtszüge ver=
schwindet.

Die schon während der Schwangerschaft durch Wachstum der **Milch=**
Drüsenlappen sich vergrößernden Milchdrüsen sondern in den **drüsen.**
ersten Tagen des Wochenbetts noch die wäßrige, mit gelben Tröpf=
chen untermischte Vormilch ab. Am 3. bis 4. Tage schwellen die
Brüste erheblich an (Einschießen der Milch) und entleeren nunmehr
die fertige Milch. Diese unterscheidet sich von der Vormilch haupt=
sächlich durch einen anderen Gehalt an Käsestoff (Casein) und
Zucker. Unter dem Mikroskop sieht man in der Vormilch große Fett=
tropfen und mit Fetttröpfchen beladene weiße Blutzellen (Kolostrum=
körperchen), während man in der Milch nur noch kleinste freie Fett=
kügelchen findet (Abb. 101 und 102). Die Frauenmilch enthält alle zur
Ernährung des Säuglings notwendigen Stoffe, und zwar in 100 Tei=
len Flüssigkeit etwa 1,0 Eiweiß (Casein), 0,2 Salze, 4,0—4,5 Fett,
7,0 Zucker. Der Fettgehalt schwankt sowohl bei verschiedenen Frauen
wie bei derselben Wöchnerin, die Anfangsmilch bei Entleerung einer
Milchdrüse ist z. B. fettärmer als die Restmilch, auch das Alter, die
Stilldauer und die körperliche Anlage der Wöchnerin beeinflussen
den Fettgehalt. Beim Einsetzen der stärkeren Milchabsonderung am
dritten oder vierten Tage treten in den Brüsten häufig ziehende
Schmerzen und Spannungsgefühle ein, dabei erhöht sich die in der
Achselhöhle gemessene Temperatur der Wöchnerin wegen der Nähe
der Milchdrüse bisweilen um einige Zehntelgrade, niemals aber

kommt es hierdurch zum Auftreten von Fieber. Die Milch läßt sich beim Druck auf die Milchdrüse anfangs in großen Tropfen, schließlich im Strahl entleeren. Je früher und regelmäßiger das Kind angelegt wird, je kräftiger es saugt, um so früher und reichlicher tritt die Milchabsonderung ein.

Temperatur. Das Allgemeinbefinden der Wöchnerin weist auch bei normalem Verlauf einige Besonderheiten auf. Das regelmäßige Wochenbett verläuft ohne Fieber, jede Steigerung der Körperwärme auf oder über 38° ist regelwidrig, also krankhaft; schon bei Temperaturen, die sich dieser Grenze nähern, liegt meist eine geringe Störung vor. Nur in den ersten 12 Stunden nach der Geburt kann

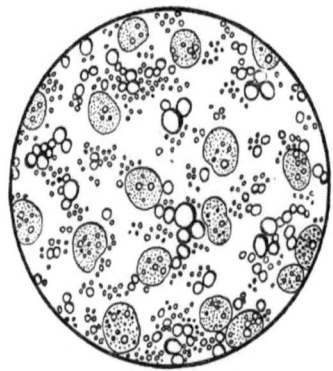 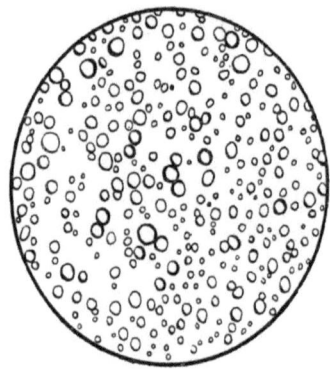

Abb. 101. Vormilch unter dem Mikroskop (Colostrumkörperchen und Fetttropfen). (Nach Seitz, aus Stoeckel.)

Abb. 102. Milch unter dem Mikroskop (Fetttropfen). (Nach Seitz, aus Stoeckel.)

die Temperatur leicht erhöht sein, ohne daß dieses immer auf einen regelwidrigen Verlauf des Wochenbetts hinweist. Im übrigen wird durch Fieber fast immer eine Störung der Wundheilung oder eine Wundinfektion angezeigt, die zu den schwersten Erkrankungen, ja zum Tode der Wöchnerin führen kann.

Puls. Der Puls im Wochenbett ist normal, er beträgt 70—80 Schläge in der Minute, nicht selten ist er sogar auffällig verlangsamt. Die Herztätigkeit ist aber leicht beeinflußbar; schon bei geringen körperlichen Anstrengungen oder seelischen Erregungen der Wöchnerin kann die Pulszahl erheblich zunehmen. Hat während der Geburt ein stärkerer Blutverlust stattgefunden, so kann die Pulszahl ebenfalls erhöht sein.

Schweiß. Die Schweißentwicklung pflegt bei der Wöchnerin gesteigert zu sein; in der ersten Woche tritt häufig eine beträchtliche Abnahme des Körpergewichts infolge vermehrter Flüssigkeitsabgabe durch Haut, Nieren und Lungen ein.

Die Entleerung der Harnblase stößt häufig in den ersten Tagen auf Schwierigkeiten, manche Wöchnerinnen sind nicht imstande, Harn zu lassen. Ursächlich kommt eine Geburtsquetschung und nachträgliche Schwellung der Harnröhre und des Blasenhalses in Betracht oder die bei der Erschlaffung der Bauchdecken mangelhafte Wirkung der Bauchpresse. Manchen Wöchnerinnen ist es auch unmöglich, in der während der ersten Tage erforderlichen Rückenlage den Harn zu entleeren. Die Harnabsonderung an sich ist meist sehr reichlich. *Harnblase.*

Auch die Darmtätigkeit liegt in den ersten Tagen häufig darnieder und kann meist nur durch Nachhilfe in Gang gebracht werden. *Darm.*

Die Eßlust pflegt sich bald wieder regelrecht einzustellen und wird besonders bei der stillenden Wöchnerin häufig sehr lebhaft. *Eßlust.*

Die anstrengende Geburtsarbeit, die mit der Geburt verbundenen körperlichen und seelischen Erregungen, sowie die Vorgänge der Rückbildung und Wundheilung bedingen ein großes Ruhe- und Schlafbedürfnis der Wöchnerin. Geistige und körperliche Ruhe im Wochenbett sind daher wichtige Hilfsmittel zur völligen Wiederherstellung.

2. Vorgänge beim Neugeborenen (s. dritten Hauptabschnitt).

3. Pflege der Wöchnerin.

Die Pflege der Wöchnerin hat die Aufgabe zu erfüllen, die regelmäßigen Vorgänge des Wochenbettes durch sachgemäße Beratung und Versorgung der Wöchnerin zu unterstützen, sowie Schädigungen von ihr fernzuhalten. Die Hebamme hatte zu diesem Zweck schon am Schluß der Geburt Anordnungen und Verhaltungsmaßregeln gegeben, sie ist aber verpflichtet, durch regelmäßige Besuche sich von der richtigen Durchführung dieser Vorschriften zu überzeugen, etwa eintretende Regelwidrigkeiten rechtzeitig zu erkennen und bestimmte pflegerische Maßnahmen bei Mutter und Kind selbst vorzunehmen. Nur dann, wenn z. B. wegen der Anwesenheit einer Wochenpflegerin die Wochenbesuche der Hebamme von der Wöchnerin bzw. ihren Angehörigen nicht gewünscht werden, oder wenn der Kreisarzt wegen Erkrankung der Wöchnerin ein dahingehendes Verbot erlassen hat, soll die Hebamme von den Wochenbesuchen Abstand nehmen.

Wochenzimmer. Das Gebärzimmer dient bei den meisten Frauen auch als Wochenzimmer, es muß vor allem für Licht und Luft zugängig, sauber und staubfrei sein. Licht, Luft und Sauberkeit sind wie für jedes Krankenzimmer auch für das Wochenzimmer von größter Bedeutung, um so mehr, als durch die Ausscheidungen der Wöchnerin die Luft leicht verdorben wird. Die Lüftung erfolgt am besten von einem Nebenzimmer aus, der Fußboden ist täglich feucht aufzuwischen, alle Staubfänger, wie Polstermöbel, Teppiche u. dgl. sind aus dem Wochenzimmer tunlichst zu entfernen. Gebrauchte Wäsche (besonders Unterlagen und Windeln) und Gerätschaften dürfen im Wochenzimmer weder aufbewahrt noch gereinigt werden, ebensowenig darf Wäsche im Wochenzimmer getrocknet werden. Überflüssige Personen sollen nach Möglichkeit das Wochenzimmer meiden. Die Zimmerwärme soll 17—19° C betragen.

Bett. Das Bett der Wöchnerin wird am besten so aufgestellt, daß es von beiden Seiten zugängig ist, nicht in nächster Nähe eines Ofens oder Heizkörpers steht und die Wöchnerin nicht unmittelbar in das Licht sieht. Die Bettwäsche soll sauber sein und oft gewechselt werden, Unterlagen, wie sie während der Geburt benutzt wurden, schützen das Bett vor Verunreinigung durch Wochenfluß. Die Bedeckung der Wöchnerin soll sich nach ihrem Wärmebedürfnis richten, Federbetten sind auch hier am besten zu vermeiden, da sie eine übermäßige Schweißentwicklung begünstigen. Hat man zwei Betten zur Verfügung, so wechselt man mit denselben ab, sonst muß das Herrichten des Bettes so vorsichtig ausgeführt werden, daß die Wöchnerin dabei nicht angestrengt wird.

Bettruhe. Die Wöchnerin soll möglichst neun Tage Bettruhe einhalten, in den ersten zwei bis drei Tagen wird die Rückenlage eingenommen, dann kann auch mit Seitenlage abgewechselt werden. Früheres Aufstehen ist in der Wohnung der Wöchnerin schon deshalb bedenklich, weil dann die Wahrscheinlichkeit besteht, daß sie vorzeitig ihre Tätigkeit im Haushalt aufnimmt. Die hierdurch möglicherweise erwachsenden Schädigungen können in Blutungen, Verlagerungen der Gebärmutter und anderen Unterleibserkrankungen bestehen. Während der Bettruhe sollen zur Kräftigung der Beinmuskeln und zur Verhütung von Blutstauungen in den Beinen die Beine oft gebeugt und gestreckt werden, zur guten Durchlüftung der Lungen sind täglich mehrmals Atemübungen vorzunehmen, bei denen die Wöchnerin tief ein- und ausatmet. Zur Stütze der Bauchdecken und zur Vermeidung einer bleibenden Erschlaffung derselben ist es auch zweckmäßig, den

Leib der Wöchnerin mit einer passenden Binde zu wickeln, oder diese wenigstens durch ein um den Leib gelegtes und zusammengestecktes Handtuch zu ersetzen. Zur weiteren Kräftigung der Bauch= und Beckenbodenmuskulatur läßt man die normale Wöchnerin mehrmals am Tage den Leib stark einziehen und den Afterschließmuskel in ähnlicher Weise in die Höhe ziehen, wie sie es zur Zurückhaltung von dünnem Stuhl ausführen würde.

Reinlichkeit ist im Wochenbett ein unbedingtes Erfordernis. **Sauber=keit.** Die Geschlechtsteile sind täglich zu reinigen. Die Vorlagen, für die reine Watte zu benutzen ist, sind in der ersten Woche 3—4mal täg= lich zu wechseln, auch die Unterlagen sind rechtzeitig zu erneuern. Bei dem notwendigen Wechsel der Leibwäsche, die leicht durch Wochen= fluß, Milch und Schweiß verunreinigt wird, soll die Hebamme so geschickt verfahren, daß die Wöchnerin sich nur wenig zu bewegen braucht. Die reine Wäsche muß durchwärmt sein.

Niemals sollen die Hände der Wöchnerin mit Wochenfluß in Be= rührung kommen, sie könnten sonst Keime auf die Brustwar= zen übertragen, was zu Entzündungen der Warzen und der Milch= drüsen führen kann. Auch auf Nabel und Augen des Kindes ist eine Übertragung möglich und kann Infektionen veranlassen. Täglich mehrere Male sollen die Hände der Wöchnerin gewaschen werden.

Jede übermäßige geistige Beschäftigung und Erregung sollte **Geistige** von der Wöchnerin, namentlich von Erstgebärenden, besonders in **Ruhe.** der ersten Woche nach Möglichkeit ferngehalten werden. Lesen, Schreiben, Anordnungen in bezug auf den Haushalt sind nur in be= schränktem Maße erlaubt. Das Wochenzimmer soll von den nächsten Angehörigen nur selten und nur auf kurze Zeit betreten werden. Am nachteiligsten, daher möglichst zu verbieten, sind die sogenannten Wochenbesuche guter Freundinnen, die an manchen Orten schon in den ersten Tagen des Wochenbettes erfolgen.

Die Nahrung der Wöchnerin soll leichtverdaulich sein, dagegen **Er=** ist eine besondere Diät nicht erforderlich, ja sogar nicht wünschenswert. **nährung.** Die gesunde Wöchnerin soll sofort volle Kost erhalten, d. h. sie kann alles essen, mit Ausnahme solcher schwer verdaulichen Speisen, die ihr auch sonst außerhalb der Schwangerschaft nicht zuträglich waren. Am besten wird eine kräftige gemischte Kost gegeben. Die stillende Mutter soll etwa die Hälfte mehr essen als sonst, zum Ersatz der wichtigen Nährstoffe, die sie an das Kind abzugeben hat. Die Flüssigkeitszufuhr ist etwas zu erhöhen, dagegen sind viele Suppen, die nur den Magen belästigen, zu vermeiden. Alkohol, besonders im Übermaß genossen, schädigt nicht nur die Wöchnerin, bei der er Blutungen hervorrufen kann, sondern auch das Kind, da er in die Milch übergeht. Er ist infolgedessen ganz zu verbieten, besonders, da er keineswegs ein Kräftigungsmittel für die Wöchnerin ist. Gegen den Durst wird Wasser, Fruchtsaft, Tee oder Milch verabreicht.

Die stillende Frau hat gewöhnlich ein erhöhtes Eßbedürfnis, so daß sie den wegen der Milchabgabe notwendigen Überschuß an Nahrung ohne Schwierigkeit zu sich nimmt. Diesem Eßbedürfnis soll aber nicht derartig nachgegeben werden, daß Verdauungsstörungen oder ein starker Fettansatz die Folge sind. Unbedingt ist daran festzuhalten, daß es außer kräftiger Kost weder Speisen noch besondere Mittel gibt, welche die Milchbildung befördern, noch solche, die dem Kinde schädlich sind, indem sie in die Milch übergehen. Die Milchdrüsen bereiten die Milch aus dem Blute unabhängig von der Art und Zusammensetzung der von der Mutter genossenen Speisen und Mittel. Außer dem schon erwähnten Alkohol gehen nur wenige starkwirkende Gifte in die Milch über.

Stuhlgang. Ist bis zum 3. Tage Stuhlgang nicht von selbst erfolgt, so darf die Hebamme, wenn es sich um eine völlig gesunde Wöchnerin handelt, einen Eßlöffel Rizinusöl geben, das in solcher Menge ein ungefährliches und sicher wirkendes Abführmittel ist. Ist die dadurch erzielte Entleerung nicht genügend, so muß außerdem noch ein Einlauf gegeben werden. Bleibt in der Folge die tägliche Stuhlentleerung aus, so verabfolgt die Hebamme einen Einlauf. Die Verabreichung von Rizinusöl soll nicht wiederholt werden.

Harnentleerung. Die Harnentleerung soll möglichst alle 3—4 Stunden erfolgen. Die Hebamme hat die Pflicht, die Wöchnerin dazu anzuhalten, weil eine längere Harnansammlung die Rückbildung hindert und zu Lageveränderungen der Gebärmutter führen kann. In jedem Falle ist täglich auf mindestens zweimalige Entleerung der Blase zu achten. Vermag die Wöchnerin den Harn nicht zu lassen, so kann die Hebamme zunächst versuchen, durch warme Umschläge auf den Leib und Berieselung der äußeren Geschlechtsteile mit abgekochtem warmen Wasser den Harnabgang zu befördern. Versagt diese Maßnahme, so darf sie die Wöchnerin zur Harnentleerung vorsichtig aufrichten. Nur in dringenden Fällen, d. h. wenn trotz aller Mühe eine natürliche Harnentleerung nicht zustande kommt, ist der Katheter anzuwenden. Beim Einführen des Katheters ist auf Keimfreiheit ganz besonders zu achten, wird z. B. Wochenfluß mit dem Katheter

in die Blase geschoben, so ist ein Blasenkatarrh die regelmäßige Folge.
Meist ist bei Harnverhaltung nur ein einmaliges oder zweimaliges
Einführen des Katheters nötig.

Eine Wöchnerin darf das Bett verlassen, wenn bei gutem **Auf-**
Allgemeinbefinden Puls und Temperatur völlig normal waren, die **stehen.**
Gebärmutter hinter der Schoßfuge verschwunden und der Wochenfluß nicht mehr blutig ist. Gewöhnlich ist dies am 10. Tage der Fall.
Die Wöchnerin verläßt das Bett zunächst für einige Stunden. Auch
in den ersten Tagen nach dem Aufstehen soll sie viel liegen und noch
in der dritten Woche mit Anstrengungen zurückhaltend sein, besonders
sind alle Bewegungen, welche die Bauchmuskeln anspannen, wie
Heben, Treppensteigen, möglichst zu meiden. Vor Ablauf der vierten
Woche soll sie, wenn es zu vermeiden ist, das Haus nicht verlassen,
es sei denn, daß sie zur ebenen Erde wohnt und bei guter Jahreszeit
einen Garten benutzen kann. Während eines Zeitraums von mindestens vier Wochen nach der Entbindung soll auch eine gesunde
Wöchnerin keinen Geschlechtsverkehr haben. Besonders schwächliche
Erstgebärende sind mit großer Schonung zu behandeln, da ihre völlige
Erholung oft längere Zeit auf sich warten läßt.

Stärkere Anstrengungen, schwere Körperarbeit soll die Wöchnerin
möglichst in den ersten 3 Monaten unterlassen, da hierdurch Lageveränderungen der Gebärmutter und andere Erkrankungen entstehen
können. Die Aufnahme der gewerblichen Arbeit vor Ablauf der
sechsten Woche ist gesetzlich verboten.

Ist es für Wöchnerinnen wegen ihrer äußeren Verhältnisse un-
durchführbar, alle diese Vorschriften zu befolgen, so suche die Hebamme nach Möglichkeit die für das Wochenbett notwendigen
Maßnahmen durchzusetzen, worin sie durch die gesetzlichen Einrichtungen der Wochenhilfe und Wochenfürsorge unterstützt wird (siehe
Seite 126).

Schon in der Schwangerschaft hatte sich die Wöchnerin durch **Still-**
Sauberhaltung und Abhärtung der Brüste auf das Stillgeschäft **geschäft.**
vorbereitet. Während der ganzen Stillzeit sind Brüste und Warzen sauber und warm zu halten und vor Druck zu schützen. Durch
einen passenden Brusthalter sollen die Brüste nach dem Aufstehen
gestützt werden, ein vor sie gelegtes, öfter zu wechselndes sauberes
Leinentuch fängt die auslaufende Milch auf. Vor und nach dem
Stillen ist die Warze mit frisch abgekochtem Wasser abzuwaschen.

Fast jede Frau ist imstande, ihr Kind wenigstens während einiger
Monate zu stillen, nicht selten dauert es aber wochenlang, bis die für

das Kind ausreichende Milchmenge von den Brüsten geliefert wird. Während dieser Zeit ist es dringende Pflicht der Hebamme, die junge Mutter durch Zuspruch und Rat zu unterstützen und zu ermutigen, statt ihr von der Fortsetzung des Stillens abzuraten, wenn in den ersten Wochen die Milch nicht reichlich fließt. Jeder Tag der Ernährung durch Muttermilch bedeutet für das Kind einen Gewinn; namentlich in den ersten Tagen und Wochen ist die natürliche Ernährung von ausschlaggebender Bedeutung. Hat die Mutter ihr Kind während der ersten Tage gestillt, so wird es leicht sein, sie auch zum weiteren Stillen anzuhalten.

Die Muttermilch enthält nicht nur alle für das Gedeihen des Säuglings notwendigen Nahrungsstoffe und Ergänzungsnährstoffe (Vitamine) in der richtigen Menge und Zusammensetzung, sondern auch eine Reihe von Schutzstoffen, die dem Brustkind eine erhöhte Widerstandskraft gegenüber zahlreichen Krankheiten verleihen. Ein weiterer wesentlicher Vorzug der Muttermilch besteht darin, daß sie dem Säugling stets lebensfrisch, keimfrei, unzersetzt und in richtiger Wärme zufließt. Es ist nur eine selbstverständliche Folge dieser Vorzüge der natürlichen gegenüber jeder unnatürlichen Ernährung, daß im ersten Lebensjahr 7 mal so viel Flaschenkinder als Brustkinder sterben, und daß das an der Brust genährte Kind aus einfachsten Verhältnissen eine bessere Aussicht auf Weiterleben hat, als das Flaschenkind unter besten äußeren Bedingungen.

Auch für die Wöchnerin selbst ist das Stillen von Vorteil, da beim Anlegen des Kindes Wehen auftreten und diese die Rückbildung der Geschlechtsteile fördern.

Darf eine Wöchnerin infolge ärztlichen Verbotes ihr Kind nicht stillen oder ist das Kind tot, so entstehen durch die Anschwellung der Brüste beim Einschießen der Milch stärkere Spannungsbeschwerden. Dann bindet man die Brüste durch zusammengelegte Tücher, deren Enden über den Nacken gebunden werden, auf, läßt knappe Diät einhalten, namentlich wenig trinken und sorgt für reichliche Stuhlentleerung. Nach wenigen Tagen schwinden die Beschwerden, da die Brüste abschwellen. Ein Fehler wäre es, die Milch abzusaugen oder abzudrücken, da sie dann immer wieder aufs neue abgesondert würde. Gerade dadurch, daß man die Milch nicht entfernt, hört infolge der eintretenden Stauung die weitere Bildung der Milch allmählich auf.

Wenn auch die Tätigkeit der Hebamme meist mit dem Ablauf des Wochenbettes aufhört, so kann sie doch noch für die Zukunft durch Raterteilung das weitere Stillgeschäft fördern. *Weitere Raterteilung.* Stillende Frauen sollen so weiterleben, wie sie es gewohnt waren, sie sollen die gewohnte Kost genießen, ohne sich den Magen zu überladen. Im allgemeinen wird durch reichliche gemischte Kost und durch regelmäßiges Anlegen des Kindes die Milchabsonderung in Gang gehalten. Körperliche Bewegung, Aufenthalt in frischer Luft, regelmäßiges Leben, Vermeidung einer Verdauungsstörung, ausgiebige nächtliche Ruhe, heitere Gemütsstimmung fördern den Kräftezustand und haben guten Einfluß auf das Allgemeinbefinden während der Stillzeit. Tritt bei der stillenden Frau die Regel ein, so kann sie unbedenklich weiter stillen, denn während dieser Zeit wird allenfalls die Menge, nicht aber die Beschaffenheit der Milch verändert. Ebensowenig wird durch Gemütserregungen, Angst, Schreck oder Kummer die Zusammensetzung der Milch beeinflußt, es kann höchstens zu einer vorübergehenden Verminderung der abgesonderten Menge kommen, besonders wenn dabei die Nahrungs= und Flüssigkeitsaufnahme der Mutter stark eingeschränkt ist. Schlechte oder dem Kinde schädliche Muttermilch gibt es überhaupt nicht. Aus solchen Gründen soll das Kind daher niemals abgesetzt werden; wird aber die Wöchnerin während der Säugungszeit schwanger, so ist das Kind wegen der übermäßigen Belastung des mütterlichen Körpers abzustillen.

Größere Schwankungen als in der Zusammensetzung sind in der Menge der abgesonderten Milch vorhanden, man unterscheidet milcharme und milchreiche Brüste. Im Laufe der ersten Woche soll die tägliche Menge auf etwa 250—500 g, im Laufe der nächsten vier bis sechs Wochen auf etwa 800—1000 g steigen, um sich dann dauernd auf dieser Höhe zu halten. Länger dauernder Rückgang der Menge tritt bei ernsten Erkrankungen der Mutter sowie bei ungenügender Entleerung der Brust ein. In solchen Fällen ist ein Arzt zu Rate zu ziehen.

Die Stilldauer soll wenigstens sechs, am besten neun Monate betragen, dann kommt die Zeit des Abstillens. Schwellen dabei die Brüste infolge der Milchstauung an, so werden sie, wie oben angegeben, aufgebunden, die Nahrungs= und Flüssigkeitsaufnahme wird eingeschränkt, für reichliche Stuhlentleerung wird gesorgt.

In den meisten Fällen läßt sich die natürliche Ernährung ohne weiteres durchführen, zuweilen aber kommt es zum Auftreten von Stillschwierigkeiten.

Still=
schwierig=
keiten.

Hohlwarzen nennt man eine fehlerhafte Bildung der Brust=
warzen, bei der dieselben nicht wie gewöhnlich nach außen über den
Warzenhof hinausragen, sondern nach innen eingestülpt sind (Abb. 103).
Sie sind infolgedessen für den Säugling schwer oder gar nicht faßbar.
Zunächst versucht man, die tiefliegende Warze zum Hervortreten zu
veranlassen; zu diesem Zweck werden mehrmals täglich die einander
gegenüberliegenden Hautränder der Vertiefung mit sauberen Fin=
gern auseinander gezogen, dann wird mit Daumen und Zeige=
finger unterhalb der Grube zugefaßt und die Warze herausgedrückt.
Auch durch Anlegen einer Saugpumpe kann man versuchen, die
Warze hervorzuziehen. Gelingt dies
nicht, so schiebt man beim Saugen dem
Kinde den Warzenhof mit in den Mund,
oder läßt es durch ein Saughütchen trin=
ken. In unbeeinflußbaren Fällen kann
die Fortsetzung des Stillgeschäftes in
Frage gestellt werden, es darf jedoch
mit den Versuchen zur Behebung der
Regelwidrigkeit nicht zu früh aufgehört
werden. Ärztlicher Rat ist häufig not=
wendig.

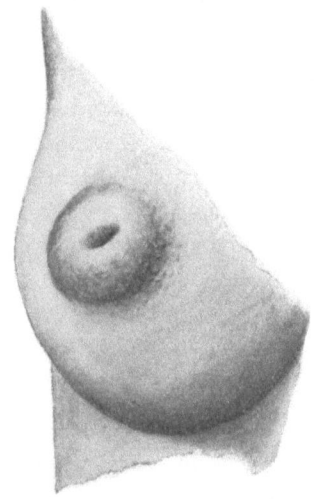

Abb. 103. Hohlwarze. (Nach Engel.)

Bei manchen Frauen kommt die
Milchabsonderung erst sehr verspätet in
Gang, bleibt gering oder geht vorzeitig
nach einer Stilldauer von nur wenigen
Wochen oder Monaten zurück. In sol=
chen Fällen äußert sich die Unterernäh=
rung des Säuglings in größerer Unruhe, seltener Darmentleerung,
Stillstand oder Abnahme des Gewichtes. Auch bei unzureichender
Stillfähigkeit der Mutter soll das Kind nicht abgesetzt werden,
sondern nötigenfalls eine Zwiemilchernährung eintreten (siehe dritten
Hauptabschnitt). Nicht selten wird die Milchabsonderung der Mutter=
brust später wieder reichlicher, so daß sie allein zur Ernährung genügt.
In Zweifelsfällen ist ein Arzt zu befragen.

Leichte Erkrankungen oder Beschwerden der Mutter, wie
Kopf= oder Rückenschmerzen, Schwäche oder Blutarmut sind kein
Grund zum Abstillen des Kindes. Die Hebamme soll zum
Weiterstillen ermuntern, da sich oft die in der ersten Zeit auf=
tretenden Beschwerden durch gute Pflege und Ernährung der
Mutter trotz fortgesetzten Stillens beheben lassen. Ist dies nicht

der Fall, so muß einem Arzt die Entscheidung anheimgegeben werden.

Ebenso soll bei kranken Wöchnerinnen die Hebamme niemals das Selbststillen verbieten, sondern in solchen Fällen die Entscheidung des Arztes anrufen.

Erheblichere Stillhindernisse, wie sie durch dauerndes Wundsein der Warzen, Milchdrüsenentzündung und ernste Erkrankungen der Mutter (Grippe, Diphtherie, Tuberkulose u. a.) gebildet werden können, verlangen stets die Zuziehung eines Arztes (siehe Seite 411).

4. Wochenbesuch.

Die Hebamme hat die Wöchnerin und das neugeborene Kind in den ersten zehn Tagen mindestens einmal täglich, wenn möglich zweimal zu besuchen. Ob diese Besuche dann noch fortzusetzen sind, hängt von dem Befinden und dem Wunsche der Wöchnerin ab. In Fällen, in denen eine derartige Ausdehnung der Wochenbesuche auf Schwierigkeiten stößt, wenn z. B. auf dem Lande eine große Entfernung zum Wohnsitz der Wöchnerin hinderlich ist oder wenn die Hebamme durch Übernahme anderer Geburten in Anspruch genommen wird, gilt als Richtschnur, daß Besuche in der ersten Woche unbedingt nötig, in der zweiten jedenfalls erwünscht sind. Es ist der Hebamme erlaubt, zum Wochenbesuch an Stelle ihrer großen Tasche eine besondere, nur für solche Besuche bestimmte Tasche mitzunehmen, welche die erforderlichen Geräte enthalten muß. Sind diese Geräte bei der Wöchnerin vorhanden, so ist deren Mitnahme zum Wochenbesuch nicht notwendig.

Der Besuch beginnt mit Befragen nach dem Allgemeinbefinden der Wöchnerin, wie sie geschlafen hat, ob Schmerzen oder Nachwehen bestehen, ob Stuhl= oder Harnentleerung erfolgt ist, ob das Kind ruhig war. Dann legt die Hebamme das Thermometer in die Achselhöhle und prüft den Puls, die gefundenen Zahlen vermerkt sie auf einem Zettel. Sie wiederholt dies bei jedem Wochenbettbesuch, so daß sie am Ende ihrer Wochenbettpflege einen genauen Temperatur= und Pulszettel, der die jedesmal gemessene Temperatur und den gleichzeitig festgestellten Puls angibt, besitzt. Die regelmäßige Ermittelung von Temperatur und Puls der Wöchnerin gibt der Hebamme den sichersten Aufschluß über den Verlauf des Wochenbettes, sie gehört daher zu den unbedingt notwendigen und wichtigsten Verrichtungen bei ihren Wochenbesuchen. Danach stellt sie alle zur Waschung und

Besorgung des Kindes vor der Mutter.
Desinfektion der Hände erforderlichen Geräte zurecht, bürstet sich die Hände mit Wasser und Seife und wendet sich zuerst zum Kinde, das zur Verhütung einer Nabelinfektion immer vor der Mutter zu besorgen ist. (Über die Versorgung des Kindes siehe dritten Hauptabschnitt.)

Nachdem die Hebamme das Kind besorgt hat, geht sie an die Reinigung der Wöchnerin. Gesicht und Hände werden gewaschen, das Haar geordnet.

Danach schiebt sie der Wöchnerin ein Stechbecken unter, entfernt mit der Kornzange die Vorlage, besichtigt den an ihr haftenden Wochenfluß, prüft den Geruch und legt die Vorlage in das Stechbecken. Nunmehr verabfolgt sie — allerdings nur wenn notwendig — einen Darmeinlauf, läßt aber stets die Wöchnerin in das Stechbecken Harn lassen. Die Wöchnerin soll es versuchen, auch wenn sie keinen Drang verspürt. Nachdem die Blase bzw. der Darm entleert sind, wäscht sich die Hebamme die Hände und tastet nach Entfernung der Leibbinde nach dem Stand des Gebärmuttergrundes und überzeugt sich, ob die Gebärmutter oder ihre Umgebung bei der Betastung schmerzhaft ist. Sie sieht dabei die Wöchnerin an, um zu erkennen, ob diese das Gesicht bei der Betastung verzieht. Darauf erfolgt die Reinigung der Geschlechtsteile. In die Spülkanne hat die Hebamme abgekochtes, warmes Wasser gegossen und den roten Schlauch mit Scheidenrohr an ihr befestigt. Ist abgekochtes Wasser nicht zu beschaffen, so nehme sie eine Desinfektionslösung, die vorher in einer besonderen Kanne bereitet worden ist. Mit der einen Hand hält sie die Spülkanne hoch, mit der anderen nähert sie das Scheidenrohr den Geschlechtsteilen und rieselt sie ab. Das Spülwasser fließt in das untergeschobene Stechbecken.

Sodann wird ein reiner Wattebausch locker vor die Geschlechtsteile gelegt, aber nicht gegen die Geschlechtsteile gedrückt oder gestopft, da sonst der Wochenfluß zurückgehalten werden würde. Die Unterlage wird, falls sie verunreinigt ist, gewechselt. Die Leibbinde oder das Handtuch wird wieder fest um den Leib gelegt; nach Bedarf wird ein reines Hemd angezogen. Diese Reinigung ist in der ersten Woche zweimal am Tage, später nur einmal täglich auszuführen.

Anlegen. Hierauf erfolgt das Anlegen des Kindes. Das erste Anlegen soll etwa 12 Stunden nach der Geburt erfolgen, es dient dazu, das Säugegeschäft in Gang zu bringen, Mutter und Kind auf die Stilltechnik einzustellen und dem Kinde die Vormilch zuzuführen, die sowohl ein wichtiges Nahrungsmittel ist als auch die Entleerung des

Kindspechs anregt. Das weitere Anlegen des Kindes erfolgt in festgesetzten Zwischenräumen. Erst vom 3. Tage an, nach dem Einschießen der Milch, bekommt das Kind eine größere Trinkmenge. Vor dem Anlegen hat sich die Wöchnerin jedesmal gründlich die Hände zu reinigen, das gleiche gilt von der Hebamme, denn die Brustwarze soll nie mit unsauberen Händen angefaßt werden. Die Brüste sollen abwechselnd gereicht werden, so daß zu jeder Mahlzeit in der Regel nur an einer Brust getrunken wird. Vor und nach dem Anlegen wird die Brustwarze mit frisch abgekochtem lauwarmen Wasser und sauberer Watte abgewaschen, hierbei wird auf das etwaige Vorhandensein einer Schrunde geachtet.

Die Wöchnerin dreht sich auf die Seite, faßt die Warze zwischen den 2. und 3. Finger und drückt sie dem Kinde in den Mund. Dabei ist darauf zu achten, daß die Nase des Kindes nicht von der Brust der Mutter gedrückt wird, damit die Nasenatmung während des Trinkens nicht behindert ist. Meist fängt das Kind bei guten Warzen sofort an zu saugen, was man an den Bewegungen der Lippen sieht. Daß es auch wirklich Nahrung bekommt, beweisen die Schluckbewegungen, die auf je 2—3 Saugbewegungen erfolgen und am Auf= und Abgehen des kindlichen Kehlkopfes zu sehen und zu fühlen sind.

Das Kind bleibt, nachdem das Säugegeschäft richtig in Gang gekommen ist, jedesmal etwa 20 Minuten an der Brust, während dieser Zeit bleibt die Hebamme an der Seite der Wöchnerin. Nachdem das Kind getrunken hat, schafft die Hebamme im Zimmer Ordnung, sorgt für Reinigung des Stechbeckens und Verbrennung der Vorlage, sowie für Lüftung und richtige Temperatur im Zimmer und erteilt Anweisung über das Essen. Grobe Arbeit bei der Reinigung des Wochenzimmers soll die Hebamme nicht verrichten.

Folgende wichtige Anordnungen sind zu beachten: Eine Wöchnerin darf niemals von der Hebamme innerlich untersucht werden. Eine innere Untersuchung würde die zahlreichen verklebten Wunden wieder aufreißen und Infektionen veranlassen, sie würde auch die Hand der Hebamme mit Wochenfluß und den darin befindlichen Keimen verunreinigen. Zur Reinigung der Geschlechtsteile ist immer Verbandwatte, niemals ein Schwamm zu benutzen. Es ist der Hebamme verboten, die Unterlagen oder die Leib= und Bettwäsche der Wöchnerin und des Kindes zu waschen, die dabei unausbleibliche Berührung mit dem Wochenfluß würde die Hand der Hebamme in gefährlicher Weise verunreinigen.

Sollte der Wochenfluß leicht übelriechend sein, so soll die Hebamme die Geschlechtsteile mit einer Desinfektionslösung statt mit abgekochtem Wasser abrieseln. Scheidenausspülungen darf die Hebamme nicht machen.

Alle Verrichtungen im Wochenbett sollen mit Ruhe und Sicherheit, aber auch mit freundlichem, teilnehmenden Wesen ohne unnötiges Gerede vorgenommen werden.

Bemerkt die Hebamme irgendeine Regelwidrigkeit im Wochenbett, so hat sie auf Zuziehung eines Arztes zu dringen.

Ausdrücklich sei betont, daß die Reinigung der im Wochenbett gebrauchten Geräte nach jedem Wochenbesuche von neuem erfolgen muß. Besitzt die Wöchnerin eigene Geräte, wie ein Scheidenrohr oder einen Irrigator, so kann die Hebamme sich derselben bedienen; auch diese sind von ihr peinlich sauber zu halten.

Den bei einem Wochenbesuch in einer Menge von 100—200 g gebrauchten Alkohol (Brennspiritus) darf die Hebamme in einer gut gereinigten, mit Kork verschlossenen Flasche aufbewahren und in der Wohnung der Wöchnerin zurücklassen, um ihn beim nächsten Wochenbesuch wieder zu verwenden. Sie mache die Wöchnerin oder deren Angehörige auf die Feuergefährlichkeit des Alkohols aufmerksam.

Falls ein Arzt die Aufsicht über die Wochenpflege übernimmt, erbittet die Hebamme von ihm Verhaltungsmaßregeln und fügt sich seinen Anordnungen, selbst wenn diese andere sein sollten als diejenigen, die sie bei ihrer Ausbildung kennengelernt hat. Nur den Vorschriften der Dienstanweisung muß sie unter allen Umständen Folge leisten und darf daher Anordnungen, welche etwa den Dienstvorschriften zuwiderlaufen, nicht ausführen. In solchen Fällen mache sie den Arzt taktvoll auf ihre Vorschriften aufmerksam.

5. Feststellung einer vorausgegangenen Geburt.

Soll eine Hebamme z. B. vor Gericht aussagen, ob eine von ihr nicht entbundene Frau vor kurzer Zeit geboren hat, so muß sie ihr Urteil auf die ihr über einen solchen Fall mitgeteilten Tatsachen und auf die von ihr vorgenommene äußere Untersuchung bzw. Besichtigung gründen.

Ist die Geburt erst vor kurzer Zeit erfolgt, so ergibt der Untersuchungsbefund:

1. Ein meist bleiches und leidendes Aussehen;
2. eine pralle Beschaffenheit der Brüste, aus denen sich Vormilch oder Milch ausdrücken läßt.

3. Schlaffheit der Bauchdecken mit der Färbung der Mittellinie und frischen Schwangerschaftsstreifen.

4. Einen Stand des Gebärmuttergrundes oberhalb der Schoßfuge in den ersten zehn Tagen.

Die Besichtigung der Geschlechtsteile ergibt:
1. Klaffen der Schamspalte.
2. Frische Verletzungen des Scheideneingangs.
3. In manchen Fällen einen Dammriß.
4. Absonderung des Wochenflusses.

Auf Grund dieser Erhebungen würde sich die Hebamme vorsichtigerweise etwa folgendermaßen äußern: Der Befund, den ich aufgenommen habe, ist ungefähr so wie bei einer Wöchnerin in den ersten Tagen nach der Geburt.

Da es sich um eine Wöchnerin handelt, darf von der Hebamme niemals eine Berührung der äußeren Geschlechtsteile oder eine innere Untersuchung vorgenommen werden.

Ist schon längere Zeit nach der Geburt verstrichen, so wird die Entscheidung schwierig. Die Hebamme soll in solchen Fällen erklären, daß sie nicht imstande sei, ein bestimmtes Urteil abzugeben und daß die Begutachtung einem Arzt übertragen werden müsse.

6. Kennzeichen eines neugeborenen Kindes.

Man bezeichnet als Neugeburtszeit die ersten vier Lebenswochen des Kindes nach der Geburt. In dieser Zeit erfolgt der Übergang von den Lebensverhältnissen vor der Geburt zu denjenigen, die nach der Geburt eintreten, denen sich das Kind mit seinen Organen erst anpassen muß.

Folgende Zeichen beweisen, daß das Kind erst vor wenigen Tagen geboren ist:
1. Das Vorhandensein des Nabelschnurrestes.
2. Die Entleerung von Kindspech.
3. Spuren von Käseschleim auf der Haut.
4. Das Vorhandensein einer Geburtsgeschwulst (am häufigsten einer Kopfgeschwulst). Hieraus läßt sich auch die Lage erkennen, in der das Kind geboren ist.

Ist der Nabelschnurrest bereits eingetrocknet, so liegt die Geburt einige Tage weiter zurück; besteht eine frische Nabelwunde, so beweist diese, daß der Nabelschnurrest erst vor kurzem abgefallen ist.

Zweiter Teil.
A. Regelwidrigkeiten in der Schwangerschaft.

Die normale Schwangerschaft stellt den weiblichen Körper vor Aufgaben, die von ihm nur bei völliger Gesundheit des Gesamtorganismus ohne Nachteile erfüllt werden können. Sind die Organe der Mutter in irgendeiner Beziehung an sich minderwertig, oder werden sie während der Schwangerschaft in ihrer Leistungsfähigkeit herabgesetzt, so können sie den an sie gestellten Anforderungen nicht entsprechen, so daß es leicht zu Gesundheitsstörungen der verschiedensten Art und Schwere, selbst zum völligen Zusammenbruch kommen kann. Bestehen Regelwidrigkeiten der Geschlechtsteile oder in der Entwicklung des Eies, so können die erhöhten Anforderungen, die unter diesen Umständen von den Schwangerschaftsvorgängen an den normalen mütterlichen Körper gestellt werden, so groß sein, daß sie von ihm gar nicht oder nur unter schwerer Schädigung bewältigt werden können. Alle Regelwidrigkeiten während der Schwangerschaft können nicht nur der Mutter, sondern auch dem Kinde verderblich werden.

Da die entstehenden Gefahren nicht selten durch sofortige ärztliche Behandlung gemildert oder beseitigt werden können, ist es die wichtige Aufgabe der Hebamme, Abweichungen und Regelwidrigkeiten während der Schwangerschaft rechtzeitig zu erkennen und für Behandlung derselben durch einen Arzt Sorge zu tragen.

Ein regelwidriger Verlauf der Schwangerschaft entsteht in der Hauptsache durch:

1. Störungen und Erkrankungen, die mit der Schwangerschaft in innerem Zusammenhang stehen.
2. Erkrankungen, die durch die Schwangerschaftsvorgänge entscheidend beeinflußt werden können.
3. Andere Erkrankungen mit besonderen Auswirkungen auf die Schwangerschaft.
4. Regelwidrigkeiten der Geschlechtsteile.
5. Regelwidrigkeiten des Eies.
6. Vorzeitige Unterbrechung der Schwangerschaft.

1. Erkrankungen, die mit der Schwangerschaft in innerem Zusammenhang stehen.

Die beim Stoffwechsel des Eies bzw. der Frucht in das mütterliche Blut gelangenden Abbaustoffe sollen normalerweise ohne Schädigung des mütterlichen Körpers von den dazu dienenden Organen ausgeschieden werden. Trotzdem kommt es schon bei regelrechtem Ablauf leicht zu Reizwirkungen der verschiedensten Art, die einen Teil der Schwangerschaftsbeschwerden hervorrufen. In besonderen Fällen kann jedoch der Einfluß der Reizstoffe auf den mütterlichen Körper so mächtig werden, daß eine Art Giftwirkung entsteht, die zu mehr oder weniger schweren Stoffwechselstörungen mit einer dementsprechenden Schädigung führt. Man bezeichnet in diesem Sinne die Reizstoffe als Schwangerschaftsgifte.

a) Das Erbrechen der Schwangeren ist in den ersten Monaten eine so häufige Erscheinung, daß es geradezu als ein Schwangerschaftszeichen, wenn auch als unsicheres, angesehen werden kann. Die Schwangere erbricht gewöhnlich morgens nach dem Aufstehen im nüchternen Zustande, unter Umständen wiederholt sich das Erbrechen ein oder mehrere Male am Tage, geht aber gewöhnlich ohne besondere Übelkeit einher und schädigt die Schwangere in keiner Weise, so daß es keiner eigentlichen Behandlung bedarf; allenfalls läßt man die Schwangere vor dem ersten morgendlichen Aufrichten im Bett etwas genießen. Verursacht wird dieses Erbrechen nicht nur durch die Wirkung der Reizstoffe, sondern auch durch nervöse und seelische Einflüsse.

Erbrechen.

In fließendem Übergang kann sich aus der beinahe normalen Erscheinung ein übermäßiges Erbrechen entwickeln, bei dem ein beträchtlicher Teil der eingenommenen Nahrung wieder erbrochen wird, so daß die Schwangere darunter leidet. Die Hebamme kann zunächst Bettruhe empfehlen und kühle flüssige Speisen verordnen, während gleichzeitig durch Darmeinläufe für genügende Stuhlentleerung gesorgt wird. Nimmt das Erbrechen dabei aber nicht in wenigen Tagen ab, so ist ärztliche Behandlung erforderlich.

In seltenen Fällen kann das Erbrechen als Folge der Schwangerschaftsvergiftung unstillbar werden. Hierbei werden alle Speisen erbrochen, sogar bei leerem Magen treten Brechbewegungen auf. Die Schwangere magert ab und verfällt, sie leidet unter ständigem Durstgefühl, die Lippen werden trocken, es tritt übler Mundgeruch auf, Schmerzen entstehen in der Magengegend, die Harnmenge wird auffallend gering, die Haut bekommt eine gelbe Farbe. Dabei steigt die Temperatur und der Puls wird klein und unregelmäßig. In solchen äußerst bedrohlichen Fällen ist sofortige ärztliche Hilfe dringend erforderlich, da sonst nach kurzer Zeit der Tod der Schwangeren eintreten könnte.

Speichelfluß. b) Bei manchen Schwangeren besteht neben dem Erbrechen oder unabhängig von demselben ein äußerst lästiger und starker Speichelfluß, so daß dauernd Speichel verschluckt werden muß. Man läßt den Mund häufig mit Wasser ausspülen, dem einige Tropfen Alkohol oder Wasserstoffsuperoxyd zugesetzt sind. Tritt unter solchen Maßnahmen nicht eine baldige Besserung ein, so ist ärztliche Behandlung erforderlich. Handelt es sich um hochgradige Fälle, bei denen der Speichel nicht mehr verschluckt wird, sondern aus dem Munde läuft, so ist sofortige ärztliche Hilfe notwendig.

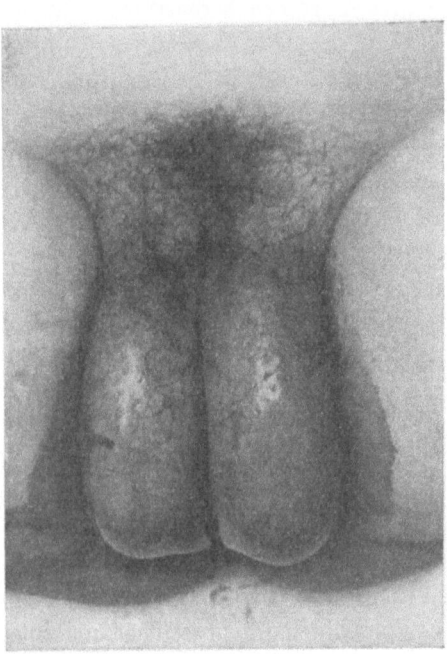

Nierenschädigung. Abb. 104. Wäßrige Anschwellung der großen Schamlippen. (Nach Hammerschlag.)

c) Unter dem Einfluß der Stoffwechselstörungen kommt es in der Schwangerschaft nicht selten zu einer verminderten Leistung der Nieren und dadurch zu einer Wasseranspeicherung im Körper, die äußerlich als Anschwellung der Haut an verschiedensten Körperstellen, besonders im Gesicht, an den Beinen, an den Geschlechtsteilen und an den Bauchdecken bemerkt werden kann (Abb. 104). Die von der wäßrigen Anschwellung betroffene Haut wird dabei gespannt, weiß und glänzend; drückt man mit dem Finger auf eine solche Stelle, so bleibt eine sichtbare Delle zurück. In vielen solcher Fälle kommt es gleichzeitig zu einer Nierenschädigung, da die Nieren in der Schwangerschaft infolge der notwendigen Ableitung und Aus=

fuhr verbrauchter Stoffe der Mutter und des Kindes an sich stark belastet sind. Dabei wird mit dem Harn Eiweiß ausgeschieden. Wenn auch diese Zustände gewöhnlich nach Ablauf der Schwangerschaft restlos verschwinden, kann es in anderen Fällen im Anschluß an eine derartige Nierenschädigung zum Auftreten einer Eklampsie kommen, deren Vorboten starke Kopf- und Stirnschmerzen, Übelkeiten, Erbrechen und Sehstörungen sein können (siehe S. 384). Auch Frühgeburten oder vorzeitige Lösung des Mutterkuchens bei regelmäßigem Sitz können als Folge einer Nierenschädigung eintreten (siehe S. 364). In sehr seltenen Fällen kann nach Beendigung der Schwangerschaft eine chronische Nierenschädigung und Entzündung entstehen. Wegen aller dieser gefährlichen Möglichkeiten soll die Hebamme am besten schon in leichten Fällen von wäßrigen Anschwellungen, unter allen Umständen aber, wenn sie im Harn Eiweiß nachgewiesen hat, einen Arzt erbitten.

d) Durch die Wirkung der Reizstoffe kann es in der Schwangerschaft zum Auftreten von Hautausschlägen kommen. Diese *Hautausschläge.* können als kleinfleckige oder flächenhafte Rötungen der Haut auftreten, in anderen Fällen kann es zu nesselartigen Blasenausschlägen kommen. Die Ausschläge sind meist mit einem starken Juckreiz verbunden, sie können den ganzen Körper der Schwangeren oder auch nur einzelne Teile desselben bedecken. Ärztliche Behandlung ist stets erforderlich.

2. Erkrankungen, die durch die Schwangerschaftsvorgänge entscheidend beeinflußt werden können.

a) Die Schwangerschaftsvorgänge üben einen besonderen Einfluß auf den mütterlichen Blutkreislauf und seine Organe aus.

Das Herz hat in der Schwangerschaft erhöhte Arbeit zu leisten, *Herz-* da es durch die Einschaltung des kindlichen Kreislaufes und Stoff- *störungen.* wechsels in den mütterlichen Kreislauf belastet wird. Dazu kommt noch, daß die große Gebärmutter am Ende der Schwangerschaft einen Druck gegen das Zwerchfell ausübt, der die Organe der Brusthöhle und damit auch das Herz in ihrer Tätigkeit mechanisch stört. Während der Geburt steigern sich die Anforderungen, die an das Herz gestellt werden; denn bei jeder Wehe, besonders bei den Preßwehen kommt es zu einer starken Erhöhung des Blutdruckes. Nach Austritt des Kindes strömt das Blut zu den Gefäßen der Bauchhöhle, die dabei auftretende plötzliche Druckschwankung legt dem

Herzen eine weitere schwere Arbeit auf. Während aber das gesunde Herz alle diese Schädigungen überwindet, ist das kranke Herz dazu häufig nicht in der Lage. Selbst bei Herzfehlern, die besonders leicht nach Infektionskrankheiten entstehen, können zwar, wenn das Herz sich der vermehrten Arbeitslast angepaßt hat, Schwangerschaft und Geburt regelmäßig verlaufen, zuweilen treten aber infolge der Mehrbelastung des Herzens in der Schwangerschaft sehr bedenkliche Störungen, wie Atemnot, Blaufärbung des Gesichts, Beschleunigung und Unregelmäßigkeit des Pulses auf. Dabei kommt es nicht nur zu schweren Zuständen der Mutter, sondern auch das Kind kann an Sauerstoffmangel absterben oder es tritt bei noch lebendem Kind eine Frühgeburt ein. Noch verhängnisvoller kann die Geburt verlaufen, da bei ihr die genannten Erscheinungen sich zu einer unmittelbar lebensbedrohenden Höhe für die Mutter steigern können. Auch im Wochenbett können gefährliche Zustände, z. B. eine Embolie entstehen. Treten die geschilderten Beschwerden in der Schwangerschaft, bei der Geburt oder im Wochenbett auf, oder vermutet die Hebamme das Vorhandensein eines Herzfehlers, weil die Schwangere Gelenkrheumatismus oder eine andere schwere Infektionskrankheit durchgemacht hat, an Herzklopfen, unregelmäßigem Puls und Herzbeschwerden leidet, oder ihr von dem Vorhandensein eines Herzfehlers berichtet hat, so ist stets sofortige ärztliche Hilfe notwendig.

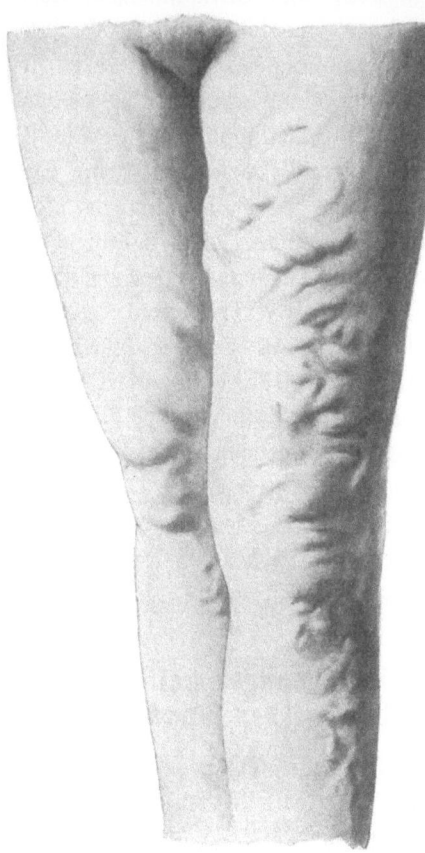

Abb. 105. Krampfaderbildung in der Schwangerschaft. (Nach Bumm.)

Ähnliche Erscheinungen können beobachtet werden, wenn die Schwangere eine Vergrößerung der Schilddrüse, einen Kropf hat, mit dem bisweilen ein Hervortreten der Augäpfel (Glotzaugen) verbunden sein kann (Basedowsche Krankheit). Auch hierbei ist ärztliche Hilfe erforderlich.

Infolge von Störungen in den Blutgefäßen sieht man bei vielen Schwangeren an Beinen und Geschlechtsteilen erweiterte, **Krampfadern.** bläuliche, geschlängelte und oft höckrig aufgetriebene, sich weich anfühlende Blutadern durch die Haut schimmern (Abb. 105 und 106). Tritt in einem Aderknoten eine Gerinnung des Blutes ein, so wird die betreffende Stelle hart. Bisweilen bestand schon früher eine Veranlagung zu solchen Krampfadern, in der Schwangerschaft kommt es zu einer Zunahme der Erweiterungen unter dem Einfluß der Reizstoffe, die zu einer vermehrten Nachgiebigkeit der Gefäßwandungen führen. In der zweiten Hälfte der Schwan-

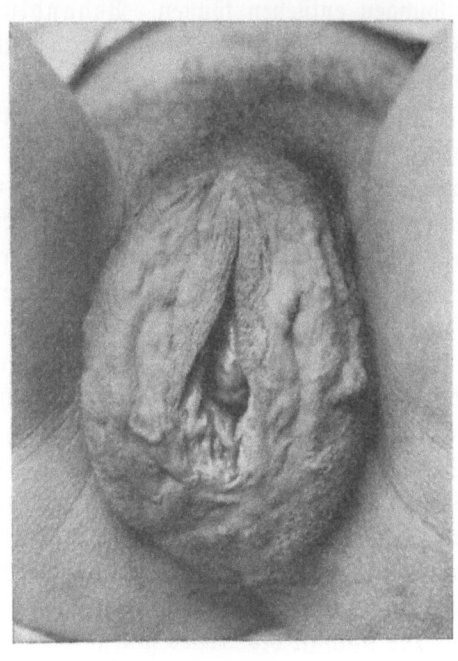

Abb. 106. Große Blutaderknoten an den äußeren Geschlechtsteilen. (Nach Hammerschlag.)

gerschaft bewirkt auch der Druck der Gebärmutter auf die großen Blutadern des Beckens eine Stauung des Blutes in den Adern der unteren Körperhälfte. Die Stauung wird noch verstärkt, wenn die Schwangere eine stehende Beschäftigung hat oder runde Strumpfbänder trägt.

Die Krampfadern (Kindsadern) bedingen ein Gefühl von Schwere und ziehenden Schmerzen in den Beinen und beeinträchtigen das Gehen. Im Wochenbett werden die Erscheinungen geringer, gehen aber selten vollkommen zurück. Die Beschwerden werden durch zeitweises (besonders nachts) Hochlagern der Beine, durch regelmäßige Stuhlentleerungen und durch Einwickeln der Beine gelindert. Man umwickelt das kranke, in die Höhe gehaltene

Bein mit einer etwa 3 Querfinger breiten Flanellbinde von den Zehen bis zum Oberschenkel; weniger empfehlenswert ist das Tragen von Gummistrümpfen.

Entzündung. Entzünden sich die Kindsadern, so werden sie besonders auf Druck schmerzhaft, ihre Umgebung rötet sich und schwillt an. Frauen mit Kindsadern sollen jedes Kratzen an den Schenkeln vermeiden, weil gerade dadurch oft Entzündungen und Geschwürsbildungen entstehen können. Behandlung durch einen Arzt ist bei Entzündungen stets erforderlich, bis zu seinem Eintreffen wird das Bein ruhig gestellt und hochgelagert.

Platzen eines Aderknotens. Platzt ein Blutaderknoten, so entsteht eine starke Blutung, die ohne schleunige Behandlung zu einer Verblutung führen kann, besonders wenn der Knoten unmittelbar unter der Haut liegt, wie es oft an den äußeren Geschlechtsteilen der Fall ist. Die Hebamme soll beim Vorhandensein eines Blutaderknotens die Schwangere anweisen, bei etwaigem Platzen des Knotens sofort auf die blutende Stelle einen reinen Wattebausch aus einem Verbandpäckchen, das sie ständig mit sich führen muß, zu drücken, bis weitere Hilfe zur Stelle ist. Wird die Hebamme zu einer solchen Blutung gerufen, so muß sie mit keimfreier Watte oder keimfreiem Mull einen Druck auf die blutende Stelle ausüben und sofort einen Arzt verlangen. Befindet sich die blutende Stelle an einem Bein, so muß sie das Bein, das sie vorher stark erhoben hat, mit einer Binde, einem Handtuch, einem Schlauch oder dergleichen unterhalb der blutenden Stelle fest umschnüren und so durch Verhinderung des weiteren Blutzuflusses die Blutung bis zur Ankunft des Arztes stillen.

Hämorrhoiden. Nicht selten findet man bei Schwangeren eine Erweiterung der Blutadern des unteren Mastdarmabschnittes und des Afters (Hämorrhoiden). Es kann dadurch zu Blutungen bei der Stuhlentleerung kommen, in anderen Fällen eine Entzündung und starke Schmerzhaftigkeit dieser Aderknoten eintreten. Ärztliche Hilfe muß in Anspruch genommen werden.

Ohnmachten. In einem gewissen Zusammenhang mit Störungen der Blutverteilung kommt es bei Schwangeren nicht selten zu Ohnmachten. Darunter versteht man eine vorübergehende Unterbrechung des Bewußtseins, die häufig infolge einer mangelhaften Versorgung des Gehirns mit Sauerstoff entsteht. Enge Kleidung, Aufenthalt in schlechtgelüfteten oder überheizten Räumen (Theater, Kinos, Versammlungen, Gesellschaftsräumen) bilden die häufige Ursache. Schwangere sollen deshalb solche Orte möglichst meiden. Tritt eine Ohnmacht ein, so bringt man die Schwangere zur Behebung der Blutleere des Gehirns auf ein Lager mit tiefliegendem Kopf, befreit sie von den die Brust beengenden Kleidungsstücken, spritzt ihr Wasser ins Gesicht und sorgt für Zutritt frischer Luft. Sobald das Bewußtsein wiedergekehrt ist, verabreicht man ihr einen Schluck Wasser (siehe auch S. 243).

b) Auch die Atmungsorgane werden durch die Schwangerschaftsvorgänge erheblich in Anspruch genommen. Die Einschaltung des kindlichen Stoffwechsels, die mechanische Behinderung der Atmung in den letzten Monaten der Schwangerschaft, die Anforderungen der Geburt mit ihren Wehen, besonders den Preßwehen, stellen die Lunge vor Aufgaben, die sie nur bei völliger Gesundheit ohne Schaden bewältigen kann. Besteht daher eine Erkrankung der Lunge, so kann es leicht zu schweren Störungen kommen. *Störungen der Atmungsorgane.*

Das verhältnismäßig häufige Zusammentreffen von Lungentuberkulose mit Schwangerschaft ist als ein Ereignis aufzufassen, welches das Leben der Mutter und die Entwicklung des Kindes aufs ernsteste bedrohen kann. Die Erkrankung kann in der Schwangerschaft beginnen oder, wenn sie bereits bestanden hat, unter Umständen durch dieselbe so ungünstig beeinflußt werden, daß eine erhebliche Verschlimmerung, sogar der Tod erfolgen kann. Durch die Mehrbelastung der Lungentätigkeit in der Schwangerschaft und während der Geburt ist es erklärlich, daß die Lungentuberkulose häufig schon in den ersten Monaten der Schwangerschaft Fortschritte macht, daß besonders aber während der Geburt schwere Erscheinungen, wie hochgradige Atemnot oder sogar ein Blutsturz auftreten können. Im Wochenbett kommt es dann infolge der vorausgegangenen Schädigungen nicht selten zu weiteren Verschlimmerungen der Erkrankung. Besonders gefährdet sind die Schwangeren, bei denen die Tuberkulose auch auf den Kehlkopf übergegangen ist. Die Frucht kann in Ausnahmefällen in der Gebärmutter angesteckt werden, viel häufiger erfolgt eine Erkrankung derselben nach der Geburt, da sie eine verringerte Widerstandsfähigkeit gegen die Ansteckung besitzt. *Tuberkulose.*

In allen Fällen, in denen die Hebamme glaubt, daß eine Lungentuberkulose bestehen könnte (z. B. wenn die Schwangere abgemagert ist, an Nachtschweißen leidet, abends Temperaturerhöhungen hat, hüstelt oder ständig heiser ist, über Stiche in den Lungen, besonders in den Lungenspitzen klagt, eitrigschleimigen oder blutigen Auswurf hat oder der Hebamme Mitteilung macht, daß sie an einem Lungenspitzenkatarrh oder an Schwindsucht leidet oder deswegen schon einmal behandelt worden ist, z. B. in der Lungenfürsorge oder in einer Heilstätte), hat sie auf sofortige ärztliche Behandlung zu dringen.

Lungenentzündung. Eine außerordentliche Gefährdung des mütterlichen und kindlichen Lebens entsteht, wenn eine Schwangere von einer akuten Lungenentzündung befallen wird, die sich nicht selten an Infektionskrankheiten, besonders Grippe und Masern anschließt. Bei der Lungenentzündung werden meist größere Abschnitte, unter Umständen ganze Lappen der Lunge für die Atmungsvorgänge unbrauchbar. Hierdurch entsteht ein Zustand der Kohlensäureüberladung des Blutes, der weder von der Mutter noch von dem Kinde ertragen werden kann. Die Mutter geht häufig an Herzschwäche, das Kind an Sauerstoffmangel zugrunde. Die Anzeichen der Krankheit, die nicht selten mit einem Schüttelfrost beginnt, sind: Hohes Fieber, beschleunigte Atmung, Seitenstechen, Husten und Auswurf. Dabei ist das Gesicht meist gerötet. Sofortige ärztliche Hilfe ist stets erforderlich.

Bis zum Eintreffen derselben bettet die Hebamme die Schwangere in halbsitzender Stellung und verabfolgt ihr kühles Getränk.

c) Die Schwangerschaftsvorgänge wirken sich auch auf das Nervensystem aus.

Nervenleiden. Auf Grund von Nervenreizungen kann es an verschiedenen Körperteilen der Schwangeren zu Gefühlsstörungen, Kribbeln und Taubsein, gelegentlich auch zu entzündungsähnlichen Erscheinungen unter Rötung und Schwellung der erkrankten Stellen, oder selbst zu lähmungsartigen Zuständen kommen.

Schwangere werden bisweilen von unwillkürlichen und unzweckmäßigen Muskelzuckungen im Gesicht, am Rumpf und an den Gliedern, dem Veitstanz befallen, besonders solche, die schon in der Kindheit an der Erkrankung gelitten haben. Der Veitstanz kann in der Schwangerschaft ziemlich leicht verlaufen, aber auch sofort sehr schwer einsetzen, so daß die Erkrankung unter stärkster Muskelunruhe infolge hochgradigster Erschöpfung des gesamten Körpers zum Tode führen kann.

Geistesstörungen. Die mit der Schwangerschaft verknüpften seelischen Eindrücke können, besonders bei an sich leicht erregbaren und nervösen Frauen, zu Geistesstörungen führen. Es kann dabei zu Zuständen der Erregung wie der äußersten Niedergeschlagenheit kommen, so daß sogar Selbstmordversuche unternommen werden. Während der Geburt und im Wochenbett können die seelischen Störungen noch eine Steigerung erfahren. Bei Frauen, die schon früher an einer Geisteskrankheit gelitten haben, kann während der Schwangerschaft oder im Wochenbett ein Rückfall der Erkrankung auftreten. Alle Nerven- und Geisteskrankheiten bedürfen sofortiger ärztlicher Behandlung.

d) Klagt eine Schwangere über Schmerzen in der Nierengegend, besteht dabei Fieber, und ist der frisch gelassene Harn getrübt, so kann es sich um eine **Nierenbeckenentzündung** handeln, die gewöhnlich durch vom Darm auf dem Lymph- oder Blutwege eingewanderte Keime (Bact. coli), seltener durch eine von der Blase längs des Harnleiters aufsteigende Infektion verursacht wird. Im letzteren Falle besteht gleichzeitig ein Blasenkatarrh (siehe S. 408). Sofortige ärztliche Behandlung ist stets erforderlich, bis zu ihrem Einsetzen erhält die Kranke nur Tee, Milch oder Fruchtsaft. *Nierenbeckenentzündung.*

e) Erfährt die Hebamme von einer Schwangeren, daß sie **zuckerkrank** ist, so hat sie ärztliche Behandlung anzuraten, da die Zuckerkrankheit durch die Schwangerschaft verhältnismäßig häufig ungünstig beeinflußt wird. *Zuckerkrankheit.*

f) Zeigt eine Schwangere eine wachsartige Blässe und eine große Hinfälligkeit und Muskelschwäche, so besteht der Verdacht, daß es sich um eine schwere Blutkrankheit handelt, deren an sich schon ungünstiger Verlauf durch die Schwangerschaft häufig noch verschlimmert wird. Daher ist sofortige ärztliche Behandlung notwendig. *Blutkrankheiten.*

3. Andere Erkrankungen mit besonderen Auswirkungen auf die Schwangerschaft.

a) **Akute fieberhafte**, besonders ansteckende **Erkrankungen** befallen Schwangere verhältnismäßig oft und verlaufen fast immer unter schweren Erscheinungen, da infolge der Inanspruchnahme des Körpers durch die Schwangerschaft die natürlichen Schutzvorrichtungen und Abwehrmaßnahmen daniederliegen. Die Schwangerschaft wird schon durch das bei solchen Erkrankungen bestehende Fieber gefährdet, welches bei längerer Dauer sowohl Wehen auslösen, als durch Wärmestauung den Tod des Kindes veranlassen kann. Bedeutsamer noch ist bei ansteckenden Krankheiten der Übertritt der im Blute der Mutter kreisenden Keime und der von ihnen gebildeten Gifte in die Placenta und die Frucht. Diese erkrankt *Infektionskrankheiten.*

dann innerhalb der Gebärmutter und kann bei der Geburt Krankheitserscheinungen, besonders Hautausschläge, z. B. Pockenbläschen aufweisen, oder an der Erkrankung zugrunde gehen. Daher führen die Erkrankungen häufig zu einer vorzeitigen Unterbrechung der Schwangerschaft. Das Leben der Mutter wird nicht nur durch die Erkrankung an sich gefährdet, sondern auch dadurch, daß viele Krankheitskeime eine Wundinfektion im Wochenbett verursachen können. Die sich an akute ansteckende Erkrankungen häufig an-

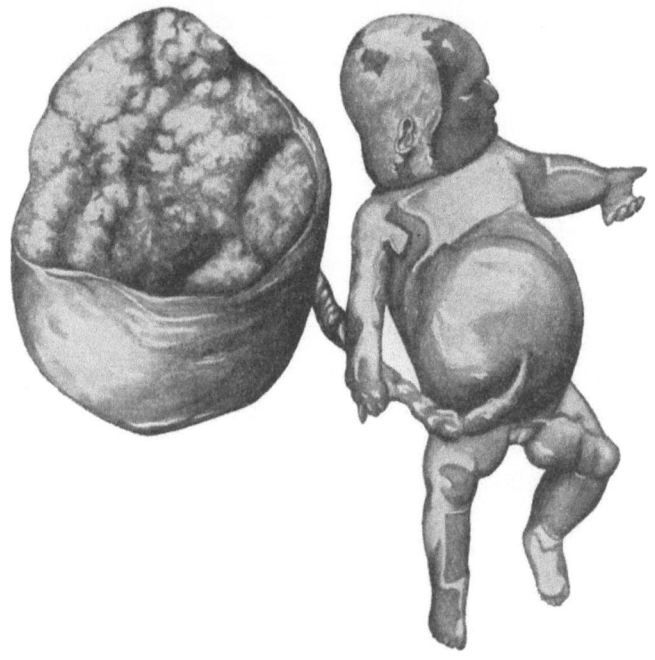

Abb. 107. Erweichte Frucht und Placenta bei Syphilis. (Nach Seitz, aus Stoeckel.)

schließenden Lungenentzündungen oder Herzerkrankungen bedrohen das Leben der Schwangeren außerordentlich. Auch eine akute fieberhafte Nierenentzündung kann sich anschließen, bei der der Harn spärlich und trübe gelassen wird und Blutbeimengungen enthält.

Wegen aller dieser möglichen Folgen für Mutter und Kind muß jede Schwangere sorgfältig vor einer Infektion bewahrt werden und vor allem jede Berührung mit derartigen Kranken meiden. Ist eine Erkrankung in der Schwangerschaft ausgebrochen, so ist stets schleunige ärztliche Hilfe erforderlich.

(Erfährt die Hebamme von Pockenerkrankungen in ihrem Bezirk, so soll sie alle Schwangeren veranlassen, sich aufs neue impfen zu lassen.)

b) Unter den chronisch verlaufenden Infektionen während der Schwangerschaft ist die Syphilis besonders wichtig und folgenschwer. Eine syphilitische Infektion wird nach voraufgegangener Erkrankung der Mutter auf das Ei übertragen, indem die Spirochäten den Mutterkuchen durchwandern. Diese Übertragungsform ist auch dann vorhanden, wenn äußere Syphiliserscheinungen bei der Mutter nicht beobachtet worden sind, die Blutuntersuchung (Wassermannsche Reaktion) zeigt auch in solchen Fällen stets die Erkrankung der Mutter an. Die Syphilis kann entweder schon vor Eintritt der Schwangerschaft bestanden haben oder gleichzeitig mit der Empfängnis oder bei schon bestehender Schwangerschaft übertragen sein. Je frischer die Syphilis der Mutter, desto stärker ist ihre Einwirkung auf die Frucht; nur wenn die Infektion der Mutter erst wenige Tage vor der Geburt stattfindet, kann die Frucht freibleiben. Gewöhnlich kommt es bei einer frischen Infektion durch Überschwemmung des

Syphilis.

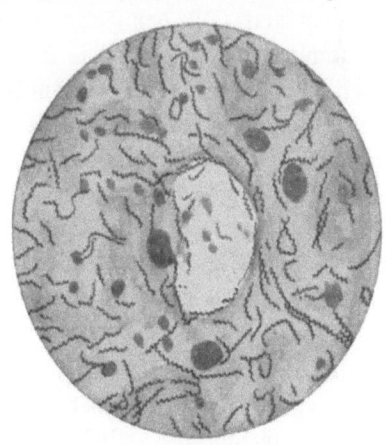

Abb. 108. Spirochäten aus der Nebenniere eines syphilitischen Neugeborenen unter dem Mikroskop. (Nach Seitz, aus Stoeckel.)

Eies mit Spirochäten zum Absterben der Frucht und zur Unterbrechung der Schwangerschaft. Verbleibt die abgestorbene Frucht einige Zeit in der Gebärmutter, so wird sie im Zustand der Erweichung geboren (Abb. 107); außer Hautveränderungen findet man bei der Frucht syphilitische Veränderungen innerer Organe mit zahlreichen Spirochäten (Abb. 108), ferner eine syphilitische Erkrankung der Knochen. Die Syphilis der Placenta zeigt sich in einer schwammigen Verdickung und einer blaßrötlichen Farbe derselben. Liegt die Infektion der Mutter einige Zeit zurück, oder hat bereits eine Behandlung stattgefunden, so kann das Kind bei der rechtzeitigen Geburt absterben oder lebend mit syphilitischen Erscheinungen geboren werden (siehe dritten Hauptabschnitt). Ist die mütterliche Infektion im Verlauf der Zeit oder durch ausreichende Behandlung wesentlich abgeschwächt, so werden scheinbar gesunde Kinder geboren, aber auch diese können Späterscheinungen von Syphilis aufweisen oder in ihrer Entwicklung zurückbleiben.

Aus diesen Gründen muß jeder Fall von Syphilis in der Schwangerschaft zur Beeinflussung bzw. Heilung von Mutter und Kind sofort und energisch behandelt werden, daher ist der Arzt so früh wie möglich zu benachrichtigen.

Auf die Gefahr der Übertragung der Syphilis auf die Hand der Hebamme sei noch einmal hingewiesen. Bestehen syphilitische Veränderungen an den äußeren Geschlechtsteilen, so unterläßt die Hebamme jede innere Untersuchung und weist die Schwangere an einen Arzt. Für den Fall, daß sich eine Untersuchung als unumgänglich erweist, riefelt sie die Geschlechtsteile vorher mit einer Desinfektionslösung ab. Die Gummihandschuhe müssen mit besonderer Sorgfalt auf ihre Undurchlässigkeit geprüft sein. Entdeckt die Hebamme trotz aller Vorsichtsmaßregeln einige Zeit, unter Umständen erst einige Wochen nach solcher Untersuchung an ihrer Hand eine verdächtige Stelle, eine Entzündung oder einen empfindlichen Knoten, so hat sie sich zur weiteren Veranlassung sofort zum Kreisarzt zu begeben.

Darmstörungen. c) Die bei Frauen nicht seltene Stuhlträgheit kann, wie bereits bei der normalen Schwangerschaft geschildert, während der Schwangerschaft noch zunehmen und ärztliche Hilfe notwendig machen. Gefährliche Zustände treten ein, wenn die Stuhlentleerung oder sogar der Abgang von Blähungen unmöglich wird. Diese Erscheinungen können nämlich Anzeichen einer Darmverschlingung oder einer Brucheinklemmung sein. Beide Krankheitsformen verlangen sofortiges ärztliches Eingreifen.

Bruch. Wird eine Frau, die einen Bruch hat, schwanger, so verschwindet im allgemeinen der Bruch infolge der Ausdehnung des Leibes und des Emporsteigens der Gebärmutter, die sich vor die Bruchpforte schiebt, von selbst. Ist dies nicht der Fall, kann sich eine hervorgetretene Darmschlinge nicht zurückziehen, weil vielleicht Verwachsungen bestehen, so kann sie unwegsam werden und sich einklemmen. Stuhl und Darmgase können nicht abgehen, Aufstoßen, Erbrechen, Auftreibung des Leibes tritt ein, die Darmschlinge wird brandig, es besteht die höchste Gefahr einer Bauchfellentzündung. Bei einer Darmverschlingung treten ganz ähnliche Erscheinungen auf. Nur eine sofortige Operation kann in solchen Fällen den tödlichen Ausgang verhindern.

Eine bei Schwangeren gefährliche Erkrankung ist die Entzündung des Wurmfortsatzes (Blinddarmentzündung), da sie schnell zu einer eitrigen Bauchfellentzündung führen kann. Klagt die Schwangere über Schmerzen in der rechten Unterbauchgegend, die sowohl von selbst, als bei Druck auf diese Stelle auftreten, hat sie Fieber, Verdauungsstörungen, unter Umständen Erbrechen, so ist ärztliche Hilfe dringend notwendig. *Blinddarmentzündung.*

d) Nicht selten kommt es während der Schwangerschaft (oder im Wochenbett) zu Schmerzanfällen, die von der Lebergegend ausgehen und durch Gallenblasenentzündung oder durch Gallensteine bedingt sein können (Gallensteinkoliken). Bisweilen besteht dabei eine Gelbsucht. Sofortige ärztliche Hilfe ist notwendig. *Gallenblase.*

e) Erfährt die Hebamme, daß eine Schwangere eine angeborene Veranlagung zu schwerstillbaren Blutungen hat, die bei kleinsten Verletzungen in großer Stärke auftreten, so muß sofortige ärztliche Hilfe in Anspruch genommen werden. Bei der Geburt, besonders in der Nachgeburtszeit besteht bei solchen Kranken die dringende Gefahr der Verblutung. *Mangelnde Gerinnbarkeit des Blutes.*

f) Leidet eine Schwangere an einer Rückenmarkserkrankung, so ist häufig besonders auffällig, daß die Kindsbewegungen nicht gefühlt werden, und daß sowohl die Schwangerschaft wie die Geburt völlig schmerzlos verlaufen. *Rückenmark.*

Die Epilepsie (Fallsucht) pflegt während der Schwangerschaft an Häufigkeit und Stärke der Krampfanfälle abzunehmen, um erst nach Ablauf des Wochenbettes in alter Form wieder aufzutreten. Die Krampfanfälle ähneln denen der Eklampsie (siehe S. 387). In seltenen Fällen kann eine Epilepsie erst in der Schwangerschaft beginnen und einen sehr schweren Verlauf nehmen. *Fallsucht.*

Werden Schwachsinnige schwanger, so entspricht ihr Verhalten ihrem Geisteszustand, sie treffen weder Vorbereitungen für die Geburt, noch hinterläßt dieselbe bei ihnen einen besonderen Eindruck. Das Kind wird gewöhnlich vernachlässigt. *Schwachsinn.*

In allen Fällen von Rückenmarks- und Gehirnerkrankungen ist sofortige Benachrichtigung eines Arztes erforderlich.

g) Unfälle und äußere Verletzungen Schwangerer können die verschiedensten Folgen für Mutter und Kind haben, sie können in schwersten Fällen den Tod der Schwangeren und der Frucht bedingen, in anderen Fällen zur Unterbrechung der Schwangerschaft führen. Sehr häufig allerdings können selbst schwere Verletzungen, wie Fall und Sturz von größerer Höhe, Überfahrenwerden, Blitz- *Unfälle.*

schlag und ähnliche Ereignisse ohne Schaden für die Schwangerschaft verlaufen. Nur wenn durch die Verletzung die Gebärmutter selbst betroffen wird, ist die Schwangerschaft stark gefährdet. Es kann dann zur Unterbrechung der Schwangerschaft kommen, in seltenen Fällen kann auch bei fortbestehender Schwangerschaft das Kind innerhalb der Gebärmutter geschädigt werden.

Es ist selbstverständlich, daß in jedem Fall, in dem eine Schwangere einen erheblichen Unfall erleidet, sofortige ärztliche Hilfe erforderlich ist.

Im Gegensatz zu den schweren Verletzungen mit ihren möglichen Folgen für die Schwangerschaft haben die von den Frauen vielfach angegebenen leichten Unfälle, wie Heben, Stoßen, Fallen und dergleichen meist keinen Einfluß auf den Fortbestand der Schwangerschaft. Tritt doch eine solche Folge ein, so kommt es in unmittelbarem Anschluß an den Unfall zu einer Blutung aus den Geschlechtsteilen oder zum vorzeitigen Blasensprung oder zum Auftreten von Wehen. Ärztliche Hilfe ist dann erforderlich.

4. Regelwidrigkeiten der Geschlechtsteile.

Verbildungen. Regelwidrigkeiten der Geschlechtsteile können eine Empfängnis verhindern und die Frau unfruchtbar machen, in anderen Fällen den Ablauf einer etwa eingetretenen Schwangerschaft mehr oder weniger störend beeinflussen.

1. Bildungsfehler von Gebärmutter und Scheide sind angeborene Zustände. Gebärmutter und Scheide entwickeln sich in der Frucht aus zwei seitlichen, völlig getrennten Gängen, die normalerweise zu einem einfachen Rohr verschmelzen. Kommt es zu Entwicklungsstörungen bei diesem Vorgang, so entstehen Verbildungen der Geschlechtsteile, die einen verschieden hohen Grad aufweisen können. In den ausgesprochensten Fällen bestehen zwei völlig getrennte Scheiden und Gebärmütter, von denen jede mit ihrem Scheidenteil in die zugehörige Scheide hineinragt. In anderen Fällen ist die Trennung nicht vollständig, sondern betrifft nur einzelne Abschnitte der Geschlechtsteile, in der Scheide finden sich z. B. mehr oder weniger ausgedehnte, meist von der vorderen zur hinteren Scheidenwand verlaufende fleischige Stränge; oder der Gebärmutterhals kann einfach sein, während der Gebärmutterkörper aus zwei seitlichen Hörnern besteht, ein Zustand, der bei vielen Tieren, z. B. bei der Katze, normal ist. Manchmal zeichnet sich nur der

Gebärmuttergrund durch eine besondere Breite und eine Einsattelung in der Mitte aus.

Kommt es bei einem Bildungsfehler zu einer Schwangerschaft, so kann dieselbe normal verlaufen, es kann aber auch zu regelwidrigen

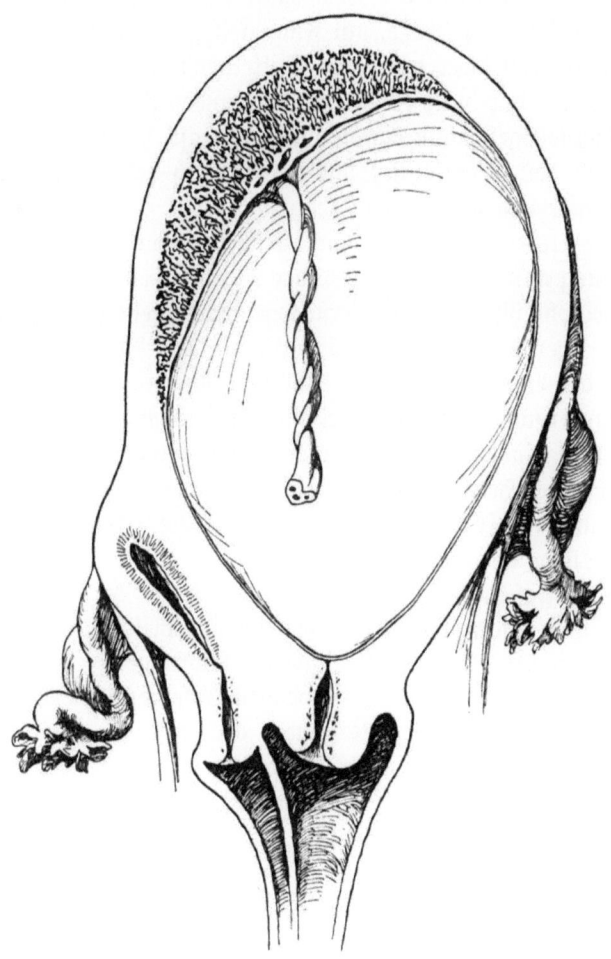

Abb. 109. Schwangerschaft bei Doppelbildung der Geschlechtsteile. (Nach Bumm.)

Lagen und zu manchen Schwierigkeiten während der Geburt kommen. Bei völlig getrennten Gebärmüttern kommt es, wenn auch selten vor, daß jede Gebärmutterhöhle eine Frucht enthält, in den meisten Fällen ist nur eine Gebärmutter schwanger, während die andere leer bleibt (Abb. 109).

Wegen der möglicherweise eintretenden Schwierigkeiten soll die Hebamme jede Schwangere, bei der sie eine Verbildung der Geschlechtsteile bemerkt, **an einen Arzt weisen** (f. Seite 270).

Eierstocksgeschwülste. 2. Geschwülste der Geschlechtsteile treten besonders häufig an den Eierstöcken und an der Gebärmutter auf. Die Eierstocksgeschwülste sind meist große, mit Flüssigkeit gefüllte Blasen, die mit der Gebärmutter durch das breite Mutterband, den Eileiter und das Eierstocksband wie durch einen Stiel verbunden sind. Besteht neben einer Eierstocksgeschwulst eine Schwangerschaft, so kann es bei dem Wachstum der Gebärmutter und der dadurch bedingten ständigen Lageveränderung der Eierstocksgeschwulst leicht zu einer Drehung dieses Stiels kommen, wonach Erscheinungen einer Bauchfellentzündung auftreten können und das Fortbestehen der Schwangerschaft bedroht ist. Ist eine Eierstocksgeschwulst sehr groß, so findet sie neben der wachsenden Gebärmutter in der Bauchhöhle keinen genügenden Raum, es entstehen ähnliche Erscheinungen wie bei übermäßigem Fruchtwasser oder bei Zwillingsschwangerschaft, nämlich Spannungsgefühle, Herzbeschwerden und Atemnot.

Glaubt die Hebamme eine Geschwulst neben der schwangeren Gebärmutter zu fühlen, so muß sie ärztliche Hilfe erbitten, da ein operativer Eingriff notwendig ist.

Muskelgeschwülste. Muskelgeschwülste, die sich in der Wand der schwangeren Gebärmutter finden können, machen im allgemeinen während der Schwangerschaft keine wesentlichen Störungen, sie werden gelegentlich mit Kindsteilen verwechselt. Bemerkt die Hebamme an der Wand der Gebärmutter mehr oder weniger große, runde und feste Knollen, und vermutet sie deshalb das Vorhandensein von **Muskelgeschwülsten**, so soll sie die Schwangere an einen Arzt weisen (Abb. 110).

Krebs. Der Krebs des Scheidenteils oder der Scheide macht in der Schwangerschaft dieselben Erscheinungen wie sonst, diese werden von den Frauen häufig als Schwangerschaftsfolgen gedeutet und deshalb nicht beachtet. Erfährt eine Hebamme, daß eine Schwangere an Krankheitserscheinungen leidet, die für einen Krebs sprechen, so muß sie, ohne eine innere Untersuchung vorzunehmen, sofort für einen Arzt sorgen. Hat die Hebamme die Krankheitserscheinungen des Krebses verkannt und eine innere Untersuchung vorgenommen, ist sie also mit dem Krebs in Berührung gekommen, so muß sie sofort die Hände desinfizieren und dem Kreisarzt Meldung erstatten (f. Seite 270f).

3. Sehr wichtig für den Verlauf der Schwangerschaft sind die **Lage-** **Lageveränderungen.** **abweichungen** der Gebärmutter. Die Gebärmutter soll auch in der Schwangerschaft mit ihrem Grunde und Körper nach vorn übergeneigt liegen, so daß der Gebärmuttergrund in späteren Monaten der Mitte der vorderen Bauchwand anliegt. Es kommen folgende Lageveränderungen vor: Der Grund kann zu weit nach

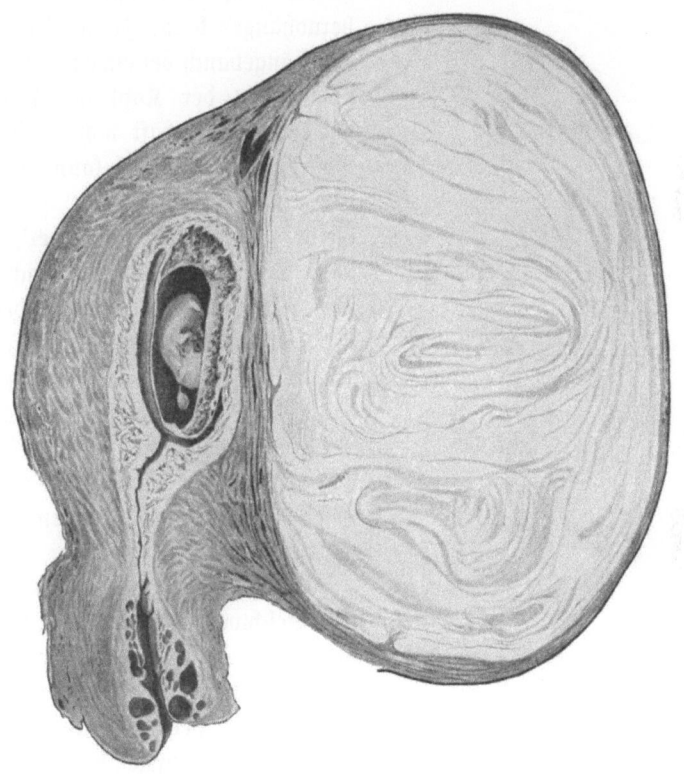

Abb. 110. Schwangerschaft im zweiten Monat. Muskelgeschwulst in der Gebärmutterwand. (Nach Bumm.)

vorn überhängen (Vorwärtsbeugung), er kann nach einer Seite abgewichen sein; er kann nach hinten gebeugt sein (Rückwärtsbeugung), die Gebärmutter kann sich gesenkt haben und teilweise oder gänzlich vor den äußeren Geschlechtsteilen liegen (Vorfall).

Die Vorwärtsbeugung ist nur in den letzten Monaten der **Hänge-** Schwangerschaft möglich, wenn die Gebärmutter in die Bauch- **bauch.** höhle emporgestiegen ist. Der Grund sinkt weit nach vorn und der

Scheidenteil steigt entsprechend nach hinten in die Kreuzbeinhöhlung. Der Leib gewinnt dadurch ein besonderes Aussehen, es bildet sich ein Hängebauch aus. Der Hängebauch entsteht am leichtesten, wenn die Bauchdecken, wie häufig bei Vielgebärenden, schlaff und widerstandslos sind. Der Gebärmuttergrund drängt dann die Bauchdecken vor sich her, so daß der Bauch in hochgradigsten Fällen bis zu den Knien der stehenden Frau herabhängen kann. Ferner kommt der Hängebauch bei engem Becken vor, wenn der Kopf am Ende der Schwangerschaft nicht in den Beckeneingang treten kann, sondern über dem Becken stehen bleibt. Die Gebärmutter erhält dann den für ihr weiteres Wachstum nötigen Raum dadurch, daß sie die Bauchdecken übermäßig ausdehnt. Bei starkem Hängebauch kann der Kopf nicht in den Beckeneingang treten, er bleibt hoch und beweglich, was zu verschiedensten Geburtsstörungen Anlaß geben kann (Abb. 111).

Ein Hängebauch kann erhebliche Beschwerden machen, alle Bewegungen, besonders das Gehen, werden erschwert, in den Bauchdecken treten ziehende Schmerzen auf. Die Erscheinungen werden gelindert durch Tragen einer passenden Leibbinde, die man am besten

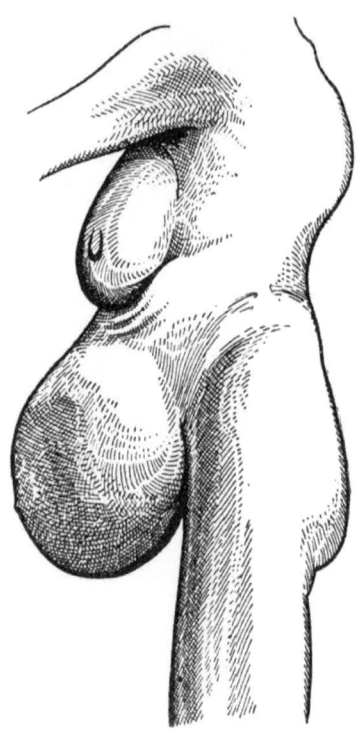

Abb. 111. Hängebauch bei einer Erstgebärenden mit allgemein verengtem Becken. (Nach Bumm.)

anfertigen läßt oder behelfsmäßig herstellt, indem man ein breites Flanelltuch um den Leib legt, hinten am Rücken vereinigt und mit Tragebändern, die über die Schultern gehen, versieht. Mit dem weiteren Wachstum der Gebärmutter ist die Binde entsprechend zu ändern.

Wegen der möglicherweise eintretenden Geburtsstörungen soll jede Schwangere mit einem Hängebauch sofort bei den ersten Wehen die Hebamme benachrichtigen. (Behandlung des Hängebauchs bei der Geburt siehe S. 273.)

Bei einer seitlichen Lageabweichung des Gebärmuttergrundes rückt der Scheidenteil nach der entgegengesetzten Seite, liegt z. B. der Grund rechts, so weicht der Scheidenteil nach links ab. Der dem Scheidenteil aufliegende Kopf weicht gleichfalls ab, so daß scheinbar eine Schräglage entsteht. Bei der Geburt kann es infolgedessen zu Störungen kommen (siehe S. 273).

Die Rückwärtsbeugung der Gebärmutter ist die folgenschwerste Lageabweichung. Der Grund der Gebärmutter sinkt nach hinten und unten und drängt das hintere Scheidengewölbe nach abwärts, der Scheidenteil wird nach vorn und oben verlagert, häufig ist damit noch eine Knickung in der Gegend des inneren Muttermundes verbunden. Solche Rückwärtsbeugung besteht unbemerkt bei vielen Frauen. Werden diese schwanger, so richtet sich die Gebärmutter meist von selbst aus der falschen Lage auf, so daß die Schwangerschaft regelmäßig verläuft. In manchen Fällen bleibt die Gebärmutter aber rückwärtsgebeugt und kann bei weiterem Wachstum nicht in die Bauchhöhle emporsteigen, sie dehnt sich dann im kleinen Becken aus. In sehr seltenen Fällen kann eine Rückwärtsbeugung in der Schwangerschaft entstehen, wenn die vorher regelmäßig gelegene Gebärmutter durch eine größere Körperanstrengung, durch Heben einer Last, starkes Pressen plötzlich nach hinten umknickt.

Rückwärtsbeugung.

Die Rückwärtsbeugung ist nur in den ersten Monaten der Schwangerschaft möglich, solange die Gebärmutter im kleinen Becken liegt, später verhindert die Größe der Gebärmutter das Hintenübersinken, besonders da sie an der Lendenwirbelsäule einen Widerhalt findet.

Richtet sich die rückwärts gebeugte, schwangere Gebärmutter nicht von selbst auf, so erfolgt zuweilen eine Fehlgeburt; häufiger kommt es etwa im vierten bis fünften Monat der Schwangerschaft zu einer Einklemmung der Gebärmutter. Da die Gebärmutter nicht in die Bauchhöhle emporsteigen kann, drückt sie bei ihrem Wachstum im kleinen Becken auf die benachbarten Organe, besonders auf die Blase und den Mastdarm. Der Harn kann nicht mehr entleert werden, er sammelt sich in der Harnblase an und dehnt sie übermäßig aus, so daß sie wie eine Geschwulst oberhalb der Schoßfuge erscheint und selbst Nabelhöhe erreichen kann. Trotzdem kann unwillkürlich eine kleine Harnmenge tropfenweise abgehen. Durch den hinten liegenden Grund der Gebärmutter wird der Mastdarm zusammengedrückt, so daß die Stuhlentleerung erschwert wird oder nicht erfolgen kann. Zu diesen Beschwerden gesellen sich drängende wehenartige Schmerzen (Abb. 112). Bleibt der Zustand sich selbst überlassen, so kommt es zu schweren Blasen= und Nierenschädigungen, schließlich stößt sich die Blasenschleimhaut in Fetzen ab, die Blase wird brandig, und es kann der Tod an Harn= oder Blutvergiftung eintreten.

Zur Verhütung dieser gefährlichen Folgen muß die Rückwärtsbeugung der schwangeren Gebärmutter rechtzeitig erkannt werden. Klagt eine Schwangere in der ersten Hälfte der Schwangerschaft darüber, daß sie den Harn nicht lassen kann, oder daß Harnträufeln besteht, so soll die Hebamme stets an eine Rückwärtsbeugung denken. Wenn sie äußerlich untersucht, findet sie den Unterleib durch die übervolle Blase, eine pralle Vorwölbung oberhalb der Schoßfuge, ausgedehnt. Innerlich fühlt sie das hintere Scheidengewölbe durch eine weiche kuglige Geschwulst, den schwangeren Gebärmuttergrund, tief herabgedrängt, den Scheidenteil findet sie hoch oben dicht hinter der Schoßfuge. Oft ist er so hoch gezogen, daß der Finger ihn überhaupt nicht erreichen kann. Ärztliche Hilfe ist sofort zu erbitten, nur wenn der Arzt nicht rechtzeitig erscheinen kann, darf die Hebamme versuchen, mit ihrem Katheter die Blase zu entleeren, was zuweilen recht schwierig ist, da die Harnröhre durch den Scheidenteil zugeklemmt und oft in die Länge gezogen ist. Gelingt die Einführung des Katheters, so soll der Harn wegen der Gefahr einer Blasenblutung nur langsam in Absätzen entleert werden. Kann sie den Katheter nicht ohne Schwierigkeit in die Blase einführen, so stehe sie wegen der Gefahr der Verletzung von weiteren Versuchen ab.

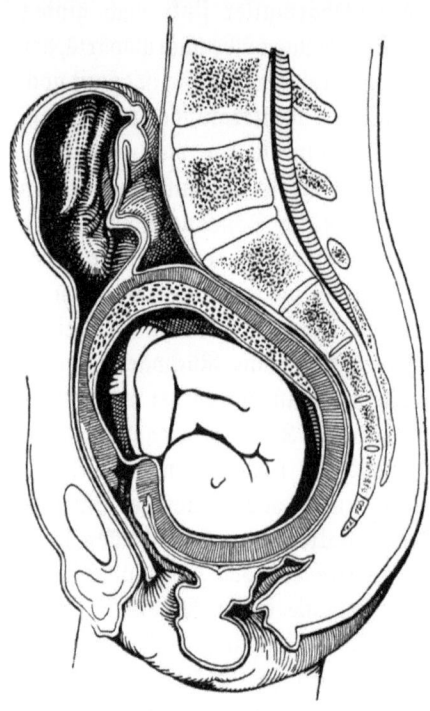

Abb. 112. Einklemmung der rückwärts gebeugten schwangeren Gebärmutter. Hochgradige Erweiterung der Harnblase. (Nach Runge.)

Jede Frau, die schon einmal eine Einklemmung der Gebärmutter durchgemacht hat, soll in den ersten Monaten einer erneuten Schwangerschaft unter ärztlicher Aufsicht stehen, damit das gefährliche Ereignis sich nicht wiederholen kann. Die Hebamme soll auch diejenigen Frauen, von denen sie weiß, daß sie eine Rückwärtsbeugung der Gebärmutter haben, anweisen, sich bei eintretender Schwangerschaft zur Verhütung einer Einklemmung in ärztliche Behandlung zu begeben.

Wird eine Frau mit Vorfall der Gebärmutter schwanger, **Vorfall.** so zieht sich in den meisten Fällen durch das Wachstum der Gebärmutter, die dabei in die Höhe steigt, der Vorfall allmählich von selbst zurück. Für die Dauer ist damit der Vorfall allerdings nicht beseitigt, im Wochenbett tritt er regelmäßig und gewöhnlich verstärkt wieder auf. Ausnahmsweise kann es vorkommen, daß bei übermäßiger Anstrengung der Bauchpresse während der ersten Monate der Schwangerschaft die Gebärmutter wieder vorfällt und sich dann einklemmt. Es tritt Stuhl- und Harnverhaltung ein, gelegentlich kommt es auch zur Fehlgeburt. Ein Arzt muß sofort benachrichtigt werden, bis zu seinem Eintreffen lagert die Hebamme die Schwangere auf den Rücken mit erhöhtem Steiß. Außer dem Vorfall der Gebärmutter kommt in der Schwangerschaft auch eine geschwulstartige Vergrößerung des Gebärmutterhalses vor, dessen Scheidenteil alsdann häufig stark anschwillt und aus dem Scheideneingang hervorragt. Besonders bei der Geburt kann es hierbei zu erheblichen Störungen kommen, ärztliche Hilfe ist stets erforderlich (siehe Abb. 125).

4. Infolge der reichlichen Blutversorgung der Geschlechtsteile in der Schwangerschaft kommt es schon normalerweise zu einer vermehrten Absonderung aus der Scheide. Handelt es sich um eine Entzündung der Schleimhaut, so tritt der Ausfluß in verstärkter Form auf. Die Ursachen für eine solche Entzündung sind verschiedener Art, eine der wichtigsten ist die Tripperinfektion. Hierbei **Tripper.** ist der Ausfluß häufig rein eitrig und von besonderer Stärke, die Scheidenschleimhaut schwillt an, ihre Oberfläche fühlt sich körnig an. Im Scheideneingang, sowie ganz besonders an den äußeren Geschlechtsteilen und am Damm kommt es zur Bildung von spitzen Feigwarzen, diese können in der Schwangerschaft stark wuchern und größere, blumenkohlartige Geschwülste bilden (Abb. 113). Nicht selten kommt es auch zur Entzündung einer Bartholinischen Drüse, wobei eine sehr schmerzhafte Geschwulst in einer Schamlippe auftritt.

Die hauptsächlichsten Gefahren der Tripperinfektion beginnen erst in der Geburt, bzw. im Wochenbett. Das Kind läuft Gefahr einer Ansteckung seiner Augen, die Mutter ist durch etwaige Verletzungen des Dammes, der bei Anwesenheit von spitzen Feigwarzen seine Dehnungsfähigkeit einbüßt, gefährdet. Im Wochenbett kann es zu einer Aufwanderung der Gonokokken in höhere Abschnitte der Geschlechtsteile, ferner zu einer Wundinfektion durch Eiterspaltpilze, die sich sehr häufig in Gesellschaft der Gonokokken finden, kommen.

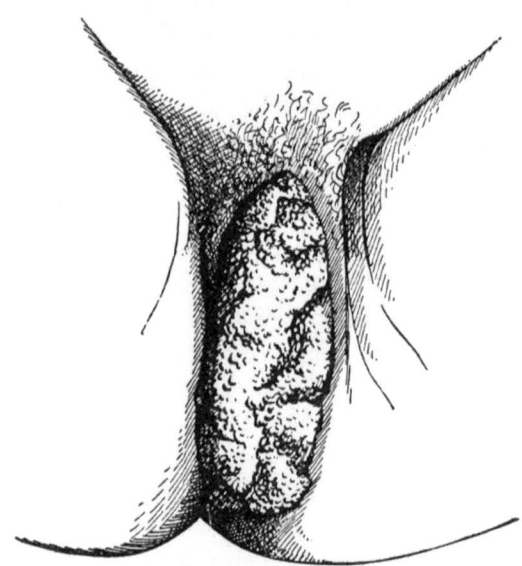

Entzündung der Siebhaut.

Abb. 113. Blumenkohlartige Geschwulstbildung von spitzen Feigwarzen in der Schwangerschaft. (Nach Seitz, aus Döderlein.)

Zur Vermeidung dieser schweren Folgen soll die Hebamme jeder Schwangeren, bei der sie eine Tripperkrankung vermutet, dringend eine ärztliche Behandlung anraten.

Besteht eine Entzündung der Gebärmutterschleimhaut (Siebhaut) in den ersten Monaten der Schwangerschaft, so kommt es zum Abgang einer hellen wäßrigen Flüssigkeit aus den Geschlechtsteilen, der sich schubweise in bestimmten Zwischenräumen wiederholen kann. Nicht selten finden sich auch leichte Blutbeimengungen in diesem Ausfluß; die Erkrankung führt häufig zu einer vorzeitigen Unterbrechung der Schwangerschaft. Ärztliche Behandlung ist notwendig.

Abfluß von Fruchtwasser. 5. Sehr selten kommt es vor, daß schon in frühen Monaten der Schwangerschaft eine kleine Öffnung in der Eiblase entsteht und danach dauernd Fruchtwasser abfließt. Auch hierbei droht der vorzeitige Eintritt der Geburt, in anderen Fällen auch eine Infektion der Eihöhle durch aufgewanderte Keime. In Ausnahmefällen kann die Frucht aus dem eröffneten Eihautsack schlüpfen und sich außerhalb der Eihäute in der Gebärmutter weiter entwickeln. Auch bei dieser Regelwidrigkeit ist stets ärztliche Behandlung erforderlich.

Stirbt eine Schwangere in der zweiten Hälfte der Schwangerschaft, so kann, besonders wenn der Tod ohne länger dauerndes Krankenlager plötzlich erfolgt ist, die Frucht die Mutter um etwa 20 bis 30 Minuten überleben und durch eine schleunige Entbindung gerettet werden. Die Hebamme hat daher die Pflicht, bei allen Todesfällen von Schwangeren sowie bei allen Zufällen, die den Tod der Schwangeren zur unmittelbaren Folge haben können, wie Unglücksfällen, Erstickungsgefahr bei Herzfehler, Blutsturz bei Lungenschwindsucht, starken Blutungen aus den Geschlechtsteilen, in **höchster Eile** einen Arzt rufen zu lassen, um möglicherweise wenigstens das Kind vor dem Tode zu retten. *Tod der Schwangeren*

5. Regelwidrigkeiten des Eies.
a) Schwangerschaft außerhalb der Gebärmutter.

Das befruchtete Ei wird normalerweise durch Muskelbewegungen der Eileiterwand und durch den Flimmerstrom ihrer Schleimhaut in die Gebärmutter geschafft, um sich dort einzunisten. Stößt aus irgendeinem Grunde die Fortführung des befruchteten Eies auf ein Hindernis, so gelangt dasselbe nicht in die Gebärmutter. *Ursachen.*

Ein solches Hindernis kann z. B. dadurch entstanden sein, daß infolge einer voraufgegangenen Eileiterentzündung die Muskelwand geschädigt und die Flimmerhärchen der Schleimhaut zugrunde gegangen, oder in ihrer Beweglichkeit behindert sind. Auch Verklebungen und Verwachsungen im Innern des Eileiters können auf Grund von Entzündungen, häufig einer Trippererkrankung, entstehen. Durch eine übermäßig starke Schlängelung des Eileiters kann ferner der Weg zur Gebärmutter beträchtlich verlängert werden, und das Ei in den bei den Windungen und Krümmungen zahlreich vorhandenen Buchten der Schleimhaut steckenbleiben. Durch solche oder ähnliche Ursachen entsteht die häufigste Form der Schwangerschaft außerhalb der Gebärmutter, die **Eileiterschwangerschaft**.

Sehr viel seltener nistet sich das befruchtete Ei im Eierstock ein. Eine **Eierstocksschwangerschaft** kann entstehen, wenn zur Zeit des Springens eines Eierstockbläschens eine Samenzelle dort eindringt und das Ei an Ort und Stelle befruchtet. Ganz selten findet sich eine wirkliche **Bauchhöhlenschwangerschaft**, das heißt die Einnistung des befruchteten Eies auf dem Bauchfell.

Einbettung im Eileiter. Bleibt das befruchtete Ei im Eileiter haften, so bettet es sich dortselbst ein, wobei ein ähnlicher Vorgang wie bei der regelrechten Einnistung in der Gebärmutter stattfindet. Die Zotten der sich bildenden Zottenhaut verankern sich in der zu einer Art Siebhaut verdickten Schleimhaut des Eileiters, mütterliche Gefäße an der Einbettungsstelle werden neu gebildet und eröffnet, so daß ein mit mütterlichem Blut gefüllter Zwischenzottenraum entsteht. An der Haftstelle bildet sich im weiteren Verlauf ein Mutterkuchen. Gleichzeitig treten auch in der leeren Gebärmutter Schwangerschaftsveränderungen auf, dieselbe wird größer und saftreicher, ihre Schleimhaut verdickt sich und wird zur Siebhaut. Daneben kommt es zu anderen Zeichen der Schwangerschaft in derselben Weise wie sonst, so daß keine äußeren Abweichungen auf die Schwangerschaft außerhalb der Gebärmutter deuten.

Störungen. Da nun aber bei der Einbettung des befruchteten Eies außerhalb der Gebärmutter es sich um einen für die Weiterentwicklung der Schwangerschaft ungeeigneten Fruchthalter handelt, kommt es in den meisten Fällen schon früh zu Störungen. Der dünnwandige, enge Eileiter ist unfähig, das wachsende Ei in sich reifen zu lassen. Die Zotten durchwachsen und zerstören Schleimhaut und Muskelwand, so daß der Eileiter zerreißt und eine Öffnung zur Bauchhöhle entsteht. Da sich an der Durchbruchstelle zahlreiche Gefäße befinden, werden diese dabei eröffnet, und es beginnt eine Blutung in die freie Bauchhöhle. Das herausfließende Blut schwemmt das Ei meist fort, unter andauernder Blutung kommt es zu einer inneren Verblutung der Schwangeren in die Bauchhöhle (Abb. 114).

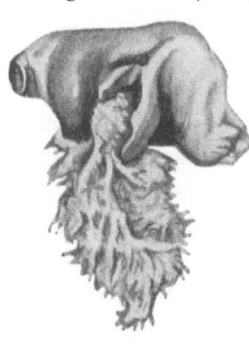

Abb. 114. Zerreißung des Eileiters. Das von Zotten umhüllte Ei hängt aus der Rißöffnung. (Nach Hammerschlag, aus Hebammenkalender.)

In anderen Fällen lösen sich die Zotten aus der Wand des Eileiters, ohne daß dieselbe durchbrochen wird. Es kommt zu einem Bluterguß im Eileiter selbst, oder mit der Blutung wird das Ei aus der natürlichen Öffnung des Fransenendes in die Bauchhöhle geschoben. Die langsam herausfließende Blutmenge gerinnt und haftet entweder in der Nähe des Fransenendes oder es kommt im tiefsten Teile der Bauchhöhle zwischen Gebärmutter und Mastdarm (Douglasscher Raum) zur Entstehung einer großen Blut=

geschwulst. Diesen Vorgang bezeichnet man als Eileiterfehl=
geburt (Abb. 115).

Sehr viel seltener kommt es zu einem Weitergehen der **Zweite**
Schwangerschaft über die erste Hälfte hinaus. Die Wand **Hälfte der**
des durch das wachsende Ei immer stärker gedehnten Eileiters kann **gerschaft.**
langsam auseinanderweichen, so daß das Ei zwischen die Bauchfell=
blätter des breiten Mutterbandes hineinwächst, und dieses mit zum
Fruchthalter wird. In anderen Fällen kann das Ei aus dem Fransen=
ende teilweise in die Bauchhöhle wachsen; infolge des dabei entstehenden
Reizes auf die Baucheingeweide verkleben Bauchfell, Darmschlingen,
Netz, Hinterwand der Gebärmutter mit der Oberfläche des Eies und
bilden eine Hülle um dasselbe. Der Mutterkuchen bleibt dabei an der
Einbettungsstelle im Eileiter
haften, verwächst aber bei
seiner Vergrößerung ebenfalls
mit den benachbarten Bauch=
eingeweiden. Da die Ernäh=
rung des Eies und der Frucht
unter so schwierigen Bedingun=
gen leiden muß, kommt es meist
früher oder später zum Abster=
ben der Frucht. Aus den mit
dem Ei verwachsenen Darm=
schlingen gelangen Keime in die
Eihöhle und bringen das Ei zur

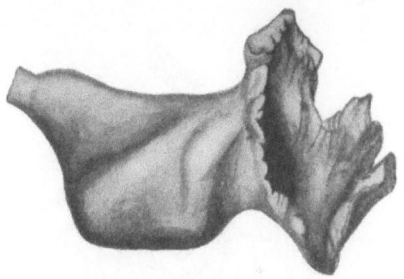

Abb. 115. Eileiterfehlgeburt. Der Eileiter ist
stark erweitert, das Fransenende geöffnet, so
daß das Ei in die Bauchhöhle geboren werden
konnte. (Nach Hammerschlag, aus Hebammen=
kalender.)

Vereiterung, so daß eine mit Eiter gefüllte Geschwulst entsteht,
in welcher die aus ihrem Zusammenhang gelösten kindlichen Skelett=
knochen schwimmen. Der Eiter kann entweder in die Bauchhöhle
durchbrechen, wodurch es zu einer eitrigen Bauchfellentzündung
kommt, die in wenigen Tagen zum Tode führt, oder sich einen Weg
in die benachbarten Hohlorgane des Leibes, z. B. in die Harnblase
eröffnen. Es wird dann plötzlich ein stark eitriger Urin entleert und
mit demselben kindliche Knochen. Auch in den Darm kann der Eiter
durchbrechen, es entleeren sich mit dem Stuhl Eiter und kindliche
Knochen. Selbst die Bauchwand kann durch den Eiter eingeschmolzen
werden, so daß aus einer Bauchdeckenfistel Eiter und kindliche
Knochen austreten.

Nur in den seltensten Fällen kommt es zu einem günstigeren
Verlauf. Falls keine Infektion des abgestorbenen Eies eintritt,
wird das Fruchtwasser und die gesamte Gewebsflüssigkeit vom mütter=

lichen Körper aufgesogen, die Frucht trocknet ein, es können sich auf der Oberfläche des Eies oder des Kindskörpers Kalksalze niederschlagen und dieselbe mit einer vollständigen Kalkschale umgeben. Erst wenn diese vollendet ist, ist die Gefahr der Infektion und Vereiterung beseitigt, es kommt dann zur Bildung eines **Steinkindes**, welches von der Frau zeitlebens getragen werden kann.

Ende der Schwangerschaft.

In den größten Ausnahmefällen erreicht die Schwangerschaft außerhalb der Gebärmutter ihr normales Ende (Abb. 116). Auch dann stirbt ohne rechtzeitige Operation das Kind ab, es tritt eine vorübergehende Wehentätigkeit, gelegentlich ein leichter Blutabgang nach außen ein, und es kommt wiederum zu einem der geschilderten Ausgänge.

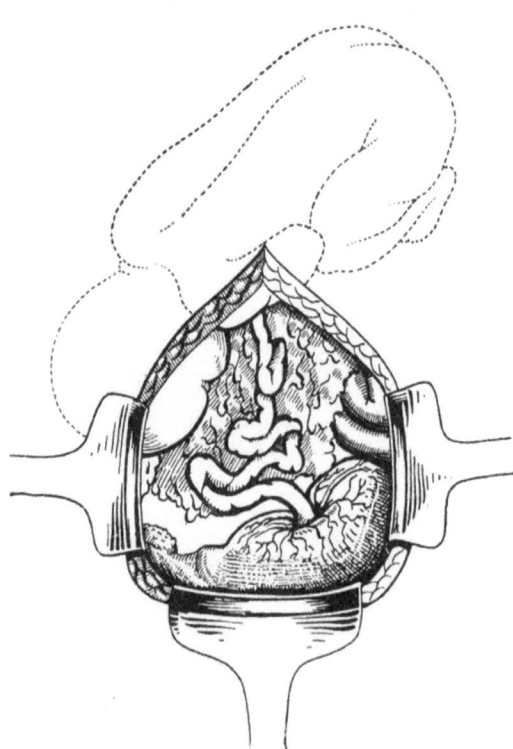

Abb. 116. Schwangerschaft außerhalb der Gebärmutter am Ende der Schwangerschaft bei der Operation. Der Mutterkuchen sitzt außen links an der Gebärmutter, das lebende Kind liegt in der Bauchhöhle.

Erkennung.

Wegen der ständigen Lebensgefahr bei der Schwangerschaft außerhalb der Gebärmutter ist es unbedingt erforderlich, dieselbe so rechtzeitig zu erkennen, daß die Kranke sofort in die Behandlung eines Arztes gelangen kann.

Eine Schwangerschaft außerhalb der Gebärmutter **ohne Störung** führt die Frau nur selten zur Hebamme oder zum Arzt. Die Erkennung der Regelwidrigkeit in diesem Zustand ist auch für den Arzt sehr schwierig, der Hebamme ist sie unmöglich.

Anders verhält es sich, wenn Störungen eintreten. Die Frau, bei welcher die Regel längere oder kürzere Zeit ausgeblieben ist, und welche geglaubt hat, schwanger zu sein, empfindet häufig lebhafte kolikartige Schmerzen in einer Seite des Unterleibes. Sie treten in Anfällen auf und wiederholen sich in bestimmten Zwischenräumen, sie sind wehenähnlich, denn der Eileiter ist durch Zusammenziehungen seiner Wand bestrebt, das in ihm befindliche Ei auszustoßen. Während dieser Zeit kommt es gewöhnlich zu einem geringen Blutabgang aus der Gebärmutter, mit dem nach außen fließenden Blut können kleinere oder größere Gewebsfetzen, Teile der in der leeren Gebärmutter gebildeten Siebhaut, ausgestoßen werden. Mehr oder weniger plötzlich erfolgt ein Schmerz in der Seite des Leibes, in der vorher schon die krampfartigen Erscheinungen aufgetreten waren, zugleich beginnen langsam oder schneller Zeichen einer inneren Blutung: die Frau wird blaß, der Puls wird klein und schnell, Gähnen, Schwindelgefühle, Ohnmachten treten auf. Der Leib ist meist etwas aufgetrieben, gespannt und auf Druck überall empfindlich, dabei ist die Körpertemperatur normal oder auffallend niedrig. Alle Zeichen einer schweren Blutarmut sind vorhanden, ohne daß sie durch die Menge des nach außen abgegangenen Blutes erklärt werden könnten. Erfährt eine Hebamme daher, daß bei einer Frau die Regel, wenn auch nur kurze Zeit, ausgeblieben ist, und findet sie die geschilderten Zeichen einer inneren Blutung, so muß sie sofort an Zerreißen des Eileiters denken und dafür sorgen, daß die Frau so schnell wie möglich einer Klinik und einem Operateur zugewiesen wird, denn nur die schleunigste Operation vermag die Kranke zu retten. Sind Zeichen der inneren Blutung vorhanden, ohne daß die Regel ausgeblieben ist, so handelt es sich trotzdem mit der größten Wahrscheinlichkeit um eine Eileiterschwangerschaft, denn das Zerreißen kann ganz im Beginn der Schwangerschaft, noch vor der Zeit der wieder zu erwartenden Menstruation, eintreten. Eröffnet in solchen Fällen der Operateur die Bauchhöhle, so findet er die Darmschlingen im Blute schwimmend, mehr als ein Liter flüssigen Blutes kann sich in der Bauchhöhle befinden, außerdem haben sich an einzelnen Stellen kleinere oder größere Blutklumpen gebildet. Der zerrissene Eileiter zeigt häufig nur eine kleine Öffnung, aus welcher man gelegentlich das von den Zotten umgebene kleine Ei hervorragen sieht. In anderen Fällen wird das Ei nicht mehr gefunden, da es mit dem Blut in die Bauchhöhle geschwemmt worden ist.

Eileiter-fehlgeburt. Weniger stürmisch verlaufen die Erscheinungen bei einer Eileiterfehlgeburt. Auch hierbei treten Eileiterwehen auf, es werden krampfartige, oft tagelang bestehende Schmerzen in einer Stelle des Leibes angegeben. Es kommt zu einer inneren Blutung, die aber nur allmählich erfolgt, so daß das Blut gerinnt und neben oder hinter der Gebärmutter eine Blutgeschwulst bildet, dementsprechend ist auch der Grad der Blutarmut geringer. Untersucht man in einem solchen Falle innerlich, so fühlt man bisweilen das hintere Scheidengewölbe durch eine fest-weich sich anfühlende Masse, die im Douglas befindliche Blutgeschwulst, vorgewölbt, während der Scheidenteil und mit ihm die Gebärmutter nach vorn und oben dicht hinter die Schoßfuge geschoben sind. Dieser Befund ähnelt demjenigen, den man bei der Einklemmung einer rückwärts gebeugten schwangeren Gebärmutter im 4. bis 5. Monat der Schwangerschaft erheben kann, hierbei bestehen aber außerdem gewöhnlich schwere Erscheinungen von seiten der Harnblase. Da die Hebamme in beiden Fällen die Hilfe eines Arztes in Anspruch nehmen muß, wird diesem die weitere Aufklärung der Erkrankung zufallen.

Bei der Eileiterfehlgeburt braucht es zwar nicht zu einer inneren Verblutung der Frau zu kommen, jedoch pflegt, falls keine Operation vorgenommen wird, ein vielwöchentliches bis monatelanges Krankenlager zu folgen. Auch eine Infektion der Blutgeschwulst durch Keime, die vom Darm aus in diese einwandern, kann entstehen.

Nicht selten wird eine gestörte Eileiterschwangerschaft mit einer gewöhnlichen Fehlgeburt verwechselt. Die Angaben der Frau lassen auf eine Schwangerschaft schließen, die Eileiterwehen werden für gewöhnliche Gebärmutterwehen gehalten, die Blutung aus der Gebärmutter nach außen für den Beginn der Fehlgeburt. Kommt noch hinzu, daß ein Teil der Siebhaut aus der Gebärmutter ausgestoßen wird, so glaubt die Hebamme an den Abgang von Eiteilen und nimmt eine einfache Fehlgeburt an. Zu beachten ist daher, daß bei der Eileiterschwangerschaft die Wehenschmerzen immer in einer Seite bestehen, daß die Blutung nach außen gering ist, keinesfalls die bestehende Blutarmut erklärt, und daß abgegangene Teile nur dann mit Sicherheit für eine gewöhnliche Fehlgeburt sprechen, wenn man nicht nur Stücke der Siebhaut, sondern auch Teile der Frucht oder Zottenhaut findet.

Zweite Hälfte der Schwangerschaft. Erreicht die Schwangerschaft außerhalb der Gebärmutter die zweite Hälfte, so werden von der Schwangeren bei schlechtem Allgemeinbefinden meist dauernde Schmerzen angegeben, die dadurch entstehen, daß der Fruchtsack zahlreiche Verwachsungen mit den Baucheingeweiden, besonders mit den Darmschlingen eingeht, und daß beim Wachstum des Eies, bei den Bewegungen der Frucht, wie bei der Darmtätigkeit an diesen Verwachsungen gezerrt wird. In günstigen Fällen kann es der Hebamme gelingen, den Fruchtsack dicht unter den Bauchdecken, nach einer Seite gelegen, zu tasten und in dem Fruchtsack Kindsteile überdeutlich zu fühlen und Herztöne zu hören, während sie auf der anderen Seite des Leibes die leere vergrößerte Gebärmutter fühlt. Ist die Frucht abgestorben oder eine Vereiterung eingetreten, so ist die Erkennung für die Hebamme noch schwieriger. Bisweilen kann sie vermuten, daß eine Schwangerschaft außerhalb der Gebärmutter vorgelegen haben kann, wenn sie von der Frau erfährt, daß sie sich über fünf Monate schwanger geglaubt habe, daß aber keine Geburt eingetreten, sondern ein schweres Krankenlager die Folge gewesen sei. Leichter ist die Erkennung, wenn der Hebamme berichtet wird, daß aus der Harnröhre, dem After oder aus einer Fistel Knochen abgegangen sind. Auch diese Fälle sind sofort einem Arzt zuzuweisen.

Auch die Ausnahmefälle, in denen die Schwangerschaft außerhalb der Gebärmutter das richtige Ende erreicht, können der Hebamme große Schwierigkeiten in der Erkennung bereiten. Es fällt auf, daß trotz bestehender, wenn auch schwacher Wehen, kein Fortgang der Geburt eintritt; bei der äußeren Untersuchung kann es bisweilen gelingen, die Gebärmutter neben der Frucht zu tasten. Die Erkennung dieser Zustände kann auch dem herbeizurufenden Arzt solche Schwierigkeiten machen, daß sie nur unter Zuhilfenahme von Untersuchungsmitteln, welche der Hebamme nicht zu Gebote stehen, überwunden werden können, z. B. der Narkosenuntersuchung oder der Durchleuchtung mit Röntgenstrahlen, bei der Knochen des kindlichen Skeletts erkannt werden können. In Ausnahmefällen kann bei rechtzeitiger Operation sogar ein lebendes Kind erzielt werden.

b) Krankhafte Veränderungen des Eies.

Die krankhaften Veränderungen des Eies betreffen entweder die Eihüllen oder den Mutterkuchen oder die Nabelschnur. (Regelwidrigkeiten der Frucht siehe S. 342.)

1. Entzündungen der Siebhaut können zum Abgang von wäßriger Flüssigkeit, unter Umständen zu Blutabgängen führen (siehe S. 238). Ist die Siebhaut zu schwach entwickelt, so können

die Zotten dieselbe durchdringen und sich in der Muskelwand der Gebärmutter verankern, was zu schweren Störungen bei den Lösungsvorgängen des Mutterkuchens in der Nachgeburtszeit führen kann.

2. **Erkrankungen der Wasserhaut** äußern sich vor allem dadurch, daß das von ihr gebildete Fruchtwasser in fehlerhafter Menge abgesondert wird.

Vermehrtes Fruchtwasser.

a) Bei übergroßer Fruchtwassermenge verliert die Gebärmutter ihre eiförmige Gestalt, wird kuglig und ist über das gewöhnliche Maß ausgedehnt, so daß z. B. der Umfang des Leibes im 10. Monat statt 100 cm 110, selbst 120 cm und mehr beträgt. Die Menge des Fruchtwassers kann sich bis zu 10 und mehr Litern steigern. Durch die übermäßige Ansammlung von Fruchtwasser werden die Beschwerden in der Schwangerschaft vermehrt, Spannungsgefühl, Atemnot, Herzbeschwerden können die Folge sein, häufig tritt die Geburt um einige Wochen zu früh ein. Bei der leichten Bewegungsmöglichkeit der Frucht in der übergroßen Menge Fruchtwasser sind abweichende Lagen und Haltungen häufig. Auch Mißbildungen und Zwillinge sind in diesen Fällen oft zu beobachten und können in ursächlichem Zusammenhange mit der Regelwidrigkeit stehen. Während der Geburt sind in der Eröffnungszeit die Wehen wegen der Überdehnung der Gebärmutter oft schwach, so daß die Geburt sich lange hinzieht; nach dem Blasensprung werden die Wehen meist besser. Beim Abfließen des Fruchtwassers kann neben dem beweglichen vorangehenden Teile die Nabelschnur oder ein kleiner Teil vorfallen (siehe S. 311ff.). In der Nachgeburtszeit werden stärkere Blutungen beobachtet.

Die Hebamme kann das vermehrte Fruchtwasser an der prallen Beschaffenheit der Gebärmutterwand, an der Schwierigkeit, die Kindsteile deutlich zu fühlen, an der sehr leichten Beweglichkeit der gefühlten Kindsteile erkennen. Auch die Herztöne sind schwer oder gar nicht wahrzunehmen. Legt sie eine Hand seitlich an die Gebärmutter und klopft mit den Fingern der anderen Hand an die entgegengesetzte Wand der Gebärmutter, so empfindet die erste Hand deutlich den Anschlag des wellenförmig fortbewegten Fruchtwassers. Eine Verwechselung mit Zwillingsschwangerschaft ist möglich, bisweilen sind auch beide Zustände gleichzeitig vorhanden, auch Verwechselungen mit Eierstocksgeschwülsten, die häufig einen flüssigen Inhalt haben, kommen vor.

Wegen der Beschwerden und der möglicherweise eintretenden Gefahren muß bei übergroßer Fruchtwassermenge schon in der

Schwangerschaft ein Arzt benachrichtigt werden; bei Eintritt der Geburt muß er sofort die Behandlung der Gebärenden übernehmen, bis zu seiner Ankunft wird dieselbe gelagert, damit nicht schon im Beginn der Geburt ein vorzeitiger Blasensprung eintritt.

b) Zu geringe Fruchtwassermenge führt zu einer beträcht= **Geringes** lichen Raumbeengung für die Frucht. Durch den Druck der Gebär= **Frucht=** mutterwandungen kann es zu Verbildungen des kindlichen Körpers, **wasser.** besonders der Wirbelsäule und der Gliedmaßen kommen. Die Wasserhaut kann an irgendeiner Stelle der Oberfläche des Kinds= körpers haften, diese Verwachsungen können zu Fäden und Strängen ausgezogen werden und zur Abschnürung kindlicher Gliedmaßen oder zu anderen Mißbildungen Veranlassung geben (siehe S. 344).

Während der Schwangerschaft werden die Kindsbewegungen oft sehr schmerzhaft empfunden; bei der Geburt kann sich die Frucht= blase nicht ordentlich bilden, wodurch die Eröffnungszeit verzögert wird; auch Störungen des Nabelschnurkreislaufes kommen vor.

3. Die wichtigste Erkrankung der Zottenhaut ist die Blasen= **Blasen=** mole (Traubenmole). Die Zellschichten der Zottenwand beginnen **mole.** aus unbekannter Ursache zu wuchern, während gleichzeitig das Bindegewebe im Innern der Zotten quillt und zu einer klaren, wäßrigschleimigen Flüssigkeit umgebildet wird. Diese Veränderung kann sowohl das ganze Ei, wie nur einen Teil desselben betreffen. An Stelle der feinen Zotten findet man eine große Anzahl linsen= bis kirschgroßer Bläschen, die durch Stiele miteinander ver= bunden sind, so daß das Ganze die Form einer Traube annimmt. Die Eihöhle ist meist sehr klein; ist das ganze Ei oder ein größerer Abschnitt desselben von der Erkrankung betroffen, so geht die Frucht frühzeitig zugrunde (Abb. 117).

Die Blasenmole wächst unter Bildung zahlreicher neuer Bläs= chen sehr rasch, so daß die Gebärmutter schon im dritten Monat einen Umfang wie sonst im sechsten Monat erreicht haben und die Mole ein Gewicht von mehreren Pfund besitzen kann. Zu= weilen durchwachsen die Blasenzotten die Wand der Gebärmutter, wodurch gefährliche Blutungen, selbst Zerstörungen der Gebär= mutterwand entstehen können.

Die Blasenmole ist nicht sehr häufig. Ihre Erscheinungen be= stehen in raschem Anwachsen der Gebärmutter, wäßrigem und blutigwäßrigem Ausfluß, ferner in Blutungen, bis schließlich unter starkem Blutabgang meist im dritten oder vierten Monat der Schwangerschaft die Fehlgeburt eintritt. Die Blutung kann so stark sein, daß sie das Leben gefährdet.

Aus folgenden Anzeichen kann die Hebamme das Bestehen einer Blasenmole vermuten. Die Gebärmutter ist größer als der Zeit der Schwangerschaft entspricht, man fühlt in der großen Gebärmutter, die schon Nabelhöhe erreicht hat, weder Kindsteile, noch hört man Herztöne. Bestehen dabei die geschilderten Abgänge, tre=

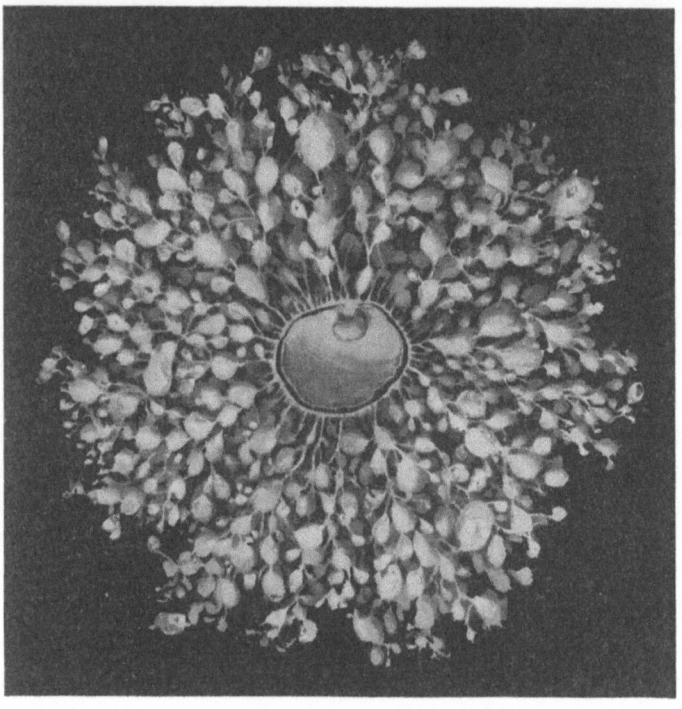

Abb. 117. Blasenmole mit noch erhaltener kleiner Eihöhle. (Nach Bumm.)

ten endlich Blutungen auf, so wird die Blasenmole sehr wahrscheinlich. Das abgehende Blut soll die Hebamme in einer Schale mit Wasser sorgfältig besichtigen, zuweilen kann sie dabei kleine Bläschen entdecken und dadurch das Vorhandensein einer Blasenmole sicherstellen.

Glaubt die Hebamme eine Blasenmole erkannt zu haben oder vermutet sie nur eine solche, so sorge sie sogleich für ärztliche Hilfe.

Die Ausstoßung der Mole kann plötzlich und mit starker Blutung vor sich gehen. In solchem Falle sorgt die Hebamme für schleunigste Herbeirufung eines Arztes. Bis zu seiner Ankunft wird die Schwangere in Rückenlage mit fest geschlossenen Schenkeln gelagert. Ist die Blutung sehr stark, so drückt die Hebamme mit einer auf den Gebärmuttergrund gelegten Hand die Gebärmutter kräftig nach unten, während sie gleichzeitig mit der anderen Hand einen großen Bausch (50 g) keimfreier Watte gegen die Schamspalte preßt.

Frauen, die eine Blasenmole gehabt haben, befinden sich noch nachher in Gefahr, da sich aus kleinen Teilen der entarteten Zotten, die in der Gebärmutterwand zurückgeblieben sein können, eine krebsartige Neubildung entwickeln kann. Dabei kann es zu blutigem Ausfluß mit Abgang von kleinen hellroten Gewebsbröckeln kommen; auf dem Blut- oder Lymphwege können Geschwulstteilchen verschleppt werden und wie beim Krebs Erkrankungen benachbarter Organe, z. B. der Eierstöcke oder der Scheide, verursachen; sogar in entfernten Körperteilen, wie z. B. in der Lunge, können solche Krebsknoten auftreten. Zottenkrebs.

Auch wenn eine derartige gefährliche Erkrankung nicht eintritt, können nach einer Blasenmole Unterleibserkrankungen, z. B. verstärkte Menstruationen vorkommen.

Deshalb sollen alle Frauen, die eine Blasenmole gehabt haben, längere Zeit unter ärztlicher Aufsicht stehen.

(In seltenen Fällen kann ein Zottenkrebs im Anschluß an eine Schwangerschaft entstehen, auch ohne daß eine Blasenmole bestanden hat. Die Erscheinungen sind dieselben.)

4. Der Mutterkuchen hat im allgemeinen eine runde, zusammenhängende Form, jedoch sind auch Formveränderungen nicht selten, die eine besondere Bedeutung dadurch gewinnen können, daß sie die Lösung in der Nachgeburtszeit erschweren. Es kommt auch vor, daß die Zotten der ursprünglichen Zottenhaut nicht, wie es sein soll, am größten Teil der Eioberfläche zur glatten Lederhaut zurückgebildet werden, sondern in größerem Umfange erhalten bleiben und weiter wachsen. Hierdurch kann es nicht nur zu Erschwerungen der Lösung, sondern auch zu dem gefährlichen Vorliegen des Mutterkuchens kommen (siehe S. 366). Abweichende Bildung des Mutterkuchens.

Auf ähnliche Weise kann es zur Ausbildung eines Nebenmutterkuchens kommen, der mit dem Hauptkuchen nur durch eine Eihautbrücke und größere Blutgefäße in Zusammenhang steht. Bei der Ausstoßung der Nachgeburt kann die Eihautbrücke samt den Gefäßen zerreißen, so daß der Nebenkuchen in der Gebärmutter zurückbleibt. Dabei macht der geborene Hauptkuchen den Eindruck der Vollständigkeit. Untersucht jedoch die Hebamme in solchen Fällen die Eihäute, so findet sie die in denselben verlaufenden und frei endigenden Gefäße, wodurch das Zurückbleiben eines Nebenkuchens sicher erkannt wird. Der Arzt ist dann stets zu benachrichtigen (Abb. 118).

In seltenen Fällen kommt es auch vor, daß der Mutterkuchen aus zwei, sogar drei getrennten Teilen besteht, die dicht nebeneinander liegen und durch Eihäute miteinander verbunden sind. Eine besondere Bedeutung hat diese Regelwidrigkeit gewöhnlich nicht. Bisweilen sieht man auf der kindlichen Seite des Mutterkuchens einen ringförmigen, weißen Rand, an dem die Eihäute eingefalzt sind.

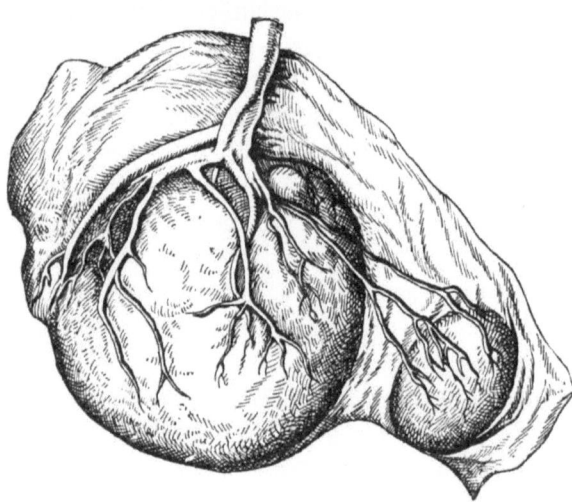

Abb. 118. Nebenmutterkuchen mit dem Hauptkuchen durch Gefäße verbunden. (Nach Sarwey.)

Bei dieser regelwidrigen Bildung kann es leicht zum Abreißen der gesamten Eihäute von dem ringförmigen Rande und Zurückbleiben derselben in der Gebärmutter kommen, was die Benachrichtigung eines Arztes erfordern würde.

Häufig findet man am Mutterkuchen unter der Wasserhaut kleinere oder größere, sich hart anfühlende gelbweiße Stellen, die als Infarkte bezeichnet werden. Es handelt sich um veränderte und für den Austausch unbrauchbar gewordene Abschnitte der Zotten. Sind die Infarkte klein, so haben sie keine Bedeutung; sind sie sehr ausgedehnt, so können sie zur mangelhaften Entwicklung der Frucht, sogar zum Absterben derselben Veranlassung geben. Bei Nierenerkrankungen kommen sie besonders häufig vor.

Harte, körnige Massen, die man auf der mütterlichen Seite des Mutterkuchens fühlt, sind Kalkablagerungen, eine besondere Bedeutung besitzen sie nicht.

Sehr selten kommen Geschwulstbildungen am Mutterkuchen vor, die unter Umständen zu einer Schädigung der Frucht, sogar zum Tode derselben führen können. Dagegen sind kleine, mit Flüssigkeit gefüllte Blasen unter der Wasserhaut gewöhnlich ohne Bedeutung.

Ist der Mutterkuchen besonders groß, hellrosa und schwammig, so besteht der Verdacht auf Syphilis.

5. Hat die Nabelschnur eine übergroße Länge — es sind Schnüre bis zu 2 m beobachtet worden —, so kommt es leicht zu Umschlingungen derselben um den Fruchtkörper. Einfache und mehrfache Umschlingungen, besonders um den Hals, auch um Rumpf, Arm oder Bein sind sehr häufige Vorkommnisse. Bei der Nabelschnurumschlingung kann eine Gefahr während der Geburt dadurch entstehen, daß die Schlinge beim Tiefertreten des Kindes gespannt und festgezogen wird, so daß eine Behinderung des Blutumlaufs eintritt. Sind die Geburtswege eng, wie bei Erstgebärenden, bleibt der Kopf lange im Einschneiden stehen, so kann auch durch den Druck der Geburtswege auf die umschlingende Nabelschnur das Kind geschädigt werden, so daß es scheintot oder tot zur Welt kommt (siehe S. 355ff.). Die Abnahme der Zahl der kindlichen Herztöne, unter Umständen ein lautes Nabelschnurgeräusch, lassen die Gefahr erkennen. Bei zu langer Nabelschnur kommt es auch leichter zum Vorliegen oder Vorfall derselben (siehe S. 313).

Fehler der Nabelschnur.

Eine erheblich zu kurze Nabelschnur ist sehr selten. Es kann dabei zum Stillstand der Geburt kommen, in anderen Fällen kann der Mutterkuchen von der Gebärmutter vorzeitig abgezerrt werden oder die Nabelschnur zerreißen, in solchen Fällen ist das Leben des Kindes stark gefährdet. Ist die Verkürzung nicht so hochgradig, oder ist die Nabelschnur nur infolge mehrfacher Umschlingung zu kurz geworden, so kann schon die Entwicklung des Rumpfes nach Geburt des Kopfes erschwert sein; oder das Kind wird zwar geboren, bleibt aber mit seinem Nabel dicht vor der Schamspalte liegen. In solchen Fällen muß eine etwaige Umschlingung zurückgestreift und bei der Abnabelung sehr vorsichtig verfahren werden, um jede Zerrung zu vermeiden. In Ausnahmefällen muß die Durchtrennung der Nabelschnur schon nach der Geburt des Kopfes vorgenommen werden.

(Über die Zerreißung der Nabelschnur bei der Sturzgeburt siehe S. 266.)

Wahre Knoten können sich in der Nabelschnur während der Schwangerschaft bilden, wenn die junge Frucht durch eine Schlinge der Nabelschnur schlüpft. Solange der Knoten locker ist, hat er keine Bedeutung, zieht er sich jedoch fest zusammen (z. B. bei der Geburt), so kann das Kind infolge Behinderung des Blutumlaufs in der Nabelschnur absterben.

Auch durch zahlreiche und übermäßige Drehungen der Nabelschnur können die Nabelschnurgefäße unwegsam werden, so daß die Frucht zugrunde geht.

Die Nabelschnur kann sich an falscher Stelle ansetzen, statt unmittelbar an den Mutterkuchen zu gehen, setzt sie sich in einiger Entfernung vom Rande des Mutterkuchens in den Eihäuten an. Man nennt dies die häutige Einpflanzung der Nabelschnur (Abb. 119). Von der Ansatzstelle aus teilen sich die Gefäße der Nabelschnur und verlaufen, sich verzweigend, zwischen den Eihäuten zum Mutterkuchen. Bringt es der Zufall mit sich, daß sich dieser Abschnitt der Eihäute bei der Geburt als Blase stellt, so kann beim Blasensprung ein Nabelschnurgefäß einreißen und das Kind sich verbluten. Auch die schnellste ärztliche Hilfe kann das Kind nicht immer retten.

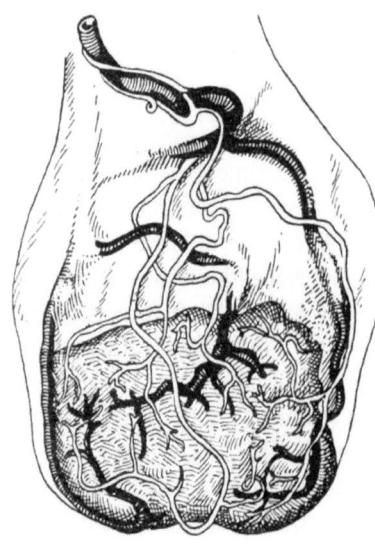

Abb. 119. Häutige Einpflanzung der Nabelschnur. (Nach Hyrtl.)

6. Vorzeitige Unterbrechung der Schwangerschaft.
(Fehlgeburt, Frühgeburt.)

Verhältnismäßig häufig erreicht die Schwangerschaft nicht das normale Ende, es kommt vielmehr zu einer vorzeitigen Ausstoßung des Eies. Erfolgt diese vor der 28. Woche nach der letzten Menstruation, so ist die unreife Frucht nicht lebensfähig, man bezeichnet diesen Vorgang als Fehlgeburt. Tritt die Unterbrechung zwischen der 29. und 39. Woche ein, so bezeichnet man den Vorgang als **Frühgeburt** und die Frucht als **frühreif**, diese kann unter günstigen Umständen am Leben erhalten werden, und zwar um so leichter, je näher die Geburt dem rechten Ende der Schwangerschaft liegt.

Ursachen der vorzeitigen Unterbrechung.

Die vorzeitige Unterbrechung der Schwangerschaft erfolgt, wenn die Frucht abstirbt, oder wenn durch vorzeitiges Einsetzen von Wehen oder durch andere Schädigungen der Zusammenhang des Eies mit der Gebärmutterwand gestört wird. Die Ursachen können sowohl in Veränderungen des mütterlichen Körpers wie des Eies gelegen sein.

Die von der Mutter ausgehenden Ursachen sind hauptsächlich folgende: *Von der Mutter ausgehende Ursachen.*

1. **Krankhafte Veränderungen der Geschlechtsteile.**

a) Entzündung der Siebhaut, die zu Blutungen und Ernährungsstörungen des Eies führen kann.

b) Lageveränderung der Gebärmutter (Rückwärtsbeugung, Vorfall), besonders bei Einklemmung derselben.

c) Verwachsungen der Gebärmutter mit ihrer Umgebung, welche das Wachstum der Gebärmutter behindern.

d) Mangelhafte Bildung oder Verbildung der Gebärmutter, wodurch die notwendige Entwicklung der Gebärmutter gehemmt wird.

e) Große Risse am Gebärmutterhals, die den Abschluß der Gebärmutterhöhle stören.

f) Geschwülste (Muskelgeschwülste, Eierstocksgeschwülste), besonders wenn sie sich im kleinen Becken einklemmen.

2. **Infektionskrankheiten.**

a) Akute fieberhafte Erkrankungen, die zum Tode der Frucht führen oder vorzeitige Wehen anregen.

b) Chronische Erkrankungen (Syphilis, Tuberkulose), durch Übergang der Krankheitserreger bzw. ihrer Gifte auf die Frucht.

3. Herzfehler, Nierenerkrankungen durch Kreislaufstörungen oder Veränderungen des Mutterkuchens.

4. Schwere Vergiftungen (Blei, Phosphor, Quecksilber usw.).

5. Starke Gewalteinwirkungen auf den Unterleib (Unfälle, übermäßige Anstrengungen, schwere Erschütterungen, Stoß, Fall usw.). Diese Ursachen sind selten, werden aber häufig angegeben. Sie können zu einer Blutung aus Gefäßen der Siebhaut führen.

6. Starke seelische Erregungen (hochgradiger Schreck usw.) durch Einwirkung auf den mütterlichen Blutkreislauf.

Vom Ei ausgehende Ursachen. Vom Ei ausgehende Ursachen sind hauptsächlich: Mißbildungen der Frucht, Blasenmole, Fehler der Eihäute, Vermehrung des Fruchtwassers, Regelwidrigkeiten der Nabelschnur oder des Mutterkuchens, Mehrlingsschwangerschaft.

In zahlreichen anderen Fällen läßt sich eine Ursache für die vorzeitige Unterbrechung der Schwangerschaft nicht feststellen; bei manchen Frauen besteht eine besondere Neigung zur Fehlgeburt bei geringen Schädlichkeiten, die bei anderen keine Störungen verursachen.

Abtreibung. Außer durch die genannten Ursachen der Unterbrechung der Schwangerschaft kommt eine große Zahl von Fehl-, seltener Frühgeburten dadurch zustande, daß mittels unerlaubter Eingriffe die Schwangerschaft absichtlich zerstört wird. Da bei solcher Abtreibung ein Menschenleben vernichtet wird, ist die Vornahme derselben gesetzlich verboten und unter Gefängnis- bzw. Zuchthausstrafe gestellt. Die meist von Kurpfuschern und nicht sachverständigen Personen, unter Umständen von der Schwangeren selbst ausgeführten Eingriffe führen in einer großen Zahl von Fällen zu schwerem Siechtum, ja zum Tode der Schwangeren. Nicht selten wird auch an die Hebamme das Ansinnen gestellt, eine Abtreibung vorzunehmen. Die Hebamme, die sich auf ein derartiges Unternehmen einlassen würde, verleugnet dadurch nicht nur ihre vornehmsten Berufsaufgaben, sondern verfällt auch dem Strafrichter. Wird daher einer Hebamme der Wunsch nach einer Abtreibung geäußert, so soll sie deren Ausführung nicht nur ablehnen, sondern es sogar als ihre Aufgabe betrachten, die Schwangere von ihrem Vorhaben abzubringen, indem sie ihr mitteilt, daß durch die Abtreibung die Frucht getötet wird und sie selbst einer schweren Lebensgefahr entgegengeht, abgesehen davon, daß auch sie sich strafbar macht. Auch der Arzt ist nur berechtigt, eine Schwangerschaft zu unterbrechen, wenn das Fortbestehen derselben eine sonst unabwendbare Lebensgefahr für die Schwangere mit sich führen würde. Glaubt daher eine Hebamme, daß eine Schwangerschaft das Leben einer Frau gefährdet, so weise sie dieselbe an einen Arzt.

Tod der Frucht. Die Wirkung der vorher genannten natürlichen Ursachen für die Unterbrechung der Schwangerschaft besteht vielfach darin, daß zunächst die Frucht abstirbt. In solchem Falle wird dieselbe meist nach einiger Zeit geboren, und nur selten kommt es vor, daß ein frühzeitig abgestorbenes Ei sehr lange, unter Umständen sogar bis gegen Ende der Schwangerschaft oder noch länger getragen wird (ver= haltene Fehlgeburt). Stirbt die Frucht in den ersten Wochen der Schwangerschaft, so kann sie im Fruchtwasser völlig aufgelöst werden, so daß sie im geborenen Ei nicht mehr gefunden wird. Geht sie erst in späterer Zeit zugrunde und bleibt sie noch einige Zeit im Fruchtwasser liegen, so erweicht sie (maceriert) in demselben. Das Fruchtwasser dringt in den Fruchtkörper ein, es vermischt sich mit dem kindlichen Blut und nimmt durch aufgelösten Blutfarbstoff eine blutig=braune Färbung an. Die Oberhaut der Frucht löst sich in Blasen und Fetzen ab, so daß die braunrote Unterhaut teilweise frei liegt, der gesamte Kindskörper wird weich und welk, die Gelenke erschlaffen, die Kopfknochen schlottern in ihren Verbindungen, der Bauch ist aufgetrieben, die Körperhöhlen sind von blutigwäßriger Flüssigkeit erfüllt. Die Nabelschnur quillt, wird glatt und ist ebenfalls braunrot gefärbt (siehe Abb. 107). Dieser Vorgang ist nicht etwa eine Fäulnis, er geht ohne Anwesenheit von Keimen vor sich. Wenn Fäulniskeime in die Gebärmutterhöhle eindringen und das tote Gewebe zersetzen können, kommt es zu einer Verjauchung des Eies, dessen Teile dann schmierig, grünlich mißfarben werden und einen üblen Geruch verbreiten.

Sehr viel seltener schrumpft die abgestorbene Frucht dadurch, daß die gesamte Körperflüssigkeit aufgesogen wird und die Gewebe eintrocknen. Schließlich ist nur noch die Haut um das Knochen= gerüst gespannt. Dieser Vorgang kommt namentlich bei einer in der Schwangerschaft abgestorbenen Zwillingsfrucht vor.

Die Anwesenheit einer erweichten oder geschrumpften Frucht in der Gebärmutter bringt der Mutter im allgemeinen keine Gefahr, so lange keine Keime eingedrungen sind. Meist erfolgt die Ausstoßung nach kurzer Zeit und ohne jede Schwierigkeit.

In der zweiten Hälfte der Schwangerschaft kann das Absterben der Frucht von der Schwangeren selbst bemerkt werden. Die Kindsbewegungen hören auf, der Leibesumfang nimmt nicht mehr zu, die Brüste schwellen ab, es besteht häufig ein Gefühl von Schwere und Kälte im Leibe, sowie die Empfindung, als ob bei Bewegungen ein fremder Körper im Leibe hin und her falle. In selteneren Fällen kommt es auch zum Auftreten von Übelkeiten und Erbrechen, da schädigende Abbaustoffe aus dem abgestorbenen Ei in das Blut der Mutter aufgenommen werden können.

Man kann das Absterben der Frucht in den ersten Monaten der Schwangerschaft nur sehr selten erkennen, erst in der zweiten Hälfte kann es bei wiederholten, in Abständen vorgenommenen Untersuchungen durch den Stillstand der Schwangerschaft nachgewiesen werden. Niemals darf eine Frucht für abgestorben erklärt werden, wenn bei einer Untersuchung die Herztöne nicht wahrnehmbar sind. Diese können durch Darmgeräusche verdeckt werden oder sich dadurch, daß der Rücken hinten liegt, oder vermehrtes Fruchtwasser vorhanden ist, der Feststellung entziehen. Nur wenn bei wiederholten Untersuchungen alle Zeichen für den Stillstand der Schwangerschaft sprechen und niemals Herztöne zu hören sind, während die Schwangere selbst die oben erwähnten Empfindungen und das Fehlen von Kindsbewegungen angibt, ist der Tod der Frucht wahrscheinlich.

Unterbrechung bei lebender Frucht. Auch bei lebender Frucht kann die Unterbrechung der Schwangerschaft eintreten, besonders dadurch, daß die von der Mutter ausgehenden Ursachen zum vorzeitigen Auftreten von Wehen führen. Vor allem die fieberhaften Krankheiten mit ihrer erhöhten Wärmebildung im mütterlichen Körper, die Infektionskrankheiten infolge von Bildung von Giftstoffen im mütterlichen Blut, Herz- und Lungenkrankheiten mit ihrer Anhäufung von Kohlensäure im mütterlichen Blut, Nierenerkrankungen durch die Zurückhaltung von harnfähigen Stoffen im Blut, führen zu einer Reizung der Gebärmutterwand und ihrer Nerven und zu nachfolgenden Wehen. Schwere Gewalteinwirkungen, die den Unterleib betreffen, können eine plötzliche Überfüllung des Zwischenzottenraumes und eine teilweise Ablösung des Mutterkuchens hervorrufen, die von Blutungen und Wehen gefolgt wird. Ein ähnlicher Vorgang kann sich, wenn auch sehr selten, auf Grund von starken seelischen Erschütterungen der Mutter (hochgradiger Schreck) ereignen. In allen solchen Fällen kann die Frucht lebend geboren werden, und wenn sie lebensfähig ist, am Leben bleiben.

Verlauf der Fehlgeburt.

Die verschiedenen Entwicklungsstufen des Eies in den ersten Monaten der Schwangerschaft bringen es mit sich, daß der Verlauf einer Fehlgeburt ein verschiedener ist, je nachdem es sich um eine Schwangerschaft der ersten vier Monate oder einer späteren Zeit handelt. Erst etwa vom fünften Monat an verlaufen die Geburtsvorgänge in annähernd derselben Weise wie bei der rechtzeitigen

Geburt: es treten Wehen auf, es erfolgt eine Eröffnung der Weichteile, es stellt sich eine Blase, dieselbe springt, die Frucht wird ausgestoßen, schließlich folgt die Nachgeburt.

In den ersten vier Monaten der Schwangerschaft ist der Verlauf der Fehlgeburt (Abort) meist ein völlig anderer. In den ersten drei Monaten bildet die Frucht nur den kleinsten Teil der Gesamtmasse des Eies, ein besonderer Geburtsvorgang kommt daher für sie nicht in Betracht, sie gleitet ohne Schwierigkeit und häufig ganz unbemerkt durch die Geburtswege. Den Hauptbestandteil des Eies bildet zu dieser Zeit die dicke und umfangreiche Siebhaut, die Fehlgeburt beginnt gewöhnlich mit einer Ablösung des Eies in der Siebhaut, wobei mütterliche Gefäße eröffnet werden und eine Blutung nach außen erfolgt. Unter Fortbestehen dieser Blutung wird dann häufig das ganze Ei durch die von mehr oder weniger bemerkbaren Wehen eröffneten Weichteile getrieben, in anderen Fällen wird zunächst die Frucht in den kindlichen Eihäuten ausgestoßen, während der Siebhautsack nachfolgt. Im vierten Monat hat die Frucht an Masse zugenommen, während die Siebhaut verdünnt ist. Zu dieser Zeit wird gewöhnlich unter meist stärker bemerkbarer Wehentätigkeit zunächst die Frucht ausgestoßen, worauf die Eihäute samt der Siebhaut folgen. Alle diese Vorgänge verlaufen fast immer unter stärkerer Blutung und zeichnen sich häufig dadurch aus, daß sie sich über Tage und Wochen hinschleppen. Die Ausstoßung des ganzen Eies bezeichnet man als vollkommene Fehlgeburt (Abb. 120, 121, 122).

Verlauf in den ersten 4 Monaten.

Vollkommene Fehlgeburt.

Da die Bestandteile des jungen Eies weich und leicht zerreißlich sind, kommt es sehr häufig vor, daß das Ei nicht vollständig ausgestoßen wird, sondern daß Teile desselben abreißen und in der Gebärmutter zurückbleiben. Besonders Teile der Siebhaut und der Zottenhaut an der Mutterkuchenstelle können in der Gebärmutterhöhle haften bleiben und zu weiteren, häufig lang andauernden Blutungen Veranlassung geben. Man bezeichnet diesen Vorgang als unvollkommene Fehlgeburt.

Unvollkommene Fehlgeburt.

Als drohende Fehlgeburt bezeichnet man einen Zustand, bei dem blutiger Schleim oder geringe Blutmengen abgehen, die Schwangere über Unbehagen und zeitweise auftretende Kreuzschmerzen klagt. Selbst wenn sich diese Erscheinungen über Wochen hinziehen, können sie wieder schwinden und die Schwangerschaft kann erhalten bleiben. In anderen derartigen Fällen kommt es allerdings nach solchen Vorboten unter Verstärkung der Erscheinungen zur Fehlgeburt.

Drohende Fehlgeburt.

— 258 —

Die Fehlgeburt folgt nicht immer unmittelbar auf die veranlassende Ursache, sondern entwickelt sich oft allmählich. Aus eröffneten Gefäßen der Siebhaut, besonders an der Mutterkuchenstelle, kommt es zu Blutungen, die zwischen Siebhaut und Zottenhaut gelegene, blaurote Erhabenheiten bilden oder das ganze Ei durch-

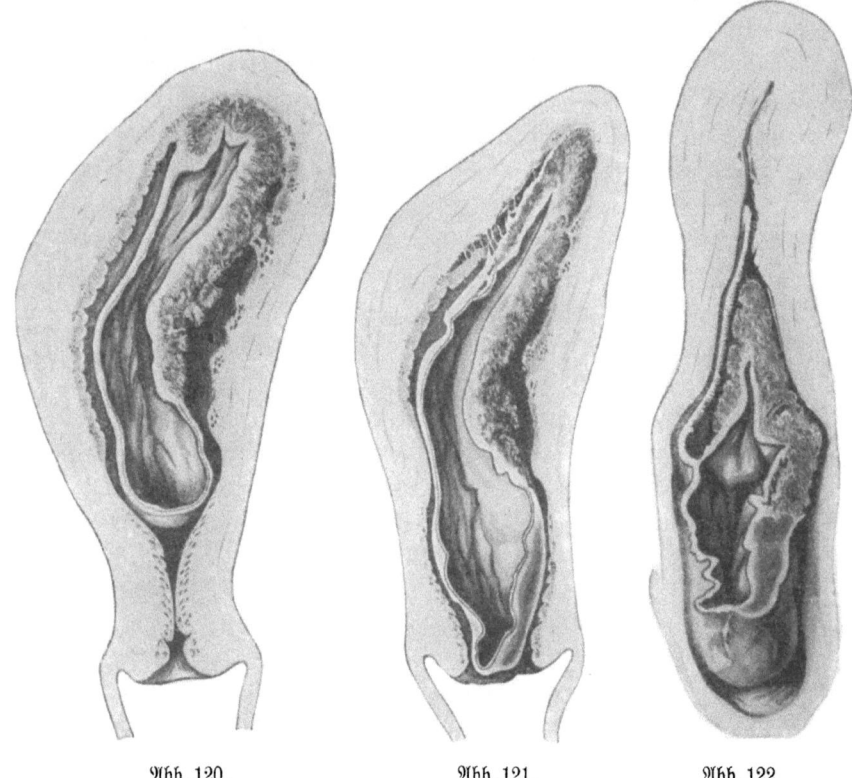

Abb. 120.   Abb. 121.   Abb. 122.

Abb. 120. Fehlgeburt im dritten Monat I. Beginnende Ablösung des Mutterkuchens und Entfaltung des Halskanals. (Nach Bumm.)
Abb. 121. Fehlgeburt im dritten Monat II. Ablösung des Mutterkuchens nahezu vollendet, der erweiterte Halskanal enthält den unteren Teil des Eisackes. Nach Bumm.)
Abb. 122. Fehlgeburt im dritten Monat III. Das gelöste Ei ist aus der Gebärmutter ausgestoßen und zieht die Siebhaut nach sich. (Nach Bumm.)

Blut= und Fleisch= mole. setzen können, das dann als Blutmole bezeichnet wird. Ist das Blut älter, so wird es durch Veränderung des Blutfarbstoffes fleischfarben, das Ei wird zu einer Fleischmole umgebildet. In derartigen Fällen ähnelt das geborene Ei einem Blutklumpen. Erst bei genauerer Untersuchung erkennt man die mit Blut durchsetzten Eihäute und die mit glatter Wasserhaut ausgekleidete Eihöhle, die entweder eine kleine Frucht enthält oder, wenn die Frucht aufgelöst

oder unbemerkt abgegangen ist, leer ist. In anderen Fällen geht das
Ei in unverändertem Zustand ab, man findet in ihm eine wohl=
erhaltene kleine Frucht.

Befindet sich das Ei in den ersten Wochen der Entwicklung, so
pflegt der Blutabgang bei Eintreten der Fehlgeburt nur gering zu
sein. Wehen werden kaum empfunden, so daß die Schwangere den
Vorgang häufig nur für eine verstärkte Menstruation hält.

Die Blutung, welche die Fehlgeburt in den ersten vier Mo= *Gefahren.*
naten begleitet, ist gewöhnlich im Augenblick nicht übermäßig stark,
kann aber durch ihre lange Dauer bei dem häufig schleppenden
Verlauf zu einer bedrohlichen Blutarmut der Schwangeren, in Aus=
nahmefällen auch durch einmalige starke Blutung zum Tode führen.

Aber nicht nur von der Blutung wird die Schwangere bedroht.
Nicht selten kommt es vor, daß Fäulniskeime oder Eiterspaltpilze in
die offene Gebärmutterhöhle eindringen, das dort befindliche tote
Gewebe zersetzen oder in die Gebärmutterwand eindringen und
eine Infektion hervorrufen. Fieber und Schüttelfröste treten auf,
das abgehende Blut und die Eiteile sind zersetzt und übelriechend,
schwere Infektionszustände schließen sich an, in vielen Fällen kommt
es zu einem tödlichen Ausgang der Erkrankung. Besonders nach
Vornahme von Abtreibungen, wobei es auch zu schweren Verletzungen
kommen kann, sind solche Ereignisse häufig.

An eine Fehlgeburt schließt sich nicht selten ein Unterleibsleiden
an, welches nicht nur zu dauernden Beschwerden, unter Umständen
sogar zu schwerem Siechtum führen kann, sondern auch in vielen
Fällen die fernere Fruchtbarkeit vernichtet. In anderen Fällen
kommt es zwar zu einer erneuten Schwangerschaft, aber wiederum
zu einer vorzeitigen Unterbrechung derselben.

Verhalten der Hebamme bei einer Fehlgeburt.

Blutungen in den ersten Monaten der Schwangerschaft bedeuten
eine ernste Regelwidrigkeit, die stets die Benachrichtigung eines
Arztes erfordert. In seltenen Fällen können sie dadurch verursacht *Ursachen*
sein, daß aus der Siebhaut ein Blutabgang erfolgt, oder daß ein *für Blu=*
Krebs oder Polyp am Gebärmutterhals besteht, oder daß sich eine *tungen.*
Blasenmole entwickelt hat. Gewöhnlich führen diese Ursachen nicht
zu stärkeren Blutungen, sondern mehr zum Abgang von blutig
wäßriger Flüssigkeit. Auch bei der Schwangerschaft außerhalb der
Gebärmutter kann es zu einer mäßigen Blutung nach außen kommen,
deren Menge die Erscheinungen der meist hochgradigen Blutarmut

nicht erklärt, da diese durch die innere Blutung verursacht ist. Kommt es in den ersten Monaten zu einem stärkeren Blutabgang nach außen, so handelt es sich entweder um einen **geplatzten Blutaderknoten** oder um die bei weitem häufigste Ursache, eine **Fehlgeburt**. Erfährt daher die Hebamme durch Befragen der Schwangeren, daß die Regel einmal oder mehrere Male ausgeblieben ist und sich dann eine Blutung eingestellt hat, so liegt fast stets eine Fehlgeburt vor. Die Hebamme besichtigt bei jeder Blutung zunächst die äußeren Geschlechtsteile der Schwangeren, um einen etwa geplatzten Blutaderknoten zu erkennen, den sie dann nach den gegebenen Vorschriften zu behandeln hat (siehe S. 222). Besteht diese Ursache der Blutung nicht, so legt sie etwa abgegangene Blut- oder Gewebsstücke in eine Schale mit Wasser und untersucht, ob sie Teile eines Eies, insbesondere Zotten, darin nachweisen kann. Findet sie nur Teile einer Siebhaut, so könnte es sich auch um eine Schwangerschaft außerhalb der Gebärmutter handeln. Sind Eiteile ausgestoßen worden (Zottenhaut, Fruchtteile), so ist damit der Nachweis einer Fehlgeburt erbracht. Nicht nur in diesem Falle, sondern auch, wenn die Hebamme auf Grund anderer Erscheinungen vermutet, daß es sich um einen Abort handelt, **ist stets ein Arzt zu benachrichtigen**. Bis zu seinem Eintreffen verhält sich die Hebamme der Sachlage entsprechend wie bei Übernahme einer Geburt, vor allem ist die gleiche Desinfektion und Sauberkeit erforderlich, da auch bei einer Fehlgeburt eine Wundinfektion, ein Kindbettfieber, leicht eintreten kann. Die Schwangere wird vorbereitet, gelagert und kühl gehalten, d. h. nicht übermäßig warm bedeckt und darf keine heißen oder erhitzenden Getränke erhalten. Hat es sich nur um eine drohende Fehlgeburt gehandelt, so kann es durch solche Maßnahmen gelingen, die Fehlgeburt aufzuhalten. Puls und Temperatur werden festgestellt, besteht Fieber über 38°, so hat die Hebamme dieselben Vorschriften zu befolgen wie beim Fieber während der Geburt. Eine innere Untersuchung soll die Hebamme bei einer Fehlgeburt nicht vornehmen, diese ist Sache des Arztes.

Blutstillende Maßnahmen. Wenn die Blutung vor Eintreffen des Arztes ausnahmsweise eine lebensbedrohliche Höhe erreicht, soll die Hebamme zur Blutstillung eine Scheidenspülung mit kalter Desinfektionslösung machen. Blutet es trotzdem weiter, so drückt sie die Gebärmutter mit einer dicht oberhalb der Schoßfuge aufgelegten Hand kräftig nach unten, während sie gleichzeitig mit der anderen Hand einen großen Bausch (50 g) keimfreier Watte gegen die Schamspalte preßt. Bestehen bei der Schwangeren infolge des voraufgegangenen Blutverlustes Erscheinungen einer schweren Blutarmut, so werden dieselben mit den gleichen Mitteln bekämpft, wie sie bei der Geburt zur Anwendung kommen (siehe S. 383). Im übrigen wird alles Erforderliche für die Ankunft des Arztes und dessen etwaiges Eingreifen vorbereitet. Alle abgegangenen Eiteile werden zur Besichtigung aufgehoben.

Nach Beendigung des Abortes ist die Frau als Wöchnerin zu behandeln, ein achttägiges Wochenbett ist auch bei normalem Verlaufe wünschenswert. Während desselben soll die Hebamme Wochenbettbesuche machen, regelmäßig Temperatur messen und sich auch sonst entsprechend wie beim regelmäßigen Wochenbett verhalten. Viele Frauen sind geneigt, die Fehlgeburt als ein unerhebliches Ereignis anzusehen und die Wochenbettvorschriften nicht zu befolgen. Die Hebamme mache die Wöchnerin darauf aufmerksam, daß sich an eine Fehlgeburt, besonders bei unrichtigem Verhalten, leicht Unterleibsleiden anschließen können, und sorge dafür, daß auch nach dem Verlassen des Bettes noch möglichst eine zweiwöchentliche Schonung eingehalten wird. Gewöhnlich tritt vier Wochen nach dem Abort die erste Menstruation auf, die sich meist durch besondere Stärke auszeichnet. **Wochenbett.**

Der Verlauf der Fehlgeburten vom fünften bis siebenten Monat vollzieht sich in der Regel auf dieselbe Weise wie bei der rechtzeitigen Geburt, nur ist er wegen der Kleinheit der Frucht meist kürzer. Eine Blutung tritt im wesentlichen nur in der Nachgeburtszeit ein. Die Früchte werden lebend, frischtot oder erweicht geboren, zuweilen wird das Ei als Ganzes, d. h. die Frucht in den Eihüllen mit dem Mutterkuchen ausgestoßen. Schon fünfmonatliche Früchte können nach der Geburt Lebenszeichen von sich geben, sterben aber bald. Erweichte Früchte werden wegen ihrer Weichheit meist schnell geboren; verzögert sich ihre Ausstoßung nach dem Blasensprunge, so können sie sich bei Eindringen von Fäulniskeimen zersetzen, wonach übelriechender Ausfluß eintritt und die Körpertemperatur ansteigt. **Verlauf in späteren Monaten.**

Die Hebamme verhalte sich im allgemeinen wie bei der regelmäßigen Geburt, bei allen Störungen ist ein Arzt zu benachrichtigen.

Frühgeburt.

Der Verlauf einer Geburt nach dem siebenten Monat gleicht in der Mehrzahl der Fälle dem der rechtzeitigen Geburt. Wegen der **Verlauf**

Kleinheit der Frucht pflegt die Geburt derselben schnell und ohne Schwierigkeiten vor sich zu gehen, selbst wenn es sich um regelwidrige Lagen oder um ein verengtes Becken handelt. Der Geburtsmechanismus kommt wegen der verringerten Widerstände häufig in abweichender Weise zustande. Störungen in der Nachgeburtszeit, z. B. mangelhafte Lösung des Mutterkuchens kommen nicht selten vor. Die **Verhalten der Hebamme.** Hebamme verhält sich bei der Frühgeburt wie bei einer rechtzeitigen Geburt. Bei allen Störungen seitens der Mutter oder des Kindes ist ein Arzt zu benachrichtigen. Das Wochenbett ist in der gleichen Weise wie bei der rechtzeitigen Geburt abzuhalten.

Zu früh geborene Früchte können leicht an den Geburtsschädigungen zugrunde gehen. Um Frühgeburten am Leben zu erhalten, müssen sie sehr sorgsam gepflegt werden (siehe dritten Hauptabschnitt). Für die Hebamme gilt die Vorschrift, jedes geborene Kind, welches Lebenszeichen von sich gibt, selbst wenn es noch so klein ist, stets so zu behandeln und zu pflegen, als ob es am Leben erhalten werden kann.

Es wäre eine grobe Pflichtwidrigkeit, wenn die Hebamme sich um ein kleines, frühgeborenes Kind nicht kümmert, in der Annahme, daß es doch nicht lebensfähig sei. Wenn es auch die Regel ist, daß eine Frucht vor der 28. Woche nicht am Leben bleibt, so könnte ein Irrtum in der Zeitrechnung vorliegen, weshalb auch solche Früchte mit großer Sorgfalt zu behandeln sind. Es gelingt zuweilen sogar, Früchte, die nur 1000 g schwer sind, am Leben zu erhalten. Frühgeborene Kinder sind in den ersten Lebenswochen zwar schwach und hinfällig, wenn sie aber über diese Zeit hinweg gebracht sind, können sie sich körperlich und geistig ebenso entwickeln wie rechtzeitig geborene Kinder.

B. Regelwidrigkeiten des Geburtsverlaufes.

Allgemeine Grundsätze. Es gehört zu den verantwortungsvollsten Aufgaben der Hebamme, Abweichungen vom regelmäßigen Verlauf der Geburt zu erkennen. Da die Behandlung aller derartigen Zustände nicht Sache der Hebamme, sondern des Arztes ist, ist dieser in solchen Fällen stets zu benachrichtigen. Auch bei einer Sachlage, bei der die Hebamme eine Regelwidrigkeit zwar nicht festgestellt hat, aber doch vermutet, ist ebenfalls immer die Hilfe eines Arztes zu erbitten, das gleiche gilt für die Fälle, in denen zur Zeit eine Regel=

widrigkeit nicht vorliegt, im weiteren Verlaufe der Geburt aber zu erwarten ist. Je schneller die Hebamme eine Abweichung, eine gegenwärtige oder eine drohende Gefahr erkennt, desto rechtzeitiger kann sie die ärztliche Hilfe erbitten und dadurch die Gebärende und das Kind vor Schaden, ja vor dem Tode bewahren. Regelwidrigkeiten während der Geburt können aber unter Umständen eine so plötzlich eintretende Lebensgefahr für Mutter oder Kind bedingen, daß der Arzt nicht rechtzeitig zur Stelle sein kann, in solchen Fällen muß bei bestimmten Sachlagen die Hebamme zur Abwendung der Gefahr selbst eingreifen.

(Über die Art der Benachrichtigung des Arztes und die Vorbereitungen bis zu seiner Ankunft siehe S. 153 ff.)

1. Regelwidrigkeiten der treibenden Kräfte.

Der Verlauf der Geburt ist in hohem Maße von einer ausreichenden Tätigkeit der treibenden Kräfte abhängig, daher kann jede Unregelmäßigkeit derselben die verschiedensten Störungen veranlassen.

a) Sehr häufig beobachtet man Regelwidrigkeiten der **Wehen.** Wehentätigkeit.

Die Stärke der Wehen darf nicht nach den Schmerzensäußerungen der Gebärenden beurteilt werden, da diese von dem Grade ihrer Empfindlichkeit und Selbstbeherrschung abhängen. Man erkennt vielmehr die Wehenkraft an der Länge der einzelnen Zusammenziehung, an der Erhärtung der Gebärmutter, an der Häufigkeit der Wehen und an dem Fortschritt der Geburt.

1. Außerordentlich häufig kommen zu schwache Wehen vor. Ge- **Schwache** bärende, deren Gesamtmuskulatur schlecht entwickelt ist, haben oft **Wehen.** auch eine minderwertige Gebärmuttermuskulatur (derartige Zustände finden sich z. B. in Verbindung mit einem allgemein gleichmäßig verengten Becken oder bei übermäßig fetten Frauen). In anderen Fällen ist nur der Gebärmuttermuskel besonders schwach entwickelt, wie es bei sehr jungen und bei alten Erstgebärenden nicht selten der Fall ist, oder ist durch mangelhafte Ernährung, durch schwere Erkrankungen oder durch eine größere Anzahl kurz aufeinander folgender Entbindungen geschwächt. Finden sich in der Wand der Gebärmutter Neubildungen, z. B. Muskelgeschwülste, so können dieselben die Zusammenziehungsfähigkeit der Gebärmutter verringern. Ist der Gebärmuttermuskel durch einen zu umfangreichen Inhalt, z. B. durch Mehrlinge oder durch vermehrtes Frucht-

wasser überdehnt, so kann er dadurch in seiner Fähigkeit, sich zusammenzuziehen, behindert sein. Auch eine übermäßige Füllung der Harnblase und des Mastdarms, wie sie im Verlaufe einer Geburt eintreten können, beeinträchtigen die Tätigkeit der Wehen. In vielen Fällen findet man schlechte Wehen aber auch bei kräftigen und normalen Gebärenden, ohne daß eine eigentliche Ursache erkennbar wäre.

Schwache Wehen können in allen drei Geburtszeiten auftreten. Die Wehenschwäche in der Eröffnungszeit, die bei stehender Blase auftritt, verlängert zwar die Geburt, bringt aber im allgemeinen weder Mutter noch Kind einen Nachteil. Ist die Blase dagegen gesprungen, so kann durch Aufwandern von Keimen in die Gebärmutterhöhle eine Infektionsgefahr entstehen. Ferner kann bei der Verkleinerung der Gebärmutter nach dem Blasensprung das Kind in seiner Sauerstoffaufnahme behindert werden, da die mütterlichen Gefäße nicht die genügende Menge Sauerstoff zum Mutterkuchen führen.

Setzt sich die Wehenschwäche der Eröffnungszeit in die Austreibungszeit fort, so erhöhen sich die eben geschilderten Gefahren. Die Austreibungszeit wird verlängert, die Gefahr für das Kind durch ungenügende Sauerstoffzufuhr wächst um so mehr, je weniger Fruchtwasser beim Blasensprung in der Gebärmutter zurückgeblieben ist. Der Gebärenden droht die Infektionsgefahr und die Möglichkeit, daß die Weichteile durch den überlangen Druck des vorangehenden Teiles geschädigt werden. War die Wehenschwäche bei stehender Blase nur durch Überdehnung der Gebärmutter bedingt, so kann nach Abfluß des Fruchtwassers infolge der Verkleinerung der Gebärmutter die Wehentätigkeit eine regelrechte werden.

Die Wehenschwäche kann auch in der Austreibungszeit entstehen, wenn der Gebärmuttermuskel, wie z. B. bei einer schwächlichen Erstgebärenden, durch die voraufgegangene Geburtsarbeit erschöpft ist, oder wenn besondere Hindernisse, z. B. bei unnachgiebigen Weichteilen einer alten Erstgebärenden, bei Beckenverengerungen oder bei besonderer Größe oder regelwidriger Einstellung des Kopfes, überwunden werden mußten. Man bezeichnet diese Form der Wehenschwäche als Ermüdungswehenschwäche.

Am gefährlichsten ist die Wehenschwäche in der Nachgeburtszeit, die sich an eine voraufgegangene Wehenschwäche anschließen oder selbständig auftreten kann. Mangelhafte Lösung des Mutterkuchens und starke Blutung aus der Mutterkuchenstelle sind die häufige Folge (siehe S. 372).

Die verhältnismäßig belanglose Wehenschwäche in der Eröffnungszeit bei stehender Blase erfordert keine eigentliche Behandlung, die Hebamme sorge für Bequemlichkeit der Gebärenden und ermahne zur Geduld. Die Gebärende kann eine ihr zusagende Lage im Bett einnehmen, sie kann bei fest im Becken stehendem Kopf im Anfang der Eröffnungszeit, falls keine andere Regelwidrigkeit besteht, das Bett zeitweilig verlassen, gehen oder sitzen. Für regelmäßige Entleerung der Harnblase ist zu sorgen und nach etwa 12 Stunden der Darmeinlauf zu wiederholen. Die Gebärende muß, auch wenn ihr Eßbedürfnis nicht groß ist, zur mäßigen Nahrungsaufnahme veranlaßt werden. Das Gebärzimmer ist ausreichend zu lüften, die Zimmerwärme darf nicht zu hoch sein. *Verhalten der Hebamme.*

Handelt es sich um eine Wehenschwäche bei gesprungener Blase, so kann die Hebamme versuchen, durch Auflegen von trocknen, heißen Tüchern oder heißen Tellern auf den Leib die Wehentätigkeit zu verstärken; auch das Trinken von stark gesüßtem heißen Kaffee ist gelegentlich von guter Wirkung. Andere Mittel darf die Hebamme nicht verordnen; sie handelt gegen ihre Dienstanweisung, wenn sie Wehenmittel gibt oder etwa die Blase künstlich gesprengt hatte. In der Austreibungszeit muß sie besonders auf die Füllung der Harnblase achten, zeigt sich oberhalb der Schoßfuge eine stärkere Vorwölbung, so fordert sie die Gebärende zum Harnlassen auf, gelingt dieses nicht, so muß katheterisiert werden. Ist die Gebärende erschöpft, so gibt man ihr schluckweise Kaffee oder Tee. Ein Lagewechsel wirkt zuweilen günstig, man lagert die Gebärende auf die Seite, wo der Teil steht, der tiefer treten soll.

Bei Wehenschwäche nach gesprungener Blase, besonders in der Austreibungszeit, ist eine sorgfältige Beobachtung des Befindens von Mutter und Kind erforderlich. Durch regelmäßige Temperaturmessung erkennt die Hebamme rechtzeitig das Auftreten von Fieber, welches nach Eindringen von Keimen in die offene Eihöhle entstehen kann. Ein Arzt ist in solchem Falle stets zu benachrichtigen. Nach Ablauf einer fieberhaften Entbindung ist eine Meldung an den Kreisarzt zu erstatten; die Hebamme hat sich in diesem Falle wie bei Fieber im Wochenbett zu verhalten. *Temperaturmessung.*

Die kindlichen Herztöne sind ständig zu überwachen. Geht Kindspech ab, oder erholen sich die Herztöne nicht in der Wehenpause, sondern bleiben verlangsamt (z. B. unter 100) oder stark beschleunigt (z. B. über 160) oder schwanken zwischen Verlangsamung *Herztöne.*

und Beschleunigung, so ist wegen der Lebensgefahr für das Kind sofort ein Arzt zu erbitten (siehe S. 356).

Da jedoch bei einer verlängerten Austreibungszeit die Herztöne plötzlich schlecht werden können, ohne daß warnende Anzeichen vorausgegangen sind, soll die Hebamme auch ohne derartige Vorboten in jedem Falle die Herbeirufung eines Arztes verlangen, wenn in der Austreibungszeit bei Anwendung der äußeren Handgriffe nach Ablauf von zwei Stunden kein Fortschritt der Geburt zu bemerken ist.

Übereilte Geburt. 2. Kräftige Wehen sind im allgemeinen erwünscht, können aber in einer derartigen Stärke und Häufung auftreten, daß das Kind zu schnell durch die Geburtswege getrieben wird. Die Dehnungsfähigkeit der Weichteile kommt bei einer solchen übereilten Geburt nicht zur Geltung, es können daher größere Einrisse am Muttermund, in der Scheide und am Damm eintreten. Infolge der schnellen Entleerung der Gebärmutter folgt nicht selten in der Nachgeburtszeit eine Wehenschwäche, die zu Störungen der Lösung des Mutterkuchens und zu Blutungen Veranlassung gibt.

Sturzgeburt. Wird eine Gebärende bei zu starken Wehen von der Geburt überrascht, ohne sich auf dem Geburtslager zu befinden, so kauert sie sich gewöhnlich nieder und versucht eine in ihrer Nähe befindliche Stütze zu ergreifen; das Kind tritt aus den Geschlechtsteilen hervor und stürzt zur Erde (Sturzgeburt). Hierbei zerreißt häufig die Nabelschnur. Auch auf dem Klosett kommt eine Sturzgeburt nicht selten vor, wenn die Preßwehen mit Stuhldrang verwechselt werden. Die Folgen einer Sturzgeburt sind meist geringer, als man erwarten sollte. Hindernisse seitens der mütterlichen Geburtswege haben gewöhnlich nicht bestanden, daher kommt es nur selten zu größeren Weichteilzerreißungen. Der Zug, den die Nabelschnur beim Sturze des Kindes an der Mutterkuchenstelle ausübt, könnte eine Umstülpung der Gebärmutter verursachen, die aber meist durch die starken Wehen verhindert wird, da eine Umstülpung nur bei erschlaffter Gebärmutter eintreten kann. Dagegen kann es zu einem teilweisen Abzerren des Mutterkuchens von seiner Haftstelle mit nachfolgender Blutung kommen, die übrigens auch infolge von Wehenschwäche nach der zu schnellen Entleerung der Gebärmutter auftreten kann.

Auch dem Kinde erwächst gewöhnlich durch die Sturzgeburt kein erheblicher Schaden. Die Fallhöhe ist beim Hinkauern der Gebärenden nur gering, sie wird noch dadurch abgeschwächt, daß der

Fall durch die Anspannung der Nabelschnur unterbrochen wird. Nur wenn das Kind unglücklicherweise aus größerer Höhe, z. B. von einer Treppe, herabfällt, kann es gefährliche Verletzungen, selbst einen tödlichen Schädelbruch davontragen. Das Zerreißen der Nabelschnur bringt im allgemeinen keine Gefahr, da es aus den unregelmäßig durchrissenen Gefäßen nicht blutet; nur wenn die Nabelschnur aus dem Nabelring ausgerissen ist, kann es zu einer bedrohlichen Blutung kommen.

Treten zu starke Wehen bei bestehendem Mißverhältnis zwischen Geburtswegen und Kind auf, z. B. bei engem Becken, Weichteilverengerungen, regelwidrigen Lagen und Einstellungen des Kindes, so kann eine Gebärmutterreißung drohen (siehe S. 283).

Die Ursachen für die zu starken Wehen sind nicht bekannt. Häufig treten diese erst in der Austreibungszeit auf, während die sich über einen längeren Zeitraum hinziehenden eröffnenden Wehen von der Gebärenden aus Unkenntnis oder wegen ihrer Unempfindlichkeit nicht beachtet worden sind. Es gibt Gebärende, bei denen sich die zu starken Wehen bei jeder Geburt wiederholen.

Jede Gebärende mit starken Wehen muß sofort gelagert werden. *Verhalten der Hebamme.* Die Hebamme bereitet sich rechtzeitig zum Dammschutz vor, bis dahin läßt sie Seitenlage einnehmen und verbietet jedes Pressen. Ist eine Sturzgeburt erfolgt und die Nabelschnur zerrissen, so wird die Gebärende zunächst auf ein Lager gebracht, die Hebamme faßt nach dem Gebärmuttergrund und stellt fest, ob die Gebärmutter gut zusammengezogen ist. Sodann wird die durchrissene Nabelschnur unterbunden, ferner werden Mutter und Kind auf Verletzungen angesehen. Ist die Nabelschnur aus dem Nabel ausgerissen, so wird keimfreier Verbandmull auf den Nabel gelegt und mit Hilfe einer fest angezogenen Nabelbinde ein Druckverband hergestellt. Ärztliche Hilfe ist bei Sturzgeburt immer, bei der übereilten Geburt dann zu erbitten, wenn Störungen oder Verletzungen aufgetreten sind.

Hat eine Frau schon einmal eine übereilte Geburt oder eine Sturzgeburt durchgemacht, so soll sie bei erneuter Schwangerschaft alle Vorbereitungen zur Geburt rechtzeitig treffen, gegen Ende der Schwangerschaft das Haus nicht mehr verlassen, sich bei den ersten Wehen auf das Geburtslager begeben und die Hebamme benachrichtigen.

3. Als **Krampfwehen** bezeichnet man fast pausenlos auftretende *Krampfwehen.* Wehen, bei denen selbst in der kurzen Wehenpause die Gebärmutter

nicht völlig erschlafft und der Wehenschmerz nicht gänzlich schwindet. Die Gebärmutter ist auf Druck empfindlich, die Gebärende ist aufgeregt, klagt über ständige Schmerzen, der Puls ist beschleunigt. Krampfwehen bewirken keinen Fortschritt der Geburt, zuweilen führen sie zu einer Sonderzusammenziehung des unteren Gebärmutterabschnittes, so daß der innere Muttermund sich bei der Wehe verengt.

Dauerkrampf. Als gefährlichste Form der Krampfwehen ist der **Dauerkrampf** (Dauerstarre, Starrkrampf) der Gebärmutter anzusehen, hierbei besteht eine Dauerzusammenziehung der sich steinhart anfühlenden Gebärmutter, die durch keine Pause unterbrochen wird. Die Geburt steht vollständig still. Bei allen Krampfwehen, besonders beim Dauerkrampf, kommt es wegen der ständigen Verengerung der mütterlichen Gefäße an der Mutterkuchenstelle zu einer erheblichen Störung der Sauerstoffzufuhr, so daß das Kind schwer gefährdet wird und häufig abstirbt.

Vermeidung. Krampfwehen werden fast immer durch fehlerhafte Behandlung der Geburt verursacht, sie können z. B. auftreten, wenn die Hebamme entgegen den ausdrücklichen Vorschriften häufig innerlich untersucht oder bei der Untersuchung den Muttermund zu dehnen versucht hat oder bei Fußlage am Fuß gezogen hat. Dauerkrampf ist meist die Folge der der Hebamme streng verbotenen Darreichung von Wehenpulvern. Durch sachgemäßes Verhalten bei der Geburt lassen sich daher diese Regelwidrigkeiten fast vollständig vermeiden.

Krampfwehen und Dauerkrampf verlangen stets die Zuziehung eines Arztes. Bis zu seinem Eintreffen mache die Hebamme lauwarme Umschläge auf den Leib, berühre aber sonst die Gebärmutter nicht, enthalte sich daher auch nach Möglichkeit jeder äußeren Untersuchung.

Bauchpresse. b) Regelwidrigkeiten von seiten der Bauchpresse sind verhältnismäßig selten. Wenn auch eine Geburt ohne jede Mitwirkung der Bauchpresse, wie z. B. bei bewußtlosen oder gelähmten Gebärenden, vor sich gehen kann, ist die Tätigkeit der Bauchpresse zur Abkürzung der Austreibungszeit von Wichtigkeit.

Eine zu schwache Tätigkeit der Bauchpresse kann z. B. dadurch entstehen, daß die Gebärende fehlerhafterweise schon während der Eröffnungszeit gepreßt hat, in der Hoffnung, die Geburt beschleunigen zu können. Hat in solchen Fällen die Austreibungszeit begonnen, so sind die Muskeln der Bauchpresse ermüdet und können nicht mehr wirksam eingesetzt werden. In anderen Fällen hält die Gebärende bei der Austreibung die Bauchpresse aus Furcht vor Schmerzen absichtlich zurück; ferner kann die Bauchpresse bei schlaffen Bauchdecken, bei Hängebauch oder infolge Auseinanderweichens der geraden Bauchmuskeln unfähig zu einer wirksamen Tätigkeit sein. In allen solchen Fällen wird die Austreibungszeit erheblich verlängert, so daß die oben geschilderten Gefahren für Mutter und Kind eintreten können. Aufgabe der Hebamme ist es, die Gebärende zu einer richtigen Anwendung der Bauchpresse anzuhalten. Sie verbiete das Einsetzen der Bauchpresse in der Eröffnungszeit; sie ermutige furchtsame und ängstliche Gebärende, während der Austreibungswehen kräftig mitzupressen; sie verabfolge zur Anregung Tee oder Kaffee. Besteht ein Hängebauch, so binde sie denselben auf, sind die Bauchdecken zu schlaff oder die Muskeln auseinandergewichen, so lege sie ein stützendes Handtuch fest um den Leib.

Verhalten der Hebamme.

Bei zu starker Wirkung der Bauchpresse kann es leicht zu Zerreißungen, besonders am Muttermund und am Damm, kommen. Die Hebamme sorge in solchen Fällen für eine Verminderung der Bauchpresse dadurch, daß sie die Gebärende schnell ein- und ausatmen oder laut zählen läßt.

Besonders wichtig ist die Tätigkeit der Bauchpresse zur möglichst schnellen Beendigung der Austreibung:

1. bei Beckenendlage nach Geburt der unteren Rumpfhälfte (siehe S. 325),

2. bei Schädellage mit Nabelschnurvorfall und im Becken stehendem Kopf (siehe S. 316).

Zu vermeiden ist die Bauchpresse wegen der entstehenden Gefahren:

1. in der Eröffnungszeit (siehe oben),

2. bei zu starken Wehen (siehe S. 267),

3. beim Durchschneiden des Kopfes (siehe S. 185),

4. bei Beckenendlage vor Geburt des Steißes (siehe S. 324),

5. bei vorliegender Nabelschnur (siehe S. 315),

6. bei Nabelschnurvorfall und über dem Becken stehendem Kopf (siehe S. 315),

7. bei Querlage (siehe S. 334),

8. bei vorliegendem Mutterkuchen (siehe S. 368),

9. bei drohender Gebärmutterzerreißung (siehe S. 283),

10. bei Herzfehlern oder Lungenerkrankungen (siehe S. 219 und 223).

2. Regelwidrigkeiten der Geburtswege.
A. Der weiche Geburtsweg.

1. Bildungsfehler der Weichteile (siehe S. 230) können während der Geburt zu Störungen führen. Bei Verbildungen und Formveränderungen der Gebärmutter kommt es häufig zu regelwidrigen Lagen des Kindes, besonders zu Schräg- und Querlagen. Als Folge der unzureichend entwickelten Muskulatur, wie sie bei Verbildungen und bei mangelhafter Entwicklung der Gebärmutter vorkommt, kann eine Wehenschwäche auftreten, die die Geburt verzögert und besonders in der Nachgeburtszeit zu Störungen der Ablösung des Mutterkuchens und zu Blutungen führen kann.

Angeborene Strangbildungen in der Scheide machen im allgemeinen keine Schwierigkeiten, da sie von dem vorangehenden Teile meist zur Seite gedrängt werden. Spannt sich aber ein Strang vor den vorangehenden Teil, so kann dadurch die Geburt zum Stillstand gebracht werden.

Bemerkt die Hebamme einen Bildungsfehler der Geschlechtsteile, so muß sie einen Arzt erbitten.

2. Geschwülste der Geschlechtsteile (siehe S. 232) können erhebliche Geburtsstörungen verursachen.

Krebs. Bei Krebs des Scheidenteils ist der Muttermund in eine harte, unnachgiebige, höckrige Geschwulstmasse verwandelt, die durch die Wehen entweder gar nicht gedehnt werden kann oder zerrissen wird, wonach starke Blutungen und im Wochenbett schwere Infektionen eintreten können.

Vermutet die Hebamme auf Grund eines blutig-jauchigen Ausflusses einen Krebs, oder findet sie bei einer aus anderen Gründen notwendig gewordenen inneren Untersuchung unregelmäßige Verdickungen oder Wucherungen oder harte Knoten am Scheidenteil oder in der Scheide, so ist wegen des Krebsverdachtes sofortige ärztliche Hilfe zu erbitten. Die Hebamme muß sich wegen der in einer Krebsgeschwulst stets vorhandenen Eiterkeime unmittelbar nach der Untersuchung desinfizieren und nach Beendigung der Geburt eine Meldung an den Kreisarzt erstatten.

Muskelgeschwülste. Muskelgeschwülste der Gebärmutter können zu regelwidrigen Lagen führen und infolge Durchsetzung der Muskelwand eine Wehenschwäche verursachen, so daß sich die Geburtsdauer verlängert und Störungen in der Nachgeburtszeit vorkommen. Hat sich eine Muskelgeschwulst im untersten Abschnitt des Gebärmutterkörpers oder am Gebärmutterhals entwickelt, so kann sie das kleine Becken mehr oder weniger ausfüllen, dadurch die Geburt unmöglich machen, unter Umständen zu einer Gebärmutterzerreißung führen (Abb. 123). Ragt eine Muskelgeschwulst gestielt (polypös) aus dem Muttermunde hervor, so kann es zu ähnlichen Geburtsstörungen und zu Blutungen kommen. Muskelgeschwülste werden nicht selten mit Kindsteilen verwechselt.

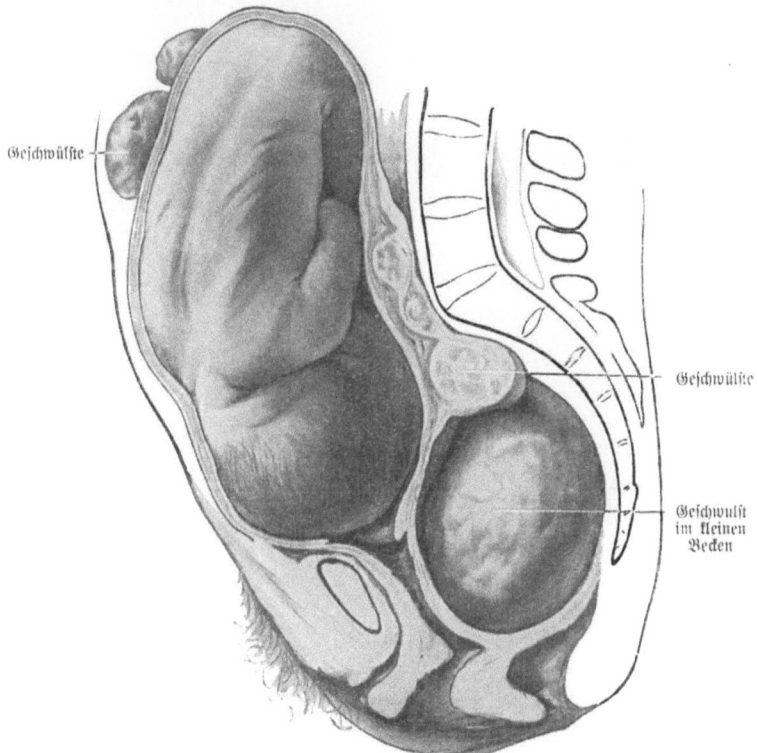

Abb. 123. Eine Muskelgeschwulst erfüllt das kleine Becken und hindert den Kopf am Eintreten. (Nach Bumm.)

In allen Fällen, in denen die Hebamme harte und runde Knollen an der Wand der Gebärmutter oder bei einer notwendig gewordenen inneren Untersuchung im Becken fühlt, ist ein Arzt zu erbitten.

Eierstocksgeschwülste machen gewöhnlich während der Geburt keine Störungen, nur wenn eine derartige Geschwulst im kleinen Becken festhaftet, kann sie durch Raumverlegung die Geburt unmöglich machen oder zu einer Gebärmutterzerreißung führen

Eierstocksgeschwülste.

(Abb. 124). In anderen Fällen kann durch den Druck des vorangehenden Teiles die Geschwulst platzen und ihren Inhalt in die Bauchhöhle ergießen. Selten ist es auch vorgekommen, daß das hintere Scheidengewölbe von der Gebärmutter abgerissen und die Geschwulst unter Zerreißung ihres Stieles vor dem Kinde ausgetrieben wurde.

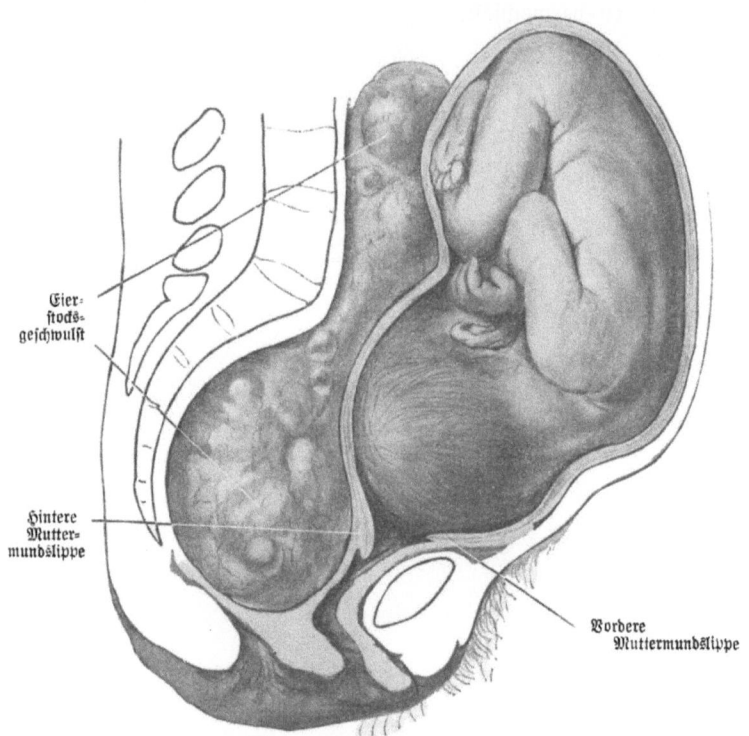

Abb. 124. Eine Eierstocksgeschwulst erfüllt das kleine Becken und hindert den Kopf am Eintreten. (Nach Bumm.)

Wegen aller dieser Gefahren ist stets die Hilfe eines Arztes zu erbitten, wenn die Hebamme eine Eierstocksgeschwulst vermutet, z. B. wenn sie bei einer notwendig gewordenen inneren Untersuchung das hintere Scheidengewölbe durch eine mit Flüssigkeit gefüllte pralle Geschwulst vorgewölbt findet.

In seltenen Fällen finden sich auch in der Scheide oder in ihrer Nachbarschaft, z. B. am Mastdarm, Geschwülste, die zu einer Verengerung der Scheide oder der Schamspalte führen. Ärztliche Hilfe ist stets erforderlich.

3. Von den Lageabweichungen der Gebärmutter (siehe S. 233) ist der Hängebauch während der Geburt am wichtigsten. Er kann den Verdacht auf ein enges Becken erwecken, ferner führt er zu regelwidrigen Lagen und Einstellungen des Kindes, da der Trieb der Gebärmutter in falscher Richtung erfolgt; auch die Bauchpresse ist in solchen Fällen unwirksam (siehe Abb. 111). Besteht ein Hängebauch, so muß die Gebärende sofort Rückenlage einnehmen, der Steiß wird durch ein untergelegtes Kissen etwas erhöht, der Hängebauch wird durch zwei miteinander verknüpfte Handtücher aufgebunden, deren Enden am Kopfende der Bettstelle vereinigt werden. Während der Wehen schiebt die Hebamme den Gebärmuttergrund in die Höhe. Durch solche Maßnahmen kann es gelingen, den vorangehenden Teil in das Becken einzuleiten. Gelingt es nicht, oder besteht eine

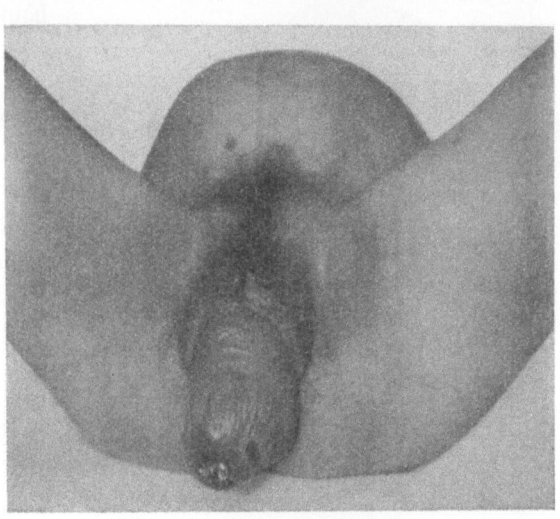

Abb. 125. Vorfall der Scheide und geschwulstartige Verlängerung des Gebärmutterhalses bei der Geburt. (Nach Hammerschlag.)

regelwidrige Lage oder ein enges Becken, so ist ärztliche Hilfe erforderlich.

Bei seitlicher Verlagerung des Gebärmuttergrundes weicht der vorangehende Teil häufig von der Mittellinie und dem Beckeneingang ab. Man lagert die Gebärende auf die der Abweichung des Gebärmuttergrundes entgegengesetzte Seite, so daß der vorangehende Teil auf den Beckeneingang treten kann. Gelingt dieses nicht, so ist ärztliche Hilfe erforderlich.

Besteht eine geschwulstartige Veränderung des Gebärmutterhalses, so kann der stark geschwollene und verlängerte Scheidenteil aus dem Scheideneingang hervorragen. Die Erweiterung des überlangen und starren Halskanals durch die Wehen macht große Schwierigkeiten, es kann auch zum Aufplatzen des ganzen Scheidenteiles kommen. Ein Arzt ist stets zu erbitten (Abb. 125).

Tripper. 4. Unter den Entzündungen ist die wichtigste die Tripper=
erkrankung (siehe S. 237). Es besteht eine starke Eiterabsonderung
aus der Scheide, unter Umständen finden sich an den äußeren Ge=
schlechtsteilen oder am Damm spitze Feigwarzen, die durch ihre große
Anzahl zu umfangreichen blumenkohlähnlichen Geschwulstbildungen
geführt haben können. Der Damm hat dann seine Dehnungsfähig=
keit verloren, es kommt leicht zu größeren Zerreißungen desselben.
Im Wochenbett besteht die Gefahr des Aufwanderns der Gono=
kokken oder der sich häufig in ihrer Ge= sellschaft befinden= den Eiterkeime in höhere Abschnitte der Geschlechtsteile. Das Kind läuft die Gefahr der Trip= perinfektion seiner Augen. Vermutet eine Hebamme, daß eine Gebärende trip= perkrank ist, so soll sie die Hilfe eines Arztes erbitten. Ge= gen die Gefahr der Augenentzün= dung dient das vor= geschriebene Ver= fahren des Abwi= schens der Augen=

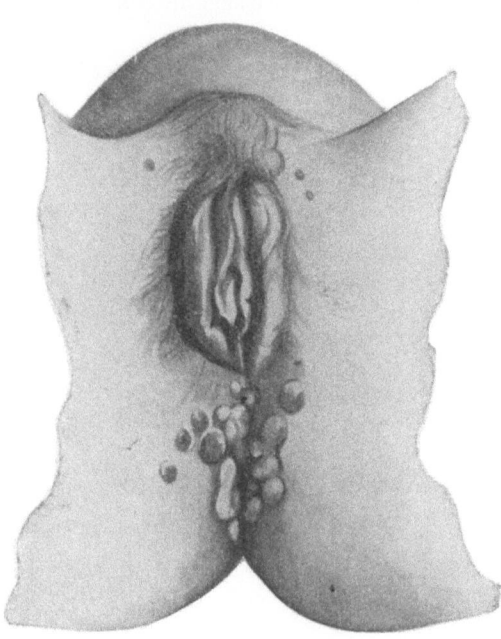

Abb. 126. Breite Feigwarzen. (Nach Seitz, aus Stoeckel.)

lider vor dem ersten Augenaufschlag, und die Augeneinträufelung[1]).

Syphilis. Die Syphilis (siehe S. 227) kann bei der Geburt durch das
Vorhandensein von Geschwüren oder breiten Feigwarzen an den
äußeren Geschlechtsteilen erkannt werden (Abb. 126). Ärztliche Hilfe ist
stets zu erbitten. Die sichtbar erkrankten Stellen werden mit einem in
Desinfektionslösung getauchten Wattebausch bedeckt. Die Hebamme
denke an die Übertragungsmöglichkeit auf ihre Hand und vermeide
am besten jede innere Untersuchung. Muß sie eine solche doch vor=

---

[1]) Gelangt eine Tripperkeime enthaltende Flüssigkeit in das Auge der Hebamme,
z. B. durch Hineinspritzen, so soll die Hebamme sich möglichst sofort einige Tropfen ihrer
1proz. Höllensteinlösung in ihr Auge träufeln lassen.

nehmen, oder den Damm stützen, so rieselt sie die Geschlechtsteile vorher mit einer Desinfektionslösung ab und prüft mit besonderer Sorgfalt ihre auf beide Hände zu ziehenden Gummihandschuhe auf Undurchlässigkeit. Auch das syphilitische Neugeborene ist infektiös. Alle etwa gebrauchten Instrumente müssen sofort ausgekocht, alle gebrauchten Verbandstoffe sofort verbrannt werden. Ist die Geburt vor Eintreffen des Arztes erfolgt, so wird die Placenta zur Besichtigung aufgehoben.

5. Die Weichteile des Durchtrittsschlauches müssen, um die Geburt des Kindes zu ermöglichen, eine genügende Dehnungsfähigkeit besitzen. Ist diese nicht vorhanden oder erheblich verringert, so kann durch den Widerstand der Weichteile die Geburt verzögert, sogar vollkommen unmöglich gemacht werden, oder es kommt zu Zerreißungen des unnachgiebigen Gewebes. Derartige Zustände können auftreten, wenn die Gewebe ihre Spannkraft eingebüßt haben, wie es häufig bei alten Erstgebärenden der Fall ist; oder wenn Narbenbildungen oder Verwachsungen der Weichteile bestehen, wie sie nach Operationen oder infolge von Geschwürsbildungen, z. B. nach Kindbettfieber, Typhus, Diphtherie oder Pocken, vorkommen. Sind die Weichteile von krankhaften Bildungen durchsetzt, wie von Krebs, Feigwarzen, starken wäßrigen Anschwellungen, ungewöhnlich großen Blutaderknoten, so leidet auch dadurch ihre Dehnungsfähigkeit. Aber selbst wenn die Dehnbarkeit der Weichteile eine normale ist, sind ihr bestimmte Grenzen gesetzt, daher können bei einer übermäßigen Beanspruchung ähnliche Schwierigkeiten auftreten, die besonders leicht zu Zerreißungen führen. Solche können z. B. entstehen, wenn das Kind zu schnell ausgetrieben wird, so daß die Nachgiebigkeit des Gewebes nicht zur Geltung kommen kann, oder wenn durch die besondere Größe oder die ungünstige Einstellung des vorangehenden Teiles die Dehnungsmöglichkeit der Weichteile überschritten wird.

Dehnungsfähigkeit.

a) Weichteilschwierigkeiten treten häufig am Beckenboden und am Damm auf. Sind die Gewebe unnachgiebig, ist der Damm besonders hoch und straff, so kann die Austreibungszeit außerordentlich verlängert werden, und es können die für die Austreibungszeit eigentümlichen Gefahren entstehen, die die Herbeirufung eines Arztes verlangen (siehe S. 266). Dieselben Schwierigkeiten können auftreten, wenn der vorangehende Kopf besonders groß und hart ist oder eine ungünstige Einstellung hat, wie z. B. bei Strecklagen oder bei tiefem Querstand. Wirken die treibenden

Beckenboden.

Kräfte in solchen Fällen mit großer Gewalt, so kommt es leicht zu Verletzungen. Zerreißungen treten auch ein, wenn die Dehnbarkeit des Dammes durch eine von einem früheren Dammriß herrührende Narbe oder durch wäßrige Anschwellungen oder durch krankhafte Veränderungen, wie Feigwarzen oder Geschwüre, verringert ist. Auch wenn der Durchtritt des vorangehenden Teiles zu schnell erfolgt, wie es bei starken Wehen oder ohne Dammschutz der Fall sein kann, oder wenn die Hebamme bei einer Beckenendlage die Durchleitung des Kopfes durch die Schamspalte zu hastig vornimmt, kann es zum Zerreißen des Beckenbodens und des Dammes kommen.

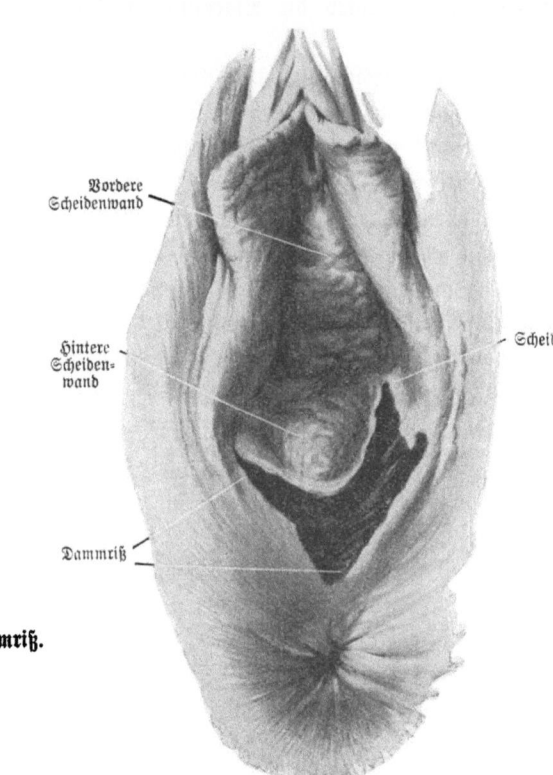

Dammriß.

Abb. 127. Großer unvollständiger Scheidendammriß. (Nach Bumm.)

Während es der Hebamme bei regelmäßigen Verhältnissen in vielen Fällen, besonders bei Mehrgebärenden, gelingt, durch einen sachgemäßen Dammschutz (siehe S. 184) den Damm zu erhalten, kann beim Vorhandensein der erwähnten Regelwidrigkeiten jede aufgewandte Mühe vergeblich sein. Sie bemerkt dann, wie der Damm sich mehr und mehr verdünnt, wie er weißglänzend wird und wie schließlich das Gewebe auseinanderweicht. Bisweilen scheint es gelungen zu sein, beim Durchtritt des Kopfes den Damm zu erhalten, der dann beim Durchtritt der Schultern einreißt; in solchen Fällen ist aber der Riß schon durch den Kopf vorbereitet.

Der Dammriß beginnt meist mit seinem oberen Ende in der Scheide, und zwar seitlich neben den Querfalten, die infolge ihrer Festigkeit weniger verletzbar sind. Der Riß durchsetzt die Dammuskulatur in wechselnder Ausdehnung; bleibt der Schließmuskel des Afters erhalten, so bezeichnet man ihn als **unvollständigen Dammriß** (Abb. 127). Durchtrennt der Riß auch den Afterschließmuskel, wobei er sich häufig in die vordere Mastdarmwand fortsetzt, so handelt es sich um einen **vollständigen Dammriß** (Abb. 128). In seltenen Fällen reißt der Damm zunächst in der Mitte zwischen Schamlippenbändchen und After ein, was bei besonders hohen Dämmen vorkommen kann (**zentraler Dammriß**) (Abb. 129). Die Gegend des Schamlippenbändchens bleibt wie eine Brücke erhalten, kann aber bei Vollendung des Durchtrittes noch nachträglich einreißen.

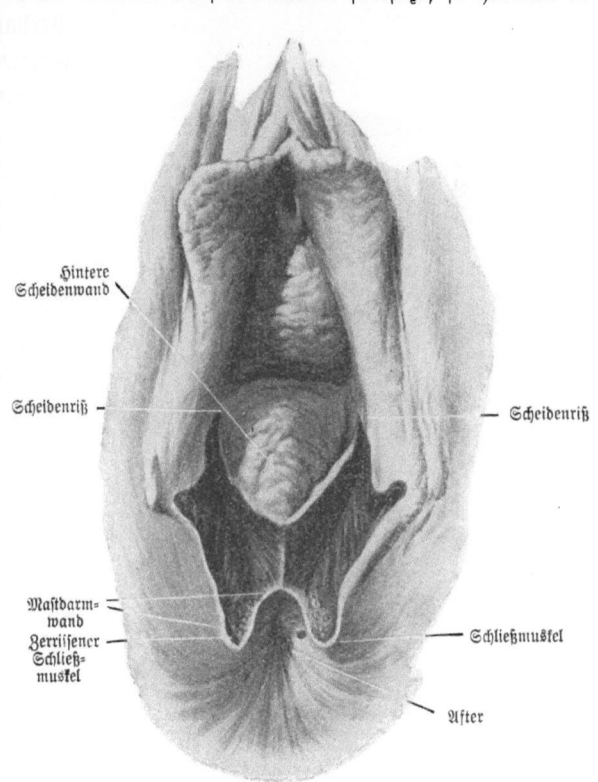

Abb. 128. Vollständiger Dammriß. (Nach Bumm.)

Wird die Heilung eines Dammrisses sich selbst überlassen, so gewinnt die Schamspalte niemals wieder ihre natürliche Form zurück, da die Muskeln des Beckenbodens den Riß auseinanderziehen. Daher kommt es in der Folge nicht nur zu einem Klaffen der Schamspalte, sondern auch häufig zur Senkung und später zum Vorfall von Scheide und Gebärmutter. Handelte es sich um einen vollständigen Dammriß, so gehen Stuhl und Blähungen unwillkürlich ab, so daß ein für die Wöchnerin unerträglicher Zustand entsteht. Aus allen diesen Gründen hat die Hebamme die Verpflichtung, nach jeder Geburt den Damm sorgfältig zu besichtigen und bei Vorhandensein eines Risses, der selbst bei sachgemäßer Ausführung des Dammschutzes vorkommen kann, stets ärztliche Hilfe zu erbitten. Bis zum Eintreffen des Arztes bedeckt sie den Riß mit keimfreiem Verbandstoff und bereitet alles zu dem notwendigen Eingriff, der Naht des Risses, vor. Verschweigt eine Hebamme aus Besorgnis, daß ihr der Vorwurf der Unkenntnis oder Ungeschicklichkeit gemacht werden könne, das Vorhandensein eines Dammrisses, so handelt sie pflichtwidrig.

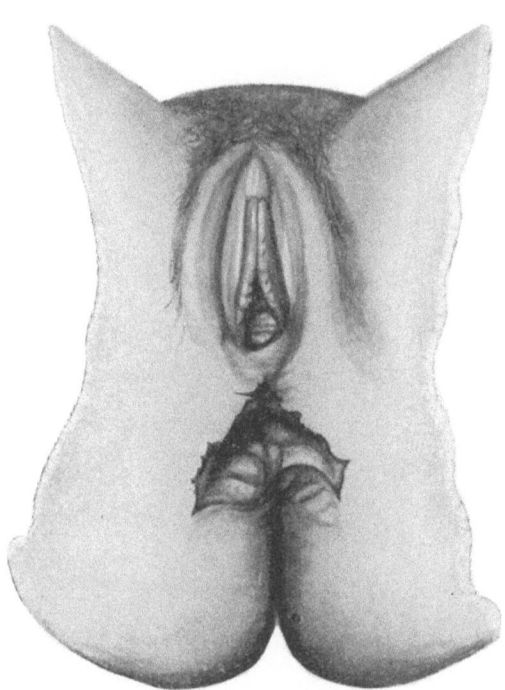

Abb. 129. Zentraler Dammriß. (Nach Hammerschlag.)

Dammrisse bluten im allgemeinen nicht, falls nicht zufällig ein Blutaderknoten angerissen ist, in diesem Falle muß die Hebamme bis zum Eintreffen des Arztes einen in Desinfektionslösung getauchten Wattebausch auf die blutende Stelle drücken.

Kitzlerriß. Verletzungen des Scheideneinganges, die in der Gegend des Kitzlers entstanden sind, führen dagegen meist zu starken Blutungen aus den dort befindlichen Gefäßknäueln; ist eine Schlagader getroffen, so spritzt das Blut aus derselben hervor. Bis zum Eintreffen des Arztes ist zur Blutstillung ein in Desinfektionslösung getauchter Wattebausch fest auf die blutende Stelle zu drücken.

Selten kommt es vor, daß der Austritt des Kopfes durch ein derbes und unverletztes Jungfernhäutchen, das in die

Schamspalte vorgewölbt wird, verhindert wird. In solchen Fällen ist die Hilfe eines Arztes zu erbitten, der unter Umständen den Widerstand des Gewebes durch einen Einschnitt beseitigen muß.

b) Ist die Scheide außergewöhnlich eng und unnachgiebig, oder ist ihre Wand von Verwachsungen und Narben durchsetzt, so kann die Geburt verzögert oder unmöglich gemacht werden, so daß ein Arzt benachrichtigt werden muß. Treiben in solchen Fällen Wehen und Bauchpresse das Kind mit Gewalt vorwärts, so kann es zum Aufplatzen der Scheide in mehr oder weniger großer Ausdehnung kommen. Aus diesen Rissen kann es erheblich bluten. Es kann auch der Fall eintreten, daß ein in der Tiefe der Wand liegender Blutaderknoten oder eine Schlagader zerreißt, wobei die Blutung in das Gewebe erfolgt und dort zu größeren Blutergüssen führt, die sich bis in eine große Schamlippe fortsetzen können, so daß dieselbe stark anschwillt und eine tiefblaue Farbe annimmt. Kommt es zu einer derartigen Blutgeschwulst oder besteht in der Nachgeburtszeit unmittelbar nach der Geburt des Kindes trotz gut zusammengezogener Gebärmutter eine Blutung nach außen, so handelt es sich wahrscheinlich um die Folgen eines Risses (siehe Gebärmutterhalsriß). Ein Arzt ist stets zu benachrichtigen.

Scheidenriß.

Blutgeschwulst.

c) Das Gewebe des äußeren Muttermundes kann von einer derartigen Unnachgiebigkeit sein, daß es der Dehnung einen unüberwindlichen Widerstand entgegensetzt. In solchen Fällen kann der Scheidenteil ballonförmig vorgewölbt und papierdünn, ähnlich der Fruchtblase, ausgezogen werden, so daß man sogar Nähte und Fortanellen durchfühlen kann. Auch durch Verklebung des äußeren Muttermundes kann eine ähnliche Sachlage entstehen. Der Muttermund befindet sich dann als ein kleines, schwer auffindbares Grübchen hinten vor dem Kreuzbein. Haben am Scheidenteil Geschwüre oder narbige Verengerungen, wie sie z. B. nach Operationen entstehen, oder Neubildungen (Krebs) bestanden, so kann das gesamte Gewebe so starr geworden sein, daß es die Geburt zum Stillstand bringt.

Unnachgiebigkeit des Muttermundes.

In allen Fällen von Unnachgiebigkeit des Muttermundes oder des Scheidenteils ist ärztliche Hilfe erforderlich. Sind die treibenden Kräfte imstande, den Widerstand des starren Gewebes gewaltsam zu überwinden, so kommt es zu Zerreißungen. Kleine Einrisse in den Scheidenteil treten zwar bei fast jeder Geburt auf, so daß sie die Kennzeichen einer vorausgegangenen Geburt bilden, diese Risse bluten aber nicht und machen gewöhnlich auch sonst keine Erschei=

Halsrisse. nungen, so daß eine Behandlung meist nicht erforderlich ist. Größere Halsrisse kommen fast nur nach operativen Entbindungen vor, wenn das Kind durch nicht vollständig eröffnete Weichteile gezogen wird. Da sie in Anwesenheit des Arztes vor sich gehen, trägt dieser die Verantwortung. Nur in seltenen Fällen und bei besonders brüchigem Gewebe des Gebärmutterhalses oder bei übermäßiger

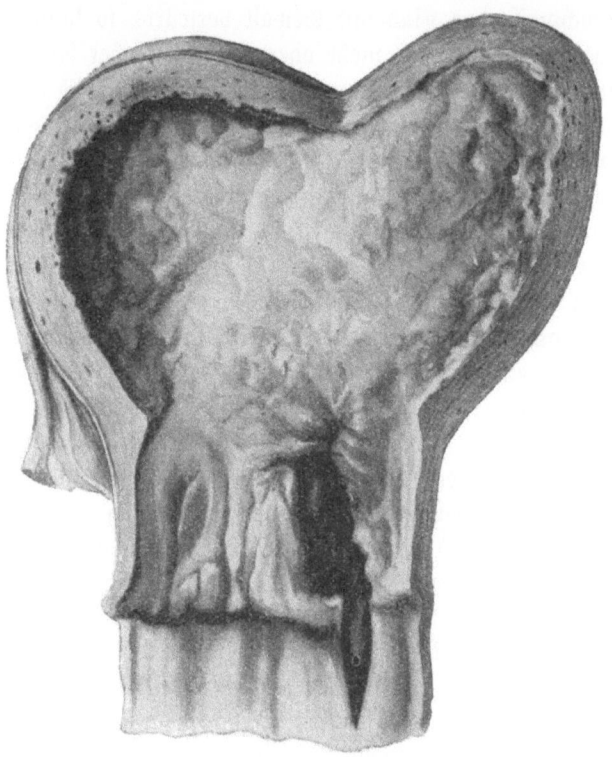

Abb. 130. Riß, der den Gebärmutterhals durchtrennt und sich in die Scheide fortsetzt. (Nach Hammerschlag.)

Wirkung von Wehen und Bauchpresse kann es auch bei durch die Naturkräfte vollendeten Geburten zu einem größeren Halsrisse kommen. Das gleiche könnte sich ereignen, wenn die Hebamme verbotenerweise bei Fußlage an einem Fuß gezogen hat. Die stets seitlich entstehenden Risse führen zu sehr starken Blutungen, wenn sie bis in die Nähe des inneren Muttermundes und der großen Gebärmutterschlagader reichen, besonders wenn es sich um vorliegenden Mutterkuchen mit seiner starken Gefäßentwicklung im unteren

Gebärmutterabschnitt gehandelt hat. Ein solcher Halsriß kann sich bis in das Beckenzellgewebe fortsetzen (Abb. 130). Die Hebamme erkennt die Rißblutung daran, daß unmittelbar nach dem Austritt des Kindes, dessen zuletzt geborener Teil häufig schon mit Blut bedeckt ist, eine starke Blutung erfolgt, während die Gebärmutter hart ist. Die Hebamme erbittet dringend den nächsten Arzt, bis zu dessen Eintreffen sorgt sie dafür, daß die Gebärmutter hart bleibt. Ist der Mutterkuchen noch nicht geboren, so wendet sie den äußeren Handgriff an (siehe S. 193), denn nach der Ausstoßung der Nachgeburt pflegt die Blutung geringer zu werden. Die Gebärmutter drückt sie mit einer auf den Gebärmuttergrund gelegten Hand kräftig nach unten, um dadurch einen Druck auf das blutende Gefäß auszuüben, während sie gleichzeitig mit der anderen Hand einen großen Bausch keimfreier Watte (50 g) gegen die Schamspalte preßt.

Verhalten der Hebamme.

d) Ferner kommt noch eine andere Art von Verletzungen, besonders des Gebärmutterhalses und der Scheide vor, die **Durchreibung** und **Durchquetschung** des Gewebes. Werden die Weichteile längere Zeit zwischen dem im Beckeneingang stehenden Kopf und der Beckenwand eingeklemmt und dadurch einem beträchtlichen Druck ausgesetzt, wie es z. B. nicht selten beim engen Becken oder bei

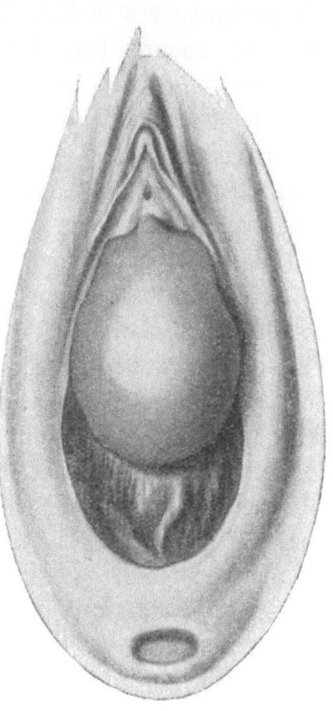

Abb. 131. Quetschung der vorderen Muttermundslippe durch den Kopf. In der Schamspalte wird die Muttermundslippe als tiefblaue Geschwulst sichtbar. (Nach Hammerschlag.)

regelwidrigen Kopfeinstellungen vorkommt, so entsteht zunächst eine Blutstauung unterhalb des gequetschten Gewebes. Dadurch kann es zu einer Anschwellung einer oder beider Muttermundslippen kommen, die als tiefblaue Geschwulst im Scheideneingang sichtbar werden, sich nicht hinter den Kopf zurückziehen und beim Tiefertreten des Kopfes sogar vollständig abgerissen werden können (Abb. 131). Wirkt der Druck lange Zeit auf dieselbe Stelle der Weichteile ein, so wird diese in ihrer Ernährung so geschädigt, daß sie abstirbt. Im Wochenbett fällt die abgestorbene Stelle aus, so daß ein Loch im Gewebe entsteht. Betraf der Druck, wie häufig, die vordere Scheidenwand, so kann es dadurch zu einer widernatürlichen Verbindung zwischen Scheide und Harnblase kommen (Blasenscheidenfistel), aus der der Harn unwillkürlich durch die Scheide abgeht.

Angezeigt werden die Quetschungen der Weichteile durch übelriechenden Ausfluß, durch Erhöhung der Körperwärme und durch Beschleunigung des Pulses. Die drohende Schädigung der Harnblase wird dadurch bemerkbar, daß der mit dem Katheter entnommene Harn blutig ist.

Treten derartige Erscheinungen auf, so ist schleunige ärztliche Hilfe stets erforderlich.

Gebärmutterzerreißung. e) Die gefährlichste Weichteilverletzung, welche während der Geburt entstehen kann, ist die Zerreißung der Gebärmutter. Durch die Tätigkeit der Wehen kommt es bei der eigentümlichen Anordnung der Gebärmuttermuskulatur zur Scheidung des Hohlmuskels von dem Dehnungsschlauch (siehe S. 157). Die Grenze zwischen diesen ist als eine dicht oberhalb der Schoßfuge verlaufende, während der Wehe von außen häufig fühlbare Querfurche zu erkennen, der in der Gebärmutterhöhle ein vorspringender Ring entspricht (siehe S. 165). Nach Erweiterung der Weichteile soll der sich zusammenziehende Hohlmuskel unter Mitwirkung der Bauchpresse das Kind vorwärts treiben. **Ursachen.** Gelingt dieses nicht, weil sich dem vorangehenden Teil ein schwer oder gar nicht überwindbares Hindernis entgegensetzt, so findet eine fortschreitende Verkleinerung des Hohlmuskels und eine immer stärker sich ausbildende Dehnung und Verdünnung des Durchtrittsschlauches statt, in den der Hohlmuskel das Kind hineintreibt. Dabei rückt die Grenzfurche (Grenzring) ständig in die Höhe. Schließlich kommt es an der dünnsten Stelle des unteren Gebärmutterabschnittes zu einer unter Umständen auch die Nachbarorgane, z. B. die Harnblase, mittreffenden Zerreißung des Gewebes, die um so leichter eintritt, je widerstandsloser die Wand der Gebärmutter durch voraufgegangene Geburten und frühere Dehnungen geworden ist. Aus diesem Grunde erfolgt die Gebärmutterzerreißung fast ausschließlich bei Mehrgebärenden. Am häufigsten entsteht die Zerreißung als Folge der Schwierigkeiten, die durch ein Mißverhältnis zwischen Kopf und Becken, besonders bei engem Becken, Wasserkopf, Stirnlage, Hinterscheitelbeineinstellung; oder durch Querlage, hochgradige Verengerungen der Weichteile und Geschwulstbildungen im kleinen Becken verursacht werden; sowie nach früherem Kaiserschnitt wegen der Schädigung der Gebärmutterwand durch die in ihr befindliche Narbe. Während der Riß in den meisten Fällen im Dehnungsabschnitt der Gebärmutter eintritt, kann er selten auch im Hohlmuskel entstehen, besonders wenn durch in ihm befindliche Narben oder andere Schädigungen seiner Wand, z. B. häufigen Placentarsitz an ein und derselben Stelle, eine erhebliche Minderwertigkeit und Widerstandsunfähigkeit der Muskulatur entstanden ist. In Ausnahmefällen kann bei hochgradiger Dehnung der Scheide auch das hintere Scheidengewölbe von der Gebärmutter abreißen.

Die Gebärmutterzerreißung tritt fast immer in der Austreibungszeit auf, nur beim Wasserkopf oder bei Schädigungen des Hohlmuskels oder nach voraufgegangenem Kaiserschnitt kann sie schon in der Eröffnungszeit entstehen.

Bisweilen ist auch durch einen schweren Unfall (Überfahrenwerden usw.) in der Schwangerschaft oder während der Geburt ohne die genannten begünstigenden Ursachen das Entstehen einer Gebärmutterzerreißung möglich. Bei geburtshilflichen Eingriffen, die vom Arzt ausgeführt werden, kann ebenfalls eine Gebärmutterzerreißung eintreten.

Man bezeichnet die Zerreißung als eine vollständige, wenn sämtliche Schichten der Gebärmutterwand von der Verletzung betroffen sind, als eine unvollständige, wenn der Bauchfellüberzug der Gebärmutter erhalten ist. Da die Verletzung in den meisten Fällen mit dem Tode von Mutter und Kind einhergeht, ist es von besonderer Bedeutung, den Riß zu verhüten. Da seinem Eintritt häufig warnende Anzeichen voraufgehen, muß die Hebamme bei jeder Geburt, besonders aber beim Vorhandensein der erwähnten Regelwidrigkeiten, die Zeichen der drohenden Gebärmutterzerreißung auf das genaueste beachten. Die Vorboten sind meist folgende: Die Wehen sind sehr stark und schmerzhaft, folgen in kurzen Pausen aufeinander, ohne daß ein Fortschritt der Geburt bemerkt werden kann. Die Schmerzen verschwinden auch in der Wehenpause nicht vollständig, die Gebärende ist unruhig und aufgeregt, ihr Puls ist oft beschleunigt. Die Gebärmutter ist besonders an ihrem unteren gedehnten Abschnitt auf Druck sehr empfindlich, die runden Gebärmutterbänder sind bei dünnen Bauchdecken als stark gespannte, drahtharte Stränge zu tasten. Die bei normaler Geburt höchstens vier Querfinger oberhalb der Schoßfuge fühlbare Grenzfurche ist in die Höhe gerückt und verläuft gewöhnlich schräg über die vordere Gebärmutterwand; die größte Lebensgefahr droht, wenn

Drohende Gebärmutterzerreißung.

sich die Furche der Nabelhöhe nähert, da dann die Zerreißung unmittelbar bevorsteht. (Ist die Harnblase stark gefüllt, so kann oberhalb des Scheitels derselben auch eine Furche sicht- und fühlbar sein; gegen die Verwechslung mit der Grenzfurche schützt man sich durch Entleerung der Harnblase, die gegebenenfalls mit dem Katheter vorzunehmen ist.)

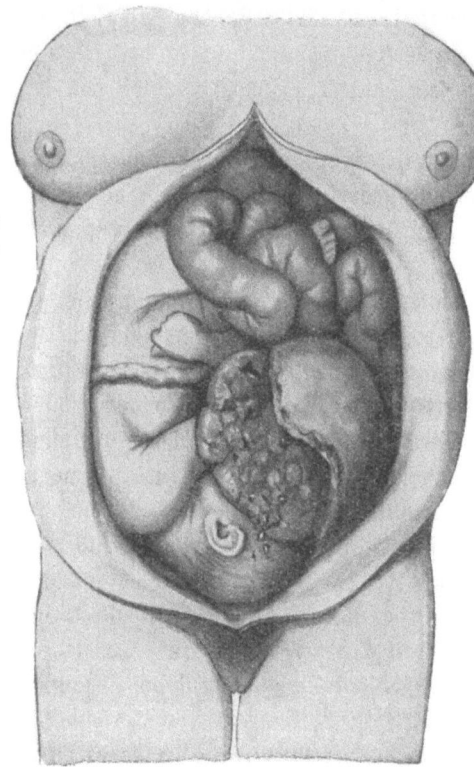

Eintritt der Zerreißung.

Vollständige Zerreißung.

Abb. 132. Vollständige Gebärmutterzerreißung. Kind und Mutterkuchen liegen in der Bauchhöhle. Die Gebärmutter ist seitlich aufgerissen. (Nach Hammerschlag.)

Es kommen allerdings auch Fälle vor, in denen die Zerreißung ohne die geschilderten Vorboten überraschend auftritt.

Der Eintritt der Zerreißung wird von der Gebärenden häufig als ein plötzlicher, sehr heftiger Schmerz im Leibe empfunden. Mit einem Schlage hören die bis dahin sehr kräftigen Wehen auf, es erfolgt ein Blutabgang nach außen, der aber gewöhnlich keine besondere Stärke erreicht. Der vorangehende Kindsteil, der vorher von den Wehen fest aufgepreßt war, weicht zurück.

Handelt es sich um eine vollständige Gebärmutterzerreißung, so tritt das Kind durch den Riß in die Bauchhöhle aus und stirbt ab. Die Gebärmutter verkleinert sich, in ihr befindet sich der meist gelöste Mutterkuchen, die Nabelschnur verläuft durch den Riß zu dem in der Bauchhöhle liegenden Kinde, dessen Teile unter den Bauchdecken überdeutlich zu fühlen sind (Abb. 132). Da durch die Zerreißung gewöhnlich große Blutgefäße verletzt werden, kommt es zu einer starken Blutung in die Bauchhöhle. Nach einiger Zeit treten Erscheinungen des schweren Verfalles auf. Die Gebärende wird blaß, der Puls ist kaum fühlbar, die Atmung ist oberflächlich, oft stöhnend, der Körper bedeckt sich mit kaltem Schweiß, die Pupillen sind weit geöffnet, unter dauernder Verschlechterung des Allgemeinzustandes tritt der Tod ein. Ist die Blutung ausnahmsweise geringer, so daß keine Verblutung eintritt, so besteht die Gefahr einer in der Folge auftretenden tödlichen Bauchfellentzündung.

Bei der unvollständigen Gebärmutterzerreißung sind die Erscheinungen nicht so stürmisch. Das Kind bleibt in der Gebärmutter, die Blutung aus dem meist seitlich befindlichen Riß erfolgt nicht in die freie Bauchhöhle, sondern ergießt sich in das Zellgewebe neben der Gebärmutter und wühlt sich einen Weg zwischen den Bauchfellblättern des breiten Mutterbandes bis an die seitliche Beckenwand, von wo es bis an die Nierengegend gelangen kann. Auch hierbei besteht die unmittelbare Gefahr der Verblutung und die spätere der Infektion des Zellgewebes. *Unvollständige Zerreißung.*

Ist die Gebärmutter von der Scheide abgerissen, so kann es zum Vorfall von Darmschlingen oder beim Vorhandensein einer Geschwulst zum Austritt derselben vor die äußeren Geschlechtsteile kommen.

Erkennt die Hebamme die Anzeichen einer drohenden Gebärmutterzerreißung, so ist dringend der nächsterreichbare Arzt um Hilfe zu bitten. Bis zu seinem Eintreffen läßt die Hebamme die Gebärende unbedingt ruhige Rückenlage einnehmen und verbietet das Pressen. *Verhalten der Hebamme.*

Ist der Riß eingetreten, so kann nur durch schnelle operative Hilfe ein Versuch zur Lebensrettung gemacht werden. Ist daher eine Klinik oder ein Krankenhaus in erreichbarer Nähe, so ist es am besten, die Gebärende sofort dahin zu überführen. Im anderen Falle ist auch hier dringend die Hilfe des nächsten Arztes zu erbitten. Bis zu seinem Eintreffen wird die Gebärende mit dem Kopf tief gelagert, warm bedeckt und erhält bei Anzeichen des Verfalles schluckweise starken Kaffee. Sind Darmschlingen vorgefallen, so werden sie in keimfreien Verbandstoff eingehüllt.

B. Der harte Geburtsweg.

Allgemeines.

Der harte Geburtsweg (das kleine Becken) prägt dem Geburtskanal seine äußere Form auf (siehe S. 160). Die Knochenwände des kleinen Beckens setzen der Ausdehnungsfähigkeit der Weichteile bei der Geburt die äußerste Grenze, daher ist jede Regelwidrigkeit des kleinen Beckens von ausschlaggebender Bedeutung für Weite und Gestalt des Geburtskanals und damit für den Geburtsverlauf. Da schon der normale Geburtsweg dem vorangehenden Kindsteil, besonders dem Kopf, den Durchtritt nur auf besondere Weise (Geburtsmechanismus) gestattet, muß jede Verengerung des Beckens die Schwierigkeiten des Durchtritts vergrößern, unter Umständen die Geburt völlig unmöglich machen. Aus diesen Gründen stellt die Lehre vom engen Becken einen außerordentlich wichtigen Abschnitt der Geburtshilfe dar.

Gefahren des engen Beckens.

Operationen bei hochgradiger Verengerung. Das durch die Verengerung entstandene Mißverhältnis zwischen Kopf und Becken kann so bedeutend sein, daß die Geburt auf dem natürlichen Wege ohne Lebensgefahr für Mutter und Kind nicht vor sich gehen kann. In solchen Fällen kann das Becken durch Operation erweitert (Spaltung des Beckenringes) oder das Kind durch Anbohren und Enthirnung seines Schädels oder durch andere Zerstückelung seines Körpers verkleinert werden. Auch die Einleitung der Geburt zu einem Zeitpunkt, an dem das Kind zwar lebensfähig, aber noch klein ist (künstliche Frühgeburt) kann gelegentlich zur Überwindung der Schwierigkeiten dienen. Unter Umständen kann die Verengerung des Beckens so hochgradig sein, daß man nur unter Umgehung der natürlichen Geburtswege das Kind durch einen Einschnitt in die Bauchdecken und in die Gebärmutter zur Welt befördern kann (Kaiserschnitt).

Vorbedingungen für einen natürlichen Verlauf. Ist die Verengerung des Beckens, wie es meist der Fall ist, nicht so beträchtlich, so kann die Geburt durch die Naturkräfte vollendet werden. Als günstige Vorbedingungen für den natürlichen Geburtsverlauf bei engem Becken sind anzusehen, wenn 1. das Becken nicht zu eng, 2. der Kopf nicht zu groß, 3. der Kopf nicht zu hart und daher formbar ist, 4. der Kopf sich günstig einstellt, 5. (besonders wichtig) wenn die Wehen gut sind. Alle diese Vorbedingungen sind häufig bei Erstgebärenden erfüllt, bei denen daher die Geburt verhältnismäßig gute Aussichten hat. Weniger günstig verläuft die Geburt im allgemeinen bei Mehrgebärenden, bei denen die Köpfe der Kinder größer und härter und die Wehen schlechter zu werden pflegen. Auch in den von den Naturkräften vollendbaren Fällen wird die Geburt beim engen Becken infolge der zu überwindenden Widerstände übermäßig verlängert und bringt für Mutter und Kind erhebliche Gefahren mit sich.

Handelt es sich, wie meist, um eine Beckeneingangsverengerung, so fällt schon im letzten Schwangerschaftsmonat auf, daß der Gebärmuttergrund sich nicht senkt, sondern hoch stehenbleibt, oder daß sich ein Hängebauch ausbildet. Selbst bei Beginn der Geburt bleibt der vorangehende Teil beweglich über dem Becken und überragt den Beckenring und die Schoßfuge nach vorn oder ist nach der Seite abgewichen. Regelwidrige Lagen und Haltungen: Querlagen, Beckenendlagen, Strecklagen, Vorliegen des Armes oder der Nabelschnur sind dabei häufig vorhanden und erfordern schon ihrerseits geburtshilfliche Eingriffe. Nicht selten kommt es zum vorzeitigen Blasensprung, da der hochstehende vorangehende Teil den Berührungsgürtel der Weichteile nicht abdichtet und daher zuviel Fruchtwasser in den unteren Eipol gelangt. Mit dem Vorwasser fließt dann gleichzeitig auch ein Teil des Nachwassers ab, dabei kann es auch zum Vorfall kleiner Teile oder der Nabelschnur kommen. Gelegentlich beginnt sogar die Geburt mit dem Blasensprung, und erst nach Stunden oder Tagen setzen die Wehen ein. *Vorzeitiger Blasensprung.*

Der vorzeitige Blasensprung wirkt bei engem Becken auf den Geburtsverlauf ganz besonders verzögernd ein, da der hochstehende vorangehende Teil nicht ohne weiteres an die Stelle der Blase bei der Eröffnung der Weichteile treten kann. Durch Aufwandern von Keimen in die vorzeitig eröffnete Eihöhle kann es auch zu einer Zersetzung des Fruchtwassers bezw. zu einer Infektion kommen.

Steht der Kopf nach gesprungener Blase lange im Beckeneingang, so machen sich weitere schädigende Folgen für Mutter und Kind allmählich geltend. Die Gebärende ist erschöpft. Die Weichteile werden durch den dauernden Druck, dem sie zwischen Kopf und Beckenwand ausgesetzt sind, stark gequetscht (siehe S. 281). *Quetschung der Weichteile.*

Setzt die Verengerung des Beckens dem Tiefertreten des vorangehenden Teiles einen unüberwindbaren Widerstand entgegen, so kann eine Gebärmutterzerreißung mit ihren meist tödlichen Folgen entstehen (siehe S. 282). In seltenen Fällen kann es bei starken Wehen sogar zu einer Sprengung des Beckens in der Schoßfuge kommen. *Gebärmutterzerreißung.*

Die lange Dauer der Geburt, die Weichteilschädigungen sowie die vielfach notwendigen operativen Eingriffe begünstigen das Auftreten von Infektionszuständen, die sich durch übelriechenden Ausfluß, durch Fieber (unter Umständen durch einen Schüttelfrost) und *Infektion* durch Beschleunigung des Pulses bemerkbar machen. In hochgradigsten Fällen kann die Gebärende noch vor Vollendung der Geburt an der Infektion zugrunde gehen. Im Wochenbett kann es gleichfalls zu schweren, selbst tödlichen Infektionszuständen kommen.

Schädigungen des Kindes. Das Kind ist durch die Geburt beim engen Becken ebenfalls schweren Schädigungen ausgesetzt. Der vorzeitige Abfluß des Vorwassers und eines Teiles des Nachwassers führt wegen der Verkleinerung der Gebärmutter häufig zu einer verringerten Sauerstoffzufuhr und zu einer Erstickungsgefahr des Kindes, die durch den

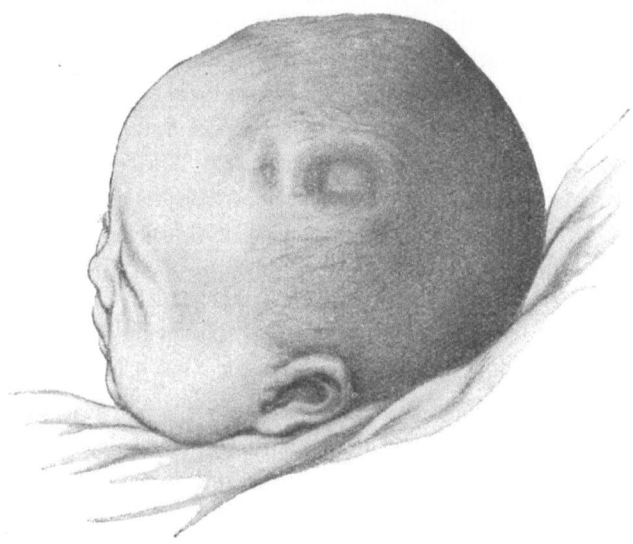

Abb. 133. Druckmarken auf dem Schädel vom Vorberg herrührend. (Nach Hammerschlag.)

nicht seltenen Nabelschnurvorfall noch beträchtlich erhöht wird. Der übermäßige Druck, dem der Kopf des Kindes beim Durchgang durch die verengte Stelle ausgesetzt ist, führt ebenfalls zu erheblichen Gefahren. Die Schädelknochen werden stark zusammengedrückt und übereinander geschoben, in der Kopfschwarte bildet sich eine große Kopfgeschwulst, nicht selten kommt ein Bluterguß unter die Knochenhaut eines Schädelknochens zustande (Kopfblutgeschwulst). Lediglich durch den Druck, dem das Gehirn ausgesetzt ist, kann das Kind absterben, noch häufiger dadurch, daß es innerhalb des Schädels zu Zerreißungen und Blutergüssen in das Gehirn kommt. Bei stark vorspringendem Vorberg findet man zuweilen an dem hinten gelegenen Scheitelbein rote längliche Streifen in der

Kopfhaut als Zeichen dafür, daß dieser Teil am Vorberg vorbeigeglitten ist (Druckmarke) (Abb. 133). Auch dellen-, rinnen- und löffelförmige Knocheneindrücke am hinteren Scheitelbein können durch den Vorberg bewirkt werden (Abb. 134), selbst Schädelbrüche können vorkommen. Solche, zum Teil schweren Verletzungen führen häufig zum Tode des Kindes. Außerdem wirken sich auch die Gefahren aus, die dem Kinde durch die häufigen regelwidrigen Lagen und ihre Behandlung erwachsen.

Dieselben Gefahren und Erschwerungen des Geburtsverlaufes können auch bei normalem Becken auftreten, wenn der Kopf des Kindes zu groß ist und dadurch ein ähnliches Mißverhältnis wie beim engen Becken geschaffen ist.

Leitung der Geburt.

Wegen aller möglichen Folgen für Mutter und Kind ist die Leitung der Geburt beim engen Becken nicht Sache der Hebamme, sondern des Arztes. Die wichtige Aufgabe der Hebamme ist es, durch ihre Untersuchung das enge Becken zu erkennen, um rechtzeitig ärztliche Hilfe in Anspruch nehmen zu können, die sie auch in den Fällen erbitten soll, in denen sie ein enges Becken auf Grund äußerer Anzeichen nur vermutet.

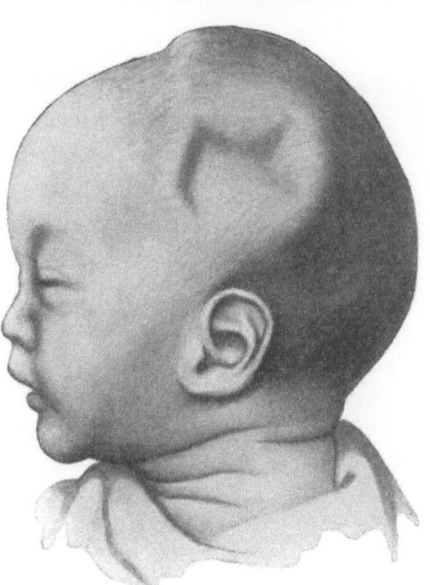

Abb. 134. Löffelförmiger Eindruck auf dem hinteren Scheitelbein. (Nach Hammerschlag.)

In Anbetracht der vielfach notwendigen geburtshilflichen Eingriffe und großen Operationen, die durch das enge Becken bedingt werden können, ist es am zweckmäßigsten, eine Gebärende mit engem Becken möglichst ohne vorherige innere Untersuchung einer geburtshilflichen Klinik zu überweisen.

Erkennung des engen Beckens.

Die Erkennung des engen Beckens gründet sich auf die geburtshilfliche Untersuchung (siehe S. 130ff.). Die Aufnahme der Vorgeschichte kann besondere Hinweise ergeben, ein von

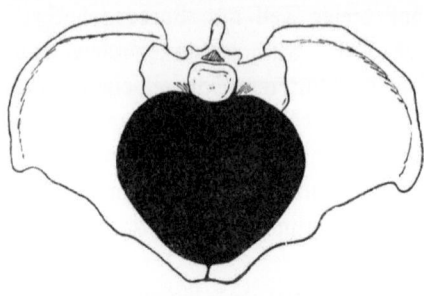

Abb. 135. Allgemein verengtes Becken. Beckeneingangsfigur. (Nach Bumm.)

Allgemein verengtes Becken.

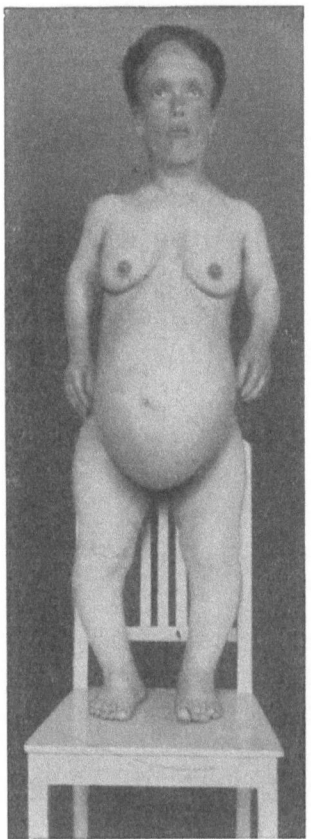

Abb. 136. Rachitische Zwergin mit allgemein verengtem, platten Becken. Entbindung durch Kaiserschnitt. (Nach Hammerschlag.)

der Norm abweichender Körperbau den Verdacht auf ein enges Becken erwecken, die Sicherheit, daß ein enges Becken vorliegt, ergibt allein die Tastung des Beckens. Verengerungen des Beckens können in verschiedenen Formen auftreten, die fast immer durch einen eigenartigen Untersuchungsbefund erkannt werden können. In der Mehrzahl der Fälle bestehen die Verengerungen im Beckeneingang, weniger häufig im ganzen Beckenkanal, noch seltener im Beckenausgang, nur in Ausnahmefällen in Beckenmitte.

Die einzelnen Beckenformen.

1. Das allgemein gleichmäßig verengte Becken gehört zu den häufigeren Formen des engen Beckens. Es ist, wie schon sein Name ausdrückt, in allen Durchmessern gleichmäßig verengt, die Verkürzung derselben betrifft sowohl den Beckeneingang, die Beckenmitte wie den Beckenausgang. Dabei bleibt die regelmäßige Form des Beckens erhalten, es ist nur in sämtlichen Ausmaßen verkleinert, besitzt daher eine große Ähnlichkeit mit einem kindlichen Becken (Abb. 135). Man findet diese Beckenform nicht selten bei Frauen, bei denen der Gesamtkörper in seiner Entwicklung zurückgeblieben ist, so daß sie im ganzen einen jugendlich kindlichen Eindruck machen, sie sind auffallend klein und schlank, haben eine

dürftige Körpermuskulatur, ihr gesamter Knochenbau zeichnet sich durch besondere Zartheit aus. Gelegentlich kommt das allgemein gleichmäßig verengte Becken bei sonst gut gebauten Frauen vor, bei denen aber gewöhnlich eine Schmalheit der Hüften auffällt, wie sie für den Manneskörper die Regel ist.

Die höchsten Grade des allgemein verengten Beckens findet man bei Personen mit Zwergwuchs. Man bezeichnet ein solches Becken als Zwergbecken (Abb. 136).

Wegen der Verengerung des Beckeneingangs besteht im Beginn der Geburt ein Hochstand des Gebärmuttergrundes oder unter Umständen ein Hängebauch. Der vorangehende Teil steht über dem Becken, er überragt den Beckenring und die Schoßfuge mehr oder weniger nach vorn und wölbt die Unterbauchgegend vor. Die äußere Tastung des Beckens ergibt einen verringerten Abstand der vorderen Darmbeinstacheln, die bisweilen mit Daumen

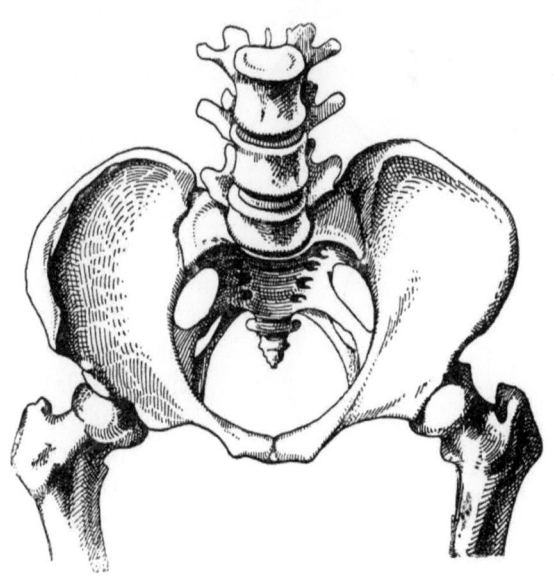

Abb. 137. Allgemein gleichmäßig verengtes Becken. (Nach Bumm.)

und kleinem Finger einer stark gespreizten Hand gleichzeitig berührt werden können, dabei eine gute Wölbung der Darmbeinkämme (Abb. 137). Schon auf Grund dieser Feststellungen soll die Hebamme ohne Vornahme einer inneren Untersuchung ärztliche Hilfe erbitten. Hat sie wegen Unklarheit des äußeren Befundes eine innere Untersuchung vornehmen müssen, so findet sie das Becken leer, kann den Vorberg leicht erreichen und die Beckenwände einschließlich der Bogenlinien gut abtasten. Das allgemein verengte Becken führt zu einer eigentümlichen Einstellung des Kopfes im Beckeneingang. Durch die von allen Seiten wirkenden Widerstände, die er an dieser Stelle zu überwinden hat, kommt es zu einer verstärkten Beugehaltung, und es erfolgen schon hier Drehungen des Kopfes, die sonst erst innerhalb des Beckens vor sich gehen. Schon im Beckeneingang senkt sich nach dem Blasensprung das Hinterhaupt und tritt nach vorn, so daß die Pfeilnaht im schrägen oder sogar im geraden Durchmesser ver-

Tiefstand der kleinen Fontanelle. läuft (hoher Gradstand des Kopfes), die kleine Fontanelle tiefsteht und in der Führungslinie zu tasten ist (Abb. 138). Während diese Einstellung für die Überwindung der Schwierigkeiten als günstig zu bezeichnen ist, verlaufen andere Einstellungen des Kopfes, wie z. B. Strecklagen oder gegebenenfalls Beckenendlagen mit dem nachfolgenden Kopf viel ungünstiger.

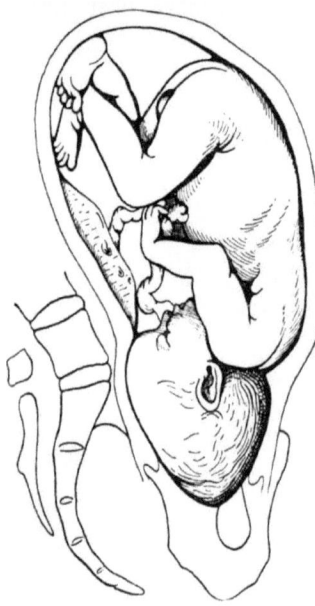

Abb. 138. Hoher Gradstand des Kopfes. (Nach v. Jaschke, aus Stoeckel.)

Der Geburtsverlauf ist häufig wegen Wehenschwäche bei der schlecht entwickelten Gebärmuttermuskulatur und wegen der Verengerung des ganzen Beckenkanals außerordentlich verzögert; gelingt es den treibenden Kräften, den Durchtritt des Kopfes, der an jeder Stelle des Beckens auf erhöhte Widerstände stößt, zu ermöglichen, so findet eine weitgehende Formung des Schädels statt, bei der das Hinterhauptbein unter die Scheitelbeine geschoben wird. Eine große Kopfgeschwulst befindet sich am Hinterhaupt. Häufig kommt es zu größeren Dammrissen, da der verengte Schambogen den Kopf dammwärts drängt.

Einfach plattes Becken. 2. Beim einfach platten Becken ist aus unbekannter Ursache das Kreuzbein ohne Änderung seiner Gestalt und Krümmung der vorderen Beckenwand näher gerückt, so daß das Becken von vorn nach hinten abgeplattet erscheint. Dadurch werden die geraden Durchmesser im Beckeneingang, in Beckenmitte und im Beckenausgang verkürzt. Der Beckeneingang nimmt eine ausgesprochen ovale Form an. Da bei dieser Beckenform die Verkürzung der Durchmesser meist nur 1 bis 2 cm beträgt, also verhältnismäßig unerheblich ist, unterscheiden sich die Geburtsvorgänge häufig nur durch eine verlängerte Dauer von der normalen Geburt. Die

Hebamme erkennt das einfach platte Becken daran, daß sie bei einer notwendig gewordenen inneren Untersuchung bei sonst regelrechtem Beckenbefund den Vorberg gerade noch erreichen kann (Abb. 139).

3. Das **rachitisch platte Becken** stellt die häufigste Form des verengten Beckens dar. **Rachitisch. plattes Becken.**

Rachitis ist eine im frühesten Kindesalter auftretende Stoffwechselerkrankung, bei der der Körper unfähig ist, den durch die Nahrung zugeführten Kalk in der richtigen Weise auszunutzen und abzulagern. Die Erkrankung kann angeboren und vererbt sein, oder durch unzweckmäßige Ernährung und unsachgemäße Pflege begünstigt werden. Die augenfälligste Erscheinung der Erkrankung besteht in Veränderungen des Knochengerüstes. Die Knochen, in denen nicht genügend Kalksalze abgelagert werden, sind oder werden weich und biegsam (siehe dritten Hauptabschnitt).

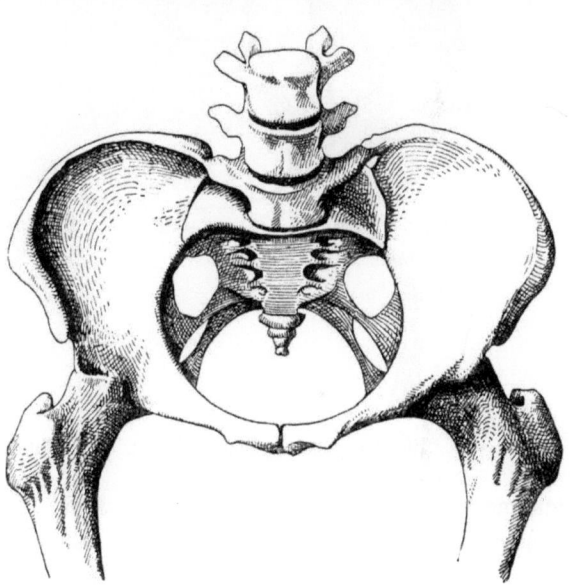

Abb. 139. Einfach plattes Becken. (Nach Bumm.)

Besonders folgenschwere Veränderungen treten am Becken auf. Durch den Druck der Rumpflast sinkt der Vorberg in das Becken hinein, das Becken wird von vorn nach hinten zusammengedrückt, wobei es zu einer, unter Umständen erheblichen, 2 bis 6 cm betragenden Verkürzung im geraden Durchmesser des Beckeneingangs kommt. Die Darmbeinschaufeln liegen flach und klaffen, die Wölbung der Darmbeinkämme ist verringert, so daß die vorderen Darmbeinstacheln weiter voneinander entfernt sind als die Darmbeinkämme (Abb. 140 und 141). Der Schambogen bildet einen stumpfen Winkel, der Beckenausgang ist im queren Durchmesser vergrößert (Abb. 142).

Es ist für die Erkrankung bezeichnend, daß die rachitischen Kinder wegen der Weichheit ihrer Knochen erst spät mit dem Laufen beginnen oder in anderen Fällen die schon erlangte Fähigkeit des

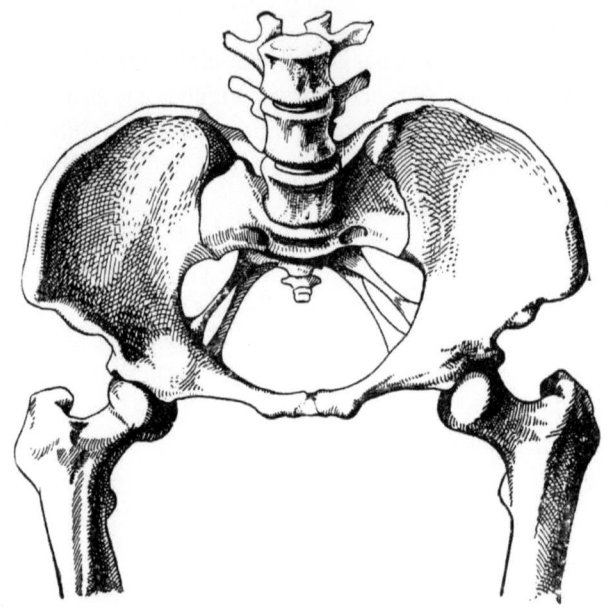

Abb. 140. Platt-rachitisches Becken. (Nach Bumm.)

Laufens wieder verlieren. Je länger ein Kind trotz seiner Rachitis umhergegangen ist, desto stärker treten die Knochenverkrümmungen auf, so daß in solchen Fällen auch das Becken hochgradige Veränderungen und eine erhebliche Verkürzung im geraden Durchmesser des Beckeneingangs aufweist.

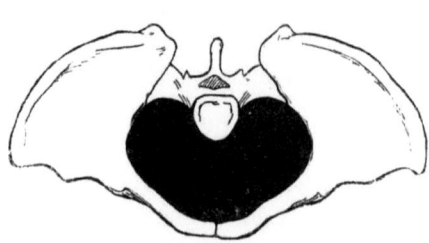

Abb. 141. Platt-rachitisches Becken. Beckeneingangsfigur. (Nach Bumm.)

Erfährt die Hebamme bei Aufnahme der Vorgeschichte, daß die Gebärende erst spät laufen gelernt hat, so wird dadurch bei ihr der Verdacht erweckt, daß eine rachitische Beckenverengerung vorliegen könne. Verstärkt wird diese Vermutung, wenn die Hebamme an dem Körper der Gebärenden allgemeine Zeichen von überstandener Rachitis nachweisen kann: kleinen und plumpen Körperwuchs mit

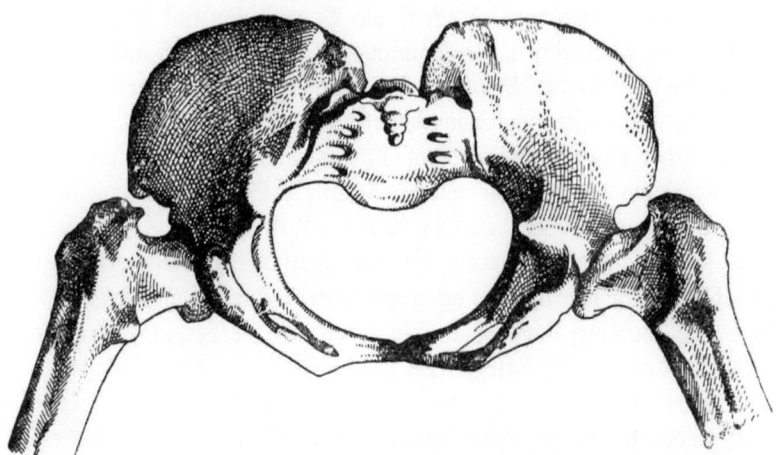

Abb. 142. Der erweiterte Ausgang des platt=rachitischen Beckens. (Nach Bumm.)

breiten Hüften, Krümmung der gewöhnlich kurzen Arme und Beine, Verdickung der Knöchel und Handgelenke, Hühnerbrust, rachitischen Rosenkranz, unter Umständen Verkrümmung der Wirbelsäule, auffallend schlechte Zähne mit höckriger Schneide und mit von Furchen durchzogenem Schmelz (Abb. 143).

Beim rachitisch platten Becken ist wegen der Verengerung des Beckeneingangs der äußere Befund der Gebärmutter und des vorangehenden Teiles ein ähnlicher wie beim allgemein gleichmäßig verengten Becken. Die äußere Tastung des Beckens ergibt eine normale oder sogar vergrößerte Entfernung der vorderen Darmbeinstacheln. Läßt die Hebamme ihre Zeigefinger längs der Darmbeinkämme nach hinten gleiten, so bemerkt sie, daß die regelmäßige Wölbung derselben fehlt. Die Spitzen der Zeigefinger entfernen sich nicht voneinander, sondern bleiben in gleicher Entfernung oder nähern sich sogar. Schon dieser Befund genügt, um ohne innere Untersuchung ärztliche Hilfe zu erbitten. Hat die Hebamme wegen Unklarheit des äußeren Befundes eine innere Untersuchung vornehmen müssen, so findet sie das kleine Becken leer. Sie erreicht mit den Fingern leicht den Vorberg, die Beckenwände sind nicht mit derselben Leichtigkeit abzutasten wie

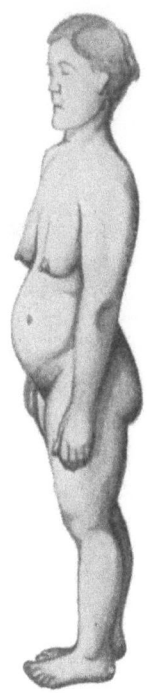

Abb. 143. Kleiner, kräftiger, plumper Körperbau nach englischer Krankheit. (Nach Seitz, aus Stoeckel.)

beim allgemein verengten Becken, die Bogenlinien sind häufig nur
streckenweise zu erreichen, die Wölbung des Kreuzbeins ist nicht selten
abgeflacht. An der Rückseite der Schoßfuge findet sie bisweilen eine
vorspringende Leiste, der Schambogen ist deutlich erweitert.

Wird der Kopf nach dem Blasensprung von den Wehen auf den
Beckeneingang gedrängt, so wird das hintere Scheitelbein von dem
vorspringenden Vorberg zurückgehalten. Das vordere Scheitelbein
senkt sich infolgedessen herab, die quer verlaufende Pfeilnaht be‐
findet sich nicht wie sonst in etwa gleichem Abstand zwischen Schoß‐
Vordere Scheitelbeineinstellung. fuge und Vorberg, sondern in der Nähe des Vorberges (vordere
Scheitelbeineinstellung). Da der große quere Kopfdurchmesser
in dem verengten geraden Durchmesser des Beckeneingangs keinen
Platz findet, weicht das Hinterhaupt nach der Seite aus, das Vorder‐
haupt senkt sich herab, so daß der um 1½ cm kür‐
zere kleine quere Durch‐
messer des Kopfes in den
geraden Durchmesser des
Beckeneinganges tritt. Die
große Fontanelle steht in‐
folgedessen tief und ist in
der Führungslinie zu tasten
(**Tiefstand der großen Fontanelle**) Vorderschei‐

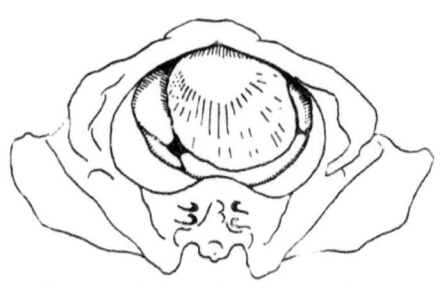

Abb. 144. Vordere Scheitelbeineinstellung.
(Nach v. Jaschke, aus Stoeckel.)

Tiefstand der großen Fontanelle. telbein-Einstellung und Tiefstand der großen Fontanelle be‐
deuten für diese Beckenform die günstigste Einstellung des Kopfes.
Bei weiterer Wirksamkeit der treibenden Kräfte beginnt nun je
nach der Größe des Mißverhältnisses in stunden-, ja tagelanger
Geburtsarbeit die Formung des Kopfes. Das hintere Scheitel‐
bein wird unter das vordere geschoben und durch den Druck auf den
Vorberg so lange abgeflacht, bis der Kopf die Enge des Beckenein‐
gangs überwinden kann. Gelingt dies, tritt der Kopf in das Becken
ein, so entfernt sich die Pfeilnaht wieder vom Vorberg, und die
kleine Fontanelle tritt tiefer, worauf der Austritt in regelrechter
Weise erfolgen kann (Abb. 145, 146, 147). Gelegentlich kann der
Kopf mit quer verlaufender Pfeilnaht in den Beckenausgang
gelangen (**tiefer Querstand**), wodurch der schließliche Austritt
verzögert wird.

Der Geburtsverlauf beim rachitisch platten Becken zeichnet sich
dadurch aus, daß die Überwindung des verengten Beckeneingangs,

falls sie überhaupt möglich ist, häufig sehr lange Zeit in Anspruch nimmt. Ist es aber den oft guten Wehen gelungen, den Kopf durch weitgehende Formung an der verengten Stelle vorbeizutreiben, so kann die weitere Geburt mit Hilfe der Preßwehen überraschend schnell

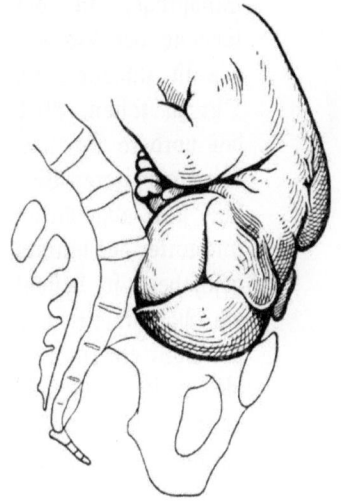

Abb. 145. Vorderscheitelbeineinstellung beim platt=rachitischen Becken. (Nach Bumm.)

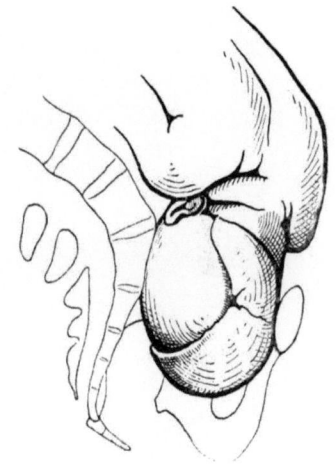

Abb. 146. Der Kopf tritt aus der Vorderscheitelbeineinstellung ins Becken. (Nach Bumm.)

erfolgen, da der Beckenkanal niedrig und der Beckenausgang erweitert ist. Am Kopf des geborenen Kindes kann man häufig die Wirkung des Geburtsmechanismus erkennen. Der Schädel hat eine schiefe Form erhalten, das bei der Geburt hinten gelegene Scheitelbein ist abgeplattet und unter das vordere geschoben; an der Stelle, die am Vorberg vorbeigetrieben wurde, finden sich nicht selten Druckmarken oder selbst Knocheneindrücke; auf dem vorderen Scheitelbein besteht eine meist große Kopfgeschwulst (Abb. 148).

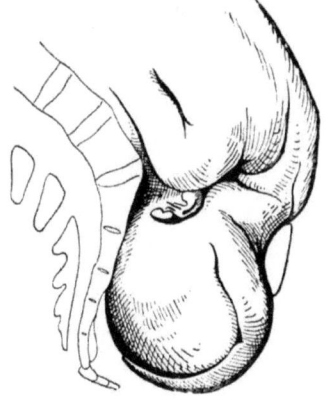

Abb. 147. Nach Überwindung des Beckeneingangs dreht sich das Hinterhaupt nach vorn. (Nach Bumm.)

Eine sehr unerwünschte Kopfeinstellung beim platten Becken ist die hintere Scheitelbein=Einstellung, deren Ausbildung von einem Hängebauch begünstigt werden kann. Bei dieser tritt das

Hintere Scheitelbeineinstellung.

hintere Scheitelbein tiefer, während das vordere von der Schoßfuge zurückgehalten wird und den Beckenring nach vorn stark überragt.

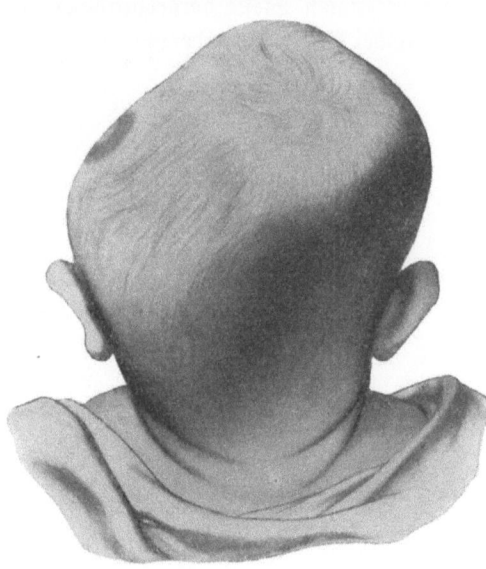

Abb. 148. Formung des Schädels und Druckmarke auf dem hinteren abgeflachten Scheitelbein. Geburt bei rachitisch-plattem Becken. (Nach Hammerschlag.)

Die Pfeilnaht verläuft in der Nähe der Schoßfuge, in der Gegend des Vorberges ist zuweilen ein Ohr zu tasten. Wird das vordere Scheitelbein im weiteren Verlauf stark abgeplattet und unter das hintere geschoben, so besteht die Möglichkeit, daß der Kopf eintritt und die weitere Geburt ohne Schwierigkeit verläuft. Die Kopfgeschwulst befindet sich dann auf dem hinteren Scheitelbein. In den meisten Fällen aber kann das Kind bei dieser regelwidrigen Einstellung den Beckeneingang nicht überwinden.

Ungünstig verlaufen auch die Strecklagen und Beckenendlagen, bei denen der nachfolgende Kopf Schwierigkeiten macht. Auch der Vorfall kleiner Teile oder der Nabelschnur kann die Aussichten für den Geburtsverlauf erheblich verschlechtern.

Allgemein verengtes plattes Becken.

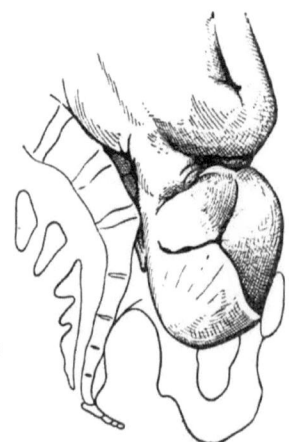

Abb. 149. Hintere Scheitelbeineinstellung. (Nach Bumm.)

4. Gelegentlich kommt eine Mischform des allgemein verengten und rachitisch platten Beckens vor (allgemein verengtes plattes Becken), bei der neben der Verkürzung aller Beckendurchmesser eine besonders starke Verengerung im geraden Durchmesser des Beckeneingangs besteht. Gelingt es den Wehen, die Widerstände des Beckens zu überwinden, so erfolgt der Eintritt des Kopfes ähnlich wie

beim platten, der weitere Durchtritt wie beim allgemein verengten Becken.

5. Eine dem platten Becken ähnliche Beckenform kann auch dadurch zustande kommen, daß infolge einer Wirbelerkrankung der letzte Lendenwirbel sich über den ersten Kreuzbeinwirbel in das Becken hineinschiebt, dabei den Vorberg wie ein Dach bedeckt und den geraden Durchmesser des Beckeneingangs verkürzt. Durch Vortreten der Kreuzbeinspitze kann auch der Beckenausgang verengt werden. **Wirbelgleitung.**

Frauen, bei denen eine derartige Regelwidrigkeit besteht, zeigen äußerlich einen auffallend verkürzten Leib; die zu lang gewordenen Bauchdecken bilden jederseits zwei dicke Hautfalten über den Darmbeinkämmen.

6. Auch bei doppelseitiger angeborener Hüftgelenksverrenkung kommt es zu einer **Hüftgelenksverrenkung.**

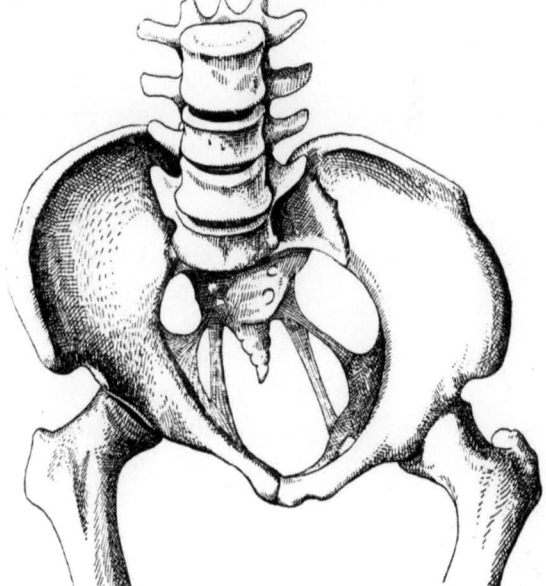

Abb. 150. Schräg verengtes Becken infolge Fehlens eines Kreuzbeinflügels. (Nach Bumm.)

Abplattung des Beckens. Solche Kinder fangen spät an zu laufen, so daß durch die Rumpflast das Becken beim Sitzen zusammengedrückt wird. Auffallend ist bei derartigen Frauen der watschelnde Gang, bei dem das Becken ständig von einer Seite zur anderen fällt.

7. Das querverengte Becken ist außerordentlich selten, es entsteht dadurch, daß beide Kreuzbeinflügel fehlen oder verkümmert sind und die Kreuzdarmbeinfugen frühzeitig verknöchern. Eine Geburt auf natürlichem Wege ist meist nicht möglich. **Querverengtes Becken.**

8. Das schrägverengte Becken kann durch verschiedene Ursachen entstehen: a) Fehlt der eine Kreuzbeinflügel, so wird die kranke Seite nach oben und einwärts gedrängt (Abb. 150). Frauen mit **Schrägverengtes Becken.**

einem derartigen Becken hinken; auffallend ist ferner, daß der eine vordere Darmbeinstachel höher steht als der andere. b) Besteht eine seitliche Verkrümmung im unteren Teil der Wirbelsäule, so wird davon auch die Lendenwirbelsäule betroffen, sie neigt sich gegen den Kreuzbeinflügel derselben Seite und belastet ihn stärker, der Oberschenkel übt dann einen Gegendruck aus, wodurch das Becken schräg verschoben wird. Auch derartige Frauen haben einen hinkenden Gang. c) Ist im jugendlichen Alter der Gebrauch eines Beines stark behindert, z. B. durch einseitige Hüftgelenksentzündung oder eine einseitige Hüftgelenksverrenkung oder durch die Lähmung eines Beines oder eine Verkürzung desselben, so kommt es ebenfalls zu einer schrägen Verschiebung des Beckens. In solchen Fällen stützen sich die Kinder stärker auf das gesunde Bein, infolge der ungleichmäßigen Belastung des Beckens wird die Bogenlinie der gesunden Seite abgeflacht und die Schoßfuge gegen die kranke Seite verschoben. Alle diese Ursachen führen zu einer hinkenden Gangart (Abb. 151).

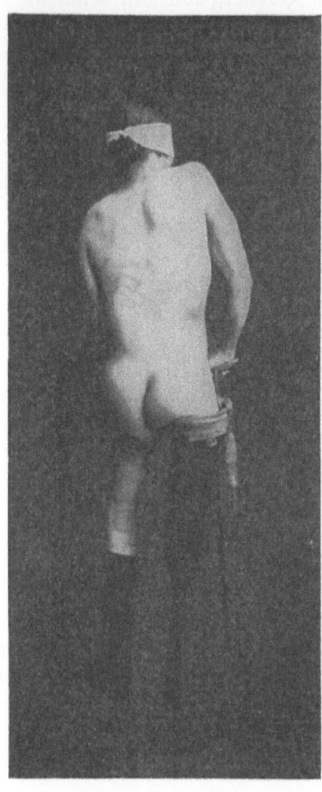

Abb. 151. Schräg verengtes Becken nach Verlust des rechten Beines. (Nach Hammerschlag.)

Da bei höheren Graden des schrägverschobenen Beckens nur ein Teil des Beckenraumes für den Durchtritt des Kindes ausgenutzt werden kann, ist die Geburt häufig erschwert, unter Umständen unmöglich. Die Hebamme denke bei allen lahmenden oder hinkenden Gebärenden an ein schrägverschobenes Becken, besonders wenn sie erfährt, daß der Beinfehler schon seit der Jugend besteht. Bei der äußeren Untersuchung fallen der ungleiche Stand der Hüften und die Veränderung des einen Beines auf. Der vorangehende Teil steht gewöhnlich sehr hoch. Muß eine innere Untersuchung vorgenommen werden, so findet man, daß der Vorberg der Schoßfuge nicht gerade gegenüberliegt und daß die eine Bogenlinie stärker gewölbt ist als die andere (Abb. 152).

9. Verkrümmungen der Wirbelsäule nach hinten (Buckel= **Becken=** bildung) haben auf das Becken keinen Einfluß, wenn sie in der Brust= **aus=** wirbelsäule, also hoch gelegen sind. Es kommt dabei lediglich zu **verenge=** Störungen der Brustor= **rungen.** gane, besonders der Lun=
gen. Ist aber die Lenden=
wirbelsäule oder der un=
tere Abschnitt der Rücken=
wirbelsäule nach hinten
verkrümmt, so wird das
Becken verändert. Durch
Zurücktreten des Vorbergs
wird der Beckeneingang
erweitert, der Becken=
ausgang dagegen durch
Vortreten der Kreuzbein=

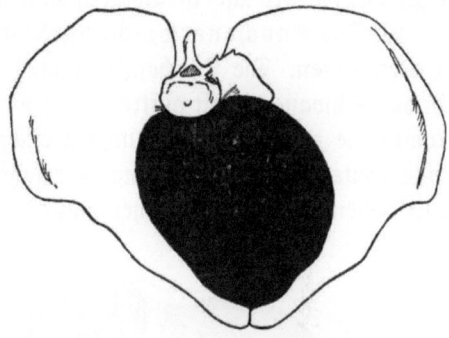

Abb. 152. Schräg verengtes Becken. Beckenein=
gangsfigur. (Nach Bumm.)

spitze im geraden Durchmesser verengt. Da das Kreuzbein in solchen
Fällen oft besonders schmal ist, kann es auch zu einer Verengerung
des Schambogens und einer Verkürzung des
Abstandes der beiden Sitzbeinhöcker kommen.
Wegen der Erweiterung des Beckeneingangs
tritt der vorangehende Teil leicht ein, findet
aber im unteren Abschnitt der Beckenhöhle
und im Beckenausgang derartige Widerstände,
daß er sie häufig nicht überwinden kann
(Abb. 153).

Die Verkrümmung der Lendenwirbelsäule
kann leicht übersehen werden, auffallend sind
die scheinbar überlangen Arme, die bis zum
Knie und noch weiter herunter reichen können.
Ist eine innere Untersuchung notwendig ge=
worden, so führt der spitze Schambogen und
die geringe Entfernung der beiden Sitzbein=
höcker zur Erkennung der Regelwidrigkeit.

Auch ohne daß eine Verkrümmung der
Wirbelsäule besteht, kann es zu einer ähnlichen
Beckenform kommen, bei der der Beckenein=
gang erweitert, der Beckenausgang im geraden
und queren Durchmesser verengt ist (Trich=
terbecken). Der Untersuchungsbefund ist der=

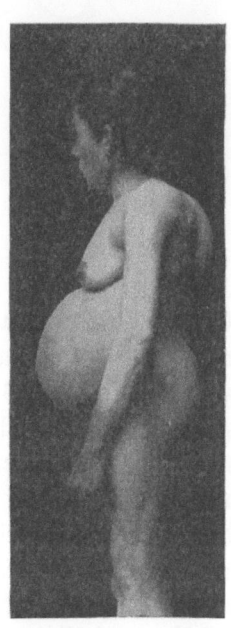

Abb. 153. Beckenausgangs=
verengerung bei Verkrüm=
mung der Wirbelsäule.
(Nach Hammerschlag.)

selbe wie oben geschildert. Günstig für den Austritt des Kopfes kann es in solchen Fällen sein, wenn sich statt des breiten Hinterhauptes das schmalere Vorderhaupt in den spitzen Schambogen legt, die Geburt also in Vorderhauptslage verläuft.

Knochenerweichungsbecken. 10. Das Knochenerweichungsbecken gehört zu den selteneren Beckenformen. Die Knochenerweichung ist eine Erkrankung, die nur in der Schwangerschaft auftritt; nach Beendigung des Wochenbettes kommt sie zum Stillstand, um bei einer erneuten Schwangerschaft eine weitere Verschlimmerung zu erfahren. Die Krankheit beginnt mit ziehenden, häufig für rheumatisch gehaltenen Schmerzen in der

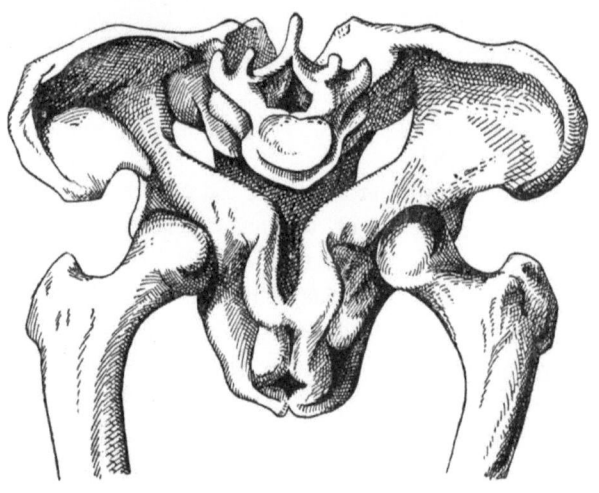

Abb. 154. Knochenerweichungsbecken. (Nach Bumm.)

Gegend der Hüften und der Schambeine. Bei weiterem Fortgang werden die Bewegungen schwerfällig, die Schmerzhaftigkeit nimmt zu, die Knochen des Beckens sind bei Betastung empfindlich, die Frauen sinken in sich zusammen und werden kleiner, das Gehen wird immer beschwerlicher, schleppend und schließlich gänzlich unmöglich, so daß die Kranken dauernd liegen müssen. Das Wesen der Erkrankung besteht darin, daß wahrscheinlich infolge einer Störung der inneren Absonderung der Eierstöcke die Kalksalze der Knochen schwinden, so daß die Knochen weich und schließlich biegsam werden. Ist dies der Fall, so wird das Becken durch den Druck der Wirbelsäule und den Gegendruck der Oberschenkel zusammengepreßt. Der Vorberg senkt sich in die Beckenhöhle, die Gegend der Schoßfuge wird schnabelförmig vorgewölbt, der Schambogen wird verengt, der Becken=

eingang erhält die Form eines Kartenherzens (Abb. 154). In hochgradigen Fällen ist die Geburt unmöglich, wenn auch die biegsamen Knochen durch den vorangehenden Teil wieder auseinander getrieben werden können.

Die Erkennung der seltenen Erkrankung, die besonders in der Schweiz und in Oberitalien, aber auch in anderen Gegenden vorkommt, ist in ausgesprochenen Fällen nicht schwierig. Bei allen rheumatischen Schmerzen in der Schwangerschaft, besonders solchen in der Beckengegend, denke die Hebamme an beginnende Knochenerweichung und sorge für sofortige ärztliche Behandlung. Bei vorgeschrittenen Fällen, bei denen die Schwangeren kleiner geworden sind, sich schwer oder gar nicht mehr bewegen können, oder bei denen die geschilderten Beckenveränderungen aufgetreten sind, ist die Knochenerweichung unzweifelhaft.

11. Die sehr seltenen Fälle, in denen sich an den Beckenknochen, z. B. am Kreuzbein, Knochengeschwülste gebildet haben, führen zu einer meist weitgehenden Verengerung der Beckenhöhle und daher zu einer Geburtsunmöglichkeit. *Geschwulstbecken.*

Zusammenfassung.

Zusammenfassend ist noch einmal darauf hinzuweisen, daß die Hebamme in jedem Fall, in dem sie eine Beckenverengerung in der Schwangerschaft oder während der Geburt vermutet oder festgestellt hat, für sofortige ärztliche Hilfe zu sorgen hat. Die Vorgeschichte gibt ihr sowohl durch Erkrankungen, welche die Schwangere in der Kindheit durchgemacht hat, bestimmte Hinweise, wie durch den regelwidrigen Verlauf etwa voraufgegangener Geburten, sei es, daß sie selbst bei diesen zugegen war oder von der Schwangeren oder Gebärenden einen entsprechenden Bericht erhalten hat. Die Besichtigung läßt sie Regelwidrigkeiten des Gesamtkörperbaues erkennen, die auf ein enges Becken hindeuten könnten, die äußere Untersuchung läßt bei bestimmten Abweichungen vom regelrechten Befund an ein enges Becken denken, schließlich gibt die äußere Tastung des Beckens in den meisten Fällen den sicheren Aufschluß für das Vorhandensein eines engen Beckens. Besteht nach diesen Untersuchungsmaßnahmen der Verdacht auf ein enges Becken oder ist dabei ein solches nachgewiesen, so ist ohne innere Untersuchung die Gebärende in eine Klinik einzuliefern oder die Hilfe des Arztes zu erbitten. Nur in den Fällen, in denen sämtliche andere Untersuchungsarten keinen

Verdacht auf ein enges Becken erweckt haben und die Hebamme über den Befund im unklaren geblieben ist, soll sie eine innere Untersuchung vornehmen, bei der dann die innere Tastung des Beckens und die eigentümliche Einstellung des vorangehenden Teiles die Sachlage klärt.

Bis zur Ankunft des Arztes verhält sich die Hebamme folgendermaßen: Zur Vermeidung eines vorzeitigen Blasensprunges wird die Gebärende sofort gelagert, ein etwaiger Hängebauch wird aufgebunden, für Entleerung der Harnblase wird gesorgt. Besondere Aufmerksamkeit wird auf die Anzeichen einer drohenden Gebärmutterzerreißung gerichtet, im übrigen trifft die Hebamme wie immer alle Vorbereitungen für die Ankunft des Arztes.

Weites Becken. Gegenüber den schweren Störungen, die das enge Becken während der Geburt veranlassen kann, hat das weite Becken nur eine geringfügige Bedeutung. Bei guten Wehen und normaler Kopfgröße kann die Geburt sehr schnell erfolgen, so daß die Nachteile der übereilten Geburt auftreten können. Bisweilen bleiben die normalen Kopfdrehungen aus, so daß abweichende Stellungen des Kopfes, z. B. ein tiefer Querstand, entstehen können.

3. Regelwidrigkeiten seitens des Kindes.
a) Abweichende Stellung des Kopfes.

Die regelrechte Stellung des Kopfes im Beckeneingang ist diejenige, bei der die Pfeilnaht quer oder etwas schräg verläuft und die beiden Fontanellen sich annähernd in gleicher Höhe befinden (siehe S. 172). Während des Durchtritts durch die Geburtswege kommt es zu Drehungen des Kopfes, so daß derselbe mit vorn stehender kleiner Fontanelle und im geraden Durchmesser verlaufender Pfeilnaht die Geburtswege verläßt. Von diesem Normalverlauf gibt es eine Reihe von Abweichungen. Sind die im Beckeneingang wirkenden Widerstände allseitig sehr groß, wie z. B. beim allgemein verengten Becken, so kommt es schon an dieser Stelle zum Tiefstand der kleinen Fontanelle und zur Drehung der Pfeilnaht in den schrägen oder geraden Durchmesser (hoher Gradstand) (siehe S. 292).

Ist der Beckeneingang nur im geraden Durchmesser verengt, wie z. B. beim rachitisch platten Becken, so kommt es durch das Zurückhalten eines Scheitelbeins entweder zu der günstigen Vorder-

Scheitelbein=Einstellung (siehe S. 296) oder zu der ungünstigen Hinterscheitelbein=Einstellung (siehe S. 297).

Ist der Geburtskanal weit im Verhältnis zur Größe des Kopfes, so daß die Widerstände geringer sind oder fehlen, oder ist beim platten Becken nach Überwindung des Mißverhältnisses im Beckeneingang eine Wehenschwäche vorhanden (siehe S. 264), so kann der Kopf ohne Drehungen mit quer= oder stark schräg verlaufender Pfeilnaht und seitlich stehenden Fontanellen in den Beckenausgang gleiten (tiefer Querstand) (Abb. 155). Häufig gelingt es, durch Lage= rung der Gebärenden auf die Seite der kleinen Fonta= nelle die ausgebliebenen Drehungen des Kopfes nachzuholen, so daß die kleine Fontanelle nach vorn tritt und die Geburt in regelrechter Weise verläuft.

Tiefer Querstand.

Bleibt die Drehung des Kop= fes aus, so wird die Geburt des im Beckenausgang stehenden Kop= fes in den meisten Fällen verhin= dert, denn nur bei sehr kleinen Köpfen ist ein Austritt mit quer= verlaufender Pfeilnaht möglich. Die Hebamme kann einen tiefen Querstand vermuten, wenn trotz guter Wehen der im Becken= ausgang stehende Kopf nicht geboren wird. Übersteigt die Dauer der Austreibungsperiode

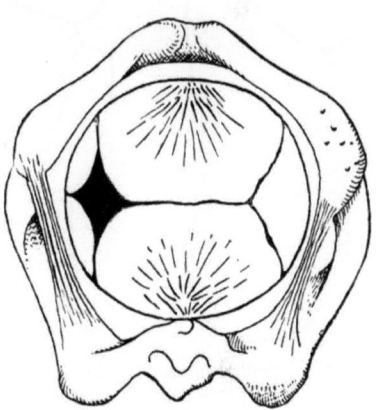

Abb. 155. Tiefer Querstand des Kopfes bei erster Schädellage. (Nach v. Jaschke, aus Stoeckel.)

zwei Stunden, so ist ärztliche Hilfe zu erbitten, falls nicht schon vorher eine solche auf Grund von Störungen im Befinden von Mutter und Kind erforderlich wurde.

Hat sich die kleine Fontanelle in Beckenmitte nicht nach vorn, sondern nach hinten gedreht, so kommt es zur Geburt in der hin= teren Hinterhauptslage (siehe S. 177).

b) Regelwidrige Haltung des Kindes.
1. Strecklagen.

Als Strecklagen bezeichnet man solche Lagen, bei denen die regelmäßige Beugehaltung der Frucht verändert ist: durch Ent= fernung des Kinnes von der Brust ist der Hals mehr oder weniger

Begriffs= bestim= mung.

gestreckt, die Krümmung des Rückens ist verringert oder aufgehoben, bei den stärkeren Graden von Streckhaltung ist die Brust sogar vorgewölbt.

Man unterscheidet drei verschiedene Grade von Strecklagen:
1. Geringster Grad der Streckung: Vorderhauptslage.
2. Stärkerer Grad der Streckung: Stirnlage.
3. Stärkster Grad der Streckung: Gesichtslage.

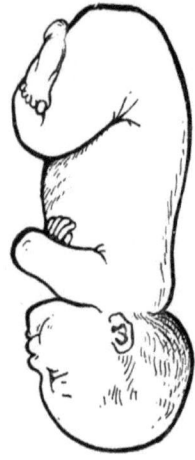 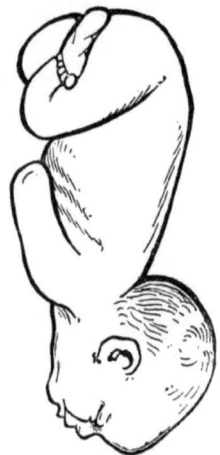 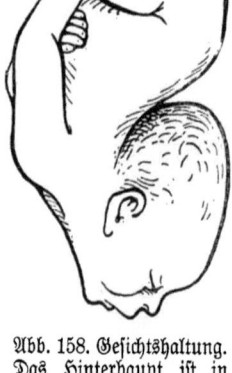

Abb. 156. Vorderhauptshaltung. Das Kinn ist von der Brust entfernt, der Rumpf gestreckt.

Abb. 157. Stirnhaltung. Das Kinn ist weiter von der Brust entfernt, das Hinterhaupt dem Rücken anliegend. Die Brust ist vorgewölbt.

Abb. 158. Gesichtshaltung. Das Hinterhaupt ist in den Nacken geschlagen, der Rücken ist eingezogen, die Brust vorgewölbt.

(Nach v. Jaschke, aus Stoeckel.)

Ursachen. Die Strecklagen entstehen fast immer erst während der Geburt. Bisweilen wird bei weiten Geburtswegen und kleinem Kind der Kopf ohne Einhaltung der normalen Drehungen in Streckhaltung ausgetrieben, wie es z. B. bei Frühgeburten oder bei Zwillingen der Fall sein kann. In anderen Fällen kann bei ausgetragenem Kinde, besonders beim Vorhandensein eines engen Beckens oder eines anderen Hindernisses (z. B. eines vorgefallenen Armes), das Hinterhaupt von einer Bogenlinie des Beckeneingangs zurückgehalten werden, so daß Vorderhaupt, Stirn oder Gesicht in den Beckeneingang getrieben werden. Auch ein seitliches Abweichen des über dem Becken stehenden Kopfes auf eine Beckenschaufel kann gelegentlich zu einer Strecklage führen. Eine Streckhaltung des

Kopfes kommt leichter zustande, wenn die Schädelform an sich besonders lang ist (Langschädel). Selten wird schon in der Schwangerschaft das Kinn von der Brust entfernt, wenn sich eine Geschwulst, z. B. ein Kropf, am Halse des Kindes bildet, oder wenn an dieser Stelle ein Knäul von Nabelschnurschlingen gelegen ist. Auch die sogenannten Froschköpfe befinden sich häufig schon in der Schwangerschaft in einer Streckhaltung.

Wie bei allen Längslagen kann die Geburt bei Strecklagen durch die Naturkräfte erfolgen. Sind die Geburtswege weit und die Kinder klein (Zwillinge), so treten im allgemeinen keine Schwierigkeiten auf. Aber schon bei normal großen Köpfen dauern die Geburten in Streckhaltung gewöhnlich länger als die in Hinterhauptslage. Die Blase springt häufig vorzeitig, da die Weichteile dem Kopf nicht so innig wie bei Schädellage anliegen, die Austreibungszeit verzögert sich oft, da größere Kopfumfänge als bei Hinterhauptslagen durch das Becken gehen müssen, das noch dazu oft verengt ist. Nicht selten kommt es zur Überdehnung des unteren Abschnittes der Gebärmutter mit ihren gefährlichen Folgezuständen. Dammrisse kommen infolge des Durchschneidens größerer Kopfdurchmesser häufig vor. Schließlich kann auch das Kind geschädigt werden, da durch die starke Streckung des Halses bei langer Geburtsdauer das Gehirn mit Blut überfüllt wird. Die Gefahren für Mutter und Kind sind also weit größer als bei Schädellage.

Verlauf.

Vorderhauptslage.

Die verhältnismäßig günstigste der 3 Strecklagen ist die Vorderhauptslage. Die äußere Untersuchung ergibt keine wesentlichen Abweichungen von dem Befunde bei Hinterhauptslage. Ist eine innere Untersuchung erforderlich, so fühlt man das Vorderhaupt, gekennzeichnet durch die Pfeilnaht, die große Fontanelle und den Anfang der Stirnnaht, während die kleine Fontanelle meist nicht zu erreichen ist. Bei erster Vorderhauptseinstellung verläuft die Pfeilnaht im Beckeneingang quer oder schräg, große Fontanelle und Anfang der Stirnnaht befinden sich rechts und etwas vorn; bei der zweiten Vorderhauptseinstellung links und etwas vorn. Bei weiterem Fortschreiten der Geburt übernimmt die große Fontanelle die Führung, sie tritt tiefer und nach vorn unter den Schambogen, die Stirn stemmt sich unter der Schoßfuge an und das breite Hinterhaupt rollt über den Damm, wobei der Kopf eine Beugebewegung macht. Der Kopf-

Vorderhauptslage.

durchmesser, der durch Becken und Schamspalte geht, reicht vom Nacken bis zur Stirn und beträgt 10,5 cm. Der Kopfumfang beträgt 33 cm. Schließlich tritt unter Streckung des Kopfes das Gesicht als letzter Teil unter der Schoßfuge hervor (Abb. 159). Der weitere Austritt des Kindes vollzieht sich wie bei Schädellage. Die Kopfgeschwulst befindet sich auf dem Vorderhaupt nahe der großen Fontanelle, der Kopf ist im senkrechten Durchmesser vergrößert.

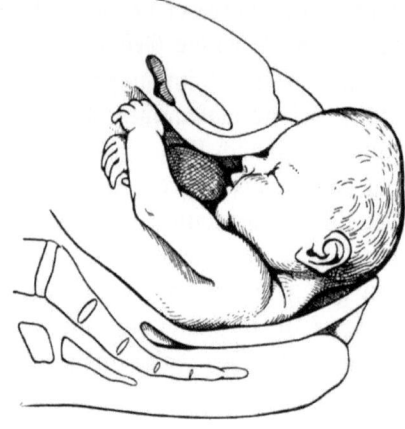

Stirnlage.

Abb. 159. Durchschneiden des Kopfes bei Vorderhauptslage. Die Stirn stemmt sich unter der Schoßfuge an. (Nach v. Jaschke, aus Stoeckel.)

Stirnlage.

Der zweite Grad der Streckung führt zur Stirnlage. Sie ist sehr selten, da sich aus der im Beckeneingang bestehenden Stirneinstellung in den meisten Fällen der stärkste Grad der Streckung, die Gesichtslage, entwickelt. Bleibt aber die Umwandlung in Gesichtslage aus, so stellt die Stirnlage die ungünstigste und gefährlichste der 3 Strecklagen dar, weil hierbei der Kopf mit einem sehr großen Kopfumfang (35 cm) und einem Durchmesser, der vom Oberkiefer bis zur gewölbtesten Stelle der Scheitelbeine reicht und 12 cm mißt, durch das Becken getrieben werden muß.

Die äußere Untersuchung führt häufig zur Erkennung der Streckhaltung, sie unterscheidet sich nur unwesentlich von der bei Gesichtslage (siehe dieselbe). Bei einer etwa notwendig werdenden inneren Untersuchung kann der Finger bei erweitertem Muttermund die Teile von der großen Fontanelle über die Stirnnaht bis zur Nasenspitze bestreichen

Bei erster Stirneinstellung verläuft im Beckeneingang die Stirnnaht quer, die große Fontanelle steht links, die Nase rechts; bei zweiter Stirneinstellung große Fontanelle rechts, Nase links. Im weiteren Geburtsverlauf übernimmt die Nase die Führung, tritt tiefer und nach vorn unter den Schambogen. Hier stemmt sich die Gegend des Oberkiefers an, das Hinterhaupt rollt über den Damm; zuletzt tritt das Gesicht vollends unter der Schoßfuge hervor (Abb. 160). Wegen der Schwierigkeit des Austritts kann noch bei im Beckenausgang stehendem Kopf eine Gebärmutterzerreißung erfolgen.

Der Kopf des in Stirnlage geborenen Kindes wird beim Durchtritt durch das Becken stark geformt und nach der Stirn hin ausgezogen, die Kopfgeschwulst befindet sich auf der Stirn.

Gesichtslage.

Der stärkste Grad der Streckung führt zur Gesichtslage. Häufig kann man schon, ebenso wie bei der Stirnlage, durch äußere Untersuchung die Strecklage erkennen: die Herztöne sind auf der Seite der kleinen Teile am deutlichsten wahrnehmbar, weil die vorgewölbte Brust der Gebärmutterwand anliegt; das in den Nacken geschlagene Hinterhaupt ist oberhalb des kleinen Beckens auf der Seite des Rückens der Frucht als eine harte, runde Erhabenheit deutlich zu tasten. Über dieser Erhabenheit befindet sich eine Furche, in welche die Hand eindringen kann, der Nacken, dann folgt der Rücken des Kindes (siehe Abb. 158).

Gesichtslage.

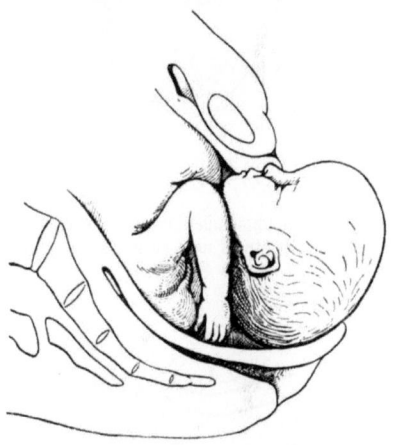

Abb. 160. Durchschneiden des Kopfes bei Stirnlage. Der Oberkiefer stemmt sich unter der Schoßfuge an. (Nach v. Jaschke, aus Stoeckel.)

Erste Gesichtslage: Rücken links, Hinterhaupt oberhalb der linken vorderen Beckenwand fühlbar, kleine Teile rechts, Herztöne gleichfalls meist rechts.

Zweite Gesichtslage: Rücken rechts, oberhalb der rechten vorderen Beckenwand das Hinterhaupt fühlbar, kleine Teile links, Herztöne meist ebenfalls links.

Bei einer etwa notwendigen inneren Untersuchung fühlt man bei erweitertem Muttermund die Stirn, Augenhöhlenränder, Nase, Mund und Kinn. Die Stelle der Pfeilnaht vertritt eine Linie, die man sich von der Stirnnaht über den Nasenrücken zum Kinn gezogen denkt, die man als Gesichtslinie bezeichnet.

Bei erster Gesichtseinstellung verläuft im Beckeneingang die Gesichtslinie quer, die Stirn steht links, das Kinn rechts.

Bei zweiter Gesichtseinstellung steht die Stirn rechts, das Kinn links (Abb. 161).

Das Kinn übernimmt die Führung, tritt bei weiterem Geburtsverlauf nach vorn und tiefer und zuerst aus der Schamspalte. Die Gesichtslinie verläuft in der Beckenmitte schräg, im Beckenausgang gerade. Unter der Schoßfuge stemmt sich der Hals an, dann rollen Stirn und Hinterhaupt über den Damm. Der durch Becken und Schamspalte tretende Kopfdurchmesser verläuft vom Halse bis zur Wölbung der Scheitelbeine und mißt 11 cm. Der Kopfumfang beträgt 33 cm (Abb. 162).

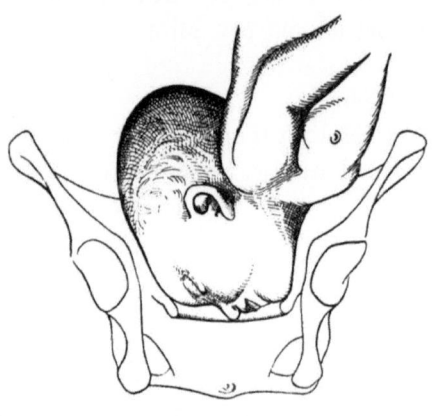

Abb. 161. Gesichtseinstellung im Beckeneingang. Das Kinn tritt etwas nach vorn. (Nach v. Jaschke, aus Stoeckel.)

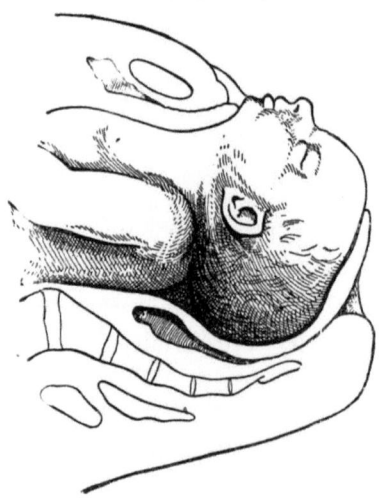

Abb. 162. Durchschneiden bei Gesichtslage. Der Hals unter der Schoßfuge. (Nach v. Jaschke, aus Stoeckel.)

Die Geburtsgeschwulst befindet sich auf der vorangehenden Gesichtshälfte, sie kann bei starker Schwellung, die sogar zur Blasenbildung führen kann, und durch ihre tiefblaue Färbung das Kind erheblich entstellen. Der Kopf ist nach hinten lang ausgezogen, von oben nach unten ist er abgeflacht.

Verwechslung der Gesichtslage mit Steißlage kommt nicht selten vor, weil bei einer etwa notwendig gewordenen inneren Untersuchung die geschwollenen Gesichtsweichteile und die Mundöffnung für das Gesäß und den After gehalten werden. Maßgebend für die Unterscheidung sind vor allem die Knochen des Gesichtes (Augenhöhlenränder, Nasenrücken, Kinn) und des Steißes (Kreuzbein, Sitzbeinhöcker), außerdem fühlt man im Mund die harten Kieferränder, während die Afteröffnung rund und weich ist. Wegen der Möglichkeit der Verletzung der geschwollenen Weichteile, insbesondere der Augen, muß selbst in Zweifelsfällen die Untersuchung sehr vorsichtig ausgeführt werden.

Eine besondere Gefahr droht, wenn das Kinn sich während des Geburtsverlaufes nicht nach vorn dreht, sondern hinten bleibt, da dann die Geburt unmöglich wird.

Verhalten der Hebamme.

Wegen der Gefährdung von Mutter und Kind soll die Hebamme bei jedem Falle von Strecklage die Leitung der Geburt einem Arzt übergeben. *Verhalten der Hebamme.*

In den meisten Fällen von Gesichts- und Stirnlage führt schon die äußere Untersuchung zur Erkennung der Strecklage, so daß jede innere Untersuchung unnötig ist. Muß ausnahmsweise eine innere Untersuchung stattfinden, so führt sie die Hebamme bei stehender Blase so vorsichtig aus, daß die Blase dabei nicht gesprengt wird.

Bei Vorderhauptseinstellung im Beckeneingang lagere sie die Gebärende auf die Seite des Hinterhauptes in der Hoffnung, daß dieses und die kleine Fontanelle tiefer und nach vorn treten und die Geburt in Hinterhauptslage verläuft.

Bei der Stirnlage lagere sie die Frau auf die Seite der Nase, damit möglicherweise das Kinn tiefer treten kann und aus der Stirnlage die günstigere Gesichtslage entsteht.

Bei der Gesichtslage lagere sie die Frau auf die Seite des Kinnes, damit dessen Tiefertreten erleichtert wird.

Das geborene, durch die Geburtsgeschwulst oft entstellte Kind zeige sie nicht sogleich der Mutter, die Geschwulst verschwindet von selbst in wenigen Tagen.

Bei allen Strecklagen ist der Damm stark gefährdet, der Dammschutz ist daher mit besonderer Sorgfalt auszuführen.

2. Das Vorliegen und der Vorfall kleiner Teile.

Bei der regelmäßigen Beugehaltung liegen Arme und Beine auf der Bauchseite des Kindes, ohne daß ihre Haltung eine unveränderlich starre ist. Sinkt aber ein kleiner Teil herab, so daß er neben oder vor dem vorangehenden Teil liegt, so ist dadurch eine Haltungsveränderung der Frucht entstanden. Tritt diese bei stehender Blase ein, so handelt es sich um ein Vorliegen, bei gesprungener *Ursachen.*

Blase um einen Vorfall des kleinen Teiles, entweder des Armes oder des Fußes.

Das Herabsinken eines kleinen Teiles ist nur möglich, wenn die Weichteile von dem vorangehenden Kindsteil nicht abgedichtet werden, also das allseitige, innige Anlagern des Berührungsgürtels fehlt. Vorbedingungen sind daher: Hochstand oder seitliche Abweichung des vorangehenden Teiles, der z. B. durch enges Becken, übergroße Fruchtwassermenge oder Hängebauch bedingt sein kann, ferner ein kleines Kind oder solche Lagen, bei denen der vorangehende Teil keine gleichmäßig runde Form besitzt, wie es z. B. bei Steißlage, Querlage, Gesichtslage der Fall ist. Begünstigend wirkt auch ein vorzeitiger Blasensprung, besonders wenn er bei der stehenden Frau erfolgt, da dann das hervorstürzende Fruchtwasser den kleinen Teil leichter herabschwemmen kann.

Steißlage. Bei Steißlage ist das Vorliegen bzw. der Vorfall eines Fußes oder beider Füße ein so häufiger Vorgang, daß man eine derartige Haltungsveränderung als eine Unterart der Beckenendlage betrachtet und sie als Fußlage bezeichnet. Die Fußlage verläuft im allgemeinen nicht anders als die Steißlage (siehe S. 319).

Querlage. Bei der Querlage kommt es häufig vor, daß ein der vorangehenden Schulter entsprechender Arm vorfällt (siehe S. 334). Dieser Vorfall hat an sich keine große Bedeutung, da die Querlage stets ärztliche Kunsthilfe erfordert, nur kommt es beim Armvorfall schneller zum Tiefertreten der Schulter und zur verschleppten Querlage. Eine günstige Folge kann es haben, wenn bei Querlage ein Fuß vorfällt, da dann aus der Querlage durch Selbstwendung die ungefährlichere Fußlage entstehen kann (siehe S. 332).

Kopflage. Am seltensten, aber bedenklichsten ist das Herabsinken des Armes neben den über dem Becken stehenden Kopf, besonders wenn es sich dabei um ein ausgetragenes Kind oder um einen verengten Geburtsweg handelt. Der Kopf braucht den verfügbaren Raum vollkommen für sich, wird sein Umfang durch einen neben ihm befindlichen Arm vermehrt, so kann sein Eintritt in das Becken verhindert werden, er kann seitlich abweichen, oder es kann eine Strecklage entstehen. Unter Umständen kann es sogar zu einer Gebärmutterzerreißung kommen. Aus diesen Gründen muß in jedem Falle von Vorliegen oder Vorfall eines Armes bei Kopflage ärztliche Hilfe erbeten werden (Abb. 163).

Durch äußere Untersuchung läßt sich dieser Vorfall nur erkennen, wenn ein Teil des Armes, z. B. die Hand, in der Schamspalte sichtbar wird. War wegen der Unklarheit des äußeren Befundes eine innere Untersuchung erforderlich, so fühlt man in stehender Blase meist nur eine Hand oder einen Ellenbogen neben dem Kopf. Die Hebamme muß in solchem Falle durch sofortige Lagerung, durch vorsichtige Untersuchung und durch Verbot des Mitpressens den Blasensprung verhüten, da sonst aus dem Vorliegen der ungünstigere Vorfall entstehen würde. Lag nur die Hand neben dem Kopf, so lagere die Hebamme bis zum Eintreffen des Arztes die Gebärende auf die Seite, die der Hand entgegengesetzt ist, z. B. wenn die Hand links vorliegt, auf die rechte Seite, da durch den tiefertretenden Kopf die Hand zurückgeschoben werden kann. Liegt ein größerer Abschnitt des Armes neben oder vor dem Kopf, oder ist nach dem Blasensprung der Arm vorgefallen, so läßt die Hebamme bis zur Ankunft des Arztes die Gebärende Rückenlage einnehmen, nicht pressen und sich möglichst ruhig verhalten. Nur bei kleinem Kinde und weiten Geburtswegen kann der Kopf neben dem vorgefallenen Arm geboren werden.

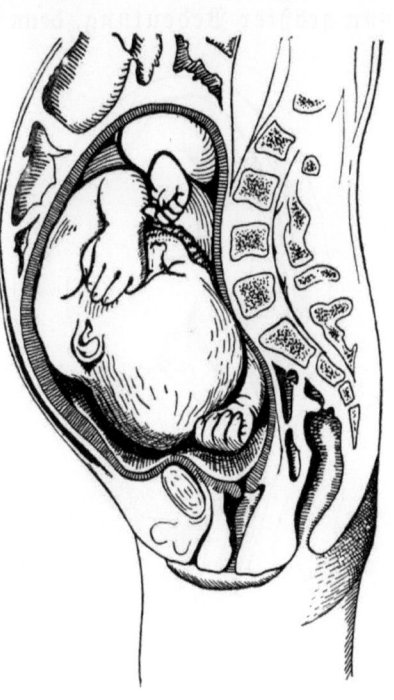

Abb. 163. Vorliegender Arm bei Schädellage. (Nach Braune.)

Liegt ein Fuß neben dem Kopf vor, oder ist er vorgefallen, was sehr selten und dann meist bei erweichten Früchten vorkommt, so ist ebenfalls ärztliche Hilfe erforderlich; an dem vorgefallenen Fuß darf nicht gezogen werden.

3. Das Vorliegen und der Vorfall der Nabelschnur.

Die Nabelschnur liegt zwischen den kleinen Teilen des Kindes und ist dadurch in weitgehendem Maße vor Druck geschützt. Die gleichen Ursachen, die zu einem Vorliegen bzw. einem Vorfall

Ursachen.

kleiner Teile führen, können ein Herabsinken der Nabelschnur neben oder vor den vorangehenden Teil ermöglichen. Begünstigt wird dieser Vorgang durch eine übermäßige Länge der Nabelschnur oder durch eine häutige Einpflanzung bei tiefem Sitz des Mutterkuchens. Auch hier unterscheidet man ein Vorliegen bei stehender Blase von einem Vorfall nach dem Blasensprung. Die Verlagerung der Nabelschnur ist für das Leben des Kindes von größter Bedeutung, denn es kann dabei durch den Druck des vorangehenden Teiles in kürzester Zeit der Blutumlauf in der Nabelschnur und damit die Sauerstoffzufuhr zum Kinde vollkommen unterbrochen werden. Handelt es sich bei dieser Regelwidrigkeit um ein abgestorbenes z. B. erweichtes Kind, so ist das Herabsinken der Nabelschnur an sich bedeutungslos.

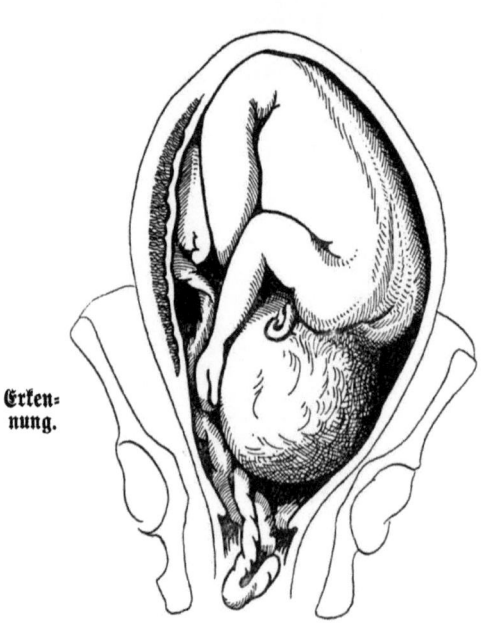

Abb. 164. Nabelschnurvorfall bei Schädellage. (Nach Bumm.)

Erkennung.

Durch äußere Untersuchung läßt sich der Vorfall der Nabelschnur nur erkennen, wenn eine Schlinge in der Schamspalte sichtbar wird oder aus den äußeren Geschlechtsteilen heraushängt. In anderen Fällen erweckt eine plötzliche Veränderung der kindlichen Herztöne bei Hochstand des vorangehenden Teiles einen Verdacht, besonders wenn die Herztöne bei oder bald nach dem Blasensprung schlecht werden; denn gewöhnlich tritt der Druck auf die Nabelschnur erst nach gesprungener Blase, also beim Nabelschnurvorfall ein, da dann der vorangehende Teil tiefer tritt. Bei diesem Verdacht soll die Hebamme sofort eine innere Untersuchung vornehmen. Beim Vorliegen der Nabelschnur fühlt sie in der stehenden Blase einen pulsierenden, dem Finger leicht ausweichenden Strang, beim Vorfall den Strang unmittelbar neben oder vor dem vorangehenden Teil. Zuweilen liegt eine größere Schlinge der Nabelschnur in der Scheide oder ist, wie erwähnt, vor die äußeren Geschlechtsteile gefallen (Abb. 164). Eine langsame Pulsation zeigt an, daß das Kind bereits gelitten hat; aber selbst wenn kein Nabelschnurpuls wahrnehmbar ist, kann das Kind noch am Leben sein. Es könnte sich um eine nur vorübergehende Unterbrechung des Nabelschnurkreislaufes handeln, allerdings müßten in solchem Falle noch Herztöne nachgewiesen werden können. Sind weder Nabelschnurpuls noch Herztöne vorhanden, so ist das Kind abgestorben.

Die Gefahr des Nabelschnurvorfalles ist bei den verschiedenen Kindslagen verschieden. Das Vorliegen der Nabelschnur hat im allgemeinen eine geringere Bedeutung, die Schnur wird seltener gedrückt, da sie im Fruchtwasser ausweichen kann.

Bei Querlage ist der Nabelschnurvorfall verhältnismäßig häufig, **Querlage.** aber weniger gefährlich, da die über dem Becken stehende Schulter zunächst keinen wesentlichen Druck ausüben kann. Ärztliche Hilfe ist schon wegen der Querlage stets erforderlich.

Bei Beckenendlagen tritt der Nabelschnurvorfall nicht selten **Beckenendlage.** und am leichtesten bei einer Fußlage ein, da bei dieser der vorangehende Teil den Geburtsweg am wenigsten abschließt. Auch hier ist zunächst kein stärkerer Druck zu befürchten. Ärztliche Hilfe ist erforderlich.

Am seltensten, aber am gefährlichsten ist der Nabelschnur- **Kopflage.** vorfall bei Kopflage, da der harte und große Kopf beim Tiefertreten die Nabelschnur gegen die Gebärmutter- und Beckenwand drückt, wodurch in wenigen Minuten der Erstickungstod des Kindes eintreten kann.

Wegen der Lebensgefahr für das Kind muß sofort der nächsterreichbare Arzt benachrichtigt werden. Bis zu seinem Eintreffen verhält sich die Hebamme folgendermaßen: Beim Vorliegen einer kleinen Schlinge der Nabelschnur neben dem Kopf lagere sie die Frau auf die dem Vorliegen entgegengesetzte Seite, damit möglicherweise der tiefertretende Kopf die Nabelschnur zurückschiebt. Schonung der Fruchtblase ist ein dringendes Erfordernis, daher verbiete sie jedes Mitpressen.

Liegt eine größere Schlinge in stehender Blase vor dem Kopf, so verhalte sie sich wie beim Nabelschnurvorfall.

Bei Nabelschnurvorfall kommt es auf die Stellung des Kopfes zum Becken an. Steht, wie meist, der Kopf über dem Becken, so lagere die Hebamme die Gebärende auf die Seite des Vorfalles, damit der Kopf abweicht und nicht auf die Nabelschnur drücken kann.

Zu demselben Zweck, um den Kopf vom Beckeneingang fernzuhalten, wird das Fußende des Bettes stark erhöht. Ist aber der Kopf bereits in das Becken eingetreten, so fordere die Hebamme die Gebärende auf, mit aller Kraft mitzupressen, um die Geburt möglichst schnell zu beenden und bei dem dann nur kurz dauernden Druck das Leben des Kindes zu erhalten.

Vor der Schamspalte liegende Nabelschnurschlingen werden mit einem warmen, angefeuchteten Stück keimfreier Watte bedeckt, damit sie nicht abkühlen, ferner müssen sie vor Druck des mütterlichen Körpers und der Bedeckung geschützt werden.

Auch bei abgestorbenem Kind und Nabelschnurvorfall ist wegen des Verdachtes auf ein enges Becken ein Arzt zu benachrichtigen.

c) Regelwidrige Lagen des Kindes.
1. Beckenendlagen.

Begriffsbestimmung. Als Beckenendlage bezeichnet man eine Längslage in Beugehaltung, bei der das untere Körperende vorangeht. Unter hundert Geburten erfolgen etwa drei in Beckenendlage. Diese verlaufen in ungefähr gleicher Anzahl als

1. Steißlagen, bei denen die Beine des Kindes nach oben geschlagen, oder im Knie gebeugt sind, so daß ein Fuß oder beide Füße neben dem Steiß liegen (Steißfußlage);

2. Fußlagen, bei denen unter einer Haltungsveränderung während der Geburt ein Fuß oder beide Füße herab-

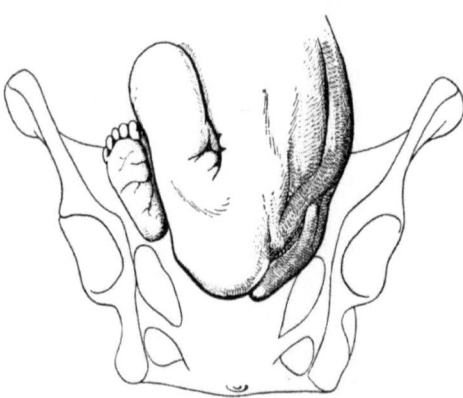

Abb. 165. Der Steiß tritt in den Beckeneingang. Erste Steißlage. (Nach Bumm.)

gesunken sind und gestreckt nach unten liegen. Das Vorliegen eines Fußes bezeichnet man als unvollkommene Fußlage, das Vorliegen beider Füße als vollkommene Fußlage.

Die Ursache der Beckenendlagen läßt sich nicht immer feststellen, gelegentlich kommen sie bei vermehrter oder verringerter Fruchtwassermenge, bei Zwillingen und bei engem Becken vor.

Geburtsmechanismus.

Die Beckenendlagen sind Längslagen, deren Geburt im allgemeinen von den Naturkräften unter Einhaltung eines bestimmten Geburtsmechanismus vollendet werden kann. Dieser gestaltet sich bei der Steißlage folgendermaßen: Die Hüftbreite, das heißt der größte Durchmesser des Steißes, tritt in den schrägen, seltener in den queren Durchmesser des Beckeneingangs (Abb. 165). Auch in der Beckenmitte steht die Hüftbreite im schrägen, im Beckenausgang im geraden Durchmesser. Die vorangehende vordere Hüfte tritt tiefer und stemmt sich unter der Schoßfuge an, während die hintere Hüfte über den Damm schneidet, wobei der Steiß nach aufwärts steigt (Abb. 166). Während dieser Zeit befand sich der Rücken seitlich; sobald der Steiß geboren ist, dreht sich der Rücken etwas nach vorn. Der Rumpf wird tiefer getrieben, die Beine fallen heraus. Die Schulterbreite tritt in demselben schrägen

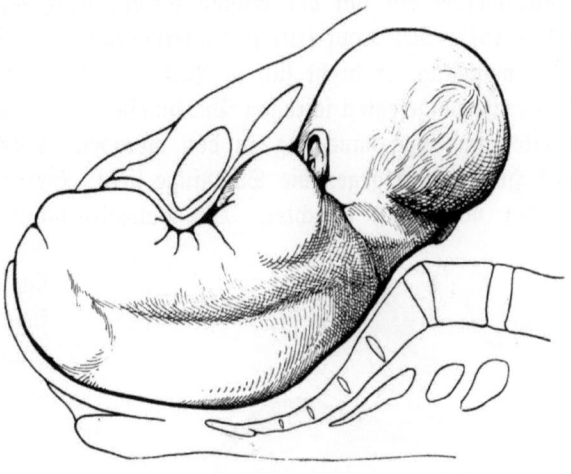

Abb. 166. Einschneiden des Steißes. Die vordere Hüfte unter der Schoßfuge. (Nach Bumm.)

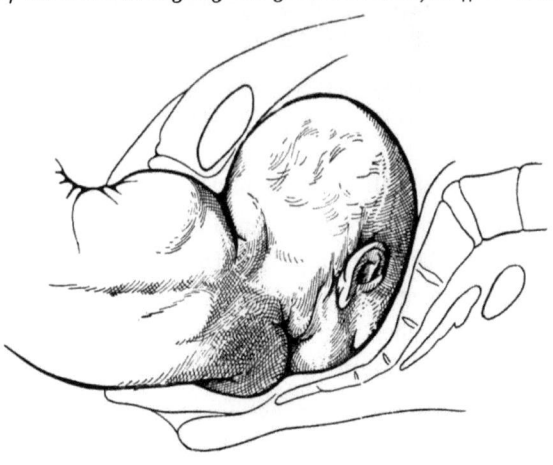

Abb. 167. Die Schultern im geraden Durchmesser des Beckenausgangs. Die vordere Schulter stemmt sich unter der Schoßfuge an. (Nach Bumm.)

Durchmesser wie die Hüftbreite durch Beckeneingang und Beckenmitte, die vordere Schulter tritt unter der Schoßfuge hervor, der Hals stemmt sich an, während die hintere Schulter über den Damm rollt, hierbei hat sich der Rücken wieder nach der Seite gedreht (Abb. 167). Der Kopf tritt mit querverlaufender Pfeilnaht in den Beckeneingang, er dreht sich in Beckenmitte mit der Pfeilnaht in den entgegengesetzten schrägen Durchmesser als vorher die Schulterbreite, im Beckenausgang in den geraden Durchmesser, wobei das Hinterhaupt gegen die Schoßfuge sieht. Hierbei ist der Rücken wieder nach vorn gerichtet. Die Halswirbelsäule wird geboren, bis die Haargrenze sich unter der Schoßfuge anstemmen kann (Abb. 168). Hierauf rollen Kinn, Gesicht, Stirn, große Fontanelle und Hinterhaupt nacheinander über den Damm. Der Kopf tritt also, wie bei Schädellage, mit dem kleinen Kopfumfang, nur in umgekehrter Richtung aus.

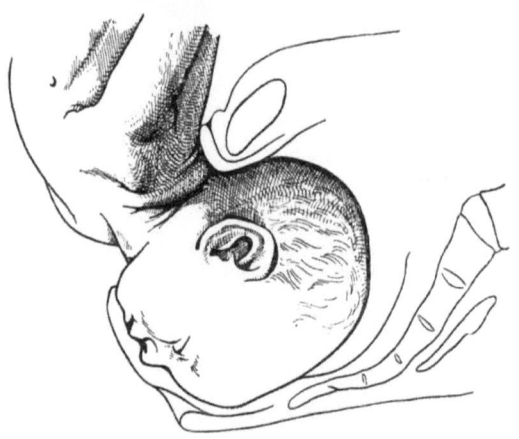

Abb. 168. Durchtritt des nachfolgenden Kopfes. Der Nacken stemmt sich unter der Schoßfuge an. (Nach Bumm.)

Geburtsmechanismus bei erster Steißlage.

Erste Steißlage. Rücken links und meist etwas vorn, Kopf im Gebärmuttergrund, Steiß im Beckeneingang, Hüftbreite im linken schrägen Durchmesser des Beckeneingangs und der Beckenmitte, die linke Hüfte ist die vorangehende. Im Beckenausgang Hüftbreite im geraden Durchmesser, die linke Hüfte stemmt sich unter der Schoßfuge an, die rechte rollt über den Damm. Während der Geburt des Rumpfes tritt die Schulterbreite in den linken schrägen Durchmesser des Beckeneingangs und der Beckenmitte und in den geraden des Beckenausgangs. Die vordere linke Schulter tritt unter der Schoßfuge, die rechte am Damm hervor. Der Kopf tritt mit querverlaufender Pfeilnaht in den Beckeneingang, in Beckenmitte verläuft die Pfeilnaht im rechten schrägen, im Beckenausgang im geraden Durchmesser.

Geburtsmechanismus bei zweiter Steißlage.

Zweite Steißlage. Rücken rechts und meist etwas vorn, Kopf im Gebärmuttergrund, Steiß im Beckeneingang. Die **Hüftbreite** befindet sich im rechten schrägen Durchmesser des Beckeneingangs und der Beckenmitte, die rechte Hüfte ist die vorangehende. Im Beckenausgang Hüftbreite im geraden Durchmesser, die rechte Hüfte stemmt sich unter der Schoßfuge an, die linke rollt über den Damm. Die **Schulterbreite** tritt in den rechten schrägen Durchmesser des Beckeneingangs und der Beckenmitte und in den geraden des Beckenausgangs. Die

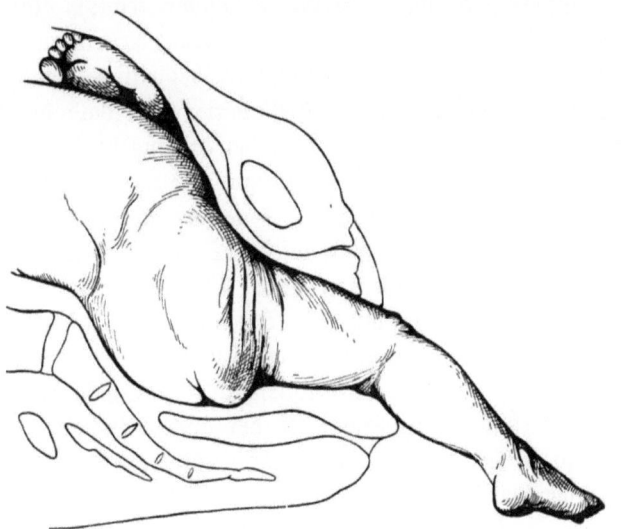

Abb. 169. Zweite unvollkommene Fußlage. (Nach Bumm.)

vordere rechte Schulter tritt unter der Schoßfuge, die linke am Damm hervor. Der Kopf tritt mit querverlaufender Pfeilnaht in den Beckeneingang, in Beckenmitte verläuft die Pfeilnaht im linken schrägen, im Beckenausgang im geraden Durchmesser.

In selteneren Fällen, in denen der Rücken im Beginn nicht vorn seitlich, sondern hinten seitlich gelegen hat (zweite Unterart), dreht er sich im späteren Verlauf stets nach links oder rechts vorn.

Fußlage. Fußlagen folgen dem gleichen Mechanismus wie die Steißlagen. Bei erster Fußlage ist der vorangehende Fuß der linke, bei zweiter der rechte (Abb. 169). Liegt bei unvollkommener Fußlage der hintere, dem Kreuzbein zugekehrte Fuß vor, so dreht er sich im weiteren Geburtsverlauf fast immer nach vorn, so daß er unter die Schoßfuge zu liegen kommt.

Erkennung der Steißlagen.

Erkennung. Bei Aufnahme der Vorgeschichte erfährt die Hebamme nicht selten von der Gebärenden, daß sie in der Schwangerschaft die Kindsbewegungen meist in der Gegend unterhalb des Nabels wahrgenommen und besonders schmerzhaft empfunden habe, was sich durch die Lage der Füße und dadurch erklärt, daß die Bewegungen in der Gegend der empfindlichen Harnblase erfolgen. Bei solchen Angaben soll die Hebamme an Beckenendlage denken.

Äußere Untersuchung: Man unterscheidet erste Steißlage (Rücken links) und zweite Steißlage (Rücken rechts). Im Gebärmuttergrund fühlt man den Kopf als großen, harten, runden Teil, der sich mit einer Hand umgreifen läßt und bei seitlichen Bewegungen derselben hin und her pendelt (ballotiert). Oberhalb des Beckens tastet man im Beginn der Geburt den vorangehenden Steiß als einen weichen, unebenen und weniger beweglichen großen Teil. Nicht selten ist der Steiß nach der Seite auf eine Darmbeinschaufel abgewichen. Die Herztöne sind auf der Seite des Rückens am deutlichsten oberhalb des Nabels zu hören. Kleine Teile kann man häufig nicht fühlen, weil die Beine hinten im Bereich des großen Beckens liegen.

Auf Grund dieser äußeren Untersuchung kann man in vielen Fällen die Beckenendlage mit Sicherheit erkennen, so daß sich eine innere Untersuchung erübrigt. Ist der äußere Befund unklar geblieben, so erfolgt eine innere Untersuchung: Man fühlt einen großen, weichen Teil von unebener Oberfläche, der im Beginn der Geburt meist höher steht als sonst der Kopf. An ihm tastet man die gewölbten weichen Hinterbacken, die die beiden Sitzbeinhöcker bedecken, und eine zwischen denselben befindliche runde weiche Öffnung, den After. Auf einer Seite fühlt man, entsprechend der Lage des Rückens, das Kreuzbein, kenntlich an der von oben nach unten verlaufenden rauhen Linie, gelegentlich auch das bewegliche Steißbein. Auf der anderen Seite sind unter Umständen die Geschlechtsteile, besonders der Hodensack zu fühlen, jedoch ist deren Tastung so unsicher, daß man niemals das Geschlecht im voraus bestimmen soll. War der Steiß seitlich abgewichen, so wird er bei der Untersuchung von der äußeren Hand den inneren Fingern entgegengedrückt.

Verwechselungen. Der vorangehende Steiß kann mit dem Gesicht oder mit der Schulter verwechselt werden.

Das Gesicht ist an der Stirnnaht, den Augenhöhlenrändern, dem Nasenrücken und dem Kinn kenntlich, ferner enthält die Mundöffnung die harten Kieferränder (siehe S. 310). An der Schulter fühlt man das dreieckige Schulterblatt, das Schlüsselbein und die Achselhöhle, ferner am Brustkorb die Rippen. Eine Öffnung (wie After- oder Mundöffnung) ist bei der Schulter nicht vorhanden. Da ferner die Schulter der vorangehende Teil bei einer Querlage ist, soll schon die sorgfältig ausgeführte äußere Untersuchung eine Verwechselung verhüten, die besonders folgenschwer wäre, da die Geburt in Querlage nicht von selbst erfolgen kann (siehe S. 334).

Erkennung der Fußlagen.

Erkennung. Die äußere Untersuchung ergibt denselben Befund wie bei Steißlage, der Steiß ist häufig seitlich abgewichen.

Bei einer notwendig gewordenen inneren Untersuchung kann man bei Geburtsbeginn den vorangehenden kleinen Teil nur schwer erreichen. Den Fuß erkennt man am sichersten an der Ferse und den Fußknöcheln, weniger gut an den kurzen Zehen. Bei lebendem Kind macht der Fuß nicht selten stoßende Bewegungen. Die Richtung der Ferse entspricht der Lage des Rückens, sieht z. B. die Ferse nach links, so befindet sich auch der Rücken links. Liegen beide Füße vor (vollkommene Fußlage), so liegt der eine Fuß hinter der Schoßfuge, der andere in der Kreuzbeinhöhlung; liegt nur ein Fuß vor (unvollkommene Fußlage), so befindet sich dieser vorn hinter der Schoßfuge.

Verwechselungen. Eine Verwechselung des Fußes mit der Hand wird vor allem durch die Tastung der Ferse und der Knöchel vermieden. Außerdem sind die Finger der Hand länger als die Zehen, der Daumen ist abspreizbar und läßt sich den anderen Fingern gegenüberstellen. Die Hand macht nicht selten Greifbewegungen.

Statt des Fußes liegt zuweilen ein Knie vor, kenntlich an der breiten Kniescheibe, die an dem Ellenbogen, mit dem man das Knie verwechseln könnte, fehlt. Noch sicherer ist es, durch höheres Hinaufgehen bei der Untersuchung bis an den Fuß zu gelangen und diesen an seinen Merkmalen zu erkennen. Knielagen gehen im Verlauf der Geburt meist in Fußlagen über.

Gefahren der Beckenendlage.

Wenn auch die Beckenendlagen von den Naturkräften vollendet werden können, bringen sie für die Mutter und besonders für das Kind größere Gefahren als die Schädellagen mit sich.

Vor-zeitiger Blasen-sprung.

1. Bei der Kleinheit und unregelmäßigen Form des vorangehenden Teiles kommt es nicht selten, besonders bei Fußlage, zum vorzeitigen Blasensprung, bei dem wegen des mangelnden Abschlusses der Weichteile ein großer Teil des Fruchtwassers abfließt. Infolge der darauf eintretenden Verkleinerung der Gebärmutter wird die Sauerstoffzufuhr zum Kinde verringert und dieses in Gefahr gebracht. Bei dem Abfluß des Fruchtwassers kann es auch zum Vorfall der Nabelschnur kommen (siehe S. 315), wodurch die Erstickungsgefahr noch vermehrt wird. Auch die Eröffnung der Weichteile und damit die Geburt wird durch den vorzeitigen Blasensprung verzögert; Keime können in die Gebärmutter aufwandern und zur Zersetzung des Fruchtwassers oder zu einer Infektion führen.

Ver-letzungen.

2. Da bei der Beckenendlage der umfangreichste Teil des Kindskörpers, der Kopf, zuletzt ausgetrieben wird, sind die Weichteile, vor allem bei Erstgebärenden, für seinen Durchtritt ungenügend vorbereitet. Dadurch kommt es nicht selten zu größeren Einrissen am Gebärmutterhals, in der Scheide und am Damm, besonders da es für das Kind von Bedeutung ist, daß der Kopf die mütterlichen Weichteile schnell überwindet.

Er-stickungs-gefahr.

3. Denn für das Kind bedeutet jede Geburt in Beckenendlage an sich eine beträchtliche Lebensgefahr, die folgenden Ursprung hat:

Ist der Rumpf bis über den Nabel geboren, so verläuft die Nabelschnur neben demselben durch den Geburtsweg zum Mutterkuchen. Durch denselben Geburtsweg sollen nun die Schultern und dann der Kopf treten. Lassen die Schultern schon wenig Raum neben sich, so füllt der große, harte Kopf das Becken völlig aus. Daher muß die Nabelschnur unvermeidlicherweise gedrückt werden. Durch diesen Druck wird der Blutumlauf in den Nabelschnurgefäßen gehemmt, ja, wenn der Kopf durchtritt, völlig unterbrochen. Dadurch gerät das Kind in Erstickungsgefahr und erstickt, wenn der Kopf nicht in wenigen Minuten geboren wird.

Bei Schädellagen folgt nach der Geburt des Kopfes der Rumpf meist ohne Schwierigkeit, da der große Kopf den weichen Geburtsweg vorbereiten konnte. Anders bei Beckenendlagen, bei denen der Kopf zuletzt geboren wird. Die Dehnung des Geburtsweges hat nicht ausreichend stattfinden können, da Steiß und Schultern einen geringeren Umfang als der Kopf besitzen. Der nachfolgende Kopf kann daher im allgemeinen nur langsam tiefertreten; je langsamer er durch das Becken geht, um so länger dauert der Nabelschnurdruck, und um so größer wird die Lebensgefahr für das Kind. Bei Fußlagen wird der Durchtritt des Kopfes durch mangelhafte Vorbereitung der Weichteile noch mehr verzögert, da bei ihnen der Umfang des Steißes geringer ist als bei Steißlagen, bei denen die Oberschenkel neben dem Steiß in die Höhe geschlagen sind und seinen Umfang vergrößern. Vollkommene Fußlagen sind noch ungünstiger als unvollkommene, da der Umfang des Steißes beim Vorfall beider Füße am kleinsten ist. Besonders langsam tritt der nachfolgende Kopf auch bei Erstgebärenden, bei großen Kindern und bei engem Becken durch, so daß in diesen Fällen die Gefährdung des Kindes eine überaus große ist.

Die Gefahren für das Kind bei Beckenendlage sind also in erster Linie in der Eigenart des Geburtsverlaufes begründet, sie werden verstärkt durch den häufigen vorzeitigen Blasensprung und den nicht seltenen Nabelschnurvorfall. Hierzu kommt noch, daß bei Beckenendlagen vielfache geburtshilfliche Eingriffe notwendig werden, die für Mutter und Kind besonders Verletzungsgefahren mit sich bringen. Die Sterblichkeit der Kinder bei Beckenendlage ist daher auch etwa fünfmal so groß als bei Schädellage; am größten ist sie bei vollkommener Fußlage.

Verhalten der Hebamme.

Wegen der Gefahren für Mutter und Kind muß die Hebamme in jedem Falle von Beckenendlage ärztliche Hilfe erbitten. Die Geburt wird bis zum Eintreffen des Arztes von der Hebamme vollständig abwartend geleitet. Die Gebärende wird sofort gelagert und ihr das vorzeitige Pressen verboten, um einen vorzeitigen Blasensprung möglichst zu verhüten. Ist der Steiß abgewichen, so wird die Gebärende auf die Seite gelagert, auf die er abgewichen war, um ihn dadurch in die Mitte zu bringen. Ferner wird das Querbett und alles zur Wiederbelebung des möglicherweise scheintot geborenen Kindes vorbereitet (siehe S. 154). Auch für die Ankunft des Arztes und sein etwa notwendiges sofortiges Eingreifen müssen sorgfältige Maßnahmen getroffen werden.

Handelt es sich um eine Fußlage, so ist es verboten, zur Beschleunigung der Geburt an dem geborenen Fuß zu ziehen oder zu drehen. Durch den Zug würde das Kind gestreckt werden, die Arme würden die Brust verlassen (hochgeschlagen werden), das Kinn würde sich von der Brust entfernen. Der Muttermund könnte sich um den Hals des Kindes krampfhaft zusammenziehen und die Geburt des Kopfes in der für das kindliche Leben notwendig kurzen Zeit unmöglich machen, oder es könnte ein gefährlicher Halsriß eintreten (siehe S. 280). Durch Drehen an dem Fuß könnte der Bauch des Kindes nach vorn gerichtet werden, so daß Arme und Kopf am oberen Rand der Schoßfuge anhaken und in die Höhe geschlagen werden. Auch hierdurch würde die Geburt des Kindes nicht in der erforderlich kurzen Zeit erfolgen können.

Es ist im Gegenteil erwünscht, daß das Kind die Weichteile mit seiner unteren Körperhälfte langsam und ausgiebig dehnt, damit die Geburt der oberen Körperhälfte um so schneller erfolgen kann. Aus demselben Grunde läßt man die Gebärende beim Einsetzen der Preßwehen nicht stark mitpressen, damit sie ihre gesamte Kraft bis zu dem für das Leben des Kindes entscheidenden Durchtritt der oberen Körperhälfte bewahrt.

In der Austreibungszeit geht häufig Kindspech ab, es ist dies bei Beckenendlage nicht immer ein Zeichen von Störungen der Sauerstoffzufuhr, da das Kindspech infolge des Druckes, dem der Leib des Kindes durch die Geburtswege ausgesetzt ist, mechanisch ausgepreßt wird. Werden bei Fußlagen ein Fuß oder beide Füße in und vor der Schamspalte sichtbar, so treten anfangs Bewegungen auf, später färbt sich der Fuß dunkelblau, und seine Bewegungen hören auf. Weder die blaue Färbung (Geburtsgeschwulst), noch die Bewegungslosigkeit, noch der Abgang von Kindspech in der Austreibungszeit zeigen Störungen im Befinden des Kindes an, diese können lediglich durch Überwachung der Herztöne festgestellt werden.

Eingreifen der Hebamme. Da jede Verzögerung des Durchtrittes der oberen Rumpfhälfte für das Leben des Kindes eine Gefahr bedeutet, ist es nicht selten erforderlich, den natürlichen Vorgang durch einen Eingriff abzukürzen. Diesen Eingriff führt der Arzt aus, ist er aber nicht zur rechten Zeit anwesend, so ist die Hebamme bei lebendem Kinde verpflichtet, den etwa erforderlichen Eingriff, nämlich die Lösung der Arme und die Entwicklung des Kopfes, selbst vorzunehmen.

Querbett. Kommt der Steiß zum Einschneiden, an dessen vorangehender Hüfte häufig eine tiefblaue, auch auf die Geschlechtsteile, besonders den Hodensack, übergreifende Geburtsgeschwulst sichtbar wird, so lagert die Hebamme die Gebärende auf das vorbereitete Querbett, desinfiziert sich vorschriftsmäßig, bekleidet beide Hände mit ausgekochten Gummihandschuhen und setzt sich auf den Stuhl zwischen die Schenkel der Gebärenden. Die weitere Geburt soll während des Austrittes des Rumpfes bis zu den Schulterblattspitzen lediglich durch die Naturkräfte erfolgen, da bis zu diesem Zeitpunkt dem Kind im allgemeinen keine Gefahr droht und es infolge des Druckes der treibenden Kräfte bei dem natürlichen Austritt seine Beuge-

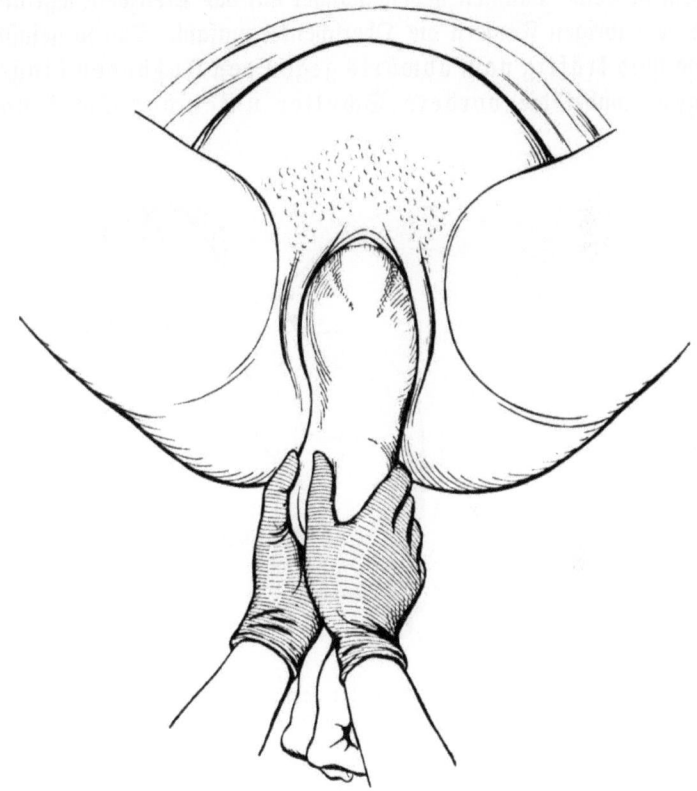

Abb. 170. Zweite Beckenendlage. Das Kind ist nach Sichtbarwerden der Schulterblattspitze mit beiden Händen am Becken gefaßt. Zug steil nach abwärts, wodurch die vordere Schulter tiefer tritt und geboren wird. (Nach Hammerschlag.)

haltung bewahrt. Besteht eine Nabelschnurumschlingung um ein Bein, oder reitet das Kind auf der Nabelschnur, das heißt, verläuft die Nabelschnur zwischen seinen Hinterbacken, so lockert die Hebamme die Nabelschnur an dem nach dem Rücken hinaufgehenden Ende, so daß sie über den Schenkel gestreift werden kann. Nach Geburt des Steißes gleitet der Rumpf mit wenigen Wehen über den Nabel und bis zu den Schulterblattspitzen heraus. Nunmehr fordert die Hebamme die Gebärende auf, mit aller Kraft mitzupressen, wodurch Arme und Kopf häufig von selbst und schnell geboren werden, wobei das Kind von den Händen der Hebamme in Empfang genommen wird. Verzögert sich aber die Geburt der Arme und des Kopfes trotz Mitpressens, so ergreift die Hebamme das Kind, dessen Rücken zur Seite gerichtet ist, indem sie beide Daumen nebeneinander auf das Kreuzbein legt und mit den übrigen Fingern die Oberschenkel umfaßt. Das so gefaßte

Lösung der Arme. Kind wird kräftig nach abwärts gegen den Fußboden hingezogen, wobei die vordere Schulter unter der Schoßfuge

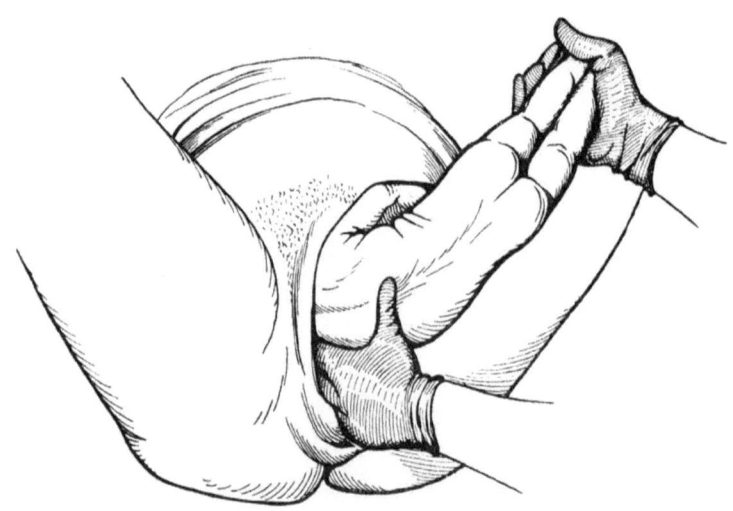

Abb. 171. Lösung des zweiten Armes in der Kreuzbeinhöhlung bei zweiter Beckenendlage. Das Kind wird an den Füßen stark nach aufwärts und seitlich gezogen, zwei Finger der linken Hand gehen über die Schulter bis zum Ellenbogen empor und streifen den Arm heraus. (Nach Hammerschlag.)

erscheint und geboren wird (Abb. 170). Kommt der vordere Arm nicht vollständig heraus, so wird er mit einem in die sichtbare Ellenbogenbeuge eingesetzten Finger leicht herausgestreift. Nunmehr faßt die Hebamme die beiden Füße des Kindes mit einer Hand, und zwar bei nach links gewandtem Rücken mit der linken Hand, bei nach rechts gewandtem Rücken mit der rechten Hand und hebt den Rumpf des Kindes stark gegen den Leib der Mutter und seitlich in die Höhe. Hierbei wird der hintere Arm über den Damm geboren. Zögert die vollständige Geburt dieses Armes, so geht die Hebamme mit zwei Fingern ihrer anderen Hand über den Rücken des Kindes an dem hinteren Arm bis zur Ellenbogenbeuge empor und streift ihn über das Gesicht des Kindes nach unten und außen herab (Abb. 171).

Es folgt die Entwicklung des Kopfes. Die Hebamme läßt das Kind mit gespreizten Beinen auf dem Arm reiten, mit dem sie vorher die Füße gehalten hat, geht mit Zeige= und Mittelfinger dieser Hand von hinten in die Scheide, führt den Zeigefinger in den hinten befindlichen Mund des Kindes bis auf den Zun= **Entwicklung des Kopfes.**

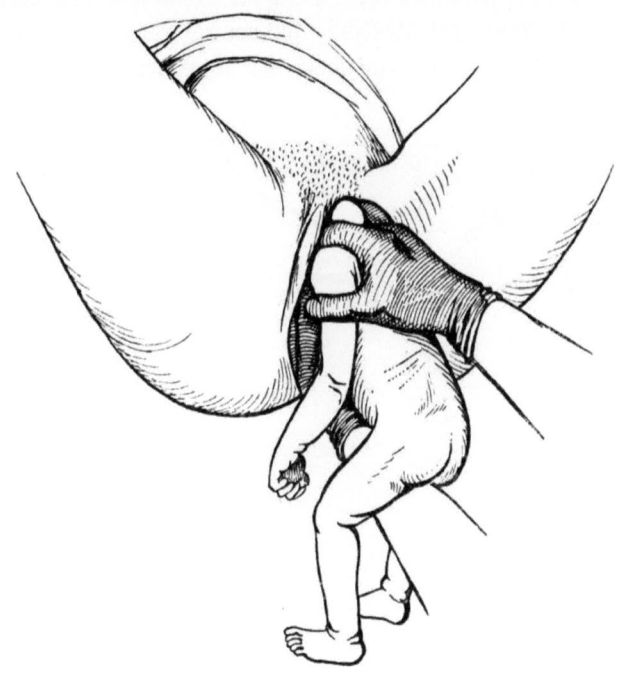

Abb. 172. Entwicklung des nachfolgenden Kopfes bei erster Beckenendlage. Das Kind reitet auf dem linken Arm, ein Finger geht in den Mund bis zum Zungengrund. Zeige= und Mittelfinger der anderen Hand bilden eine Gabel über dem Nacken. (Nach Hammerschlag.)

gengrund und zieht das Kinn nach unten auf die Brust. Dann legen sich Zeige= und Mittelfinger der anderen Hand gabelförmig über Nacken und Schultern des Kindes. Der Kopf ist nunmehr im Nacken und Mund gefaßt (Abb. 172 und 173). Ein vorsichtiger Zug an Nacken und Schultern befördert das Hinterhaupt bis zur Haargrenze heraus, dann werden beide Hände gehoben und das Gesicht zur Vermeidung eines Dammrisses langsam über den Damm geführt. Der Zug soll im wesentlichen nur an den Schultern ausgeübt werden, der Finger im Munde soll nur das Kinn an der Brust halten und es beim Erheben des Kopfes über den Damm leiten. Die Entwicklung des Kopfes wird durch Mitpressen der Gebärenden erleichtert.

Bisweilen findet die Hebamme den Mund des tief auf dem Beckenboden stehenden Kopfes nicht nach hinten gerichtet, sondern seitlich stehen. Dann soll der in den Mund eingeführte Finger das Gesicht erst nach hinten drehen, ehe der Zug am Nacken ausgeführt wird, damit der Kopf in regelrechter Weise durch die Schamspalte treten kann.

Der in den Mund gelegte Finger soll beim Herableiten des Kinnes keinen zu starken Druck ausüben, da sonst leicht Verletzungen der Mundhöhle oder des Unterkiefers eintreten können.

Wiederbelebung.

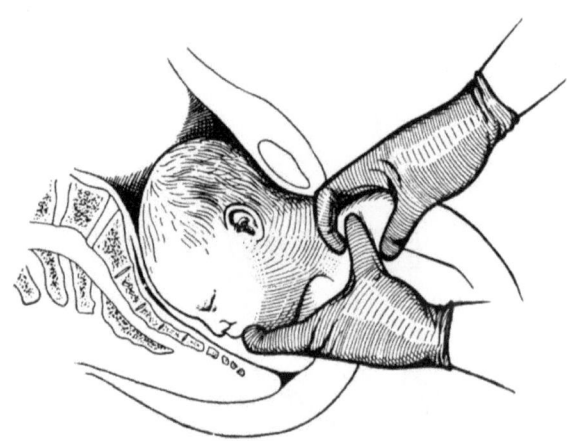

Abb. 173. Der Mund steht hinten. Eingehen mit einem Finger bis auf den Zungengrund. Die andere Hand legt sich gabelförmig über den Nacken. Zug nach abwärts bis zur Haargrenze, dann Aufbiegen. (Nach Hammerschlag.)

Das geborene Kind wird sogleich abgenabelt und auf seine Lebensäußerungen geprüft. Ist es scheintot, so werden die Verfahren zur Wiederbelebung angewandt (siehe S. 357).

Andere Art der Armlösung.

In Ausnahmefällen wird es der Hebamme nicht gelingen, durch den Zug am kindlichen Rumpf die vordere Schulter unter der Schoßfuge sichtbar zu machen[1]. In solchen Fällen muß die Lösung der Arme auf eine andere Weise vorgenommen werden. Die zwischen den Schenkeln der Gebärenden sitzende Hebamme faßt die beiden Füße des Kindes mit einer Hand, bei nach links gewandtem Rücken mit der linken Hand, bei nach rechts gewandtem Rücken mit der rechten Hand, und hebt den Rumpf des Kindes seitlich nach dem Leib der Kreißenden in die Höhe. Zuerst wird der hinten gelegene Arm gelöst. Sie geht mit 2 Fingern der anderen Hand über den Rücken des Kindes an dem hinten gelegenen Arm bis zur Ellenbogenbeuge

---

[1] Hebammen, welche in dem oben beschriebenen Verfahren zur Lösung der Arme nicht ausgebildet sind, wenden stets die folgende ältere Art der Armlösung an.

empor, hier werden die Finger aufgesetzt und der Arm über das Gesicht des Kindes nach unten und außen herabgestreift (Abb. 174, siehe auch Abb. 171).

Hierauf wird der zweite Arm gelöst. Zu dem Zweck dreht man das Kind so, daß auch dieser Arm in die Kreuzbeinhöhlung kommt, wo er leichter zu lösen ist. Man umfaßt die Brust und den bereits gelösten Arm des Kindes mit beiden Händen, setzt dabei die Daumen auf die Schulterblätter und dreht den Rumpf vorsichtig so weit herum, bis der zweite Arm in die Kreuzbeinhöhlung zu liegen kommt. Dann hebt die eine Hand wieder den Rumpf an den Füßen nach oben, die andere Hand geht mit zwei Fingern über den Rücken am Arm entlang bis zum Ellenbogen und leitet den Arm über das Gesicht herab. Der Arm wird immer von der gleichnamigen Hand gelöst,

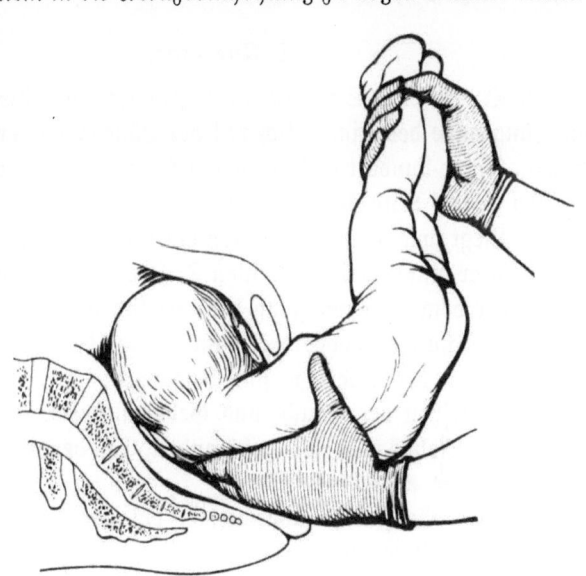

Abb. 174. Lösung des Armes in der Kreuzbeinhöhlung.
(Nach Hammerschlag.)

z. B. der linke Arm des Kindes von der linken Hand der Hebamme. Die Entwicklung des Kopfes wird nach Lösung der Arme ebenso, wie vorher beschrieben, vorgenommen.

Gelingt es der Hebamme nicht, das Kind mit den erwähnten Handgriffen zu entwickeln, so bestehen wahrscheinlich Regelwidrigkeiten, wie z. B. ein enges Becken oder eine Übergröße des Kopfes. Die Hebamme muß dann von weiteren Versuchen Abstand nehmen und die Ankunft des Arztes abwarten. Das Kind ist in solchen Fällen verloren.

Nach jeder Geburt in Beckenendlage ist die Gebärende auf Verletzungen des Dammes zu untersuchen, ebenso das Kind auf Verletzungen seiner Gliedmaßen, besonders der Arme, die in

Verletzungen.

solchem Falle bewegungslos sind (siehe S. 354). Auch Verletzungen des kindlichen Kopfes, besonders Gehirnblutungen, kommen nicht selten vor und bringen das Leben des Kindes in Gefahr.

Nachgeburtszeit. Die Nachgeburtszeit verläuft im allgemeinen ohne Besonderheiten, nur wenn die Entwicklung des Kopfes nicht gelang, und das Kind längere Zeit mit geborenem Rumpf aus den Geschlechtsteilen hing, kann infolge der Verkleinerung der Gebärmutter eine vorzeitige Lösung des Mutterkuchens und eine Blutung in die Gebärmutterhöhle erfolgt sein.

2. Querlage.

Begriffsbestimmung. Als Quer- oder Schräglage bezeichnet man eine Lage, bei der die Längsachse des Kindes sich mit der Längsachse der Gebärmutter kreuzt. Unter hundert Geburtsfällen kommt eine Querlage vor.

Bei erster Querlage befindet sich der Kopf links, bei zweiter rechts. Liegt, wie meist, der Rücken vorn, so ist es eine erste Unterart, liegt er hinten und die kleinen Teile vorn, eine zweite Unterart. Über dem Beckeneingang befindet sich als vorangehender Teil meist die Schulter, woher der Name Schulterlage stammt.

Ursachen. Ursachen der Querlage sind besonders:

1. Schlaffheit der Bauch- und Gebärmutterwandungen (Hängebauch) bei Mehr- oder Vielgebärenden, bei denen das Kind eine beliebige Lage einnehmen kann.

2. Übergroße Fruchtwassermenge, bei der das Kind keine bestimmte Lage innehält.

3. Enges Becken, bei dem der Kopf vom Beckeneingang abweicht.

4. Mehrlingsschwangerschaft, bei der besonders der zweite Zwilling häufig in Querlage liegt.

5. Verbildungen der Gebärmutter, bei der der Gebärmuttergrund eine starke Breitenausdehnung oder eine Einsattelung hat.

Geburtsverlauf.

Geburtsverlauf. Ein ausgetragenes lebendes Kind kann in Querlage nicht geboren werden, da aus räumlichen Gründen der Durchtritt eines querliegenden Kindes durch die Geburtswege unmöglich ist. Würde man eine Geburt in Querlage sich selbst überlassen, so würde der Verlauf etwa der folgende sein: Bei dem fehlenden Abschluß der Weichteile durch einen vorangehenden Teil kommt es in den meisten Fällen zum vorzeitigen Blasensprung und Abfluß des gesamten Fruchtwassers mit den bekannten Gefahren: Verzögerung der Geburt, Infektionsmöglichkeit, Sauerstoffmangel für das Kind, Vorfall des Armes und der Nabelschnur. In anderen Fällen kann die Fruchtblase aber auch bis zur völligen Erweiterung des Muttermundes bestehen bleiben. Nach erfolgtem Blasensprung kommt es zu Austreibungsversuchen, die um so schneller erfolgen, je kleiner das Kind und je weiter die Geburtswege sind. Die Schulter, auf der sich die Geburtsgeschwulst als eine bläuliche Anschwellung bildet, wird in den Beckeneingang gepreßt, ein Vorgang, der besonders durch einen Armvorfall eingeleitet wird, während Kopf und Steiß auf den Beckenschaufeln festgehalten werden. Das Kind wird im Halse oder in der oberen Brustgegend geknickt, Kopf und Steiß werden zusammengepreßt, so daß der Kindskörper eine Keilform annimmt, dessen Spitze in der Schulter gelegen ist. In dieser Form wird ein Teil des Kindes in den Beckeneingang getrieben und eingekeilt, während die blaue und geschwollene Hand und ein großer Teil des Armes vor der Schamspalte sichtbar werden (verschleppte Querlage) (Abb. 175). Zu dieser Zeit stirbt

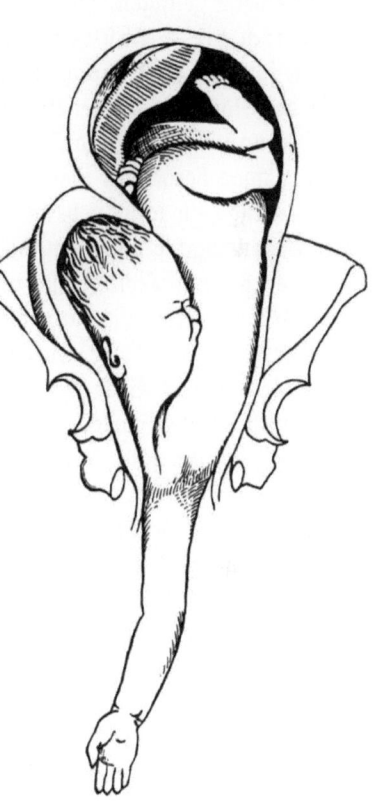

Abb. 175. Verschleppte Querlage, das Kind ist zusammengeknickt. Drohende Gebärmutterzerreißung. (Nach Zangemeister.)

Verschleppte Querlage.

das schon vorher geschädigte Kind an Sauerstoffmangel ab, da die starken Wehen, die die Widerstände des Geburtsweges zu überwinden versuchen, und die Verkleinerung des Hohlmuskels die Sauerstoffzufuhr hemmen. Wegen der Unmöglichkeit, das Kind tiefer zu treiben, kommt es zu einer Überdehnung des unteren Gebärmutterabschnittes mit allen Zeichen der drohenden Gebärmutterzerreißung (siehe S. 283). Schließlich zerreißt die Gebärmutter an der Seite, in der der Kopf gelegen ist. In anderen Fällen, in denen sich wegen mangelnder Wehen keine verschleppte Querlage ausbildet, sondern die Geburt stillsteht, würde schließlich eine tödliche Infektion erfolgen.

Der Ausgang einer sich selbst überlassenen Querlage ist daher Tod der Mutter und Tod des Kindes.

Nur in folgenden seltenen Fällen kann es den Naturkräften ganz ausnahmsweise gelingen, die Geburt bei Querlage zu vollenden:

Selbstwendung. 1. Durch die Selbstwendung. Liegt das Kind nicht eigentlich quer, sondern stark schräg, so daß sich von vornherein ein großer Teil in der Nähe des Beckeneingangs befindet, so kann dieser beim Blasensprung in die Mitte auf den Beckeneingang treten und damit eine Längslage hergestellt werden. Lag der Steiß in der Nähe des Beckeneingangs, so können beim Blasensprung ein oder zwei Füße in den Beckeneingang gelangen, dadurch kann aus der Querlage eine Fußlage entstehen. Diese Fälle, in denen die Natur selbst die Wendung ausführt, verlaufen dann als Längslagen.

Selbstentwicklung. 2. Durch die Selbstentwicklung. Die Wehen treiben die Schulter tief in das Becken, daß sie schließlich in der Schamspalte sichtbar wird. Unter starker Zusammenbiegung des Kindes werden dann Brust, Bauch und Füße der Reihe nach neben der Schulter ausgetrieben; schließlich folgt als letzter Teil der Kopf.

Gedoppelter Körper. 3. Durch die Geburt mit gedoppeltem Körper. Die Schulter mit vorgefallenem Arm wird in das Becken getrieben, bis sie in der Schamspalte sichtbar wird. Das Kind wird so zusammengeknickt, daß der Kopf in den Rumpf eingedrückt wird, die Schulter wird zuerst geboren; es folgen gleichzeitig Kopf und Rumpf, zum Schluß der Steiß und die Füße (vergl. Abb. 175).

Sowohl die Selbstentwicklung wie die Geburt mit gedoppeltem Körper kommen gewöhnlich nur bei kleinen, zu früh geborenen und erweichten Früchten vor, wenn die Wehen sehr stark sind und die Geburtswege keine Hindernisse darbieten. Beide Möglichkeiten sind aber mit großer Lebensgefahr für die Gebärende verbunden, da in jedem Augenblick die Gebärmutterzerreißung eintreten kann.

Niemals darf die Hebamme auf die Vollendung der Querlagengeburt durch die Naturkräfte rechnen.

Ein unglücklicher Ausgang bei Querlage kann fast immer vermieden werden, wenn die Querlage rechtzeitig erkannt wird.

Erkennung der Querlage.

Äußere Untersuchung. Bei der äußeren Untersuchung fällt auf, daß besonders bei stehender Blase die Gebärmutter nicht die Eiform wie bei Längslagen besitzt, sondern in die Quere ausgedehnt ist, der Gebärmuttergrund steht dabei tiefer als bei Längslage. Weder im Gebärmuttergrund, noch oberhalb der Schoßfuge ist ein größerer Kindsteil zu tasten. In der einen Gebärmutterseite fühlt man den harten, großen und runden Kopf, der zwischen den Fingern ballotiert, auf der anderen Seite den weicheren, kleineren und unebenen Steiß, der meist etwas höher gelegen ist als der Kopf (Abb. 176). Liegt der Rücken vorn, so fühlt man ihn in der Nabelgegend und kleine Teile nur im Anschluß an den Steiß; liegt der Rücken hinten, so fühlt man kleine Teile besonders deutlich und in größerer Anzahl hinter der vorderen Gebärmutterwand. Herztöne hört man am besten seitlich der Nabelgegend in der Nähe des Kopfes.

Schon auf Grund dieses äußeren Befundes, der besonders bei stehender Blase keine Schwierigkeiten macht, ist die Querlage mit Sicherheit zu erkennen, so daß in solchen Fällen eine innere Untersuchung überflüssig ist.

Ist die Blase vor längerer Zeit gesprungen, ist viel Fruchtwasser abgeflossen und haben schon Austreibungsvorgänge begonnen,

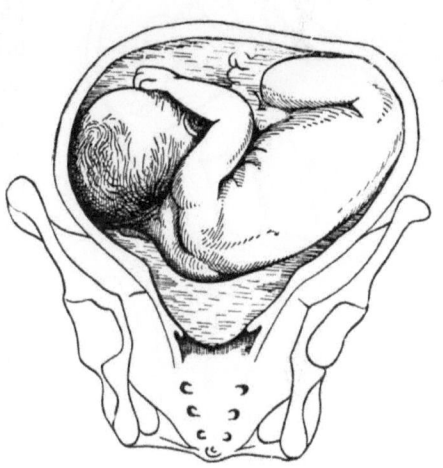

Abb. 176. Querlage bei stehender Blase. (Nach v. Jaschke, aus Stoeckel.)

so ist die Erkennung der Querlage durch die äußere Untersuchung schwieriger, besonders wenn bei Zusammenknickung des Kindes die Gebärmutterform sich wieder der Eigestalt genähert hat. Aber auch hier gelingt es in vielen Fällen, die Querlage äußerlich nachzuweisen oder wenigstens zu vermuten, besonders wenn eine Hand in der Schamspalte sichtbar wird. Auch dann ist eine innere Untersuchung überflüssig (Abb. 177).

Nur wenn die äußere Untersuchung keine Klärung des Befundes ergeben hat, soll die Hebamme eine innere Untersuchung vornehmen. Bei stehender Blase ist zunächst auffallend, daß das kleine Becken leer ist und kein vorangehender Teil gefühlt werden kann. In solchen Fällen soll die Hebamme mit äußerster Vorsicht untersuchen, um die sich häufig stark vorwölbende Fruchtblase zu erhalten.

Innere Untersuchung.

Ist die Blase gesprungen, so fühlt sie die vorangehende Schulter mit folgenden Merkmalen: Liegt der Rücken vorn, so fühlt sie vorn das dreieckige Schulterblatt, hinten das zarte Schlüsselbein. Liegt der Rücken hinten, so ist das Schlüsselbein vorn, das Schulterblatt hinten. Am Brustkorb fühlt sie die gebogenen, in Abständen nebeneinander verlaufenden Rippen. Liegt ein Arm in der Scheide, so kann sie ihn bis zur Achselhöhle verfolgen, diese ist gegen die Schulter geschlossen, dem Schulterschluß entspricht die Lage des Kopfes. Den Arm erkennt sie entweder am Ellenbogen, an dem im Gegensatz zum Knie die breite Kniescheibe fehlt, oder an der Hand, bei der die Finger länger sind als die Zehen, der abspreizbare Daumen sich den übrigen Fingern gegenüberstellen läßt, und bei der im Gegensatz zum Fuß Ferse und Fußknöchel fehlen. Niemals darf an dem Arm gezogen werden. (Über die Verwechselung mit Steißlage siehe S. 321).

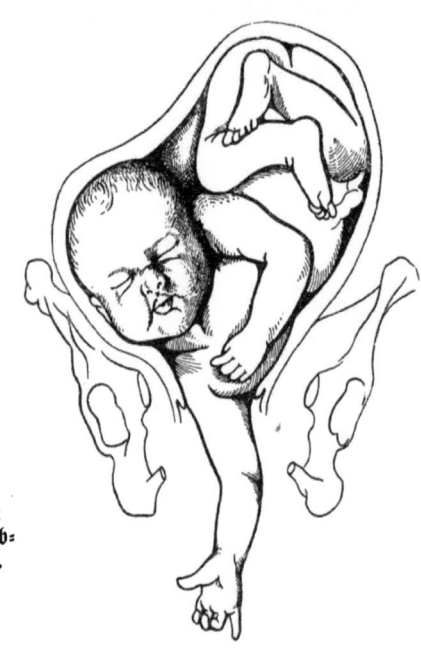

Verhalten der Hebamme.

Abb. 177. Querlage bei gesprungener Blase mit Armvorfall. (Nach v. Jaschke, aus Stoeckel.)

Hat eine Hebamme durch äußere Untersuchung oder ausnahmsweise erst durch innere Untersuchung eine Querlage erkannt, oder vermutet sie eine solche, z. B. wegen Fehlens eines vorangehendes Teiles, so ist die umgehende Benachrichtigung eines Arztes dringend erforderlich.

Vorbereitungen. Die wichtigste Aufgabe der Hebamme bis zum Eintreffen des Arztes ist die Schonung der Fruchtblase, falls diese noch steht. Auf die Vorsicht bei der Untersuchung ist schon hingewiesen worden, die Gebärende soll möglichst ruhig in Rückenlage liegen, jegliches Mitpressen ist verboten. Die Vorbereitungen für die Ankunft des Arztes werden wie stets getroffen und alles zu dem erforderlichen Eingriff vorbereitet. Dieser besteht gewöhnlich in der Vornahme einer Wendung, das heißt in der Umwandlung der Querlage in eine Längslage, meist eine Fußlage; in selteneren Fällen auch in einer Zerstückelung des Kindes.

Steht die Blase noch, so kann unter günstigen Umständen die Hebamme selbst eine bestimmte Art der Wendung ausführen, indem sie versucht, durch äußere Handgriffe den Kopf auf den Beckeneingang zu leiten. (Äußere Wendung auf den Kopf.) Wenn aber neben der Querlage gleichzeitig ein enges Becken oder ein vorliegender Mutterkuchen besteht, so soll die äußere Wendung nicht vorgenommen werden. **Äußere Wendung.**

Zum Zwecke der Ausführung der äußeren Wendung stellt die Hebamme sich an die Seite des Bettes und drängt mit der einen Hand den Kopf des Kindes nach unten gegen den Beckeneingang, während die andere Hand gleichzeitig den Steiß nach oben gegen den Gebärmuttergrund schiebt. Tritt während des Wendungsversuches eine Wehe ein, so halte die Hebamme das Kind in der erreichten Lage fest und drehe erst nach Aufhören der Wehe weiter (Abb. 178). Ist es gelungen, den Kopf nach unten zu bringen, so lagere sie die Gebärende auf die Seite, in der der Kopf stand. Sie kann auch durch eine Binde um den Leib und durch ein neben den Kopf gelegtes, unter die Binde geschobenes, zusammengerolltes Handtuch zu hindern versuchen, daß der Kopf wieder abweicht. Die Versuche sind mehrfach zu wiederholen. Gelingt es, eine Schädellage herzustellen, so ist die Möglichkeit einer natürlichen Entbindung gegeben. Oft wird der Versuch aber vergeblich sein, denn er gelingt nur bei stehender Blase, bei schlaffen Bauchdecken, nicht zu großem Kinde und der

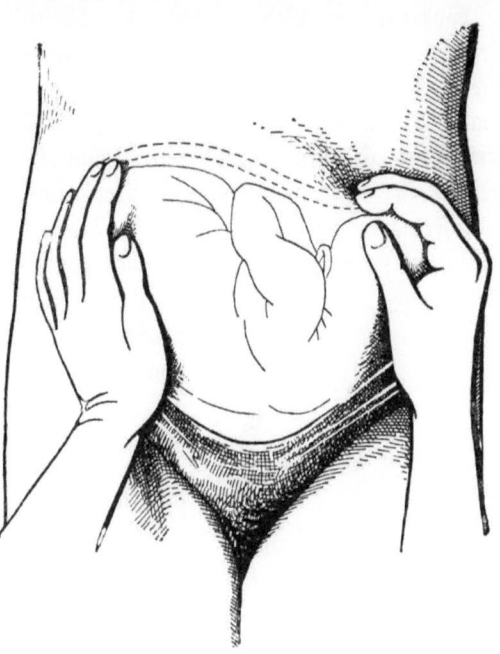

Abb. 178. Äußere Wendung auf den Kopf. (Nach Hammerschlag.)

richtigen Menge Fruchtwasser. Am leichtesten ist die äußere Wendung bei der Querlage des zweiten Zwillings ausführbar.

Die Hebamme warte sodann die Ankunft des Arztes ab. Die Frau darf bei Querlage niemals, auch nicht nach dem Blasensprung mitpressen.

d) Mehrlingsschwangerschaft und Geburt.

Allgemeines.

Häufigkeit. Während bei vielen Tieren die Mehrlingsschwangerschaft die Regel ist, stellt sie beim Menschen eine Ausnahme dar, unter 80 Geburten kommt es ungefähr einmal zu einer Zwillingsschwangerschaft, unter $80 \times 80 = 6400$ zu einer Drillingsschwangerschaft. Eine noch größere Anzahl von Früchten (Vierlinge, Fünflinge) gehört zu den allergrößten Seltenheiten, solche werden meist als Fehlgeburten ausgestoßen. Die Mehrlingsschwangerschaft kommt in manchen Familien erblich vor.

Entstehung.

Unter den Mehrlingsschwangerschaften ist die Zwillingsschwangerschaft die praktisch wichtigste. Sie kann auf zweierlei Weise entstehen:

1. Am häufigsten (in $^3/_4$ aller Fälle) werden zwei Eier gleichzeitig befruchtet (zweieiige Zwillinge). Entweder sind im Eierstock zwei Eierstocksbläschen zur gleichen Zeit gereift und gesprungen, oder es haben sich in einem Bläschen zwei Eier befunden.

2. Seltener (in $^1/_4$ der Fälle) ist nur ein Ei befruchtet worden, aber in diesem haben sich bei der Furchung zwei Fruchtanlagen gebildet (eineiige Zwillinge). Auf gleiche Weise kann es auch zur Entstehung von Doppelbildungen kommen (siehe S. 348).

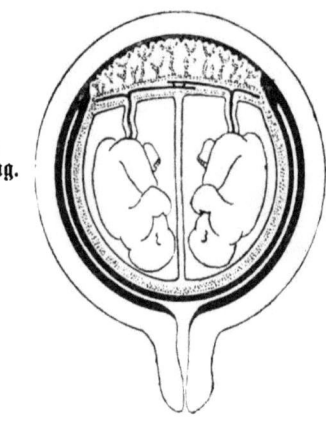

Abb. 179. Eineiige Zwillinge mit gemeinsamer Placenta und zusammenhängenden Gefäßgebieten (in der Scheidewand zwei Schichten). (Nach Hoehne, aus Stoeckel.)

Eineiige Zwillinge. Die Unterscheidung zwischen eineiigen und zweieiigen Zwillingen läßt sich im allgemeinen nur durch Besichtigung der Nachgeburt treffen. Eineiige Zwillinge haben stets einen gemeinsamen Mutterkuchen, in dem Gefäßverbindungen zwischen den beiderseitigen Anteilen vorhanden sind. Die gemeinsame Eihülle besteht aus der Lederhaut, jede Frucht ist von einer Wasserhaut um=

geben, die zwischen den Früchten bestehende Scheidewand enthält zwei Schichten (Abb. 179), die beiden Wasserhäute. Sehr selten findet sich keine Scheidewand, sondern beide Früchte liegen in einer gemeinsamen Wasserhaut, es gibt auch Fälle, in denen zwar zunächst eine Scheidewand bestanden hat, aber später zugrunde gegangen ist. Eineiige Zwillinge haben stets das gleiche Geschlecht, sie zeichnen sich durch eine ungemeine Ähnlichkeit und körperliche wie geistige Übereinstimmung aus.

Bei **zweieiigen** Zwillingen kann jedes Kind einen völlig für sich bestehenden Mutterkuchen haben; in vielen Fällen kommt es **Zweieiige Zwillinge**.

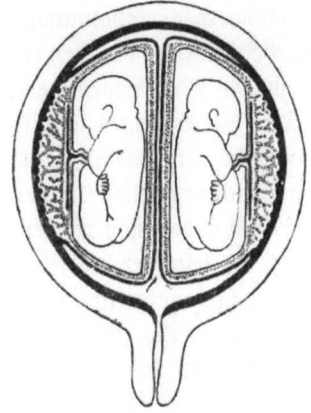 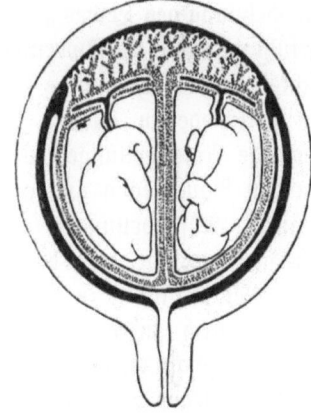

Abb. 180. Zweieiige Zwillinge mit getrennten Placenten (in der Scheidewand vier Schichten).

Abb. 181. Zweieiige Zwillinge mit einer Placenta (vier Schichten in der Scheidewand, die Gefäßgebiete sind getrennt.)

(Nach Hoehne, aus Stoeckel.)

jedoch zu einer Vereinigung beider Placenten, wobei aber die Gefäßgebiete voneinander getrennt bleiben. Jede Frucht ist von einer Lederhaut und ihrer Wasserhaut umgeben, so daß die Scheidewand aus vier Häuten besteht, die Mitte bilden die beiden Lederhäute, gegen die Eihöhlen hin befinden sich die beiden Wasserhäute (Abb. 180 und 181). Zweieiige Zwillinge haben entweder das gleiche oder ein verschiedenes Geschlecht, ihre Ähnlichkeit ist nicht so groß wie die vollkommene Übereinstimmung der eineiigen Zwillinge.

Zwillingsfrüchte sind meist kleiner und schwächer gebildet als Einzelkinder, bisweilen entwickelt sich eine Frucht stärker als die andere. Ist der Unterschied zwischen beiden Früchten ein großer, so kann es, besonders bei eineiigen Zwillingen, in frühen Monaten der Schwangerschaft zum Absterben der schlechter ernährten Frucht kommen. Die tote Frucht schrumpft in solchen Fällen und wird samt ihren Eihüllen plattgedrückt (Papierfrucht). Bei eineiigen Zwillingen kann es durch schwere Entwicklungshemmungen einer Frucht zur Bildung einer herzlosen Mißgeburt kommen, die dann nur ein Anhangsgebilde der anderen Frucht darstellt.

Schwangerschaftsverlauf.

Beschwerden. Der Schwangerschaftsverlauf zeigt in den ersten Monaten gewöhnlich keine Abweichungen. In der zweiten Hälfte und besonders gegen Ende der Schwangerschaft kommt es infolge der stärkeren Ausdehnung des Leibes zu erheblicheren Beschwerden. Spannungsgefühl im Leibe, Erschwerung der Atmung, Behinderung der Beweglichkeit. Die Schwangere empfindet oftmals die Kindsbewegungen an verschiedenen Stellen des Leibes. Die Beine zeigen häufig wäßrige Anschwellungen und stärker entwickelte Kindsadern, auch an den Bauchdecken und an den äußeren Geschlechtsteilen können wäßrige Anschwellungen auftreten. Nicht selten kommen Nierenschädigungen vor, auch die Eklampsie findet sich häufiger als sonst. Zuweilen kommt es zu einer übermäßigen Fruchtwasseransammlung und dadurch zu noch verstärkten Beschwerden. Die Zwillingsschwangerschaft endet verhältnismäßig oft mit einer Frühgeburt.

Kindslagen. Meist liegen beide Kinder in Längslage, in etwa der Hälfte aller Fälle beide in Schädellage, in etwa einem Drittel der Fälle eines in Kopf-, eines in Beckenendlage, seltener liegt eine Frucht in Längs-, eine (meist der zweite Zwilling) in Querlage, am seltensten beide in Querlage. Unter den Kopflagen finden sich verhältnismäßig häufig Strecklagen, die aber wegen der Kleinheit der Kinder meist keine erhebliche Bedeutung gewinnen.

Erkennung.

Äußere Untersuchung. Die Erkennung der Zwillingsschwangerschaft kann Schwierigkeiten bereiten. Vermuten kann man eine Zwillingsschwangerschaft, wenn der Leib ungewöhnlich ausgedehnt ist (einen Umfang von mehr als 110 cm hat) und man auffallend viele Kindsteile wahrnimmt. Bisweilen bemerkt man auf der Gebärmutter eine längsverlaufende Furche, besonders wenn die Früchte nebeneinander liegen. Gelingt es, mehr große Teile zu fühlen, als einem Kinde angehören können, oder denselben Kindsteil doppelt zu tasten, z. B. zwei Köpfe, von denen etwa der eine im Gebärmuttergrund, der andere im Beckeneingang liegen kann, so ist Zwillingsschwangerschaft vorhanden. Auch der Nachweis von Herztönen verschiedener Anzahl auf beiden Seiten des Leibes, der von zwei zu gleicher Zeit untersuchenden Personen erbracht ist, sichert die Feststellung der Mehrlingsschwangerschaft.

Übermäßige Ausdehnung der Gebärmutter, z. B. durch vermehrtes Fruchtwasser oder ein sehr großes Kind; Geschwülste der Gebärmutter oder ihrer Nachbarorgane führen bisweilen zur fälschlichen Annahme von Mehrlingen.

Oftmals wird das Vorhandensein von Zwillingen erst während der Geburt erkannt, nachdem das erste Kind geboren ist. Die Anwesenheit eines zweiten Kindes erkennt man nach der Geburt des ersten durch noch bestehende Ausdehnung des Leibes, durch den Nachweis von Kindsteilen und durch die Wahrnehmung von Herztönen. Die Lage des zweiten Zwillings ist bei den schlaffen Bauchdecken meist leicht zu bestimmen. Eine innere Untersuchung ist nur dann erlaubt, wenn die äußere Untersuchung es zweifelhaft läßt, ob noch eine Frucht vorhanden ist. Diese innere Untersuchung bietet besondere Gefahren, da der Geburtskanal infolge der Geburt des ersten Kindes zahlreiche Wunden aufweist, die leicht zu Eingangspforten einer Infektion werden können. Bei der inneren Untersuchung ist die Fruchtblase oder, wenn dieselbe gesprungen ist, der vorangehende Teil zu fühlen. In seltenen Fällen kann vor der Geburt des ersten Kindes der Nachweis der Zwillinge durch einen Zufallsbefund gelingen, wenn z. B. Teile einer erweichten Frucht — etwa der Fuß oder die dauernd pulslose Nabelschnur — vor der Schamspalte liegen und trotzdem Herztöne vorhanden sind. *Innere Untersuchung.*

Geburtsverlauf.

Der Geburtsverlauf ist beim ersten Kinde wegen der Überdehnung der Gebärmutterwand und der daraus entstehenden Wehenschwäche während der Eröffnungszeit häufig verzögert, nicht selten kommt es zum vorzeitigen Blasensprung mit seinen Folgen. Die Austreibung der meist kleinen Frucht erfolgt gewöhnlich ohne Schwierigkeit, selbst wenn regelwidrige Einstellungen oder Haltungen vorhanden sind. *Erstes Kind.*

Nach der Geburt des ersten Kindes können in der Zwischenzeit bis zur Geburt des zweiten Kindes wiederum Störungen auftreten. Die starke Verkleinerung, die die Gebärmutter nach ihrer teilweisen Entleerung erfährt, kann zu einer vorzeitigen Ablösung eines Ab- *Zwischenzeit.*

schnittes des Mutterkuchens führen, so daß Blutungen auftreten. Aus demselben Grunde kann es auch zu Störungen in der Sauerstoffversorgung des zweiten Kindes kommen, so daß die Herztöne desselben häufig schwanken, ja sogar nicht selten der Tod eintritt.

Zweites Kind. Nach der Geburt des ersten Kindes tritt nach einer Zeit der Ruhe gewöhnlich bald wieder eine Wehentätigkeit auf, eine zweite Blase stellt sich, springt, und das zweite Kind wird, falls es in Längslage gelegen hat, etwa eine halbe bis eine Stunde nach Geburt des ersten Kindes meist ohne Schwierigkeit geboren. Selten vergehen bis zur Geburt des zweiten Kindes Stunden oder selbst Tage. Hat das zweite Kind in Querlage gelegen, so kann es bei seiner Kleinheit und bei der schon vollendeten Eröffnung der Weichteile schnell zur Ausbildung einer verschleppten Querlage kommen. Die schwersten Behinderungen können eintreten, wenn beide Kinder in einer Wasserhaut gelegen haben. Es kann z. B. ein kleiner Teil oder die Nabelschnur des einen Kindes neben den vorangehenden Teil des anderen Kindes vorfallen, oder beide Kinder können sich gegenseitig behindern oder sich beim Eintritt in das kleine Becken einkeilen (Abb. 182).

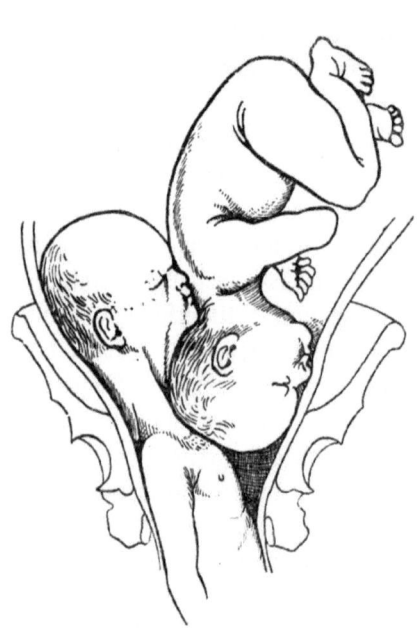

Abb. 182. Einkeilung von Zwillingen, die in einer Wasserhaut gelegen haben. (Nach Hammerschlag.)

Die Sterblichkeit der Mehrlingsfrüchte ist während der Geburt wegen ihrer geringeren Entwicklung und der vielfach eintretenden Gefahren beträchtlicher als die der Einlinge.

Nachgeburtszeit. Die Nachgeburtszeit, die erst nach Geburt beider Kinder eintritt, kann mit stärkeren Blutungen einhergehen. Die Wehenschwäche, die während der Geburt bestanden hat, kann sich in die Nachgeburtszeit fortsetzen oder durch schnelle Entleerung der überdehnten Gebärmutter hervorgerufen werden, oder schließlich dadurch bedingt sein, daß die bedeutende Größe und unregelmäßige Form des Mutterkuchens die Lösungsvorgänge erschwert. Der Blutverlust ist gewöhnlich größer als bei der einfachen Geburt, er kann 400 bis 500 g betragen.

Das Verhalten der Hebamme.

Wegen der zahlreichen bei einer Zwillingsgeburt möglichen Störungen soll die Hebamme in jedem Falle, in dem sie Zwillinge erkennt oder vermutet, ärztliche Hilfe erbitten. Dies gilt auch für den Fall, daß sie das Vorhandensein eines zweiten Kindes erst nach der Geburt des ersten erkannt hat. Bis zur Ankunft des Arztes behandelt sie die Geburt so, wie es den betreffenden Kindslagen entspricht. Ist das erste Kind geboren, so muß die Nabelschnur auch zur Mutter hin mit besonderer Sorgfalt unterbunden werden, da bei eineiigen Zwillingen sich das zweite Kind aus der Nabelschnur des ersten verbluten könnte. Das erstgeborene Kind wird als solches mit einem Bändchen um das Handgelenk gekennzeichnet. Die Herztöne der zweiten Frucht sind wegen der möglichen Störungen sorgfältig zu beobachten. Befindet sich das zweite Kind in Querlage, so versucht die Hebamme die äußere Wendung auf den Kopf, die in diesem Falle oft leicht gelingt, da Bauchdecken und Gebärmutterwandungen schlaff sind und das Kind klein ist. Wegen der Möglichkeit, daß sich schnell eine verschleppte Querlage ausbilden kann, ist diese Maßnahme von besonderer Wichtigkeit (siehe S. 335). Die Nachgeburtszeit erfordert wegen der Blutungsgefahr eine ständige Überwachung der Gebärmutter, die auch nach Ausstoßung der Placenten noch längere Zeit fortgesetzt werden muß (siehe S. 380).

In allen Fällen, in denen die Hebamme das Vorhandensein von Zwillingen nur vermutet hat, soll sie der Gebärenden, bzw. deren Angehörigen keine diesbezügliche Mitteilung machen. Vermutet die Gebärende selbst Zwillinge, so verweise die Hebamme sie auf den Ausspruch des gerufenen Arztes. Hat die Hebamme mit Sicherheit Zwillinge festgestellt, wie z. B. nach der Geburt des ersten Kindes, so soll sie in schonender Weise Mitteilung von der Anwesenheit des zweiten machen.

Im Wochenbett kommt es bei der voraufgegangenen Überdehnung der Gebärmutterwand nicht selten zu einer verzögerten Rückbildung.

Drillinge. Drillingsgeburten verlaufen entsprechend wie Zwillingsgeburten. Ihre Erkennung ist meist erst nach Geburt eines oder zweier Kinder möglich.

Zwillings- und Drillingskinder sind wegen ihrer schwachen Entwicklung mit besonderer Sorgfalt zu pflegen, um sie am Leben zu erhalten. Ihre Sterblichkeit ist noch während der ersten Lebenswochen und Monate verhältnismäßig groß. Im Zusammenhang mit der erhöhten Sterblichkeit während der Geburt geht dadurch der ursprüngliche Gewinn an Kindern fast restlos wieder verloren.

e) Regelwidrige Fruchtentwicklung.

1. Übergröße des Kindes.

Übergröße. Eine Übergröße des Kindes kommt an sich selten vor, die verhältnismäßig häufigen Angaben in dieser Beziehung sind meist übertrieben. Kinder von acht bis neun Pfund Gewicht, um die es sich bei diesen fast immer nur handelt, werden bei normalen Becken und Weichteilen gewöhnlich ohne wesentliche Schwierigkeiten geboren. Handelt es sich aber um noch größere Früchte oder um ein wirkliches Riesenkind, meist übertragene Kinder mit einem Gewicht von 10 Pfund und darüber und einer Länge von 60 cm und mehr, so können bei der Geburt dieselben Störungen auftreten, wie sie viel häufiger durch das enge Becken verursacht werden. Schon bei Einstellung des Kopfes in den Beckeneingang kann es zu erheblichen Behinderungen kommen, auch der Eintritt bzw. Durchtritt der breiten Schultern ist oftmals erschwert oder sogar unmöglich. Besteht neben dem Riesenwuchs des Kindes noch ein enges Becken oder ein unnachgiebiger Weichteilkanal, so verdoppeln sich die Schwierigkeiten. Aus diesen Gründen ist auch die Sterblichkeit derartiger Kinder während der Geburt besonders groß.

Man erkennt die Übergröße des Kindes bei der äußeren Untersuchung an der auffallenden Ausdehnung des Leibes und an dem Umfang der einzelnen Kindsteile. Bei einer etwa notwendigen inneren Untersuchung erweisen sich die Kopfknochen als besonders hart, Nähte und Fontanellen als eng. Besteht eine Fußlage, so läßt die Größe des geborenen Fußes auf die übermäßige Entwicklung der Frucht schließen.

In allen derartigen Fällen, besonders aber, wenn im Verlauf der Geburt Störungen auftreten, ist die Benachrichtigung eines Arztes erforderlich.

2. Verkrüppelungen und Mißbildungen des Kindes.
a) Verkrüppelung.

Gesetzesbestimmungen. Unter einem Krüppel versteht das Landesgesetz vom 6. Mai 1920 betreffend Krüppelfürsorge eine Person, die infolge eines angeborenen oder erworbenen Knochen-, Gelenk-, Muskel- oder Nervenleidens oder Fehlens eines wichtigen Gliedes oder von Teilen eines solchen in dem Gebrauch ihres Rumpfes oder ihrer Gliedmaßen nicht nur vorübergehend derart behindert ist, daß ihre Erwerbsfähigkeit auf dem Arbeitsmarkte voraussichtlich wesentlich beeinträchtigt wird. Bei Vermeidung von Haft- oder Geldstrafe müssen Hebammen, die bei einer Geburt mitwirken, den mit ihrer Hilfe geborenen Säugling auf Anzeichen von Verkrüppelung untersuchen und, falls solche sich vorfinden, es dem zuständigen Jugendamt anzeigen (§§ 3 und 5 des Gesetzes).

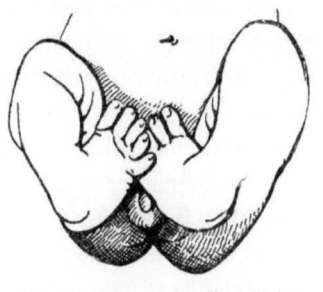

Abb. 183. Klumpfüße. (Nach Spitzy, aus Pfaundler-Schloßmann.)

Die angeborenen oder bei der Geburt entstandenen Krüppelleiden sind folgende:

Krüppelleiden.

A. Angeborene Leiden:
1. Der angeborene Klumpfuß, einseitig oder doppelseitig. Der Fuß steht nach innen gedreht und in Spitzfußstellung (Abb. 183).
2. Die angeborene Klumphand, einseitig oder doppelseitig. Die

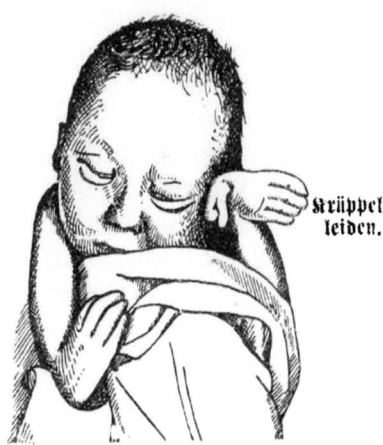

Abb. 184. Klumphände. (Nach Spitzy, aus Pfaundler-Schloßmann.)

Hand steht einwärts gedreht in Beugung und Ablenkung nach der Speichenseite des Armes (Abb. 184).
3. Der angeborene Schiefhals, gekennzeichnet durch schiefe Haltung des Kopfes.
4. Angeborene Verwachsung oder Überzähligkeit von Fingern und Zehen.
5. Angeborenes Fehlen von Gliedern oder Gliedabschnitten.

6. **Angeborene Verrenkung** eines oder beider Hüftgelenke. Das Leiden ist unmittelbar nach der Geburt meist nicht zu erkennen; manchmal erkennt man die Verrenkung, wenn sie einseitig ist, am Höherstehen einer Gesäßfalte oder daran, daß das betreffende Bein dauernd anders gehalten wird als das gesunde.

7. **Angeborene Mißbildung der Wirbelsäule.** Auch diese ist meist unmittelbar nach der Geburt nicht oder schwer an winkligen Abknickungen zu erkennen.

8. **Angeborene Gliederstarre.** Auch sie ist meist erst nach längerer Zeit, wenn das Kind seine Glieder weniger frei bewegt als ein gesundes Kind, erkennbar.

B. **Während der Entbindung** können entstehen (siehe S. 351):

1. Der **Schiefhals** durch Zerreißen eines Kopf-Nickmuskels, manchmal erkennbar an einer Blutgeschwulst des Halses.

2. **Gliederstarre** infolge von Hirnblutung mit langandauernder Atemnot (Blauwerden und Atemlosigkeit).

3. **Zerrungen und Zerreißungen**, die an den Armnerven und dem Schultergelenk bei Lösung der Arme (wegen Beckenendlage) entstehen; manchmal auch Zerrungen des Rückenmarks infolge kräftigen Zuges wegen Beckenendlage. Die Verletzung der Nerven verursacht Lähmung und Unbeweglichkeit des betreffenden Armes oder der Beine, und zwar manchmal auf beiden Seiten.

4. **Knochenbrüche**, die während der Entbindung entstanden sind, führen zur fehlerhaften Drehung und Bewegungslosigkeit des betreffenden Gliedes. Häufig findet sich ein Knochenbruch neben einer Zerrung des Gelenkes oder einer Lähmung der Nerven.

b) Mißbildungen.

Entstehung. Mißbildungen entstehen meist in den frühesten Zeiten der Schwangerschaft durch unregelmäßige Entwicklung. Diese kann dadurch verursacht werden, daß entweder eine entsprechende Veranlagung durch die männliche oder weibliche Keimzelle erblich übertragen wird, oder daß Störungen bei der Furchung des Eies oder bei der ersten Bildung der Frucht auftreten. Dabei kann es entweder zu einer übermäßigen oder zu einer mangelhaften Bildung einzelner Körperteile kommen. Verwachsungen der Körperoberfläche mit der Wasserhaut oder eine zu geringe Fruchtwassermenge können ebenfalls die Veranlassung zu mannigfachen Mißbildungen geben. Bei Mißbildungen kommt es nicht selten zu einer vorzeitigen Unterbrechung der Schwangerschaft.

Von geburtshilflicher Bedeutung sind vor allem solche Mißbildungen, welche den Durchtritt des Kindes durch die Geburtswege erschweren bzw. unmöglich machen oder bei der Geburt zu Schwierigkeiten der Erkennung führen.

Geburtshilfliche Bedeutung.

Eine geburtshilflich besonders wichtige Mißbildung stellt der Wasserkopf dar. In den Hirnhöhlen ist es zu einer vermehrten, meist erheblichen Ansammlung von Flüssigkeit gekommen, die zu einer Erweiterung der Höhlen, in hochgradigen Fällen zu einer vollkommenen Verdrängung der Gehirnmasse führt, die dann die Flüssigkeit nur als eine dünne Schale umgibt. Dabei wird der Schädel übermäßig vergrößert, die Schädelknochen sind dünn und weich, die Nähte sind außerordentlich verbreitert, die Fontanellen klaffen. Der kindliche Kopf kann dabei die Größe eines Mannskopfes und darüber erreichen. In etwa zwei Drittel der Fälle handelt es sich beim Wasserkopf um Schädellage, in einem Drittel der Fälle um Beckenendlage; Querlagen kommen nur ausnahmsweise vor. Der vorangehende Wasserkopf stärkeren Grades kann bei der Geburt nicht in das Becken treten, es kommt vielmehr sehr frühzeitig, meist noch im Beginn der Eröffnungszeit, zur Zerreißung der Gebärmutter, da der übergroße Kopf den unteren Ab-

Wasserkopf

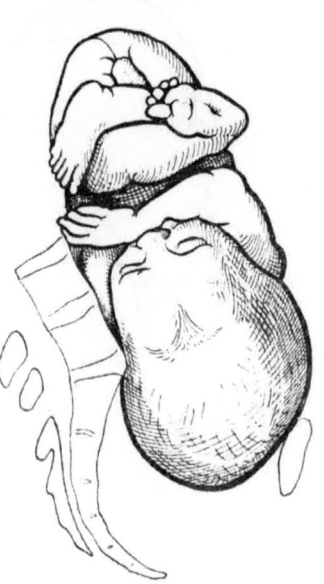

Abb. 185. Vorangehender Wasserkopf im Beckeneingang. (Nach Bumm.)

schnitt der Gebärmutter schon in der Schwangerschaft überdehnt und verdünnt und damit die Zerreißung vorbereitet hatte. Die fast immer tödliche Verletzung kann durch einen verhältnismäßig einfachen ärztlichen Eingriff, nämlich das Ablassen der Flüssigkeit, verhütet werden, daher ist es von ausschlaggebender Bedeutung, den vorangehenden Wasserkopf rechtzeitig zu erkennen. Die Hebamme fühlt bei der äußeren Untersuchung den über dem Becken stehenden Kopf, der sich durch eine übermäßige Größe und Prallheit auszeichnet, so daß er einer großen Geschwulst gleicht (Abb. 185). Bei einer etwa erforderlichen inneren Untersuchung fällt auf, daß an dem hochstehenden Kopf die von harten

Knochenrändern begrenzten Nähte sehr breit sind und daß die Fontanellen klaffen. Die große Fontanelle wölbt sich bisweilen blasenartig vor. Sofortige ärztliche Hilfe ist dringend erforderlich, bis zu ihrem Eintreffen ist jedes Mitpressen zu verbieten.

Weniger gefährlich ist der Wasserkopf, wenn sich das Beckenende zur Geburt stellt. Falls es der Hebamme nicht gelungen ist, schon im Beginn der Geburt den übergroßen, im Gebärmuttergrund befindlichen Kopf zu tasten und als Wasserkopf zu erkennen, bemerkt sie die Mißbildung gewöhnlich erst dann, wenn nach Lösung der Arme die Entwicklung des Kopfes nicht gelingt, weil derselbe über dem Becken stehen bleibt und dann an seiner Übergröße erkannt wird (Abb. 186). Auch in diesem Falle ist sofortige ärztliche Hilfe erforderlich, die schon wegen der Beckenendlage verlangt werden mußte. Die Gefahr der Gebärmutterzerreißung besteht hierbei nicht in demselben Grade, da der Rumpf bereits die Gebärmutter verlassen hat und sich in derselben nur noch der Kopf befindet, wodurch eine Überdehnung nicht ohne weiteres zustande kommt. Hochgradige Wasserköpfe sind lebensunfähig.

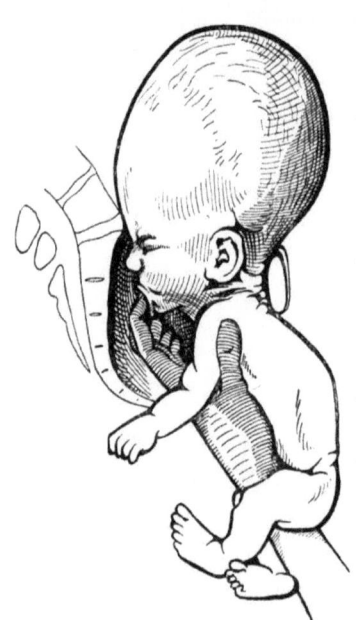

Abb. 186. Nachfolgender Wasserkopf. Die versuchte Entwicklung des Kopfes ist unmöglich. (Nach Bumm.)

Geringe Grade von Wasserkopf können bei weiten Geburtswegen von selbst lebend geboren werden und am Leben bleiben, aber auch in solchen Fällen ist stets ein Arzt zu benachrichtigen.

Froschkopf. Eine nicht seltene Mißbildung sind die sogenannten Froschköpfe. Bei diesen fehlt das Schädeldach und das Gehirn, der kleine Kopf sitzt mit ganz kurzem Halse dem Rumpf unmittelbar auf und befindet sich in Gesichtshaltung, die Augen treten glotzartig hervor. Der übrige Körper ist oftmals stark entwickelt, besonders die Schultern können eine übermäßige Breite haben und dadurch die Geburt erschweren. Ist der Kopf der vorangehende Teil, so bereitet die Deutung bei einer etwa erforderlichen inneren Untersuchung große Schwierigkeiten, wenn die hirnlose Schädelbasis mit ihrer unregelmäßig gebildeten Oberfläche vorangeht. Häufig stellt sich aber der Kopf in Gesichtslage ein, deren Erkennung leichter ist. Verläuft die Geburt in Beckenendlage, so gleitet nach einer unter Umständen schwierigen Lösung der Arme der mißbildete Kopf ohne weiteres von selbst heraus. Nicht selten besteht bei dieser Mißbildung eine übergroße Fruchtwassermenge. Froschköpfe werden gelegentlich lebend geboren, gehen aber stets nach einiger Zeit zugrunde, da sie lebensunfähig sind. Bei Schwierigkeiten während der Geburt des Rumpfes ist ärztliche Hilfe erforderlich.

Sackartige Anhänge am Kopf, sogenannte Gehirnbrüche, die entweder Gehirnflüssigkeit oder einen Teil des Gehirns enthalten, können bei erheblicher Größe ebenfalls Schwierigkeiten beim Durchtritt des Kopfes hervorrufen (Abb. 187). Die Erkennung dieser Mißbildungen während der Geburt ist schwierig. Die Hebamme erbittet ärztliche Hilfe

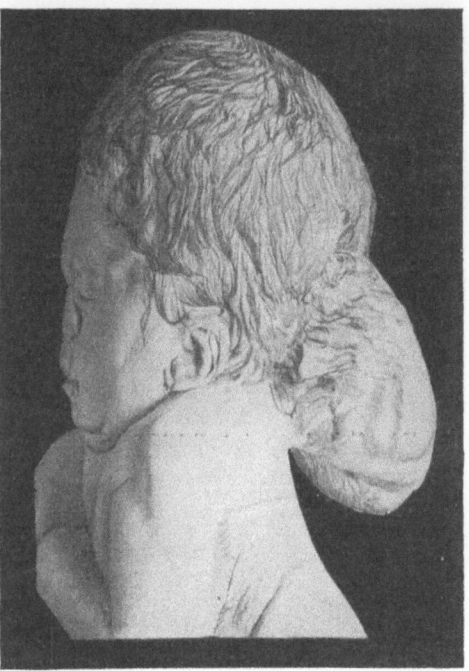

Gehirnbruch.

Abb. 187. Wasserkopf und Gehirnbruch. (Nach Hammerschlag.)

schon aus dem Grunde, weil der Kopf nicht in das Becken tritt.

Auch der Rumpf des Kindes kann übermäßig vergrößert sein. **Ausdehnung des Rumpfes.** Es kann der Bauch durch freie, in ihm befindliche Flüssigkeit, durch krankhafte Bildung der Nieren oder durch übermäßige Vergrößerung der Harnblase bei Verschluß der Harnröhre so aufgetrieben sein, daß nach der Geburt des Kopfes die Geburt bzw. die Entwicklung des Rumpfes zur Unmöglichkeit wird (Abb. 188).

Geschwülste, die sich besonders am Halse oder in der Steißgegend befinden, können ähnliche Schwierigkeiten verursachen **Geschwülste.** (Abb. 189).

**Doppel=
bildungen.**

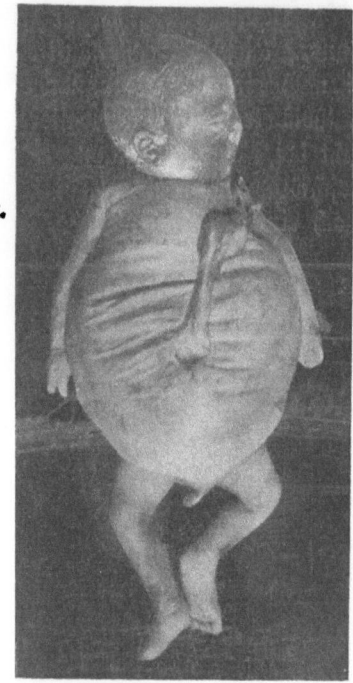

Abb. 188. Auftreibung des kindlichen Rumpfes durch Flüssigkeit. (Nach Hammerschlag.)

**Herzlose
Miß=
geburt.**

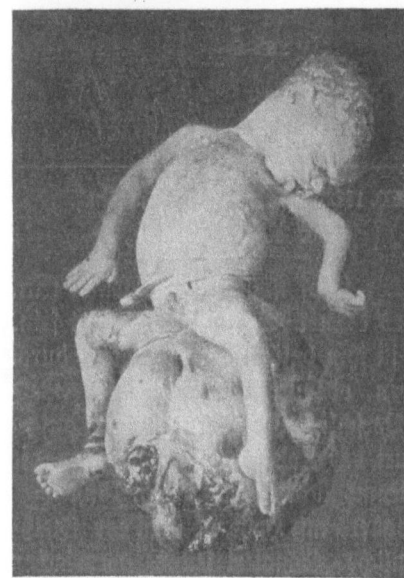

Abb. 189. Steißgeschwulst. (Nach Hammerschlag.)

In allen solchen Fällen, in denen nach Geburt des Kopfes der Rumpf nicht folgt, ist an derartige Verbildungen zu denken und ärztliche Hilfe zu erbitten.

Die seltenen Doppelbildungen der Frucht, deren Entstehung ähnlich wie die der eineiigen Zwillinge ist, bei denen aber die Trennung in zwei Früchte nicht vollständig stattgefunden hat, können bei erheblicher Größe die Geburt außerordentlich erschweren oder unmöglich machen. Ist die Doppelbildung klein, so kann die Geburt durch die Naturkräfte vollendet werden, gelegentlich sind solche zusammengewachsenen Zwillinge sogar am Leben geblieben. Erkennt die Hebamme eine derartige Doppelbildung, was z. B. bei gleichzeitigem Hervortreten von vier Füßen möglich wäre, oder vermutet sie eine solche, da der vorangehende Teil nicht tiefer tritt oder nach Geburt des Kopfes der Rumpf, an dem der zweite Zwilling haftet, nicht folgt, so ist ärztliche Hilfe dringend erforderlich.

Bei eineiigen Zwillingen kann es durch schwere Entwicklungsstörungen einer Frucht zu einer hochgradigen Verbildung derselben kommen, so daß das Herz und Teile des Körperkreislaufes feh=

len und nur einzelne Körperteile ausgebildet oder angedeutet sind (herzlose Mißgeburt). Unter Umständen kann an Stelle eines, wenn auch nur teilweise ausgebildeten Kindskörpers, nur eine formlose Masse vorhanden sein. Da diese herzlosen Mißgeburten durch wäßrige Anschwellung eine beträchtliche Größe erlangen können, kann es bei ihnen zu schweren Geburtsstörungen kommen. Der Arzt ist schon deshalb zu rufen, weil es sich um eine Zwillingsgeburt handelt.

Andere Mißbildungen führen zwar nicht zu Geburtsstörungen, sind aber wichtig, da bei ihnen unter Umständen operative Eingriffe dringend notwendig sind, um die Kinder am Leben zu erhalten. **Notwendige Operationen bei Mißbildungen.**

Beim angeborenen Verschluß des Afters sind die Kinder verloren, wenn sie nicht alsbald operiert werden. Dasselbe gilt vom Verschluß der Harnröhre, auf beides ist daher stets genau zu achten. Auch eine Spaltung der Wirbelsäule mit einem sackförmigen Anhang kann operativ beseitigt werden, wenn sie nicht groß ist. Befindet sich an Stelle des Nabels eine blasige Auftreibung, an die sich die Nabelschnur ansetzt, so ist der regelrechte Verschluß der Bauchdecken in der Nabelgegend ausgeblieben. Man

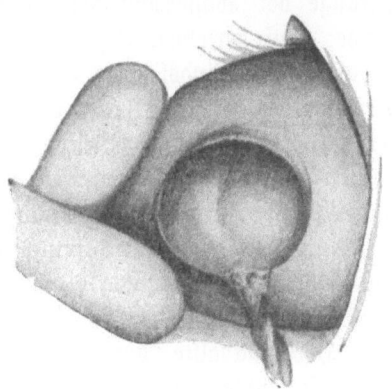

Abb. 190. Nabelschnurbruch. (Nach Spitzy, aus Pfaundler-Schloßmann.)

nennt diese Mißbildung Nabelschnurbruch. In der sackartigen Auftreibung, die von der Wasserhaut und dem Bauchfell überzogen ist, liegen Baucheingeweide, Teile des Darmes, des Magens und der Leber (Abb. 190). Ist während der Geburt der dünne Überzug geplatzt, so liegen die Eingeweide frei zutage. Die Hebamme muß auch bei Nabelschnurbruch sofort nach der Geburt einen Arzt benachrichtigen, denn eine wenige Stunden nach der Geburt ausgeführte Operation, die im Verschluß der Bauchdecken besteht, vermag das Kind unter Umständen am Leben zu erhalten. Bis dahin werden der Sack bzw. die Eingeweide mit keimfreiem Verbandstoff bedeckt.

Eine Spaltung der Oberlippe seitlich von der in der Mitte der Oberlippe befindlichen Rinne bezeichnet man als Hasen=

scharte, dieselbe kann einseitig oder doppelseitig sein. Gleichzeitig kann auch der weiche und harte Gaumen gespalten sein, man bezeichnet die Spaltöffnung als Wolfsrachen. Beide Mißbildungen, besonders der Wolfsrachen, erschweren das Saugen, so daß oft abgespritzte Muttermilch mit dem Löffel oder der Pipette verabfolgt werden muß. Diese Mißbildungen sind durch Operation heilbar, die bei der Hasenscharte in den ersten Wochen, beim Wolfsrachen am besten nach dem ersten Lebensjahr vorgenommen werden kann.

Andere Mißbildungen. Überzählige oder zusammengewachsene Finger und Zehen kommen verhältnismäßig häufig vor. Auch Fehlen eines Teiles von Arm oder Bein oder eines Fingers wird beobachtet; oft haftet das Glied nur noch an einem dünnen Strang und sieht wie abgeschnürt aus. Die Abschnürungen entstehen durch Stränge der Wasserhaut bei Verwachsungen derselben mit dem Kinde. Auf derselben Ursache können auch andere schwere Verbildungen des Kindskörpers und seiner Teile, z. B. des Gesichtes, beruhen. Es kommen ferner vor: Verbildungen der äußeren Geschlechtsteile des Kindes, so daß die Hebamme nicht feststellen kann, ob das Kind männlichen oder weiblichen Geschlechtes ist, was schon für die standesamtliche Meldung entschieden werden muß; Spaltbildungen der vorderen Bauchwand mit Fehlen der vorderen Blasenwand, so daß der Harn durch solche Blasenspalte nach außen fließt; Wasserbruch des Hodensackes, wobei eine Hodensackhälfte durch Flüssigkeitsansammlung stark ausgedehnt ist, endlich sogenannte Muttermäler, die meist aus sehr zahlreichen, dicht unter der Haut gelegenen Blutgefäßen bestehen. Der Arzt ist in allen diesen Fällen stets zu benachrichtigen und seiner Entscheidung das weitere zu überlassen.

Niemals soll die Hebamme der Entbundenen sofort nach der Geburt von einer Mißbildung Mitteilung machen, sondern sie allmählich darauf vorbereiten.

Gelegentlich kommt es vor, daß ein Neugeborenes ein oder zwei Zähne hat. Diese fallen stets nach einiger Zeit wieder aus.

Äußerlich wohlgebildete Kinder haben bisweilen schwere Mißbildungen innerer Organe, die, wenn sie lebenswichtige Teile betreffen, zu überraschenden Todesfällen bald nach der Geburt oder in den ersten Lebenstagen führen und meist nur durch Leicheneröffnung erkannt werden können.

f) Geburtsschädigungen des Kindes.

Die normale Geburt hinterläßt sichtbare Spuren an dem Körper des Kindes. An der im Muttermund befindlichen Leitstelle des vorangehenden Teiles, die nach dem Blasensprung unter geringerem Druck steht als der übrige Körper, und aus der infolge der innigen Umlagerung durch den Berührungsgürtel der Weichteile der Rückfluß des Blutes behindert wird, kommt es zur Bildung der Geburtsgeschwulst. Sie besteht in einer teigigen Schwellung und einer wäßrig-blutigen Durchtränkung des Unterhautzellgewebes, nach der Geburt verschwindet sie in kurzer Zeit von selbst. Wegen der überwiegenden Zahl an Schädellagen tritt die Geburtsgeschwulst meist als Kopfgeschwulst auf (siehe S. 166), daneben findet sich in vielen Fällen eine Verschiebung der Schädelknochen, die durch die Anpassung des Kopfes an die Geburtswege entsteht. Die durch die Geburt entstehende Formung des Kopfes ermöglicht, noch nachträglich zu erkennen, in welcher Stellung der Kopf durch die Geburtswege getrieben ist.

Einwirkung der normalen Geburt.

Die Sauerstoffversorgung des Kindes wird selbst bei der normalen Geburt stets mehr oder weniger beeinträchtigt, so daß nicht selten Störungen in seinem Befinden auftreten, die sich zur Erstickungsgefahr steigern können (siehe S. 183).

Je länger und schwieriger sich der Ablauf einer Geburt gestaltet, desto stärker sind ihre Einwirkungen auf das Kind. Besonders, wenn es sich um ein Mißverhältnis zwischen Kindskörper und Geburtswegen gehandelt hat, oder wenn operative Eingriffe notwendig waren, können schwere Verletzungen bzw. Schädigungen des Kindes eintreten, die selbst seinen Tod zur Folge haben können.

1. Verletzungen.

Bei stärkerer Verschiebung der Kopfknochen kann es zur Bildung einer Kopfblutgeschwulst kommen. Hiermit bezeichnet man einen Bluterguß zwischen einem Schädelknochen und seiner Knochenhaut, der bei der Geburt durch Zerreißung seiner Knochenhautblutgefäße entsteht. Die Kopfblutgeschwulst kommt fast ausschließlich bei Schädellagen (nur in sehr seltenen Fällen bei Beckenendlagen) vor, befindet sich meist auf einem Scheitelbein und kann während der ersten Tage unter einer sie überdeckenden Kopfgeschwulst verborgen sein (Abb. 191). Zum Unterschied von dieser überschreitet die Kopfblutgeschwulst niemals die Nähte oder Fonta-

Kopfblutgeschwulst.

nellen, sondern bleibt auf einen Knochen beschränkt. Selten findet sich auf mehreren Knochen je eine gesonderte Kopfblutgeschwulst. Sie ist weder heiß noch druckempfindlich, fühlt sich anfangs prall elastisch an, kann in den ersten Lebenstagen durch Fortbestehen der Blutung an Umfang zunehmen, wird aber dann durch Aufsaugung des Blutergusses allmählich kleiner und schlaffer. Bis zu ihrer vollständigen Rückbildung vergehen je nach ihrer Größe Wochen, zuweilen sogar Monate.

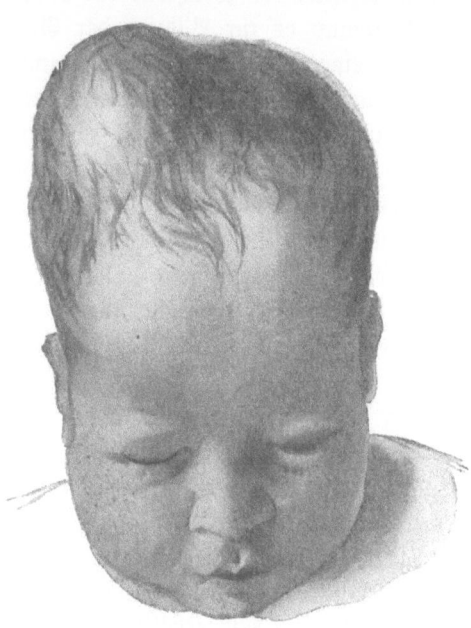

Abb. 191. Kopfblutgeschwulst auf einem Scheitelbein. (Nach Bumm.)

Der Zustand ist meist ungefährlich. Kommt es aber ausnahmsweise zur Entzündung oder Vereiterung der Kopfblutgeschwulst, so handelt es sich um eine ernste Erkrankung, die man an Rötung, Hitze und Schmerzhaftigkeit der Geschwulst erkennt, und die sofortige ärztliche Hilfe notwendig macht. Zur Vermeidung solcher Gefahr ist die Kopfblutgeschwulst mit Wundwatte zu bedecken, um sie vor Druck, Verletzung und Infektion zu schützen.

Kopfverletzungen. Seltener nach natürlichen Geburten, häufiger nach künstlichen Entbindungen (Zangenoperationen, Entwicklung des Kopfes bei Beckenendlage) können Verletzungen des Kopfes entstehen. Abschürfungen der Oberhaut, Druckmarken, Blutergüsse und Schwellungen in den Weichteilen sind häufig. Kommt es zur Entstehung eines Blutergusses in einem Kopfnickmuskel — meist auf Grund einer Zerreißung —, so wird der Kopf nach der gesunden Seite gebeugt. Seltener werden die Knochen von den Verletzungen betroffen. Löffelförmige Eindrücke eines Scheitelbeins oder Brüche der Schädelknochen kommen hauptsächlich beim engen Becken vor (siehe S. 289). Bei falscher Ausführung der Handgriffe zur Ent=

wicklung des nachfolgenden Kopfes kann es zum Zerbrechen des Unterkiefers kommen (siehe S. 327). Bei derartigen Verletzungen ist stets ärztliche Hilfe erforderlich. Steht der Kopf, besonders bei engem Becken, lange Zeit unter einem starken Druck, so kann es auch ohne Verletzungen zu den Erscheinungen des Hirndrucks (siehe S. 288) kommen. Hierbei kann auch durch Zerreißung eines Blutgefäßes innerhalb der Schädelhöhle ein Bluterguß im Gehirn entstehen. Er kommt nicht selten bei ausgetragenen, noch häufiger bei frühgeborenen Kindern vor, und bei diesen wegen der leichten Zerreißlichkeit ihrer Blutgefäße selbst nach kurzdauernden Entbindungen. Auch bei der Entwickelung des nachfolgenden Kopfes bei Beckenendlagen kommen Hirnblutungen vor. Bei ausgedehnten Blutungen gehen die Kinder schon während oder bald nach der Geburt unter den Erscheinungen der Erstickung oder der Gliederstarre oder unter Krämpfen zugrunde. Bei kleineren Blutergüssen braucht nicht immer der Tod einzutreten, die Kinder kommen scheintot zur Welt, ihre Wiederbelebung gelingt nur schwer. Noch wochenlang

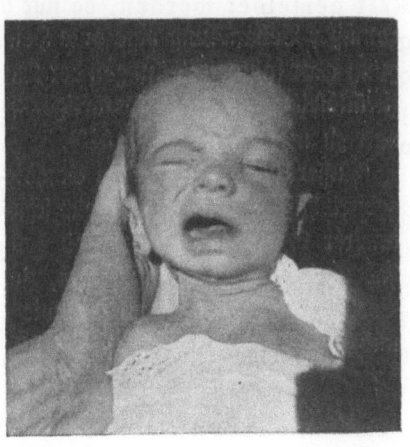

Abb. 192. Lähmung der linken Gesichtshälfte. (Nach Gammeltoft.)

können Atemstörungen auftreten, bei denen das Kind blau wird. Bleibt ein solches Kind am Leben, so können sich im Laufe der ersten Jahre Lähmungen und Verstandesstörungen entwickeln, die an Stärke und Ausdehnung zunehmen und das Kind zum körperlichen und geistigen Krüppel machen. Bei Verdacht auf eine Gehirnblutung ist stets sofortige ärztliche Hilfe erforderlich.

Nach Zangenoperationen kommt es nicht selten vor, daß der Gesichtsnerv einer Seite gelähmt ist. Die gelähmte Gesichtshälfte ist glatt und ohne Falten, das Auge steht offen, der Mundwinkel hängt nach abwärts; besonders deutlich treten die Erscheinungen beim Schreien des Kindes auf. Die Heilungsaussichten sind günstig (Abb. 192).

Andere Verletzungen. Bei der Lösung der Arme bei Beckenendlage, bei dem Entwickeln des Rumpfes an den Schultern bei Schädellage können Brüche der Arme, der Schlüsselbeine sowie Zerrungen des Schultergelenks und Verletzungen der Schulternerven vorkommen. In ganz seltenen Ausnahmefällen können Knochenbrüche auch ohne äußere Gewalteinwirkung schon in der Schwangerschaft oder während der Geburt entstehen, wenn die Knochen infolge mangelhafter Bildung besonders brüchig sind. Das Kind kann das gebrochene oder gelähmte Glied, das gewöhnlich fehlerhaft gedreht ist, nicht bewegen und äußert beim Berühren desselben Schmerzen. Schon der Verdacht einer derartigen Verletzung muß sofort dem Arzt gemeldet werden, da nur bei umgehend eingeleiteter sachgemäßer Behandlung eine gute Heilung möglich ist, bei Vernachlässigung aber falsche Stellungen der Knochen und dauernde Lähmungen zurückbleiben können. Derartige Verletzungen sind dem Jugendamt zu melden (siehe S. 343).

Außer den geschilderten Schädigungen kommen besonders nach geburtshilflichen Operationen schwere Verletzungen äußerer und innerer Art vor, die den Tod des Kindes unmittelbar zur Folge haben; besonders Schädelbrüche, Zerreißungen der Wirbelsäule und Verletzungen innerer Organe, wie der Leber, der Milz, der Nieren und des Darmes, sind immer tödlich.

2. Störungen der Sauerstoffversorgung.

Ursachen. Die größte Gefahr, die dem Kinde während der Geburt droht, ist die Störung seiner Sauerstoffversorgung. Eine Reihe von Vorbedingungen muß erfüllt sein, um den Gasaustausch im Mutterkuchen ungestört vor sich gehen zu lassen. Dazu gehört, daß das Blut der Mutter selbst ausreichend mit Sauerstoff versehen ist; handelt es sich bei ihr z. B. um Zustände schwerer Blutarmut oder um eine fehlerhafte Zusammensetzung des Blutes, so ist die Gesamtmenge des vorhandenen Sauerstoffes zu gering, um in genügender Menge abgegeben werden zu können. Leidet die Mutter an einer hochfieberhaften Erkrankung, so kann außerdem eine Wärmestauung im kindlichen Körper, dessen Temperatur etwa $3/4°$ wärmer als die der Mutter ist, eintreten. Kreisen im Blute der Mutter Keime oder Keimgifte, so können auch diese verderblich auf das Kind einwirken.

Zur Aufrechterhaltung der Sauerstoffaufnahme gehört ferner ein genügend großer und unversehrter Mutterkuchen. Ist derselbe z. B.

teilweise abgelöst, so ist dieser Teil für die Sauerstoffaufnahme verloren, der verbliebene Rest vermag den Bedarf nicht immer genügend zu decken. Ebenso verhält es sich, wenn ein größerer Abschnitt des Mutterkuchens durch krankhafte Entartung, Infarkte usw. zugrunde gegangen ist und für die Sauerstoffaufnahme fortfällt.

Hat bei langdauernden Geburten, besonders in der Austreibungszeit, eine beträchtliche Verkleinerung des Hohlmuskels stattgefunden, so wird die Haftfläche des Mutterkuchens stark zusammengeschoben. Dadurch werden die zuführenden mütterlichen Gefäße so verengt, daß sie in der Zeiteinheit nicht die genügende Menge Sauerstoff an den Mutterkuchen bringen können.

Die Nabelschnur darf an keiner Stelle ihres Verlaufes eine derartige Störung erfahren, daß der Blutumlauf in ihr wesentlich behindert oder ganz unterbrochen wird.

Auch ein starker Druck auf den Kindsschädel, der sich auf das Gehirn fortsetzt, wirkt störend auf das Atemzentrum ein.

Für das Kind besonders gefährliche Zustände entstehen daher bei:

1. Starker Blutarmut der Mutter.
2. Kohlensäureüberladung des mütterlichen Blutes (Lungenentzündung, Herzfehler, Eklampsie).
3. Vergiftung des mütterlichen Blutes (Infektionskrankheiten).
4. Vorzeitiger Ablösung des regelrecht sitzenden oder vorliegenden Mutterkuchens.
5. Verzögertem Geburtsverlauf bei gesprungener Blase, besonders in der Austreibungszeit.
6. Mehrlingsgeburt nach Geburt des ersten Kindes.
7. Druck auf die Nabelschnur, z. B. bei vorliegender Nabelschnur, Nabelschnurvorfall, Nabelschnurknoten, Nabelschnurumschlingung, Beckenendlagen mit Verzögerung des Austrittes der oberen Körperhälfte.
8. Hirndruck beim Durchtritt des Kopfes durch den verengten Beckeneingang.

Abgesehen von diesen besonders gefahrbringenden Sachlagen kann es auch ohne erkennbaren Grund zu einer Störung der Sauerstoffzufuhr kommen.

Die Erscheinungen derselben sind:

a) **Abgang von Kindspech.** Infolge der verringerten Sauerstoffzufuhr und der Kohlensäureüberladung des kindlichen Blutes kommt es durch Nervenreizung zu Bewegungen des Darmes, dabei

Abgang von Kindspech

wird ein Teil seines Inhalts, das Kindspech, in das Fruchtwasser entleert. Die sonst helle Flüssigkeit enthält das Kindspech zunächst in einzelnen grünen Ballen, nach einiger Zeit findet eine innigere Vermengung des Kindspechs mit dem Fruchtwasser statt, so daß dasselbe im ganzen gelbgrünlich und etwas schwerflüssig wird.

Bei Beckenendlagen kann das Kindspech auch ohne Störungen der Sauerstoffzufuhr durch den Druck der mütterlichen Weichteile auf den Kindskörper ausgepreßt werden.

Veränderung der Herztöne. b) **Veränderung der Herztöne.** Das wichtigste Zeichen der gestörten Sauerstoffzufuhr besteht in der Veränderung der kindlichen Herztöne. Durch die Kohlensäureüberladung des kindlichen Blutes findet eine Nervenreizung statt, die unmittelbar auf das Herz einwirkt. Während der Wehen kommt es schon normalerweise dadurch zu einer Verlangsamung der Herztöne, die sich aber in der Wehenpause schnell wieder erholen (siehe S. 183). Bei dauernder Störung der Sauerstoffzufuhr verändern sich die Herztöne in der Weise, daß die Zahl derselben auch in der Wehenpause verringert bleibt oder 160 in der Minute ständig überschreitet, wobei besonders eine Verlangsamung auf 100 und darunter als sehr gefährlich anzusehen ist. Ebenso bedenklich ist es, wenn die Herztöne zwischen Verlangsamung und Beschleunigung schwanken. Bisweilen hört man bei Behinderung der Sauerstoffzufuhr an Stelle der Herztöne ein in der Nabelschnur entstehendes Geräusch (Nabelschnurgeräusch).

Vorzeitige Atembewegungen. c) **Vorzeitige Lungenatmung.** Hat das Kind eine gewisse Zeit, die je nach der Schwere der Störung nach Minuten oder Stunden zählen kann, unter einer mangelnden Sauerstoffzufuhr gelitten, so stirbt es an Erstickung. Bevor der Erstickungstod eintritt, versucht das Kind seinen Sauerstoffmangel durch vorzeitiges Einsetzen der Lungenatmung zu beseitigen. Zu diesem Zwecke macht es Atembewegungen, die, ähnlich wie die letzten Versuche eines Ertrinkenden, nicht nur mit den eigentlichen Atmungsmuskeln, sondern mit der gesamten Körpermuskulatur ausgeführt werden und sich in krampfhaften Zuckungen des Körpers äußern. Diese vorzeitigen Atembewegungen führen zu keiner Sauerstoffaufnahme, da das Kind sich nicht in sauerstoffhaltiger Luft, sondern in einer Flüssigkeit befindet, es werden vielmehr die Luftwege mit dem angefüllt, was sich vor Mund und Nase des Kindes befindet, also mit Fruchtwasser, Käseschleim, Kindspech, Blut, Wollhaaren usw. Die stürmischen Atembewegungen erzeugen eine Erschütterung der Gebärmutter=

wand und der Bauchdecken, so daß man sie sehen und fühlen kann. Handelt es sich um eine Beckenendlage, bei der ein Teil des kindlichen Rumpfes bereits geboren ist, so lassen sich die heftigen Bewegungen des kindlichen Körpers unmittelbar beobachten. Kurze Zeit danach stirbt das Kind ab.

Da diese Erscheinungen eine hohe Lebensgefahr für das Kind bedeuten, wenn ihm nicht schnell durch Beendigung der Geburt die Möglichkeit gegeben wird, an der Luft zu atmen, ist in jedem Falle von Abgang von Kindspech, von Unregelmäßigkeit der Herztöne oder von vorzeitigen Atembewegungen die sofortige Hilfe eines Arztes dringend erforderlich. Befindet sich die Gebärende schon in der Austreibungszeit, so versucht die Hebamme bei Längslagen, falls nicht etwa eine Gebärmutterzerreißung droht, bis zur Ankunft des Arztes die Geburt zu beschleunigen, indem sie zum kräftigen Mitpressen auffordert. Auch der Hinterdammgriff kann bei solcher Sachlage gelegentlich von Nutzen sein (siehe S. 186).

Wird das Kind, nachdem vor der Geburt Störungen seiner Sauerstoffzufuhr bestanden haben, noch lebend geboren, so kann es scheintot, d. h. in der Erstickung begriffen, zur Welt kommen.

Scheintod des Neugeborenen.

Unter Scheintod des Neugeborenen versteht man einen Zustand, bei dem die Atmung fehlt oder nur unvollkommen vorhanden ist, das Herz aber noch schlägt. Ohne sofortige Maßnahmen würden derartige Kinder fast immer zugrunde gehen, da sie bei ihrer mangelhaften Atmung zu wenig Sauerstoff aufnehmen. Man unterscheidet zwei Grade des Scheintodes: den blauen und den blassen Scheintod. Bei dem leichteren Grade — dem blauen Scheintod — ist die gesamte Körperoberfläche des Kindes dunkelblaurot, da das Blut mit Kohlensäure überladen ist, die Glieder sind bewegungslos, obgleich Muskelspannung und Erregbarkeit erhalten sind. Die Herztätigkeit ist verlangsamt, aber kräftig und regelmäßig, was man durch Fühlen des Nabelschnurpulses nachweisen kann, die Atmung ist selten, flach und von einzelnen tieferen und krampfhaften Einatmungen, bei denen die Gesichtsmuskeln krampfhaft verzogen werden, unterbrochen[1]. Beim schweren Grad des Scheintodes — dem

Begriffsbestimmung.

---

[1] Hat das Neugeborene einen Herzfehler, so sieht es trotz regelmäßiger Atmung, sogar beim Schreien, ebenfalls häufig blau aus (Blausucht). Ärztliche Hilfe ist in solchen Fällen stets erforderlich.

blassen Scheintod — sieht das Kind leichenblaß aus, denn das Blut befindet sich in den inneren Organen, die Glieder hängen schlaff wie leblos herunter, der Herzschlag ist schwach, langsam und unregelmäßig, die Atmung fehlt oder besteht in vereinzelten schnappenden Atemzügen. Nach operativen Entbindungen, besonders nach länger dauernden Narkosen, können die Kinder wie betäubt sein, in leichteren Fällen atmen sie, schreien aber nicht, in schwereren Fällen, besonders solchen, die durch Hirndruck entstanden sind, kommt es zu keiner gleichmäßigen Atmung, sondern nur zu sehr tiefen unregelmäßigen Atemzügen.

Vorbereitungen zur Wiederbelebung. In allen Fällen, in denen die Besorgnis besteht, daß das Kind möglicherweise scheintot zur Welt kommt, müssen Vorbereitungen zu seiner Wiederbelebung getroffen werden (siehe S. 154); tritt der Scheintod überraschend auf, so trifft die Hebamme schnell, aber mit Überlegung die notwendigen Maßnahmen.

Sobald der Kopf des Kindes geboren ist, werden stets Mund und Rachen mit einem um einen Finger gewickelten Mulläppchen ausgewischt, um zu verhindern, daß Schleim, Fruchtwasser, Kindspech oder Blut beim ersten Atemzuge in tiefere Abschnitte der Luftwege angesogen werden. Schreit das Kind nicht sofort nach der Geburt, so hält man es vor der Abnabelung 1/2 Minute mit dem Kopf nach unten an den Beinen über dem Lager und schlägt mit der Hand wiederholt leicht gegen den Brustkorb, wodurch etwa in der Luftröhre befindlicher Inhalt in den Mund läuft und von dort durch erneutes Auswischen entfernt werden kann. Hierauf wird das Kind abgenabelt und zur genauen Feststellung seines Zustandes auf den vorbereiteten Tisch gelegt. Ist ein Arzt leicht erreichbar, so wird er sofort benachrichtigt, bis zu seiner Ankunft muß die Hebamme selbst handeln.

Behandlung des blauen Scheintodes. Beim leichteren blauen Grad des Scheintodes ergreift sie das Kind an den Füßen, läßt es über dem Tisch mit dem Kopf nach unten hängen und gibt ihm einige Schläge auf das Gesäß. Häufig genügt dieser Hautreiz, um das Kind zum Schreien zu veranlassen; in anderen Fällen reibt man Rücken und Brust mit Tüchern, bringt es in das warme Bad und läßt einen Strahl kalten Wassers auf die Brust gießen oder taucht es für einen Augenblick bis an den Hals in den vorbereiteten Eimer mit kaltem Wasser, worauf es sofort wieder in das warme Bad gebracht wird. Hierauf wird es auf eine trockene Windel gelegt, wieder gerieben und so fortgefahren, bis es völlig lebensfrisch ist. Die ersten Atemzüge sind gewöhnlich tief und gewaltsam, es folgen regelmäßige flache Atembewegungen, die sich langsam vertiefen, das Kind verzieht das Gesicht zum Schreien und schreit schließlich mit lauter Stimme, wobei die Haut rosig und hell wird, die Gliedmaßen lebhaft bewegt, die Augen aufgeschlagen werden. Hatte das Kind viel Flüssigkeit eingeatmet, und rasselt es beim Atmen, so legt man es wie stets im Bett auf die Seite, damit die eingedrungenen Massen leichter ausfließen können.

Auch bei dem schweren blassen Scheintod müssen zunächst nach oben geschildertem Verfahren die Atemwege freigemacht werden, dann aber hält man sich nicht mit zwecklosem Reiben und Schlagen des Kindes oder mit Eintauchen in kaltes Wasser auf, sondern beginnt sofort mit künstlicher Atmung. Die Hebamme legt das Kind flach auf den vorbereiteten Tisch und stellt sich hinter den Kopf des Kindes, dem sie ihr Gesicht zuwendet. Darauf ergreift sie beide Hände des Kindes, hebt seine Arme empor und führt sie langsam bis unmittelbar neben seinen Kopf heran. Dabei wird der Brustkorb gehoben und erweitert, so daß Luft in die Lungen einströmen kann (Einatmung). Nunmehr werden die Arme gesenkt und gekreuzt auf die Brust gedrückt, wobei durch die Verkleinerung des Brustkorbes die Luft aus den Lungen entweicht (Ausatmung). Die Atmungsbewegungen werden in kurzen Zwischenräumen regelmäßig wiederholt. Nachdem sie etwa 8- bis 10mal vorgenommen worden sind, bringt man das Kind zur Vermeidung der Abkühlung in das warme Bad und beobachtet dort sein Verhalten. Die künstliche Atmung wird auch während des Bades fortgesetzt, indem durch Anheben der Beine und Anpressen derselben an den Brustkorb eine Ausatmung, durch nachfolgende Streckung des Kindes eine Einatmung bewirkt wird.

Eine andere Form der künstlichen Atmung, die sich besonders für Frühgeburten eignet, besteht darin, daß das auf dem Tisch liegende Kind mit den Händen so umgriffen wird, daß die Daumen vorn, die übrigen Finger hinten am Brustkorb liegen. Ein Heben des Rückens von seiner Unterlage bedeutet die Einatmung, das Niedersenken mit gleichzeitigem leichten Druck die Ausatmung. Auch hierbei ist nach einer Reihe von Atembewegungen ein Aufenthalt im warmen Bade erforderlich, während dessen die Atembewegungen nach oben gegebener Vorschrift fortgesetzt werden.

Der Herzschlag wird durch die künstliche Atmung fast regelmäßig gebessert, häufig setzt auch eine zunächst flache natürliche

Atmung ein. Ist dies der Fall, so beginnt man mit den Hautreizen, wie oben geschildert. Ist noch keine Besserung des Befindens eingetreten, sind die Atemzüge noch selten und krampfhaft, so setzt man die künstliche Atmung fort und bleibt, immer mit Unterbrechung durch das warme Bad, bei derselben, auch wenn kein sichtbarer Erfolg eintritt, solange Herzschlag wahrnehmbar ist. Oft erzielt man noch nach $1/2$ bis $3/4$ Stunden einen Fortschritt, in solchen Fällen darf mit den Wiederbelebungsversuchen nicht aufgehört werden, bis das Kind laut schreit, auch wenn darüber ein bis zwei Stunden vergehen. Dem wiederbelebten Kinde muß in den ersten Stunden und Tagen eine erhöhte Aufmerksamkeit gewidmet werden; es muß warm gehalten und häufiger durch Hautreize zum Schreien veranlaßt werden, da es leicht in den Zustand des Scheintodes zurücksinken kann.

Glückt die Wiederbelebung nicht, so bleiben die Atemzüge aus, der Herzschlag wird immer schwächer und erlischt schließlich ganz. Die Hebamme darf aber ihre Bemühungen nicht eher einstellen, als bis das Kind wirklich tot ist, das heißt, bis keine Herztätigkeit mehr nachweisbar ist, die Haut blaß und kühl wird und die Glieder ganz schlaff herunterhängen.

Niemals darf die Hebamme während der Wiederbelebung des Kindes die Gebärende völlig außer acht lassen, damit nicht etwa eine stärkere Blutung in der Nachgeburtszeit auftritt.

Spätfolgen. Auch wenn ein scheintot geborenes Kind nach längerer Behandlung ein scheinbar normales Verhalten zeigt, kann infolge der eingeatmeten Massen eine Lungenentzündung entstehen oder die sich sonst in den ersten Lebenstagen vollendende Entfaltung der Lungen ausbleiben, so daß das Kind noch nachträglich zugrunde gehen kann. Daher ist auch bei geglückter Wiederbelebung eines Kindes ein Arzt zu erbitten, falls derselbe nicht schon vorher zur Stelle war.

3. Verblutung des Kindes.

Im Gegensatz zu den häufigen Blutungen, welche die Mutter betreffen können, sind Blutungen des Kindes während der Geburt außerordentlich selten.

Besteht eine häutige Einpflanzung der Nabelschnur, so kann sich zufällig ein Abschnitt der Eihaut als Blase stellen, in dem ein Nabelschnurgefäß verläuft (siehe S. 252). Reißt dieses Gefäß beim Blasensprung ein, so verblutet sich das Kind in kurzer Zeit.

Die Hebamme kann eine derartige Regelwidrigkeit annehmen, wenn gleichzeitig mit dem Blasensprung eine Blutung eintritt und die Herztöne des Kindes schlecht werden. Der nächsterreichbare Arzt ist so schnell wie möglich zu erbitten, um möglicherweise durch sofortige Entbindung das Kind zu retten.

Hatte die Hebamme bei einer notwendig gewordenen inneren Untersuchung einen in den Eihäuten verlaufenden, etwa federkieldicken pulsierenden Strang gefühlt, so muß sie, zur Verhütung der Zerreißung des Gefäßes beim Blasensprung, die Blase unter allen Umständen durch vorsichtige Untersuchung und Verbot des Mitpressens bis zur Ankunft des sofort zu rufenden Arztes zu erhalten versuchen.

Ist die Nabelschnur beträchtlich zu kurz, so kann sie während der Austreibung zerreißen, was zu einem Verblutungs- und Erstickungstod des Kindes führt, falls die Geburt nicht unmittelbar darauf verfolgt.

Bei der Geburt von eineiigen Zwillingen kann sich das zweite Kind aus der Nabelschnur des ersten verbluten, falls dieselbe nicht ordnungsgemäß gegen die Mutter hin unterbunden war (siehe S. 341).

4. Folgen des Kindstodes.

Der Tod des Kindes während der Geburt bedeutet für den Geburtsvorgang im allgemeinen keine Erschwerung. Ist das Kind bereits längere Zeit abgestorben und erweicht, so kann die Geburt sogar besonders leicht verlaufen.

Solange die Blase steht, bringt die Anwesenheit eines toten Kindes in der Gebärmutter keine Gefahr. Ist die Blase jedoch gesprungen, und verzögert sich der weitere Geburtsverlauf, so kann es durch Aufwandern von Keimen, vor allem von Fäulniskeimen und Colibakterien, zu einer Zersetzung des Kindskörpers und des Fruchtwassers kommen, da das tote Gewebe einen besonders günstigen Nährboden für diese Keime darstellt. Das Fruchtwasser wird übelriechend, bisweilen bilden sich Gasblasen in ihm, es tritt Fieber, unter Umständen sogar ein Schüttelfrost auf. Ein solcher Zustand ist sehr gefährlich und kann zu einer schweren Vergiftung führen. Aus diesem Grunde soll die Hebamme bei nachgewiesenem Tode der Frucht, den sie bei der äußeren Untersuchung durch das Fehlen der Herztöne, gegebenenfalls durch die Pulslosigkeit einer vor die Schamspalte gefallenen Nabelschnur, bei einer etwa not-

Erscheinungen der Zersetzung.

wendig werdenden inneren Untersuchung durch die Weichheit des vorangehenden Kopfes, in dem die in ihren Verbindungen gelockerten Kopfknochen schlottern, nachweisen kann, stets einen Arzt erbitten. Sind schon Zeichen der Zersetzung vorhanden, Fieber, übelriechender Ausfluß, so ist die Herbeirufung eines Arztes besonders dringlich. In solchen Fällen ist nach Beendigung der Geburt auch dem Kreisarzt eine Meldung zu erstatten. Ist das abgestorbene Kind in Fäulnis übergegangen, so löst sich seine Haut in großen Fetzen ab, der Körper sieht mißfarben aus und verbreitet einen üblen Geruch.

Glaubt die Hebamme den Tod des Kindes während der Geburt festgestellt zu haben, so sei sie wegen der Möglichkeit eines Irrtums vorsichtig in ihren Äußerungen gegenüber der Gebärenden.

4. Regelwidrigkeiten der Eihäute und des Fruchtwassers.
a) Der vorzeitige Blasensprung.

Ursachen. Der Blasensprung sollte eigentlich erst nach völliger Eröffnung des Muttermundes eintreten (siehe S. 165), in zahlreichen Fällen springt jedoch die Blase vor der vollkommenen Erweiterung. Dies ist besonders der Fall, wenn die Eihäute so zart sind, daß sie dem Druck des Vorwassers nicht standhalten können, oder wenn wegen mangelnden Abschlusses der Weichteile durch den vorangehenden Teil zu viel Fruchtwasser in die Eispitze gepreßt wird, wie z. B. beim engen Becken, bei Querlage, bei Fußlage, bei übergroßer Fruchtwassermenge.

Folgen. Der vorzeitige Blasensprung wirkt verzögernd auf die Geburt und verursacht, falls sehr viel Fruchtwasser abgeflossen ist, wegen der folgenden Verkleinerung der Gebärmutter Störungen in der Sauerstoffzufuhr zum Kinde. Beim vorzeitigen Blasensprung kann es auch zum Vorfall kleiner Teile und der Nabelschnur kommen (siehe S. 312). Die Hauptgefahr des vorzeitigen Blasensprunges besteht darin, daß bei der Verzögerung der Geburt Keime, die häufig aus dem Darm stammen, in die eröffnete Eihöhle aufwandern und dort zu Zersetzungen oder Infektionen Veranlassung geben können.

Verhalten der Hebamme. Daher ist eine Vermeidung des vorzeitigen Blasensprunges besonders wichtig (frühzeitige Lagerung der Gebärenden, vorsichtige innere Untersuchung, falls eine solche nötig, Verbot des unzeitigen Mitpressens). Ist die Blase vorzeitig gesprungen, so ist wegen der Infektionsgefahr die Geburt mit peinlichster Sauberkeit, wenn irgend möglich ohne innere Untersuchung zu leiten und durch regelmäßige Temperaturmessung das Befinden der Gebärenden zu überwachen. Bei Anstieg der Temperatur ist sofort ein Arzt zu benachrichtigen. Auch die Herztöne des Kindes sind sorgfältig zu beobachten.

Nicht selten kommt es vor, daß am Ende der Schwangerschaft die Blase vorzeitig springt, ohne daß die Geburt sogleich in Gang kommt. Es können in diesem Falle Tage, selbst Wochen vergehen, bis eine Wehentätigkeit einsetzt. Eine solche Schwangere muß dauernd im Bett liegen, vor ihre Geschlechtsteile wird keimfreie Watte als Vorlage gelegt, jede innere Untersuchung hat zu unterbleiben. Das Befinden von Mutter und Kind muß ständig überwacht werden, beim Eintritt von Störungen ist ein Arzt zu rufen.

b) Der verspätete Blasensprung.

Sind die Eihäute sehr derb, oder ist wenig Vorwasser vorhanden, so daß der vorangehende Teil den Eihäuten unmittelbar anliegt, so kommt es vor, daß die Eiblase auch nach völliger Eröffnung des Muttermundes nicht springt, sondern erhalten bleibt und sich tief in die Scheide, selbst bis in die Schamspalte vorwölbt. Ein so langes Bestehen der Eiblase verzögert die Geburt, ferner kann es dabei durch die Verschiebung der Eioberfläche gegen die Gebärmutterwand zu einer vorzeitigen Ablösung des Mutterkuchens kommen, so daß Verschlechterung der Herztöne und Blutabgang nach außen eintreten. Wird die Fruchtblase in der Schamspalte sichtbar, so soll die Hebamme zur Vermeidung dieser Folgen die Blase mit desinfiziertem Finger sprengen, indem sie kräftig gegen dieselbe drückt. Instrumente sollen dabei wegen der Verletzungsmöglichkeit des vorangehenden Teiles nicht verwendet werden. *(Ursachen. Folgen. Verhalten der Hebamme.)*

In manchen Fällen springt die Blase nicht wie sonst an ihrem tiefsten Punkt, sondern reißt höher oben ringförmig ab und überdeckt den Kopf mit einer Eihautkappe (Glückshaube). Wird das Kind mit einer derartigen Kappe geboren, so muß die Hebamme den Kopf sofort von der Eihaut befreien, damit das Kind atmen kann. *(Andere Abweichungen.)*

Seltener bei ausgetragenem Kinde, häufiger bei einer Frühgeburt, kann das ganze uneröffnete Ei samt Mutterkuchen geboren werden, in solchen Fällen muß die Hebamme den Eisack sofort zerreißen, damit das Kind atmen kann.

Zuweilen geht trotz scheinbar stehender Blase Fruchtwasser ab, wenn die Eihäute oberhalb des Muttermundes gesprungen sind (hoher Blasensprung), später kann dann noch ein Blasensprung im Muttermund eintreten (doppelter Blasensprung).

Frucht=
wasser. Seltener kommt es zu einem doppelten Blasensprung, wenn sich eine Flüssigkeit, falsches Fruchtwasser, zwischen Lederhaut und Wasserhaut angesammelt hatte, so daß zunächst nur die Lederhaut und dann erst die Wasserhaut springt.

(Über zu große und zu geringe Fruchtwassermenge siehe S. 246.)

Beim Blasensprung und in der Zeit nach demselben ist die Beschaffenheit des abgehenden Fruchtwassers zu beachten.

Eine Blutbeimengung findet sich im Fruchtwasser besonders bei vorzeitiger Ablösung des regelrecht oder tiefsitzenden Mutter= kuchens, ferner beim Anreißen eines in den Eihäuten verlaufenden Nabelschnurgefäßes.

Rotbraune Färbung des Fruchtwassers kommt bei erweichten Früchten durch Auslaugen des Blutfarbstoffes vor.

Grünlich=gelbliche Färbung des Fruchtwassers entsteht bei Abgang von Kindspech.

Übelriechendes Fruchtwasser, oftmals Gasblasen enthal= tend, entsteht durch Zersetzung der Frucht und des Fruchtwassers durch Fäulniskeime.

In allen Fällen von regelwidrigen Beimengungen zum Frucht= wasser ist ärztliche Hilfe zu erbitten.

5. Regelwidrigkeiten seitens des Mutterkuchens.

a) Vorzeitige Lösung des Mutterkuchens bei regelmäßigem Sitz.

Während die Lösung des Mutterkuchens von seiner Haftstelle nach der Geburt des Kindes mit Regelmäßigkeit, fast mit Gesetz= mäßigkeit erfolgt, ist eine vor der Geburt des Kindes eintretende vorzeitige Lösung eine Ausnahme. Die Gründe hierfür be= stehen darin, daß der Verkleinerung der Haftstelle durch die Wehen bei in der Gebärmutter befindlichem Kind bestimmte Grenzen ge= setzt sind, und gleichzeitig durch den Inhalt der Gebärmutter ein Gegendruck auf den Mutterkuchen ausgeübt wird. Trotzdem kommen sowohl teilweise wie vollständige Ablösungen vor.

Ursachen. Ursachen. Trifft eine unmittelbare Gewalt, z. B. ein kräftiger Schlag oder Stoß den Leib der Hochschwangeren, so kann, besonders wenn der Mutterkuchen an der vorderen Wand haftet, eine Ab=

lösung die Folge sein; ist die Nabelschnur zu kurz gebildet oder durch zahlreiche Umschlingungen zu kurz geworden, so kann beim Tiefertreten des Kindes der Mutterkuchen von seiner Haftfläche abgezerrt werden; verzögert sich der Blasensprung nach völliger Erweiterung des Muttermundes, so verschiebt sich beim Fortschreiten der Geburt die gesamte Eioberfläche und damit auch der Mutterkuchen gegen die Wand, so daß eine Ablösung eintritt. Auch die starke Verkleinerung der Gebärmutter, die bei übergroßer Fruchtwassermenge nach Abfließen des Fruchtwassers oder bei der Mehrlingsgeburt nach Ausstoßung des ersten Kindes eintritt, kann dasselbe Ereignis herbeiführen. Beim Bestehen von Nierenschädigungen in der Schwangerschaft kann es zu krankhaften Veränderungen in der Siebhaut und in den Zotten kommen, wodurch die Verankerung des Mutterkuchens in der Gebärmutter gelockert werden kann. In einer weiteren Anzahl von Fällen kommt es zur Ablösung, ohne daß eine bestimmte Ursache nachgewiesen werden kann.

Erscheinungen. Handelt es sich, wie meist, um teilweise und geringfügige Ablösungen des Mutterkuchens, so können Erscheinungen gänzlich fehlen, gelegentlich kann es zu einem geringen Blutabgang nach außen und zur Verschlechterung der kindlichen Herztöne kommen. Die vorzeitige Lösung wird in diesen Fällen gewöhnlich erst nach vollendeter Geburt durch die Besichtigung des Mutterkuchens erkannt. Da bei der Lösung ein Teil des Zwischenzottenraumes eröffnet wurde, hatte sich Blut zwischen Gebärmutterwand und Mutterkuchen ergossen, daher kommt es an dieser Stelle zu einer Abplattung der Zotten durch die festhaftende und geronnene Blutmenge. Entfernt man das festanhaftende Blutgerinnsel, so bleibt im Mutterkuchen eine flache Delle oder ein tiefer Krater zurück. *Teilablösung.*

Ein ganz anderer Zustand entsteht durch die sehr seltene vollständige vorzeitige Ablösung des Mutterkuchens, hierbei geraten Mutter und Kind in höchste Lebensgefahr. Dieses Ereignis tritt meist in der Schwangerschaft oder im Beginn der Eröffnungszeit unabhängig von den Wehen ein; das sich in großer Menge zwischen Mutterkuchen und Gebärmutterwand ergießende mütterliche Blut führt zu bedrohlichen Erscheinungen (Abb. 193). Die Schwangere bemerkt plötzlich ein Stärker- und Prallerwerden des Leibes, die Kindsbewegungen hören auf, Gesicht und Schleimhäute werden blaß, Schwindelgefühl und Ohnmachten treten auf. Dabei findet ein Blutabgang nach außen entweder gar nicht oder nur in *Vollständige Ablösung.*

einem Umfange statt, der die bedrohlichen Erscheinungen der Blutarmut nicht erklärt. Nach außen kann das Blut nur gelangen, wenn es sich unter Abhebung der Eihäute einen Weg zum Halskanal gebahnt hat. Bei der äußeren Untersuchung findet man die Zeichen hochgradigster Blutarmut, die Gebärmutter ist prall gespannt, Kindsteile sind schwer zu fühlen, Herztöne nicht zu hören. Bei einer etwa notwendig werdenden inneren Untersuchung, die bei der Klarheit des äußeren Befundes fast immer überflüssig ist und deshalb unterbleiben soll, fühlt man den Halskanal geschlossen oder im Beginne der Eröffnung, die Blase ist schlaff, ein Abschnitt des Mutterkuchens ist nicht erreichbar.

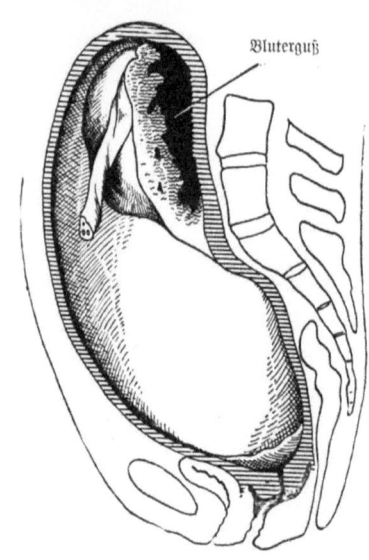

Abb. 193. Vorzeitige Ablösung des Mutterkuchens bei regelmäßigem Sitz. (Nach Hofmeier.)

An den vorgenannten Zeichen erkennt die Hebamme schon durch die äußere Untersuchung die vollständige Ablösung des Mutterkuchens. Ähnlich schwere Erscheinungen, die damit verwechselt werden könnten, treten auf bei Gebärmutterzerreißung im Beginn der Geburt, sowie bei Schwangerschaft außerhalb der Gebärmutter.

Wegen der hochgradigen Gefährdung von Mutter und Kind ist die sofortige Herbeirufung eines Arztes dringend erforderlich. Bis zu seinem Eintreffen wird die Schwangere im Bett auf den Rücken gelagert. Wird das Kind geboren, so folgt häufig der schon vorher gelöste Mutterkuchen unmittelbar hinterher, gleichzeitig entleert sich teils flüssiges, teils geronnenes Blut in großer Menge aus der Gebärmutter. Der Mutterkuchen ist in solchen Fällen in großem Umfange plattgedrückt.

Nach vollendeter Geburt ist die Blutarmut zu bekämpfen (s. S. 383).

b) Der vorliegende Mutterkuchen.

Entstehung.

Entstehung. Regelrechterweise bettet sich das befruchtete Ei im oberen Abschnitt des Gebärmutterkörpers, meist an der vorderen oder hinteren

Wand, ein. An dieser Einnistungsstelle bildet sich auch der Mutterkuchen, so daß sich seine Haftstelle fast immer an der vorderen oder hinteren Wand des Hohlmuskels befindet. Ausnahmsweise kann es aber, besonders bei Mehr- und Vielgebärenden, zu einer Einbettung des Eies im unteren Abschnitt der Gebärmutter kommen, die Haftstelle des sich dort bildenden Mutterkuchens befindet sich dann im Dehnungsschlauch. In anderen Fällen kann das Ei sich zwar im Hohlmuskel einnisten, der Mutterkuchen aber durch Weiterentwicklung von Zotten an Stellen, die eigentlich zur glatten Lederhaut werden sollen, eine derartige Ausdehnung erlangt haben, daß er für seine Haftstelle im Hohlmuskel nicht den genügenden Platz findet, sondern zum Teil auch den Dehnungsschlauch in Anspruch nimmt. Der ganz oder teilweise im unteren Gebärmutterabschnitt haftende Mutterkuchen kann mit seinem unteren Rand bis zum inneren Muttermund reichen (tiefer Sitz des Mutterkuchens) oder den Muttermund teilweise überlagern (unvollständig vorliegender Mutterkuchen) oder ihn vollständig bedecken (vollständig vorliegender Mutterkuchen) (Abb. 194, 195, 196).

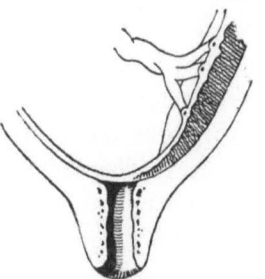

Abb. 194. Tiefer Sitz des Mutterkuchens. (Nach Stoeckel.)

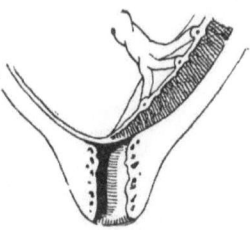

Abb. 195. Unvollständiges Vorliegen des Mutterkuchens. (Nach Stoeckel.)

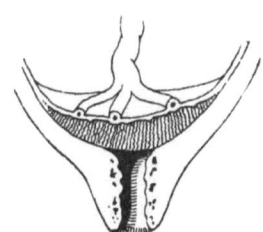

Abb. 196. Vollständiges Vorliegen des Mutterkuchens. (Nach Stoeckel.)

Verlauf.

Die erste Zeit der Schwangerschaft verläuft dabei gewöhnlich ohne Besonderheiten, in manchen Fällen kommt es allerdings zum Eintritt einer Fehlgeburt. Erreicht aber die Schwangerschaft die zweite Hälfte, oder nähert sie sich ihrem Ende, so beginnen die Gefahren des regelwidrigen Placentarsitzes. Zu dieser Zeit beginnt die Entfaltung des Dehnungsschlauches durch die Schwangerschaftswehen. Schon bei diesen kommt es zu einer Verschiebung der Eioberfläche gegen die Gebärmutterwand, ein Vorgang, der in verstärktem Maße später in der Eröffnungszeit auftritt (siehe

Schwangerschaft.

S. 163). Während unter normalen Verhältnissen nur die Eihäute von dieser Verschiebung betroffen werden, kommt es beim Vorliegen des Mutterkuchens zu einer Verschiebung des Mutterkuchens gegen die Gebärmutterwand, wobei ein Teil desselben von seiner Unterfläche abgelöst wird. Damit wird der Zwischenzottenraum eröffnet, und es beginnt die gefährliche Erscheinung dieser Regelwidrigkeit, die Blutung aus den mütterlichen Gefäßen der Haftstelle (Abb. 197).

Die die Regelwidrigkeit anmeldenden Blutungen in der Schwangerschaft treten ganz unvermutet, oft nachts, auf. Die erste Blutung steht nach einiger Zeit dadurch, daß Blutgerinnsel die eröffneten Gefäße verschließen; nach einiger Zeit beginnt eine zweite stärkere Blutung, auch diese kann von selbst zum Stillstand kommen, dann folgen neue, jede meist stärker als die vorangehende, bis endlich die Geburt, häufig verfrüht, eintritt. So kommt die Schwangere schon im Zustande großer Blutarmut zur Geburt, bei dieser aber treten die stärksten Blutungen auf. Mit den ersten Eröffnungswehen strömt Blut heraus, jede Wehe löst ein neues Stück Mutterkuchen von seiner Haftstelle ab und vermehrt die Blutung.

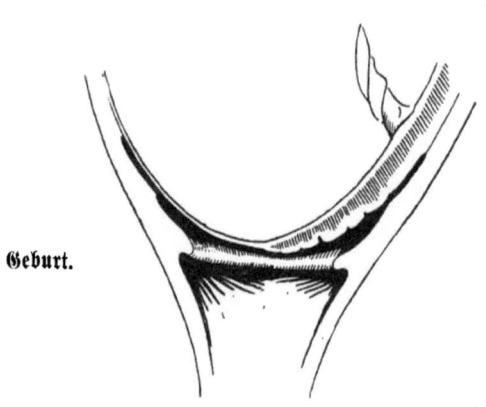

Geburt.

Abb. 197. Unvollständig vorliegender Mutterkuchen, der durch die Wehen in großem Umfange abgelöst ist. (Nach Bumm.)

So blutet es andauernd, bis die Blase gesprungen ist, wonach die Verschiebung zwischen Mutterkuchen und Gebärmutterwand aufhört, ein großer Kindsteil tiefer tritt und den abgelösten Teil des Mutterkuchens fest auf seine blutende Unterfläche drückt. Das Kind kann, wenn es sich um eine Längslage handelt, geboren werden, dabei kann aber, besonders bei starken Preßwehen, ein gefährlicher Halsriß entstehen; in anderen Fällen wird der Mutterkuchen zuerst geboren (Vorfall des Mutterkuchens), und dann erst das Kind ausgetrieben. Indessen kann der Blutverlust so groß geworden sein, daß die Gebärende stirbt, ehe die Geburt vollendet ist.

Nachgeburtszeit. Auch in der Nachgeburtszeit kann es weiter bluten, da die im Dehnungsschlauch befindliche Haftstelle schlaff bleiben kann und dann die Gefäße nicht verschlossen werden. Die Blutungen in der Nachgeburtszeit sind vor allem deshalb gefährlich, weil die Gebärende durch den voraufgegangenen Blutverlust so geschwächt ist, daß eine erneute, selbst geringere Blutung schon den Tod herbeiführen kann.

Neben der Verblutungsmöglichkeit besteht bei vorliegendem Mutterkuchen noch eine zweite Gefahr, die der Infektion. Die großen mütterlichen Gefäße der Haftstelle bilden stets die gefährlichste Eingangspforte für Keime aller Art, insbesondere die der Wundinfektion. Bei vorliegendem Mutterkuchen befindet sich die Haftstelle so tief, daß sie von den Keimen leichter als sonst erreicht werden kann, dazu kommt noch, daß oft notwendig werdende geburtshilfliche Eingriffe die Infektionsgefahr erhöhen, und daß bei ausgebluteten Frauen die Widerstandskraft gegen etwa eingedrungene Keime stark vermindert ist. Aus diesen Gründen kommt es bei vorliegendem Mutterkuchen häufig schon während der Geburt zum Auftreten von Fieber, besonders aber im Wochenbett nicht selten zu gefährlichen Erkrankungen. *Infektionsgefahr.*

Eine weitere, wenn auch seltenere Gefahr kann dadurch entstehen, daß Luft in die offenen mütterlichen Blutadern der tiefsitzenden Mutterkuchenstelle eindringt und zum plötzlichen Tode durch Luftembolie führt (siehe S. 389). *Luftembolie.*

Auch das Kind ist bei vorliegendem Mutterkuchen sehr gefährdet: *Gefährdung des Kindes.*
1. Hat die Mutter viel Blut verloren, so hat sie zuwenig Sauerstoff, um diesen in genügender Menge an das Kind abgeben zu können;
2. durch die Ablösung des Mutterkuchens verliert das Kind einen Teil seiner Atmungsfläche;
3. der tiefertretende vorangehende Teil drückt auf den Mutterkuchen und verhindert dadurch die genügende Sauerstoffaufnahme. Aus diesen Gründen sterben viele Kinder während der Geburt an Erstickung.

Wegen dieser, vor allem der Gebärenden selbst drohenden Gefahren ist in jedem Falle von vorliegendem Mutterkuchen sofortige ärztliche Hilfe erforderlich. Dazu gehört, daß die Hebamme die Regelwidrigkeit ohne Zeitverlust erkennt.

Erkennung.

Die Erkennung des vorliegenden Mutterkuchens gründet sich auf die bedrohliche Erscheinung der Blutung. *Blutungsursachen.*

Blutet eine Schwangere in der zweiten Hälfte der Schwangerschaft oder während der Geburt, so sind folgende Ursachen möglich:

1. Geplatzter Blutaderknoten, der durch Besichtigung der äußeren Geschlechtsteile nachzuweisen ist (siehe S. 222).

2. Krebs oder Polyp. Hierbei handelt es sich meist nicht um stärkere Blutung, sondern mehr um einen wäßrig blutigen Ausfluß (siehe S. 259 und 270).

3. Zerreißung eines Nabelschnurgefäßes bei häutiger Einpflanzung der Nabelschnur. Die nicht starke Blutung aus den kindlichen Gefäßen tritt beim Blasensprung auf (siehe S. 360).

4. Zerreißung der Gebärmutter. Diese tritt meist in der Austreibungszeit auf, die Blutung ist hauptsächlich eine innere, der Blutabgang nach außen ist nur gering (siehe S. 284).

5. Vorzeitige Lösung des Mutterkuchens bei regelmäßigem Sitz. Diese tritt unabhängig von den Wehen auf, die Blutung ist hauptsächlich eine innere, der Blutabgang nach außen ist nur gering (siehe S. 364).

6. Vorliegender Mutterkuchen (die bei weitem häufigste Ursache). Starker Blutabgang nach außen, besonders bei den Wehen.

Bei allen derartigen Blutungen ist stets ärztliche Hilfe erforderlich, ohne daß eine innere Untersuchung vorzunehmen ist.

Verhalten der Hebamme.

Verhalten der Hebamme. Wird die Hebamme zu einer Schwangeren in der zweiten Hälfte der Schwangerschaft oder zu einer Gebärenden im Beginne der Geburt wegen Blutung gerufen, so besichtigt sie sofort die äußeren Geschlechtsteile, um festzustellen, ob etwa ein geplatzter Blutaderknoten vorhanden ist. Ist dies der Fall, so handelt sie nach den auf S. 222 gegebenen Vorschriften. Ist kein geplatzter Blutaderknoten vorhanden, so kann sie bei stärkerer Blutung nach außen mit der größten Wahrscheinlichkeit einen vorliegenden Mutterkuchen annehmen. Die Hebamme soll dann so handeln, als ob sie den vorliegenden Mutterkuchen nachgewiesen hat, und zur Vermeidung einer Infektion und einer Verstärkung der Blutung die gefährliche und überflüssige innere Untersuchung lediglich zur Feststellung eines vorliegenden Mutterkuchens nicht vornehmen. Ist eine geburtshilfliche Klinik oder Anstalt in erreichbarer Nähe, so ist die sofortige Überführung der Schwangeren bzw. Gebärenden dorthin unter Begleitung durch die Hebamme, schon bei der ersten anmeldenden Blutung am zweckmäßigsten, da die Schwangere ständig unter der Gefahr einer erneuten Blutung steht und sich daher am besten dauernd unter ärztlicher Überwachung, wie sie nur in einer Klinik möglich ist, befindet. Ferner können in der Klinik, wenn keine innere Untersuchung vorausgegangen ist, Behandlungsverfahren, z. B. der Kaiserschnitt, angewandt werden, die sich im Privathause nicht mit Aussicht auf Erfolg ausführen lassen.

Ist eine Überführung in die Klinik wegen zu großer Entfernung, wie z. B. auf dem Lande, oder weil sie die Schwangere ablehnt, nicht ausführbar, so wird ohne innere Untersuchung so schnell als möglich der Arzt gerufen. Die Hebamme bleibt, auch wenn es sich nur um eine Blutung in der Schwangerschaft gehandelt hat, die bei ihrem Eintreffen steht, bis zur Ankunft des Arztes bei der Schwangeren. Handelt es sich um eine Gebärende, bei der eine Überführung in eine Klinik nicht möglich war, so wartet die Hebamme ebenfalls ohne Vornahme einer inneren Untersuchung auf die Ankunft des Arztes. Der Gebärenden wird ein großer Bausch keimfreier Watte (50 bis 100 g) fest vor die äußeren Geschlechtsteile gepreßt, die Schenkel werden geschlossen und in den Knien zusammengebunden. Die Bedeckung der Gebärenden sei leicht, jede unnötige Körperbewegung ist zu verbieten. Es darf nur kühles Getränk verabfolgt werden. Für den Arzt sind alle Vorbereitungen sorgfältig zu treffen, damit derselbe unverzüglich eingreifen kann.

Ist der Arzt während der Nachgeburtszeit noch nicht anwesend, so achte die Hebamme mit besonderer Sorgfalt darauf, daß die Gebärmutter hart bleibt, damit nicht etwa noch zu dieser Zeit eine Blutung eintritt, die den Gesamtblutverlust zu einem tödlichen macht. (Über die Behandlung der entstandenen Blutarmut siehe S. 383.) *Nachgeburtszeit.*

Im Wochenbett treten häufig gefährliche, auf dem Wege der Blutbahn fortschreitende Infektionserkrankungen auf. *Wochenbett.*

6. Regelwidrigkeiten der Nachgeburtszeit.

Die Regelwidrigkeiten der Nachgeburtszeit, vor allem die häufig auftretenden Blutungen, sind von größter Bedeutung, da sie in kürzester Zeit das Leben der Gebärenden bedrohen können. Die wichtige Aufgabe der Hebamme ist es, Störungen der Nachgeburtszeit möglichst zu verhüten; falls sie aber eingetreten sind, ungesäumt zu erkennen und richtig zu behandeln.

Das beste Mittel zur Verhütung von Regelwidrigkeiten in der Nachgeburtszeit besteht darin, daß die Hebamme in der Überwachung der Gebärenden genau nach Vorschrift verfährt und den regelrechten Ablauf der Nachgeburtszeit nicht durch unzweckmäßige Maßnahmen und Vielgeschäftigkeit stört (siehe S. 169 und 191).

Regelwidrigkeiten vor Geburt des Mutterkuchens.

Störungen der Lösung.
a) Die häufigste und folgenschwerste Regelwidrigkeit ist eine Störung der Ablösung des Mutterkuchens von seiner Haftstelle, deren Ursachen verschiedenartige sein können.

Wehenschwäche.
1. Treten keine genügenden oder überhaupt keine Nachgeburtswehen auf, so findet entweder gar keine Lösung des Mutterkuchens statt, oder, was viel häufiger ist, es löst sich nur ein Teil desselben, während der Rest an der Gebärmutterwand haften bleibt. Eine Wehenschwäche in der Nachgeburtszeit kann sich sowohl an eine schon während der Geburt bestehende Wehenschwäche anschließen als auch erst in der Nachgeburtszeit beginnen. Besonders zu fürchten ist eine Wehenschwäche in der Nachgeburtszeit (siehe S. 263) bei Vielgebärenden mit verbrauchter Gebärmuttermuskulatur, bei schwach angelegter Gebärmuttermuskulatur (allgemein verengtes Becken), bei sehr langer Geburtsdauer, bei zu schneller Entleerung der Gebärmutter (übereilte Geburt), bei Überdehnung der Gebärmutter (Zwillinge, übergroße Fruchtwassermenge), bei Infektionszuständen, bei vorliegendem Mutterkuchen, bei falscher Leitung der Nachgeburtszeit, bei gefüllter Harnblase, und wenn schon bei einer früheren Geburt Störungen in der Nachgeburtszeit vorgekommen waren.

Verwachsung.
2. Regelrechte Nachgeburtswehen können die Lösung des Mutterkuchens nicht vollenden, wenn die Verankerung desselben in der Gebärmutterwand zu fest ist. Es kommt, allerdings sehr selten, vor, daß die Haftzotten fehlerhafterweise bis zur Muskulatur vorgedrungen sind, oder daß die Siebhaut durch Entzündungen so verändert ist, daß ihre Spaltbarkeit, die die Lösung des Mutterkuchens

ermöglicht, aufgehoben ist. In solchen sehr seltenen Fällen ist der Mutterkuchen mit der Gebärmutterwand „verwachsen".

3. Ist der Mutterkuchen sehr groß, wie z. B. bei Zwillingen, oder ganz unregelmäßig geformt (Nebenmutterkuchen), so kann seine Lösung ebenfalls erschwert sein, da bei großer und unregelmäßiger Haftstelle der übrigbleibende Teil der Gebärmutter zu klein ist, um eine genügende Wirkung zu entfalten, besonders da ein flacher, großer Mutterkuchen nicht ebenso leicht abgelöst werden kann wie ein kleiner, runder und dicker. Befinden sich Muskelgeschwülste in der Wand der Gebärmutter, so kann es gleichfalls zu Störungen der Ablösung kommen, da die Geschwülste die Zusammenziehung der Gebärmutterwand erschweren. *Formveränderungen des Mutterkuchens.*

Die Erscheinungen, die durch die Störungen der Ablösung entstehen, richten sich danach, ob der Mutterkuchen gar nicht oder teilweise gelöst ist. Hat überhaupt keine Lösung stattgefunden, so treten zunächst keine anderen Erscheinungen auf, als daß der Mutterkuchen nicht geboren wird. In solchen Fällen soll die Hebamme, wenn zwei Stunden nach der Geburt keine Zeichen der Lösung nachweisbar sind, ärztliche Hilfe erbitten. Sehr viel häufiger kommt es aber zu einer teilweisen Lösung des Mutterkuchens und, weil dabei ein Teil des Zwischenzottenraumes eröffnet wird, zu einer mehr oder weniger starken Blutung aus den mütterlichen Gefäßen, die so erheblich sein kann, daß sie in wenigen Minuten zum Verblutungstode führt. *Vollkommenes Ausbleiben der Lösung.*

Blutungen.

Ist der Weg nach unten frei, so fließt das meist dunkel gefärbte Blut entweder ununterbrochen nach außen ab, oder es wird durch Austreibungsbestrebungen der Gebärmutter schub= und stoßweise entleert (äußere Blutung). Während der Zeit der Blutung ist die Gebärmutter schlaff und weich. *Äußere Blutung.*

Ist der Weg nach unten verlegt, z. B. durch Eihäute oder geronnenes Blut, so kann das Blut nicht nach außen abfließen, sondern wird in die Gebärmutterhöhle ergossen (innere Blutung). Die Gebärmutter vergrößert sich infolgedessen und kann in äußersten Fällen fast so groß werden wie vor der Geburt des Kindes. *Innere Blutung.*

Während der normale Blutverlust in der Nachgeburtszeit etwa 200 bis 300 g beträgt, unter Umständen bei der Mehrlingsgeburt bis zu 400 und 500 g anwachsen kann, ist jede darüber hinausgehende Menge als regelwidrig anzusehen. Je nach der Widerstandskraft der betreffenden Gebärenden machen sich bei der Blutung langsamer oder schneller die Zeichen der Blutarmut bemerkbar (siehe S. 383). Übersteigt der Blutverlust einen Liter (zwei gefüllte Suppenteller), so ist das Leben der Gebärenden aufs schwerste bedroht.

Nachweis. Der Nachweis der Blutung gelingt der Hebamme durch die in regelmäßigen Abständen vorgenommene Besichtigung der Vorlage und Feststellung des Höhenstandes der Gebärmutter. Hat eine innere Blutung stattgefunden, so fühlt sie den Gebärmuttergrund weit über Nabelhöhe, die Gebärmutter ist weich und läßt sich schlecht umgrenzen. Je höher der Gebärmuttergrund steht, um so größer ist wahrscheinlich die innere Blutung. Ist der Blutverlust größer als 600 g, so wird sofortige ärztliche Hilfe erbeten.

Behandlung. Behandlung. Ohne Zeitverlust muß die Hebamme selbst eingreifen, ein untätiges Warten auf die Ankunft des Arztes könnte der Gebärenden das Leben kosten. Die notwendigen Maßnahmen müssen der Hebamme ohne Besinnen und in der richtigen Reihenfolge gegenwärtig sein, sie darf keinesfalls in der Aufregung über den gefährlichen Zustand kopflos werden, infolgedessen zögern oder unrichtig handeln.

1. Zunächst wird durch Reiben des Gebärmuttergrundes eine Wehe erzeugt. Wird die Gebärmutter hart, so wird sie ausgedrückt, wobei sich flüssiges und geronnenes Blut aus der Gebärmutterhöhle entleert. Unter Umständen folgt hierbei zugleich die schon gelöste Nachgeburt. Ist dies der Fall, so ist die Blutungsgefahr gewöhnlich überwunden.

2. Ist die Nachgeburt dabei nicht ausgestoßen, so wird die Harnblase, nötigenfalls mit dem Katheter, entleert.

3. Bei weiterer Blutung erneutes Reiben des Gebärmuttergrundes, Ausdrücken der Gebärmutter und Versuch, durch Credéschen Handgriff den Mutterkuchen herauszubefördern, auch wenn die Zeichen der erfolgten Lösung noch nicht vorhanden sind (Abb. 198).

4. Gelingt das Ausdrücken der Nachgeburt nicht, ist die Blutung aber geringer geworden, so drückt die Hebamme die Gebärmutter mit einer auf den Gebärmuttergrund gelegten Hand fest nach unten gegen die Kreuzbeinhöhlung, während sie mit der anderen Hand einen großen Bausch keimfreier Watte (50 g) gegen die äußeren Geschlechtsteile preßt. Blutet es dabei nicht weiter, so erwartet die Hebamme unter dauerndem Festhalten der Gebärmutter die Ankunft des Arztes.

5. Blutet es aber trotzdem weiter, wird trotz nochmaligen Versuches, durch den Credéschen Handgriff den Mutterkuchen herauszudrücken, derselbe nicht geboren, und erreicht der Blutverlust die lebensbedrohende Höhe von annähernd einem Liter, ohne daß der Arzt zur Stelle ist, so muß die Hebamme die innere Lösung des Mutterkuchens vornehmen.

Innere Lösung des Mutterkuchens. Die Gebärende wird auf das Querbett gelagert, die Geschlechtsteile werden mit Desinfektionslösung abgewaschen, die Scheide wird mit gleicher Lösung ausgespült. Die Hebamme hat sich auf das sorgfältigste zu desinfizieren, die Desinfektion muß sich in diesem Fall über das Ellenbogengelenk bis auf den unteren Teil des Oberarmes erstrecken. Beide Hände sind mit Gummihandschuhen zu bekleiden.

Innere Lösung.

Die Hebamme spreizt mit der linken Hand die Schamlippen und führt die rechte, keilförmig zusammengelegte Hand in

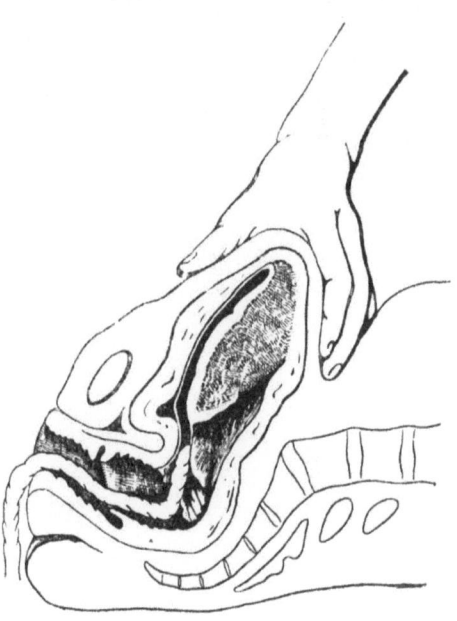

Abb. 198. Credéscher Handgriff, ohne daß die Placenta völlig gelöst ist. (Nach Bumm.)

die Scheide ein. Hierauf faßt sie mit der linken Hand den Nabelstrang und spannt ihn leicht an. Mit der in der Scheide befindlichen, keilförmig zusammengelegten Hand geht sie längs des Nabelstranges durch den Muttermund in die Gebärmutter bis zum Mutterkuchen empor. Hat die Hand den Mutterkuchen erreicht, so läßt die linke Hand den Nabelstrang los und legt sich auf den Gebärmuttergrund, um ihn der innen eingeführten Hand entgegenzudrücken. Nunmehr sucht die innere Hand eine Stelle auf, an der sich der Mutterkuchenrand schon von der Gebärmutterwand gelöst hat.

Hier schiebt die Hebamme die Hand zwischen Mutterkuchen und Gebärmutterwand und schält mit der Kleinfingerkante der Hand den

Mutterkuchen in flachen sägenden Zügen stumpf von der Gebärmutter ab. Dabei blutet es oft sehr stark (Abb. 199). Die Bewegungen müssen zart und vorsichtig sein, jedes starke Drücken oder Kratzen mit den Fingerspitzen ist gefährlich, da es zu Verletzungen der Gebärmutterwand oder zur Abirrung in den Mutterkuchen führen würde.

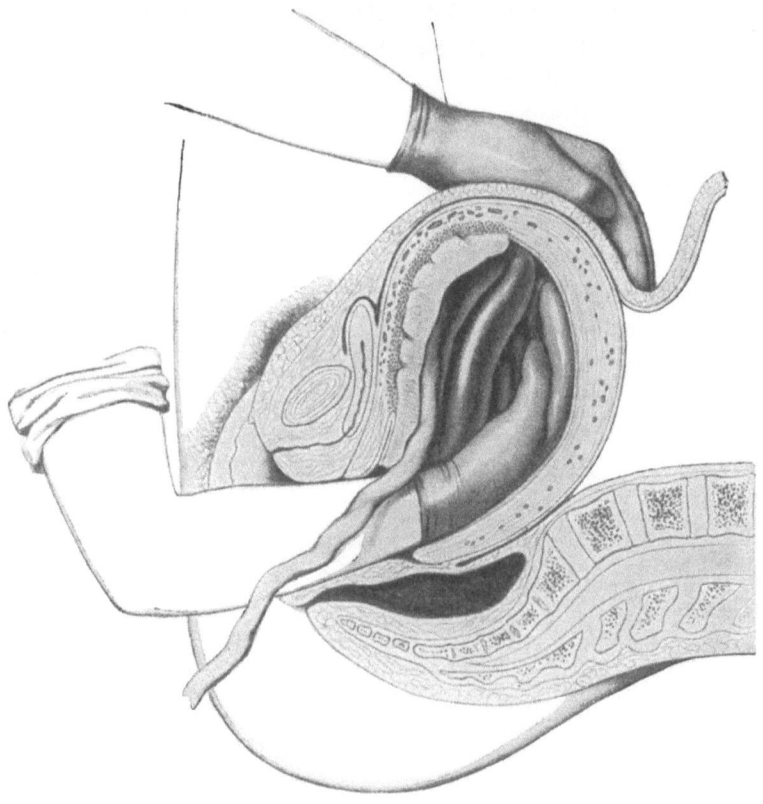

Abb. 199. Innere Lösung des Mutterkuchens. (Nach Hammerschlag.)

Ist der Mutterkuchen vollständig gelöst, so faßt ihn die Hebamme in die volle Hand und führt ihn unter leichtem Drehen vorsichtig aus den Geschlechtsteilen heraus. Hierauf reibt sie den Grund der Gebärmutter, damit er sich gut zusammenzieht. Bleibt die Zusammenziehung aus, so macht sie eine heiße Scheidenspülung von 50° und bindet den Leib ein oder legt einen Sandsack auf (siehe S. 380). Die ins Längsbett zurückgebrachte Frau wird warm bedeckt, ihr Kopf tief gelagert und die Blutarmut bekämpft (siehe S. 383).

Die gelöste Nachgeburt wird aufbewahrt und dem Arzt vorgezeigt.

Die Operation ist schwierig und gefährlich, da die Hebamme mit der Hand in die Gebärmutter eingehen und an den großen mütterlichen Gefäßen arbeiten muß. Verletzungen der Gebärmutter, sogar Durchbohren derselben, kommen bei unrichtiger Handhabung der Lösung leicht vor; namentlich aber sind Infektionen zu fürchten, da mit der eingeführten Hand Keime unmittelbar an die großen Gefäße der Haftstelle verschleppt werden können. Die innere Lösung darf daher nur in den dringendsten Fällen von lebensbedrohlicher Blutung, falls der Arzt noch nicht anwesend ist, von der Hebamme ausgeführt werden, wenn alle anderen sachgemäß vorgenommenen Maßnahmen zur Behebung der Blutung versagt haben. Findet die Hebamme bei dem Eingehen in die Gebärmutter den Muttermund durch einen Krampf der Muskulatur verengt, so daß er die Hand nicht durchläßt, so muß sie den Eingriff aufgeben, ebenso wenn es sich um einen der seltenen Fälle von angewachsenem Mutterkuchen handelt, bei denen ein stumpfes Abschälen von der Wand unmöglich ist. *Gefahren der inneren Lösung.*

Nach Beendigung der Geburt, bei der die Hebamme genötigt war, die innere Lösung des Mutterkuchens vorzunehmen, erstattet sie Meldung an den Kreisarzt.

b) Sehr viel seltener als die Störungen der Lösung sind Störungen der Austreibung des vollständig gelösten Mutterkuchens. *Störungen der Austreibung.*

Es gibt Gebärende, bei denen in der Nachgeburtszeit die Bauchpresse nicht in Tätigkeit tritt, in solchen Fällen gelingt es der Hebamme meist durch den vorschriftsmäßig ausgeführten Credéschen Handgriff den Mutterkuchen herauszubefördern (siehe S. 193). Sind aber die Bauchdecken übermäßig fett und dick, oder ist die Gebärende trotz guten Zuspruchs nicht zu bewegen, ihre Bauchmuskeln zu entspannen, so kann der Handgriff auch bei sachgemäßer Ausführung mißlingen. Ist die Gebärmutter sehr klein, wie z. B. bei Frühgeburten, so kann der Credésche Handgriff dadurch unmöglich werden, daß die Gebärmutter beim Druck in das kleine Becken entweicht. Auch wenn ein Krampf des inneren Muttermundes aufgetreten ist (siehe S. 268 und 323), kann die Geburt des völlig gelösten Mutterkuchens unmöglich werden, da derselbe durch die verengte Stelle festgehalten wird (Abb. 200).

— 378 —

Krampf des Muttermundes. Am häufigsten kommt eine solche krampfhafte Zusammenziehung des inneren Muttermundes vor, wenn die Nachgeburtszeit von der Hebamme unvorschriftsmäßig geleitet wurde, sei es, daß sie durch vorzeitigen, zu starken und wiederholten Druck auf die Gebärmutter oder durch verbotenes Eingehen in die Scheide oder durch verbotenen Zug an der Nabelschnur die Geburt

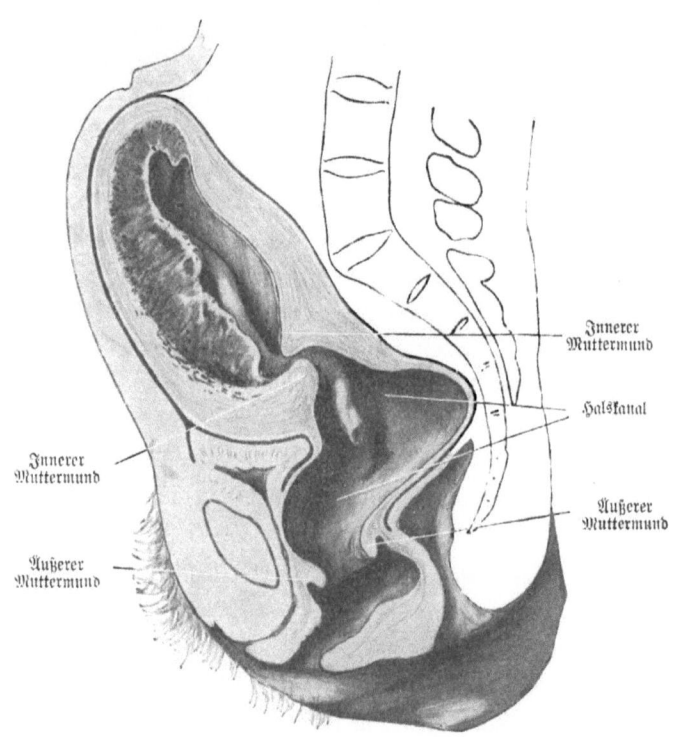

Abb. 200. Krampf des inneren Muttermundes mit Verhaltung des Mutterkuchens. (Nach Bumm.)

des Mutterkuchens zu beschleunigen versuchte. Bei sachgemäßem Verhalten der Hebamme kann ein Krampf des Muttermundes so gut wie nie eintreten.

Bei allen Störungen der Austreibung des Mutterkuchens, die nicht durch den Credéschen Handgriff zu beseitigen sind, ist sofort ein Arzt zu benachrichtigen.

Blutungen, die unmittelbar nach der Geburt des Kindes auftreten, können auch durch Verletzungen, z. B. einen ausgedehnten Halsriß oder einen tiefen Scheidenriß oder einen Kitzlerriß verursacht werden. Es blutet in solchen Fällen, trotzdem die Gebärmutter gut zusammengezogen und hart ist. (Zur Erkennung und Behandlung siehe S. 278ff.)

Blutungen nach Geburt des Mutterkuchens.

Nicht selten wirken die Ursachen, welche schon vor der Geburt des Mutterkuchens zu Blutungen geführt haben, auch nach der Geburt desselben fort, so daß die Gebärmutter nicht in den Zustand der Dauerzusammenziehung übergeht, sondern schlaff und groß bleibt. Aus den nicht verschlossenen Gefäßen der Haftstelle kommt es dann zu einer mehr oder weniger starken Blutung, die unter Umständen so beträchtlich sein kann, daß sie in kurzer Zeit den Tod herbeiführt. Die Blutung tritt entweder als äußere oder als innere auf.

Neben einer reinen Wehenschwäche kann auch das Zurückbleiben eines Plazentarstückes in der Gebärmutter die Dauerzusammenziehung verhindern. Hatte die Hebamme bei der Besichtigung des Mutterkuchens eine Unvollständigkeit desselben festgestellt oder vermutet, oder hatte sie an durchrissenen, in den Eihäuten frei verlaufenden Gefäßen das Zurückbleiben eines Nebenmutterkuchens erkannt, so hatte sie schon aus diesem Grunde einen Arzt benachrichtigt (siehe S. 195).

Blutet es nach Geburt der Plazenta wegen einer ungenügenden Zusammenziehung der Gebärmutter, so ist dieselbe wiederum groß und weich (blutet es trotz harter und kleiner Gebärmutter, so handelt es sich um eine Verletzungsblutung, siehe S. 279). Die Maßnahmen, die die Hebamme unverzüglich zu treffen hat, sind folgende: *Verhalten der Hebamme.*

1. So schnell als möglich wird der nächste Arzt benachrichtigt, falls derselbe nicht schon wegen einer Unvollständigkeit des Mutterkuchens oder aus anderen Gründen gerufen war.

2. Der Gebärmuttergrund wird mit den Fingerspitzen gerieben; sobald eine Erhärtung eintritt, wird die Gebärmutter, wie beim Credéschen Handgriff, kräftig ausgedrückt. Dadurch werden die in der Gebärmutterhöhle angesammelten Blutmengen nach außen befördert. Durch fortgesetztes Reiben des Gebärmuttergrundes wird dann eine Dauerzusammenziehung angeregt.

3. Blutet es weiter, so wird die Harnblase entleert.

4. Bei Fortbestehen der Blutung wird wieder wie unter Nr. 2 verfahren und die Gebärmutter nach ihrer Entleerung mit der Hand festgehalten.

5. Steht die Blutung noch nicht, so wird eine heiße Scheiden=
spülung (50°) mit einer Desinfektionslösung gemacht. Wegen der
Gefahr der Luftembolie ist dabei besonders zu beachten, daß das
Rohr laufend eingeführt wird und die Flüssigkeit nicht unter zu
hohem Druck einläuft (Niedrighalten der Spülkanne).

6. Falls auch hierdurch keine Dauerzusammenziehung der Gebär=
mutter erzielt wird, verfährt die Hebamme wieder wie unter Nr. 2.
Die entleerte Gebärmutter drückt sie dann mit einer Hand
fest nach unten gegen die Kreuzbeinhöhlung, während sie mit der
anderen Hand einen großen Bausch keimfreier Watte (50 g)
gegen die äußeren Geschlechtsteile preßt.

Einbinden des Leibes. Ist durch diese Maßnahmen die Gebärmutter zur Dauerzu=
sammenziehung gebracht und steht die Blutung, so bindet die
Hebamme den Leib der Gebärenden ein. Mehrere Handtücher
werden zu einem festen Wulst zusammengerollt und so auf den Leib
gelegt, daß sie den Gebärmuttergrund halbkreis= oder hufeisen=
förmig umgreifen. Zwei Handtücher, die man zusammengesteckt
oder genäht hat, werden darüber fest um den Leib gewickelt, so daß
ein Druckverband entsteht, der die Gebärmutter dauernd zusammen=
preßt und am erneuten Emporsteigen hindert. Zur weiteren Ver=
stärkung des Druckes auf die Gebärmutter legt man vor die äußeren
Geschlechtsteile einen Bausch (50 g) keimfreier Watte und preßt diesen
durch ein zwischen den Schenkeln durchgeführtes Handtuch, welches
vorn und hinten an dem um den Leib gewickelten Tuch straff befestigt
wird, gegen die Schamspalte (T=Verband).

Sandsack. Eine andere Art des Dauerdruckes läßt sich durch Auflegen eines
Sandsackes erzielen. Etwa 8 bis 10 Pfund reiner Sand werden
mit kaltem Wasser durchgeknetet und dann in eine Windel oder
ein kleines Bettuch gefüllt, deren Enden so zusammengebunden
werden, daß der Sand nicht herausrieseln kann. Dieser Sandsack
wird oberhalb des Gebärmuttergrundes auf den Leib der Ent=
bundenen gelegt und bleibt 12 bis 24 Stunden liegen.

Ist die Blutung zum Stehen gebracht, so kommen die Verfahren
gegen die entstandene Blutarmut zur Anwendung (siehe S. 383).

Alle Nachgeburtsblutungen haben eine große Neigung, in den
ersten Stunden nach der Geburt wiederzukehren. Die Hebamme
muß daher nach völliger Stillung der Blutung mindestens drei
Stunden bei der Entbundenen bleiben und sich von Zeit zu
Zeit von der festen Zusammenziehung der Gebärmutter über=
zeugen.

Von besonderer Wichtigkeit ist die Tatsache, daß Blutungen in der Nachgeburtszeit, die bei einer Entbindung auftraten, sich häufig bei späteren Geburten wiederholen. Erfährt die Hebamme daher von der Gebärenden oder weiß sie aus eigener Erfahrung, daß dieselbe bei einer früheren Geburt eine Blutung in der Nachgeburtszeit durchgemacht hat, so warte sie nicht erst ab, bis eine solche wieder auftritt, sondern benachrichtige so rechtzeitig einen Arzt, daß dieser schon bei der Geburt des Kindes zugegen ist. *Blutungen in der Nachgeburtszeit wiederholen sich.*

Umstülpung der Gebärmutter.

Ein seltenes, aber sehr gefährliches Ereignis ist die Umstülpung der Gebärmutter, die meist von starken Blutungen begleitet ist. Die Umstülpung erfolgt in der Nachgeburtszeit vor oder nach Geburt des Mutterkuchens.

Wird entgegen der Vorschrift ein starker Druck auf die schlaffe Gebärmutter ausgeübt, z. B. zwecks Entfernung des Mutterkuchens oder der in der Gebärmutter befindlichen Blutmengen; oder wird an der Nabelschnur gezogen, so kann sich der Gebärmuttergrund in die Gebärmutterhöhle senken (Einstülpung der Gebärmutter). Wird trotz Bestehens einer Einstülpung mit dem Druck oder dem Zug fortgefahren oder beginnt die Gebärende dabei kräftig zu pressen, so tritt der Gebärmuttergrund durch den Muttermund in die Scheide, selbst bis vor die Schamspalte, so daß die ganze Gebärmutter umgestülpt vor den äußeren Geschlechtsteilen liegt (Umstülpung der Gebärmutter). Man sieht dann vor der Schamspalte die Innenfläche der umgestülpten Gebärmutter als eine rötliche, stark blutende, kuglige Geschwulst, an der der Mutterkuchen noch haften kann (Abb. 201). Bei Betastung der Gegend oberhalb der Schoßfuge bemerkt man gleichzeitig das Fehlen der Gebärmutter an regelrechter Stelle. In Ausnahmefällen kann die Umstülpung auch ohne Verschulden der Hebamme eintreten, wenn die Gebärende stark preßt, während die Gebärmutter ungewöhnlich schlaff ist. *Ursachen. Erscheinungen.*

Die plötzliche Entleerung der Bauchhöhle von einem Teil ihres Inhalts, die meist dabei einsetzende starke Blutung führen zu schweren Erscheinungen; Erbrechen, Ohnmachten, kleiner schneller Puls sind die gewöhnliche Folge, selbst der Tod kann in kurzer Zeit eintreten.

Zur Vermeidung dieses gefährlichen Ereignisses darf die Hebamme niemals auf die schlaffe Gebärmutter drücken oder an der Nabelschnur ziehen. Bemerkt sie bei der Aus= *Verhalten der Hebamme.*

führung des Credéschen Handgriffes, daß an Stelle des kugligen Gebärmuttergrundes sich eine mehr oder weniger tiefe Einsattelung der Muskulatur bildet, so muß sie unverzüglich mit weiterem Druck aufhören und durch Reiben des Gebärmuttergrundes eine Wehe anregen, wodurch sich die beginnende Einstülpung wieder ausgleichen kann.

Ist eine Umstülpung entstanden, so ist schleunige ärztliche Hilfe erforderlich. Bis zur Ankunft des Arztes wird die Ge=

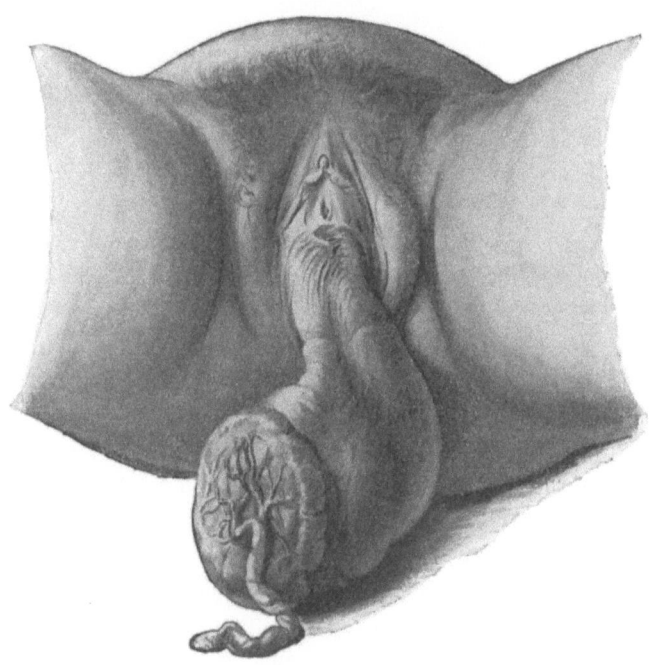

Abb. 201. Vollkommene Umstülpung von Gebärmutter und Scheide. Der Mutterkuchen haftet noch fest. (Nach Bumm.)

bärende mit dem Gesäß hochgelagert, alles Pressen verboten und die Geschwulst mit einem in kalte Desinfektionslösung getauchten Bausch keimfreier Watte bedeckt. Blutet es stärker, so übt die Hebamme mit dem Wattebausch einen Druck gegen die vorgefallene Gebärmutter aus.

In seltenen Fällen tritt die Umstülpung erst im Wochenbett auf. Dabei besteht ein Gefühl des Druckes in der Scheide sowie Harn= und Stuhldrang. Erkannt wird die Umstülpung dadurch, daß oberhalb der Schoßfuge der Gebärmuttergrund fehlt.

Erscheinungen der Blutarmut und ihre Behandlung.

Erscheinungen. Erscheinungen der Blutarmut können bei jeder Art von äußerer oder innerer Blutung, bei der der Blutverlust eine bestimmte Höhe erreicht, eintreten. Die Grenze, bei deren Überschreitung lebensbedrohliche Zustände entstehen, ist bei den verschiedenen Frauen verschieden. Es gibt Frauen, die einen Blutverlust von 1½ Liter und mehr ohne wesentliche Beeinträchtigung ihres Befindens vertragen, während andere schon bei einem Blutverlust von 600 bis 700 g die schwersten Folgen erkennen lassen. Im Durchschnitt beginnt die dringende Gefahr für das Leben bei einem Blutverlust von etwa einem Liter. Übersteigt der Verlust die Menge von zwei Litern, so tritt fast ausnahmslos der Tod ein.

Bei allen stärkeren Blutungen treten die Zeichen der schweren Blutarmut auf. Diese sind folgende:

1. Ständig kleiner und schneller werdender Puls. Das Herz versucht, durch Beschleunigung seiner Tätigkeit den Ausfall auszugleichen, ohne daß es ihm gelingt, die regelrechte Spannung in den Gefäßen zu erzielen.

2. Blässe und Kälte der Haut und der Schleimhäute, am ehesten an den Stellen auftretend, die vom Herzen weit entfernt sind: Hände, Füße, Ohren, Nase, Wangen, Lippen, Augenbindehaut.

3. Krampfhaftes Gähnen, Übelkeit, Erbrechen, Ohnmachtsanwandlungen als Folgen der beginnenden Blutleere des Gehirns.

4. Klingen und Sausen in den Ohren, Flimmern vor den Augen, Funkensehen, Verlust der Sehkraft durch zunehmende Blutleere des Gehirns.

5. Fortschreitende Atemnot und Lufthunger infolge zunehmenden Sauerstoffmangels im Blute.

6. Große Unruhe, Angstgefühl, Todesahnung, unter Umständen Bewußtseinsstörung.

7. Aufhören der Atmung, Verschwinden des Pulsschlages, dann Herzstillstand und Tod.

Behandlung. Alle Maßnahmen, die zur Behebung der Blutarmut angewendet werden können, sind erst dann von wirklichem Erfolg begleitet, wenn es gelungen ist, vorher die Blutungsquelle auszuschalten, im anderen Falle würden sie sogar die Blutung verstärken können. Erstes Erfordernis ist es daher stets, wenn irgend möglich die Blutung zum Stillstand zu bringen, wobei nach den Vorschriften, die für die einzelnen Fälle gegeben sind, zu verfahren ist. Ist der Arzt nicht schon wegen der Blutung an sich herbeigerufen, so wird er bei den ersten Zeichen der Blutarmut, dem Schlechterwerden des Pulses, schleunigst benachrichtigt. Inzwischen bekämpft die Hebamme (möglichst nach Stillung der Blutung) die Blutarmut nach folgenden Grundsätzen:

1. Sie sorgt dafür, daß das im Körper noch vorhandene Blut zu den lebenswichtigen Organen geleitet wird. Zu diesem Zweck wird das Fußende des Bettes stark erhöht, der Kopf tief gelagert, damit das Blut aus den Beinen zu Herz und Lungen und besonders zum Gehirn fließen kann.

2. Zur Anregung der Herztätigkeit erhält die Frau heißen starken Bohnenkaffee oder Alkohol (Cognac, Portwein) teelöffelweise. Beim Trinken größerer Mengen würde es leicht zum Erbrechen kommen. Beim Darreichen der Flüssigkeit darf der Kopf nicht angehoben werden.

3. Zwecks Wärmezufuhr zum Körper wird die Frau warm bedeckt und mit Wärmflaschen versehen.

4. Zum Ersatz der verlorenen Flüssigkeit wird ein Einlauf in den Mastdarm von $1/2$ Liter Wasser gemacht, welches vom Darm rasch aufgesogen wird. Dieser Einlauf darf bei der auf dem Rücken liegenden Frau nur unter geringem Druck bei niedrig gehaltener Spülkanne und langsam gemacht werden, um zu vermeiden, daß danach etwa Stuhldrang auftritt. Ist die Flüssigkeit eingelaufen, so drückt die Hebamme einen größeren Wattebausch vor den After, um das Herausfließen des Wassers zu verhindern.

Unter Fortsetzung dieser Maßnahmen wird die Ankunft des Arztes erwartet. Stirbt die Gebärende, so ist eine Meldung an den Kreisarzt zu erstatten.

7. Eklampsie.

Begriffsbestimmung. Die Eklampsie gehört zu den gefährlichsten Erkrankungen, welche während der Schwangerschaft, der Geburt oder des Wochenbettes vorkommen können. Man versteht unter Eklampsie eine Erkrankung, die mit anfallsweise auftretenden allgemeinen Muskelkrämpfen, Bewußtseinsstörungen und Nierenveränderungen einhergeht. Am häufigsten tritt die Eklampsie während der Geburt, seltener in der Schwangerschaft, am seltensten im Wochenbett auf. Besonders gut genährte und kräftige Erstgebärende werden häufiger als Mehrgebärende von der Erkrankung betroffen, auch bei Mehrlingsschwangerschaft kommt die Eklampsie etwas häufiger vor als sonst. Die eigentliche Ursache der Eklampsie ist nicht bekannt, da sie aber nur während Schwangerschaft, Geburt und Wochenbett auftritt, muß sie in irgendeiner Abhängigkeit von den Schwangerschaftsveränderungen stehen, die gegebenenfalls zu schweren Stoffwechselstörungen führen und die Eklampsie auslösen können (siehe S. 219).

Verlauf. In den meisten Fällen beginnt die Erkrankung ganz plötzlich mit einem Krampfanfall, seltener gehen ihr Vorboten voraus. Als solche sind anzusehen: In der Schwangerschaft eine fortschreitende Zunahme wäßriger Anschwellungen (besonders im Gesicht) und eine Verringerung der ausgeschiedenen Harnmenge beim Vorhandensein von Nierenschädigungen (Eiweiß im Urin); während der Geburt das Auftreten von Unruhe, Kopf- und Stirnschmerzen, Schwindel, Übelkeit, Erbrechen, Magenschmerzen, Flimmern vor den Augen oder anderen Sehstörungen, selbst vorübergehender Erblindung.

Krankheitsverlauf.

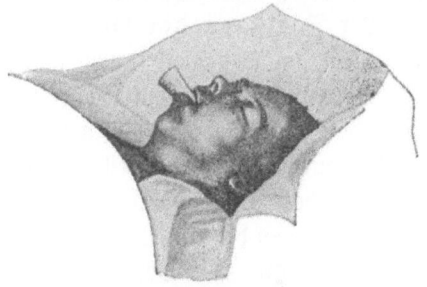

Abb. 202. Gedunsenes Gesicht einer Eklamptischen. Zur Vermeidung von Zungenbissen ist ein Keil zwischen die Zahnreihen gebracht. (Nach Seitz, aus Stoeckel.)

Tritt ein Krampfanfall auf, so schwindet das Bewußtsein, der Blick wird starr, im Gesicht beginnen Zuckungen, die sich schnell auf die Muskulatur der Arme, Beine und des Rumpfes fortsetzen, so daß der ganze Körper hin und her geschleudert wird. Der Krampf erstreckt sich auch auf die Atmungsmuskeln, so daß die Atmung stockt. Durch die entstehende Kohlensäureüberladung des Blutes wird der Körper, besonders das Gesicht, tiefblau; Schaum tritt vor den Mund, der oft mit Blut vermischt ist. Durch Zuckungen der Zungen- und Unterkiefermuskulatur kommt es nämlich häufig zu schweren Bißverletzungen, selbst zum völligen Abbeißen der Zunge. Nach etwa einer halben bis einer Minute werden die Zuckungen schwächer, der Krampfanfall löst sich, die Atmung kehrt mit einer tiefen Einatmung wieder, die Muskeln erschlaffen, und die Kranke liegt mit schnarchender und rasselnder Atmung tief schlafend und bewußtlos da (Abb. 202). In vielen Fällen kehrt das Bewußtsein nach einiger Zeit zurück, jedoch fehlt jede Erinnerung an das Vorgefallene. In der Folge können dann in Pausen von wenigen Minuten bis zu Stunden neue

Anfälle auftreten, und das Bewußtsein kann dauernd schwinden. Die Zahl der Anfälle ist verschieden, mit zunehmender Häufigkeit steigert sich die Lebensgefahr, jedoch sind 60 und mehr Anfälle beobachtet worden.

Der Puls ist neben der bei der Erkrankung bestehenden Blutdrucksteigerung meist langsam und hart; wird er klein und beschleunigt, so nimmt die Erkrankung gewöhnlich einen ungünstigen Verlauf. Die Temperatur ist häufig beträchtlich erhöht.

Infolge der bei der Eklampsie fast immer bestehenden schweren Nierenschädigung ist die Harnabsonderung außerordentlich gering, in schwersten Fällen kann sie sogar vollkommen versiegen. Der Harn ist dunkelbraun und enthält Eiweiß in großer Menge, beim Kochen erstarrt die gesamte Harnmenge.

Fortgang der Geburt. Der Fortgang der Geburt wird durch die Eklampsie nicht gehemmt, im Gegenteil treten häufig sehr kräftige Wehen auf, die die Geburt in kurzer Zeit beenden. Da von der bewußtlosen Gebärenden keine Schmerzempfindungen geäußert werden, müssen die Wehen durch die auf den Leib gelegte Hand geprüft werden, da man sonst von der Geburt überrascht werden kann. Nach Beendigung der Geburt werden die Anfälle häufig schwächer oder hören gänzlich auf.

Gefahren. Gefahren. Die Gefahren der Eklampsie sind sowohl für die Mutter wie für das Kind außerordentlich große. Im ganzen sterben etwa 25% der Erkrankten an der Eklampsie; nur in geburtshilflichen Kliniken und Anstalten, in denen die Möglichkeit sofortiger Behandlung und größerer Operationen besteht, kann die Sterblichkeit auf etwa 10% heruntergehen. Die Gebärende kann während der Geburt an Herz- oder Atmungslähmung oder an einer Gehirnblutung zugrunde gehen, in anderen Fällen erfolgt der Tod erst im Wochenbett an Lungenentzündung oder an zunehmender Herzschwäche. Auch Lähmungen, Geisteserkrankungen, Sprachstörungen, chronische Nieren- und Lungenerkrankungen können sich an eine überstandene Eklampsie anschließen. Besonders auffällig ist es, daß vielen Frauen nicht nur die Erinnerung an die Geburt, sondern auch an die Ereignisse vor Ausbruch der Eklampsie vollkommen schwindet.

Die Sterblichkeit der Kinder beträgt bei der Eklampsie etwa 40%. Die häufigste Todesursache ist die Erstickung, denn da die Gebärende während des Anfalls keinen Sauerstoff aufnimmt, kann sie nicht die genügende Menge Sauerstoff an das Kind abgeben. Dazu kommt noch, daß zahlreiche, durch die Erkrankung bedingte geburtshilfliche Eingriffe zu Schädigungen des Kindes führen können. Nicht selten kommt es vor, daß das Neugeborene in den ersten Lebenstagen an Krampfanfällen leidet.

Erkennung. Die Feststellung der Eklampsie ist nicht schwierig, da der Anfall nicht zu verkennen ist. Verwechselungen könnten nur mit anderen Erkrankungen vorkommen, bei denen ebenfalls Krampfanfälle auftreten. *Erkennung.*

Bei der Fallsucht (Epilepsie), die auf einer Schädigung des Gehirns beruht, kommt es zwar zu Krampfanfällen mit Bewußtseinsstörung, dieselben treten jedoch während der Schwangerschaft und besonders während der Geburt äußerst selten auf. Ferner erfährt die Hebamme von den Angehörigen, daß die Frau schon vor der Schwangerschaft an solchen Krampfanfällen gelitten hat. Bei Epilepsie fehlt im Gegensatz zur Eklampsie das gedunsene Gesicht und das Eiweiß im Urin.

Hysterische Krämpfe können bei nervösen, aufgeregten und willensschwachen Frauen auftreten, sie sind leicht von der Eklampsie zu unterscheiden. Das Bewußtsein ist hierbei nicht völlig erloschen, Verletzungen, besonders Zungenbisse kommen nicht vor, daher befindet sich auch kein blutiger Schaum vor dem Munde. Bei Besprengen des Gesichtes mit kaltem Wasser hört der Anfall auf.

Urämische Krämpfe, die bei schweren Nierenerkrankungen unter völligem Versiegen der Harnabsonderung auftreten können, sind von der Eklampsie schwer zu unterscheiden, kommen aber während der Schwangerschaft und der Geburt nur in größten Ausnahmefällen vor.

Behandlung. In allen Fällen von drohender oder ausgebrochener Eklampsie (aber auch bei anderen Krampfanfällen während der Geburt) ist sofortige ärztliche Hilfe erforderlich. Je schneller dieselbe zur Stelle ist, desto besser sind die Aussichten für Mutter und Kind, daher sind die Ergebnisse in geburtshilflichen Kliniken am besten und eine Überführung dahin in erster Linie anzuraten. Bis zur Ankunft des Arztes ist die Hauptaufgabe der Hebamme, die Gebärende vor Schaden und Verletzungen zu bewahren. Zu diesem Zweck legt sie Bettstücke um die Gebärende, damit diese sich nicht an den Holz- oder Eisenteilen des Bettes oder an der Wand verletzt; durch vorgestellte Stühle verhütet sie, daß die Kranke bei dem Anfall aus dem Bett fällt. Zur Vermeidung von Zungenverletzungen schiebt sie den umwickelten Stiel eines Holzlöffels bei jedem Anfall vorsichtig zwischen die Zähne der Gebärenden. Auf den Kopf kann ein kalter Umschlag gelegt *Verhalten der Hebamme.*

werden. Im übrigen aber ist es wichtig, alle äußeren Reize von der Gebärenden fernzuhalten, da sie Anfälle auslösen können. Im Zimmer muß äußerste Ruhe herrschen, das Licht muß abgeblendet werden, jedes unnötige Berühren oder Festhalten der Erkrankten ist zu vermeiden. Der Eklamptischen dürfen keine Getränke verabfolgt werden, da sie bei der halb oder ganz bewußtlosen Kranken in die Luftröhre gelangen und zu schweren Lungenentzündungen Veranlassung geben können.

Um nicht von der Geburt überrascht zu werden, muß die Hebamme den Fortgang derselben beobachten und sich rechtzeitig zum Dammschutz vorbereiten.

Für den Arzt werden die üblichen Vorbereitungen getroffen, der Harn wird aufgehoben, Zahl und Zeit der Anfälle wird ebenso wie Puls und Temperatur der Gebärenden schriftlich vermerkt.

Wochenbett. In günstig verlaufenden Fällen steigert sich im Wochenbett die ausgeschiedene Harnmenge beträchtlich. Der Eiweißgehalt geht langsam zurück. Wegen der möglichen Folgeerkrankungen der Eklampsie, zu denen sich auch Kindbettfieber gesellen kann, muß die Leitung des Wochenbettes stets einem Arzt übertragen werden.

Hat eine Frau eine Eklampsie überstanden, so ist das Wiederauftreten der Erkrankung in einer etwaigen späteren Schwangerschaft nicht zu befürchten, eine solche Wiederholung gehört zu den größten Ausnahmefällen.

8. Tod der Gebärenden.

Die vielfachen Gefahren, welche während der Geburt auftreten können, führen in einer Reihe von Fällen den Tod der Gebärenden teils vor, teils unmittelbar nach der Geburt des Kindes herbei.

Todesursachen. Der Tod der Gebärenden kann eintreten:

1. Durch Verblutung z. B. bei vorzeitiger Lösung des regelmäßig sitzenden oder vorliegenden Mutterkuchens, in der Nachgeburtszeit vor oder nach Geburt des Mutterkuchens, bei Zerreißung der Gebärmutter, bei hochsitzendem Halsriß, beim Kitzlerriß, beim Platzen eines Blutaderknotens. (Vgl. S. 364, 366, 373, 379, 284, 280, 278.)

2. Durch Herz- oder Lungenlähmung z. B. bei Herz- und Lungenkrankheiten, Eklampsie, schwerer Blutvergiftung. (Vgl. S. 220, 223, 224, 386, 288, 332, 361.)

3. Durch Gehirnlähmung infolge von Gehirnblutung oder Gehirnembolie z. B. bei Eklampsie oder Gehirnkrankheiten. (Vgl. S. 386, 224.)

4. Durch Erstickung z. B. bei Lungenembolie.

Die Lungenembolie (siehe S. 410) tritt während der Geburt meist in Form einer Luftembolie auf.

Unter Luftembolie versteht man den Eintritt größerer Luftblasen in eröffnete Blutadern, z. B. der Haftstelle des Mutterkuchens, wobei dieselben auf dem Wege der Gebärmutterblutader und der unteren Körperhohlvene in die rechte Herzvorkammer, von da in die rechte Herzkammer und in die Lungenschlagader gelangen. Die in der rechten Herzkammer und in der Lungenschlagader befindliche Luft sperrt den weiteren Zutritt des kohlensäurehaltigen Körperblutes zur Lunge ab, so daß dasselbe nicht wie sonst in der Lunge mit Sauerstoff versehen werden kann. Daher tritt unter höchster Atemnot sehr schnell eine Herzlähmung und der Erstickungstod ein.

Luftembolie.

Die Ursachen für den Eintritt von Luft in die Geschlechtsteile sind bei der Geburt mannigfache. Einmal wird bei jeder inneren Untersuchung Luft eingeführt, ferner kann dieselbe bei schnellem Lagewechsel der Gebärenden, z. B. bei Umlagerungen von der Seitenlage in die Rückenlage oder beim plötzlichen Aufsetzen oder Aufrichten in die Scheide gelangen. Schließlich wird Luft in die Geschlechtsteile getrieben, wenn eine Scheidenspülung gemacht wird, ohne daß vorher die im Schlauch oder Ansatzrohr befindliche Luft entwichen ist. Wird die Scheidenspülung unter zu hohem Druck vorgenommen, so kann die Flüssigkeit die in der Scheide befindliche Luft unmittelbar in die Höhe und in die Gefäße treiben.

Gelangt die in die Scheide eingebrachte Luft in die Gebärmutter, so kann es durch Eintritt derselben in offene Blutadern zur Embolie kommen. Am leichtesten ist dies möglich bei tief sitzendem oder vorliegendem Mutterkuchen, bei Gebärmutterzerreißung und hoch sitzendem Halsriß, sowie in der Nachgeburtszeit.

Zur Verhütung des tödlichen Ereignisses muß die Hebamme alle Spülungen vorschriftsmäßig ausführen, d. h. das Rohr nach Ablassen der Luft laufend einführen und zur Vermeidung eines übermäßigen Druckes die Spülkanne nicht zu hoch halten. Ferner muß sie darauf achten, daß Umlagerungen und selbständiger Lagewechsel der Gebärenden langsam und vorsichtig erfolgen.

Ist der Tod einer Gebärenden oder frisch Entbundenen eingetreten, so ist, falls er nicht schon vorher gerufen war, ein Arzt dringend zu benachrichtigen; außerdem ist eine Meldung an den Kreisarzt zu erstatten.

Die schleunige Benachrichtigung eines Arztes bei plötzlichen Todesfällen in der Geburt ist auch aus dem Grunde erforderlich, weil unter Umständen durch eine sofortige Operation das Leben des Kindes gerettet werden kann (siehe S. 239).

C. Regelwidrigkeiten des Wochenbettes.

Allgemeines. Die regelmäßigen Vorgänge im Wochenbett, die hauptsächlich in der Heilung der Geburtswunden, in der Rückbildung der Geschlechtsteile und in der Einleitung des Säugegeschäfts bestehen, können von leichteren und schwereren, unter Umständen lebensgefährlichen Störungen betroffen werden. Auch zufällig im Wochenbett entstehende Erkrankungen können Leben und Gesundheit der Wöchnerin bedrohen.

Während die Hebamme befugt ist, das normale Wochenbett selbständig zu leiten, ist sie verpflichtet, bei jeder im Wochenbett auftretenden Regelwidrigkeit die Zuziehung eines Arztes zur Übernahme der Behandlung der Wöchnerin zu verlangen. In bestimmten Fällen muß sie außerdem eine Meldung an den Kreisarzt erstatten, um für ihr weiteres berufliches Verhalten Vorschriften zu empfangen.

1. Wundkrankheiten des Wochenbettes.

Die Heilung der Geburtswunden erfolgt ohne Störung nur dann, wenn es gelungen ist, Keime von denselben fern zu halten und sie vor einer Infektion zu bewahren. Die Erfüllung dieser Vorbedingung zu einer normalen Wundheilung gehört zu den wichtigsten Aufgaben der Geburtsleitung durch die Hebamme, denn es bestehen während der Geburt vielerlei Möglichkeiten, die zu einem Eindringen von Keimen in die Geschlechtsteile der Gebärenden führen können. Bei jeder inneren Untersuchung, bei jedem geburtshilflichen Eingriff, bei jedem Einführen von Instrumenten können Fremdkeime, d. h. solche Keime, die vorher mit dem Körper der Gebärenden noch nicht in Beziehung getreten waren, in die Geschlechtsteile eingeführt werden. Auch durch den am Ende der Schwangerschaft verbotenen Geschlechtsverkehr, durch Vornahme von Scheidenspülungen seitens der Schwangeren

Außeninfektion.

oder durch Selbstuntersuchung könnten kurz vor Beginn der Geburt Fremdkeime in die Geschlechtsteile eingebracht worden sein. Dringen solche Keime in die Geburtswunden, so kommt es zu einer Infektion (Außeninfektion), die gefährliche, selbst tödliche Erkrankungen zur Folge haben kann.

Seltener und gewöhnlich leichter verlaufend sind Fälle von Selbstinfektion. Darunter versteht man ein Eindringen solcher Keime in die Geburtswunden, die schon vorher im Körper der Gebärenden vorhanden waren, an deren Lebensvorgänge eine gewisse Anpassung des Körpers erfolgen und deren Giftigkeit von den natürlichen Schutzvorrichtungen desselben abgeschwächt werden konnte. Während der Geburt können solche Eigenkeime, die sich z. B. im Scheideneingang befanden und nicht selten aus dem Darm stammten, oder andere, die als harmlose Schmarotzer in der Scheide lebten, bei einer inneren Untersuchung in höhere Abschnitte der Geschlechtsteile verschleppt werden oder von selbst aufwandern und unter den für Keime außerordentlich günstigen Lebensbedingungen während des Wochenbettes die vordem verlorene Giftigkeit teilweise wieder erlangen. Eine Art Selbstinfektion kann auch stattfinden, wenn bei einer Gebärenden an anderen, selbst entfernt gelegenen Teilen ihres Körpers ein Krankheitsherd besteht, der Wundspaltpilze enthält, z. B. ein Furunkel oder eine Halsentzündung, da von hier aus Keime durch Unsauberkeiten und Verschmierung, unter Umständen aber auch auf dem Blutwege zu den Geburtswegen gelangen können. Auch bei infektiösen Erkrankungen der Harnwege, z. B. einem Blasenkatarrh, besteht wegen der Benetzung des Scheideneingangs durch den ausfließenden keimhaltigen Harn die Möglichkeit einer Keimverschleppung in die Geschlechtsteile.

Selbstinfektion.

Während früher eine sehr große Zahl von Wöchnerinnen an Infektionen zugrunde ging, da man deren Ursache nicht kannte und daher auch keine wirksamen Maßnahmen zu ihrer Verhütung treffen konnte, ist man heute durch Befolgung bestimmter Vorschriften imstande, die Wundinfektion während der Geburt und im Wochenbett weitgehend einzuschränken. Der erste, der die Abhängigkeit der meisten Wochenbettserkrankungen von einer Wundinfektion erkannte, entsprechende Gegenmaßnahmen empfahl und sich dadurch ein hohes Verdienst um Leben und Gesundheit der Wöchnerinnen erwarb, war der Wiener Arzt Ignaz Philipp Semmelweiß, der in der Mitte des vorigen Jahrhunderts lebte. Mit fortschreitender Erkenntnis der Ursachen der Wundinfektion haben seitdem die gegen sie gerichteten

Maßnahmen gegen die Infektione

Maßnahmen eine ständige Verschärfung erfahren. So wissen wir jetzt, daß der beste Schutz einer Wunde und einer ungestörten Wundheilung darin besteht, die Wunde zwecks Fernhaltung der gefährlichen Fremdkeime überhaupt nicht zu berühren. Dem entspricht die Vorschrift dieses Lehrbuches, die innere Untersuchung der Gebärenden, bei der Spaltpilze den Wunden unmittelbar aufgeimpft werden können, wenn nur irgend möglich, völlig zu unterlassen (siehe S. 144). Erfordert aber der Geburtsvorgang eine innere Untersuchung oder einen geburtshilflichen Eingriff oder ein Einführen von Instrumenten, so ist eine sorgfältig durchgeführte Desinfektion das einzige Mittel zur Verhütung einer Infektion.

Während die Instrumente durch Auskochen sicher keimfrei gemacht werden können, ist die Keimfreimachung der Hand nur schwer zu erzielen. Die vorgeschriebene Desinfektion hat nur dann Aussicht auf Erfolg, wenn die Hand glatt, gut gepflegt, frei von Wunden und Einrissen und nicht mit infektiösen Stoffen in Berührung gekommen ist. Die trotz aller Vorsichtsmaßnahmen stets auf der Hand befindlichen Keime können nur dann entfernt werden, wenn sie oberflächlich sitzen und nicht in die Hautporen eingedrungen sind. Zur größeren Sicherheit sind deshalb außer der Desinfektion Gummihandschuhe vorgeschrieben (siehe Desinfektionslehre).

Besondere Vorschriften für die Hebamme. Um die Möglichkeit einer Übertragung von gefährlichen Fremdkeimen auf die Hand der Hebamme und dadurch auf die Geschlechtsteile einer Gebärenden weitgehend auszuschalten, bestehen für die Hebamme bestimmte Vorschriften, zu deren Einhaltung sie unter allen Umständen verpflichtet ist.

Erkrankt in dem Wohnhause der Hebamme oder in einem Hause, in dem sie eine Gebärende oder eine Wöchnerin zu besorgen oder sonst zu tun hat, eine Person an Kindbettfieber, Wundrose, Wundstarrkrampf, Scharlach, Pocken, Diphtherie, akuter Hals- oder Mandelentzündung, epidemischer Kinderlähmung, epidemischer Gehirnentzündung, übertragbarer Genickstarre, Fleckfieber, Typhus, Cholera oder Ruhr, so meldet sie dies dem Kreisarzt und meidet jede Berührung mit solchen Kranken und deren Angehörigen. Ist trotzdem eine Berührung vorgekommen, so hat sie sich sofort mit Alkohol und Desinfektionslösung zu desinfizieren und die Kleider zu wechseln. Auch enthält sie sich der Berufstätigkeit bis zur Entscheidung durch den Kreisarzt. Ebenso erstattet sie unverzüglich dem Kreis=

arzt eine Meldung, wenn in ihrer eigenen Familie eine der genannten Krankheiten vorkommt, und enthält sich jeder Berufstätigkeit, bis der Kreisarzt ihr für ihr weiteres Handeln Vorschriften gegeben hat. Bei den genannten Krankheiten kommen Spaltpilze vor, die den Geburtswunden gefährlich werden können.

Die Hebamme soll auch alle privaten Besuche in Häusern unterlassen, in denen die genannten ansteckenden Krankheiten herrschen; hat sie solche Besuche gemacht, so muß sie gleichfalls verfahren, wie soeben beschrieben.

Besitzt die Hebamme selbst eiternde Wunden, ein Blutgeschwür oder gerötete, entzündete und schmerzhafte Stellen an den Händen, so darf sie keine Hebammendienste verrichten. Hat sie andere Eiterungen an ihrem Körper, ist sie z. B. an einer ihrer Brüste mit einem Geschwür erkrankt, oder hat sie einen übelriechenden Ausfluß aus ihren eigenen Geschlechtsteilen oder eitrigen Ohrenfluß, oder hat sie sich mit Syphilis infiziert, so meldet sie dies sofort mündlich dem Kreisarzt und enthält sich bis dahin jeder Untersuchung in der Schwangerschaft oder während der Geburt.

Von der größten Wichtigkeit ist die Kenntnis, daß die Hebamme von jeder Gebärenden oder Wöchnerin, die an Wundinfektion erkrankt ist, durch ihre Hände oder Instrumente Keime auf andere Gebärende übertragen und diese dadurch in Lebensgefahr bringen kann. Am meisten zu fürchten ist der Wochenfluß, auch wenn er nicht übelriechend ist, ebenso bringt eine Berührung der äußeren Geschlechtsteile die Gefahr mit sich, daß der Finger von Spaltpilzen besiedelt wird. Ansteckend sind aber auch die nicht aus den Geschlechtsteilen stammenden Absonderungen, wie aus einem erkrankten Gelenk entleerter Eiter, Auswurf, selbst Schweiß und Harn der Erkrankten. Jede Berührung einer wundkranken Wöchnerin enthält daher die Möglichkeit der Übertragung der Infektion auf eine andere Gebärende. Je kränker die Wöchnerin, um so gefährlicher sind die Spaltpilze, die an den Fingern haften bleiben, am gefährlichsten sind sie bei der allgemeinen Blutvergiftung, dem Kindbettfieber. Je inniger die Hand mit ihnen in Berührung gekommen war, z. B. bei einer Verunreinigung mit Wochenfluß, um so tiefer bringen sie in die Poren der Haut ein, um so schwieriger sind sie zu entfernen und zu vernichten.

Zu diesen allgemeinen Vorbeugungsmaßnahmen tritt in jedem Geburtsfalle als weitere Sicherung das vorgeschriebene

Verhalten der Hebamme. Bei Übernahme einer Geburt hat sie zur Verminderung der Gefahr der Selbstinfektion die sorgfältige **Vorbereitung der Gebärenden**, und zur Fernhaltung der Fremdkeime die **Desinfektion** ihrer eigenen Hände und Instrumente vorzunehmen (siehe S. 145).

Verlauf einer Infektion. Trotz aller Vorsichtsmaßnahmen gelingt es nicht in allen Fällen, Keime von den Geburtswunden fernzuhalten. Besonders bei langdauernden und schwierigen Geburten, bei vorzeitigem Blasensprung, bei Quetschungen der Weichteile, bei vorliegendem Mutterkuchen, bei notwendig werdenden geburtshilflichen Eingriffen ist die Wahrung der Keimfreiheit bedroht. Sind auf irgendeinem Wege Keime in die Geschlechtsteile gelangt, so hängt der weitere Verlauf von drei Bedingungen ab, die im voraus nicht abzuschätzen und deren Werte veränderlich sind, nämlich

1. von Zahl und Giftigkeit der vorhandenen Keime. In der Mehrzahl der Fälle handelt es sich um Kettenkokken, in einer Minderzahl um Haufenkokken, Fäulniserreger oder andere Keime.

2. von der Beschaffenheit der Eingangspforten, durch die sie in den Körper gelangen können. Bei der Gebärenden handelt es sich um in dieser Beziehung sehr ungünstige Wunden, die infolge des Blutreichtums und der Auflockerung ihrer Umgebung die Keimverbreitung erleichtern.

3. von der Widerstandskraft des befallenen Körpers. Bei der Gebärenden ist diese gewöhnlich gering.

Sind die Keime verhältnismäßig harmlos, so dringen sie nicht in das lebende Gewebe des Körpers ein, sondern zersetzen nur totes Gewebe, welches ihnen im Wochenbett in Form von Gewebsbröckeln, Eihautfetzen, Blutgerinnseln reichlich zur Verfügung steht. In anderen Fällen können sie in der Gebärmutterhöhle die oberflächlichen Schichten der zur Abstoßung bestimmten Siebhautreste besiedeln, gelegentlich selbst in die Eileiter gelangen und dabei oberflächliche Entzündungen der Schleimhaut hervorrufen, ohne in die Tiefe zu dringen.

Viel gefährlicher sind Keime, deren Angriffskraft so groß ist, daß sie in das lebende Gewebe eindringen können. Diese können z. B. längs der Lymphspalten die Gebärmutterwand durchdringen oder in den Lymphbahnen, die von der Scheide und Gebärmutter in das breite Mutterband führen, fortschreiten. Am gefährlichsten sind solche Keime, die unmittelbar in die Blutbahn eindringen, sie können dann entweder in einzelnen Schüben durch den Körper verschleppt werden oder sofort den ganzen Blutkreislauf erfüllen und unter Zersetzung des Blutes zur allgemeinen Blutvergiftung führen.

Die durch das Einbrechen der Keime in die Blutbahn hervorgerufene Allgemeinerkrankung bezeichnet man von alters her und entsprechend dem Wortlaut des Landesseuchengesetzes als Kindbettfieber. Gegen die anderen Erkrankungen bestehen aber nur Gradunterschiede, sie beruhen auf denselben Ursachen wie die schwersten Formen des Kindbettfiebers; nicht selten kommt es daher vor, daß eine anfangs begrenzte, örtliche Erkrankung schließlich zu einer allgemeinen Blutvergiftung führt. Bei Erkrankungen, bei denen im Beginn nicht mit Sicherheit festgestellt werden kann, zu welcher Schwere sie sich weiter entwickeln werden, besteht zunächst ein Kindbettfieberverdacht.

Formen des Kindbettfiebers.

Das Kindbettfieber kann einen sehr verschiedenartigen Anfang und Verlauf nehmen, daher sind die Krankheitsformen wechselnd und mannigfaltig. Der Beginn der Keimvergiftung des Körpers wird meist durch Temperatursteigerung, unter Umständen durch einen Schüttelfrost angezeigt. Gleichzeitig und besonders bezeichnend für die Erkrankung ist eine früh auftretende, meist beträchtliche Pulsbeschleunigung.

Die hauptsächlichen Erscheinungsformen der Erkrankung sind folgende:

1. **Das belegte Geschwür.** Häufig bilden Wundflächen am Scheideneingang, Dammrisse, Scheiden- und Gebärmutterhalsverletzungen die Eingangspforte für die Krankheitskeime. Die Wundflächen überziehen sich mit einem graugelblichen Belag, die Umgebung schwillt an und rötet sich. In günstigen Fällen bleibt es bei einer örtlichen Erkrankung, die Wunden reinigen sich und unter Abfall des Fiebers tritt Heilung ein. Sind die eingedrungenen Keime aber bösartig, so schreitet die Infektion fort und führt zu schweren Erkrankungen. *Örtliche Infektionen.*

2. **Entzündung der Siebhaut.** Sind Keime in die Gebärmutterhöhle eingedrungen, so beginnt eine zur Eiterung führende Entzündung der wunden Siebhautoberfläche und der Mutterkuchenstelle (Abb. 203). Dabei können Reste der Eihäute oder des Mutterkuchens in Fäulnis übergehen und sich zersetzen. Unter Umständen kann der Halskanal verlegt werden. So erklärt sich sowohl der Abgang von eitrigem oder stinkendem Wochenfluß, wie auch sein

— 396 —

vorübergehendes Versiegen. Die Erkrankung kann auf die Siebhaut beschränkt bleiben, wenn sich rechtzeitig ein Schutzwall von weißen Blutzellen in der Gebärmutterwand bilden konnte, doch ist auch ein Weiterschreiten der Infektion möglich. Die Gebärmutter ist bei Berührung meist schmerzhaft.

Fortschreitende Infektionen. 3. Erkrankung der Gebärmutteranhänge. Die Infektion kann auch auf der Schleimhaut fortwandern und die Gebärmutteranhänge, Eileiter und Eierstöcke, erfassen. Es entstehen dann schmerzhafte eitrige Entzündungen dieser Teile neben der vergrößerten Gebärmutter, unter Umständen auch eine Beckenbauchfellentzündung mit ähnlichen, wenn auch schwächeren Erscheinungen, als sie bei der allgemeinen Bauchfellentzündung auftreten.

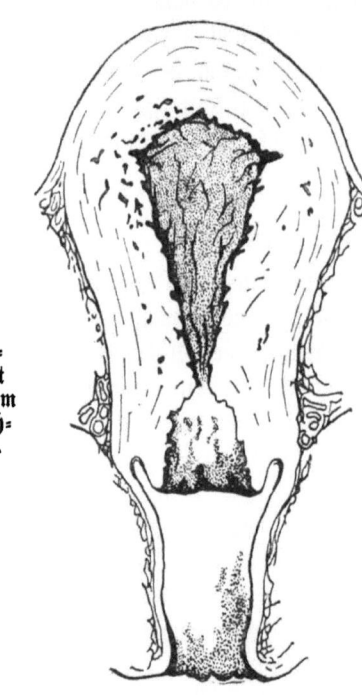

Fortschritt auf dem Lymphwege.

Abb. 203. Örtliche Infektion im Scheideneingang, am Muttermund und in der Siebhaut. (Nach Bumm.)

4. Beckenzellgewebsentzündung. In manchen Fällen dringen die Krankheitskeime in die Scheiden- oder Gebärmutterwand und auf dem Wege der Lymphbahnen in das lockere, saftreiche Beckenzellgewebe zwischen den Bauchfellblättern des breiten Mutterbandes (Abb. 204). Hier entsteht dann durch entzündliche Ausschwitzung zunächst eine schmerzhafte Anschwellung, während es später unter Umständen zur Ausbildung großer Eiterherde kommen kann. Bei dieser Erkrankungsform tritt seitlich neben dem unteren Abschnitt der Gebärmutter heftiger Druckschmerz auf. Der Beginn der Erkrankung wird häufig durch einen Schüttelfrost angezeigt, im weiteren Verlaufe ist die Temperatur morgens oft niedrig, abends stark erhöht.

5. Allgemeine Bauchfellentzündung. Die in die Gebärmutter eingedrungenen Keime können deren Muskelwand auf dem Wege der Lymph- und Gewebsspalten durchwandern, gelangen auf das Bauchfell und führen unter Bildung einer anfangs wäßrigen,

mit Fibrinflocken durchsetzten, später eitrigen Flüssigkeit zu einer allgemeinen Bauchfellentzündung. Dabei kommt es zu einem teilweisen Verbacken der Baucheingeweide, sowie zu einer Entzündung und Lähmung des Darmes, der Leib wird durch Ansammlung von Darmgasen trommelartig aufgetrieben, die Zunge wird trocken, Aufstoßen, Übelkeit und Erbrechen stellen sich ein, der Stuhlgang ist entweder verhalten oder es besteht Durchfall. Hohes Fieber und

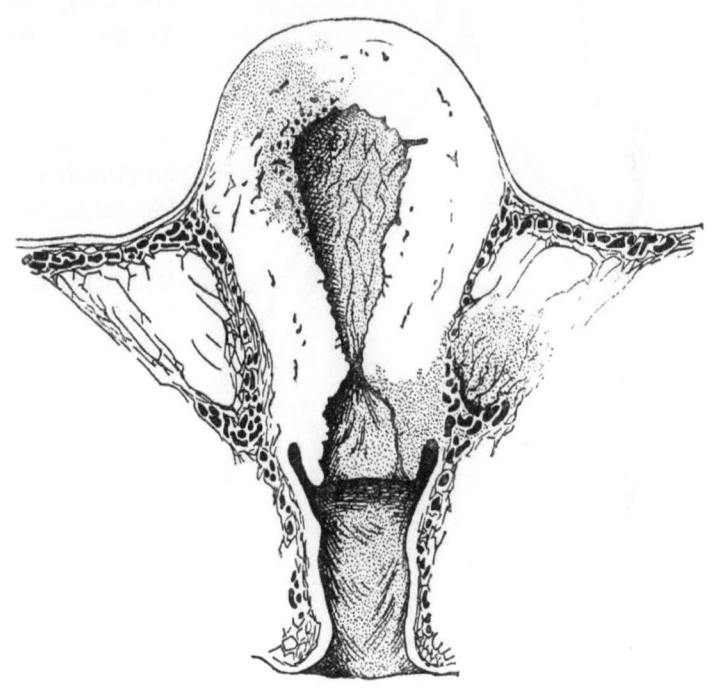

Abb. 204. Ausbreitung der Infektion auf dem Lymphwege. Die Keime dringen links in das Beckenzellgewebe, rechts von der Haftstelle ausgehend durch die Muskelwand zum Bauchfell vor. (Nach Bumm.)

starke Beschleunigung des kleinen, unter Umständen kaum fühlbaren Pulses begleiten die Erkrankung. Unter wachsender Unruhe und Schmerzen tritt durch Vergiftung und Entkräftung des Körpers meist der Tod ein.

6. **Fortschreitende Infektion auf dem Wege der Blutbahn.** a) Eiterfieber. Von jeder Wunde im Geschlechtskanal, mit Vorliebe aber von der Mutterkuchenstelle, kann die Infektion auf dem Wege der Blutbahn fortschreiten (Abb. 205). Keime gelangen in die Blutpfropfen, welche die Blutadern verschließen, **Fortschritt auf dem Blutwege.**

verflüssigen die Blutpfropfen zu Eiter, der dann vom Blutstrom fortgeführt wird, durch die Hohlvene in das rechte Herz, von hier durch die Lungenschlagader in die Haargefäße der Lunge und schließlich in den Körperkreislauf gelangt. Auf diesem Wege können die Keime entweder von den Abwehrkräften des Blutes vernichtet werden oder in Körperorgane, z. B. in das Herz, die Lungen, die Nieren, die Leber, das Gehirn oder auch in die Gelenke verschleppt werden und überall Eiterungen hervorrufen. Der Krankheitsverlauf geht mit meist zahlreichen Schüttelfrösten einher. Jeder Schüttelfrost zeigt an, daß von neuem Eiterkeime in den Blutkreislauf gelangt sind. Die Erkrankung kann in kurzer Zeit wie eine allgemeine Blutvergiftung tödlich verlaufen; in anderen Fällen kann sie sich über Wochen hinziehen, die Kranken können dann an Entkräftung oder an den Folgen der Eiterungen sterben, nur in seltenen Fällen tritt Genesung ein.

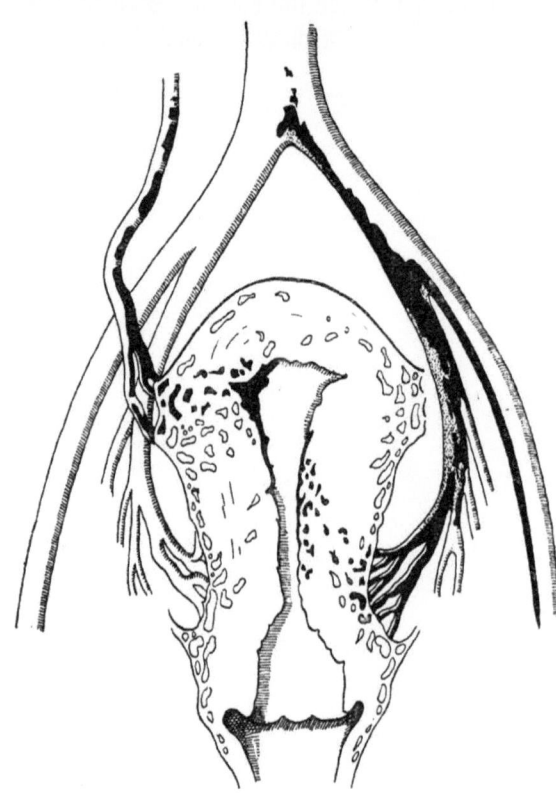

Abb 205. Fortschreitende Infektion auf dem Wege der Blutbahn bei Eiterfieber. Die Blutadern sind mit Blutgerinnseln und Eiter gefüllt. (Nach Bumm.)

Auch können sich bei einer derartigen Infektion die Blutadern im Becken und daran anschließend die Hüft= und Schenkelblutadern verstopfen, wodurch der Rücklauf des Blutes aus einem oder beiden Beinen behindert oder aufgehoben wird. Dann entsteht unter Fieber und Puls=

beschleunigung eine schmerzhafte teigige Anschwellung des Oberschenkels, dessen Haut gespannt und weißglänzend wird (weiße Schenkelgeschwulst).

b) **Allgemeine Blutvergiftung.** Die schwerste Form des Kindbettfiebers führt von vornherein zu einem Eindringen der sich rasch vermehrenden Keime in die Blutbahn; der Körper wird durch das infizierte Blut mit zahllosen Keimen und deren Giftstoffen überschwemmt, so daß unter allgemeiner Zersetzung des Blutes und der Gewebe bei stärkster Pulsbeschleunigung und bei hohem Fieber ein rascher Kräfteverfall und in wenigen Tagen oder Stunden der Tod eintritt (Abb. 206).

Seltenere Formen der Wundinfektion.

1. **Wundrose.** Von den am Scheideneingang befindlichen Geburtswunden ausgehend kann es zu einer Erkrankung der sie umgebenden Haut kommen, wenn Eiterspaltpilze (Streptokokken) sich in den Lymphgefäßen und Bindegewebsspalten der Haut ausbreiten. Unter hohem Fieber kommt es zu einer Rötung und Anschwellung der Haut, die schnell an Ausdehnung zunehmen. Auch von Schrunden der Brustwarze kann die Erkrankung ihren Ausgang nehmen. Das Kind ist wegen der Gefahr einer Übertragung auf die Nabelwunde sofort von der Mutter zu trennen. Die Rose ist ebenso gefährlich wie die anderen Formen des Kindbettfiebers.

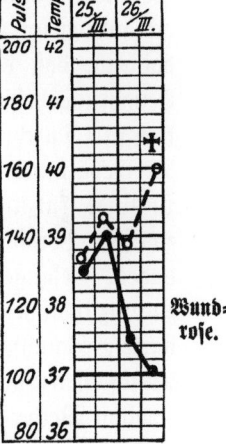

Wundrose.

Abb. 206. Fieber- und Pulskurve bei tödlich verlaufender allgemeiner Blutvergiftung. Die Temperatur fällt ab, der Puls steigt an. (Nach Walthard, aus Stoeckel.)

2. **Wundstarrkrampf** (Tetanus) ist eine sehr seltene, fast immer tödlich verlaufende Infektion im Wochenbett. Gelangen die hauptsächlich in der Gartenerde und im Zimmerkehricht lebenden Tetanusbacillen in die Geburtswunden, so kommt es auf dem Wege der Blutbahn zu einer Vergiftung des Gehirns und Rückenmarkes und dann zu schweren Muskelkrämpfen, die meist zuerst in den Kaumuskeln auftreten. Wegen der außerordentlichen Widerstandskraft der Tetanusbacillen gegen Desinfektionsmittel ist die Übertragungsgefahr eine besonders große. Das Kind ist sofort von der Mutter zu trennen.

Wundstarrkrampf.

3. **Scharlach, Diphtherie** und andere Infektionskrankheiten bringen im Wochenbett die Gefahr mit sich, daß die Geburtswunden von den Krankheitskeimen (häufig Streptokokken) infiziert werden können, so daß ähnliche Erscheinungen wie beim Kindbettfieber auftreten (s. S. 225).

Andere Infektionskrankheiten.

Anhang.

Tippererkrankung
(siehe S. 237, 274).

Tripper. Die Trippererkrankung gehört nicht zu den Wundinfektionen, da die Gonokokken auch die unversehrte Schleimhaut befallen. Die Trippererkrankung im Wochenbett gewinnt aber eine besondere Bedeutung dadurch, daß es infolge der für Keime außerordentlich günstigen Ernährungsbedingungen zur schnellen Ausbreitung der Krankheit kommt. Durch den offenen Halskanal gelangen die Gonokokken in die Gebärmutterhöhle und von dort in die Eileiter. Hier führen sie zu einer Entzündung der Schleimhaut mit Absonderung von Eiter, zu einer Verdickung des Eileiters und einem Verschluß des Fransenendes. Gelangen die Gonokokken bis an das Bauchfell, so kommt es zu entzündlichen Verwachsungen mit dem Eierstock und den benachbarten Bauchfellabschnitten, gelegentlich sogar zu einer Beckenbauchfellentzündung. Die Erkrankung macht gewöhnlich erst in der zweiten Woche des Wochenbettes erheblichere Erscheinungen. Unter Auftreten von Fieber kommt es zu einer Druckschmerzhaftigkeit in der Gegend der Eileiter, also rechts und links vom Gebärmuttergrund. Die Erkrankung kann ernst und langwierig verlaufen, endet indessen nur selten tödlich. Die fernere Fruchtbarkeit der Erkrankten ist gewöhnlich vernichtet.

Unter Umständen kommt auch eine Mischinfektion von Tripperkeimen und Wundspaltpilzen vor.

Durch Unsauberkeiten können auch im Wochenbett Gonokokken in das Auge des Kindes gelangen und eine Spätinfektion desselben hervorrufen.

Erkennung des Kindbettfiebers.

Erscheinungen des Kindbettfiebers. Bei jeder Temperatursteigerung im Wochenbett denke die Hebamme an die Möglichkeit eines beginnenden Kindbettfiebers und achte auf folgende Zeichen:

1. Schüttelfrost, schnellen Puls, allgemeines Krankheitsgefühl, Kopfschmerzen u. dgl.

2. Schmerzhaftigkeit der Gebärmutter, die nicht mit Nachwehen zu verwechseln ist. Nachwehen können sehr schmerzhaft sein, treten aber in Absätzen auf, dabei ist die Gebärmutter auf Druck nicht empfindlich, und es besteht kein Fieber. Bei einer Entzündung ist die Gebärmutter **dauernd druckempfindlich**.

3. Reichlichen, stinkenden oder mißfarbigen Wochenfluß; in selteneren Fällen auch Versiegen des Wochenflusses.

4. Anschwellung der äußeren Geschlechtsteile. Eine Anschwellung kann auch während der Geburt durch den Druck des Kopfes auf die Weichteile oder während der Schwangerschaft infolge einer Nierenschädigung entstanden sein, doch pflegen diese Anschwellungen schon in den ersten Tagen des Wochenbettes zu verschwinden. Tritt aber erst im Wochenbett eine Anschwellung auf, so rührt sie fast immer von einer dahinterliegenden infizierten Wunde her.

5. Schmerzhaftigkeit des Leibes rechts oder links vom Gebärmutterkörper oder Gebärmutterhals.

6. Schmerzhafte Auftreibung des Leibes mit Stuhlverstopfung oder Durchfall, Verhaltung von Blähungen, Trockenheit der Zunge, Aufstoßen und Erbrechen.

7. Schmerzhafte Anschwellung eines oder beider Beine unter Fieber.

Ist Fieber vorhanden und zeigen sich einzelne dieser Erscheinungen, so besteht der dringende Verdacht, daß eine Wundinfektion, also Kindbettfieber, vorliegt. Aber auch ohne andere Begleiterscheinungen kann Fieber die Infektion anzeigen; gerade bei den schweren Erkrankungen, die zur allgemeinen Blutvergiftung führen, kommt es vor, daß bei Beginn der Erkrankung alle örtlichen Erscheinungen fehlen.

Eine besondere Gefahr besteht, wenn im Verhältnis zum Fieber der Puls sehr schnell und klein ist, z. B. bei einer Temperatur von 38,5° bereits 120 und mehr Pulse gezählt werden, wenn ein Schüttelfrost das Fieber einleitet, wenn der Leib aufgetrieben ist und die Wöchnerin sich selbst sehr krank fühlt. Je früher das Fieber nach der Geburt auftritt, um so gefährlicher ist die Erkrankung.

Unmittelbar lebensbedrohend ist das Auftreten von Herzschwäche, wie sie bei der allgemeinen Blutvergiftung vorkommen kann. Dabei besteht unter Umständen eine auffallend niedrige Temperatur, sogar eine Untertemperatur (35°) neben starker Pulsbeschleunigung. Dabei kann jedes Krankheitsgefühl fehlen. (Abb. 206.)

Verhalten der Hebamme.

Erkrankt eine Wöchnerin unter den Erscheinungen des Kindbettfiebers oder des Kindbettfieberverdachtes, so hat die Hebamme zwei Aufgaben zu erfüllen:

Arzt. 1. Ein Arzt muß sofort die Behandlung der Wöchnerin übernehmen, besonders

    a) wenn die Temperatur über 38° steigt,

    b) bei jedem Schüttelfrost,

    c) sobald ein Geschwür an den äußeren Geschlechtsteilen, das sich oft hinter einer Anschwellung der Teile verbirgt, entdeckt wird, oder auch nur eines der S. 400 Nr. 1—7 erwähnten Zeichen auftritt, auch wenn kein Fieber bestehen sollte,

    d) sobald eine lebensbedrohende Gefahr anderer Art, z. B. eine Herzschwäche auftritt. Diese ist anzunehmen, wenn unter Atembeklemmung die Zahl der Pulsschläge beträchtlich — z. B. auf 120 oder mehr — in die Höhe geht, oder wenn eine auffallend niedrige Temperatur, besonders am Abend, vorhanden ist, z. B. 36° oder 35,5°.

Je früher der Arzt die Behandlung der erkrankten Wöchnerin übernimmt, desto größer sind die Aussichten auf einen günstigen Verlauf der Infektion.

Kreisarzt. 2. Unverzüglich ist eine Meldung an den Kreisarzt zu erstatten, sobald die in der Achselhöhle gemessene Temperatur mehr als 38° beträgt, da diese möglicherweise den Beginn eines Kindbettfiebers anzeigt. Bis zur Entscheidung des Kreisarztes hat sich die Hebamme jeder beruflichen Tätigkeit bei einer anderen Person zu enthalten. Hat bereits ein Arzt die Behandlung übernommen, so meldet sie dessen Namen gleichzeitig dem Kreisarzt.

Die Meldungsvorschriften sind erlassen, um die Übertragung einer Infektion durch die Hebamme auf eine andere Gebärende zu verhindern. Der Kreisarzt als staatlicher Gesundheitsbeamter hat die Aufgabe, das Verhalten der Hebamme nachzuprüfen und ihr für jeden Fall bestimmte Desinfektionsvorschriften und Verhaltungsmaßregeln festzusetzen, die sie auf das gewissenhafteste zu befolgen hat, um jede Möglichkeit einer Weiterverbreitung der Infektion auszuschalten. Ferner entscheidet der Kreisarzt, ob die Hebamme die erkrankte Wöchnerin weiter pflegen darf.

Den erfolgten Tod einer Wöchnerin hat die Hebamme gleichfalls dem Kreisarzt persönlich oder schriftlich zu melden.

Liegt nach Ansicht des behandelnden Arztes oder des Kreisarztes wirkliches Kindbettfieber vor, so kommen nach dem Gesetz, betreffend die Bekämpfung übertragbarer Krankheiten (Landesseuchengesetz), strenge Vorschriften in Anwendung, welche die Hebamme zu befolgen und der Kreisarzt zu überwachen hat.

Der Paragraph des erwähnten Seuchengesetzes (§ 8 Abs. 1, Ziffer 3 Abs. 3) lautet: „Hebammen, welche bei einer an Kindbettfieber Erkrankten während der Entbindung oder im Wochenbett tätig sind, ist während der Dauer der Beschäftigung bei der Erkrankten und innerhalb einer Frist von 8 Tagen nach Beendigung derselben jede anderweitige Tätigkeit als Hebamme oder Wochenpflegerin untersagt.

Auch nach Ablauf der achttägigen Frist ist eine Wiederaufnahme der Tätigkeit nur nach gründlicher Reinigung und Desinfektion ihres Körpers, ihrer Wäsche, Kleidung und Instrumente nach Anweisung des beamteten Arztes gestattet. Die Wiederaufnahme der Berufstätigkeit vor Ablauf dieser achttägigen Frist ist jedoch zulässig, wenn der beamtete Arzt dies für unbedenklich erklärt."

Die gewissenhafte Befolgung aller Vorschriften, die der Kreisarzt auf Grund dieses Gesetzes gibt, ist für die Hebamme unbedingt erforderlich. Sie macht sich wegen fahrlässiger Körperverletzung bzw. Tötung strafbar, wenn sie die Anweisungen nicht befolgt, außerdem wird ihr die Berechtigung zur weiteren Hebammentätigkeit entzogen.

Unbeschadet dieser Vorschriften hat die Hebamme in allen Fällen, in denen sie mit infektiösen Stoffen in Berührung gekommen ist, unmittelbar nach der Berührung eine gründliche Waschung und vorschriftsmäßige Desinfektion ihrer Hände und Arme auszuführen.

Nun kann aber ein gewisser Notfall eintreten. Während die **Notfall.** Hebamme eine Wöchnerin mit Kindbettfieber oder Verdacht auf Kindbettfieber pflegt oder dieselbe irgendwie berührt hat, wird die Übernahme einer weiteren Geburt erforderlich, da eine andere Hebamme zur Vertretung nicht erreichbar ist. Für einen solchen Fall wird der Kreisarzt meist eine bestimmte Weisung erteilt haben, es könnte aber die Hebamme zur Geburt gerufen werden, bevor der Kreisarzt anwesend ist oder eine Entscheidung getroffen hat.

In diesem Notfall desinfiziert sie ihre Hände mehrfach mit Alkohol und Desinfektionslösung, nimmt ein Bad, wechselt Kleidung und Wäsche, desinfiziert ihre Instrumente vorschriftsmäßig und beschränkt sich trotz dieser sehr sorgfältig auszuführenden Maßnahmen unter allen Umständen auf die äußere Untersuchung der Kreißenden. Zur Reinigung der Geschlechtsteile und zum Dammschutz zieht sie ihre ausgekochten Handschuhe über die desinfizierten Hände. Glaubt sie mit der äußeren Untersuchung nicht auskommen zu können, so bittet sie einen Arzt zur Leitung der Geburt.

Häufigkeit der Wochenbettsinfektion.
Von welcher Bedeutung alle die Vorschriften sind, die zur Vermeidung einer Infektion und zur Weiterverbreitung derselben gegeben sind, geht schon daraus hervor, daß trotz aller Maßnahmen noch jetzt in Deutschland mehrere Tausend Mütter jährlich an Wochenbettsinfektion zugrunde gehen. Die Zahl der zwar nicht töblichen, aber häufig schweren und mit langem Siechtum verbundenen Erkrankungen beträgt ungefähr das Fünffache der Todesfälle. Dazu kommen noch zahlreiche Erkrankungen und Todesfälle nach fieberhaften Fehlgeburten, meist auf Grund unerlaubter Eingriffe.

Mittel zur Besserung.
Wenn auch besonders bei schwierigen Geburtsfällen Infektionen sich nicht immer ausschalten lassen, so ist es doch unzweifelhaft, daß bei strenger Beachtung aller Vorschriften viele der infolge von Infektionen vorkommenden Erkrankungs- und Todesfälle vermieden werden können. Es gehört zu den wichtigsten Aufgaben der Hebamme, durch Gewissenhaftigkeit und unbedingte Zuverlässigkeit in ihrer Berufstätigkeit zur Besserung dieser Sterblichkeits- und Erkrankungsziffer beizutragen und auch in diesem Sinne sich als Hüterin der Familie und der Volksgesundheit zu bewähren. Versäumt sie in dieser Beziehung ihre Pflichten, so macht sie nicht nur sich und andere unglücklich, sondern beweist auch, daß sie für ihren verantwortungsvollen Beruf ungeeignet ist.

2. Regelwidrigkeiten der Rückbildung und andere Störungen.

a) Nachwehen.

Nachwehen.
Das Auftreten der Nachwehen ist zur Beförderung der Rückbildung der Gebärmutter von Wichtigkeit. Während bei Erstgebärenden die Nachwehen meist ohne wesentliche Schmerzempfindung verlaufen, können sie bei Mehrgebärenden erhebliche Schmerzen verursachen und das Allgemeinbefinden der Wöchnerin, besonders ihre Nachtruhe, empfindlich stören. Dieser Zustand kann unter Umständen tagelang bestehen, dabei ist aber die Gebärmutter niemals druckempfindlich, Temperatur und Puls sind normal. In solchen Fällen verordnet die Hebamme das Auflegen eines Prießnitzschen Umschlages auf den Leib, sorgt für regelmäßige Harnentleerung und vom dritten Tage an für genügende Stuhlentleerung.

Heftige Nachwehen bei Erstgebärenden erwecken immer den Verdacht, daß eine ernstere Störung vorliegt, so daß ärztliche Hilfe erforderlich ist.

Besteht bei den Nachwehen eine Schmerzhaftigkeit der Gebärmutter auf Druck, so ist, auch ohne daß Fieber besteht, ebenfalls ein Arzt zu erbitten; bei jeder begleitenden Temperatursteigerung treten außerdem die Vorschriften für Kindbettfieber in Kraft.

b) Wochenfluß.

Ist der Wochenfluß sehr reichlich, was besonders bei übermäßiger Größe der Gebärmutter oder bei Verzögerung der Rückbildung der Fall ist, so ist auf sorgfältige Reinhaltung der Geschlechtsteile zu achten, die Vorlagen sind entsprechend oft zu wechseln. Sehr gering wird die Menge des Wochenflusses bei hohem Fieber. Plötzliches Aufhören des Wochenflusses bei lebhaften Nachwehen wird entweder dadurch verursacht, daß eine Abknickung der Gebärmutter in der Gegend des inneren Muttermundes eingetreten ist oder dadurch, daß der Halskanal durch einen Eihautfetzen oder ein Blutgerinnsel verlegt wird. Aus einer dieser beiden Ursachen kommt es zu einer Stauung des Wochenflusses in der Gebärmutter *Stauung.* und, falls dieselbe nicht bald behoben wird, zur Aufnahme von giftig wirkenden Stoffen in den Körper. Deshalb ist sofortige ärztliche Hilfe erforderlich.

Eine Zersetzung des Wochenflusses kommt nicht selten vor. *Zer-* Schon im normalen Wochenbett (siehe S. 200) ist nach etwa 24 Stun- *setzung.* den die Gebärmutterhöhle von Keimen der verschiedensten Art besiedelt. Befinden sich unter denselben Fäulniserreger, so bemächtigen sich diese des stets in reicher Menge vorhandenen toten Gewebes (Gewebsbröckel, Eihautfetzen, Blutgerinnsel) und zersetzen dasselbe. Dadurch nimmt der Wochenfluß einen üblen Geruch an. Handelt es sich bei sonstigem Wohlbefinden der Wöchnerin nur um einen leicht veränderten Geruch des Wochenflusses, so sind reichliche Abspülungen, häufiges Wechseln der Vorlagen und Unterlagen erforderlich. Hat der Wochenfluß aber einen ausgesprochen üblen oder sogar fauligen Geruch, der unter Umständen so stark sein kann, daß man sein Vorhandensein schon beim Betreten des Zimmers bemerkt, so ist sofort ein Arzt zu benachrichtigen. Häufig besteht gleichzeitig Fieber, besonders wenn es zur Aufsaugung von Giftstoffen in den Körper gekommen ist, so daß die Hebamme schon deswegen ärztliche Hilfe erbitten mußte, der Zustand kann aber auch ohne jedes Fieber einhergehen. Besondere Vorsicht hat die Hebamme bei der Besorgung der Wöchnerin zu beobachten, um nicht ihre Finger mit dem Wochenfluß in Berührung zu bringen. Zum Abspülen der

Geschlechtsteile nimmt sie eine Desinfektionslösung; die benutzten Instrumente sind sorgfältig zu desinfizieren.

c) Blutungen.

Lösung eines Blutpfropfens. Der Wochenfluß ist normalerweise am ersten Tage rein blutig, dann aber sollen Abgänge von reinem Blut im regelmäßigen Wochenbett nicht mehr vorkommen. Kommt es trotzdem zu einer Blutung im Wochenbett, so kann dieselbe folgende seltenere Ursachen haben: Entweder kann sich ein gefäßverschließender Blutpfropf aus der Mutterkuchenstelle gelöst haben, was bei frühzeitigen körperlichen Anstrengungen möglich ist, oder es handelt sich um die eitrige Einschmelzung eines Blutpfropfens an der Haftstelle des Mutterkuchens, wie sie beim Eiterfieber zustande kommen kann. In seltenen Fällen kann sich auch ein Blutpfropf gelöst haben, der ein bei einer Geburtsverletzung, z. B. einem Halsriß, angerissenes Gefäß verschlossen hatte. Durch Einschmelzung kann es auch zur Eröffnung eines in der Gebärmutterwand verlaufenden Gefäßes kommen. Geschwülste am Scheidenteil, besonders Muskel- oder Krebsgeschwülste können ebenfalls zu Blutungen führen; auch das Platzen eines Blutaderknotens kann vorkommen. Ärztliche Hilfe ist stets erforderlich.

Placentarpolyp. Die häufigste Ursache für Blutungen im Wochenbett ist das unbemerkte Zurückbleiben eines Teiles des Mutterkuchens. In solchen Fällen besteht gewöhnlich längere Zeit ein geringerer Blutabgang, da sich die Gebärmutter infolge des fremden Inhaltes nicht genügend verkleinern kann. Unter Umständen ist der Wochenfluß dabei auch übelriechend, und es treten auffallend häufige und starke Nachwehen auf, da die Gebärmutter bestrebt ist, ihren Inhalt auszustoßen. Kommt es dabei zu einer teilweisen Ablösung des zurückgebliebenen Stückes von der Haftstelle, so kann plötzlich eine starke Blutung entstehen. Ärztliche Hilfe ist stets erforderlich, auch wenn auf Grund der Erscheinungen nur der Verdacht besteht, daß ein Teil des Mutterkuchens zurückgeblieben ist. Besteht Fieber oder jauchiger Ausfluß, so treten die Vorschriften für das Kindbettfieber in Kraft. War ein Mutterkuchenstück längere Zeit in der Gebärmutter zurückgeblieben, und wird es dann von selbst ausgestoßen oder wegen starker Blutungen vom Arzt entfernt, so besitzt es oft eine längliche Form und eine nicht unbeträchtliche Größe, da der ursprüngliche Umfang durch anhaftendes Blut und Fibrin vergrößert und das Ganze dann durch Nachwehen geformt worden ist (Placentarpolyp) (Abb. 207).

d) Mangelhafte Rückbildung der Gebärmutter.

Bei verzögerter Rückbildung ist die Gebärmutter groß, hochstehend und schlaff, der Gebärmuttergrund kann länger als sonst von außen oberhalb der Schoßfuge getastet werden. Infolge der ungenügenden Zusammenziehung bleibt der Wochenfluß reichlich und blutig, zuweilen finden sich noch in der zweiten Woche stärkere Blutbeimengungen. Die mangelhafte Rückbildung kommt besonders bei

Verzögerte Rückbildung.

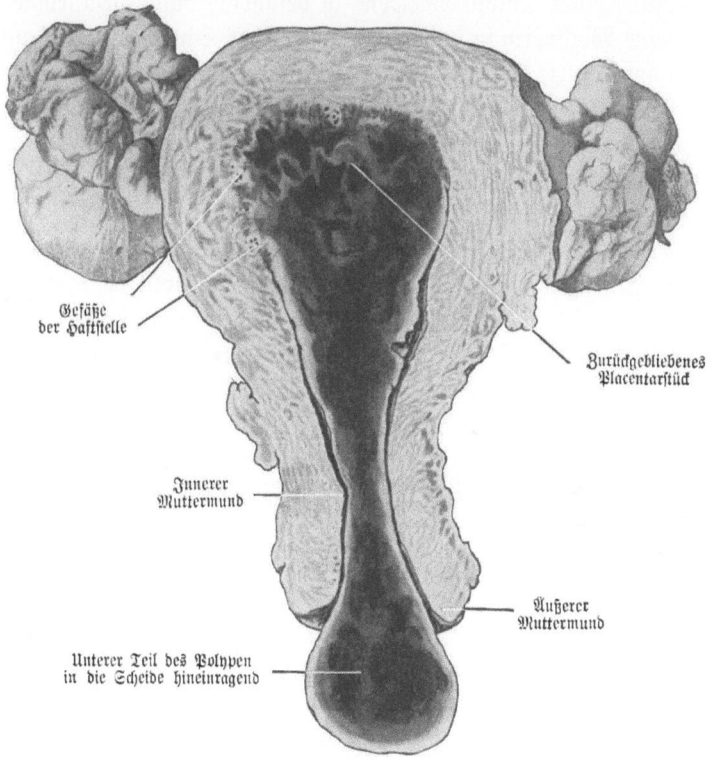

Abb. 207. Placentarpolyp. (Nach Bumm.)

Vielgebärenden, nach Überdehnung der Gebärmutter (Mehrlingsgeburt, übergroße Fruchtwassermenge), nach stärkeren Blutungen während der Geburt und beim Zurückbleiben größerer Eihautreste oder von Teilen des Mutterkuchens vor. Auch bei nicht stillenden Wöchnerinnen und bei unzweckmäßigem Verhalten im Wochenbett, z. B. bei zu früher Aufnahme körperlicher Tätigkeit, verzögert sich die Rückbildung. Die Hebamme sorgt in solchen Fällen für zweckmäßiges Verhalten der Wöchnerin, für regelmäßige Stuhl- und Harnentleerung und bedeckt den Leib mit einem Prießnitzschen Umschlag. Beim Fortbestehen der Regelwidrigkeit ist ein Arzt zu benachrichtigen. Ist Infektionsfieber die Ursache einer verzögerten Rückbildung, so treten die Vorschriften für das Kindbettfieber in Kraft.

Spätfolgen. Im Spätwochenbett können sich im Anschluß an eine mangelhafte Rückbildung Unterleibsleiden entwickeln, wie Rückwärtsbeugung oder Vorfall oder chronische Entzündungen der Gebärmutter. Die Entstehung eines Unterleibsleidens ist besonders dann anzunehmen, wenn eine Wöchnerin in späteren Wochen über Schmerz- oder Druckgefühl im Kreuz, über Fortdauer des Ausflusses klagt, oder wenn eine Menstruation mit besonderer Stärke eintritt. In solchen Fällen sind die Frauen an einen Arzt zu weisen.

e) Harnorgane.

Harnverhaltung ist ein häufiges Ereignis in den ersten Tagen des Wochenbettes (siehe S. 206). Wenn die anderen dagegen angewandten Mittel ohne Erfolg geblieben sind, ist das Einführen des Katheters erforderlich. Da es hierbei sehr leicht zur Verschleppung von Keimen aus dem Wochenfluß in die Blase kommen kann, erhöht sich die Gefahr, wenn der Katheterismus wiederholt ausgeführt werden muß. Dauert daher die sich wiederholende Harnverhaltung länger als drei Tage, so muß ein Arzt benachrichtigt werden.

Blasenkatarrh. Sind beim Einführen des Katheters Keime in die Blase gelangt, so kommt es zu einer Entzündung der Blasenschleimhaut besonders am Blasenboden, und zu einer Zersetzung des Harns (Blasenkatarrh). Die Erscheinungen desselben bestehen in häufigem Harndrang, Brennen beim Wasserlassen und Schmerzgefühl oberhalb der Schoßfuge. Der frisch gelassene oder mit dem Katheter entleerte Harn ist trübe, nicht selten übelriechend. Er enthält Spaltpilze in großer Menge, daher hüte sich die Hebamme vor Berührung und beseitige ihn sogleich, falls er nicht zur Besichtigung für den stets zu rufenden Arzt aufgehoben werden soll. Bis zu seinem Eintreffen legt die Hebamme zur Linderung der Beschwerden einen Prießnitzschen Umschlag auf die Blasengegend und sorgt für Verabfolgung einer reizlosen Kost. Alkohol und starke Gewürze sind besonders zu verbieten.

Steigen Keime aus der Blase durch den Harnleiter in das Nierenbecken auf, so kommt es zu einer mit Fieber und Schmerzen in der Nierengegend einhergehenden Entzündung des Nierenbeckens, die stets als eine ernste Erkrankung anzusehen ist. Sofortige ärztliche Hilfe ist erforderlich.

Unwillkürlicher Harnabgang kann durch eine Lähmung des Blasenschließmuskels verursacht werden, die dadurch zustande kommen kann, daß der vorangehende Teil, meist der Kopf, zu einer Quetschung des Blasenhalses geführt hat. In solchen Fällen fließt der Harn entweder ohne jede Ursache oder bei den leichtesten Anstrengungen der Bauchpresse z. B. beim Husten, Lachen oder Niesen ab. Meist geht die Lähmung des Schließmuskels in wenigen Tagen zurück, bleibt sie als teilweise Schwäche bestehen, so tritt ein für die Frau sehr lästiger Zustand ein, der ärztliche Hilfe notwendig macht.

Unwillkürlicher Harnabgang.

Eine fernere Ursache für unwillkürlichen Harnabgang ist das Vorhandensein einer Blasenscheidenfistel, d. h. einer widernatürlichen Verbindung zwischen Scheide und Harnblase. Eine Blasenscheidenfistel kann durch eine Verletzung bei geburtshilflichen Operationen entstehen, in solchem Falle liegt die Wöchnerin von dem Augenblick der Verletzung an dauernd naß. In anderen Fällen bildet sich die Blasenscheidenfistel erst im Wochenbett als Folge einer Quetschung der vorderen Scheidenwand, wie sie besonders während der Geburt beim engen Becken vorkommen kann (siehe S. 282). Das gequetschte, in seiner Ernährung stark geschädigte Gewebsstück stirbt im Wochenbett ab und wird ausgestoßen, wodurch es dann zu der offenen Verbindung zwischen Blase und Scheide kommt. Von diesem Zeitpunkt an, meist etwa eine Woche nach der Geburt, vermag die Wöchnerin willkürlich ihren Harn nicht mehr zu entleeren, da derselbe aus der Scheide abfließt, und liegt dauernd naß. Die ständige Benässung des Scheideneinganges führt zu Reizzuständen und Entzündungen.

In selteneren Fällen kann eine Fistel zwischen der Harnröhre und Scheide, noch seltener zwischen Harnblase und Gebärmutterhals entstehen. Ursachen und Erscheinungen sind dieselben wie bei der Blasenscheidenfistel.

In allen solchen Fällen ist ärztliche Hilfe erforderlich, die Fistel muß später durch eine Operation geschlossen werden.

f) Störungen der Stuhlentleerung.

Die in den ersten Tagen des Wochenbettes bestehende Stuhlverstopfung erfordert bei einer gesunden Wöchnerin am dritten Tage die einmalige Verabfolgung eines Löffels Rizinusöl und falls notwendig in der Folge einen Darmeinlauf.

Durchfälle im Wochenbett können entweder durch Diätfehler veranlaßt werden oder als Begleiterscheinung eines Kindbettfiebers auftreten. Ärztliche Hilfe ist stets erforderlich.

Unwillkürlicher Abgang. Unwillkürlicher Abgang von Kot kommt bei einem vollständigen Dammriß infolge der Zerreißung des Afterschließmuskels vor (siehe S. 277).

In anderen Fällen kann infolge von Geburtsquetschungen der hinteren Scheidenwand während des Wochenbettes eine Mastdarmscheidenfistel entstehen, so daß unwillkürliche Stuhlentleerung durch die Scheide erfolgt. Ärztliche Hilfe ist stets zwecks Vornahme späterer operativer Eingriffe erforderlich.

g) Entzündung und Verstopfung einer Blutader.

Thrombose. Neben der auf Infektion beruhenden Verstopfung einer Blutader (siehe S. 398) kann es auch zu einer Blutgerinnselbildung (Thrombose) in einer Blutader des Beckens, Oberschenkels oder Unterschenkels ohne Fieber kommen. Am häufigsten tritt ein derartiges Ereignis beim Bestehen stark geschlängelter Kindsadern ein, in denen die Blutströmung verlangsamt ist. Liegt die erkrankte Stelle oberflächlich, so kann man eine Verdickung und entzündliche Rötung der Umgebung häufig leicht erkennen, ist eine in der Tiefe gelegene Blutader von der Verstopfung betroffen, so kann man sie nur auf Grund der Folgeerscheinungen annehmen. Infolge des gehinderten Blutrückflusses kommt es nämlich zu einer anfänglich schmerzhaften wäßrigen Anschwellung des Beines, bei der das Bein den doppelten Umfang erlangen kann. In späteren Tagen tritt ein Gefühl von Taubsein in dem erkrankten Bein auf.

In jedem Falle einer Blutaderentzündung oder -verstopfung ist sofortige ärztliche Hilfe zu erbitten. Bis zum Eintreffen des Arztes muß die Wöchnerin eine vollkommen ruhige Rückenlage einnehmen, darf sich zur Stuhlentleerung nicht aufsetzen und muß jedes Pressen vermeiden. Das erkrankte Bein wird durch ein vorsichtig untergeschobenes Kissen hoch gelagert.

Lungenembolie. Es besteht nämlich die Gefahr, daß sich aus der verstopften Ader ein Blutgerinnsel loslöst und bis in das Herz und die Lungenschlagader geschwemmt wird, worauf unter höchster Atemnot in wenigen Minuten der Erstickungstod eintritt (Lungenembolie).

Eine solche Embolie kann auch vorkommen, ohne daß, bis auf eine bisweilen auftretende Pulsbeschleunigung, vorher irgendwelche Zeichen einer in der Tiefe des Beckens aufgetretenen Aderverstopfung erkennbar waren; am häufigsten entsteht die Embolie bei einer Stuhlentleerung oder beim ersten Aufstehen der Wöchnerin (Abb. 208).

Der erfolgte Tod ist sofort dem Kreisarzt zu melden.

Ist nur ein kleines Blutgerinnsel in die Lunge geschleudert worden, so kann das Leben erhalten bleiben. Es kommt dann nur zur Ausschaltung eines Lungenabschnittes unter Atemnot und Stichen in einer Brustseite, nach einiger Zeit tritt blutig gefärbter Auswurf auf.

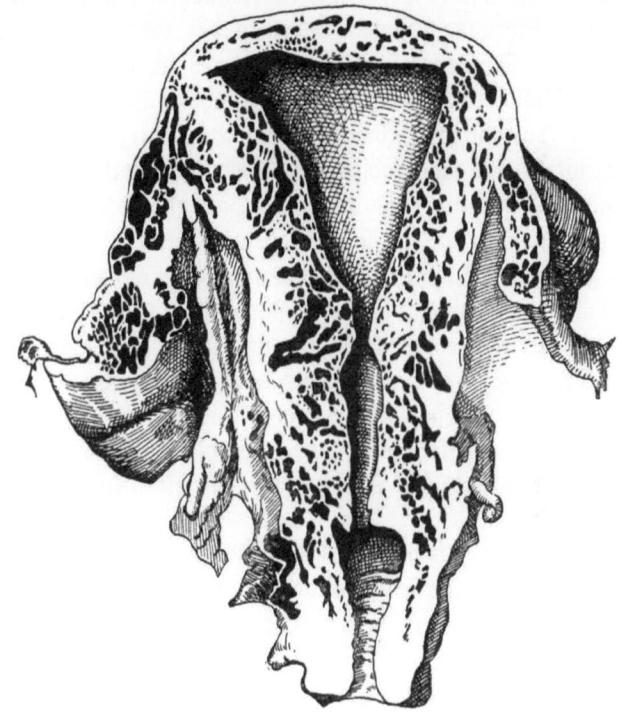

Abb. 208. Verstopfung der Blutadern in den Geschlechtsteilen durch Blutgerinnsel. Der Tod erfolgte an Embolie. (Nach Bumm.)

Ärztliche Hilfe ist dringend erforderlich, bis zu ihrem Eintreffen wird die Wöchnerin mit erhöhtem Oberkörper im Bett gelagert und muß jede Bewegung und Anstrengung unbedingt vermeiden.

3. Störungen des Säugegeschäfts.

Stillschwierigkeiten der verschiedensten Art können das Stillgeschäft beeinträchtigen, unter Umständen sogar unmöglich machen (siehe S. 210).

Schrunden. Das Wundsein der Brustwarzen (Schrunden) ist eine verhältnismäßig häufige Erkrankung der Wöchnerin. An einer Stelle der Warze, meist an ihrer Kuppe, seltener an ihrer Grundfläche, kommt es zu mehr oder weniger ausgedehnten Einrissen oder Abschürfungen der Oberhaut, so daß eine Wundfläche entsteht. Die Ursachen liegen in der Zartheit der Haut der Brustwarze, die überdies durch die aussickernde Milch aufgeweicht und durch den Saugakt des Kindes stark beansprucht wird. Vorbeugende Maßnahmen gegen das Auftreten einer Schrunde bestehen daher in der richtigen Pflege der Warzen in der Schwangerschaft (täglichem Waschen und Frottieren mit kaltem Wasser und Seife), sowie im sachgemäßen Verhalten im Wochenbett (vorsichtigem Abwaschen der Brustwarze vor und nach jedem Trinkakt mit frisch abgekochtem Wasser, Vermeidung einer überlangen Ausdehnung des einzelnen Saugaktes, Vorlegen einer sauberen Leinwand zum Aufsaugen der aussickernden Milch). Aber auch bei guter Pflege können Schrunden vorkommen, wenn die Haut ungewöhnlich zart, wie häufig bei Erstgebärenden und hellen Blondinen, oder die Warze schlecht faßbar ist. Unter dem Saugakt entsteht die Schrunde, ihre Heilung wird dadurch erschwert, daß sie bei jedem Anlegen des Kindes von neuem aufgesogen wird. Da die Warze an sich sehr empfindlich ist, verursachen die Schrunden, besonders beim Anlegen, beträchtliche Schmerzen, nicht selten kommt es dabei auch zu Blutungen.

Der Schmerz ist gewöhnlich das erste Zeichen für das Vorhandensein einer Schrunde. Ist sie entstanden, so hat die Hebamme doppelte Sorgfalt auf die Reinheit ihrer Hände und aller Gegenstände, die mit der wunden Warze in Berührung kommen, zu verwenden, um das Eindringen von Spaltpilzen in die Wunde zu verhüten. Die gleiche Vorsicht hat die Wöchnerin selbst zu beobachten. Die Warze ist nach jedem Anlegen mit frisch abgekochtem Wasser vorsichtig zu waschen und mit einem keimfreien Mulläppchen zu bedecken.

Vergrößert sich die Schrunde, und nimmt die Schmerzempfindung zu, so ist es am besten, das Kind ein bis zwei Tage lang nicht an die erkrankte Brust zu legen, jedoch durch Abspritzen für die notwendige Entleerung der Brust zu sorgen. Ist die Schrunde abgeheilt, was unter dieser Behandlung meist in einigen Tagen erfolgt, so wird das Kind auch an dieser Seite wieder angelegt, bis dahin trinkt es nur an der gesunden Seite und erhält die abgespritzte Milch mit einem Löffel.

Weniger empfehlenswert, aber auch in einigen Fällen durchführbar ist es, die wunde Brustwarze mit einem Warzenhütchen zu bedecken und das Kind durch dieses saugen zu lassen. Es kostet oft große Mühe, das Kind zum Saugen an einem Warzenhütchen zu veranlassen. Auch unter dieser Behandlung heilt die Schrunde ab (Abb. 209).

Bei jeder verzögerten Heilung einer Schrunde, oder wenn dabei die Ernährung des Kindes in Frage gestellt wird, ist ärztliche Hilfe erforderlich.

Die Hauptgefahr der Schrunden besteht darin, daß sie leicht zu Eingangspforten einer Infektion werden können, die häufig durch Finger, die mit keimhaltigem Wochenfluß verunreinigt sind, gelegentlich auch durch Mundkeime des Kindes veranlaßt wird. Die Keime verwandeln die Schrunde in ein Geschwür, oder dringen in das Innere der Milchdrüse und veranlassen eine Milchdrüsenentzündung.

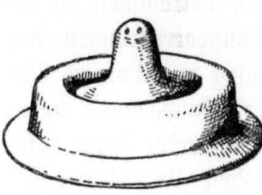

Abb. 209. Saughütchen. (Nach Opitz, aus Stoeckel.)

Milchdrüsenentzündung

Die Milchdrüsenentzündung entsteht ausnahmslos durch Eindringen von Eiterspaltpilzen in die Drüse. Die Eingangspforte ist in den meisten Fällen eine Schrunde, nur selten gelangen die Keime durch einen Milchausführungsgang in das Innere. Eine Entzündung tritt leichter ein, wenn durch ungenügende Entleerung der Brust eine Milchstauung entstanden ist.

Das erste Zeichen einer eintretenden Entzündung der Milchdrüse ist Fieber, das bisweilen durch einen Schüttelfrost eingeleitet wird. In der Brust entsteht eine harte, auf Druck empfindliche Stelle, über der die Haut gerötet ist und sich heiß anfühlt. Die Entzündung beginnt gewöhnlich an einer umschriebenen Stelle, kann sich aber im weiteren Verlauf über einen großen Teil der Drüse ausdehnen.

In allen Fällen, in denen am Ende der ersten oder am Anfang der zweiten Woche bei einer bis dahin gesunden Wöchnerin Fieber auftritt, denke die Hebamme auch an die Milchdrüsenentzündung und untersuche die Brüste; nach der Untersuchung ist eine Desinfektion ihrer Hände notwendig. Ist die Entzündung erkannt, so wird sofort ein Arzt zwecks Übernahme der Behandlung benachrichtigt, auch eine Meldung an den Kreisarzt ist wegen des Fiebers erforderlich. Bis zum Eintreffen des Arztes wird das Kind von der erkrankten Brust abgesetzt, die Brust wird hoch gebunden und mit einem Prießnitzschen Umschlag bedeckt. Unter solchen Maßnahmen und bei früh einsetzender ärztlicher Behandlung gelingt es nicht selten, die Entzündung zum Rückgang zu bringen, so daß nach einigen Tagen wieder angelegt werden kann. In anderen nicht so günstig verlaufenden Fällen kommt es zur eitrigen Einschmelzung der Milchdrüse, wobei unter Umständen ein großer Teil der gesamten Drüse vernichtet werden und ein langwieriges und schmerzhaftes Krankenlager folgen kann. Operative Eingriffe sind dabei fast immer erforderlich.

4. Zufällige Erkrankungen im Wochenbett.

Ebenso wie in der Schwangerschaft können im Wochenbett beim Bestehen einer Ansteckungsgelegenheit akute ansteckende Erkrankungen leicht vorkommen, die gewöhnlich schwer verlaufen, da die natürlichen Schutzvorrichtungen des Körpers daniederliegen (siehe S. 225). Außer den schon (S. 399) erwähnten Infektionen, die zu Störungen der Wundheilung führen, können andere ansteckende Krankheiten in so ernster Form auftreten, daß sie das Leben der Wöchnerin bedrohen. Unter diesen spielt die Grippe eine besonders häufige Rolle; bei einigen ungewöhnlich schwer verlaufenden Epidemien der letzten Jahre kam es dabei häufig zu tödlichen Lungenentzündungen. Mit Lungenentzündung verläuft auch nicht selten eine etwa im Wochenbett auftretende Masernerkrankung.

Lungenentzündung.

Hieraus geht hervor, daß die Wöchnerin sorgfältig vor allen Infektionsmöglichkeiten geschützt werden muß, insbesondere ist darauf zu achten, daß erkrankte oder infektionsverdächtige Personen, auch Kinder, keine Erlaubnis zu einem Wochenbesuch erhalten. Ist eine Erkrankung ausgebrochen, so ist sofortige ärztliche Behandlung notwendig, die Hebamme hat außerdem die pflichtmäßige Meldung an den Kreisarzt zu erstatten.

Schutz der Wöchnerin vor Infektionen.

Erkrankt eine Wöchnerin an Infektionskrankheiten der oberen Luftwege (sog. Erkältungskrankheiten), so ist besonders darauf zu achten, daß sie diese nicht auf ihr Kind überträgt, da sie bei demselben zu einer tödlichen Lungenentzündung führen können. Die Wöchnerin muß sich daher beim Stillen und Besorgen des Kindes ein Tuch vor Mund und Nase binden. Leidet eine Wöchnerin an Lungentuberkulose, so kommt es häufig zu einer erheblichen Verschlimmerung der Erkrankung, auch hier ist die Übertragungsgefahr auf das Kind sehr groß, ärztliche Hilfe ist stets erforderlich (siehe S. 223).

Schutz des Kindes vor Infektionen.

Geisteskrankheiten im Wochenbett kommen hauptsächlich bei Frauen vor, die schon früher an Geistesstörungen gelitten haben oder erblich belastet sind und bei denen die seelische Erschütterung durch

Geisteskrankheiten.

die Geburt die Geistesstörung auslöst. Ferner können Geistesstörungen im Anschluß an eine Eklampsie oder eine Wochenbettsinfektion entstehen. Die Erscheinungen sind verschieden, hauptsächlich treten Aufregungszustände mit Verwirrtheit oder Erscheinungen schwerer Niedergeschlagenheit und Schwermut auf, so daß es unter Umständen zu einem Selbstmordversuch kommen kann. Bei den ersten Anzeichen einer Geistesstörung, die sich häufig in Form von unbegründeten Sorgen oder Selbstvorwürfen bemerkbar machen, ist sofortige ärztliche Hilfe erforderlich. Bis zu ihrem Eintreffen ist die Wöchnerin niemals allein zu lassen, das Kind muß von ihr getrennt werden.

Dritter Hauptabschnitt.

I. Der normal geborene Säugling.

1. Vorgänge in den ersten Lebenstagen.

Wenige Sekunden nach der Geburt gibt das normale Neugeborene durch den ersten Schrei seine Lebensfähigkeit kund. Mit diesem Schrei entfalten sich die Lungen und übernehmen die Versorgung des Kindes mit Sauerstoff, die bisher von dem mütterlichen Blute geleistet wurde. Diese Sauerstoffversorgung von der Mutter her wird ungenügend, sobald sich bei der Austreibung der Frucht die Gebärmutter und damit die Haftstelle des Mutterkuchens verkleinert. Die Durchtrennung der Nabelschnur löst das Kind endgültig von der Mutter los und macht es zu einem selbständigen, eigenen Lebensgesetzen unterworfenen Wesen.

Atmung. Die Atemzüge erfolgen während der ersten Lebenstage ziemlich oberflächlich und unregelmäßig. Ihre Zahl beträgt etwa 40 in der Minute. Zugleich mit der Veränderung der Atmung tritt auch im Blutkreislauf des Neugeborenen eine große Umwälzung ein. Der Nabelstrang wird blutleer, der Puls in ihm immer schwächer und schwindet allmählich ganz. Mit dem Versiegen des Nabelschnurkreislaufes strömt mehr Blut in den Lungenkreislauf, der vor der Geburt nur ganz spärlich versorgt war.

Puls. Der Puls ist in der ersten Lebenszeit sehr leicht erregbar und erfährt schon durch leichte Bewegungen, Nahrungsaufnahme und Schreien eine Beschleunigung auf 140—160 Schläge in der Minute; in der Ruhe zählt man in der Regel 120 Pulsschläge in der Minute.

Ein neugeborenes Kind wird als lebensfrisch bezeichnet, wenn es sofort schreit, die Glieder kräftig bewegt, die Augen aufschlägt und seine Haut sich schnell rot färbt.

Nabelstrang und Nabelwunde. Von den Vorgängen, welche die Neugeborenenperiode auszeichnen, sind diejenigen am wichtigsten, die sich am Nabelstrang und an der Nabelwunde abspielen, da ihr Verlauf nicht selten Störungen erfährt, die große Gefahren in sich schließen. Der Strangrest, der am Kinde geblieben war, trocknet in wenigen Tagen zu einem pergamentartigen, bräunlichen Gebilde ein und wird in der Regel gegen Ende der ersten Woche, bei Frühgeborenen häufig erst später abgestoßen. Nach diesem Vorgang ist häufig ein feiner geröteter Saum am Bauchansatz der Nabelschnur zu bemerken. Zeigen sich aber Entzündungserscheinungen am Nabelgrund (Rötung, Schwellung, Eiterung), so handelt es sich stets um eine Nabelinfektion, von der der Arzt sofort zu benachrichtigen ist.

Nach dem Nabelschnurabfall bleibt eine kleine nässende Wunde zurück, die nach wenigen Tagen durch Überhäutung verheilt. Die abgeheilte Nabelwunde wird unter Bildung der Nabelgrube trichterförmig eingezogen und von 2 Hautfalten, den Nabelfalten, bedeckt.

Die Hebamme muß bedenken, daß jedes neugeborene Kind an seinem Körper eine Wunde trägt. Die Nabelwunde heilt nur regelmäßig, wenn sie sauber gehalten und nicht verunreinigt wird. Verunreinigungen aber können beim Kinde zu töblichen Erkrankungen führen.

Die Haut des Neugeborenen ist krebsrot, warm, zart und rein und kann bei der Geburt noch feinste Behaarung zeigen, die an Schultern und Rücken am deutlichsten sichtbar ist. Handteller und Fußsohlen haben oft mehrere Tage lang ein bläuliches Aussehen. Die Hautrötung blaßt in den folgenden Tagen allmählich ab, und die obersten Hautschichten werden in feinen Schuppen abgestoßen; gleichzeitig geht die feine Körperbehaarung verloren. Auch das Kopfhaar, das bei der Geburt sehr üppig sein kann, lichtet sich um diese Zeit. *Haut.*

Bei den meisten Kindern tritt am 2. oder 3. Lebenstag eine mehr oder weniger stark ausgeprägte Gelbfärbung der Haut auf, die an Brust, Stirn und Nasenspitze am deutlichsten ausgebildet ist, nach 2—3 Tagen ihren Höhepunkt erreicht und in der Regel nach einer Woche wieder verschwindet. Bei Frühgeborenen ist sie stärker ausgeprägt und dauert länger. Bei starker Gelbsucht wird auch das Weiße des Augapfels deutlich gelb. Das Befinden der Neugeborenen wird durch diese Erscheinung, die nicht als krankhaft aufzufassen ist, kaum beeinträchtigt; die Kinder sind nur sehr schläfrig und trinken etwas schlechter. Hält aber die Gelbfärbung bis zum Ende der 2. Woche an und verschlimmert sie sich immer mehr, so muß ein Arzt befragt werden, da es sich um eine bösartige Form der Gelbsucht handeln kann. *Gelbsucht.*

Bei Neugeborenen beiderlei Geschlechts tritt sehr häufig am 3. bis 4. Lebenstag eine geringe Schwellung der kindlichen Brüste auf, die selten die Größe einer Haselnuß überschreitet. Auf *Brustdrüsenschwellung.*

leichten Druck quellen oft bis zur 3. Lebenswoche einige Tropfen einer milchähnlichen Flüssigkeit hervor, der sogenannten Hexenmilch. Um entzündliche Veränderungen zu verhüten, soll die Hebamme mit Entschiedenheit vor dem von manchen Müttern geübten Auspressen der Hexenmilch warnen und stärker geschwollene Brüste durch Bedecken mit Watte vor Druck und Verunreinigung schützen.

Erstes Anlegen. Erschöpft von den Anstrengungen der Geburt, versinkt das Neugeborene in einen ruhigen Schlaf, aus dem es erst nach 12—24 Stunden erwacht, um durch lebhaftes Schreien seinem Verlangen nach Nahrung Ausdruck zu geben. Nun muß es an die Mutterbrust gelegt werden, an der das normale Kind sogleich zu saugen beginnt. Zunächst stellt es sich aber noch ungeschickt an und vermag nur wenig Nahrung zu gewinnen. Es kann nicht genug davor gewarnt werden, das Neugeborene von Anfang an künstlich zu ernähren, da gerade während der ersten Lebenswochen die Gefahren der unnatürlichen Ernährung besonders groß sind.

Stuhl. In den ersten 2—3 Tagen entleert der kindliche Darm zähe, grünlich=schwarze, geruchlose Massen, das sogenannte Kindspech. Dann erst erscheint allmählich der aus der aufgenommenen Nahrung gebildete gelbe Brustmilchstuhl, der salbenartig oder zerfahren ist, einen angenehmen, leicht säuerlichen Geruch zeigt und 2—4mal täglich entleert wird.

Harn. Den ersten Harn läßt das Kind oft schon sofort nach der Geburt. Er ist von heller Beschaffenheit; seine Menge hängt in den ersten Tagen von der Menge der aufgenommenen Flüssigkeit ab. Zuweilen ist in den Windeln und an den Geschlechtsteilen männlicher Kinder ein rötliches körniges Pulver zu bemerken. Es besteht aus Harnsäure und harnsauren Salzen, die aus den Nieren mit dem Harn entleert werden und keine krankhafte Bedeutung haben. Diese Erscheinung hängt mit der Umwandlung der Ernährung und des Stoffwechsels zusammen, die sich nach der Geburt vollzieht.

Gewichts= abnahme. Alle Neugeborenen zeigen in den ersten Lebenstagen infolge der Wasserverluste durch Harn, Stuhl und Atmung und infolge der geringen Flüssigkeitsaufnahme zunächst eine Körpergewichts= abnahme, die als „Physiologische Gewichtsabnahme" bezeichnet wird (Abb. 210). Sie ist bei schweren Kindern größer als bei leichten und beträgt im allgemeinen 7—10% des Körpergewichtes, also z. B. bei einem Kind mit einem Geburtsgewicht von 3200 g 250—300 g.

In der Regel ist der Gewichtsverlust am 4. Tag beendet und am Ende der 2. Woche wieder ausgeglichen. Das Geburtsgewicht kann in seltenen Fällen schon früher, aber auch erst in der 3. Woche wieder erreicht werden, ohne daß eine Störung vorliegt. Ist die Abnahme besonders groß, zieht sie sich über mehr als 5 Tage hin und läßt der Wiedergewinn des Verlorenen länger als 3—4 Wochen auf sich warten, so liegt Unterernährung oder eine Erkrankung vor, die ärztlicher Hilfe bedarf.

Nicht selten tritt zur Zeit des tiefsten Gewichtsstandes (3. bis 4. Tag) **Fieber.** Fieber bis oder sogar über 39° auf, das durch den die Gewichtsabnahme des Kindes bedingenden Wasserverlust verursacht wird. Es hält immer nur kurze Zeit an, verschwindet von selbst, sobald sich die Gewichtskurve wieder nach aufwärts wendet. An den Fiebertagen sind die Kinder unruhiger und schreien mehr als gewöhnlich. Verschwinden die Temperaturerhöhungen nicht mit der einsetzenden Gewichtszunahme, so sind sie gewöhnlich durch eine Infektion bedingt, die Eingreifen des Arztes erforderlich macht.

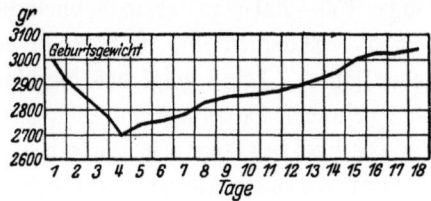

Abb. 210. Physiologische Gewichtsabnahme.

Im übrigen vermag das Neugeborene seine Körperwärme noch nicht so gut zu regeln wie der ältere Säugling und muß daher vor Abkühlung und Überhitzung noch mehr geschützt werden als in späteren Monaten.

2. Entwicklung des gesunden Säuglings.

Um entscheiden zu können, ob ein Säugling als „gesund" bezeichnet werden kann und ob seine Entwicklung nichts zu wünschen übrig läßt, ist die Kenntnis der körperlichen und seelischen Beschaffenheit des gesunden Säuglings und seiner normalen Entwicklung erforderlich. Um manche Eigenschaften beurteilen zu können, etwa die Beschaffenheit der Gewebe, bedarf es einer reichen Erfahrung. Man wird sich darum in erster Linie in seinem Urteil auf diejenigen Eigenschaften stützen, welche durch Gewichts- und Längenmaße faßbar sind.

Entspricht das Gewicht des Säuglings dem Durchschnittsgewicht **Körpergewicht.** normaler Säuglinge des gleichen Lebensalters, so ist eine gewisse, wenn auch keine unbedingte Gewähr für Gesundheit und regelrechte Entwicklung gegeben. Andererseits weist — und dies ist besonders wichtig — ein erhebliches Zurückbleiben des Körpergewichtes und Längenwachstums mit Gewißheit auf eine Störung hin.

Das Gewicht eines Neugeborenen beträgt im Durchschnitt 3300 g bei großer Schwankungsbreite nach beiden Seiten. Je nach der Statur der Eltern und dem körperlichen Zustand der Mutter kommen Geburtsgewichte zwischen 2900 und 4500 g vor. Ein Geburtsgewicht unter 2800 g weist auf eine vorzeitige Geburt hin. Nach der anfänglichen Gewichtsabnahme soll das Körpergewicht des Säuglings stetig ansteigen, d. h. nach jeder Woche soll eine Zunahme zu verzeichnen sein. Geringe Schwankungen der Gewichtskurve, Abnahmen an einzelnen Tagen oder Gewichtsstillstände, die sich über einige Tage hinziehen, müssen nicht als Zeichen einer Störung bewertet werden. In der Regel nimmt ein gesunder Säugling pro Woche 150—200 g zu, er verdoppelt sein Körpergewicht ungefähr nach 5—6 Monaten und verdreifacht es bis zum Ende des ersten Lebensjahres. Tab. I zeigt das durchschnittliche Gewichtswachstum eines gesunden Säuglings im ersten Lebensjahr. **Das Verhalten des Gewichtes darf aber nicht als absoluter Maßstab angesehen werden.** Je nach dem Geburtsgewicht, je nachdem, ob es sich um ein natürlich oder künstlich ernährtes Kind, um einen Knaben oder ein Mädchen handelt, sind Abweichungen von diesen Durchschnittszahlen möglich und doch mit einem normalen Gedeihen zu vereinbaren. Knaben und Brustkinder nehmen im allgemeinen rascher zu als Mädchen und künstlich ernährte Säuglinge. Temperamentvolle und lebhafte Kinder zeigen selten die steile Gewichtskurve wie träge oder ruhige Kinder und können doch ebenso gesund sein wie diese.

Körperlänge. Die Bewertung des Körpergewichtes wird sehr erleichtert durch die Kenntnis der Körperlänge, da erst ein bestimmtes Verhältnis zwischen beiden Maßen eine regelrechte körperliche Entwicklung anzeigt. Dieses Verhältnis geht aus den Zahlen der Tabelle I hervor, welche eine Übersicht über Gewicht, Länge und Kopfumfang des Kindes in den einzelnen Monaten des ersten Lebensjahres gibt.

Bei der Geburt beträgt die Körperlänge ungefähr 50 cm; in den beiden ersten Vierteljahren erfährt sie einen Zuwachs um je 8 cm, im dritten und vierten Vierteljahr um je 3—4 cm, so daß der Gesamtlängenzuwachs im ersten Jahre 20—25 cm ausmacht. Aber auch hier sind starke Schwankungen innerhalb des normalen Bereichs möglich. Wie überhaupt die Eigenart eines Säuglings sich ebensowenig wie die des Erwachsenen in ein Schema einzwängen läßt. Weichen Körpergewicht und Länge etwas von den aufgestellten Normwerten

Tabelle I. Durchschnittszahlen für Gewicht, Länge und Kopfumfang des Kindes.

Alter	Gewicht g	Länge cm	Kopfumfang cm
Neugeborenes	3300	50	34
1 Monat	3850	53	37
2 „	4700	56	39
3 „	5450	59	41
4 „	6100	61	42
5 „	6600	63	43
6 „	7100	65	43
7 „	7600	67	44
8 „	8000	69	44
9 „	8350	70	45
10 „	8700	71	45
11 „	9000	72	46
12 „	9300	73	46

ab, aber in gleicher Richtung und etwa in gleichem Verhältnis, so hat dies kaum mehr als eine in der Eigenart des Kindes liegende Schwankung zu bedeuten. Starke Abweichungen dagegen und vor allem eine Störung im Verhältnis beider Werte — etwa normale Länge bei zu niedrigem Gewicht oder normales Gewicht bei niedrigem Längenmaß — sind der Ausdruck einer Wachstumsstörung, die aus inneren oder äußeren Ursachen zustande gekommen sein kann.

Die Betrachtung der Körperbeschaffenheit eines Säuglings muß das aus den Massen gewonnene Urteil ergänzen und läßt oft an sich schon die Entscheidung zu, ob ein Kind gesund oder krank ist.

Die **Haut**, der Betrachtung am besten zugänglich, ist zugleich ein ausgezeichneter Prüfstein für die Ge-

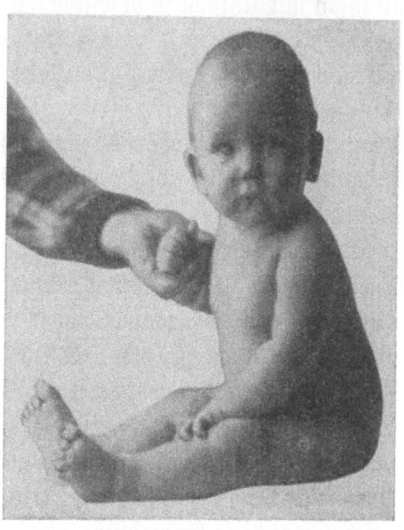

Abb. 211. 6 Monate alter, gesunder Säugling. Gewicht 7050 g. Länge 66 cm. Sitzt bereits selbstständig. (Aus Langstein, Dystrophien und Durchfallskrankheiten im Säuglingsalter. Leipzig, Thieme 1926).

Haut.

sundheit. Sie muß rosig, warm und rein sein, muß sich — an einer aufgenommenen Falte geprüft — prall und elastisch anfühlen und rasch in ihre alte Lage zurückkehren. Während eine blasse oder kalt-bläuliche, eine trockene, derbe oder feuchte, zu Schweißen neigende, eine wasserarme, in Falten stehenbleibende oder eine wasserreiche, teigige, gespannte, eine mit Ausschlägen bedeckte oder leicht wund werdende Haut immer auf eine Störung hinweist.

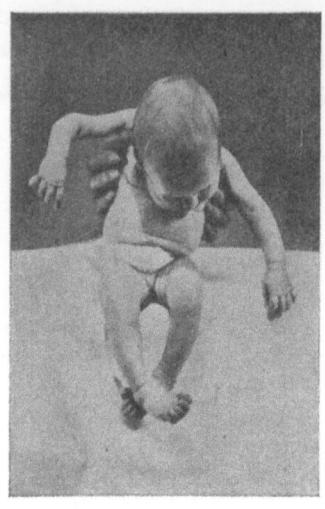

Abb. 212. Neugeborenes. Hilflosigkeit in jeder Beziehung. Der Kopf fällt beim Aufsetzen in sich zusammen. Nabelverband.

Fettgewebe. Das unter der Haut liegende Fettgewebe ist ziemlich reichlich und gibt den Gliedern ihre schöne kindliche Rundung. Das Fettpolster darf nicht so gering sein, daß die darunterliegende Muskulatur deutlich abzutasten ist oder hervortritt, es darf aber auch nicht überreich sein, sich weich und schwammig anfühlen oder sich in dicken Falten ablagern, was so häufig Mütter an ihren mit Unrecht so bezeichneten „Prachtkindern" rühmen.

Muskeln. Die Muskeln sind vom Fettgewebe ziemlich verdeckt und dürfen sich nicht unter der Haut als deutliche Stränge abzeichnen. Sie zeigen beim gesunden Säugling eine mittlere Spannung und setzen der Bewegung der Gliedmaßen keinen großen Widerstand entgegen. Sowohl steife als völlig schlaffe Glieder sind als krankhafte Erscheinungen zu bewerten.

Bewegungen. Die Bewegungen des Säuglings sind eckig, energisch, überschießend und in den ersten Monaten nicht zweckgerichtet. Automatische, träge Bewegungen oder Bewegungslosigkeit sind Zeichen einer Erkrankung. In den ersten 3 Lebensmonaten antwortet jeder Säugling auf Beklopfen der Unterlage oder rasches Aufnehmen mit eigentümlichen Armbewegungen: er breitet die Arme weit nach außen und führt sie wieder zusammen, als ob er Schutz suchend die Mutter umklammern wollte. Jenseits des ersten Lebensquartals **Beherrschung der Körperstellung.** verschwindet diese Erscheinung. Erst ganz allmählich lernt der Säugling seine Körperlage ändern und gewisse statische Funktionen erfüllen, die in der Fähigkeit zum aufrechten Gehen gipfeln. Mit 2—3 Monaten hebt er den Kopf, mit 6 Monaten sitzt er frei. Bald

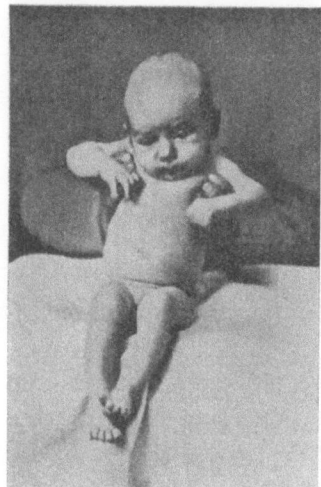

Abb. 213. 1 Monat alt. Besserung der Hilflosigkeit. Kopf wird noch nicht gehalten. Nabelwunde ist verheilt.

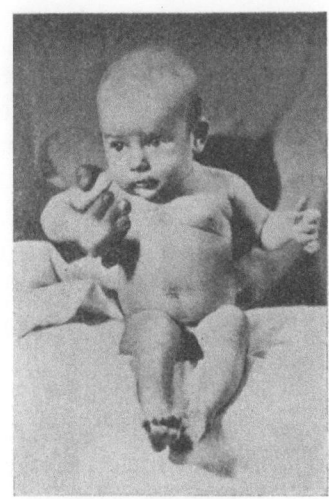

Abb. 214. 2 Monate alt. Muskulatur ist straffer. Kopf wird leidlich gehalten.

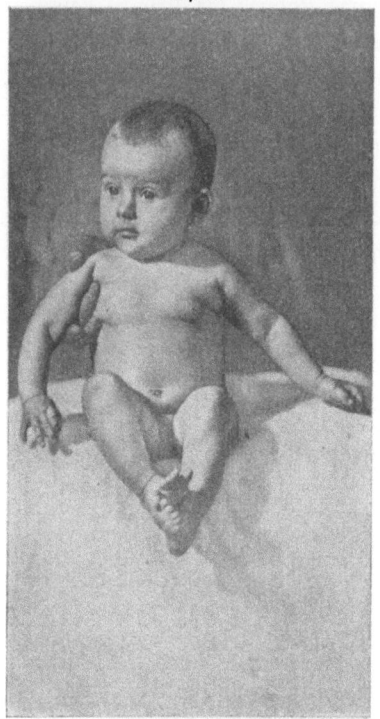

Abb. 215. 3 Monate alt. Sitzt mit Unterstützung. Hält den Kopf. Folgt einem vorgehaltenen Gegenstande mit den Augen. Bewegt den Kopf in der Richtung des Schalles.

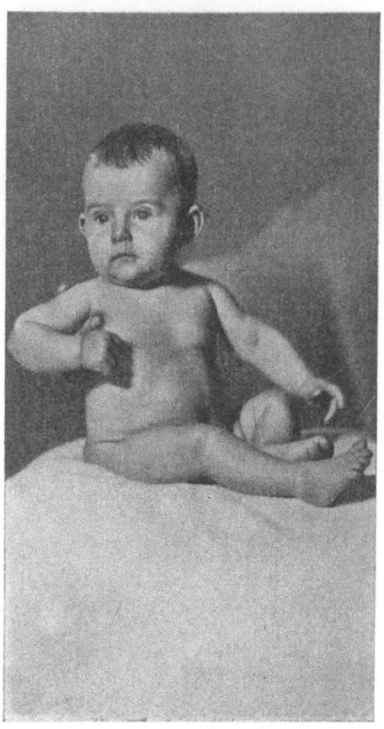

Abb. 216. 4 Monate alt. Sitzt fast frei. Erste Greifversuche.

Abb. 212—216. Entwicklung des Säuglings in den ersten Lebensmonaten.

beginnt er beim Aufheben die Beine gegen die Unterlage zu stemmen, aber erst im 9. bis 10. Monat vermag er, sich am Bett haltend, zu stehen. Nun behält er nicht mehr wie der junge Säugling die Lage bei, die man ihm gibt. Er wechselt nicht nur die Körperlage, sondern er bewegt sich auch kriechend von der Stelle, klettert am Bettgitter hoch und übt so seine Muskelkraft, die ihn frühestens Ende des 1. Jahres, meist erst zu Beginn des 2., zum freien Stehen und Gehen befähigt. Eine verzögerte Entwicklung dieser Fähigkeiten ist ein untrügliches Zeichen von Erkrankung und zumeist durch die englische Krankheit bedingt.

Zahnung. Die ersten Zähne brechen nach dem 6. Monat durch, und zwar zuerst die unteren mittleren Schneidezähne. Durchschnittlich jeden 2. Monat erscheinen paarweise auftretend 2 weitere Zähne, so daß ihre Zahl in den verschiedenen Lebensmonaten a—6 (a = Zahl der Lebensmonate) beträgt. Verzögerter Zahndurchbruch muß nicht der Ausdruck einer Störung sein, ist aber häufig die Folge der englischen Krankheit. Nie ist der Durchbruch eines Zahnes die Ursache besonderer krankhafter Erscheinungen. Fieber oder Krämpfe haben andere Entstehungsbedingungen und dürfen nicht auf die Zahnung zurückgeführt werden!

Seelische Entwicklung. Die regelrechte Entwicklung eines gesunden Säuglings äußert sich auch in seinem seelischen Verhalten und in seiner seelischen Entwicklung, die sich an bestimmten Zeichen genau verfolgen läßt. Seine Grundstimmung ist Behaglichkeit und Zufriedenheit, die nur gelegentlich durch Äußerungen der Lust oder Unlust unterbrochen wird. In den ersten Lebenswochen ist das Kind noch tief in sich versunken und arm an seelischen Äußerungen. Es bekundet seine Unlust durch Schreien nur bei wirklichen Anlässen, die ein Mißbehagen auslösen (Hunger, Naßliegen, Abkühlung usw.), beruhigt sich aber, sobald das Übel abgestellt ist. Erst im 2. Monat kommt auch sein Behagen in einem feinen Lächeln zum Ausdruck, das zunächst nur um den Mund spielt und späterhin durch Beteiligung der Augenpartie mimisch immer lebendiger wird. Allmählich verrät der Säugling auch seine Anteilnahme an der Umgebung. Schon im 2. oder 3. Monat verfolgt er mit dem Blick vorgehaltene Gegenstände und betrachtet sie mit zunehmendem Alter mit immer steigender Aufmerksamkeit, zu der sich bald ein Wiedererkennen gesellt. Auch für Geräusche bekundet er um diese Zeit seine Aufmerksamkeit durch Blick und Kopfwendung. Aus dieser rein aufnehmenden Einstellung zur Außenwelt tritt der Säugling bald heraus und es entfalten sich aktive Beziehungen zu ihr. Sie gehen Hand in Hand mit der Beherrschung zielgerichteter Bewegungen und dienen dem in der Säuglingszeit am stärksten ausgeprägten Beweggrund, dem Willen, zu besitzen. Besteht schon im 3. bis 4. Monat eine Neigung, Gegenstände zu berühren und mit der Hand zu umgreifen, so beginnt der Säugling gegen Ende des 1. Halbjahres mit dem Ausdruck des Verlangens die Hand nach Gegenständen auszustrecken und diese festzuhalten. Mit zunehmender Beherrschung der statischen Funktionen gewinnt die Entfaltung des seelischen Lebens immer mehr Ausdrucksmöglichkeiten. Bald zeigt das Kind unverkennbar das Verlangen, aufgenommen zu werden, es wirft Spielzeug im Bett herum, trägt es wieder zusammen und verrät in einem lebhaften Mienenspiel rege Teilnahme am eigenen Tun und an den Vorgängen der Umgebung.

Nichts ist für die volle Gesundheit eines Säuglings kennzeichnender als dieses Spiel der seelischen Äußerungen, die getragen sind von guter Laune und Lebensfreude. Krankheiten können die Stimmung beeinträchtigen und werden häufig von einem Stimmungswechsel eingeleitet. Zeigt aber ein Kind dauernd ein anderes Verhalten als das hier beschriebene, bleibt es bis ins 2. Halbjahr hinein stumpf und interesselos und treten die Zeichen der seelischen Fortschritte bei körperlicher Gesundheit sehr verspätet auf, so ist an eine Gehirnstörung zu denken, welche die Entwicklung verzögert und zu einer Verblödung leichteren oder schwereren Grades führt. Aber die Entscheidung einer so schwerwiegenden und so schwer zu beurteilenden Frage muß unbedingt dem Arzt überlassen werden. Jede zu früh geäußerte Vermutung ist im Hinblick auf die Wirkung in der Familie eine Gewissenlosigkeit.

Der S c h l a f des gesunden Säuglings ist tiefer als der des Erwachsenen. In den ersten Lebenswochen erwacht der Säugling nur selten und immer nur auf kurze Zeit; mit zunehmendem Alter verlängert sich die Wachzeit immer mehr, beträgt aber auch gegen Ende des ersten Jahres kaum mehr als 10 Stunden. Unruhiger Schlaf, leichtes Erwachen und große Schreckhaftigkeit gehören zu den Frühzeichen einer nervösen Veranlagung. Langdauernde Schlaflosigkeit beruht auf einer ernsteren Störung. Die Schlafhaltung des jungen Säuglings erinnert mit den gebeugten Gliedern etwas an die Stellung im Mutterleibe. Im 2. Halbjahr schläft der Säugling in den verschiedensten Lagen und wählt sich selbst diejenige, die ihm das Einschlafen erleichtert. Um diese Zeit weist auch ein feines Mienenspiel bereits auf Traumerlebnisse hin.

Schlaf.

**Körper-
tempera-
tur.**
Die Körpertemperatur des gesunden Säuglings bewegt sich um 37° und zeigt in den ersten Lebensmonaten nur geringe, später etwas größere Tagesschwankungen mit dem höchsten Punkt am Mittag, dem tiefsten um die Mitternacht. Neugeborene sind für die Wärmezufuhr von außen sehr empfindlich und antworten auf Unterkühlung leicht mit Untertemperaturen, auf Überhitzung mit Temperaturerhebungen. Abgesehen von dem nicht seltenen Fieber in den ersten Lebenstagen, das mit der physiologischen Gewichtsabnahme im Zusammenhang steht (S. 418), ist ein Temperaturanstieg als die Folge einer Infektion zu bewerten. Andererseits bedeuten Erhebungen um wenige Teilstriche über 37° nichts Krankhaftes, wenn das Kind im übrigen einen gesunden Eindruck macht. Die Temperatur allein als Maßstab der Gesundheit zu betrachten, geht nicht an. Viele schwere Erkrankungen können fieberlos verlaufen.

3. Die Ernährung des gesunden Säuglings.

A. Natürliche Ernährung.

**Allge-
meines.**
Die einzige natürliche Ernährung des jungen Säuglings ist die Ernährung an der Mutterbrust. Wie die Milch jedes Säugetiers in ihrer Zusammensetzung dem Nährstoffbedarf des saugenden Jungen vollkommen angepaßt ist, so enthält auch die Frauenmilch und nur sie sämtliche Nährstoffe, die für den menschlichen Säugling notwendig sind, in der richtigen Menge und Zusammensetzung. Darüber hinaus enthält sie Schutzstoffe, die den Säugling widerstandsfähig machen gegen Infektionen, so daß diese entweder überhaupt nicht zustande kommen oder zu leichteren Erkrankungen führen. So schützt die Frauenmilch in hohem Maße vor den zahlreichen Störungen, die sich aus einer fehlerhaften Ernährung ergeben, vor Durchfall und schlechtem Gedeihen, vor englischer Krankheit und Blutarmut, vor den zahlreichen Infektionskrankheiten, denen jeder Säugling ausgesetzt ist. So erklärt es sich, daß die Sterblichkeit der Brustkinder nur etwa ein Siebentel derjenigen der Flaschenkinder beträgt und daß etwa 75% aller Todesfälle im ersten Lebensjahr unmittelbar oder mittelbar mit dem Verzicht auf die Mutterbrust im Zusammenhang stehen. Wenn viele Säuglinge auch bei künstlicher Ernährung gut gedeihen, so beweisen doch die Sterblichkeitsverhältnisse die unbedingte Überlegenheit der Frauenmilch.

Die natürliche Ernährung ist schließlich auch die einfachste, billigste
und bequemste. Sie erspart die Anschaffung der Kindermilch, zahl=
reicher für die künstliche Ernährung notwendiger Geräte und die Her=
stellung der künstlichen Nahrungsgemische und gibt zudem die Gewiß=
heit, daß der Säugling stets eine saubere, unzersetzte, lebensfrische und
körperwarme Nahrung erhält. Es ist eine der vornehmsten Pflichten
der Hebamme, jede Mutter zum Stillen ihres Kindes zu veranlassen.

Anlegen des Kindes.

Nach der Geburt bedürfen Mutter und Kind zunächst der Ruhe.
Das erste Anlegen des Neugeborenen soll 10—20 Stunden nach der
Geburt erfolgen. Eine noch längere Hungerpause ist jedoch nicht
ratsam, da sie die stets in den ersten Tagen erfolgende Gewichts=
abnahme des Kindes unnötig verstärkt. Sollte die Mutter nach einer
schweren Entbindung ausnahmsweise zu erschöpft, das Kind aber
bereits durstig und unruhig sein, so darf man ihm löffelweise abge=
kochtes Wasser oder mit Sacharin gesüßten Tee reichen.

Vor dem Anlegen hat die Wöchnerin jedesmal gründlich die
Hände mit Wasser und Seife zu reinigen. Das gleiche gilt vom
Wartepersonal. Die Brustwarze darf niemals mit unreinen Händen
angefaßt und soll vor und nach der Mahlzeit vorsichtig mit dem
Brusttuch abgewischt und mit vorher frisch abgekochtem Wasser abge=
waschen, vor dem ersten Anlegen gründlich mit warmem Wasser und
Seife gereinigt werden. Bei zarter empfindlicher Haut sind zu
häufige Waschungen zu vermeiden, da sie die schützende Hornschicht
aufweichen oder spröde machen und Anlaß zu kleinsten Verletzungen
geben, die zur Eintrittspforte für Erreger der Milchdrüsenentzündung
werden können. Die Warzen sind während der Stillpause stets mit
einem tadellos sauberen, häufig zu wechselnden leinenen Brusttuch
zu bedecken. Die Brüste sollen abwechselnd — und zwar zu jeder
Mahlzeit in der Regel nur eine — gereicht werden. Ist die Milch=
absonderung dauernd gering, so müssen allerdings beide Brüste zu
einer Mahlzeit gegeben werden. Dabei ist aber streng darauf zu
achten, daß jedesmal wenigstens eine, und zwar die zuerst gereichte
Brust, vollständig leer getrunken wird. Denn das Leertrinken der
Brust ist der stärkste Anreiz für die Milchneubildung.

Beim Anlegen im Wochenbett dreht sich die Wöchnerin auf die
Seite der Brust, die sie reichen will, und drückt sie dem Kinde in den
Mund. Dabei ist darauf zu achten, daß die Nase des Kindes nicht von
der Brust der Mutter gedrückt werde, damit die Nasenatmung wäh=

rend des Trinkens nicht behindert ist (Abb. 217). Die Mutter ist auch darauf aufmerksam zu machen, daß sie sich während des Stillens vor dem Einschlafen hüte, da sie dadurch den Säugling der Erstickungsgefahr aussetzen würde. Meist fängt das Kind bei geeigneten Warzen sofort an zu saugen. Daß es auch wirklich Nahrung bekommt, beweisen die Schluckbewegungen, die am Auf= und Abgehen des kindlichen Kehlkopfes zu sehen und zu fühlen sind. Sind die Warzen kurz oder tiefliegend, so soll sie die Hebamme mit reinen Fingern oder mit einer Saugpumpe etwas herausziehen, um sie besser faßbar für das Kind zu machen. Auch ist in solchen Fällen besonders darauf zu achten, dem Neugeborenen nicht nur die Warze, sondern auch einen

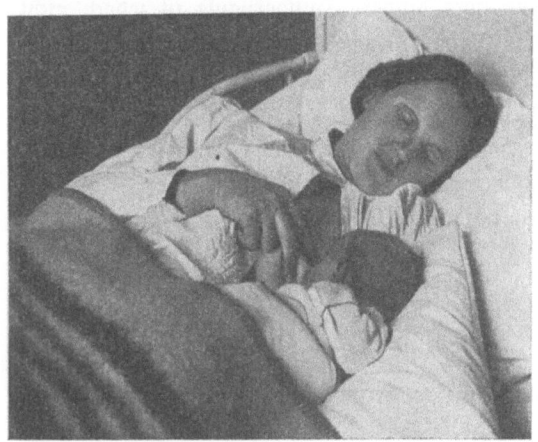

Abb. 217. Anlegen an die Brust.

Teil des Warzenhofes in den Mund zu schieben, aus dem es durch Zusammenpressen der Kiefer die Milch herausdrückt. Auch das Saugen durch ein Saughütchen kann vorübergehend versucht werden, wird aber auf die Dauer nie eine ausreichende Entleerung der Brust gewährleisten. Gute Dienste leistet dagegen die vorübergehende Anwendung des Warzenhütchens, wenn die Brustwarzen wund sind und infolgedessen das Anlegen des Kindes für die Mutter sehr schmerzhaft wird. Das gesunde Kind bleibt etwa 20 Minuten an der Brust, dann läßt es die Warze los und schläft ein. Schwächliche und trinkfaule Kinder sind lässig im Saugen und schlafen oft schon ein, bevor sie eine genügende Nahrungsmenge zu sich genommen haben. Dann muß man sie aufwecken und ihnen aufs neue die Warze, aus der man etwas Milch drücken kann, in den Mund führen. Nach dem Abnehmen von der Brust läßt man das Kind aufstoßen, bringt es in sein Bettchen und legt es auf die Seite, damit Milch, von der besonders beim Neugeborenen häufig nach der Mahlzeit wieder etwas aus dem Munde läuft, gut abfließen kann, ohne daß das Kind sich dabei verschluckt.

Zahl und Zeitpunkt der Mahlzeiten.

Für einen gesunden Säugling genügen in der Regel 5 Mahlzeiten am Tage, die in Abständen von 4 Stunden um 6, 10, 2, 6 und 10 Uhr verabreicht werden. Das Anlegen in der Nacht ist unbedingt zu verwerfen. Die Stillung darf weder der Mutter noch dem Kinde die notwendige Nachtruhe rauben. Schreit der Säugling einmal während der Nacht, so soll die Mutter dies nicht als Zeichen des Hungers auffassen und das Kind durch Anlegen an die Brust zu beruhigen suchen. Das würde eine frühzeitige Verwöhnung bedeuten, die der Mutter bald die Lust am Stillen raubt zum Schaden des Kindes. Läßt man aber den Säugling ruhig schreien, so gewöhnt er sich rasch daran, nachts durchzuschlafen. Überhaupt ist das Kind frühzeitig an Ordnung zu gewöhnen, der es sich leicht fügt, wenn sie nur energisch eingehalten wird.

Trinkmengen und Nahrungsbedarf.

Wichtig ist für die Hebamme zu wissen, wieviel Milch das Kind an der Brust bei jeder einzelnen Mahlzeit bekommt. Um dies zu erfahren, werden die Kinder vor und nach jedem Trinken auf die Säuglingswage gelegt und ihr Gewicht festgestellt. Die nach dem Trinken angezeigte Gewichtszunahme entspricht der vom Kinde getrunkenen Milchmenge. (Beispiel: Gewicht vor dem Anlegen 3400 g, nachher 3490 g, Trinkmenge = 90 g.) Die Trinkmengen am ersten Tag sind sehr gering und erreichen oft jeweils kaum 10 g. Diese fast erfolglose Anstrengung des Säuglings ist aber besonders wichtig, da sie dazu beiträgt, die Milchbildung anzuregen. Die Anfangsmilch der allerersten Tage hat eine gelbliche Farbe und ist chemisch und mikroskopisch von der Dauermilch verschieden. Die Anfangsmilch wird als Colostrum bezeichnet. Von Tag zu Tag nehmen die Milchmengen zu, die das Kind aus der Brust zu gewinnen vermag. Einen ungefähren Anhaltspunkt für die Verhältnisse in den ersten 10 Lebenstagen gibt folgende Tabelle, von der jedoch Abweichungen nach beiden Richtungen durchaus in den Bereich der Norm gehören:

am 1. Tag 10 g pro Mahlzeit 50 g pro Tag
„ 2. „ 20 g „ „ 100 g „ „
„ 3. „ 30 g „ „ 150 g „ „
„ 4. „ 45 g „ „ 225 g „ „
„ 5. „ 60 g „ „ 300 g „ „
„ 6. „ 70 g „ „ 350 g „ „

am 7. Tag 80 g pro Mahlzeit 400 g pro Tag
„ 8. „ 90 g „ „ 450 g „ „
„ 9. „ 100 g „ „ 500 g „ „
„ 10. „ 110 g „ „ 550 g „ „

Mit 600 g pro Tag kommt der Säugling in den ersten Lebenswochen aus; bei dieser Menge zeigt er auch in der Regel eine befriedigende Körpergewichtszunahme. Allmählich steigen die täglichen Trinkmengen auf 800 und 1000 g, selten darüber. Um auch für die späteren Lebensmonate einen ungefähren Anhaltspunkt für die notwendige Frauenmilchmenge zu haben, merke man sich, daß der Säugling jeweils $1/6$ seines Körpergewichts oder ca. 150 g Brustmilch pro Kilogramm Körpergewicht zum Wachsen und Gedeihen braucht. Aber auch hier gibt es natürlich individuelle Unterschiede.

Häufig steht der Hebamme keine Säuglingswage zur Verfügung. Sie muß dann durch ein geeignetes Körbchen, das auf eine Wirtschaftswage gestellt wird, ersetzt werden. Fehlt auch diese im Haushalt, so muß die Hebamme die Frage, ob das Kind bei der einzelnen Mahlzeit genügend bekommt oder nicht, aus dem Verhalten des Kindes nach dem Trinken entscheiden. Ein Säugling, der genügend getrunken hat, schläft an der Brust ein und verhält sich bis zur nächsten Mahlzeit ruhig. Ein hungriger Säugling schreit, wenn man ihn von der Brust nimmt. Aber es wäre gewagt, sich darauf allein zu verlassen. Deshalb muß die Hebamme mindestens einmal in der Woche die Feststellung des Körpergewichtes ermöglichen. Fortlaufende Gewichtszunahme beweist eine hinreichende Nahrungsaufnahme. Gewichtsstillstand oder gar Abnahmen machen eine genaue Untersuchung und Abstellung der Ursache durch den Arzt notwendig.

Dauer des Stillens, Abstillen.

Jede Mutter soll versuchen, ihr Kind mindestens 6 Monate zu stillen. Viele können das auch. Wenn auch eine kürzere Stilldauer von unzweifelhaftem Wert ist, so gibt doch nur ihre halbjährige Durchführung die weitgehende Sicherheit für ein ungestörtes Gedeihen. Jenseits des 1. Halbjahres enthält die Frauenmilch nicht mehr alle Stoffe, deren der Säugling in diesem Lebensalter bedarf. Die Zufütterung einer Beikost (siehe S. 446) wird notwendig, neben der die Brust noch monatelang gereicht werden kann. Wenn irgend möglich, soll die Ernährung an der Brust über die heißen Sommermonate hin durchgeführt werden; denn in dieser Jahreszeit bringt die künstliche Ernährung besondere Gefahren (Brechdurchfall), die bei natürlicher Ernährung äußerst gering sind. Das Auftreten der Periode ist kein Grund zum Abstillen. Die im Volk verbreitete Meinung, daß die Milch dadurch für das Kind schädlich werde, ist nicht zutreffend.

Wird eine Frau von neuem schwanger, so soll sie das Kind allmählich absetzen. Denn es würden an ihren Körper zu große Anforderungen gestellt, wenn sie das Kind an der Brust nähren wollte, während sich in der Gebärmutter schon ein neues Lebewesen entwickelt.

Das Abstillen soll nie plötzlich, sondern ganz allmählich erfolgen und sich mindestens über 2—3 Wochen hinziehen. Das Kind muß sich langsam an die künstliche Nahrung gewöhnen, und während dieser Zeit darf die Brust nicht versiegen, damit jederzeit beim Eintritt einer Störung die Rückkehr zur ausschließlichen Brusternährung möglich ist.

Die Art der Mischung, auf die das Kind abgestillt wird, richtet sich nach dem Alter des Kindes. Bei einem Kind im 2. Halbjahr wird man zweckmäßig damit beginnen, eine Brustmahlzeit durch einen Milch-Griesbrei zu ersetzen. Wird dieser gut vertragen, so kann man nach einigen Tagen eine 2. Mahlzeit durch Gemüse ersetzen. Schrittweise, immer in Abständen von mehreren Tagen, wird in der Folge ganz auf die dem Alter entsprechende Nahrung, etwa $^2/_3$ Milch, umgesetzt. Bei einem jüngeren Säugling wird man auf die seinem Alter entsprechende Milchverdünnung (z. B. Halbmilch) übergehen und die Verabreichung von Grießbrei und Gemüse auf einen späteren Termin verschieben.

Da die Brust, die zur Verhütung einer Milchstauung am Abend leergetrunken werden soll, am Morgen am stärksten gefüllt ist, sollen die erste und letzte Brustmahlzeit des Tages zuletzt aufgegeben werden. Nähert sich die Zeit der Abstillung ihrem Ende, so soll die Mutter weniger trinken und die Brüste hochbinden.

Ernährung durch eine Amme.

Als Ammenernährung bezeichnet man das Stillen durch eine fremde Frau. Sie ist nur dann berechtigt, wenn die eigene Mutter durch Milchmangel oder ernste Krankheit an der Erfüllung ihrer Pflicht durchaus verhindert, das Kind aber zart oder krank ist, so daß an seinem Gedeihen bei unnatürlicher Ernährung gezweifelt werden muß. Nie darf aus anderen oder gar aus Bequemlichkeitsgründen die

Ernährung durch eine Amme eingeleitet werden, da das eigene Kind der Amme dadurch geschädigt und oft den Gefahren der unnatürlichen Ernährung ausgesetzt wird. Wenn möglich, ist deshalb der Amme zu gestatten, ihr eigenes Kind wenigstens teilweise mitzustillen. Auf alle Fälle ist dafür Sorge zu tragen, daß das Ammenkind sachgemäß untergebracht wird.

Ammenwahl. Die Auswahl der Amme ist Aufgabe des Arztes. Eine Amme, die nicht von einem Arzte gesund befunden worden ist, sollte zum Stillen des Kindes nicht zugelassen werden. Die Hebamme muß aber ungefähr wissen, worauf es bei der Ammenwahl ankommt, damit sie dem Arzt geeignete Personen vorschlagen kann. Die Amme soll sauber, kräftig und gesund aussehen, frei von jeglicher Krankheit, besonders von Syphilis und Tuberkulose sein, sie soll gut faßbare Warzen haben und reichlich Milch absondern. Der Zustand ihres eigenen Kindes wird darüber die beste Auskunft geben. Die Geburt soll schon einige Zeit, wenigstens 6 Wochen, zurückliegen. Auch der Säugling, für den eine Amme gesucht wird, muß natürlich frei von ansteckender Krankheit sein, da er sonst die Amme gefährdet.

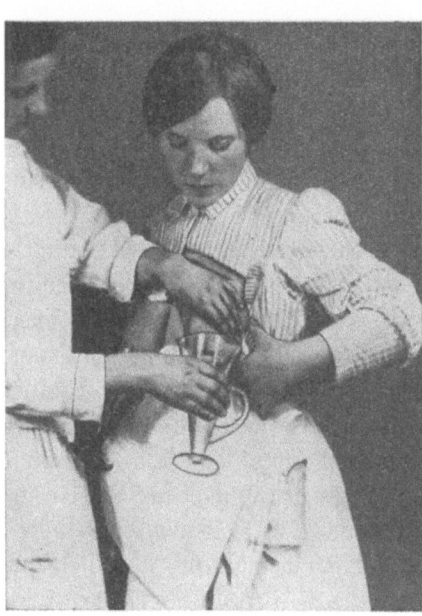

Abb. 218. Abspritzen der Milch.

Gefahren. Besteht ein größeres Mißverhältnis zwischen der Saugkraft und dem Nahrungsbedürfnis des Kindes einerseits und dem Milchreichtum der Amme andererseits, so drohen zwei Gefahren: 1. die Überfütterung des Kindes, 2. das Versiegen der ungenügend entleerten Ammenbrust. Beide Gefahren sind durch gleichzeitiges Anlegen des Ammenkindes oder durch Abspritzen der unvollkommen entleerten Brust (Abb. 218) zu verhüten. Sie müssen aber zuvor durch genaue Feststellung der kindlichen Trinkmengen erkannt werden, die aus diesem Grunde bei der Ammenernährung viel wichtiger ist als beim Stillen an der Mutterbrust.

Die Amme soll nach Möglichkeit entsprechend ihrer früheren *Lebens-* Lebensweise gehalten und ernährt werden. Es ist falsch, die Amme *weise der* mit Leckerbissen zu füttern und sie ängstlich vor jedem Ärger zu be- *Amme.* wahren. Sie soll sich zur Familie zugehörig fühlen, und dies wird am besten erreicht, wenn sie ihr eigenes Kind bei sich behalten darf und im Haushalt mitarbeitet.

Stillschwierigkeiten von seiten des Kindes.

Auch bei reichfließender Mutterbrust können Ernährungsschwierigkeiten auftreten, wenn der Säugling nicht genügend Milch aufnehmen kann. Neben den eigentlich trinkschwachen Frühgeburten, deren *Trink-* Muskelkraft nicht ausreicht, genügend Nahrung aus der Brust zu *schwäche.* gewinnen und die mit abgespritzter Frauenmilch ernährt werden müssen, gibt es auch normal geborene Säuglinge, die trotz anscheinend kräftigen Saugens bei 5—6maligem Anlegen nicht so viel Muttermilch zu sich nehmen, daß eine Zunahme erfolgen kann. Diese Trinkungeschicklichkeit kann wochenlangen Gewichtsstillstand oder *Trink-* gar Abnahme zur Folge haben und bringt zudem die ungenügend *ungeschick.* entleerte Brust in die Gefahr, zu versiegen. Oft verliert sich diese Ungeschicklichkeit nach kurzer Frist. Hält sie aber längere Zeit an, so muß man den Gefahren, die sich für Kind und Mutterbrust daraus ergeben, zuvorkommen. Um solche Kinder auf größere Nahrungsmengen und damit zur Zunahme zu bringen, empfiehlt es sich, das Kind zunächst jedesmal beiderseits anzulegen. Wird das Ziel auf diese Weise nicht erreicht, so versuche man, abgespritzte Milch mit dem Löffel oder der Flasche nachzufüttern. Am zweckmäßigsten aber ist es, von vornherein die Zahl der Mahlzeiten auf 6—8 zu vermehren. Dabei bessert sich bei vielen Kindern rasch die Trinkfertigkeit, so daß schon nach kurzer Zeit die Rückkehr zu selteneren Mahlzeiten möglich wird. Bei anderen ist ein früher Versuch in dieser Richtung erfolglos, und erst ein späterer führt zum Ziel. Auf keinen Fall soll die Mutter in solchen Fällen ihr Kind von der Brust absetzen und zur Flasche greifen. Selbst, wenn die Ergiebigkeit der Brust durch diese Schwierigkeiten beeinträchtigt wird, so kehrt sie wieder zurück, sobald der Säugling die Kraft und das Geschick zum Saugen erlangt hat.

Andere Kinder ziehen zwar anfangs kräftig, lassen aber bald die *Trink-* Brust los und schlafen ein. Weckt man sie auf, so beginnt das Spiel *faulheit.* von neuem. Besonders ältere Säuglinge „spielen" mit der Warze, ziehen kaum und zeigen für die Umgebung viel lebhafteres Interesse als für das Trinken. Bei diesen Trinkfaulen kann jede Mahlzeit

Hebammenlehrbuch. 5. Aufl.

für die Mutter zur Qual werden. Hungern lassen hilft wenig. Aber mit Ausdauer und gutem Willen wird auch diese Schwierigkeit durch unermüdliches Anlegen, Einspritzen der Milch in den Mund oder Nachfüttern abgespritzter Frauenmilch mit dem Löffel bald überwunden.

Brustscheu. Die größte Anforderung an Geduld und Geschick der Mutter und Hebamme stellen brustscheue Kinder. Diese wollen die Brust überhaupt nicht nehmen, wenden sich schreiend ab und lassen die gewaltsam eingeführte Warze wieder fahren. Es handelt sich meistens um nervöse Kinder nervöser Eltern. Gelingt es trotz lange (8—14 Tage) fortgesetzter Anlegeversuche, trotz Hungernlassens (Teezufuhr!) nicht, diese Abneigung gegen die Brust zu überwinden, so bleibt oft nichts anderes übrig, als zur künstlichen Ernährung überzugehen. Aber solche Fälle ereignen sich glücklicherweise nur selten.

Luftschlucker. Die Hebamme muß auch die Luftschlucker kennen. Sie verraten sich dadurch, daß sie mitten im Trinken plötzlich die Brust loslassen, unter Pressen und Erröten sich gegen das Wiederanlegen wehren und, trotzdem wieder angelegt, spucken oder erbrechen. Setzt man sie auf und läßt sie aufstoßen, so beruhigen sie sich rasch und trinken weiter.

Hasenscharte und Wolfsrachen. Ernstere Stillschwierigkeiten ergeben sich aus angeborenen Mißbildungen des Mundes und Rachens. Hasenscharten und Wolfsrachen können dem Kind das Saugen an der Brust unmöglich machen. Mit Geschick läßt sich oft der Lippendefekt bei einfacher Hasenscharte durch die eingepreßte Mutterbrust ausfüllen, so daß das Kind Milch gewinnen kann. Im übrigen gelingt es, dem Säugling die natürliche Ernährung zu sichern, wenn man bis zu der schon nach wenigen Tagen oder Wochen vorzunehmenden Operation die Milchabsonderung durch Abspritzen der weiblichen Brust in Gang hält. Zur Beförderung der Wundheilung und zur Behebung der nach der Operation stets zurückbleibenden Schwäche ist gerade für diese Kinder die Muttermilch unentbehrlich.

Schnupfen. Erkrankungen der Luftwege, vor allem der Schnupfen, der beim Säugling oft mit einer Nasenverstopfung einhergeht, bilden eine der häufigsten Störungen der natürlichen Ernährung. Infolge der behinderten Nasenatmung bereitet das Saugen dem Kinde so große Schwierigkeiten, daß es die Brust nicht mehr nehmen will, die nunmehr infolge der mangelhaften Entleerung rasch versiegt. Um dieses verhängnisvolle Versiegen der Milchabsonderung zu verhüten, genügt es, während der Mahlzeit dem Kinde die Nase frei zu halten, indem man sie vor dem Anlegen mit einem Wattestäbchen gut reinigt. Hat dies keinen Erfolg, so ist ein Arzt zuzuziehen.

Zwiemilchernährung.

Unter Zwiemilchernährung versteht man die gleichzeitige Darreichung von Frauenmilch und Tiermilch. Auch die teilweise Ernährung an der Mutterbrust gewährt dem Säugling große Vorteile. Sie ist daher stets der ausschließlichen Ernährung mit Tiermilchgemischen bei weitem vorzuziehen und in allen Fällen anzuwenden, bei denen die Muttermilch allein nicht ausreicht, um das Nahrungsbedürfnis des Kindes zu decken.

Um den Anteil der Frauenmilch bei der Zwiemilchernährung möglichst reichlich zu gestalten, soll die Hebamme folgende drei Grundregeln berücksichtigen: 1. Das Kind ist möglichst zu jeder Mahlzeit anzulegen. 2. Das Kind ist stets zuerst anzulegen und soll die Brust leertrinken, dann erst ist der fehlende Rest durch unnatürliche Nahrung zu ergänzen. 3. Die Aufnahme der künstlichen Nahrung soll dem Kinde durch Zuführung mit dem Löffel oder durch Bohrung eines ganz engen Saugerloches so unbequem als möglich gemacht werden, da sonst die Gefahr besteht, daß das Kind sehr bald die leichtfließende Kuhmilchmischung der stets nur mit einiger Anstrengung zu gewinnenden Muttermilch vorzieht und überhaupt nicht mehr zum kräftigen Saugen an der Brust zu bewegen ist. Nur bei Erkrankungen der mütterlichen Brust und bei außerhäuslicher Erwerbsarbeit der Frau kann ein selteneres Anlegen und die Einschiebung reiner Flaschenmahlzeiten notwendig werden, wobei stets darauf geachtet werden muß, daß das Saugerloch so klein als möglich sei, damit das Kind nicht bei der Flaschenmahlzeit verwöhnt und dadurch der Brust entwöhnt werde.

B. Künstliche Ernährung.

Die Sorglosigkeit, mit der man der Entwicklung eines Brustkindes entgegensehen darf, verschwindet, sobald man aus zwingenden Gründen auf die künstliche Ernährung angewiesen ist. Sie ist unbedingt ein minderwertiger Ersatz der natürlichen Ernährung und darf nur dann eingeleitet werden, wenn die Mutter aus körperlichen oder sozialen Gründen zum Stillen unfähig ist. Ist aber diese Notwendigkeit gegeben, so soll die Hebamme nicht überängstlich sein oder gar die Mutter durch Hinweis auf die hohe Sterblichkeit der Flaschenkinder einschüchtern. Es ist nicht zu leugnen, daß auch Flaschenkinder sehr

Allgemeines.

gut gedeihen können, wenn auch die Tatsache bestehen bleibt, daß sie ungleich mehr gefährdet sind als an der Brust genährte Säuglinge. Die viel höhere Gesundheits= und Lebensbedrohung künstlich ernährter Kinder erklärt sich aber nicht allein aus der unnatürlichen Ernährung an sich, sondern aus der häufigen Vernachlässigung hygienischer Vorschriften und aus einer falschen Wahl der Nahrungszusammensetzung und Menge. Aus diesem Grunde muß die Hebamme über die Grundregeln der künstlichen Ernährung Bescheid wissen, der Mutter die Überwachung durch einen Arzt anraten, sie aber in jedem Falle auf die Einrichtung der Säuglingsfürsorgestelle aufmerksam machen.

Der Hebamme obliegt die Überwachung des Kindes in den ersten Tagen oder Lebenswochen. Sie wird von der Mutter in allen Dingen um Rat gefragt. So sieht sie sich in eine Erziehungstätigkeit gedrängt, die besonders verantwortungsvoll ist, wenn es sich um die Einleitung der künstlichen Ernährung handelt. Dieser hohen Verantwortung muß sich die Hebamme stets bewußt sein; sie muß es als ihre Pflicht ansehen, die Mutter in alle Einzelheiten der hygienischen Maßnahmen mit peinlicher Gewissenhaftigkeit einzuweihen. In der Wahl der Nahrung halte sie sich an die einfachsten und darum ungefährlichsten Gemische. Wird damit kein Erfolg erzielt — die Wägung des Kindes gibt dafür einen Anhaltspunkt —, so überlasse sie unbedingt dem Arzt die Bestimmung der Nahrungszusammensetzung. Nur so kann sie es vermeiden, bei etwa auftretenden Störungen zur Verantwortung gezogen zu werden.

Wahl der Milch. Bei der künstlichen Ernährung geht man im allgemeinen von der Kuhmilch aus. Esels= oder Stutenmilch ist zwar der Frauenmilch ähnlicher, aber so teuer und schwer erhältlich, daß sie kaum in Frage kommen. Besonders in den Kriegsjahren wurde die Ziegenmilch in großem Umfang verwendet. Nachdem sich aber gezeigt hat, daß ausschließliche Ernährung mit dieser Milchart da und dort zu schwerer Blutarmut führen kann, soll von ihrer Verwendung nur ausnahmsweise Gebrauch gemacht werden. Welche Anforderungen sind nun an eine gute, zur Säuglingsernährung geeignete Kuhmilch zu stellen?

1. Die Tiere müssen gesund sein, dürfen also keine Euterkrankheit, vor allen Dingen keine Tuberkulose haben.

2. Die Milch muß sauber gemolken sein. Dies ist nur möglich in einem Betrieb, in dem auf peinlichste Reinlichkeit der Kühe, der Ställe, der Melkenden und der Milchgeschirre der größte Wert gelegt wird. In solcher Milch werden sich beim Stehen niemals Schmutzteilchen am Boden absetzen.

3. Die Milch muß einwandfrei aufbewahrt werden. Beim Aufbewahren in gewöhnlicher Temperatur findet bald eine Zersetzung der Milch durch Bakterien statt.

Vor Zersetzung schützt am besten die Kälte, und zwar muß die Temperatur weniger als 9° C über Null betragen. Wird die einwandfrei gewonnene kuhwarme Milch sofort auf diese Temperatur abgekühlt und dauernd auf Eis gehalten, so hält sie sich auch ungekocht mindestens 24 Stunden. **Behandlung der Milch.**

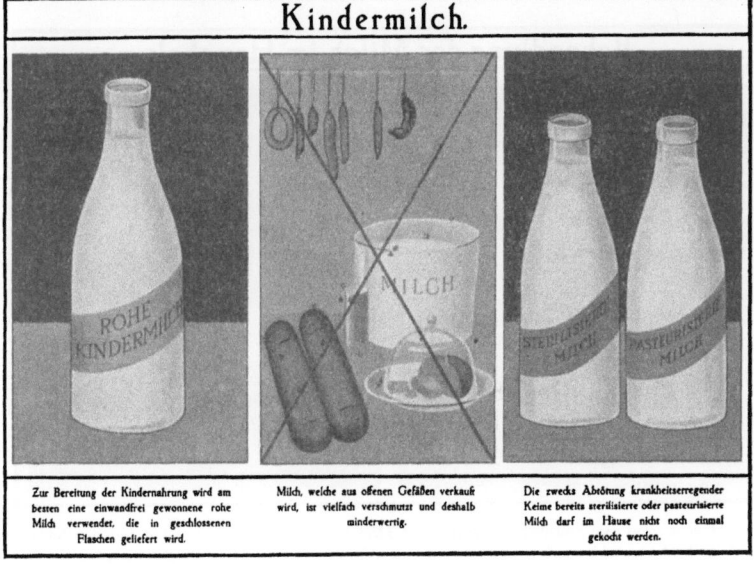

Abb. 219.

Im Haushalt sind sofortiges Kochen der Milch, Kühlen und Aufbewahrung an einem kühlen Ort (Eisschrank, Keller, Kühlkiste) dringend erforderlich.

Am zweckmäßigsten ist es, wenn sofort nach der Lieferung die Milch in der bestimmten Menge auf sämtliche Tagesflaschen verteilt, die fertiggestellte gezuckerte Zusatzflüssigkeit zugefüllt und der Verschluß aufgesetzt wird. Dann werden zur Sterilisation alle Flaschen zusammen in einem Wasserbehälter aufs Feuer gebracht, und zwar so, daß die Wasseroberfläche die Oberfläche der Mischung in den Flaschen überragt. Hier verbleiben sie vom Moment des Kochens an 3—5 Minuten. Dann wird unter der Wasserleitung vom Topfrand her oder besser durch einen am Wasserhahn angebrachten und bis auf den Boden des Gefäßes reichenden Schlauch vorsichtig kaltes Wasser zugelassen, so daß das warme Wasser allmählich durch kaltes ersetzt wird. Auf diese Weise kühlen die Flaschen schnell ab, ohne zu springen. Werden die Flaschen vor dem Einbringen in den Eisschrank nicht abgekühlt, so erhöhen sie die Temperatur in diesem derart, daß sein Zweck hinfällig wird. Steht ein Eisschrank nicht zur Verfügung, so wird der Wasserbehälter in fließendem oder wenigstens häufig gewechseltem kalten Wasser oder in einer sogenannten Kühlkiste aufbewahrt, die jederzeit leicht herzustellen ist. Im Winter freilich gestaltet sich die Kühlhaltung der Nahrung wesentlich einfacher.

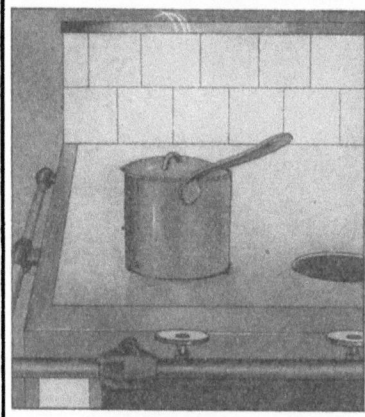
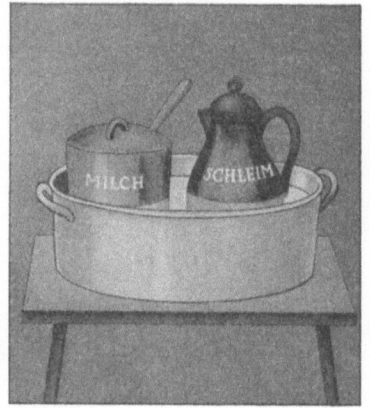

Behandlung der Milch im Haushalt.

Die Milch ist sofort nach Zustellung aufzukochen und 3 Minuten im Sieden zu halten. Gleich nach dem Kochen muß die Milch abgekühlt und bis zum Verbrauch in geschlossenen Gefäßen kühl (10°–12°C) gehalten werden.

Abb. 220.

Nicht immer wird es möglich sein, die Milchmischung auf diese zweckmäßige praktische Art herzustellen. Wenn nur ein oder zwei Flaschen im Haushalt vorhanden sind, wird die Milch, sobald sie ins Haus kommt, am besten in einem möglichst emaillierten Kochtopf aufs Feuer gesetzt, 3 Minuten unter Umrühren im Kochen erhalten und dann durch Einsetzen des Topfes in ein Gefäß mit kaltem, häufig zu wechselndem Wasser unter Umrühren abgekühlt (Abb. 220). Ist sie erkaltet, wird sie zugedeckt an einem kühlen Ort (Keller, Eisschrank, Kühlkiste) aufbewahrt. Die Zusatzflüssigkeit wird vorschriftsmäßig, besonders hergestellt, und ebenso wie die Milch gekühlt und verwahrt.

Vor der Mahlzeit wird die Milch in die Flasche gegossen, mit der Zusatzflüssigkeit verdünnt, gesüßt und dann dem Kinde gegeben.

Nicht ratsam ist es, die Milch von vornherein mit der Zusatzflüssigkeit zu mischen und zu süßen, da bei diesem Vorgehen besonders im Sommer die Nahrung sehr leicht der Verderbnis ausgesetzt wird.

Ein praktischer Kochtopf für die Abkühlung der Gesamtmilchmenge ist der von Flügge angegebene; in diesem wird durch besondere Einrichtung das Überschäumen bzw. Überkochen der Milch vermieden. Von den Kochapparaten ist der gebräuchlichste der von Soxhlet angegebene. Er besteht aus einem Kochtopf mit Deckel, einem Blechgestell mit Fächern, einem mit Maßeinteilung versehenen Mischkrug, der notwendigen Anzahl Flaschen, Gummiplättchen, Schutzhülsen und Reinigungsmaterial. Die Flaschen werden, wie schon erläutert, gefüllt, mit Gummiplättchen und Schutzhülsen versehen und dann auf dem Blechgestell in den mit warmem Wasser gefüllten Kochtopf gebracht, welcher mit dem Deckel zugedeckt auf das Feuer gesetzt wird. Nach dem Kochen des Wassers bleiben die Flaschen 3—5 Minuten im Kochen und werden dann in der angegebenen Weise gekühlt und aufbewahrt. Durch das Erkalten werden die Gummiplättchen eingesogen und die Flaschen dadurch luftdicht verschlossen.

Zur Abtötung der Bakterien der Milch dient nicht nur die Erhitzung auf 100° (Sterilisation), sondern auch das sogenannte Pasteurisieren, bei dem die Milch auf 70—80° erwärmt wird. Hierdurch verändert sich die Milch weniger eingreifend, doch werden auch nicht alle Bazillen abgetötet. Für den Haushalt kommt diese Methode nicht in Frage. Im Anstaltsbetriebe hingegen sind die verschiedenartigsten Systeme im Gebrauch, bei denen die Möglichkeit besteht, zu sterilisieren, zu pasteurisieren und durch Berieselung schnell und ausgiebig zu kühlen. Jedenfalls soll zu langes Kochen der Milch, wie es früher üblich war, vermieden werden, weil es chemische, für das Kind nicht gleichgültige Veränderungen der Milch bedingt. Darum erkundige man sich beim Lieferanten, ob die von ihm bezogene Milch nicht etwa schon vor der Lieferung ins Haus sterilisiert ist, damit diese Maßnahme nicht unnötigerweise wiederholt wird.

Nicht nur von der Milch muß die größte Sauberkeit verlangt werden, sondern auch von allem, was zur künstlichen Ernährung gebraucht wird, von den Flaschen, den Saugern, selbstverständlich auch von den Händen. Die Flaschen werden nach dem Trinken sofort mit Wasser gefüllt und möglichst bald mit einer Flaschenbürste, Schrot oder zerkleinerten Eierschalen gereinigt, nachgespült und umgekehrt

Behandlung von Flasche und Sauger.

zum Trocknen aufgestellt (Abb. 221). Ein Sterilisieren der Flaschen in besonderen Apparaten, wie im Krankenhaus, ist beim einzelnen Kinde im Privathaus nicht notwendig.

Die Sauger sind sofort nach Gebrauch unter dem Strom der Wasserleitung abzuspülen, dann innen und außen mit heißem Soda-, Salz- oder Boraxwasser gründlich zu reinigen, mit reinem Wasser nachzuspülen und in mit sauberem Mull oder einem Deckel bedeckten Tassen oder Gläsern, nicht in desinfizierenden Lösungen, trocken aufzubewahren. Bei dem im Krankenhaus notwendigen täglichen Aus-

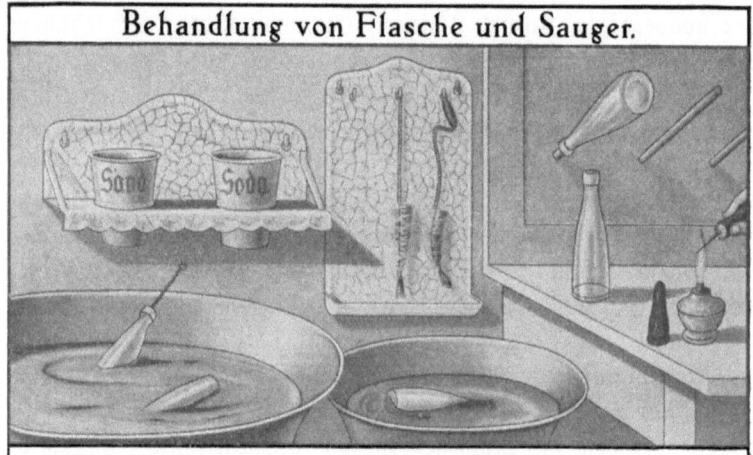

Auf peinliche Reinhaltung der Flaschen und sorgsame Behandlung der Sauger ist der größte Wert zu legen. Mit ausgeglühter Nadel wird in den Sauger ein Loch, nicht mehrere, gestochen.

Abb. 221.

kochen der Sauger werden diese mit einer Pinzette aus dem Wasser nach 3 Minuten langem Kochen herausgenommen und am besten zwischen einem sterilen Tuch trocken aufbewahrt. Im Privathaus ist das ständige Auskochen nicht unbedingt erforderlich.

Flasche. Als Trinkflasche benutze man solche, welche eine genaue Abmessung der Nahrung erlauben, also nicht die unzuverlässigen Strichflaschen, sondern Flaschen, die nach Gramm oder Kubikzentimeter (ccm) eingeteilt sind (Abb. 222). Eine brauchbare Flasche soll nicht mehr als 200 ccm fassen, da der Gebrauch größerer Flaschen leicht dazu führt, das Kind zu überfüttern. Empfehlenswert ist die Grammaflasche, die 200 ccm faßt, genau eingeteilt, sehr haltbar ist und allen hygienischen Anforderungen genügt.

Als Flaschenverschlüsse können die gewöhnlichen Patentverschlüsse mit Gummiringen, saubere Wattestopfen, kleine Mullbeutelchen mit Watte oder auch Stopfen aus weißem Papier benutzt werden. Die Stopfen aus Watte und Papier sind jedesmal vor Bereitung der Nahrung zu erneuern, die Patentverschlüsse wie die Sauger zu reinigen. **Flaschenverschlüsse.**

Als Sauger dienen einfache Gummihütchen, in die mit glühender Nadel ein Loch gebrannt wurde (Abb. 221). Es ist nicht möglich, ein und dasselbe Hütchen für verschieden dicke Nahrungssorten zu verwen= **Sauger.**

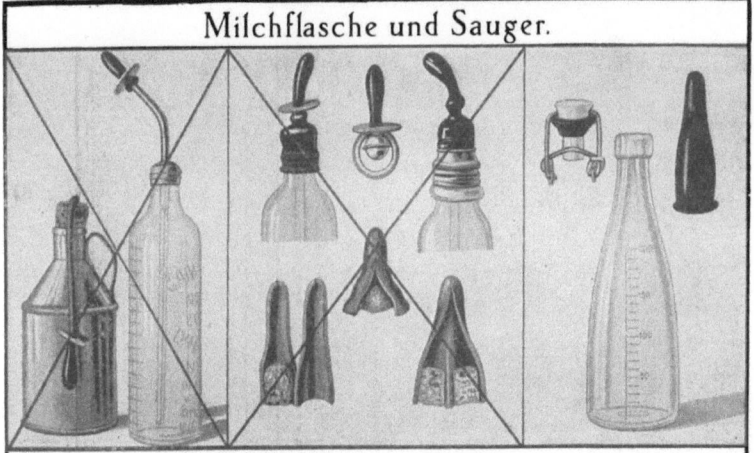

Abb. 222.

den. Für Tee oder stark verdünnte Milch muß das Loch erheblich feiner sein als für Schleim oder Buttermilch, da sich das Kind sonst leicht verschluckt oder überhaupt nichts bekommt. Sauger mit Röhrensystem (Abb. 222) sind verwerflich, da sie nicht genügend zu reinigen sind.

Technik der künstlichen Ernährung.

Vor der Mahlzeit reinigt sich die Hebamme oder die Pflegerin die Hände, versieht die bestimmte Flasche mit dem Sauger, der nur am unteren Ende angefaßt werden darf, und setzt sie in warmes Wasser von etwa 40° C. Zur rechten Zeit hat dann die Milch die Wärme des auf Körpertemperatur gesunkenen umgebenden Wassers angenom= men. Dieses Vorgehen ist zweckmäßiger als rasches Erwärmen in **Erwär= mung der Milch.**

heißem und darauf folgendes schnelles Abkühlen in kaltem Wasser.
Denn dadurch wird die Milch ungleichmäßig erhitzt und ihre Temperatur ist durch Befühlen der Flasche nicht zuverlässig abzuschätzen.

Die Wärme der zu verabreichenden Milch wird durch Halten der gut durchgeschüttelten Flasche an das Augenlid geprüft. Die Temperatur ist dann entsprechend wenn weder das Gefühl der Hitze noch der Kälte empfunden wird. Der Geschmack wird durch Kosten der auf den Handrücken getropften Milch geprüft. Jedes Probieren aus dem Sauger ist streng verboten.

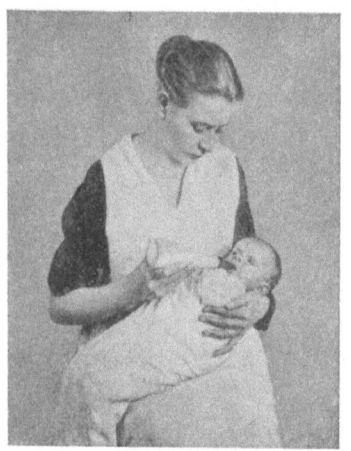 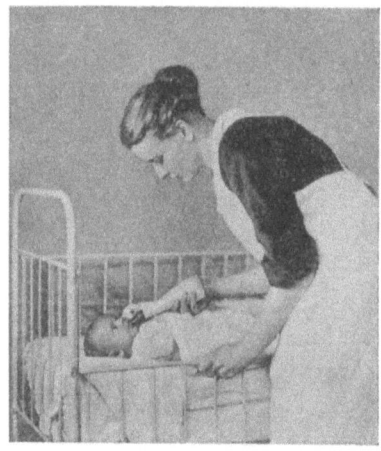

Abb. 223 u. 224. Die Flasche kann auf dem Schoß oder im Bett gereicht werden. In jedem Fall soll sie gereicht werden.

Darreichung der Flasche. Das Kind soll sich während der Fütterung in Halbseitenlage befinden. Die Flasche darf nur am unteren Ende, möglichst weit vom Mundteil entfernt, angefaßt werden. Es ist absolut notwendig, während des Trinkens die Flasche zu halten (Abb. 223 u. 224). Denn sonst kann das Kind den Sauger verlieren, die Milch kann auslaufen, so daß ein Urteil über die getrunkene Menge unmöglich wird. Oder der Sauger gleitet zu tief in den Rachen und verursacht Brechen und Verschlucken. Schließlich kann das Kind beim Trinken einschlafen, die Milch aber weiterlaufen und durch Einfließen in Luftröhre und Lungen zur Erstickung führen.

Trinkzeit. Die Trinkzeit darf sich nie über eine halbe Stunde ausdehnen. Bei Kindern, die langsam trinken, ist es angezeigt, die Flasche mit einem Tuch zu umwickeln, um eine Abkühlung der Nahrung zu vermeiden. Im allgemeinen ist die Flasche in 10 Minuten ausgetrunken. Der etwa verbleibende Nahrungsrest darf in keinem Fall für das Kind aufbewahrt werden; er wird fortgegossen oder im Haushalt verwendet.

Noch mehr als bei der natürlichen besteht bei der künstlichen Ernährung die Notwendigkeit, längere Pausen zwischen den einzelnen Mahlzeiten einzuhalten. Denn die unnatürliche Nahrung verläßt den Magen langsamer und ihre Verdauung erfordert mehr Zeit als die der Frauenmilch. Man gebe darum nur fünf Mahlzeiten in 4stündigen Pausen (um 6, 10, 2, 6, 10 Uhr), niemals aber mehr als sechs Mahlzeiten innerhalb 24 Stunden. Das Kind muß seine volle Nachtruhe ebenso wie bei natürlicher Ernährung haben. Ausnahmen von dieser Regel kann lediglich der Arzt bestimmen. *Zahl der Mahlzeiten.*

Zusammensetzung und Menge der Milchmischungen.

Um die chemische Zusammensetzung der Kuhmilch der der Frauenmilch anzupassen wird sie verdünnt. Der dadurch verminderte Zuckergehalt wird durch Zuckerzusatz wieder ausgeglichen. Der Zucker dient nicht etwa allein der Verbesserung des Geschmacks, sondern er ist ein für das Gedeihen des Säuglings unbedingt notwendiger Nahrungsbestandteil.

Als Verdünnungsflüssigkeit dient in den ersten 3 Lebensmonaten Schleimabkochung, vom 4. Monat an Mehlabkochung. Als Zuckerzusatz kommt der gewöhnliche Kochzucker in Betracht. Andere Zuckerarten sollen nur auf Anordnung des Arztes gegeben werden. Auf die Gesamtnahrungsmenge berechnet sollen mindestens 5 bis 6%, also auf ein Liter 50 bis 60 g Zucker zugegeben werden.

Bereitung der Schleimabkochung: Je nach dem Alter des Kindes werden 1 bis 3 Eßlöffel Haferflocken, Graupen oder Reiskörner gewaschen, mit 1 Liter Wasser 1 Stunde gekocht und ohne Pressen durch ein Haarsieb oder Seihtuch passiert. Das verdampfte Wasser wird mit abgekochtem Wasser wieder aufgefüllt, so daß 1 Liter Schleimabkochung herauskommt. *Verdünnungsflüssigkeiten.*

Bereitung der Mehlabkochung: 30 bis 40 g Weizen-, Hafer- oder Reismehl werden mit 1 Liter Wasser 10 bis 20 Minuten gekocht, durchpassiert und wieder auf 1 Liter aufgefüllt.

In der Wahl der Nahrung halte sich die Hebamme an die einfachsten Gemische. In den meisten Fällen kommt sie mit folgenden zwei Nährmischungen aus: *Die üblichen Milchmischungen.*

in den ersten 3 Lebensmonaten ½ Milch-Schleimabkochung
500 g Milch
500 g Schleimabkochung
50—60 g Zucker
= 1 l ½ Milch (Halb-Milch)

vom 4. Lebensmonat an ⅔ Milch-Mehlabkochung
670 g Milch
330 g Mehlabkochung
50—60 g Zucker
= 1 l ⅔ Milch (Zweidrittel-Milch)

Die früher für die ersten Lebenswochen gebräuchlichen dünneren Mischungen (⅓ und ¼ Milch) enthalten zu wenig Nährstoffe in einer zu großen Flüssigkeitsmenge und sind darum unzweckmäßig und unnötig.

Die größte Zahl der Säuglinge gedeiht bei Ernährung mit der notwendigen Menge von ½ Liter Milch und ⅔ Milch. Nur wenn dabei längere Zeit (8 bis 14 Tage) keine Zunahme erfolgt, können andere Gemische notwendig werden, die aber nur der Arzt bestimmen darf. Es ist zuzugeben, daß es eine Reihe anders zusammengesetzter Nahrungen gibt, bei denen Säuglinge ebenfalls gut gedeihen, oder sogar infolge eines größeren Nährstoffgehaltes besser zunehmen. Aber diese Gemische sind zugleich eine Quelle der Gefahr, zumal im Hochsommer. Es kommt nicht darauf an, Säuglinge zu mästen, sondern sie gesund zu erhalten. Die Hebamme sei darum ausdrücklich davor gewarnt, sich anderer Ernährungsmethoden als der hier angegebenen zu bedienen — außer wenn diesbezügliche ärztliche Verordnungen vorliegen.

Nahrungsmenge. Ebenso wichtig wie die Zusammensetzung der Nahrung ist die Bemessung ihrer Menge (Abb. 225). Von der ½-Milch gebe man in den ersten 14 Tagen ganz allmählich steigende Mengen bis zu ungefähr 500 bis 600 g und steigere ganz langsam, dem Nahrungsbedürfnis des Kindes folgend, auf 5mal 160 bis 180 g. Voraussetzung der Steigerung ist ein normales Stuhlbild. Flacht die Gewichtskurve bei gutem Appetit und guten Stühlen ab, so ist im allgemeinen eine Steigerung notwendig; bei guter Zunahme kann ruhig abgewartet werden.

Im 3. bis 4. Monat setze man auf ⅔ Milch mit Mehlabkochung um, überschreite jedoch niemals eine Gesamttagesmenge von 900 bis 1000 g. Für die Nahrungssteigerung gelten auch hier die oben angeführten Grundsätze. Überernährung ist ebenso unerwünscht wie

Unterernährung. Man gebe jeweils gerade so viel Nahrung, als notwendig ist, einen Gewichtsanstieg zu erzielen. So lange die regelmäßige Zunahme anhält, sollen weder die Nahrungszusammensetzung noch die Menge geändert werden. Denn regelmäßige Zunahme ist ein guter Beweis, daß die gegebene Nahrung die zweckmäßigste ist.

Schließlich gibt es noch eine einfache Regel für den ungefähren Nahrungsbedarf des Säuglings: ein Kind vom 2. bis 8. Monat braucht etwa

$1/10$ des Körpergewichtes an Milch,
$1/100$,, ,, an Zucker

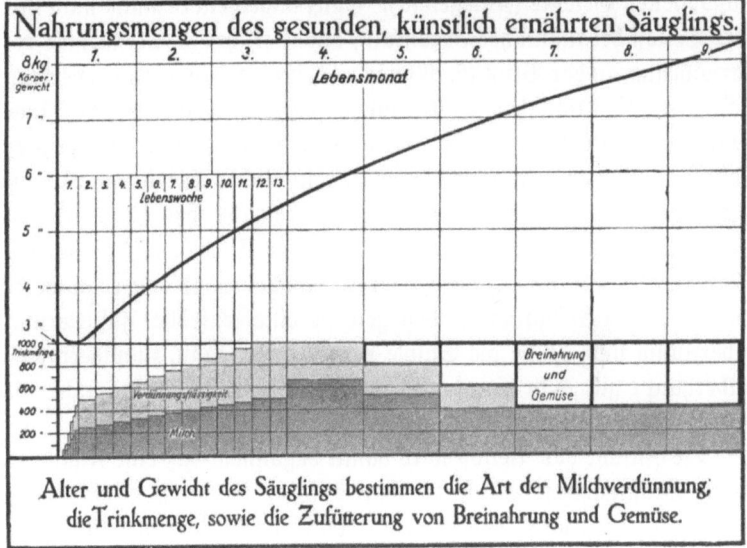

Abb. 225.

mit der Verdünnungsflüssigkeit auf 800 bis 1000 g ergänzt, auf fünf Mahlzeiten verteilt (Beispiel: ein Säugling von 6000 g Gewicht erhält 600 g Milch + 60 g Zucker + 300 g Mehl- oder Schleimabkochung pro Tag).

Gegen Ende des 1. Jahres erfolgt der Übergang von der $2/3$-Milch auf Vollmilch. Bei Einhaltung der oben angegebenen Regel vollzieht sich dieser Übergang allmählich, indem immer mehr Verdünnungsflüssigkeit durch Vollmilch ersetzt wird. Auch der Vollmilch muß ein Zuckerzusatz von wenigstens 5% gegeben werden. Mehr als $3/4$ Liter Vollmilch pro Tag soll keinem Säugling verabreicht werden. Spätestens im 2. Halbjahr erfolgt Zugabe der Beikost.

Beikost. Vitamine.

Die Beikost dient dem Bedürfnis des älteren Säuglings nach einer abwechslungsreicheren Ernährung. Sie soll das Kind einerseits an breiförmige, schließlich an feste Speisen gewöhnen und ihm andererseits die notwendigen Salze und Vitamine zuführen.

Beginn der Beifütterung. Mit der Beikost muß rechtzeitig begonnen werden, und zwar etwa im 5. bis 6. Monat. Zu früher Beginn kann zu Durchfall führen, zu später setzt das Kind den Gefahren einseitiger Milchernährung und des Vitaminmangels aus (Störungen des Gedeihens, Barlowsche Krankheit = kindlicher Skorbut), zeigt sich in Blutungen auf Haut- und Schleimhaut (Zahnfleischblutungen) und Schmerzen der geschwollenen Gelenke (Kniegelenk). Ganz allgemein beginne man mit der Beikost bei künstlicher Ernährung etwas früher (5. Monat) als bei Ernährung an der Brust (6. Monat). Denn die Frauenmilch vermag länger als die künstlichen Nährgemische den Nährstoffbedarf des Säuglings vollkommen zu decken. Da die Kuhmilch, besonders im Winter sehr vitaminarm sein kann, ist es bei künstlicher Ernährung ratsam, schon etwa im 4. Monat mit kleinen Gaben (30 bis 50 ccm) von **Fruchtsäfte.** Fruchtsäften zu beginnen; unter ihnen sind Citronen-, Apfelsinen-, Tomaten- und Karottensaft am vitaminreichsten und daher am wertvollsten. Bei Brustkindern dagegen ist eine so frühe Zufütterung überflüssig und, da sie die Stühle verschlechtern kann, zu widerraten. Überhaupt gilt auch hier der Grundsatz, in der Ernährung nichts zu ändern, solange ein Kind vorzüglich gedeiht.

Die Zufuhr von Beikost wird damit begonnen, daß eine Flaschen- bzw. Brustmahlzeit durch Brühgries bzw. Brühreiß ersetzt wird, zu deren Bereitung Fleisch- oder Gemüsebrühe dienen. Zur Herstellung der Fleischbrühe genügt $1/4$ Pfund mageres Fleisch, zur Herstellung der Gemüsebrühe $1/2$ Pfund Mohrrüben, Spinat, Spargel oder Kohlrabi, die etwa 1 Stunde mit 1 Liter Wasser gekocht werden. In der so gewonnenen Brühe werden Grieß, Reis oder Graupen etwa 20 Minuten gekocht. Etwas später folgt ein aus Milch hergestellter **Brei.** Brei folgender Zusammensetzung (für eine Menge von 200 g):

140 g Milch,
60 g Wasser,
10 g Zucker,
20 g Grieß.

Der Grieß wird mit dem Wasser verrührt und 20 Minuten gekocht. Langsam werden Milch und Zucker zugesetzt und bis zum Aufkochen tüchtig umgerührt.

Verträgt das Kind diese Breimahlzeit gut, so kann bald eine zweite **Gemüse.** Flaschen- oder Brustmahlzeit durch Gemüse ersetzt werden. Unter ihnen sind Spinat und Karotten am wertvollsten und bekömmlichsten. Aber auch jedes andere im Haushalt verwendete Gemüse kann gegeben werden, wenn es fein durchpassiert wird. Sehr empfehlenswert ist folgende Herstellungsart für eine Gemüsemahlzeit von 200 g:

     1 Messerspitze Butter,
     1 Teelöffel Mehl,
     1 Eßlöffel Milch,
     2 Eßlöffel Gemüsewasser,
     60 g Gemüse,
     70 g Kartoffeln,
     ½ Teelöffel Zucker,
     1 Spur Salz.

Die Butter wird zerlassen, nacheinander Mehl, Gemüsewasser, Milch und Zucker zugefügt, schließlich die gekochten durchgedrückten Kartoffeln und das gekochte, durchpassierte Gemüse hinzugenommen und das Ganze 5 Minuten gekocht. Mit Gemüsewasser oder abgekochtem Wasser wird die Mahlzeit auf 200 g ergänzt. Ist das Kind etwas älter geworden, so bedarf es nicht mehr dieser sorgfältigen Zubereitung der Mahlzeit. Gegen Ende des 1. Lebensjahres kann das Kind das Mittagessen der Familie, also Suppe, Gemüse und Kartoffeln, auch ein wenig (1—2 Teelöffel) gewiegtes Fleisch bekommen. Daneben sind Obst- oder Fruchtsäfte, Zwieback, Keks, schließlich Butterbrot erlaubt. Auch ein Gelbei kann an dem einen oder anderen Tag der Woche gegeben werden.

Bei den ersten Versuchen, dem Kind den Grießbrei oder Gemüse **Technik** beizubringen, stößt man oft auf große Schwierigkeiten, und es bedarf **der Bei-** großer Geduld, bis sich der Säugling an die neuartige Nahrung **fütterung.** gewöhnt hat. Es ist, um den Übergang unmerklich zu gestalten, zweckmäßig, zuerst nur einige Teelöffel Brühgrieß, Grießbrei oder Gemüse vor einer Mahlzeit zu geben und erst ganz allmählich eine ganze Flaschenmahlzeit durch die Beikost zu ersetzen. Beharrlichkeit führt fast immer zum Ziel. Selbstverständlich muß auch die Beikost immer richtig gewärmt sein. Um besonders bei den anfänglichen Schwierigkeiten einem ständigen Erkalten der Nahrung vorzubeugen, ist es zweckmäßig, einen Wärmeteller oder einen gewöhnlichen Teller zu verwenden, der auf einen Topf mit heißem Wasser gestellt wird. Führt die Beikost zu schlechten Stühlen, soll der Arzt gerufen und bis zu dessen Eintreffen nur Tee gereicht werden. Wenn im normalen

Stuhlgang Gemüsereste in natürlicher Farbe erscheinen, so bedeutet dies nicht, daß der Säugling Gemüse nicht verdauen kann. Vielmehr werden die wichtigen Bestandteile trotzdem verwertet und nur die unverdaulichen Reste ausgeschieden.

4. Der Stuhl des normalen Säuglings.

Die Hebamme muß über die Beschaffenheit des normalen Säuglingsstuhles unter verschiedenen Bedingungen Bescheid wissen, um den Beginn krankhafter Erscheinungen rechtzeitig erkennen zu können.

1. In den ersten Lebenstagen wird ein zäher, grünlich-schwarzer, geruchloser Brei, das Kindspech entleert.

2. Der normale Brustmilchstuhl ist breiig oder zerfahren, gelb, riecht aromatisch-säuerlich und wird 1- bis 3mal täglich entleert. Geringe Schleimbeimengungen sind noch nicht krankhaft, wenn das Kind dabei gut gedeiht. Auch häufigere Entleerungen kommen vorübergehend vor, ohne das Gedeihen zu stören. Bei längerem Liegen kann der gelbe Brustmilchstuhl eine grüne Farbe annehmen.

3. Der Stuhl bei künstlicher Ernährung mit Kuhmilchmischungen ist meist fester und heller als der Frauenmilchstuhl. Sein Geruch ist unangenehm, oft etwas faulig. Harte, weiße, dünne, schleimige sowie grüne Entleerungen sind als krankhaft anzusprechen.

4. Der Gemüsestuhl enthält oft unveränderte Gemüsebestandteile. Es darf daraus nicht geschlossen werden, daß der Säugling Gemüse nicht verdauen kann.

Bei jeder krankhaften Veränderung der Entleerungen setze die Hebamme die Nahrung sofort ab und verabreiche nur Tee bis zum Erscheinen eines Arztes.

5. Pflege und Umwelt.

A. Allgemeines.

Mit dem Eintritt ins Leben ist besonders das Neugeborene, aber auch der ältere Säugling, zahllosen Gefahren ausgesetzt, vor denen ihn nur eine zweckmäßige Pflege bewahren kann. Wechsel der Temperatur und andere Witterungseinflüsse, Mangel an Licht und Luft, vor allem aber Schmutz und Infektionserreger bedrohen täglich seine Gesundheit, ohne daß er sich in seiner Hilflosigkeit im geringsten zur Wehr setzen kann. Und gerade diese Hilf- und Wehrlosigkeit erhöht sein Pflegebedürfnis; denn jeder Krankheitserreger, der durch die Nabelwunde, durch unscheinbare Hautverletzungen durch die Atmungswege oder den Darmkanal den Weg ins Innere des Körpers findet, bedroht das Leben des Säuglings viel mehr als das des Erwachsenen und um so ernster, je jünger er ist. Darum ist jede Mühe, die der Ernährung des Säuglings gewidmet wird, vergeblich, wenn ihm nicht zugleich eine gute Pflege zuteil wird.

Alle Pflegemaßnahmen sind erlernbar. Aber zu einer guten Pflegerin gehört nicht nur die Erfüllung aller Vorschriften, sondern eine eigene Begabung: ein Gefühl für die Lebensbedürfnisse und Lebensäußerungen des Säuglings, eine mütterliche selbstlose Hingabe, die bei einem Wesen, das weder bitten noch sich beklagen kann, viel größer sein muß als beim Erwachsenen, und eine unerschütterliche Ruhe, die, auf sicheren Kenntnissen beruhend, zu einem zielbewußten Handeln befähigt.

Die erste Pflege des Neugeborenen obliegt der Hebamme. In dieser Zeit muß sie auch der Mutter Kenntnisse in der Pflege vermitteln. Nur auf diese Weise bleibt das Eingreifen der Hebamme segensreich auch über die Zeit hinaus, in der ihr selbst die Pflege des Säuglings anvertraut ist.

B. Reinlichkeit.

Der größte Feind des Säuglings ist der Schmutz, und darum ist das erste Erfordernis in der Pflege die peinlichste Sauberkeit. Die Gefahr allen Schmutzes und Staubes beruht auf seinem Gehalt an kleinsten, unsichtbaren Lebewesen, den Bakterien, die großenteils Erreger ansteckender Krankheiten sind. Alle fieberhaften Erkrankungen sind durch diese Keime bedingt, unter denen die Tuberkelbacillen ihrer großen Bedeutung wegen besonders genannt seien. Der Auswurf vieler Personen, die zum Teil, ohne es zu wissen, an Tuberkulose erkrankt sind, enthält massenhaft Tuberkelbacillen, die sich in Schmutz und Staub lange Zeit lebensfähig erhalten und, sobald sie mit dem Kind in unmittelbare Berührung kommen, zu einer Ansteckung (Infektion) führen können. *Krankheitserreger.*

Unbedingte Reinlichkeit ist darum sowohl für den Säugling selbst zu fordern als auch für alles, was mit ihm in mittelbare oder unmittelbare Berührung kommt. Die Hebamme selbst muß ihren eigenen Körper durch regelmäßiges Baden reinhalten. Ihre Kleidung sei waschbar und stets sauber; sobald sie an den Säugling herantritt, soll sie möglichst eine weiße Schürze umbinden. Besondere Aufmerksamkeit erfordern die Hände. Die Nägel sind kurz geschnitten und peinlich sauber zu halten und vor jeder Berührung des Säuglings sollen die Hände gründlich mit Wasser und Seife gewaschen werden. *Reinlichkeit der Hebamme.*

Reinhaltung der Pflegegegenstände. Aber auch alle Gegenstände, die mit dem Säugling in Berührung kommen, müssen sorgfältig vor einer Verschmutzung geschützt werden. Die Wäsche- und Kleidungsstücke, das Bett, das Zimmer, besonders aber die zur Pflege und Ernährung (s. S. 439) notwendigen Gegenstände. Für den Säugling soll möglichst ein besonderer Tisch zum Wickeln bereitstehen, der immer mit einem reinen Tuch oder einer frischen Windel bedeckt sein muß. Auf diesem oder auf einem Nebentisch werden die für die Pflege notwendigen Gegenstände aufgestellt, die in reinen Flaschen und Gefäßen aufzubewahren sind. Insbesondere soll steril aus der Apotheke bezogene Watte und Verbandmull in ausgekochten, mit Deckeln versehenen Glas- oder Porzellangefäßen keimfrei erhalten werden.

Entfernung von Verunreinigungen. Andererseits ist darauf zu achten, alle Verunreinigungen, die bei der Säuglingspflege entstehen, möglichst rasch aus der Nähe des Säuglings zu entfernen. Schmutzige Wäsche und Windeln dürfen nicht im Kinderzimmer bleiben, sondern müssen in einem Wäsche- oder Windeleimer aus dem Raum gebracht werden. Bei der Reinigung des Säuglings verbrauchte Watte und Mullstücke sollen in einer Schale gesammelt und beseitigt werden.

Weitere Einzelheiten sind ausführlich im Kapitel über Krankheitsverhütung behandelt (s. S. 478).

a) Baden und Reinigen des Säuglings.

Tägliches Bad. Das neugeborene Kind wird sofort nach der Geburt gebadet und so von dem Käseschleim befreit, der seine Haut bedeckt. In den folgenden Tagen unterläßt man bis zur Verheilung der Nabelwunde das tägliche Bad, um eine Verschmutzung des Nabels durch das Badewasser zu verhüten. Man beschränkt sich in dieser Zeit auf eine Waschung mit warmem Wasser, die ebenfalls die Umgebung des Nabels unberührt lassen soll. Nach Abheilung der Nabelwunde muß das Bad wieder täglich durchgeführt werden; es besorgt die Reinigung des Kindes gründlicher als jede Waschung und ist das vorzüglichste Mittel zur Hautpflege des Säuglings. Es dient einer guten Durchblutung der Haut und zugleich der Anregung des Blutkreislaufes, der Atmung und des Stoffwechsels.

Temperatur des Wassers. Die Temperatur des Bades soll 35° C. betragen und muß unbedingt mit dem Badethermometer festgestellt werden, nachdem das Wasser mit der Hand gut durcheinander gebracht worden ist. Die Abschätzung der Temperatur mit der Hand ist verboten, da sie höchst unzuverlässig ist und ein falsch temperiertes Bad dem Kinde ernsten Schaden bringen kann.

Das Kind wird entkleidet, sorgfältig von Stuhlgang gereinigt und ins Bad gebracht. Dabei faßt man mit der linken Hand unter dem Kopf des Kindes her um das linke Schultergelenk, so daß der Nacken auf das Handgelenk der Pflegerin zu liegen kommt und einen sicheren Halt gewinnt. Die rechte Hand bleibt zum Waschen frei, nachdem sie das Kind unter dem Gesäß fassend langsam ins Wasser gebracht hat. Das Wasser soll den ganzen Körper des Säuglings mit Ausnahme des Gesichtes bedecken. Zur Reinigung werden Watte oder Zellstoff verwandt, die nach dem Gebrauch zu vernichten sind. Badeschwämme sind zu verwerfen, da sie nicht sauber zu halten sind und die Brutstätte von Krankheitserregern werden können. Das Gesicht und besonders die Augen sollen mit dem Badewasser nicht in Berührung kommen, da dieses von dem Schmutz des Körpers verunreinigt ist. Sie müssen eigens mit einem Wattebausch und reinem Wasser gereinigt werden. Zur Waschung des Körpers bedient man sich einer milden Badeseife. Zähe am Körper haftender Kindsschleim läßt sich beim ersten Bad besser mit Öl entfernen.

Technik des Badens.

Der Säugling soll nie länger als 5 Minuten im Wasser bleiben, da ein längeres Baden ihn zu sehr anstrengen würde. Nur das kurze Bad wirkt wohltuend und sichtlich anregend. Nach dem Bad wird der Säugling rasch in ein vorgewärmtes Badetuch eingeschlagen und der Körper unter sanftem Reiben gründlich getrocknet. Ungenügende Trocknung führt leicht zur Erkältung. Das Abtrocknen und folgende Ankleiden müssen auf dem Wickeltisch oder dem Bett vorgenommen werden, nicht auf dem Schoß der Hebamme, da das Laken dabei den Fußboden berühren und beschmutzt werden kann. Das Badetuch muß jeweils wieder getrocknet und an einem sauberen Ort aufbewahrt werden; es soll häufig gewechselt und nie zu einem anderen Zweck benutzt werden. Auch die Badewanne darf nur zum Baden des Kindes, nicht etwa zum Windelwaschen verwendet und muß immer sauber gehalten werden.

Dauer des Bades.

Abtrocknen.

An das Bad schließt man die Trocknung und Reinigung des Gehörganges an, die mit einem gedrehten Wattestückchen, niemals mit einem Holzstäbchen oder mit Instrumenten vorzunehmen ist. Auf die gleiche Weise wird die Nase gesäubert; freie Nasenatmung ist die Vorbedingung für gutes Trinken. Der Mund des Kindes darf niemals ausgewischt werden, da dadurch auf der zarten Mundschleimhaut Verletzungen entstehen, welche Eintrittspforten für gefährliche

Ohr.

Nase.

Mund.

Fingernägel. Krankheitserreger werden können. Die Nägel sollen rein und kurz gehalten werden. Besonderes Augenmerk ist den Hautfalten (Schenkelbeuge, Achselhöhle, Hals, Ohr) zu schenken, um ein Wundwerden rechtzeitig zu erkennen. Sind auf dem Kopf gelbe Schuppen (Grind), so sind sie mit Öl abzuweichen.

Vermeidung der Erkältung. Während dieser Maßnahmen ist das Kind sorgfältig vor Erkältung zu bewahren. Die Türen und Fenster müssen während des Badens geschlossen bleiben. Im Winter sucht man die Nähe des Ofens auf und umgibt die Wanne mit einem Wandschirm. Nach dem gründlichen Abtrocknen muß das Kind zu Bett gebracht werden und mindestens eine halbe Stunde im Zimmer bleiben. Es ist gleichgültig, zu welcher Tageszeit der Säugling gebadet wird. Aber immer hat es vor einer Mahlzeit zu geschehen. Im Winter wird man die Zeit wählen, in der das Zimmer am besten geheizt ist. Kranke und frühgeborene Kinder dürfen nur mit ärztlicher Erlaubnis gebadet werden; sie sind gegen Abkühlung besonders empfindlich.

b) Trockenlegen und Pudern.

Häufigkeit des Trockenlegens. Um das Kind sauber zu halten ist es notwendig, es regelmäßig trocken zu legen und zu pudern. Und zwar lege man das Kind trocken, so oft es naß ist. Der Säugling läßt meist doppelt so häufig Urin als er Mahlzeiten bekommt und durchschnittlich 2mal Stuhl in 24 Stunden. Die Urinentleerung erfolgt häufiger während des Wachens als im Schlaf, oft kurz nach dem Trinken vor dem Einschlafen. Das Trockenlegen geschieht besser vor als nach dem Trinken; denn, da manche Kinder bei stärkerer Bewegung leicht erbrechen, ist es gut, sie nach der Mahlzeit in Ruhe zu lassen. Im übrigen lassen sich für das Trockenlegen keine festen Regeln angeben. Stets muß die Hebamme ein Naßliegen des ihr anvertrauten Säuglings zu verhüten suchen. Aus dem Schlafe soll ein Kind nur geweckt werden, um es trocken zu legen, wenn es wund ist. Hier erfüllt das Trockenlegen zugleich den Zweck, das Wundsein möglichst rasch zur Heilung zu bringen; durch langes Naßliegen wird die Heilung verzögert.

Technik. Die Hebamme hüte sich vor jeder Mißhandlung der zarten Haut. Lysol oder andere desinfizierende Flüssigkeiten, sowie übermäßiges Scheuern müssen streng vermieden werden, um die Haut nicht zu verletzen. Das Reinigen geschieht am besten mit Watte oder Zellstoff. Es empfiehlt sich, die beschmutzten Stellen nach jedem Stuhlgang und möglichst auch nach jedem Harnlassen mit lauwarmem Wasser abzuwaschen. Mädchen sucht man von vorn nach hinten zu säubern, damit keine Darmbakterien in die Harnröhre gelangen und etwa einen Blasenkatarrh erzeugen.

Bei sorgsamer Pflege bedürfen manche Säuglinge des Puderns **Pudern.** nicht. Bei den meisten Kindern jedoch und besonders den Krankenhauskindern läßt sich darauf nicht verzichten. Der Puder muß dünn aufgetragen werden und das Überflüssige ist wieder mit der Windel aus den Falten zu entfernen. Wie jede Übertreibung so kann auch hier ein Zuviel schädlich sein. Bei dickem Aufstreuen kann sich in den Schenkelfalten ein mit Urin getränkter Brei festsetzen oder körnige Bröckel, die zum Wundsein führen.

Zum Pudern bediene man sich einer Dose mit durchlöchertem Deckel. Watte zu benutzen ist weniger zweckmäßig, weil erfahrungsgemäß oftmals derselbe Bausch benutzt und beschmutzt wieder zum frischen Puder gelegt wird. Billige und gute Puder sind die mineralischen Pulver wie Talkum und Zinkpuder zu gleichen Teilen oder auch weißer Ton. Empfehlenswert sind auch manche fabrikmäßig hergestellten Fettpuder, die trocken aufbewahrt werden müssen. Sie trocknen nicht nur, sondern halten auch etwas die Feuchtigkeit ab, was bei Neigung zum Wundwerden von großer Wichtigkeit ist. Einfache Mehle, wie Kartoffelmehl, Reismehl u. a. sind wegen ihrer Zersetzungsfähigkeit streng verboten. Bei stärkerem Wundsein ist stets ein Arzt zuzuziehen.

C. Nabelpflege.

Die verantwortungsvollste Aufgabe der Hebamme auf dem Gebiete der Hautpflege des Neugeborenen bildet die Pflege des Nabels. Nicht nur bei der Abnabelung und beim Anlegen des ersten Verbandes, sondern auch während der Zeit der Eintrocknung des Strangrestes und weiterhin nach dem Abfall der Nabelschnur bis zur Überhäutung der Nabelwunde besteht die Gefahr einer Nabelinfektion (s. S. 482), die durch peinliche Reinhaltung bei der Nabelpflege verhütet werden muß. Nur saubere Hände dürfen den Nabelverband berühren. Darum muß die Hebamme stets zuerst das Kind, dann erst die Mutter besorgen. Die mit Wochenfluß verunreinigten Finger könnten sonst leicht dem Neugeborenen verderblich werden. Sollte die Hebamme einmal genötigt sein, Wochenfluß zu berühren und dann erst das Kind zu besorgen, so muß sie unmittelbar vor dem Anfassen des kindlichen Körpers die Hände noch einmal desinfizieren. Nabelstrang und Nabelwunde selbst sollen überhaupt nicht mit den Fingern, sondern nur mit keimfreien Instrumenten und Verbandzeug in Berührung kommen. Als Verbandszeug darf nur Verbandmull verwendet werden. Watte verzögert infolge ihrer geringen Luftdurchlässigkeit die Austrocknung und klebt zu leicht am Nabelstrang fest. Sollte auch der Verbandmull festhaften, so muß er vorsichtig, eventuell durch Beträufeln mit Wasserstoffsuperoxyd losgelöst werden, ohne dabei am Strangrest zu zerren. Der Nabelverband ist täglich zu wechseln, damit Störungen der Strangeintrocknung und Wundheilung schon in ihren ersten Anfängen bemerkt und dem Arzt gemeldet werden können. Sollte der Verband mit Harn und Kot beschmutzt worden

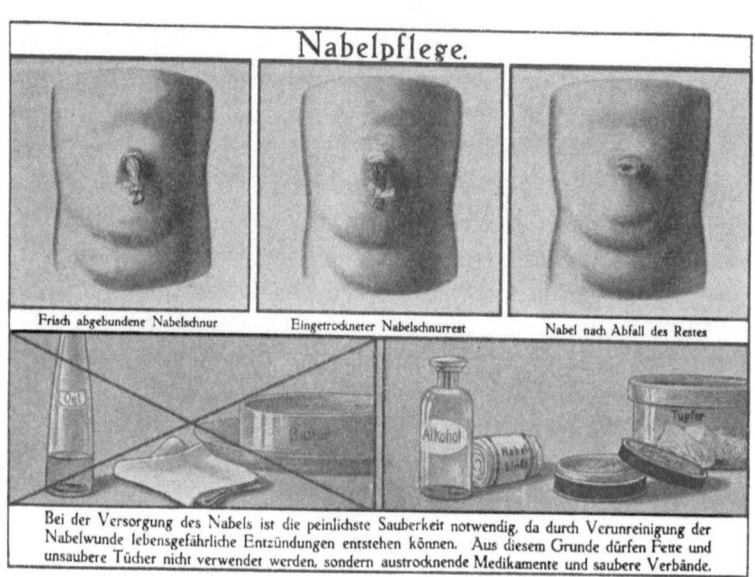

Abb. 226.

sein, was durch geschicktes Anlegen der Windel zu verhüten ist, so muß die Erneuerung noch häufiger erfolgen. Ist der Nabelschnurrest abgestoßen, so wird die kleine Nabelwunde bis zu ihrer Überhäutung, die bei normalem Verlauf nach wenigen Tagen vollendet ist, mit der gleichen Sorgfalt keimfrei verbunden. Darüber hinaus ist aber das Anlegen von Nabelverbänden oder Nabelbinden nicht mehr erforderlich. Die Überhäutung der Nabelwunde kann durch Alkoholwaschung und Bestreuen mit Dermatol sehr beschleunigt werden.

D. Kleidung.

Allgemeines. Die Kleidung hat den Zweck, den zarten Organismus vor unnötiger Wärmeabgabe zu schützen. Sie sei so beschaffen, daß sich das Kind behaglich fühlt. Sie soll so locker sitzen, daß weder Atmung noch Blutkreislauf noch Bewegungen behindert sind. Sie soll die empfindliche Haut nirgends durch neue oder rauhe Stoffe oder feste Umschnürungen reizen oder drücken. Die Kleidung muß sich nach dem Alter, nach der Jahreszeit und nach dem Ort des Aufenthaltes richten.

Der häufigste Fehler ist das zu warme Einpacken des Säuglings. Die Kinder fühlen sich dabei sehr unbehaglich, schwitzen stark, werden dadurch entkräftet und blaß und erkälten sich besonders leicht. Schlechtes Gedeihen, Durchfälle und englische Krankheit können die verhängnisvollen Folgen dieses weitverbreiteten Unfugs sein. Selten ist der entgegengesetzte Fehler, die zu dürftige Bekleidung. Dadurch, daß der Begriff der Abhärtung häufig Mißverständnissen ausgesetzt ist, wird auch hier zuweilen gesündigt. Zu bedenken bleibt, daß der Säugling weniger als der Erwachsene imstande ist, sich vor Abkühlung und Untertemperatur zu schützen und daß er durch Absinken seiner Körpertemperatur in nicht geringe Gefahr gebracht werden kann. Kalte Hände und Füße sind in der Regel die ersten Zeichen ungenügender Bekleidung. Schließlich soll die Kleidung den Säugling nicht seiner freien Beweglichkeit berauben. Er muß strampeln können und darf nicht in eine naturwidrige Stellung gezwängt werden. Hier muß die Hebamme energisch mit alten Familiengewohnheiten aufräumen und standhaft bleiben, allen Hinweisen gegenüber, daß auch mit den früheren Methoden kräftige Menschen großgezogen wurden.

Für den Säugling notwendig sind folgende Kleidungsstücke: Windel, Hemd, Jäckchen und Wickeltuch. Die der Haut anliegende Windel soll von zartem Gewebe sein und sich möglichst glatt anschmiegen, damit sie nirgends reibt und drückt. Neugekaufte Stoffe müssen erst gewaschen werden, damit sie geschmeidig werden. Windeln aus Flanell und Wolle sind unzweckmäßig, da sie die Verdunstung verhindern und schlecht waschbar sind. Die Größe der Windel betrage etwa 90 cm im Quadrat. Zum Gebrauch wird sie dreieckig gefaltet, zwischen den Beinen durchgezogen und um die Hüften geschlagen (s. Abb. 227—232).

Kleidungsstücke.

Das Hemdchen sei aus durchlässigem, baumwollenen Stoff oder aus Leinen und wird vorne geschlossen. Besser als Jäckchen aus Stoff sind die gestrickten, die gut waschbar, dauerhaft und luftdurchlässig sind; sie werden hinten geschlossen. Um eine Durchnässung des Bettes durch die feuchte Windel zu verhüten, wird in das Bett eine kleine wasserdichte Unterlage gelegt, darüber ein etwa 50 cm im Quadrat großes Stück aus gut wasseranziehendem Baumwollstoff (Molton). Auf dieser Unterlage ruht der Säugling mit seiner Windel. An heißen

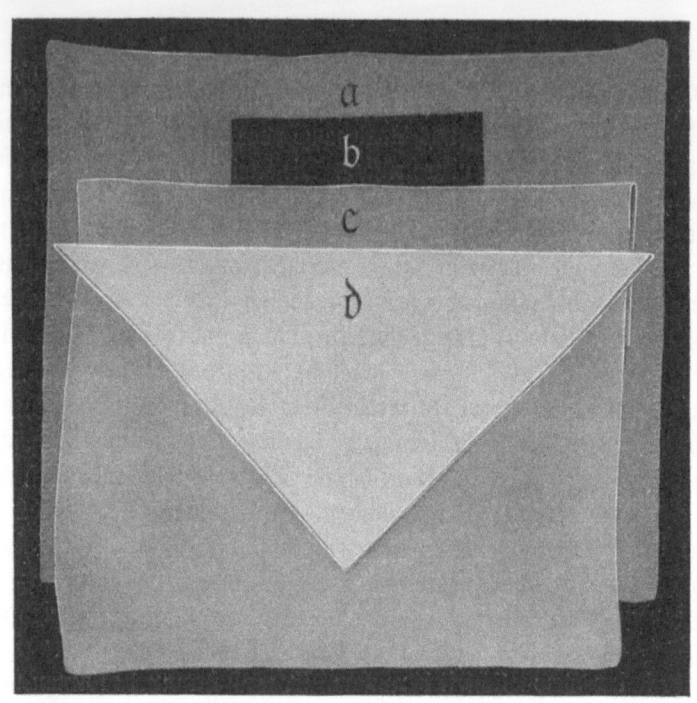

Abb. 227. Die einzelnen Stücke der Umhüllung: a Wickeltuch, b Gummiunterlage, c Barchentwindel (Molton), d Windel.

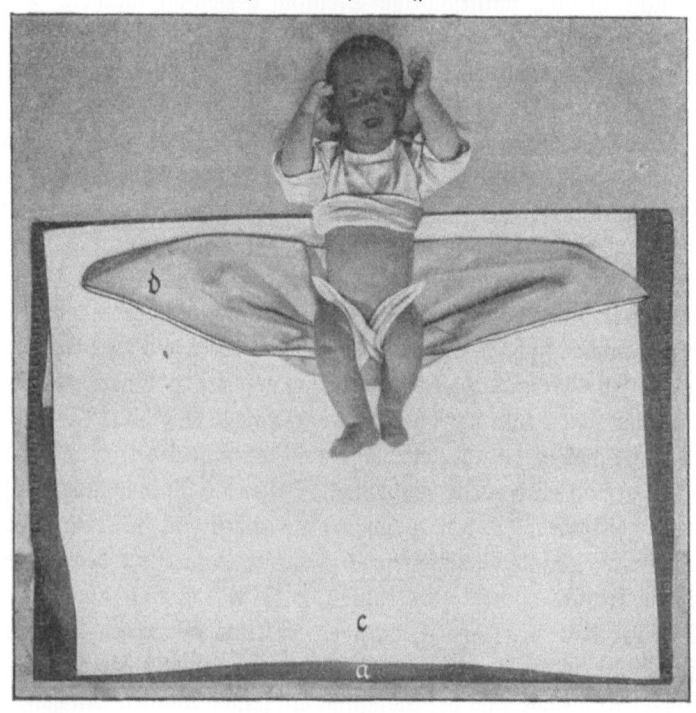

Abb. 228. 1. Wickelreihe.

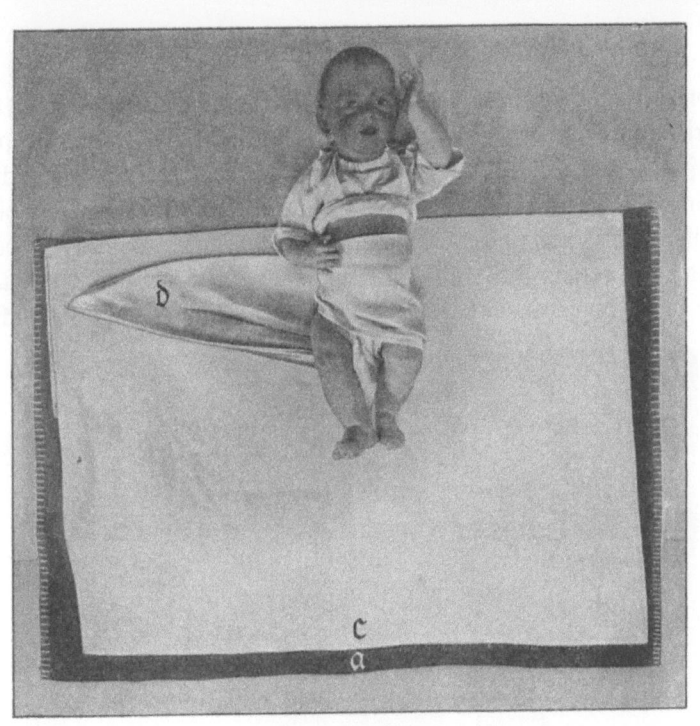

Abb. 229. 2. Wickelreihe.

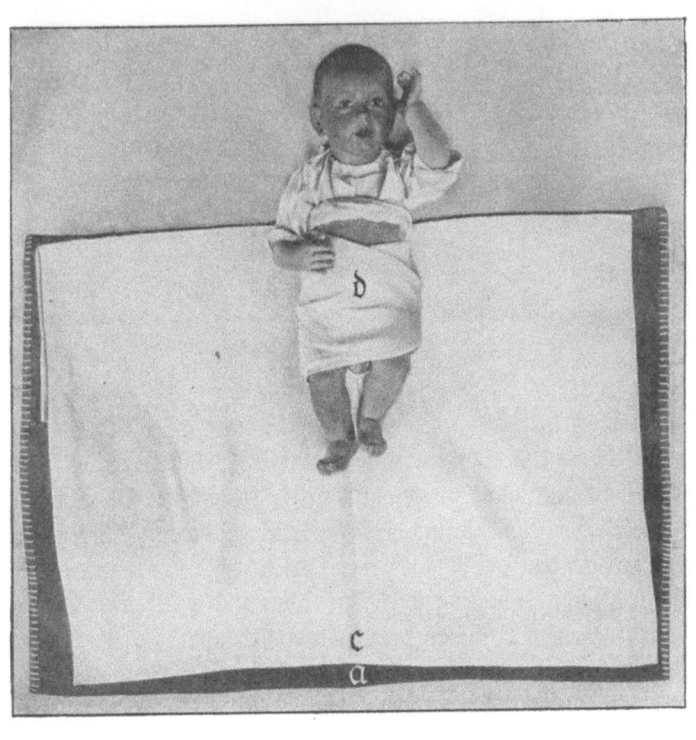

Abb. 230. 3. Wickelreihe.

Sommertagen ist eine weitere Bekleidung nicht notwendig. Im übrigen ist aber das Wickeltuch nicht zu entbehren. Es sei etwa 1 qm groß, aus warmem aber gut waschbarem Stoff, der schlechte Gerüche nicht festhält. Bei Verwendung des Wickeltuches kann man die wasserdichte Unterlage und Molton miteinschlagen. Sie dürfen besonders in diesem Falle nicht zu groß sein und dürfen das Kind nur zur Hälfte umgeben, damit die Feuchtigkeit verdunsten kann und nicht

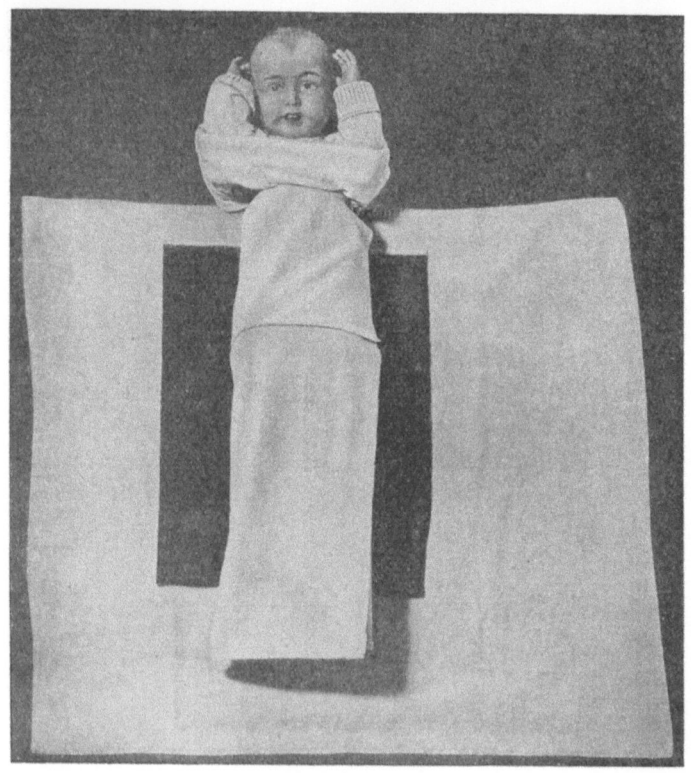

Abb. 231. 4. Wickelreihe.

warme Urindämpfe die Haut schädigen. Das Wickeltuch soll unten offen bleiben und locker umgelegt werden, so daß der Säugling frei seine Beine bewegen kann. Nadeln zum Zustecken dürfen nicht verwendet werden.

Beim älteren Säugling wird das Wickeltuch durch eine Windelhose ersetzt, die am Leibchen angeknöpft wird und das freie Herumkriechen ermöglicht. Sie soll nicht aus Gummi, sondern aus einem luftdurchlässigen, waschbaren Stoff sein.

Will man den Säugling im Freien herumtragen, so hülle man ihn in eine Wolldecke oder ziehe ihm ein Tragkleidchen, Strümpfe und weiche, am besten gehäkelte Schuhe an. Der Kopf wird dann mit einem Häubchen bedeckt.

E. Bett.

Das zweckmäßigste Bett für den jungen Säugling ist ein geflochtenes Körbchen (Wäschekorb), das mit hellem Stoff ausgeschlagen **Bettgestell und Matratze.** wird und auf einem entsprechenden Untergestell steht. Als Bettunterlage wird eine mit wasserdichtem Stoff überzogene, mit Roßhaar, Holzwolle oder Spreu gefüllte Matratze verwendet. Holzwolle und Spreu haben den Vorzug, daß sie häufiger erneuert werden können als das teure Roßhaar. Die Matratze kann durch eine mehrfach zusammengelegte Decke ersetzt werden. Empfehlenswert sind auch die gut zu reinigenden und allen hygienischen Anforderungen entsprechenden eisernen Bettstellen, wie sie auf Säuglingsabteilungen üblich sind. Diese haben nur den Nachteil, daß sie zu wenig Wärme halten und nicht genügend gegen Zugluft schützen. Durch abknöpfbare, aus waschbarem weißen Stoff bestehende, rings herumlaufende Wände ist diesem Nachteil einigermaßen abzuhelfen. Für den älteren, schon herumkriechenden Säugling ist das kleine vergitterte Holzbett am behaglichsten.

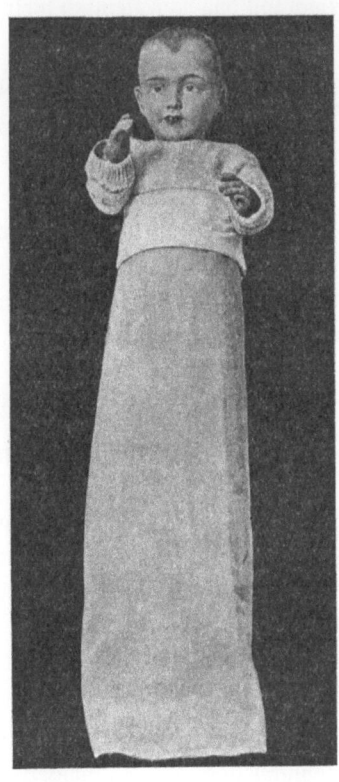

Abb. 232. Fertig gewickelter Säugling.

Zum Zudecken eignen sich am besten eine in einen weißen Überzug **Bedeckung.** eingezogene Decke und ein leichtes Federbett, das besonders in der kälteren Jahreszeit kaum zu entbehren ist. Nur darf es nicht so dick sein, daß das Kind in Schweiß gerät und Körperausdünstungen zurückgehalten werden; häufige Lüftung ist unbedingt erforderlich. Kopfkissen sind für junge Säuglinge nicht nötig. Da manche Säuglinge einen weichen Hinterkopf haben und durch stetes Liegen auf der gleichen Stelle eine Gestaltveränderung des Schädels zustande kommen kann, empfiehlt sich eine oftmalige Änderung der Lage des Kindes. Um das Verrutschen der Bettdecke zu verhindern, nähe man an die oberen Ecken der Bettdecke Bänder, am besten mit einem Gummizwischenstück, und befestige diese an entsprechenden Stellen der Seitenwände.

Fliegennetz. Durch ein über das Bett gespanntes Netz aus Gaze kann der Säugling vor der Belästigung durch Fliegen geschützt werden. Doch soll das Netz ziemlich weit weg vom Kinde liegen, um den Luftaustausch nicht zu hindern.

Kinderwagen. Der Kinderwagen soll nicht mit Gummistoff ausgeschlagen sein, weil dadurch die Luftzirkulation verhindert würde. Nur wenn er genügend ausgelüftet wird, kann er auch als Bett benützt werden.

Das Kind soll nie ins grelle Licht sehen. Das Bett muß darum so aufgestellt werden, daß das Gesicht des Kindes vom Fenster abgewendet ist, doch soll das Zimmer stets reichlich Licht haben und nicht verdunkelt werden.

F. Zimmer.

Wahl des Zimmers. Schlechte Wohnungsverhältnisse beeinflussen die Säuglingssterblichkeit besonders im Hochsommer in unheilvollster Weise. Für den Säugling sind darum Wohnungen ungeeignet, welche feucht, schlecht belichtet, ungenügend lüftbar und mangelhaft eingerichtet sind. Wenn irgendwie möglich, soll das Kind in einem eigenen Zimmer getrennt von der Mutter untergebracht werden. Beide ziehen daraus ihren Vorteil. Ständiger Aufenthalt in der Küche ist für den Säugling gefahrvoll und unbedingt zu verwerfen.

Das für den Säugling bestimmte Zimmer sei groß, hell und möglichst nach der Sonnenseite gelegen. Wo viel Sonne hinkommt, gehen Krankheitserreger rasch zugrunde. Auf eine ruhige Lage ist zu achten, damit der erquickende Schlaf nicht gestört und nicht schon in der frühen Kindheit der Grund für spätere Nervosität gelegt werde. In dem Zimmer, in dem der Säugling liegt, sollte nicht gekocht, gewaschen, getrocknet oder gebügelt werden. Denn durch Kochen und Waschen wird die Luft feucht und für den Säugling gefährlich. In dem Zimmer des Säuglings sollten sich auch nicht viele Menschen aufhalten, besonders aber nicht schlafen.

Alle Stoffe, die zu der Säuglingspflege in Beziehung stehen, **Einrich-** seien aus waschbarem Material. Staubfänger, wie dicke Vorhänge, **tung und** Teppiche und mit Stoff überzogene Polstermöbel müssen entfernt **rung.** werden. Als Bodenbelag ist Linoleum besonders geeignet; es hat keine Spalten, ist gut zu reinigen und hält die Wärme zurück. Die geeignete Zimmertemperatur ist 18 bis 20° C. Das Schlafzimmer für neugeborene und junge Säuglinge soll im Winter auch in der Nacht geheizt sein.

Das Zimmer muß mehrmals täglich gründlich gelüftet werden. **Lüftung.** Im Winter empfiehlt sich eine ständige Ventilation durch geöffnete Kippfenster. Man kann aber auch mehrmals täglich durch weites Öffnen der Fenster im Zimmer oder im Nebenraum bei geöffneter Durchgangstür für eine Lufterneuerung sorgen. Bei mittlerer Außentemperatur seien die Fenster stets geöffnet. Stark duftende Blumen sind dem Kinderzimmer fern zu halten. Das Zimmer ist stets feucht aufzuwischen, niemals trocken zu kehren.

Das wichtigste Möbelstück ist der Wickeltisch, der aus jedem be- **Wickel-** liebigen Tisch hergestellt werden kann. Auf dem Wickeltisch liegt ein **tisch.** mit Spreu oder Holzwolle gefülltes Wickelkissen, das stets mit einem reinen Tuch oder einer sauberen Windel zu bedecken ist, bevor die Reinigung und das Einpacken des Säuglings auf ihm vorgenommen wird. Eine Waschschüssel für die Reinigung des Gesichtes, eine zweite zur Reinigung nach der Stuhlentleerung, eine Säuglingswage und eine Badewanne sind die Geräte, die in einem Kinderzimmer vorhanden sein sollten.

G. Licht, Luft, Sonne, Abhärtung.

Nicht immer findet die Hebamme bei ihrer Arbeit Wohnungsverhältnisse, welche die Erfüllung der zahlreichen Forderungen für eine hygienische Unterbringung des Säuglings ermöglichen. In vielen Häusern der Großstädte muß sie mit äußerster Raumbeschränkung und großer Armut rechnen, mit Umständen, welche das Gedeihen und die Gesundheit des Säuglings ernst bedrohen und ihn gerade den Gefahren der englischen Krankheit aussetzen.

Besonders unter solchen, aber auch unter den sozial günstigsten Verhältnissen muß die Hebamme dafür sorgen, daß das Kind viel ins Freie kommt und den günstigen Einfluß von Licht, Luft und Sonne erfährt. Die Erfolge solcher Freiluftkuren sind so überraschend, daß sich die Mühe reichlich lohnt. Sie sind vor allem der wirksamste

Schutz vor der englischen Krankheit, die gerade in der Großstadt fast jeden, zumal künstlich ernährten Säugling bedroht.

Freiluft. Überall besteht die Möglichkeit, ein Kind ins Freie zu bringen. Sei es auf eine Veranda oder einen Balkon, in einen Hof, ein Gärtchen oder in öffentliche Gartenanlagen. Schon im 1. Lebensmonat, im Winter etwas später, kann damit begonnen werden, den Säugling an die frische Luft zu gewöhnen. Die geeignetsten Tageszeiten sind im Sommer die frühen Morgenstunden, im Winter der wärmere Mittag oder besonders windstille Stunden. Im Sommer sollen die Kinder nicht nur spazierengefahren werden, sondern möglichst den ganzen Tag an einem schattigen Ort im Freien zubringen. Im Winter fürchte man sich vor der Kälte nicht; nur vermeide man den Wind und nutze sonnige, windstille Stunden aus. Durch warme Kleidung, gute Bedeckung und Wärmeflaschen läßt sich der Säugling vor Abkühlung leicht schützen. Unter diesen Vorsichtsmaßnahmen dient gerade im Winter der Aufenthalt in frischer Luft zugleich der Abhärtung und schützt den Säugling vor Infektionen, denen er in den geheizten, schlecht gelüfteten Wohnräumen zu dieser Jahreszeit besonders ausgesetzt ist.

Eine derartige, die Widerstandsfähigkeit des Säuglings erhöhende Abhärtung durch frische Luft ist jeder übertriebenen Abhärtung durch Kaltwasserkuren vorzuziehen, vor denen in der frühen **Besonnung.** Kindheit dringend zu warnen ist. Hingegen ist die Sonnenkur auch im Säuglingsalter geeignet, zur Abhärtung des Kindes beizutragen. Sie ist zugleich ein vorzügliches Schutz= und Heilmittel gegen die englische Krankheit. Aber man muß ganz allmählich vorgehen und das Kind langsam an die Sonne gewöhnen. Man beginnt etwa im 3. Monat den Säugling mit nackten Beinen in der Sonne strampeln zu lassen, im Winter hinter geschlossenen Fenstern. Das Kind wird zugedeckt, bevor die entblößte Haut kühl wird, das ist anfangs nach etwa 5 bis 10 Minuten. Allmählich wird unter Beobachtung der Hauttemperatur durch Hinaufschlagen der Oberkleidung immer mehr vom Rumpf entblößt. Durch Seiten= und Bauchlage wird die Besonnung vom 4. Monat an auf die Rückenhaut ausgedehnt. Im Wärmebedürfnis des Kindes finden wir den einzigen Maßstab für die Länge der Zeit, die die Besonnung dauern soll und für den Zeitpunkt, in dem man überhaupt damit beginnen darf. Stets muß die Haut des Säuglings am ganzen Körper warm bleiben. Jede Spur von Auskühlung zeigt an, daß die Zeit überschritten ist.

H. Muskelübung und Gymnastik.

Zur Erzielung normaler Muskelkraft und Beweglichkeit genügt in der ersten Lebenszeit, den Säugling nicht durch beengende Kleidungsstücke seiner Bewegungsfreiheit zu berauben. Dabei gebraucht der gesunde Säugling seine Glieder gerade in dem Maße, das ihm zuträglich ist; jede Unterstützung und Übertreibung wäre für ihn von Nachteil. Erst in den späteren Lebensmonaten, etwa vom 2. Vierteljahr an sind leichte Übungen gestattet und förderlich. Und zwar bedarf es zunächst nicht komplizierter Bewegungen; ganz einfache Maßnahmen, die an bestimmte Muskelgruppen erhöhte Anforderungen stellen, sind am zweckmäßigsten und unbedenklichsten. Voraussetzung für alle Übungen muß aber sein, daß der Säugling freudig und bis zu einem gewissen Grad selbsttätig an ihnen Anteil nimmt und daß ihm keine Überanstrengung zugemutet wird. Allmählicher Beginn und langsame Steigerung der Anforderungen gilt auch hier als Regel. Setzt sich ein Säugling ängstlich und schreiend zur Wehr, so ist dies ein Beweis für einen zu frühen Beginn und mag als Warnung davor dienen, noch nicht genügend kräftige oder erkrankte Glieder und Muskelgruppen durch vorzeitige Belastung zu schädigen.

Bewegungsfreiheit.

Muskelübung.

Sehr empfehlenswert ist im 2. Lebensvierteljahr die Bauchlage. Durch sie werden die Nacken-, Rücken- und Armmuskeln geübt, das Heben des Kopfes und die Kräftigung der Wirbelsäule gefördert. Gleichzeitig wird die Wölbung des Brustkorbes und damit die Lungenatmung günstig beeinflußt. Mit fortschreitender Entwicklung lernt der Säugling, sich aus dieser Bauchlage fortzubewegen und Kriechübungen auszuführen. Sie leisten das gleiche wie die Bauchlage, nur in noch höherem Grade und dienen der Übung fast der gesamten Körpermuskulatur.

Bauchlage.

Auch das Umhertragen des Säuglings auf dem Arm ist eine gesunde Muskelübung, die in erster Linie zur Kräftigung der Rückenmuskulatur führt. Nur darf nicht zu früh damit begonnen werden.

Umhertragen.

Macht der Säugling die ersten Versuche sich aufzusetzen, so kann man ihn in dieser Bestrebung unterstützen. Man läßt ihn beide Zeigefinger mit seinen Händchen umgreifen und hilft ihm, seine Arm- und Rumpfmuskulatur zur Tätigkeit anregend, sich aufzurichten. In ähnlicher Weise kann man den Trieb des Kindes, sich auf die Beine zu stellen, zu einer Übung verwenden.

Sitzübung.

**Säug-
lings-
gymnastik.** Darüber hinaus gibt es Methoden der Säuglingsgymnastik, die sich aus zahlreichen wohlausgedachten Übungen zusammensetzen und die die körperliche Entwicklung des Kindes außerordentlich fördern können. Sie dürfen aber nur von geschulter Hand und mit Einverständnis des Arztes ausgeführt werden.

I. Erziehung.

**Allge-
meines.** Was für die seelische Entwicklung des Säuglings ganz allgemein gilt, daß nämlich die ersten Eindrücke und Erlebnisse besonders bedeutsam und nachhaltig sind, das gilt nicht zuletzt für die Erziehung. Irgendwann bricht sich der Wille des Kindes zum erstenmal am Widerstande der Umgebung und wird in eine andere Bahn geleitet. Diese Beeinflussung des Eigenwillens durch einen bewußten fremden Willen ist das erste Erziehungserlebnis, das der Säugling erfährt. Der richtigen Verarbeitung dieses Erlebnisses dient die Erziehung. Denn ihre Aufgabe ist es nicht, den Willen des Kindes zu unterjochen, ihn einer fremden Willkür zu beugen, sondern über seine Entfaltung zu wachen, ihn — nur wenn es not tut — zu regulieren und das Kind zur Einsicht für die Notwendigkeit dieser Führung zu bringen. Dies ist durchaus schon im Säuglingsalter möglich und die Erziehung hat darum bereits in der ersten Lebenszeit zu beginnen.

**Gewöh-
nung an
Ordnung.** Die erste, wichtigste Erziehungsmaßregel ist die Gewöhnung an Ordnung. Die Nahrungspause wird streng eingehalten, und das Kind erhält seine Nahrung nur zur bestimmten Zeit. Eine Anforderung durch Schreien zu anderer Zeit lernt es bald als wirkungslos erkennen, sofern nur die Ordnung von der Pflegerin selbst energisch durchgeführt wird. Jedes Nachgeben kann das Erziehungswerk vieler Wochen zerstören und den Eigensinn des jungen Wesens unterstützen. Man läßt also das Kind ruhig schreien, wenn es sich in der Zwischenzeit oder in der Nacht meldet. Aber man darf nicht einige Zeit zuhören und dann doch nachgeben, sondern man überlasse ruhig einige Male das Kind bis zur Erschöpfung seiner Wut.

Das Gebot, den Säugling schreien zu lassen, darf freilich nicht mißverstanden werden. Es ist zunächst festzustellen, ob die Unruhe nicht durch ernstere Ursachen bedingt ist, ob das Kind nicht friert oder überhitzt ist, ob es naß liegt oder durch ein falsch angelegtes Kleidungsstück belästigt wird, an heißen Tagen, ob es nicht durstig und durch einige Löffel Tee zu beruhigen ist, schließlich ob nicht eine schmerzhafte fieberhafte Erkrankung dem Schreien zugrunde liegt. Erst dann hat die Erzieherin das Recht, ihren eigenen Willen energisch dem des Kindes entgegenzusetzen. Im übrigen lernt ein feines Ohr sehr bald das Schreien eines Säuglings zu deuten; es klingt ganz anders, wenn es aus Wut und Eigensinn als wenn es aus dem Gefühl des Unbehagens oder des Schmerzes heraus geschieht.

In den späteren Monaten können Unarten aufkommen, die im **Unarten.** Keim erstickt werden müssen. So wollen manche Kinder nicht einschlafen und suchen es durchzusetzen, daß man sich in der Nacht mit ihnen beschäftigt. Wird ihnen nachgegeben, so können sich daraus späterhin ernstere nervöse Störungen entwickeln. Schließlich schlafen solche Kinder nur unter ganz bestimmten Bedingungen ein, bei bestimmter Beleuchtung des Zimmers, mit bestimmten Spielsachen im Bett und nach Erfüllung anderer eigensinniger Wünsche. Nur durch frühzeitige energische Bekämpfung läßt sich der Entwicklung solcher Erscheinungen vorbeugen.

Auch dem Trotz ist rechtzeitig entgegenzutreten. Ein Kind darf **Trotz.** nicht bei jeder Kleinigkeit, die ihm nicht zusagt, wütend aufschreien. Diese Wut nicht beachten, ist die wirksamste Gegenmaßregel.

Die Erziehung zur Sauberkeit kann schon im 4. Monat beginnen. **Erziehung** Kurz nach der Mahlzeit und einmal zwischen den Mahlzeiten soll **zur** das Kind abgehalten werden. Bei konsequenter Durchführung gewöhnt es sich nach einiger Zeit an die willkürliche Entleerung von Harn und Stuhl und lernt bald begreifen, daß es aus der unbequemen Lage des Abhaltens befreit wird, sobald es sein Bedürfnis erledigt hat. Vollkommene Reinheit auch in der Nacht ist erst viel später zu erreichen. Und erst im 2. Lebensjahr soll an Bestrafung gedacht werden.

Die Art der Strafe ist von größter erzieherischer Bedeutung. **Bestrafung.** Wer sich ein Kind durch Bestrafung entfremdet, wird nie einen erzieherischen Einfluß gewinnen können. Ein ernstes, energisches Wort zur rechten Zeit, die Entziehung einer Vergünstigung oder kurzdauernde Vernachlässigung leisten am meisten, da das Kind sehr empfindlich ist für die Gesinnung, die ihm entgegengebracht wird. Körperliche Züchtigungen bei einem Säugling sind eine Roheit und verfehlen ihren Zweck.

K. Ruhe und Behaglichkeit.

Die vielen Maßnahmen, welche die Pflege eines Säuglings erfordert, dürfen die Hebamme nicht zu einer allzu großen Geschäftigkeit verleiten. Sie soll sich nicht ständig mit dem Kinde abgeben, übereifrig und geräuschvoll sich im Zimmer betätigen, ängstlich auf das Einnässen der Windel achten und die Pflege übertreiben. Man kann einen Säugling auch „überpflegen" und ihm dadurch eher schaden als nützen. Die Hebamme soll über das Kind wachen, aber nie seine Ruhe stören, die für ein gutes Gedeihen notwendigste Voraussetzung ist. Als oberster Grundsatz gelte, daß die Pflege der Behaglichkeit des Kindes zu dienen, nicht sie zu beeinträchtigen hat.

II. Der frühgeborene Säugling.

1. Begriffsbestimmung.

Als frühgeboren wird ein vor Ende des 10. Schwangerschaftsmonats, etwa zwischen der 28. und 39. Woche geborenes Kind bezeichnet. Sein Gewicht liegt meist unter 2500 g, seine Länge unter 48 cm. Die Lebensfähigkeit frühgeborener Früchte hängt von ihrem Alter und ihrer Körperentwicklung ab. Das deutsche Bürgerliche Gesetzbuch zieht die Grenze am 181. Tag = 26. Woche. Aber auch jüngere Früchte mit einem Gewicht unter 1000 g konnten schon am Leben erhalten werden. Im allgemeinen läßt sich sagen, daß bei einem Alter von 21 Wochen, einem Gewicht von mindestens 1000 g, einer Länge von 34 cm und einem Brustumfang von 23 cm die Lebensaussichten bei geigneter Pflege nicht absolut ungünstig sind. Freilich richtet sich die Lebensfähigkeit nicht allein nach diesen Maßen, sondern auch nach der Keimanlage, welche die Lebenskraft der Frühgeburt entscheidend mitbestimmt. So berechtigt eine Frühgeburt gesunder, kräftiger Eltern, deren vorzeitige Entbindung auf einen Unglücksfall der Mutter oder einen operativen Eingriff zurückgeht, zu größeren Hoffnungen als eine gleichaltrige, gleich große Frühgeburt, die durch eine keimschädigende Erkrankung der Mutter verursacht ist.

Bezüglich der Ursachen der Frühgeburt verweise ich auf S. 253.

2. Zeichen der Frühgeburt.

Zeichen der Unreife. Frühgeborene Säuglinge weisen außer den geringen Körpermaßen auch Zeichen der Unreife auf. Die krebsrote Haut ist fast am ganzen Körper, oft auch im Gesicht, mit dichtem Flaum bedeckt, das Fettpolster ist dürftig, die Knochen besonders des Schädels und des Brustkorbs fühlen sich noch weich an. Die Fingernägel, die Knorpel der Ohrmuscheln und die äußeren Geschlechtsteile sind noch nicht so ausgebildet wie bei normalen Neugeborenen.

Noch bezeichnender für die Frühgeburt sind ihre Lebensäußerungen und der Ablauf der wichtigsten Lebensvorgänge. Die kleinen Wesen liegen dauernd in tiefem Schlummer, rühren sich nicht und schreien nur selten mit einer schwachen, wimmernden Stimme. Je jünger sie sind, desto weniger sind sie imstande, ihre normale Körpertemperatur aufrechtzuerhalten oder sich durch Bewegung vor Kälte zu schützen. Sie sind ausgesprochen abhängig von der Temperatur ihrer Umgebung. Bei zu geringer Wärmezufuhr kann ihre Körpertemperatur unter 30° C absinken, bei Überhitzung 40° C überschreiten, Wärmeschwankungen, die mit großer Lebensgefahr verknüpft sind. Ihre Atmung ist oberflächlich, unregelmäßig und setzt oft ganz aus, so daß die Kinder blau werden und zu ersticken drohen, wenn die Atmung nicht künstlich wieder in Gang gebracht wird. Dieses häufige Blauwerden bedroht am schwersten das Leben der jungen Frühgeburt. Es ist häufig durch ausgedehnte Gehirnblutungen bedingt, die nicht nur das Atemzentrum, sondern auch andere lebenswichtige Gehirnzentren schädigen und die normale körperliche und geistige Entwicklung späterhin sehr in Frage stellen. Andererseits können Gehirnblutungen nur vorübergehende Störungen bedingen, ohne die spätere Entwicklung zu beeinträchtigen. Schließlich besteht bei den meisten Frühgeburten eine ausgesprochene Saugschwäche. Nur wenige sind imstande, an der Mutterbrust zu trinken, und es bereitet oft große Schwierigkeiten, ihnen die nötige Nahrungsmenge beizubringen. Künstliche Ernährung ist für sie weit gefährlicher als für normal geborene Säuglinge, und es ist fast unmöglich, ganz kleine Frühgeburten ohne Muttermilch großzuziehen.

Alle diese Besonderheiten stellen an die Pflege und die Ernährung der Frühgeburt die größten Anforderungen.

3. Pflege und Ernährung der Frühgeborenen.

Gleich nach der Geburt soll das Kind in ein warmes Bad von 38° C gebracht werden, um eine Abkühlung zu vermeiden. Dann wird es rasch, aber behutsam mit Hemd, Jäckchen und einem mit Watte gepolsterten Häubchen bekleidet, in Windeln und Wolldecken oder Watte eingepackt und in ein Körbchen mit Federbetten gelegt. Links und rechts und an die Füße kommt je eine gut eingewickelte Wärmflasche. Das Körbchen soll in einem gut geheizten Raum oder in der Nähe des Ofens stehen. Nun kommt es darauf an, die so geschaffene Wärme auch zu erhalten, indem stündlich eine der Wärmflaschen erneuert wird. Es ist zweckmäßig, den Wärmegrad im Körbchen fortlaufend zu kontrollieren, indem man unter die Decke auf das eingepackte Kind ein einfaches Zimmerthermometer legt, das nicht weniger als 39° C anzeigen soll. Außerdem überzeuge man sich mehrmals am Tage durch Aftermessung von der richtigen Körpertemperatur des Kindes. So vermeidet man auch Überhitzungen, die ebenso verhängnisvoll sein können wie eine starke Abkühlung. Möglichst wenig und immer nur ganz kurze Zeit darf der kleine Körper der Bettwärme entzogen werden. Von einem täglichen Bad sehe man in der ersten Zeit am besten ganz ab. Späterhin muß das Bad wärmer als gewöhnlich, nicht unter 37° C sein. Windel= und Wäschewechsel haben ebenso rasch als vorsichtig und nur in einem sehr warmen Raum zu erfolgen. Bei all dieser Fürsorge darf aber die Zufuhr frischer Luft und hellen Tageslichtes nicht zu kurz kommen. Ins Freie dürfen die Kinder erst gebracht werden, wenn sie das Normalgewicht erreicht haben und dann nur bei günstigster Witterung. Jeder kühle Luftzug ist eine große Gefahr. Wie lange alle diese Maßregeln notwendig sind, muß von Fall zu Fall entschieden werden. Manche Frühgeburten vermögen schon nach 14 Tagen auch bei gewöhnlicher Zimmertemperatur und ohne Wärmeflaschen die normale Eigentemperatur aufrechtzuerhalten. Bei anderen dauert es viel länger. Bei der Wärmepflege ist gerade in der ersten Zeit eine ständige Überwachung Tag und Nacht nicht zu umgehen. Man sieht dabei, wie rasch sich der Zustand des Kleinen ändern kann. Auch bei aller Vorsicht können sich Untertemperaturen einstellen. Diese werden durch ein heißes Bad bekämpft, das allmählich von etwa 35 auf 40° C gebracht wird. Übertemperaturen können von Überhitzung herrühren und in diesem Falle leicht beseitigt werden. Aber sie können auch die Folge einer Infektion sein und damit eine viel ernstere Bedeutung gewinnen. Im Zweifelsfalle ist ein Arzt um Rat zu fragen.

Transport in eine Säuglingsheilstätte. Bei ganz kleinen Frühgeburten ist es vorzuziehen, sie der Obhut einer Säuglingsheilstätte zu übergeben. Dies bietet aber nur dann einen Vorteil, wenn beim Transport eine Abkühlung vermieden wird. Durch Wärmeflaschen, Einpacken in Watte und Benutzung des raschesten Verkehrsmittels läßt sich dies erreichen. In Säuglingsheilstätten, die für die Aufzucht Frühgeborener eigens eingerichtet sind, lassen sich alle notwendigen Maßnahmen leichter und sachgemäßer durchführen. Hier sind in hochtemperierten hellen Räumen leicht regulierbare oder selbsttätig regulierte Wärmewannen aufgestellt, die eine gleichmäßige Erwärmung gewährleisten. Und vor allem wird die

Frühgeburt hier durch besonders geschulte Pflegerinnen und erfahrene Ärzte täglich überwacht, ein Vorzug, der auch durch die größere Liebe und die größere innere Anteilnahme im Privathaus nicht aufgewogen werden kann.

Die Überweisung in eine Säuglingsheilstätte ist besonders dann ratsam, wenn sich ernstere Störungen der Atmung zeigen. Denn im Privathaus ist es schwierig, infolge der unvollkommenen Einrichtung (Fehlen einer Sauerstoffbombe) oft unmöglich, Atemstillstände und Erstickungsgefahr zu überwinden. Mit Rücksicht auf die große Neigung der Frühgeborenen zu Blutungen sind eingreifendere Maßnahmen, wie etwa Schultzesche Schwingungen, unbedingt abzulehnen. Man beklopfe vorsichtig den Körper, gebe warme Bäder mit anschließender kühler Übergießung, frottiere die Haut tüchtig oder reibe Brust und Rücken mit Alkohol ab. Kommt man damit nicht zum Ziel, so ist eine vorsichtige künstliche Atmung zu versuchen: Die Hebamme umgreift vom Fußende des Bettes her den Brustkorb der Frühgeburt mit beiden Händen derart, daß die Daumen vorne liegen, die übrigen Finger den Rücken des Kindes umfassen. Hochheben des Rückens von der Unterlage fördert die Einatmung, Niedersenken bei gleichzeitigem leichten Druck auf die vordere und seitliche Brustwand die Ausatmung. Diese Bewegungen sind in regelmäßigen Abständen etwa 20 mal in der Minute auszuführen, bis das Kind wieder zu atmen beginnt. Bleibt auch dies erfolglos, so ist die Einweisung in ein Krankenhaus unumgänglich, wo Sauerstoffapparate und andere die Atmung anregende Mittel immer zur Hand sind. Vor allem ist in solchen Fällen die ständige Nähe eines Arztes notwendig. *Behandlung der Atemstörungen*

Nicht weniger wichtig als die hinreichende Wärmezufuhr und vielleicht noch schwerer durchführbar ist die ausreichende Ernährung. Hier muß die Versorgung mit Frauenmilch unbedingt gefordert werden. Aber gerade da ergeben sich große Schwierigkeiten, die beim ausgetragenen Säugling nicht in Frage kommen. Denn da die Frühgeburt in den meisten Fällen nicht imstande ist, durch kräftiges Saugen die Milchabsonderung anzuregen, versiegt so manche Mutterbrust. Aber mit Geschick und Ausdauer läßt sich zumeist die Muttermilch in genügender Menge mit der Hand abdrücken. Wieviel Nahrung braucht eine Frühgeburt? Anfangs genügen stündlich oder zweistündlich 5 g, später sind größere Mengen notwendig, die der Arzt jeweils nach Gewicht und Zustand der Frühgeburt berechnen muß (Abb. 233). Denn im Gegensatz zum ausgetragenen Säugling vermögen diese *Ernährung* kleinen Wesen nicht von sich aus die ihnen zuträgliche und notwendige Milchmenge zu bestimmen. Sie verlangen nicht durch Schreien nach mehr und weisen ein Zuviel nicht durch abwehrende Gesten zurück. Selbst die kleinen Mengen beizubringen, fällt oft sehr schwer und verlangt eine große Geduld. Kann die Frühgeburt noch nicht saugen, so muß ihr die angewärmte Muttermilch tropfenweise in den Mund eingesogen werden. Dazu wird eine Tropfpipette verwandt, ein sog. Nasenlöffel, mit dem sich auch eine Fütterung durch die Nase ausführen läßt, oder eine Nasensonde, die jedoch nur von geübter Hand eingeführt werden darf. Fängt das Kleine eines Tages an, am Löffel oder an der Pipette zu saugen, so kann man sein Glück mit einer kleinen Puppenflasche versuchen, in deren Sauger eine

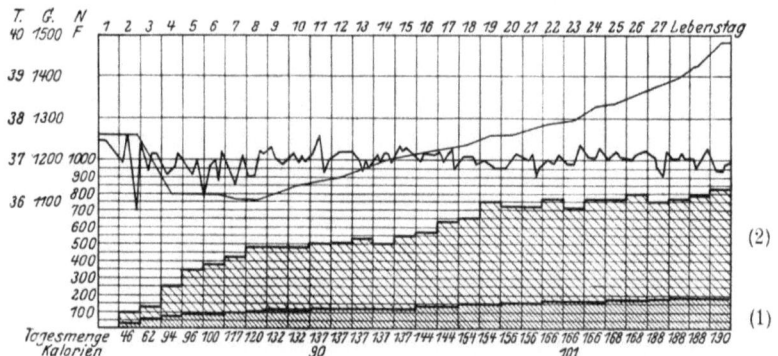

Abb. 233. Trinkmengen eines Frühgeborenen (1), verglichen mit den Trinkmengen eines ausgetragenen Neugeborenen (2).

kleine Öffnung gebohrt ist. Gelingt der Versuch, so wird die Ernährung sehr viel einfacher.

Infektionsverhütung. Während der ersten Lebenszeit halte man jede Infektionsgefahr von der empfindlichen Frühgeburt fern. Als solche kann jeder Besuch gelten. Schon ein Schnupfen kann das Schicksal des Frühgeborenen besiegeln. Am besten kommen nur die Mutter und die Pflegerin mit dem Kinde in Berührung.

4. Entwicklung und Gefährdung der Frühgeburt.

Die Entwicklung mancher Frühgeburten ist so vorzüglich, daß sie sich am Ende des ersten Jahres kaum von normalen Kindern unterscheiden. Andere bleiben anfänglich zurück, holen aber in den ersten Kinderjahren das Versäumte in vollem Umfange nach. Das gleiche gilt für den geistigen Fortschritt. Der vorzeitige Eintritt ins Leben hat also wohl häufig eine Verzögerung der Entwicklung, aber nur selten einen bleibenden Nachteil zur Folge.

Der frühgeborene Säugling ist im ersten Lebensjahr weit mehr bedroht als der normal geborene. Die ziemlich häufigen Gehirnblutungen können — wenn sie nicht zum Tode führen — ein geistiges Zurückbleiben und Lähmungen zur Folge haben. Durchfälle treten viel häufiger auf — besonders in der 3. Lebenswoche — und sind ebenso wie lange andauernde Unterernährung ungleich verhängnisvoller. Infektionen gegenüber ist die Frühgeburt widerstandslos preisgegeben. Sie ist in der ersten Lebenszeit nicht fähig, Schutzstoffe zu bilden, und infolgedessen bedeutet auch die leichteste Infektion (Schnupfen) für sie eine ernste Krankheit. Frühgeborene zeigen oft die Erscheinungen der Blutarmut und werden fast immer Ende des ersten Lebensvierteljahres von der englischen Krankheit betroffen, zu der sich allgemeine Krämpfe gesellen können. Weit mehr als bei einem normal geborenen Säugling ist also hier eine ärztliche Überwachung notwendig zur Verhütung und rechtzeitigen Bekämpfung der drohenden Krankheiten.

III. Der kranke Säugling.

A. Allgemeines.

1. Beobachtung.

Hebamme und Säuglingspflegerin bedürfen einer besonders guten Beobachtungsgabe. Während der Erwachsene seine Beschwerden genau beschreibt, sich selbst über sein Befinden äußert, Wünsche und Bedürfnisse klar ausspricht, müssen die Hebamme und Säuglingspflegerin aus dem Aussehen und Benehmen des Kindes alles erraten, erschließen, erkennen. Diese Fähigkeit ist nicht jedem gegeben. Wo mütterlicher Instinkt unmittelbar spürt, daß ein Kind nicht in Ordnung ist, und begreift, welcher Natur die Störung ist, muß die weniger begabte Pflegerin durch gründliche Kenntnisse und sorgfältige Beobachtung zum gleichen Ziel zu gelangen suchen.

Die frühzeitige Erkenntnis einer beginnenden Krankheit ist gerade beim Säugling von großer Bedeutung. Jeder Tag, der für die Behandlung gewonnen wird, ist ein unschätzbarer Gewinn. Denn einerseits antwortet der Säugling mit seiner noch unverbrauchten Lebenskraft auf jede richtige Behandlung viel sicherer als der Erwachsene, andererseits bringt ihn die Verschleppung einer Krankheit viel rascher in einen unrettbaren Zustand. Dazu kommt, daß der kranke Erwachsene seine Lebensweise bis zu einem gewissen Grade selbständig zu regulieren vermag, das Unbekömmliche vermeidet, das Zuträgliche gefühlsmäßig oder bewußt erfaßt, der kranke Säugling aber vollkommen dem preisgegeben ist, was mit ihm geschieht.

Zur Beobachtung eines Kindes gehören die genaue Betrachtung des Körpers und seiner Verhältnisse, die tägliche oder wöchentliche Feststellung des Gewichts, die Zählung von Atmung und Puls, die Betrachtung des Stuhlbildes und Urins und bei jedem Krankheits=

Temperaturmessung. verdacht die Messung der Temperatur. Diese wird im Mastdarm geprüft. Dazu wird der Säugling auf die Seite gelegt, das gereinigte, eingefettete und heruntergeschüttelte Fieberthermometer etwa 3 cm tief in den After eingeführt. Man folge dabei der Längsachse des Körpers und achte darauf, daß das Instrument ohne Widerstand eingleitet. Das Thermometer bleibt 5 Minuten im Mast=darm liegen; das Kind ist während der Zeit gut festzuhalten, um ein Zerbrechen des Thermometers zu verhüten. Während der Messung halte man den Säugling zugedeckt.

Stimmung. Bevor man auf diese Weise krankhafte Veränderungen feststellen kann, ist zu Beginn jeder Störung eine Veränderung im Wesen des Kindes zu beobachten. Die Säuglinge verlieren ihre gute Laune, werden unruhig und weinerlich, die Eßlust läßt nach. Gerade Mangel an Eßlust ist ein häufiger Vorbote der Krankheit. Schon die geringste Wesensveränderung zu bemerken, darin erweist sich die gute Beobachtungsgabe.

2. Besichtigung und Beobachtung des Neugeborenen.

Es ist Pflicht der Hebamme, jedes Neugeborene genau zu besichtigen. Sie hat darauf zu achten, ob das Kind die Zeichen der Reife trägt, ob es alle Glieder bewegt, ob Atmung und Puls sich normal verhalten, vor allem ob der Körper keine Mißbildungen aufweist. Besonders wichtig ist die Feststellung, ob After und Harnröhrenöffnung vorhanden sind. Das Übersehen einer derartigen Mißbildung kann dem Kinde das Leben kosten. Auch der Mund, der Rachen, die Hände, Füße, Geschlechtsteile und die Wirbelsäule können Verunstaltungen aufweisen.

Schnupfen und Hautausschläge in den ersten Lebenstagen sind sofort dem Arzt zu melden. Sie können Zeichen der angeborenen

Syphilis sein, die um so bessere Heilungsaussichten bietet, je früher sie behandelt wird.

In den folgenden Tagen ist der Nabelschnur und der Nabelwunde besondere Aufmerksamkeit zu schenken. Eine Nabelentzündung ist daran zu erkennen, daß die Nabelwunde nicht blaß ist, sondern gerötet, geschwollen und unter Umständen eiternd. Jeder von der Nabelwunde ausgehende üble Geruch ist ein schlimmes Zeichen und fordert unmittelbare Hinzuziehung des Arztes.

Hält die Gelbsucht des Neugeborenen ungewöhnlich lange an und steigert sie sich noch in der 3. Woche, so kann ein angeborener Verschluß der Gallengänge vorliegen, der das Leben des Kindes bedroht. Jedenfalls ist bei längerem Anhalten der Gelbsucht ein Arzt zuzuziehen.

Das Körpergewicht ist fortlaufend zu verfolgen, damit eine Unterernährung an der Brust rechtzeitig erkannt und durch entsprechende Maßnahmen bekämpft wird. Ebenso ist jeder einzelne Stuhl genau zu besichtigen.

Jede Hebamme soll über ihre Beobachtungen eine Tabelle anlegen, auf der zum mindesten das Geburtsgewicht, der weitere Verlauf des Körpergewichtes, die an der Brust getrunkene Menge und die Zahl der Stühle vermerkt sind. Damit erleichtert sie sehr die Arbeit des Arztes.

3. Krankheitszeichen.

Auch in den späteren Lebensmonaten ist genaue Beobachtung des Säuglings erforderlich. Das tägliche Bad gibt die beste Gelegenheit zur genauen Besichtigung des ganzen Körpers. Bei den Mahlzeiten erkennt die Pflegende die Trinklust ihres Pfleglings, bei jeder pflegerischen Maßnahme seine Stimmung und Laune, bei der Wägung seine Gewichtszunahme, bei jedem Windelwechsel die Beschaffenheit der Entleerungen.

Dabei können der Hebamme oder Pflegerin eine Reihe krankhafter Erscheinungen auffallen. Sie müssen sich hüten, aus ihrer Beobachtung einen Schluß auf die Art der Erkrankung zu ziehen. Dazu ist allein der Arzt berechtigt. Aber sie muß wissen, worauf sie zu achten hat und was die verschiedenen Erscheinungen zu bedeuten haben.

Aus diesem Grunde seien hier einige hervorstechende Krankheitszeichen aufgezählt und angegeben, bei welchen Krankheiten sie vorkommen können. Alle Einzelheiten finden sich im speziellen Teil.

Hautveränderungen als Krankheitszeichen.

Außerordentlich wesentlich ist, jeden Tag die Haut des ganzen Körpers zu betrachten. Denn von der Haut lassen sich viele Dinge ablesen, die im Körperinnern vorgehen. Alle Abweichungen von der normalen Beschaffenheit müssen wichtig genommen werden, denn jede kleine Rötung, jeder abnorm gefärbte Fleck, jede Pustel kann eine große Bedeutung gewinnen. Ein gesundes, zweckmäßig gepflegtes Kind darf nicht wund sein. Die Haut des Gesäßes muß ebenso glatt sein wie die Haut des ganzen Körpers. Wundsein weist immer auf unzweckmäßige Pflege oder auf eine Störung hin. Da von den kleinsten Eiterpustelchen schwere allgemeine Entzündungen, sogar eine Blutvergiftung ausgehen können, müssen sie beachtet werden. Eine ganze Reihe von Kinderkrankheiten (Masern, Scharlach, Windpocken u. a.) äußert sich in Ausschlägen verschiedener Art. Die Hebamme soll keine Diagnose aus der Art des Hautausschlages stellen, sondern lediglich feststellen, daß ein Hautausschlag vorliegt, und andere Kinder vor der Infektion dadurch schützen, daß sie das Kind von ihnen absondert.

Hautfarbe.

Abgesehen von den genannten Veränderungen der Haut ist die Beobachtung der Hautfarbe des Säuglings außerordentlich wichtig. Blässe kann ein Zeichen schwerer Blutarmut, englischer Krankheit oder anderer Erkrankungen sein. Bläuliche Färbung besonders des Gesichtes kann von angeborenen Herzfehlern, Gehirnblutungen oder Lungenentzündung herrühren.

Bei einer Reihe von Kindern kann auffallen, daß die Haut auch bei bester Pflege nicht glatt wird, sondern immer spröde ist, leicht schuppt, bei den kleinsten äußeren Reizen sich rötet und entzündet. Auf der behaarten Kopfhaut zeigen sich immer wieder gelbe Schuppen, **Milchschorf.** eine Erscheinung, die im Volksmund als Gneis oder Milchschorf bekannt ist. Es handelt sich um Kinder, die eine besondere, zu Entzündungen der Haut neigende Anlage mit auf die Welt gebracht haben und deshalb einer sehr sorgfältigen, nach Angabe des Arztes durchzuführenden Hautpflege bedürfen. Vernachlässigung kann zu schwerem Wundsein, Hautentzündungen, Eiterbildungen und Drüsenschwellungen führen.

Syphilitische Hautveränderungen.

Die genaue Besichtigung der Haut ist auch deshalb so wichtig, weil die angeborene Syphilis unter ihren vielgestaltigen Äußerungen mit Vorliebe Erscheinungen auf der Haut des Kindes hervorruft. Es können in den ersten Tagen und Wochen nach der Geburt an Armen und Beinen, besonders an Handtellern und Fußsohlen, Hautausschläge der verschiedensten Art (Blasen, Flecke) auftreten. Entzündungen an den Nagelbetten und Geschwüre am After erwecken gleichfalls den Verdacht auf diese Erkrankung. Solche Erscheinungen müssen nicht, aber sie können syphilitischer Natur sein und müssen unbedingt vom Arzt aufgeklärt werden. Die frühzeitige Erkennung ist nicht nur im Interesse des Kindes, sondern auch der Hebamme wichtig. Denn diese Hautstellen beherbergen die Erreger der Syphilis, die Spirochäten, die in eine unsichtbare Hautwunde der Pflegerin eindringen und diese infizieren können. Peinlichste Sauberkeit und gründliche Desinfektion der Hände nach jeder Berührung des Kindes sind darum dringendstes Gebot des Selbstschutzes.

Wie die Haut des Säuglings, so sind auch seine Schleimhäute sorgfältig zu beobachten. Die Schleimhaut des Mundes und Rachens kann weiße Pilzrasen (Soor), Entzündungen, Beläge und Geschwüre zeigen, die rechtzeitig bemerkt werden müssen. Die Hebamme muß lernen, dem Kinde in den Hals zu sehen. Weiße Beläge im Rachen, ebenso auf der Bindehaut der Augen sind verdächtig auf Diphtherie und verlangen ein rasches ärztliches Eingreifen, um die schweren Folgen dieser Krankheit (Erstickung, Lähmungen, Erblindung) abzuwenden. Der Schnupfen, beim Erwachsenen eine harmlose Erkrankung, ist beim jungen Säugling viel ernster zu bewerten. Aus ihm ergeben sich fast immer Ernährungsschwierigkeiten. Durch Verlegung der Nasenatmung ist es dem Säugling unmöglich, kräftig an der Brust zu saugen; er muß den Saugakt immer unterbrechen, um Luft zu holen. Auch neigt die Entzündung der Nasenschleimhaut beim Säugling dazu, auf die tieferen Atemwege überzugreifen, zu Luftröhren- und Bronchialkatarrh, schließlich zur Lungenentzündung zu führen. Aus der Art der von der Nasenschleimhaut abgesonderten Flüssigkeit lassen sich manche Schlüsse ziehen. Ist sie blutig-eitrig, so muß man an eine Nasendiphtherie denken. Ein trockener, sich nur durch Schniefen verratender Schnupfen kann Zeichen einer angeborenen Syphilis sein.

Schleimhautveränderungen.

Aus jedem Katarrh der Nase und des Rachens kann sich eine Mittelohrentzündung entwickeln. Auf diese Krankheit deuten hohes Fieber, Unruhe, schmerzhaftes Aufschreien besonders bei Druck auf den äußeren Gehörgang oder eitriger Ausfluß aus den Ohren hin. Eitrige Gehirnerkrankungen und Taubheit können die Folge einer übersehenen oder vernachlässigten Mittelohrentzündung sein.

Mittelohrentzündung.

Größerer Erfahrung bedarf es, um aus der Art der Atmung und der Pulsschläge auf eine Krankheit aufmerksam zu werden. Aber schon ihre Zahl gibt einen gewissen Anhaltspunkt, wenn sie von der Norm abweicht. Da schon geringe Erregung die Tätigkeit der Lungen

Atmung und Puls.

und des Herzens beeinflußt, berechtigt nur die Beobachtung des ruhigen Säuglings zu einem Urteil. Wichtig ist vor allem das Verhältnis der Zahl der Pulsschläge zu der der Atemzüge. Normalerweise kommen auf einen Atemzug etwa 3—4 Pulsschläge. Dieses Verhältnis ändert sich bei Erkrankungen der Luftwege, besonders bei der Lungenentzündung, derart, daß ein Atemzug schon auf weniger als 3 Pulsschläge kommt. Gleichzeitig nimmt die Atmung auch einen anderen Charakter an; sie wird hörbar, röchelnd, oder mühsam und angestrengt. Bewegen sich bei jedem Atemzug die Nasenflügel mit (Nasenflügelatmung), so ist das ein fast sicherer Hinweis auf eine Erkrankung der tieferen Luftwege (z. B. Lungenentzündung).

Nasenflügelatmung.

Husten. Hustet ein Kind, so muß die Hebamme auf die Art des Hustens achten, ob er locker oder hart klingt, ob er in kurzen Stößen oder in langdauernder krampfhafter Weise erfolgt, ob er häufiger bei Tag oder bei Nacht auftritt, ob das Kind dabei zieht und blau wird. Diese Angaben erleichtern dem Arzt, der oft während seiner Anwesenheit keine Gelegenheit hat, das Kind husten zu hören, die Diagnose, vor allem die wichtige Entscheidung, ob es sich um einen Keuchhusten handelt.

Bauchdecken. Die Besichtigung der Bauchdecken kann verschiedene krankhafte Zeichen erkennen lassen. Ein aufgetriebener Bauch weist auf Störungen der Verdauung hin. Ist der Bauch aufgetrieben, gespannt und hart und zeichnen sich gar die Hautvenen in deutlichen blauen Streifen ab, so kann eine Erkrankung des Bauchfells vorliegen. Auch stark eingesunkene Bauchdecken sind Zeichen einer Erkrankung.

Körpergewicht. Besonders aufschlußreich ist das Ergebnis der täglichen Wägung des Kindes. Nicht als ob eine ständige Gewichtszunahme ein sicherer Beweis der Gesundheit wäre. Aber zusammen mit der Beobachtung des ganzen Kindes ist das Verhalten des Körpergewichtes von größter Bedeutung. Denn fast jede Störung beeinträchtigt die körperliche Entwicklung und damit die Gewichtszunahme. Und so kann ein Gewichtsstillstand oder eine Abnahme nicht nur durch Unterernährung oder fehlerhafte Ernährung, sondern auch durch jede Krankheit bedingt sein. Die Hebamme muß sich darum hüten, aus den Gewichtsverhältnissen auf Unter- oder Überernährung zu schließen und entsprechende Maßnahmen zu ergreifen. Das ist allein Aufgabe des Arztes, die ihm allerdings die Hebamme durch ihre Beobachtung wesentlich erleichtern kann. Es ist ihre Pflicht, die Trinkmengen des Säuglings festzustellen. Nur auf dieser Grundlage ist überhaupt dem Arzt ein zweckmäßiges Vorgehen möglich.

Die im Säuglingsalter so häufigen und so verhängnisvollen Störungen der Verdauung lassen sich frühzeitig aus der Besichtigung der Stühle erkennen. Die Hebamme hat darauf zu achten, ob ein **Stuhl.** Kind mehr als 2 bis 3 Stühle täglich entleert, ob diese wäßrig, schleimig oder zerhackt aussehen, Eiter oder Blut enthalten, faulig oder stark sauer riechen oder ob kleine Bläschen in ihnen aufsteigen. Auch die Farbe ist von großer Wichtigkeit. Bei natürlicher Ernährung hat die Grünfärbung eines Stuhles wenig zu bedeuten, bei künstlicher dagegen ist sie immer das Zeichen einer Störung. Bemerkt die Hebamme derartige krankhafte Veränderungen des Stuhlbildes, so muß sie sofort einen Arzt zuziehen und bis zu seinem Erscheinen die Stühle aufbewahren. Jedes Abwarten kann gerade hier verhängnisvoll sein. Sind die Stühle andererseits sehr fest und hell und werden sie nur selten entleert, liegen also die Zeichen der Verstopfung vor, so ist gleichfalls ein ärztliches Eingreifen notwendig.

Schon bei der Verabreichung der Nahrung läßt sich die heran- **Appetit.** nahende Krankheit aus einer Abnahme des Appetits erkennen. Zwar gibt es Kinder, die immer schlecht trinken, und bei jedem Säugling kommt es einmal vor — zumal an heißen Tagen —, daß eine Mahlzeit schlecht genommen wird. Wehrt aber ein bisher guter Trinker plötzlich und wiederholt die Nahrung ab, läßt er unter Schmerzäußerung die Brust oder die Flasche los, so ist dies oft das erste Zeichen einer Verdauungsstörung oder einer anderen Krankheit. Dies um so mehr, wenn das Kind zugleich erbricht. Erbrechen ist **Erbrechen.** immer ein ernstes Zeichen. Zahlreiche Infektionskrankheiten beginnen damit.

Das seelische Verhalten, die Stimmung des Säuglings ist der **Stimmungs-** feinste Gradmesser für sein Befinden. Noch bevor der Appetit nach- **wechsel.** läßt, Temperaturerhöhungen festzustellen sind oder die Stühle häufiger und schlechter werden, verliert das Kind seine gute Laune, wird ungnädig und weinerlich. Dieser Stimmungswechsel leitet fast jede Krankheit ein. Bei Störungen, die vom Gehirn ausgehen, stehen die Veränderungen des seelischen Verhaltens meist im Vordergrund. Einerseits kann eine zunehmende Müdigkeit und Schläfrigkeit auffallen, die sich bis zur Bewußtlosigkeit steigert. Andererseits beobachtet man zunehmende Unruhe und Erregtheit, schließlich allgemeine Krämpfe. Krampfanfälle ereignen sich im Säuglingsalter **Krämpfe.** häufiger als in der späteren Lebenszeit. Sie können zu Beginn jeder fieberhaften Erkrankung auftreten, müssen aber immer den Verdacht einer ernsten Gehirnkrankheit erwecken. Eine besondere

**Stimm=
ritzen=
krampf.**
Krampferscheinung darf der Beobachtung nicht entgehen: der Stimmritzenkrampf. Er tritt fast nur im Frühling bei rachitischen Kindern auf und äußert sich in einem krähenden oder ziehenden Geräusch bei der Einatmung, verursacht durch krampfhaften Verschluß der Stimmbänder. Rechtzeitige Behandlung beseitigt rasch diesen lebensgefährlichen Zustand.

4. Krankheitsverhütung.

Die sorgfältige Durchführung aller für die Ernährung, Pflege und Erziehung des Säuglings gegebenen Vorschriften dient zugleich der Krankheitsverhütung. Die Hebamme muß aber die besonderen Gefahren kennen, die den Säugling bedrohen, um ihnen vorbeugen und begegnen zu können.

**Haupt=
gefahren.**
Das Säuglingsalter ist in der Hauptsache von zwei Seiten gefährdet, von den Störungen des Ernährungsvorganges und von den Infektionskrankheiten, unter die wir alle durch Bakterien hervorgerufenen Erkrankungen rechnen, auch die beim Erwachsenen meist harmlosen Erkrankungen der Luftwege („Schnupfen, Husten"), die aber beim Säugling sehr leicht zu einer Lungenentzündung führen. Eine dritte nicht zu unterschätzende Gefahr stellt die englische Krankheit dar.

**Durch=
fallsver=
hütung.**
Beginnen wir mit der Bekämpfung und Verhütung der Darmerkrankungen. Vor ihnen wird der Säugling am sichersten durch die Ernährung an der Brust bewahrt. Ist die Ernährung eine künstliche, so sind ihre Gefahren durch peinlich genaue Durchführung der bei der Ernährung gebotenen hygienischen Maßnahmen (vgl. S. 436—440) zu verringern. Diese Gefahren sind im heißen Sommer außerordentlich groß. Die drohende Milchverderbnis, Überhitzung und Durst erhöhen die Durchfallsgefährdung und machen den Durchfall zu einer schweren, oft lebensgefährlichen Erkrankung (Brechdurchfall). Um den Säugling davor zu bewahren, sind folgende Grundsätze zu beherzigen:

1. Zur Ernährung darf nur frisch gewonnene, abgekochte, kühl (im Eisschrank) aufbewahrte Tiermilch verwendet werden. Milchreste des vorhergehenden Tages sind gefährlich.

2. Der Säugling muß durch entsprechend leichte Kleidung vor Überhitzung geschützt und in einem kühlen, gut gelüfteten Raum gehalten werden.

3. An besonders heißen Tagen soll die Nahrungsmenge eingeschränkt und durch Teezufuhr ergänzt werden, zumal wenn der

Appetit des Säuglings nachläßt. Zur Verhütung einer Durstschädigung muß mehrmals täglich Tee angeboten werden.

4. Tritt Durchfall auf, so ist sofort die Nahrung zu entziehen, nur Tee oder abgekochtes Wasser zu verabreichen, das Kind leicht zu bekleiden und ein Arzt aufzusuchen.

Der Infektionsverhütung dienen wiederum die früher ausgeführten Pflegevorschriften, vor allem die Reinlichkeitsgebote. Infektionen sind um so leichter zu verhüten, je weniger Menschen mit dem Säugling in Berührung kommen. Um das Kind nicht zu schä- **Infektionsverhütung.**

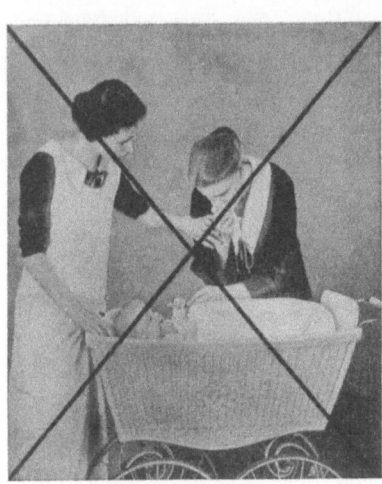 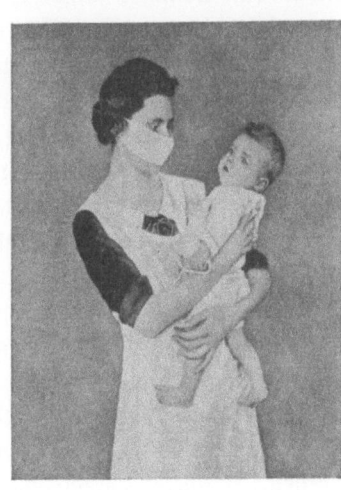

falsch richtig

Abb. 234 u. 235. Die Katarrhe der oberen Luftwege, die sich in Husten äußern, sind ansteckende Krankheiten. Kranke müssen vom Kinde ferngehalten werden oder, wenn dies nicht möglich ist, sich Nase und Mund verbinden.

digen, muß die Hebamme vor allem auf ihre eigene Gesundheit achten. Sie muß sich vergewissern, daß sie frei von ansteckenden Krankheiten ist. Bei jedem Krankheitsverdacht (z. B. Husten) muß sie sich diese Gewißheit durch ärztliche Untersuchung verschaffen. Auch ihre geringste Erkältung bedeutet für den Säugling eine große Gefahr. Will sich die Hebamme unter solchen Umständen (Husten, Schnupfen) nicht überhaupt vom Säugling fernhalten, so muß sie ihren Pflegling vor der gefährlichen Infektion schützen, indem sie Mund und Nase mit einem Tuch oder einer aus Mull hergestellten Maske bedeckt (Abb. 234 u. 235). Nur so darf sie sich dem Säugling nähern.

Die Zahl der Besucher, die das Neugeborene besichtigen wollen, ist nach Möglichkeit einzuschränken. Jede von der Straße kommende

Person kommt als Träger von Krankheitskeimen in Betracht. Vor allem ist das Küssen des Säuglings zu verbieten.

Vor jeder Berührung des Säuglings muß die Hebamme gründlich ihre Hände und Fingernägel reinigen. Alle Gegenstände, die mit dem Kinde in unmittelbare oder mittelbare Berührung kommen, müssen von peinlicher Sauberkeit sein. Auf die Erde gefallene Gegenstände sind aus der Umgebung des Säuglings zu entfernen. Nur gut zu reinigendes Spielzeug darf dem Kinde gegeben werden, zumal es alles, was es in die Hände bekommt, in den Mund zu nehmen pflegt. Im Sommer müssen vor allem Fliegen ferngehalten werden, die gefährliche Krankheitsüberträger sind. Ein über das Körbchen gebreiteter Fliegenschleier erfüllt am sichersten diesen Zweck.

Besondere Gefahren drohen dem Säugling von tuberkulösen Personen in seiner Umgebung, da eine frühzeitig erworbene Infektion sein Leben in hohem Grade gefährdet. Der Auswurf tuberkulöser Erwachsener enthält massenhaft Tuberkelbacillen; auch die beim Husten versprühten feinsten Tröpfchen enthalten diese gefährlichen Erreger, welche die Krankheit übertragen. So ist die ganze Umgebung tuberkulöser Menschen als verseucht und das Leben des Säuglings bedrohend anzusehen. Darum ist eine unbedingte räumliche Trennung des Säuglings von Tuberkulösen dringend geboten. Kein Gegenstand aus der Umgebung des Kranken darf — ohne zuvor desinfiziert zu sein — mit dem Säugling in Berührung gebracht werden. Verbieten die wirtschaftlichen, insbesondere die Wohnungsverhältnisse eine derartige Trennung, so empfiehlt sich die Unterbringung des gefährdeten Kindes in einem Säuglingsheim.

Beim Durchtritt durch den Geburtskanal sind die Augen des Neugeborenen durch Krankheitskeime gefährdet, die in der weiblichen Scheide vorkommen. Insbesondere können die Trippererreger (Gonokokken) zu schwerer Augenentzündung und Erblindung führen. Die Hebamme ist darum verpflichtet, jedem Neugeborenen die gesetzlich vorgeschriebenen Augentropfen einzuträufeln und jede entzündliche Erscheinung an den Augen des Säuglings dem Arzt zu melden. Auch Diphtheriebacillen können das Augenlicht gefährden.

Die allgemeinen Vorschriften zum Schutz der Nabelwunde vor Infektionen wurden bereits gegeben. Von ihr drohen dem Neugeborenen ernste Gefahren. Die Hebamme vergesse nie, daß aller Straßenschmutz und der von ihm verunreinigte Fußboden die Erreger des Wundstarrkrampfes (Tetanus) enthalten kann. Gelangen diese in die Nabelwunde, so ist das Schicksal des Säuglings besiegelt.

Die englische Krankheit bedroht jede Frühgeburt und fast jedes Kind der Großstadt, zumal wenn es im Herbst oder Winter geboren ist. Aber diese weitverbreitete Krankheit ist fast mit Sicherheit zu verhüten durch Ernährung an der Brust und hinreichende Zufuhr von frischer Luft, Licht und Sonne. Eine früh eingeleitete Sonnenbehandlung und häufiges Hinausbringen ins Freie gewährt den sichersten Schutz. Bei Frühgeburten ist die Verhütung der fast unausbleiblichen englischen Krankheit am besten einem Arzt zu übertragen (Höhensonnenbestrahlung). *Verhütung der englischen Krankheit.*

B. Spezielles.
1. Die angeborene Syphilis.

Kinder einer syphilitischen Mutter sterben häufig im Mutterleib ab und werden in erweichtem Zustand ausgestoßen. Liegt die Ansteckung der Mutter lange zurück oder ist diese ungenügend behandelt worden, so kann vorzeitige oder rechtzeitige Geburt eines zwar lebenden, aber syphilitisch kranken Kindes erfolgen. Die Zeichen der angeborenen Syphilis werden häufig mit zur Welt gebracht; in anderen Fällen werden anscheinend gesunde Kinder geboren, bei denen sich die angeborene Krankheit erst später äußert.

Die Frühzeichen der angeborenen Syphilis müssen der Hebamme genau bekannt sein. Sie erscheinen im allgemeinen auf der Haut des kranken Kindes, die fast immer einen gelblich blassen Farbton aufweist. An Handtellern und Fußsohlen können Blasen verschiedener Größe auftreten, die mit gelblicher Flüssigkeit gefüllt sind. Dazu entwickelt sich bald nach der Geburt ein hartnäckiger, trockener, oft blutiger Schnupfen, der die Nasenwege verlegt und an einem hörbaren Schniefen zu erkennen ist. Nicht selten tritt in den ersten Wochen eine Scheinlähmung eines oder beider Arme auf, die durch eine schmerzhafte syphilitische Knochenentzündung bedingt ist. *Frühzeichen.*

Vielfach aber werden syphilitische Kinder ohne krankhafte Erscheinungen geboren und die Krankheit verrät sich erst in den späteren Lebenswochen durch eine Reihe charakteristischer Erscheinungen. Die Haut der Handteller und Fußsohlen wird entzündlich gerötet, derb und glänzend. Ähnliche Veränderungen treten im Gesicht, besonders in der Umgebung des Mundes, der Nase und der Augen auf und führen hier zu starker Runzelbildung, zu blutenden Hauteinrissen oder zur Borkenbildung, die bis auf die Kopfhaut übergreifen kann. Im weiteren Verlauf kommt es zum Haarausfall, der im Gegensatz zu dem des Rachitikers die vordere Schädelpartie und die Augenbrauen bevorzugt. Um die gleiche Zeit auftretende Nagelbett- *Erscheinungen in den späteren Lebenswochen.*

eiterungen müssen ebenfalls an angeborene Syphilis denken lassen. Sehr verdächtig sind schließlich einige Wochen nach der Geburt auftretende linsen- bis pfenniggroße lachsfarbene Flecke im Gesicht oder an den Gliedern, die vereinzelt oder in dichter Aussaat auftreten können. Im Verlauf der ersten Lebensmonate können an den Schädelknochen sich abspielende Entzündungsvorgänge dem Kopf des syphilitischen Kindes eine eigentümliche Form geben: unter einer balkonartig vorspringenden Stirne ein eingesunkener Nasenrücken (Sattelnase), Auftreibung der Stirn- und Scheitelbeine, die dem Kopf ein quadratisches Aussehen geben.

Wichtige Maßnahmen. Das geringste verdächtige Anzeichen muß die Hebamme veranlassen, einen Arzt zuzuziehen. Nur frühzeitige energische Behandlung kann die schwere Krankheit heilen. Da die Mutter eines syphilitischen Säuglings immer syphilitisch ist, muß sie gleichfalls der Behandlung zugeführt werden. Auch der Vater muß sich untersuchen lassen. Niemals darf ein auch scheinbar gesundes Kind syphilitischer Eltern an eine Ammenbrust gelegt werden. Dagegen kann die syphilitische Mutter unbedenklich ihr Kind stillen.

Schutz vor Infektion. Bei der Pflege eines syphilitischen Kindes muß sich die Hebamme vor einer Infektion hüten, indem sie sich nach jeder Berührung sorgfältig desinfiziert. Mit wunden Händen darf sie ein solches Kind nicht berühren.

2. Nabelerkrankungen.

Ursache. Die meisten Nabelerkrankungen werden durch Ansiedelung von Eitererregern auf dem Nabelstrang oder nach dessen Abfall auf der noch nicht verheilten Nabelwunde veranlaßt. Die Übertragung der Keime kann durch einen unreinen Nabelverband, unreine Instrumente oder unreine Hände geschehen. Besonders sei auf die Möglichkeit der Übertragung durch die vom Wochenfluß verunreinigten Hände der Hebamme hingewiesen. Die Hebamme soll darum immer zuerst das Kind und dann erst die Wöchnerin besorgen.

Nabelschnurentzündung. Haben sich Eiter- oder Fäulniserreger auf der Nabelschnur selbst angesiedelt, so verwandelt sich diese nicht, wie normalerweise, in einen pergamentartigen trockenen Strang, sondern in ein sulziges, schmieriges, stinkendes Gebilde, das keine Neigung zur Eintrocknung und Abstoßung zeigt. Solche Veränderungen muß die Hebamme sofort dem Arzte melden, dem es gelingen kann, ein Fortschreiten der Infektion in die Tiefe oder in die Umgebung zu verhindern. Häufig verzögert sich die Abheilung und Überhäutung der Nabelwunde, die im allgemeinen nach wenigen Tagen abgeschlossen ist. In solchen Fällen sondert der Nabel noch längere Zeit eine wäßrige oder leicht eitrige Flüssigkeit ab, und bei genauer Besichtigung bemerkt die Hebamme auf dem Nabelgrund ein kleines rotes Fleischwärzchen mit höckeriger Oberfläche. Diese Erscheinung wird als Nabelschwamm bezeichnet. Nach Entfernung der kleinen Geschwulst durch den Arzt kommt das Nässen des Nabels rasch zum Stillstand, und die Nabelwunde heilt endgültig ab. *(Nabelschwamm.)*

Gelangen besonders giftige Eitererreger auf die Nabelwunde, so kommt es zu der gefährlichen Nabelentzündung. Man erkennt sie an einer Schwellung und Rötung der Wundränder und einem geschwürigen Zerfall des Nabelgrundes. Die Erkrankung neigt dazu, sich rasch nach der Tiefe und der Umgebung auszubreiten. Greift diese Entzündung auf das Bauchfell über, so entsteht eine pralle Auftreibung des Leibes mit Erbrechen und Stuhlverhaltung. Unter raschem Verfall stirbt das Kind. Auf dem gleichen Wege kann eine allgemeine Blutvergiftung mit tödlichem Ausgang entstehen. Besonders heimtückisch ist eine Ausbreitung der Infektion auf dem Wege der Nabelgefäße in das Innere des Körpers. Dabei kann der Nabel keine oder nur geringfügige Entzündungserscheinungen aufweisen; plötzlich verweigert das Kind die Nahrung, erbricht, verfällt zusehends und kann in kurzer Zeit zugrunde gehen. Erst die Eröffnung der kindlichen Leiche durch den Arzt deckt eine schwere Nabelinfektion als Todesursache auf. Die Hebamme soll daher in allen Fällen, in denen die Heilung der Nabelwunde die geringsten Abweichungen zeigt oder in denen ein lebensfrisch geborenes Kind nach einigen Tagen plötzlich verfällt, immer an eine Nabelinfektion denken und auf die Zuziehung eines Arztes dringen. Die Hebamme ist verpflichtet, den Kreisarzt über das Bestehen einer Nabelentzündung zu benachrichtigen und sich selbst nach der Besorgung des Nabelverbandes gründlich zu desinfizieren. *(Nabelentzündung.)*

Eine besondere Form der Nabelentzündung ist die Nabeldiphtherie, die in der Regel an schmierig weißlichen Belägen der Nabelwunde zu erkennen ist. Besonders bedroht ist das Leben des Säuglings durch Verunreinigung der Nabelwunde durch Tetanusbacillen, die Erreger des Starrkrampfes (siehe S. 485). *(Nabeldiphtherie.)*

Nabelblutungen können infolge ungenügender Unterbindung der Nabelschnur entstehen. Sie sind besonders bei lebensschwachen Kindern und bei sehr sulzreicher Nabelschnur zu befürchten. Nachdem das Neugeborene in sein Bett gebracht ist, kann sich aus den schlecht *(Nabelblutungen.)*

verschlossenen Nabelgefäßen Blut entleeren; dadurch wird das Kind sehr geschwächt, ja es kann vorkommen, daß es nach einiger Zeit tot im Blute liegend vorgefunden wird. Für solche Unglücksfälle wird in jedem Falle die Hebamme verantwortlich gemacht. Sie soll darum peinlich auf eine vorschriftsmäßige Unterbindung der Nabelschnur achten und in den folgenden Stunden mehrmals nach dem Kinde sehen. Bemerkt sie dabei eine auch nur geringe Blutung, so unterbinde sie den Nabelschnurrest von neuem, bette das Kind recht warm und benachrichtige bei stärkeren Blutverlusten sofort den Arzt.

Bedrohlicher als diese vermeidbaren Zwischenfälle sind Nabelblutungen, die erst nach Abfall der Nabelschnur auftreten. Sie sind meist die Folge schwerer allgemeiner Erkrankungen, besonders der Syphilis und der Blutvergiftung. In solchen Fällen liegt keine Fahrlässigkeit der Hebamme vor. Sie muß sofort den Arzt benachrichtigen und bis zu seinem Erscheinen durch Aufdrücken eines keimfreien Wattebausches auf die blutende Stelle die Blutung zu stillen suchen.

Haut=nabel. Eine ziemlich häufige Veränderung, die nur einen Schönheitsfehler ohne ernstere Bedeutung darstellt, ist der Hautnabel. Er entsteht dadurch, daß die Bauchhaut auf den Nabelstrang übergeht und nach dessen Abfall einen hervorstehenden Stumpf bildet.

Nabel=bruch. Tritt in der Gegend des Nabelringes kein richtiger Schluß der Bauchwand ein, so kann es zu einem Nabelbruch kommen, indem Darmschlingen oder Netz aus der Bauchhöhle austreten und die Bauchhaut der Nabelgegend vorwölben. So bildet sich eine kleine, von Haut bedeckte Geschwulst, die sich beim Schreien und Pressen des Kindes vergrößert und sich auf Druck unter gluckfendem Geräusch in die Bauchhöhle zurückschieben läßt. Ärztliche Behandlung vermag frische Brüche häufig ohne operativen Eingriff zu heilen.

3. Darmblutungen (Melaena) Neugeborener.

Bei Neugeborenen ereignet es sich nicht selten, daß der Stuhl nach der Entleerung des Kindspechs nicht die normale gelbe Farbe annimmt, sondern aus braun=schwärzlichen dünnen Massen besteht, deren Färbung auf Blutbeimengungen beruht. Gleichzeitig können auch blutig=bräunliche Massen erbrochen werden. Das Blut kann von wunden Warzen der Mutter stammen, aus denen es beim Saugen mit der Milch verschluckt wird. Das Allgemeinbefinden des Kindes ist dabei nicht gestört. Bei richtiger ärztlicher Behandlung der Warzen verschwindet der Blutstuhl bald. Ist die Entleerung schwarzer

Stühle von einer zunehmenden Blässe und einem raschen Verfall des Kindes begleitet, so rührt das Blut vom Kinde selbst her, und zwar kommt es aus den Blutgefäßen der Magen- und Darmschleimhaut oder aus der Nase. In diesem Falle handelt es sich um einen gefährlichen Zustand, der ein rasches Eingreifen des Arztes erfordert.

4. Starrkrampf.

Der Wundstarrkrampf des Neugeborenen entsteht durch Berührung der Nabelwunde mit Tetanusbacillen, die in der Gartenerde und im Straßenstaub leben, mit dem Straßenschmutz in die Wohnung verschleppt und durch Unreinlichkeit auf die Nabelwunde übertragen werden können. Der daraus entstehende Starrkrampf ist die verhängnisvolle Folge einer Nabelinfektion, wenn auch dabei nur selten erheblichere Entzündungserscheinungen an der Nabelwunde auftreten; die Abheilung der Nabelwunde kann sich im Gegenteil fast ungestört vollziehen, indes die in den Organismus eingedrungenen Erreger ihre verheerende Wirkung ausüben. Seit der Einführung der aseptischen (die Beschmutzung mit Keimen verhindernden) Nabelpflege ist diese Krankheit, die früher unter den Neugeborenen zahllose Opfer forderte, viel seltener geworden.

Die ersten Anfänge der Krankheit, die in der Regel in der ersten oder zweiten Lebenswoche beginnt, äußern sich in einer zunehmenden Starre der Kiefermuskulatur. Eines Tages ist das Neugeborene nicht mehr imstande, den Mund genügend weit zu öffnen, um die Brustwarze zu fassen. Bald darauf ist eine Öffnung des Mundes überhaupt nicht mehr möglich. Dazu gesellen sich Zuckungen im Gesicht und schließlich ein Starrkrampf der ganzen Körpermuskulatur. Das Kind wird vollkommen steif, bäumt sich auf, so daß nur Hinterkopf und Fersen auf dem Lager aufliegen. Diese Krämpfe treten anfallsweise auf und werden durch jede Berührung, Nahrungsaufnahme, Geräusche, überhaupt durch jeden äußeren Reiz ausgelöst. In den meisten Fällen verläuft die Krankheit tödlich. Zu ihrer Verhütung sei noch einmal eindringlich davor gewarnt, Gegenstände, die auf den Boden gefallen waren, mit dem Neugeborenen in Berührung zu bringen.

Es ist von größter Wichtigkeit, an Starrkrampf erkrankte Neugeborene sofort der Behandlung zuzuführen; nur dann kann in manchen Fällen das Leben des Kindes gerettet werden. Die Hebamme hat darum bei der ersten Andeutung einer „Kiefersperre" den Arzt zu benachrichtigen und bis zu seiner Ankunft das Kind in größter Ruhe zu halten. Sie muß weiterhin dem Kreisarzt Anzeige erstatten, der sie über ihr weiteres Verhalten belehrt. Denn der Starrkrampf ist auf andere Kinder und auf Kreißende übertragbar.

5. Eitrige Augenentzündung des Neugeborenen.

Die eitrige Augenentzündung der Neugeborenen ist eine überaus ansteckende Krankheit. Zwar wird gewöhnlich durch sie das Leben nicht gefährdet, doch kann sie unheilbare Erblindung des Kindes zur Folge haben. Die Verhütung, rechtzeitige Erkennung und Behandlung der Erkrankung bis zum Eintreffen eines Arztes ist eine der wichtigsten und verantwortlichsten Aufgaben der Hebamme. Handelt sie nicht nach den gegebenen Vorschriften, so kann sie die Erblindung des Kindes verschulden. Eine Hebamme, durch deren Schuld ein Kind die Sehkraft verloren hat, kommt wegen fahrlässiger Körperverletzung vor den Richter und hat schwere Strafe zu erwarten.

Krankheitszeichen. Die Anzeichen der Krankheit treten schon wenige Tage nach der Geburt auf. Die Augenlider schwellen an, röten sich und verkleben. Bald dringt aus der Lidspalte eine gelbe, wäßrige Flüssigkeit hervor, die nach kurzer Zeit in dicken Eiter übergeht. Schwellung und Rötung der Augenlider nehmen noch mehr zu, das Auge wird dauernd geschlossen gehalten, die rein eitrige Absonderung hält an. Meist sind beide Augen erkrankt. Der eitrige Prozeß kann auf den Augapfel und die Hornhaut übergehen, die Hornhaut trüben und das Auge zerstören, wodurch unheilbare Blindheit entsteht. Rechtzeitige ärztliche Behandlung vermag diesen traurigen Ausgang fast immer abzuwenden.

Entstehung. Die Krankheit entsteht durch Eindringen von Spaltpilzen (Gonokokken) bei einer Tripperkrankung der Mutter in das Auge des Kindes. Fast stets geschieht die Übertragung beim Durchtritt des Kindes durch den Gebärkanal, wenn die Gebärende Tripperkeime in ihren Geschlechtsteilen hat. Öffnet das Kind nach der Geburt die Augen, so gelangen beim Augenaufschlag die an den Wimpern sitzenden Schleimteile mit Gonokokken in die Augen und erzeugen hier die schwere Entzündung. Viel seltener erfolgt die Ansteckung erst etliche Tage nach der Geburt durch den Wochenfluß der kranken Frau.

Übertragbarkeit. Es ist für die Hebamme überaus wichtig zu wissen, daß von einem schon erkrankten Auge die Ansteckung sehr leicht auf andere Augen übertragen werden kann, z. B. durch einen mit ansteckendem Eiter verunreinigten Lappen oder Schwamm, durch ein Handtuch oder durch die Finger, und zwar sowohl auf Kinder wie auf Erwachsene.

Die Hebamme hat zur Verhütung der Krankheit die S. 196 angegebenen Maßnahmen zu erfüllen, wodurch die Augenentzündung auf ganz seltene Ausnahmefälle beschränkt wird.

Treten die ersten Erscheinungen der Augenentzündung auf, so ist sofort ein Arzt zu rufen. Dies ist besonders dringend, wenn bereits reiner Eiter aus dem Auge fließt. Weigern sich die Angehörigen, einen Arzt kommen zu lassen, so mache die Hebamme sie auf die Gefahr der Erblindung aufmerksam. Außerdem ist in jedem Falle von ansteckender Augenentzündung Meldung an den Kreisarzt zu erstatten.

Bis zur Ankunft des Arztes hat die Hebamme die Augen zu reinigen. Dazu nimmt sie reines kühles Wasser oder Vorwasser und einen Wattebausch. Nachdem das Oberlid vorsichtig empor- und das Unterlid hinabgezogen ist, wird der in die Spülflüssigkeit getauchte Wattebausch wiederholt über dem Auge ausgedrückt, um dadurch allen Eiter auszuschwemmen. Sind die Augenlider verklebt, so müssen sie durch Befeuchten mit nasser Watte aufgeweicht werden. Ist nur ein Auge erkrankt, so ist unter allen Umständen bei der Reinigung eine Eiterübertragung auf das gesunde Auge zu verhüten. Das Kind muß also stets auf die Seite des kranken Auges gelegt werden, damit der abfließende Eiter nicht in das gesunde Auge gelangt. Die Spülung ist stündlich, bei sehr starker Eiterung noch öfter zu wiederholen. In keinem Falle dürfen warme Umschläge gemacht werden.

Erste Maßnahmen.

Schleunigste ärztliche Behandlung ist stets notwendig. Je früher der Arzt kommt, um so sicherer behält das Kind sein Augenlicht, je später er kommt, um so drohender ist die Gefahr der Erblindung. Also darf die Hebamme niemals auch nur eine Stunde mit der Benachrichtigung des Arztes säumen. Alle gebrauchte Watte und alle Läppchen sind zu verbrennen. Die Hebamme bedenke, daß durch Unvorsichtigkeit die Erkrankung auf andere Augen — auch auf ihre eigenen — übertragen werden kann. Sie belehre deshalb auch die Umgebung des Kindes über die große Gefahr der Übertragung.

6. Milchdrüsenentzündung.

Wird die nicht selten geschwollene Milchdrüse des Neugeborenen von unvernünftigen Müttern oder Pflegerinnen zur Entleerung der Hexenmilch gedrückt, so kann es zur Entzündung der Milchdrüse kommen. Sie ist dabei geschwollen, gerötet und auf Druck empfindlich, das Kind oft etwas unruhig. Mitunter kann die Milchdrüse auch vereitern. Der Arzt muß die Behandlung übernehmen.

7. Krankheiten der Haut.
a) Ansteckende Hauterkrankungen.
Schälblasen.

In den ersten Tagen nach der Geburt, aber auch später, können auf der Haut des ganzen Körpers runde, hirsekorn- bis markstückgroße Blasen auftreten, die zuerst mit klarer, später mit trüber bis eitriger Flüssigkeit gefüllt sind. Diese Schälblasen sind im Gegensatz zum syphilitischen Blasenausschlag nie an Handtellern und Fußsohlen, sondern in erster Linie am Rumpf anzutreffen. Dicht beieinander stehende Bläschen können zusammenfließen und handtellergroße Blasen bilden, die den Eindruck einer Verbrennung erwecken. Nach einiger Zeit platzen diese Blasen, entleeren ihren eitrigen Inhalt und hinterlassen von Hautfetzen umrahmte rote Flecke. Unter stetem Aufschießen neuer Blasen kann sich die Krankheit über mehrere Wochen hinziehen. Fieber und schwere Allgemeinerscheinungen fehlen in der Regel; aber es gibt auch hochfieberhafte Fälle mit tödlichem Ausgang. Bei zweckmäßiger Behandlung heilt die Krankheit binnen kurzem.

Die Schälblasen sind sehr ansteckend und können durch Wäsche, Gebrauchsgegenstände und die Hände der Hebamme auf andere Kinder und Erwachsene übertragen werden. Die Hebamme muß darum nach der Berührung eines an Schälblasen erkrankten Kindes ihre Hände vorschriftsmäßig desinfizieren und die Kleider wechseln, bevor sie eine andere Wöchnerin oder ein anderes Kind besucht. Sie hat die Pflicht, dem Kreisarzt Anzeige zu erstatten und seinen Anordnungen Folge zu leisten. Kommen in ihrer Praxis mehrere Fälle von Schälblasen vor, so muß sie sich der Ausübung ihres Berufes so lange enthalten, bis sie vom Kreisarzt weitere Verhaltungsmaßregeln eingeholt hat.

Jeden Fall muß die Hebamme in das Tagebuch eintragen. Im übrigen dringe sie auf die Hinzuziehung eines Arztes.

Wundrose.

Die Wundrose entsteht durch Eindringen bestimmter Entzündungserreger in eine kleine Haut- oder in die Nabelwunde. Sie stellt eine Entzündung der Haut selbst dar, die in einer rasch fortschreitenden, scharf begrenzten Rötung und teigigen Schwellung in der Umgebung der infizierten Wunde zum Ausdruck kommt. In schweren Fällen kann die Wundrose die Haut des ganzen Körpers ergreifen. Im allgemeinen besteht hohes Fieber, der Allgemeinzustand der Kinder ist schwer beeinträchtigt, sie werden matter, trinken schlecht an der Brust und gehen oft an Herzschwäche oder an allgemeiner Blutvergiftung zugrunde.

Die Wundrose ist außerordentlich ansteckend und wird durch Berührung der erkrankten Hautstellen übertragen. Die Hebamme muß darum Verbandzeug, Wäsche und alle Gebrauchsgegenstände, die mit dem kranken Säugling in Berührung gekommen sind, gewissenhaft desinfizieren und sich selbst durch Anlegen einer geschlossenen Ärmelschürze schützen. Erkrankt ein Säugling oder eine Wöchnerin an Wundrose, so sind Mutter und Kind unbedingt voneinander zu trennen. Dabei soll aber die Ernährung mit Frauenmilch erhalten bleiben, die dem Säugling das Überstehen der lebensgefährlichen Krankheit erleichtert. Die Brustmilch muß darum während der Dauer der Krankheit abgespritzt und dem Kind mit dem Löffel oder der Flasche verfüttert werden.

Bei jedem Verdacht auf Wundrose ist sofort der Arzt zu benachrichtigen. Die Wundrose untersteht der Anzeigepflicht an den Kreisarzt.

b) Nichtansteckende Hauterkrankungen.

Eine häufige Erscheinung ist das Wundsein der Säuglinge. Es entsteht bei unzureichender Pflege oder bei besonders dazu veranlagten Kindern auch trotz sorgfältiger Pflege. Betroffen werden in erster Linie diejenigen Hautabschnitte, die durch Stuhl oder Harn oder durch besondere Schweißbildung gereizt werden: also das Gesäß und die Hautfalten (Leistenbeuge, Hals- und Achselfalte). An Durchfall erkrankte Säuglinge werden besonders leicht wund. Sorgfältige Pflege, häufiges Trockenlegen und Trockenhaltung der Haut durch Puder verhütet und beseitigt das Wundsein. *Wundsein.*

In seltenen Fällen breitet sich das Wundsein vom Gesäß über den ganzen Körper aus. Die gesamte Körperhaut ist bei solchen Kindern hochrot und besonders am Kopf mit Schuppen bedeckt. Diese langdauernde und nicht ungefährliche Erkrankung bedarf unbedingt der ärztlichen Behandlung.

Bei zu warmer Bedeckung des Säuglings können infolge erhöhter Schweißbildung auf der Haut des Rumpfes zahlreiche etwa stecknadelkopfgroße Knötchen auftreten, die man als Schweißfriesel bezeichnet. Sie sind eine harmlose Erscheinung, die durch Pudern und leichtere Bekleidung zu beseitigen ist. *Schweißfriesel.*

Besonders veranlagte oder unzweckmäßig ernährte Säuglinge können immer wieder Unreinheiten der Wangenhaut zeigen, *Milchschorf.*

leichte Schuppung, Krustenbildung oder starkes Nässen, Erscheinungen, die das Gesicht des Kindes in erschreckender Weise verunstalten können. Diese als Milchschorf bezeichnete Erkrankung ist in der Regel ungefährlich, kann aber bei Unsauberkeit und schlechter Pflege einen ernsten Verlauf nehmen. Ärztliche Behandlung ist stets notwendig.

Ähnliche Veränderungen wie auf den Wangen können auch auf der Kopfhaut entstehen. Bei schlechter Pflege und fehlender Behandlung kann es zur Bildung von dicken Krusten und Borken kommen, unter denen sich schließlich übelriechender Eiter ansammelt. Auch hier ist ärztliche Behandlung notwendig.

8. Erkrankungen der Mundschleimhaut.

Soor. Auf der Mundschleimhaut junger Säuglinge treten nicht selten sog. Schwämmchen (Soor) auf. Es bilden sich kleine weiße, festhaftende Auflagerungen auf der Zunge und auf der Innenseite der Lippen und Wangen, die sich nicht abwischen lassen und bei stärkerer Ausbreitung schließlich die ganze Mundhöhle in Gestalt von dicken, zusammenhängenden Belägen auskleiden können. Diese Erscheinung ist durch einen Schimmelpilz (Soorpilz) bedingt, der sich mit Vorliebe auf der Mundschleimhaut sehr junger oder schwerkranker Säuglinge ansiedelt. Leichte Schwämmchen kommen zwar vorübergehend auch bei gesunden Brust- oder Flaschenkindern vor und bedürfen keiner besonderen Behandlung. Aber das Vorhandensein ausgedehnter Erscheinungen deutet stets auf eine ernstere Allgemeinerkrankung hin und verlangt die sofortige Hinzuziehung eines Arztes. Von ihm verordnete Auspinselungen des Mundes können die Abstoßung der Auflagerungen beschleunigen; seine wichtigste Aufgabe ist aber die Erforschung und Behandlung der Grundkrankheit. Denn mit der Hebung des Allgemeinzustandes verschwinden die Schwämmchen von selbst.

Die Krankheit wird bedingt durch Unsauberkeit der Flaschen und Sauger, vor allem aber durch den immer noch weitverbreiteten Unfug des Mundauswischens. Es ist darum Pflicht der Hebamme, dringend vor dieser Unsitte zu warnen. Denn durch sie entstehen oft kleine Verletzungen der zarten Schleimhaut, auf denen sich nicht nur die unschuldigeren Schwämmchen, sondern auch giftige Eiterspaltpilze ansiedeln können, die schwere Entzündungen und Geschwüre hervorrufen, an deren Folgen schon viele junge Säuglinge zugrunde gegangen sind.

9. Erkrankungen der Atmungsorgane.

Wir wiesen wiederholt darauf hin, daß schon der geringste Schnupfen für den jungen Säugling eine Gefahr bedeutet. Abgesehen davon, daß die Ernährung an der Brust durch die Verlegung der Nasenatmung erschwert wird, neigen alle Katarrhe der oberen Luftwege beim Säugling dazu, die tieferen Luftwege mitzuergreifen und Entzündungen der Luftröhre und der Lungen zu veranlassen.

Den Schnupfen erkennt die Hebamme an einem schniefenden Geräusch und an einem Schleimausfluß aus der Nase. Tritt er schon in den ersten Lebenstagen auf, so ist er auf angeborene Syphilis verdächtig (siehe S. 481). Bei Absonderung von Blut und Eiter aus der Nase muß die Hebamme stets an Nasendiphtherie denken, die häufigste Form der Diphtherie im Säuglingsalter. In diesem Fall ist der Nasenausfluß sehr ansteckend und kann bei Übertragung auf die Augen oder die Nabelwunde gefährliche diphtherische Entzündungen hervorrufen. *Schnupfen. Nasendiphtherie.*

Auch der einfache Schnupfen ist eine übertragbare Krankheit. Um den Säugling vor der Ansteckung zu schützen, muß die Hebamme an Schnupfen erkrankte Erwachsene von ihm fernhalten und alle früher geschilderten vorbeugenden Maßnahmen ergreifen. Ist der Säugling bereits an Schnupfen erkrankt, so muß sie ihm das Saugen an der Brust durch Reinigen der Nase vor jedem Anlegen ermöglichen. Vorsichtshalber soll bei jedem Schnupfen, besonders aber bei jedem Verdacht auf Nasendiphtherie ein Arzt zugezogen werden.

Setzt sich der Katarrh der Nasenschleimhaut auf die hintere Rachenwand fort, so kommt es zu einem Rachenkatarrh, der sich in Husten und gelegentlich hohem Fieber äußert. Bei dieser Krankheit ist auch das Allgemeinbefinden deutlich gestört, die Kinder sind appetitlos und neigen zum Erbrechen. *Rachenkatarrh.*

Auf seinem weiteren Weg nach abwärts kann der Nasenrachenkatarrh auch den Kehlkopf ergreifen. Der Kehlkopfkatarrh ist in seinen Anfängen an einer zunehmenden Heiserkeit zu erkennen. Kommt es zu stärkerer Entzündung und Schwellung der Kehlkopfschleimhaut, die sich in einem lauten „bellenden" Husten äußert, so können Zustände von Atemnot und Erstickungsgefahr auftreten, die ein unmittelbares Eingreifen des Arztes notwendig machen. *Kehlkopfkatarrh.*

Schließlich können die tieferen Luftwege betroffen werden: es kommt zu Luftröhren- und Bronchialkatarrh, endlich zur Lungenentzündung. Besonders rachitische Säuglinge sind in dieser Richtung bedroht, da die Durchlüftung ihrer Lungen ungenügend ist. Die *Bronchialkatarrh. Lungenentzündung.*

Lungenentzündung ist neben den Durchfällen eine der häufigsten Todesursachen im Säuglingsalter. Angesichts dieser Gefahr muß die Hebamme alles zu ihrer Verhütung tun; die Verhütung und rechtzeitige Behandlung auch des leichtesten Schnupfens stellt den sichersten Weg dar.

10. Erkrankungen des Magen-Darmkanals.

a) Durchfall.

Durchfall. Fehlerhafte Ernährung, besonders Überernährung und Ernährung mit unzweckmäßigen Gemischen, verdorbene Milch, Allgemeinschädigung durch Hitze, aber auch jede Allgemeinstörung durch fieberhafte Erkrankungen kann zu regelwidriger Gärung oder Fäulnis im Darmkanal führen, die den Durchfall veranlassen. Bisher gesunde Säuglinge werden unruhig und schlechter Laune, trinken schlechter, die Zahl der Entleerungen nimmt zu, das Körpergewicht bleibt stehen oder fällt ab. Ausschlaggebend für die Erkennung ist die Beschaffenheit der Stühle. Sie werden wasserreicher, dünnflüssig bis spritzend, oder sie enthalten Schleimfetzen, gelegentlich auch Eiter und Blut, riechen stark sauer oder stinken faulig und können schon bei der Entleerung eine grüne Farbe aufweisen. Das Allgemeinbefinden des Säuglings wird sichtlich gestört; Blässe und schmerzlicher Gesichtsausdruck verraten die Krankheit.

Wird nicht sofort die Nahrung entzogen und vom Arzt eine energische Durchfallsbehandlung eingeleitet, so verschlimmert sich der Zustand zusehends. Die Zahl der Stühle vermehrt sich, ihre Beschaffenheit wird immer abnormer, der Appetit geht ganz verloren, das Kind beginnt die angebotene Nahrung zu erbrechen. Unter bedrohlichen Gewichtsabnahmen verfällt der Säugling sichtlich, die Augen werden umrändert, der Körper magert ab, die Haut wird welk und faltig. Wird immer noch nicht eingegriffen, so kommt es **Brechdurchfall.** zu dem schweren Bild des Brechdurchfalls, der besonders im Sommer in hohem Grade das Leben des Säuglings bedroht. Das Bewußtsein trübt sich oder schwindet vollkommen. Unter Erbrechen und zahllosen spritzenden Stühlen geht das tiefbenommene Kind, dessen Kreislauf immer schwächer, dessen Atmung tief und beschleunigt wird, dessen Körpergewicht immer steiler abstürzt, innerhalb weniger Tage oder Stunden zugrunde. Oft gehen dem Tod allgemeine Krämpfe voraus.

Erste Maßnahmen. Die Hebamme hat bei den ersten Zeichen des Durchfalls die Nahrung zu entziehen und bis zum Erscheinen des Arztes Tee oder abgekochtes Wasser zu verabreichen, die mit Sacharin gesüßt werden dürfen. Je früher dies geschieht, desto sicherer werden ernstere Störungen vermieden, desto rascher verschwinden die Zeichen des Durchfalls. Jede Bemühung, die Gewichtsabnahme durch Nahrungszufuhr aufzuhalten, ist ein verhängnisvoller Fehlgriff. Steile Gewichtsstürze und Verfall des Kindes sind die unausbleibliche Folge. Während andererseits auch eine 24 stündige Teepause nicht im geringsten schadet, vielmehr die wirksamste Gegenmaßnahme gegen den Durchfall darstellt. Dies kann die Hebamme nicht eindringlich genug beherzigen.

b) Erbrechen.

Das Erbrechen ist zumeist nur ein Krankheitszeichen, keine selbständige Krankheit und kommt im Säuglingsalter wesentlich häufiger vor als beim Erwachsenen, ohne immer von ernster Bedeutung zu sein. Schon bei leichtesten Infektionen, wie Katarrhen der Nase oder des Rachens, bei einem Nahrungsüberangebot, bei jeder Allgemeinstörung kann es sich gelegentlich einstellen. Nie darf das Erbrechen als bedeutungslos bewertet werden, weist es doch immer darauf hin, daß eine wenn auch vielleicht nur geringe Störung vorliegt. Wiederholt sich das Erbrechen öfter, so muß es ernster eingeschätzt werden, zumal wenn gleichzeitig das Allgemeinbefinden des Säuglings beeinträchtigt wird. Denn das Erbrechen kann andererseits auch das Zeichen schwerer Krankheiten sein. Bei Entzündungen des Gehirns oder der Hirnhäute, bei zahlreichen schweren Erkrankungen der Bauchhöhle (Bauchfellentzündung, Darmverschlingung) fehlt es nie.

Besonders eine Krankheit, bei der das Erbrechen im Vordergrund steht, muß die Hebamme kennen, zumal sie immer Säuglinge im ersten Lebensvierteljahr betrifft und schon in den ersten Lebenstagen beginnen kann: den Magenpförtnerkrampf. Eine hochgradige Übererregbarkeit des Magenpförtnermuskels führt dazu, daß jede Nahrungsaufnahme mit heftigem, explosivem Erbrechen (im Bogen) beantwortet wird. Bei Besichtigung der Bauchdecken erkennt man nach der Nahrungsaufnahme die krampfhaften Magenbewegungen, die sich wellenförmig über der Nabelgegend hinziehen. Dieses unstillbare Erbrechen macht es unmöglich, dem Säugling die genügende Nahrungsmenge beizubringen. Hochgradige Abmagerung ist die häufige Folge.

Magenpförtnerkrampf

Da die Hebamme die Natur des Erbrechens nicht zu deuten vermag und sich jeder Vermutung enthalten soll, muß sie in jedem Fall einen Arzt zuziehen.

11. Störung des Gedeihens.

Beurteilung. Langdauernde Gewichtsstillstände oder Gewichtsabnahmen weisen darauf hin, daß das Gedeihen eines Säuglings gestört ist. Ein Vergleich des gegenwärtigen Gewichts mit dem aus der Tabelle (S. 421) zu entnehmenden Normalgewicht eines gleichaltrigen Säuglings gibt zahlenmäßigen Aufschluß über den Grad der Störung. So ist ein Fall, in dem ein 6 Monate alter Säugling das Gewicht eines Neugeborenen hat, ungleich ernster zu bewerten als der eines gleichaltrigen Kindes, dessen Gewicht dem eines normalen, 5 Monate alten Säuglings entspricht. Derartige geringe Abweichungen liegen noch im Bereich der normalen Schwankungen, sofern der Säugling fortlaufend zunimmt, sein Körper einen befriedigenden Ernährungszustand aufweist und die Stimmung gut ist.

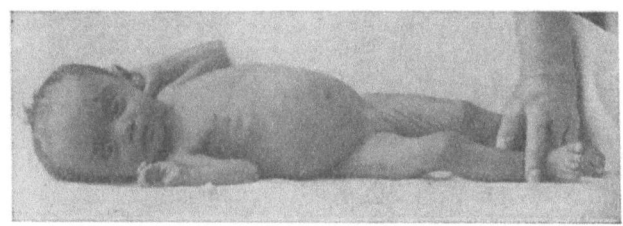

Abb. 236. 4 Monate alter, leicht abgemagerter Säugling. Gewicht 4500 g. Länge 58 cm. (Aus Langstein, Dystrophien und Durchfallskrankheiten im Säuglingsalter.)

Die Besichtigung des Kindes gibt auch ohne Kenntnis der Gewichtsverhältnisse hinreichend darüber Auskunft, ob und in welchem Grade das Gedeihen gestört ist. In leichten Fällen (Abb. 236) **Leichte Form.** sind die Haut und das Unterhautgewebe nicht so prall elastisch, die Wangen und Glieder nicht so voll und rund, die Hautfarbe nicht so rosig, die Stimmung nicht so behaglich, wie man es bei kräftigen und gesunden Säuglingen des gleichen Alters gewohnt ist. In **Schwere Form.** schweren Fällen (Abb. 237) kann die Abmagerung äußerste Grade erreichen, die Glieder sind dünn, Muskeln und Rippen zeichnen sich deutlich durch die Haut ab, deren Fettpolster geschwunden ist, die Haut ist fahlblaß, welk, steht in Falten, das Gesicht ist eingefallen und nimmt mit den Runzeln, den tief eingesunkenen umränderten Augen und den Falten um den Mund ein greisenhaftes Aussehen an. In so schweren Fällen sind die Glieder steif, der Leib tief eingesunken oder aufgetrieben, die Säuglinge appetitlos und zum Erbrechen neigend; nur spärliche träge Bewegungen und schwaches Wimmern verraten das noch vorhandene Leben.

Solche fast unrettbaren Zustände lassen sich vermeiden, wenn die ersten Zeichen eines gestörten Gedeihens, besonders der Gewichts- stillstand rechtzeitig bemerkt, seine Ursachen vom Arzt aufgeklärt und beseitigt werden. Die Ursachen sind mannigfacher Natur. In erster Linie ist eine fehlerhafte Ernährung anzuschuldigen, sowohl lang- dauernde Unterernährung als Ernährung mit unzweckmäßigen Ge- mischen; ungenügende Zuckerzufuhr oder langdauernde Ernährung mit Schleim- oder Kindermehlabkochungen ohne hinreichenden Milchzusatz spielen dabei eine überwiegende Rolle. Aber auch jede Krankheit kann das Gedeihen des Säuglings aufhalten, langwierige Infektionskrankheiten, die englische Krankheit, vor allem aber wieder- holte Durchfälle, die oft noch bei beginnender oder fortschreitender

^{Ursachen.}

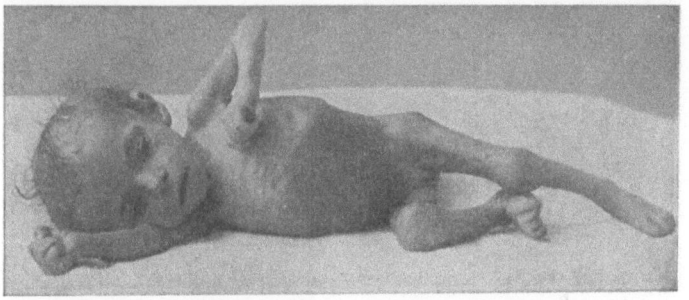

Abb. 237. 7 Monate alter, schwer abgemagerter Säugling. Gewicht 4000 g, Länge 60 cm.
(Aus Langstein, Dystrophien und Durchfallskrankheiten im Säuglingsalter.)

Abmagerung vorhanden sind oder neu auftreten. Schließlich können auch schlechte Pflege oder minderwertige Konstitution an der Störung des Gedeihens Schuld tragen.

Die Hebamme hat die schwierige Entscheidung, wodurch die Störung des Gedeihens bedingt ist, dem Arzt zu überlassen. Es ist ihr verboten, willkürlich die Nahrung zu ändern oder die Menge zu steigern, sofern sie zuvor die früher gegebenen Ernährungsvor- schriften genau befolgt hat. Sie hat ihre Pflicht getan, wenn sie rechtzeitig die Störung erkennt, den Arzt um Rat fragt und seinen Anordnungen Folge leistet.

12. Die englische Krankheit (Rachitis).

Als Folge dauernden Mangels an Luft, Licht und Sonne sowie unzweckmäßiger Ernährung und schlechter Pflege entwickelt sich bei einer großen Zahl aller Säuglinge, besonders in der Großstadt und unter ungünstigen äußeren Verhältnissen die englische Krankheit. Sie beginnt in der Regel erst im 2. Lebensvierteljahr, bei Frühgeburten, die fast nie von Rachitis verschont bleiben, schon früher.

Früh=zeichen. Die Krankheit kündigt sich durch bestimmte Zeichen an, deren Beachtung für die Verhütung und rechtzeitige Bekämpfung von großer Wichtigkeit ist. Schon im 3. Monat können Schweiße am ganzen Körper, besonders am Hinterkopf auftreten, die nicht selten das ganze Kopfkissen durchnässen. Gleichzeitig fällt auf, daß der Harn einen stechenden Geruch annimmt, die Laune und der Appetit schlechter werden, die Gewichtszunahme zu wünschen übrig läßt und

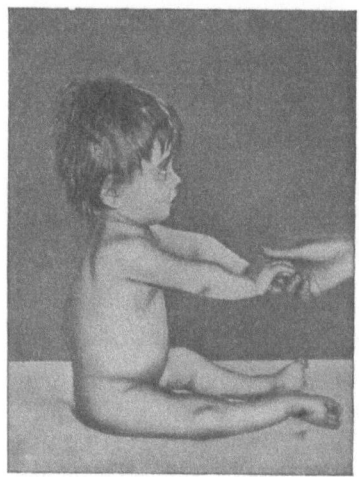
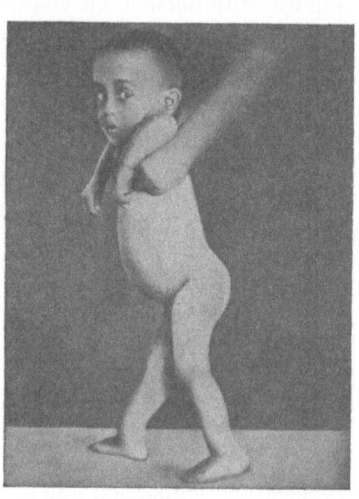

Abb. 238. Englische Krankheit.   Abb. 239. Englische Krankheit.

Knochen=ent=kalkung. die Haut ihre rosige Farbe verliert. Die Knochenentkalkung, auf der die meisten rachitischen Zeichen beruhen, macht sich zuerst an den dünnen Schädelknochen bemerkbar, die zunächst an einzelnen Stellen, später am ganzen Hinterkopf erweichen und sich mit der Hand wie ein Filzhut eindrücken lassen. Ungefähr gleichzeitig treten rosenkranz= **Auftrei=bung der Knorpel=knochen=grenzen.** förmige Auftreibungen an den Knorpelknochengrenzen des Brustkorbes und ähnliche Verdickungen an den Handgelenken auf. Nur in schweren Fällen erreicht der Kalkverlust der Knochen so hohe Grade, daß es zu Verunstaltungen des Brustkorbes (Hühnerbrust) und zu Verkrüm= **Verkrüp=pelung.** mungen (Abb. 238 u. 239) oder Einbrüchen der Bein= und Armknochen kommt, die zusammen mit dem Zurückbleiben des Längenwachstums die rachitische Verkrüppelung ausmachen. Fast immer verzögert die englische Krankheit das Auftreten der ersten Zähne.

Die große Fontanelle bleibt länger als gewöhnlich (Ende des ersten Lebensjahres) offen.

Infolge dieser Knochenveränderungen bleibt die gesamte körperliche Entwicklung zurück. Rachitische Säuglinge lernen verspätet den Kopf heben, sich aufsetzen, stehen und gehen und verlieren unter dem Einfluß der Krankheit vorher beherrschte Fähigkeiten. Diese Verzögerung in der Entwicklung der **statischen Funktionen** (Sitzen, Stehen) ist mit verschuldet durch eine große Muskelschwäche, welche die englische Krankheit immer begleitet und u. a. auch in einem großen aufgetriebenen Bauch zum Ausdruck kommt. Diese Schwäche der Bauchmuskeln leistet auch der Entstehung von Nabel- und Leistenbrüchen Vorschub. *Muskelschwäche.*

Überhaupt ist die Rachitis eine Erkrankung nicht nur des Knochen- und Muskelapparates, sondern des ganzen Organismus. Davon überzeugt schon die gelegentlich schwere Störung des Allgemeinbefindens und die ausgesprochen schlechte Stimmung rachitischer Säuglinge, die allerdings zum Teil durch die Schmerzhaftigkeit der Glieder bedingt ist. Zunehmende Blässe deutet auf eine Störung der blutbildenden Organe, auf eine beginnende Blutarmut hin. Der mangelnde Appetit hat oft eine Störung des Gedeihens zur Folge: langdauernde, unüberwindliche Gewichtsstillstände sind keine Seltenheit. *Blutarmut.*

Führt die englische Krankheit auch nie unmittelbar zum Tode, so begünstigt sie doch das Auftreten gefährlicher Erkrankungen und spielt so unter den Ursachen der Säuglingssterblichkeit eine große Rolle. Die Durchlüftung der Lungen ist infolge der Erweichung und Verunstaltung des Brustkorbes ungenügend, ein Umstand, der den rachitischen Säugling allen Erkrankungen der Luftwege besonders aussetzt und seine Fähigkeit, diese Krankheiten zu überstehen, beeinträchtigt. Wie überhaupt die Widerstandskraft solcher Kinder gegen Infektionen stark herabgesetzt ist. Sie werden darum häufiger von Infektionen betroffen und erliegen ihnen eher als gesunde Säuglinge. *Erkrankungen der Luftwege.*

Die Möglichkeit und die Wege zur Verhütung der englischen Krankheit wurden bereits berührt (siehe S. 462, 481). Da sie eine mit Sicherheit heilbare Krankheit ist, muß die Hebamme einen als rachitisch erkannten Säugling frühzeitig der ärztlichen Behandlung zuführen, um die drohenden Verkrüppelungen zu verhüten.

13. Krämpfe.

Krämpfe sind lediglich ein Krankheitszeichen, und zwar die Folge einer Reizung des Gehirns. Eine solche kann durch Entzündung *Ursachen.*

des Gehirns und der Hirnhäute oder durch Gehirnblutungen zustande kommen, aber auch durch jede andere Krankheit, bei der giftige Substanzen, etwa Bakteriengifte oder abnorme Stoffwechselprodukte, eine Reizwirkung auf das Gehirn ausüben. So kommt es, daß die verschiedensten Krankheiten von allgemeinen Krämpfen begleitet werden können, zumal die Krampfbereitschaft des Säuglings viel größer ist als die des Erwachsenen. Der Krampf an sich kann

Formen. verschiedene Formen annehmen, von leichten Zuckungen im Gesicht oder an den Gliedern, Verdrehen der Augen, bis zu schweren allgemeinen Krämpfen, die den ganzen Körper stoßweise schütteln. Eine besondere Krampfform, der Stimmritzenkrampf, wurde schon früher erwähnt (siehe S. 478). Dem Starrkrampf (siehe S. 485) ist ein besonderer Abschnitt gewidmet.

Für die Hebamme ist es wichtig zu wissen, daß jede Infektionskrankheit durch allgemeine Krämpfe eingeleitet werden kann, daß es aber nie geringfügige Ursachen sind, die so schwere Erscheinungen hervorrufen. Vor allem soll die Hebamme die im Volke so verbrei-

„Zahn- krämpfe." tete Fabel von den „Zahnkrämpfen" nicht unterstützen, sondern ausrotten. Ein durchbrechender Zahn kann nie Krämpfe auslösen. Die Hebamme hat die Pflicht, den Rat eines Arztes einzuholen, sobald sie irgendwelche Krampfzeichen beobachtet. Sie muß sich hüten, die Krämpfe zu deuten, sondern sie muß sofort ärztliche Hilfe in Anspruch nehmen.

14. Ansteckende Krankheiten des Säuglingsalters.

Die ansteckenden Krankheiten betreffen das Kleinkind und Schulkind viel häufiger als den Säugling. Wir können darum hier auf eine ausführliche Beschreibung dieser Krankheiten verzichten und wollen die Hebamme nur auf einige Besonderheiten des Verlaufes verschiedener Infektionskrankheiten im Säuglingsalter aufmerksam machen, da sie durch deren Kenntnis viel Nutzen stiften kann.

a) Masern.

Schutzstoffe, die der menschliche Säugling durch das mütterliche Blut und wahrscheinlich auch durch die Brustmilch in seinen Körper aufnimmt, bewahren ihn in den ersten Lebensmonaten fast immer vor einer Masernansteckung. Aber im 2. Lebenshalbjahr erkrankt fast jeder Säugling, der mit einem Masernkranken zusammengekommen war, an Masern. Während die Masern beim älteren Kind eine gutartige Krankheit sind, ist der Verlauf um so ernster, je jünger der betroffene Säugling ist. Die Hebamme muß darum dafür sorgen, daß jeder Säugling vor der Maserninfektion geschützt wird, und muß davor warnen, den jungen Säugling — wie es so oft geschieht — mit an Masern erkrankten älteren Geschwistern zusammenzulegen. Den törichten Glauben mancher Mutter, daß die Zufuhr von Sonnenlicht und frischer Luft oder tägliches Waschen dem Masernkinde schaden könne, muß die Hebamme ausrotten. Denn gerade bei Kindern, die in verdunkelten und schlecht gelüfteten Räumen liegen, treten im Anschluß an Masern häufig schwere Lungenentzündungen auf, die nur allzuoft den Tod herbeiführen.

b) Keuchhusten.

Für die Ansteckung mit Keuchhusten sind schon Neugeborene empfänglich. Hier gilt die Regel: je jünger das Kind, um so ernster der Verlauf. Durch Hinzutreten von Lungenentzündungen und Krämpfen gehen viele der im ersten Lebensjahr an Keuchhusten erkrankten Kinder zugrunde. Die Hebamme muß deshalb bestrebt sein, junge Säuglinge nach Möglichkeit vor dem Zusammensein mit keuchhustenkranken und keuchhustenverdächtigen Kindern zu schützen.

c) Windpocken.

Die Windpocken sind die ansteckendste Kinderkrankheit. Auch die Unterbringung in einem besonderen Raum vermag in der Regel einen Säugling nicht vor der Ansteckung zu schützen, wenn sich auch nur in der gleichen Wohnung ein anderes an Windpocken erkranktes Kind befindet. Wie der Name sagt, wird die Krankheit nicht nur durch Berührung, sondern auch mit dem Luftstrom übertragen. Eine Absonderung ist darum in der Regel erfolglos und, da es sich um eine leichte Erkrankung handelt, überflüssig.

d) Diphtherie.

Über die häufigste Diphtherieform im Säuglingsalter, die Nasendiphtherie, haben wir bereits berichtet (siehe S. 491). Ohne daß erkennbare Zeichen der Nasendiphtherie vorausgegangen sind, können die Krankheitserreger in den Luftwegen nach abwärts steigen, sich im Kehlkopf festsetzen und dort schwere Veränderungen hervorrufen. Die Kehlkopfdiphtherie (Krupp) ist daran zu erkennen, daß die betroffenen Kinder zunehmend heiser, schließlich stimmlos werden. Die krankhaften Veränderungen im Kehlkopf führen zu hochgradiger Atemnot und schließlich zur Erstickung, wenn nicht rechtzeitig vom Arzt die Behandlung eingeleitet wird.

e) Tuberkulose.

Während ein kräftiger Erwachsener auch bei wochenlangem Zusammenleben mit einem Schwindsüchtigen nicht unter allen Umständen mit Tuberkulose infiziert werden muß, ist die Tuberkulose für den Säugling besonders in den ersten Lebensmonaten eine ebenso ansteckende Krankheit wie Masern oder Keuchhusten. Auch der Verlauf der Krankheit ist ungleich ernster als bei älteren Kindern oder Erwachsenen. Während sich die Tuberkulose im späteren Lebensalter über viele Jahre hinzieht und bei guter Behandlung und Ernährung oft allmählich ausheilt, kann sich beim jungen Säugling schon nach einem kurzen unvorsichtigen Zusammensein mit der schwindsüchtigen Mutter oder anderen an offener Tuberkulose leidenden Personen eine schwere tuberkulöse Durchseuchung des Körpers entwickeln, die nach wenigen Wochen oder Monaten zum Tode führt. Bei älteren Säuglingen sind die Verhältnisse etwas günstiger. Doch stirbt auch von ihnen ein Teil schon nach kürzerer Zeit. Die übrigen bleiben vorläufig am Leben, gedeihen aber schlecht; und im späteren Kindesalter bricht die Tuberkulose in mannigfacher Gestalt (Knochen=, Drüsen=, Haut= oder Lungentuberkulose) oft wieder hervor. Es ist deshalb unbedingte Pflicht der Hebamme, überall in ihrem Wirkungskreise auf die große Übertragbarkeit der Tuberkulose und ihre bedrohlichen Folgen für den Säugling aufmerksam zu machen und tuberkulöse Personen vom Säugling fernzuhalten.

IV. Mutter= und Säuglingsfürsorge.

Säuglingsschutz und Säuglingsfürsorge haben in den letzten 20 bis 25 Jahren eine hervorragende Entwicklung erfahren. Die Tatsache, daß diese Bestrebungen so außerordentlich an Umfang und Bedeutung gewonnen haben, ist zunächst auf die Fortschritte der Kinderheilkunde zurückzuführen. Die Ergebnisse der wissenschaftlichen Forschung zeigten, daß es bei richtiger Ernährung und Pflege möglich ist, eine weit größere Zahl von Kindern am Leben zu erhalten, als man früher angenommen hatte. Gleichzeitig gewann das Hinsterben der Kinder im Säuglingsalter eine besondere bevölkerungspolitische Bedeutung. Es zeigten sich im Deutschen Reiche die Anfänge eines Rückganges der Geburten. Der Staat mußte daher in erhöhtem Maße darauf bedacht sein, jedes geborene Kind gesund zu erhalten.

Was verstehen wir nun unter Säuglingsschutz und unter Säuglingsfürsorge?

Unter Säuglingsschutz verstehen wir diejenigen allgemeinen Maßnahmen, die jedem Säugling zugute kommen. Hierzu gehören zunächst eine vernunftgemäße Ernährung und Pflege des Kindes, weiterhin die Belehrung der Bevölkerung, besonders der Mädchen und Mütter, und schließlich die Ausbildung des Fachpersonals, also der Ärzte, Hebammen, Säuglingspflegerinnen, Fürsorgerinnen. Der Hebamme fällt im Rahmen des Säuglingsschutzes die Aufgabe zu, vor der Geburt die Schwangere in gesundheitlicher Hinsicht so zu beraten, daß das Kind gesund zur Welt kommt, nach der Geburt darauf hinzuwirken, daß das Kind in der richtigen Weise ernährt und gepflegt wird, also um das Wohl von Mutter und Kind bemüht zu sein. Da die Hebamme meist die erste und häufig die alleinige Fachberaterin und die Vertraute der werdenden und jungen Mutter ist, hängt von ihrem Einfluß außerordentlich viel ab. Diesen Einfluß kann und muß sie in allen Bevölkerungsschichten ausüben. *Säuglingsschutz.*

Während mithin der Säuglingsschutz für alle Kinder im 1. Lebensjahr in Betracht kommt, befaßt sich die Säuglingsfürsorge mit bestimmten Gruppen von Säuglingen. Es handelt sich hier um diejenigen Kinder, die das zu ihrem Gedeihen nötige Maß an Ernährung und Pflege nicht ohne weiteres in ihrer eigenen Familie finden, sondern die darüber hinaus noch öffentlicher Fürsorge bedürfen. Die Gründe für diese Fürsorgebedürftigkeit liegen entweder auf wirtschaftlichem Gebiete oder entstehen durch Unkenntnis der Mutter. Wir haben es also in der Säuglingsfürsorge mit besonderen Maßnahmen und Einrichtungen, die sich nach dem Fürsorgebedürfnis des Kindes richten, zu tun. *Säuglingsfürsorge.*

Säuglingsschutz und Säuglingsfürsorge haben ein gemeinsames Ziel: das Kind vor dem im Säuglingsalter drohenden Gefahren zu schützen, es gesund zu erhalten.

Säuglingsschutz und Säuglingsfürsorge hängen innig mit Mutterschutz und Mutterfürsorge zusammen; sie sind untrennbar miteinander verbunden. Schutz und Fürsorge für Mutter und Kind müssen daher vor der Geburt des Kindes, also in der Schwangerschaft einsetzen, die Zeit der Entbindung, des Wochenbettes und des Stillens umfassen und bis Ende des 1. Lebensjahres des Kindes wirksam *Mutterschutz und -fürsorge.*

sein. An die Säuglingsfürsorge schließt sich die Fürsorge für das Kind im Alter von 1 bis 6 Jahren, die Kleinkinderfürsorge, an.

Aus der Statistik der Säuglingssterblichkeit.

Höhe der Säuglingssterblichkeit. Um die Notwendigkeit eines umfassenden Mutter- und Säuglingsschutzes und einer planmäßigen Mutter- und Säuglingsfürsorge zu erkennen, müssen wir uns aus der Statistik der Geburten und Sterbefälle einige Zahlen vergegenwärtigen. Es starben im Deutschen Reich im Jahre 1925 insgesamt 787 885 Menschen. Unter diesen waren 135 570 Kinder im 1. Lebensjahr. Das bedeutet, daß etwa ein Sechstel sämtlicher Sterbefälle auf das Säuglingsalter entfällt. Vergleichen wir weiterhin die Sterbefälle mit den Geburten, so ergibt sich folgendes: Im Jahre 1925 wurden 1 290 732 Kinder lebend geboren. Im gleichen Zeitraum starben 135 570 Kinder vor Vollendung des 1. Lebensjahres. Auf 100 Lebendgeborene berechnet, ergibt dies eine Säuglingssterblichkeit von 10,5%. Wie die folgende (graphische) Darstellung (Abb. 240) zeigt, finden wir nur im Greisenalter eine höhere Sterbeziffer.

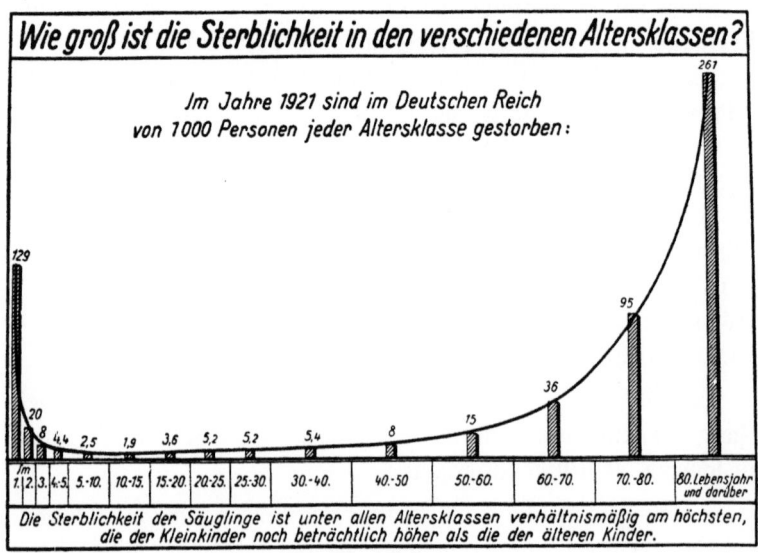

Abb. 240.

Der Verlauf der Säuglingssterblichkeit im Deutschen Reich seit dem Jahre 1901 geht aus der nächsten Darstellung (Abb. 241) hervor:

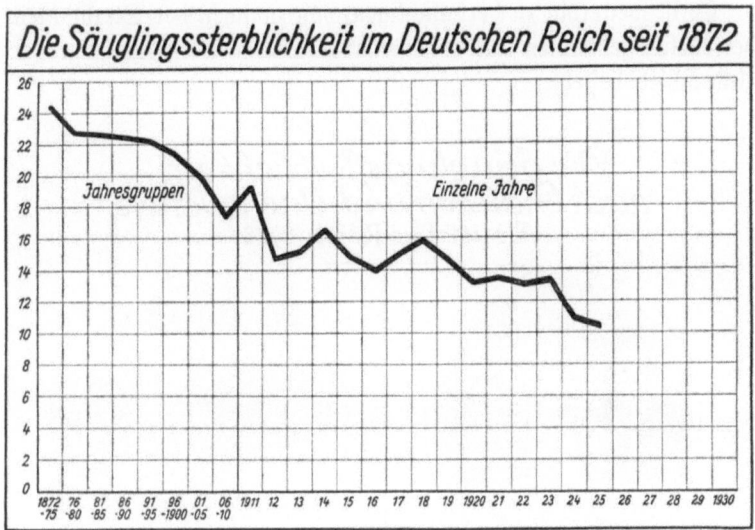

Abb. 241.

Wir ersehen aus dieser Kurve, daß die Säuglingssterblichkeit im Absinken begriffen ist. Allerdings müssen wir bedenken, daß es in Europa verschiedene Länder mit weit niedrigeren Säuglingssterbeziffern gibt; Näheres ist aus der weiteren Darstellung (Abb. 242) ersichtlich.

Rückgang der Sterblichkeit.

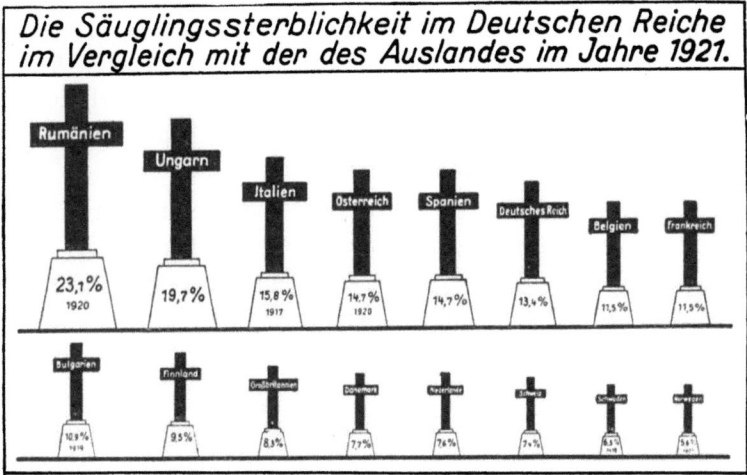

Abb. 242.

Sterblichkeit unehelicher Kinder. Es ist weiterhin zu berücksichtigen, daß zwischen der Sterblichkeit der ehelich geborenen und der unehelich geborenen Kinder ein großer Unterschied besteht.

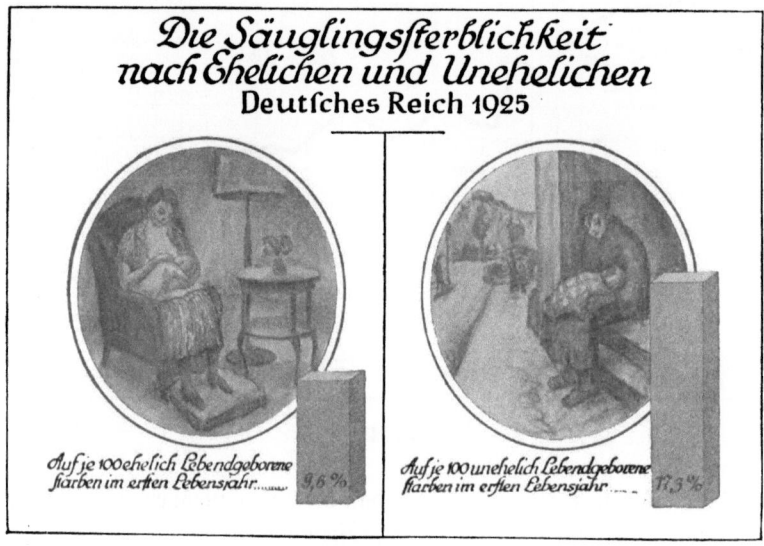

Abb. 243.

Die Sterblichkeit der unehelich geborenen Säuglinge ist noch außerordentlich hoch. Im Jahre 1925 starben von je 100 unehelich Lebendgeborenen 17,3 Kinder im Säuglingsalter, d. h. mit anderen Worten, daß etwa jedes sechste unehelich geborene Kind vor Ablauf des 1. Lebensjahres zugrunde ging. Die unehelichen Säuglinge stellen mithin eine Gruppe besonders gefährdeter, also fürsorgebedürftiger Kinder dar.

Gefährdung innerhalb des 1. Lebensjahres. Eine außerordentliche Verschiedenheit der Lebensgefährdung besteht ferner innerhalb des 1. Lebensjahres selbst. Von 100 Todesfällen im Säuglingsalter entfallen 60 auf das 1. Lebensvierteljahr, 20 auf das 2. Lebensvierteljahr, 12 auf das 3. Lebensvierteljahr und 8 auf das 4. Lebensvierteljahr (Abb. 244). Je jünger der Säugling ist, desto mehr ist er vom Tode bedroht.

Ein genaueres Bild der Lebensgefährdung innerhalb des 1. Lebensjahres erhalten wir, wenn wir die Sterblichkeit auf die Lebendgeborenen berechnen. Die Statistik ergibt, daß von 10000 Lebendgeborenen 1088 Kinder im 1. Lebensjahr dahingerafft worden sind (Deutsches Reich, 1924). Von diesen 1088 Kindern starben 459 im

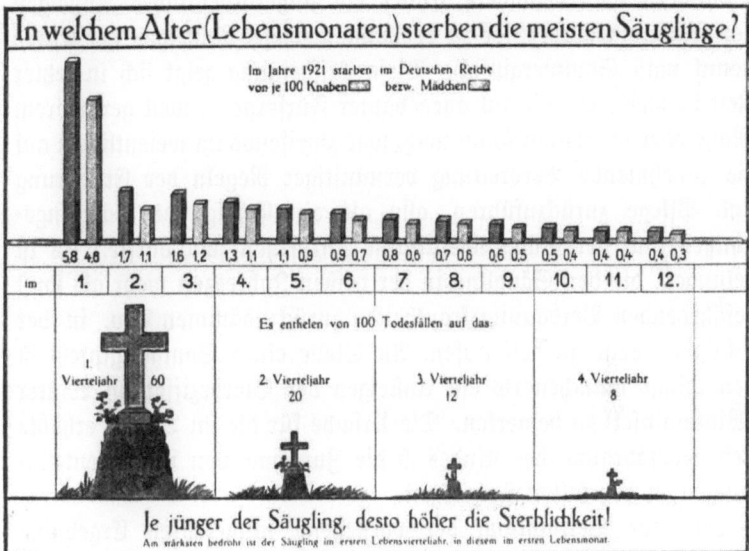

Abb. 244.

1. Lebensmonat (und zwar 321 in der 1. Hälfte, 138 in der 2. Hälfte), die übrigen verteilen sich auf die folgenden 11 Lebensmonate des 1. Lebensjahres.

Weitere Untersuchungen zeigen, daß innerhalb des 1. Lebensmonats die höchste Sterblichkeit, also die größte Lebensgefährdung in den ersten 7 Lebenstagen besteht. Das Ergebnis dieser Berechnungen weist eindringlich darauf hin, welche hervorragende Rolle der Hebamme bei der Bekämpfung der Säuglingssterblichkeit zufällt.

Von besonderer Bedeutung ist die Ernährungsweise. Untersuchungen haben zu dem Ergebnis geführt, daß die Sterblichkeit der Flaschenkinder 5mal größer ist als die der Brustkinder. Der Wert der natürlichen Ernährung ist an anderer Stelle dieses Buches eingehend dargestellt (siehe S. 426). Die vorstehende Zahl beweist aber, was die Hebamme allein durch die Förderung des Stillens für die Bekämpfung der Säuglingssterblichkeit zu leisten vermag. Der dahingehenden Arbeit der letzten 20 Jahre ist es sicherlich zum großen Teil mit zu verdanken, daß die Säuglingssterblichkeit so wesentlich gesunken ist.

Des weiteren ergibt sich auch eine Verschiedenheit der Säuglingssterblichkeit nach Jahreszeiten. In Jahren mit heißen

Ernährungsweise.

Sommer-sterblichkeit. Sommern war besonders früher ein außerordentliches Ansteigen der Säuglingssterbeziffer zu beobachten (dieses Ansteigen der Kurve nennt man Sommergipfel). Diese Erscheinung zeigt sich in letzter Zeit in Gebieten mit gut ausgebauter Fürsorge in weit geringerem Maße oder überhaupt kaum noch, was zweifellos im wesentlichen auf die zunehmende Verbreitung vernünftiger Regeln der Ernährung und Pflege zurückzuführen, also als ein Erfolg des Säuglings- schutzes und der Säuglingsfürsorge anzusehen sein dürfte. Es ist gelungen, die den Säugling in der heißen Jahreszeit mehr als sonst gefährdenden Verdauungskrankheiten zurückzudämmen bzw. in der richtigen Weise zu bekämpfen. An Stelle eines Sommergipfels ist **Winter-sterblichkeit.** neuerdings manchenorts ein Ansteigen der Sterbeziffer im Winter (Wintergipfel) zu bemerken. Die Ursache für die im Winter erhöhte Lebensgefährdung des Kindes ist die Zunahme von Lungenentzün- dungen in der kalten Jahreszeit.

Bei der Betrachtung der vorstehend mitgeteilten Ergebnisse müssen wir uns im allgemeinen darüber klar sein, daß das Säuglings- sterben erfahrungsgemäß die Folge eines Zusammenwirkens ver- schiedener Ursachen ist. Um dies durch ein Beispiel zu erläutern: Die Tatsache, daß ein Kind unehelich geboren ist, braucht ohne weiteres nicht eine größere Gefährdung des kindlichen Lebens zu bedeuten. Die Gefährdung tritt nur ein, wenn das Kind von der Mutter getrennt wird, also nicht gestillt werden kann und ihm überhaupt nicht die gleiche Sorgfalt zuteil wird wie dem ehelichen Kinde. — Ein weiteres Beispiel: Ein Kind ist ehelich geboren. Infolge schwieriger wirtschaftlicher Verhältnisse geht die Mutter einer außerhäuslichen Erwerbstätigkeit nach, stillt das Kind vorzeitig ab oder stillt es überhaupt nicht. Das Kind bleibt in mangelhafter Pflege zurück, so daß die künstliche Ernährung nicht so sorgfältig durchgeführt wird, wie es notwendig wäre. Auch hier tritt eine besondere Gefährdung des Säuglings ein.

Todesursachen.

Auf die Frage, an welchen Krankheiten der Säugling zugrunde geht, gibt uns die Todesursachenstatistik Aufschluß.

Lebens-schwäche. Aus der nachstehenden Darstellung geht hervor, daß von 100 Todes- fällen im Säuglingsalter etwa 30 auf die sogenannte Lebensschwäche entfallen. Diese Bezeichnung ist an und für sich jedoch irreführend. Sehr wenige Kinder sterben, weil sie zu schwach sind, um zu leben, d. h. sich den Anforderungen der Umwelt anzupassen.

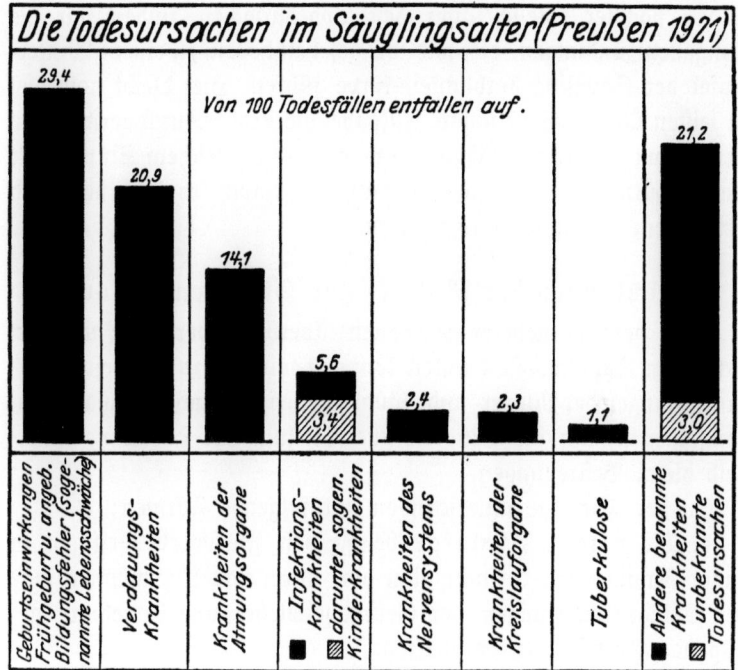

Abb. 245.

Das sind z. B. solche, welche sehr vorzeitig, z. B. im 6. Schwangerschaftsmonat, zur Welt kommen und kaum ein Gewicht von 1000 g aufweisen. Die große Mehrzahl der unter der Rubrik „Lebensschwäche" angeführten Todesfälle ist nicht durch eine eigentliche Schwäche bedingt, sondern durch bei der Geburt erlittene Verletzungen, durch nicht festgestellte Erkrankungen, durch Infektionen. Viele Frühgeborene, deren Todesursache man als Lebensschwäche bezeichnet, sterben nicht etwa an dieser, sondern an Blutungen ins Gehirn, ins Rückenmark, welche sie durch die Geburt erlitten haben (wie z. B. deutlich Sektionen erweisen). Die Diagnose der Lebensschwäche könnte eigentlich nur in jedem einzelnen Fall durch eine sehr genaue klinische Beobachtung und eingehende Sektion gestützt werden.

An zweiter Stelle unter den hauptsächlichsten Todesursachen im Säuglingsalter stehen die Verdauungskrankheiten. In den letzten Jahren hat diese Todesursache zwar etwas an Bedeutung verloren; daß aber der fünfte Teil aller Säuglingssterbefälle auf Verdauungskrankheiten zurückzuführen ist, zeigt, was hier noch geleistet werden muß.

Verdauungskrankheiten.

Lungen- **ent-** **zündung.** An nächster Stelle unter den Todesursachen finden wir die Lungenentzündungen, die, wie wir gesehen haben, zu einem Wintergipfel der Säuglingssterblichkeitskurve führen. Hier bleibt noch viel zu leisten übrig. Es ist unsere Aufgabe, die Kinder durch vernünftige Ernährung widerstandsfähiger zu machen — in gleichem Sinne wirkt die Verhütung der englischen Krankheit —, auch kranke Kinder und Erwachsene von ihnen fernzuhalten.

Einrichtungen der Mutter- und Säuglingsfürsorge.

Nach dem vorstehend gegebenen Überblick über Höhe und Ursachen der Säuglingssterblichkeit kommen wir jetzt zu den besonderen Einrichtungen der Mutter- und Säuglingsfürsorge und im Zusammenhang hiermit auf die Tätigkeit und Stellung der Hebamme innerhalb dieser Bestrebungen.

In der Fürsorge unterscheiden wir folgende Formen:

1. Die offene Fürsorge beläßt den Fürsorgebedürftigen in seiner Familie und versucht, ihm dort durch ihre Maßnahmen eine den Mindestforderungen der Gesundheitslehre und Erziehung genügende Existenz zu verschaffen.

2. Die geschlossene Fürsorge nimmt den Fürsorgebedürftigen aus seiner Familie heraus und verschafft ihm in einer Anstalt die erforderliche Fürsorge.

3. Zwischen der offenen und geschlossenen Fürsorge steht die halbgeschlossene, die nur während mehrerer Stunden täglich (wochentags) das fürsorgebedürftige Kind anstaltlich versorgt, während es in der übrigen Zeit in seiner Familie bleibt.

Schwangerenfürsorge.

Bezüglich der Schwangerenfürsorge sei auf die Darstellung S. 126 bis 129 verwiesen.

Fürsorge für Haushalt und Wochenbett.

Haus- **pflege.** Eine wichtige Einrichtung der offenen Fürsorge für Wöchnerinnen und junge Mütter ist die Hauspflege. Unter Hauspflege ist zu verstehen: Sorge für Haushalt und Kinder einer niederkommenden oder erkrankten Frau sowie deren Pflege durch meist in Krankenpflege ungeübte, in einfacher Haushaltführung erfahrene Hauspflegerinnen. Es handelt sich also hauptsächlich um Ersatz der Arbeit der erkrankten Hausfrau und Mutter. Die Hauspflege kommt mithin auch in den Fällen in Frage, in denen die Frau wegen schwerer Erkrankung oder zu befürchtender schwerer Geburt in eine geburtshilfliche Anstalt gebracht werden muß. Kinder und Haushalt werden versorgt. Die Hauspflege verhütet, daß die Kinder verwahrlosen oder daß die Familie auseinandergesprengt wird und die Kinder in fremde Pflege gegeben werden müssen.

Die Hauspflege wird für Bedürftige unentgeltlich oder gegen geringes Entgelt geleistet; die Krankenkassen können Selbstversicherten oder Familienangehörigen von Versicherten die Hauspflege auf Grund der Reichsversicherungsordnung gewähren.

Neben der Hauspflege ist hier die Soziale Krankenhausfürsorge zu erwähnen. Mit dieser Einrichtung kommt allerdings nur die in der Anstalt tätige Hebamme in Berührung. Die Soziale Krankenhausfürsorge umfaßt (z. B. nach den vom Hauptgesundheitsamt der Stadtgemeinde Berlin aufgestellten Richtlinien) *Soziale Krankenhausfürsorge.*

A. hinsichtlich der Fürsorge für den Kranken selbst:

1. Beratung in gesundheitsfürsorgerischer, wirtschaftlicher und sozialer Beziehung. Erledigung von Schriftverkehr, insbesondere mit Behörden, Organen der öffentlichen und privaten Wohlfahrtspflege und Versicherungsträgern. Insbesondere ist der Kranke bei der Geltendmachung seiner berechtigten Ansprüche der Krankenkasse usw. gegenüber sachkundig zu beraten.

2. Vermittlung der Beschaffung von Behandlungskosten, Vermittlung von Heilstätten-, Erholungs- und Kuraufenthalten, Stellung von Anträgen bei den zuständigen Tuberkulosefürsorgestellen betreffend Unterbringung von Tuberkulösen in Heilstätten usw., Überleitung in andere Anstalten, insbesondere in Hospitäler.

3. Vermittlung der Vorsorge für die erste Zeit nach der Entlassung: Unterkunft, Unterstützung durch Geld oder Naturalien, Hilfe in der Wirtschaftsführung, Pflege des Kranken im Hause (z. B. Beschaffung von Krankenkost, kleinen Hilfsmitteln, Pflegepersonal). Überleitung in Einrichtungen der offenen Gesundheitsfürsorge und Wohlfahrtspflege.

B. hinsichtlich der Fürsorge für die Familie:

Beratung in gesundheitsfürsorgerischer und wirtschaftlicher Beziehung. Vermittlung der Fürsorge für aufsichtslose Kinder oder sonst hilflos zurückgebliebene Angehörige, Vermittlung der Beschaffung des notwendigsten Lebensunterhalts.

Ergänzende Fürsorge treiben auch die Wöchnerinnen- und Frauenvereine, die neben Unterstützung verschiedener Art auch sogenannte Wochenkörbe oder Wochenbeutel gewähren oder vermitteln.

Diese enthalten die nötigen Gebrauchsgegenstände für Geburt und Wochenbett sowie Erstlingswäsche.

Mütter- und Säuglingsheime. Von besonderer Bedeutung für die Ziele der Säuglingsfürsorge sind die Mütter- und Säuglingsheime. Sie haben den Zweck, ledigen, obdachlosen oder sonst anstaltsbedürftigen Müttern die Möglichkeit zu geben, mit ihrem Kinde einige Zeit zusammenzubleiben und es während der Zeit der stärksten Lebensgefährdung zu stillen. Das Band zwischen Mutter und Kind wird durch dieses Zusammenbleiben fester geknüpft. Die Dauer des Aufenthalts ist verschieden. Durchschnittlich beträgt sie 6 Wochen; wenn irgend möglich, ist ein Aufenthalt von einem Vierteljahr erwünscht. Die Mutter wird zu Hausarbeiten herangezogen, die sich nach ihrer Leistungsfähigkeit richten. Im übrigen werden die geldlichen und wirtschaftlichen Möglichkeiten teils durch die Leistungen der Wochenhilfe und Wochenfürsorge, teils durch die freie Wohlfahrtspflege, von der die meisten Mütterheime unterhalten werden, geschaffen. Neben diesen Mütterheimen bestehen auch vereinzelt Müttersiedlungen mit mehr familienmäßigem Charakter; ferner sind neuerdings einige Müttererholungs- und -Genesungsheime errichtet worden.

Säuglingsfürsorge.

Wie bei der Schwangerenfürsorge bildet auch bei der Säuglingsfürsorge die offene Fürsorge die Grundlage und hier wieder die Mutterberatungs- und Säuglingsfürsorgestelle. Sie hat folgende Aufgaben zu erfüllen:

Aufgaben.

1. Unentgeltliche ärztliche Beratung der Mutter oder Pflegemutter in allen Fragen der Pflege und Ernährung des Säuglings (Mutterberatung);

2. Überwachung der fürsorgebedürftigen Säuglinge eines bestimmten Bezirks durch die Fürsorgerin (nachgehende Fürsorge);

3. Belehrung und Aufklärung der Mütter über die wichtigsten Grundsätze der Hygiene durch mündliche Beratung, Merkblätter, Ausstellungen, Vorträge und Mütterabende (Mutterschulung);

4. Förderung der natürlichen Ernährung durch Rat und Unterstützung (Stillpropaganda);

5. Vermittlung und Überwachung von Pflegestellen;

6. Vermittlung und Inanspruchnahme anderer Fürsorgeeinrichtungen.

Organe der Säuglingsfürsorgestelle sind der Arzt und die Fürsorgerin (Wohlfahrtspflegerin).

Vielfach haben die Säuglingsfürsorgestellen auch die Stillüberwachung. Sie stellen den Müttern, die Anspruch auf Stillgeld nach der Reichsversicherungsordnung haben, die Stillscheine aus, gegen deren Vorzeigen die Krankenkasse das Stillgeld auszahlt. In manchen Gemeinden wird neben dem gesetzlichen Stillgeld noch eine Zusatzstillbeihilfe gewährt, teils während, teils nach Ablauf der gesetzlichen Frist, um die Mütter zum Weiterstillen zu veranlassen.

An die Säuglingsfürsorgestelle ist häufig eine Milchküche angegliedert, um gesundheitlich gefährdeten oder geschädigten Säuglingen die vom Arzte angeordneten Milchmischungen sicherzustellen. Hier wird den Müttern Milch in trinkfertigen Portionen und verschiedenen Mischungen gegen Erstattung der Selbstkosten bzw. an Bedürftige zu ermäßigtem Preise geliefert. Der Bezug der Milch aus der Milchküche verpflichtet zum regelmäßigen Vorstellen des Kindes in der Sprechstunde. *Milchküche.*

Ebenso wie die Schwangerenfürsorgestelle kann auch die Säuglingsfürsorgestelle nur erfolgreich wirken, wenn ein enges Zusammenarbeiten mit der Hebamme gesichert ist. Die Hebamme muß sich, ebenso wie die Fürsorgerin, als ein wichtiges Glied in der Kette der Fürsorgeeinrichtungen und ihrer Organe betrachten. Versagt die Hebamme in dieser Beziehung, gliedert sie sich nicht in der erforderlichen Weise ein, so gefährdet sie das Kind. Die Fürsorgerin hat auf Grund der standesamtlichen Geburtsmeldungen, soweit sich aus der Angabe des Standes und der Unterkunft eine Fürsorgebedürftigkeit ergibt, den Neugeborenen aufzusuchen. Noch ehe aber die Fürsorgerin den ersten Hausbesuch macht, hat die Hebamme Maßnahmen im Sinne der Säuglingsfürsorge zu treffen. Der Hebamme obliegt die Einleitung des Stillens, nötigenfalls die Einleitung der künstlichen Ernährung nach ärztlicher Anordnung, überhaupt die für das Gedeihen des Kindes so wichtige Versorgung des Neugeborenen. Ihr obliegt weiter die wichtige Aufgabe, die Mutter auf die Säuglingsfürsorgestelle aufmerksam zu machen und damit den Hausbesuch und die Tätigkeit der Fürsorgerin vorzubereiten. Bei beiderseitigem guten Willen läßt sich ein gutes Verhalten zwischen Hebamme und Fürsorgerin herstellen; nur wenn Hebamme und Fürsorgerin Hand in Hand arbeiten, wenn jede von ihnen an ihrer Stelle das Möglichste leistet, ist dem Wohle des Kindes gedient. *Aufgaben der Hebamme.*

In ländlichen Verhältnissen, wo die Hauptarbeit der offenen Säuglingsfürsorge in der nachgehenden Fürsorge, den Hausbesuchen liegt, wird die Hebamme häufig auch als unmittelbare Helferin der

Säuglingsfürsorgestelle bzw. der Fürsorgerin zur Mitwirkung herangezogen.

Anstalts=fürsorge. Die Ergänzung der offenen Fürsorge für den Säugling bilden die Einrichtungen der geschlossenen (Anstalts=) Fürsorge. Als anstaltsbedürftig sind junge Säuglinge, die von der Mutter getrennt werden müssen, kranke, elende und schwächliche Säuglinge anzusehen. Für Kinder, die in fremde Pflege gegeben werden müssen, also für uneheliche Säuglinge, stehen Säuglings= und Kinderasyle zur Verfügung. Sie dienen als Durchgangsstation für die Zeit der größten Lebensgefährdung, also für etwa 3 Monate, bis zur Unterbringung in Familienpflege. Die Säuglingsheil= und =pflegeanstalten haben den Zweck, kranken, elenden und schwächlichen Säuglingen sachgemäße Ernährung, Pflege und Behandlung unter ärztlicher Aufsicht durch geschultes Pflegepersonal zuteil werden zu lassen. Außer besonderen Säuglings= und Kinderkrankenhäusern kommen auch Säuglingsabteilungen in allgemeinen Krankenanstalten in Betracht. Säuglingsanstalten, die bestimmten Anforderungen auf ärztliche und pflegerische Versorgung, hygienische Einrichtung usw. genügen, können als Ausbildungsstätten für Säuglings= und Kleinkinderpflegerinnen (Säuglings= und Kleinkinderpflegeschulen) staatlich anerkannt werden.

Um ein neugeborenes Kind, wenn es der Anstaltspflege bedarf, z. B. ein Frühgeborenes, schnell in eine geeignete Anstalt überführen zu können, muß die Hebamme die in der Nähe befindlichen Anstalten kennen.

Krippe. Schließlich ist noch auf die halbgeschlossene Form der Fürsorge für Säuglinge zu verweisen, auf die Krippe. Die Krippen bezwecken, Kinder im Alter von 0 bis 3 Jahren während der außerhäuslichen Erwerbstätigkeit der Mütter zu versorgen. Das Kind wird morgens zur Krippe gebracht, abends wieder abgeholt. Dadurch bleibt der Mutter die Möglichkeit, das Kind wenigstens teilweise noch weiter stillen zu können.

Anhang.

Dienstanweisung für die im preußischen Staatsgebiet tätigen Hebammen.

A. Allgemeiner Teil.

§ 1.
Pflicht zur Anmeldung beim Kreisarzt.

Die Hebamme hat sich vor Beginn ihrer Berufstätigkeit bei dem zuständigen Kreisarzt unter Vorlegung ihres Hebammenprüfungszeugnisses, der ihr erteilten Niederlassungsgenehmigung und der auf S. 150—152 des Lehrbuchs vorgeschriebenen Gerätschaften und Arzneimittel persönlich zu melden. Desgleichen hat die Hebamme dem Kreisarzt Meldung zu erstatten, wenn sie ihre Wohnung wechselt, ihren Wohnort verlegt oder nach längerer Unterbrechung ihre Berufstätigkeit wieder aufnimmt.

§ 2.
Tagebuch.

Über ihre Berufstätigkeit hat die Hebamme ein Tagebuch nach dem beigegebenen Formular (S. 532 und 533 des Hebammenlehrbuchs) zu führen und die erforderlichen Eintragungen in dieses Buch sofort nach beendeter Geburt, auch wenn es sich um eine Fehlgeburt oder eine Frühgeburt handelt, eigenhändig vorzunehmen.

Am Schlusse des Jahres ist das Tagebuch von der Hebamme abzuschließen und ohne besondere Aufforderung bis zum 15. Januar des folgenden Jahres dem Kreisarzt einzureichen, dem es auch sonst jederzeit auf Verlangen vorzulegen ist.

§ 3.
Anzeige der Geburt.

(Reichsgesetz vom 6. Februar 1875 über die Beurkundung des Personenstandes und die Eheschließung, R.G.Bl. S. 23, Gesetz vom 14. April 1905, R.G.Bl. S. 251 und Gesetz über den Personenstand vom 11. Juni 1920, R.G.Bl. S. 1209.)

Die Hebamme ist verpflichtet, jede uneheliche Geburt, bei der sie zugegen war, innerhalb einer Woche dem Standesbeamten des Bezirks, in dem die Geburt stattgefunden hat, mündlich anzuzeigen, eine eheliche Geburt nur dann, wenn der zunächst zur Anzeige verpflichtete Vater verstorben, nicht zur Stelle oder an der Erstattung der Anzeige verhindert ist. Hat die Hebamme Zweifel über das Geschlecht des Kindes, so soll sie vor der Anzeige der Geburt für die Zuziehung eines Arztes Sorge tragen.

Ist das Kind totgeboren oder in der Geburt verstorben, so muß die Anzeige spätestens am nächsten Wochentage geschehen. Als totgeboren oder in der Geburt verstorben ist ein Kind anzusehen, wenn an ihm nach seinem Austritt aus dem Mutterleibe Herztöne nicht mehr wahrnehmbar sind.

Die Anzeige beim Standesbeamten unterbleibt bei denjenigen Totgeburten, die vor Ablauf des sechsten Schwangerschaftsmonates erfolgen, oder bei denen die Länge der Frucht nicht mehr als 32 cm beträgt. In das Tagebuch der Hebamme müssen jedoch auch diese Totgeburten, mit einem entsprechenden Vermerk versehen, eingetragen werden.

§ 4.
Vorgeschriebene Geräte und Arzneimittel der Hebammen.

Die Hebamme muß die auf S. 150—152 des Lehrbuchs unter Nr. 1 bis 25 vorgeschriebenen Geräte und Arzneimittel besitzen und bei jeder Entbindung und jedem Wochenbettbesuch in einer rein gehaltenen Tasche mit sich führen. Doch ist es ihr auch erlaubt, bei einem Wochenbettbesuch die erforderlichen Geräte in einer besonderen, nur für solche Besuche bestimmten reinen Tasche mitzunehmen. Sofern diese Geräte bei der Wöchnerin vorhanden sind, ist die Mitnahme der Geräte zum Wochenbettbesuch nicht erforderlich.

Die Hebamme soll darauf hinwirken, daß sich jede Gebärende ein gläsernes Mutterrohr und ein gläsernes Afterrohr selbst beschafft.

Die Geräte sind unmittelbar vor und nach jedem Gebrauch vorschriftsmäßig zu reinigen und zu desinfizieren. Unbrauchbar gewordene oder verlorengegangene Gerätschaften und Arzneimittel sind sofort zu ersetzen.

§ 5.
Anwendung der Geräte und Arzneimittel.

Die Hebamme darf ihre Gerätschaften und Arzneimittel nur in den Fällen, die im Lehrbuch angegeben sind, und nicht zu anderen Zwecken verwenden.

Die Hebamme hat sich der selbständigen Anwendung innerer und äußerer Arzneimittel, abgesehen von den Fällen, in denen ihr die Anwendung im Lehrbuche bis zur Ankunft des Arztes ausdrücklich gestattet ist, sowie jeder unbefugten Behandlung von Krankheiten, namentlich von Frauenkrankheiten zu enthalten. Schutzpessare, Sicherheitsovale oder ähnliche Mittel, die geeignet sind, die Schwangerschaft zu verhüten, darf die Hebamme weder empfehlen, noch auch selbst in die Scheide einlegen.

§ 6.
Verhalten der Hebamme im allgemeinen sowie gegen Behörden und Beamte. Kenntnis der bestehenden Bestimmungen und Fürsorgeeinrichtungen.

Die Hebamme soll in ihrem gesamten Verhalten die Würde und das Ansehen ihres Standes wahren und ihre Berufspflichten stets gewissenhaft erfüllen.

Anordnungen und Belehrungen der für sie zuständigen Behörden und des Kreisarztes, betreffend Wahrnehmung ihrer Berufspflichten, hat sie pünktlich zu befolgen. Beschwerden, die sich auf ihren Dienst beziehen, hat sie dem Kreisarzte oder den zuständigen Behörden durch Vermittlung des Kreisarztes vorzulegen.

Mit allen Gesetzen, Verordnungen und Vorschriften, die sich auf ihren Beruf und Wirkungskreis beziehen, soll sich die Hebamme fortlaufend vertraut halten. Weiterhin soll sie sich über die in ihrem Bezirk bestehenden Fürsorgeeinrichtungen für Schwangere, Wöchnerinnen und Säuglinge, wie z. B. Hebammenlehranstalten, öffentliche geburtshülfliche Kliniken, Wöchnerinnenheime, Kreisfürsorgeämter (Wohlfahrtsämter, Jugendämter), Säuglingsfürsorge- und Mütterberatungsstellen ständig unterrichten, soll ihre Schutzbefohlenen in allen geeigneten Fällen an diese Stellen verweisen und, soweit möglich, selbst an jenen Fürsorgebestrebungen tätig mitwirken.

§ 7.
Musterungen, Nachprüfungen und Fortbildungslehrgänge.

Den regelmäßigen und außerordentlichen Musterungen ihrer Berufstätigkeit, ihrer Gerätschaften, Bücher usw. durch den Kreisarzt hat sich die Hebamme willig zu unterziehen.

Einer rechtzeitig an sie ergangenen Vorladung des Kreisarztes zu einer Nachprüfung muß die Hebamme Folge leisten. Ist sie durch dringende Berufsarbeit, Krankheit oder andere zwingende Ursachen verhindert, an einer Nachprüfung teilzunehmen, so hat sie sich rechtzeitig bei dem Kreisarzt oder dessen Vertreter unter Angabe der Gründe für die Behinderung zu entschuldigen.

Auch an einem Fortbildungslehrgange, zu dem sie einberufen wird, hat sie unter der Voraussetzung rechtzeitig erfolgter Vorladung teilzunehmen, sofern sie nicht durch zwingende Gründe an der Teilnahme verhindert ist. (Hinsichtlich Reisekosten und Tagegelder siehe § 19 des Gesetzes).

Bei alledem hat die Hebamme die §§ 27, 29, 32, 33, 37 und 40 der vom Minister für Volkswohlfahrt unter dem 23. März 1923 erlassenen Vorschriften über die Ausbildung, staatliche Prüfung und Fortbildung der Hebammen genau zu beachten.

§ 8.
Verhalten gegen Ärzte.

Den zugezogenen Ärzten soll die Hebamme über alle an ihren Schutzbefohlenen gemachten Wahrnehmungen gewissenhaft Auskunft erteilen. Den ärztlichen Anordnungen muß die Hebamme, falls jene nicht mit den Bestimmungen dieser Dienstanweisung im Widerspruch stehen, pünktlich Folge leisten und auch bei ihren Pflegebefohlenen und deren Angehörigen Geltung zu verschaffen suchen. Dabei soll sie alles vermeiden, was geeignet sein könnte, das Ansehen eines Arztes zu schmälern.

Die Wahl des zuzuziehenden Arztes soll die Hebamme in allen Fällen ihren Schutzbefohlenen oder deren Angehörigen überlassen. Unter keinen Umständen darf sie gegen den Wunsch der zu behandelnden Person für die Zuziehung eines bestimmten Arztes werben oder gar von der Inanspruchnahme des gewünschten Arztes abraten.

§ 9.
Verhalten gegen Berufsgenossinnen.

Die Hebamme soll im Verkehr mit anderen Hebammen stets die einer Berufsgenossin schuldige Rücksicht üben, soll sie z. B. nicht durch unwürdige und unlautere Mittel aus dem Vertrauen der Kundschaft verdrängen, vielmehr im Bedarfsfalle beruflich unterstützen. Hat eine Hebamme aushilfsweise Dienstverrichtungen für eine andere übernommen, so ist sie verpflichtet, falls die Pflegebefohlene nichts anderes bestimmt, der ersten Hebamme die Behandlung wieder zu überlassen, sobald der Grund der Verhinderung aufhört. Es ist im Interesse der Hebamme erwünscht, daß sie einem Hebammenverein beitritt.

§ 10.
Verbot marktschreierischer oder unlauterer Reklame.

Der Hebamme ist es streng untersagt, durch wiederholte öffentliche Anzeigen, Veröffentlichungen von Danksagungen, durch Anerbietung von Rat und Hilfe in diskreten Fällen oder durch ähnliche Bekanntmachungen standesunwürdige Reklame zu machen.

§ 11.
Verhalten gegenüber den Hebammenstellen.

Ist eine Hebamme zum Mitglied einer Kreishebammenstelle oder Provinzialhebammenstelle gewählt, so hat sie an den Beratungen der Hebammenstelle teilzunehmen, falls sie nicht durch dringende berufliche oder sonstige Geschäfte an der Teilnahme verhindert ist.

Auf Ersuchen einer Hebammenstelle hat sie dieser alle zur Klarstellung einer zum Geschäftsbereich der Hebammenstelle gehörenden Angelegenheit oder Beschwerde erforderlichen mündlichen oder schriftlichen Auskünfte zu erteilen, sofern sie nicht durch die Vorschriften über das Berufsgeheimnis zur Verschwiegenheit verpflichtet ist (§ 17 dieser Dienstanweisung).

§ 12.
Pflicht zur Hilfeleistung.

Die Hebamme soll allen Schwangeren, Kreißenden, Wöchnerinnen und Neugeborenen, für die ihr Beistand gefordert wird, ohne Unterschied des Standes und Vermögens bei Tag und Nacht ungesäumt Beistand leisten, sofern sie ohne Verletzung anderer dringenden Berufspflichten oder der Bestimmungen des § 23 des Hebammengesetzes dazu in der Lage ist.

Wird die Hebamme von verschiedenen Seiten für dieselbe Zeit berufen, so hat sie im allgemeinen die Aufträge nach der Reihenfolge ihres Eingangs zu erledigen. Liegt aber an einer Stelle ein besonders dringender Fall vor, so hat sie sich zuerst dorthin zu wenden. Diejenigen, denen sie nicht behilflich sein kann, soll sie an andere Hebammen verweisen. Hat die Geburt bei Ankunft der Hebamme noch nicht begonnen, so muß die Hebamme, falls sie wieder weggehen sollte, von Zeit zu Zeit nach der Gebärenden sehen und ihr im übrigen genaue Kenntnis geben, wenn sie etwa durch unaufschiebbare Zwischengeschäfte an weiteren Besuchen verhindert sein sollte.

Hat aber die Geburt begonnen, so darf die Hebamme die Gebärende frühestens zwei Stunden nach Vollendung der Geburt und auch nur dann verlassen, wenn dies ohne Gefahr für Mutter und Kind geschehen kann. Nur ausnahmsweise darf sie die Frau früher verlassen, wenn sie dringend zu einer anderen Hilfeleistung gerufen wird und sie sich dessen versichert hat, daß eine andere Hebamme in dem zuerst übernommenen Fall ihre Stelle vertreten kann.

§ 13.
Mitwirkung bei der Säuglingsfürsorge. Sonstige Erwerbstätigkeit. Angemessene Beschränkung der Berufstätigkeit.

Soweit es ohne Beeinträchtigung der Fürsorge für Schwangere, Gebärende und Wöchnerinnen angängig ist, ist die Hebamme berechtigt oder — im Falle des § 26c Abs. 2 des Hebammengesetzes — verpflichtet, auf Ersuchen des Kreises bei der Säuglingsfürsorge mitzuwirken.

Bei Ausübung der Säuglingsfürsorge hat die Hebamme die ihr hierfür gegebenen besonderen Vorschriften sowie die Anweisungen des Fürsorgearztes genau zu beachten.

Eine andere im § 11, a bis d des Hebammengesetzes nicht erwähnte Erwerbstätigkeit darf die Hebamme nur dann ausüben, wenn sie die gemäß § 13 des Hebammengesetzes und der hierzu erlassenen Ausführungsbestimmungen einzuholende Genehmigung des Kreisausschusses, in Stadtkreisen des Magistrats (Bürgermeisters) erhalten hat. Die etwa erteilte Genehmigung ist zusammen mit dem Prüfungszeugnis und der Niederlassungsgenehmigung aufzubewahren und dem Kreisarzt auf Ersuchen vorzulegen.

Im übrigen soll die Hebamme — unbeschadet der gewissenhaften Beobachtung der im § 12 gegebenen Anweisung — den Umfang ihrer eigentlichen Hebammentätigkeit derart regeln, daß jedes durch Annahme einer zu großen Zahl von Entbindungen entstehende Übermaß von Beschäftigung sowie die dadurch bedingte Gefahr einer Vernachlässigung einzelner Schutzbefohlenen vermieden wird. Hat eine Hebamme während eines Jahres eine auffallend große, die geltenden Durchschnittsziffern erheblich überschreitende Zahl von Entbindungen (vgl. Ausführungsbestimmungen zu § 5 des Hebammengesetzes) vorgenommen, so hat sie sich auf Erfordern des Kreisarztes zu rechtfertigen, ob und inwieweit sie durch ein solches Übermaß von Hebammentätigkeit einzelne Schwangere, Gebärende oder Wöchnerinnen und Neugeborene gefährdet und gegen die Vorschriften des § 12 verstoßen hat.

Die ihr auf Grund einer solchen Prüfung erteilten Anweisungen des Kreisarztes, betreffend angemessene Beschränkung ihrer Tätigkeit, hat sie genau zu beachten.

§ 14.
Entbindungen in der Wohnung der Hebamme.

Wünscht eine Schwangere in der Wohnung der Hebamme entbunden zu werden, so hat diese dem Kreisarzte rechtzeitig Anzeige zu erstatten. Zur Errichtung einer Entbindungsanstalt bedarf die Hebamme der Konzession des Bezirksausschusses.

§ 15.
Stete Bereitschaft und Erhaltung der Berufstüchtigkeit.

Um zur Ausübung der Berufstätigkeit immer bereit und tüchtig zu sein, soll die Hebamme

a) stets reinlich an ihrem Körper und ihrer Kleidung sein, besonders die Hände immer möglichst reinhalten und die Nägel an den Fingern gehörig beschneiden;

b) keine Arbeiten verrichten, durch die ihr Körper, besonders die Hände, für den Hebammenberuf weniger geeignet oder unbrauchbar werden;

c) keine Pflegedienste bei Kranken übernehmen, die ihrer Hebammenhilfe nicht bedürfen, und Kranke, die an übertragbaren Krankheiten leiden, überhaupt nicht besuchen (s. S. 45 des Lehrbuchs);

d) die vorgeschriebenen Geräte und Arzneimittel (S. 150—152 des Lehrbuchs) jederzeit sauber und zweckmäßig zusammengestellt zum sofortigen Gebrauch bereit halten;

e) die für ihren Beruf erforderlichen Kenntnisse und Fertigkeiten ständig festigen und verbessern;

f) dafür Sorge tragen, daß sie von Hilfesuchenden jederzeit leicht zu finden ist.

§ 16.
Verhalten beim Tode einer Schwangeren, Gebärenden, Wöchnerin oder eines Säuglings.

Hat die Hebamme Grund, zu vermuten, daß eine Schwangere in den letzten Monaten ihrer Schwangerschaft oder eine Gebärende noch vor erfolgter Entbindung sterben werde, so hat sie dies dem Kreisarzte oder dem nächsten Arzte rechtzeitig anzuzeigen, damit dieser in der Lage ist, sofort nach erfolgtem Tode der Mutter womöglich noch das Kind zu retten. Ist aber dem Anscheine nach der

Tod schon eingetreten, so hat die Hebamme auf sofortige Herbeirufung des nächsten Arztes zu bringen, bis zu dessen Ankunft aber Wiederbelebungsversuche nach den Vorschriften des Lehrbuchs anzustellen.

Über jeden Todesfall einer Schwangeren, Gebärenden oder Wöchnerin in ihrer Praxis hat die Hebamme dem Kreisarzt ungesäumt einen schriftlichen Bericht zu erstatten. Desgleichen hat sie jeden in den ersten 10 Lebenstagen eintretenden Todesfall des Neugeborenen einer von ihr Entbundenen dem Kreisarzt unter Benutzung des vorgeschriebenen Vordrucks (S. 534 des Lehrbuchs) anzuzeigen.

§ 17.
Pflicht zur Verschwiegenheit.

Der Hebamme ist ebenso wie dem Arzt durch § 300 des Strafgesetzbuches jede unbefugte Mitteilung von Privatgeheimnissen, die ihr bei Ausübung ihres Berufes zur Kenntnis gekommen sind, an dritte Personen unter Androhung von Strafe (Geldstrafe oder Gefängnis) streng verboten. Die Hebamme soll deshalb über alles, was ihr in ihrem Berufe anvertraut wird, oder was sie sonst im Hause der Pflegebefohlenen sieht oder hört, auch über körperliche Fehler, geheime Gebrechen, häusliche Verhältnisse usw. strengstes Stillschweigen bewahren, abgesehen von dem, was dem Arzte oder der Behörde pflichtgemäß mitzuteilen ist (s. §§ 8, 18 und 19).

§ 18.
Anzeigen von Vergehen oder Verbrechen.

Macht die Hebamme Beobachtungen, welche die Abtreibung oder Tötung der Leibesfrucht einer Schwangeren, die Unterschiebung, Verwechselung oder Aussetzung eines Kindes, die Verübung eines Kindesmordes oder sonst ein Vergehen gegen das Leben oder die Gesundheit der Mutter oder des Kindes vermuten lassen, so soll sie sich unverzüglich beim Kreisarzt Rat für ihr weiteres Verhalten erbitten.

Sie darf jedoch der betreffenden Frau ihren Beistand nicht verweigern.

§ 19.
Verhalten bei behördlichen und gerichtlichen Untersuchungen.

Wird die Hebamme von einer Gerichtsbehörde aufgefordert, den körperlichen Zustand einer für schwanger gehaltenen oder sich dafür ausgebenden Frau festzustellen oder zu ermitteln, ob eine Frau geboren habe, oder andere in ihren Beruf einschlagende Fragen zu beantworten, so hat sie sich bei ihrer Untersuchung streng an die Vorschriften auf S. 112 bezw. 214 des Lehrbuchs zu halten und dasjenige, was sie bei der Untersuchung gefunden hat, der Wahrheit gemäß und nach bestem Wissen anzugeben.

§ 20.
Erhebung von Gebühren. Rechnungsbuch.

Bei der Berechnung und Erhebung von Gebühren für ihre Dienstleistungen soll die Hebamme unter Beachtung der §§ 15 und 16 des Hebammengesetzes und der hierzu erlassenen Ausführungsbestimmungen in erster Linie die für ihren Kreis geltende Hebammengebührenordnung zugrunde legen, sofern nicht eine von einem Träger der Krankenversicherung zu zahlende Pauschgebühr in Frage kommt. Die Hebamme ist an die Gebührenordnung nicht gebunden in denjenigen Fällen, in denen sie mit der betreffenden Frau oder deren Beauftragten vor oder kurz nach der erfolgten Hilfeleistung eine besondere Vereinbarung über die Höhe der Gebühr getroffen hat. Indessen hat sich die Hebamme bei einer solchen Vereinbarung jedes unzulässigen Druckes auf die betreffende Frau oder deren Beauftragten zu enthalten sowie überhaupt alles zu vermeiden, was den Eindruck hervorrufen könnte, als ob die Hebamme das Maß ihrer Hilfeleistung von der Höhe der Gebühr abhängig machen würde.

Über die Höhe der berechneten und bezahlten Gebühren sind von der Hebamme und der behandelten Frau oder deren Beauftragten Doppelbescheinigungen nach dem Muster der Anlage III auszutauschen. Die Bescheinigungen zu B (Anlage III) hat die Hebamme aufzubewahren und auf Erfordern dem Kreise nach Jahresschluß oder am Ende eines Vierteljahres vorzulegen. Die Vordrucke für die Bescheinigungen sind in einem Block oder Heft zu führen und müssen mit fortlaufenden Nummern versehen sein.

Die Hebamme ist verpflichtet, ein Rechnungsbuch zu führen, aus dem alle in einem Kalenderjahr aus dem Hebammenberuf erwachsenen Einnahmen und Ausgaben ersehen werden können. Das Rechnungsbuch ist dem Kreise sowie dem Kreisarzt auf Verlangen nach Ablauf des Kalenderjahres vorzulegen.

B. Besonderer Teil.
Die besonderen Berufspflichten der Hebamme.

§ 21.

Die Hebamme soll bei Ausübung ihrer Berufstätigkeit die in dem Lehrbuche enthaltenen Regeln und Vorschriften sowie die nachträglich getroffenen Änderungen dieser Vorschriften gewissenhaft befolgen. Es ist ihr streng untersagt, die Grenzen der ihr durch das Lehrbuch zugewiesenen Hilfeleistung zu überschreiten.

Fühlt sie sich in besonderen Fällen durch die Vorschriften der Religion oder durch ihr Gewissen verpflichtet, eine Nottaufe auszuführen, so muß sie sich hierbei vor jeder Zuwiderhandlung gegen die Vorschriften der §§ 24, 25, 26, 27 und 37 dieser Dienstanweisung und der S. 144—146 des Lehrbuches hüten.

§ 22.

Schwangeren, Gebärenden und Wöchnerinnen soll die Hebamme ohne Unterschied jederzeit freundlich begegnen, soll die Furchtsamen beruhigen und die Ungeduldigen bei langsam fortschreitender Geburt durch freundlichen Zuspruch trösten. Gefährliche Zufälle sind der Gebärenden möglichst zu verschweigen, aber den Angehörigen sofort mitzuteilen. Dies trifft auch zu bei Tod oder Mißgestaltung des Kindes.

Auch dem neugeborenen Kinde muß die Hebamme große Aufmerksamkeit und Sorgfalt widmen, selbst dann, wenn das Kind scheintot, zu schwach oder mit irgendeiner Mißbildung zur Welt gekommen ist.

§ 23.

Die Hebamme muß in Ausübung ihres Berufes bei Geburten und Wochenbettbesuchen stets waschbare Kleider tragen, deren Ärmel so eingerichtet sind, daß die Arme bis zur Mitte der Oberarme hinauf unbedeckt gehalten werden können.

Während der Hilfeleistung bei Gebärenden und Wöchnerinnen hat die Hebamme über dem Kleide eine waschbare, reine, weiße Schürze anzulegen, die vom Halse an den ganzen Körper und die Oberarme bedecken muß. Ein weißes, waschbares Kopftuch ist nach Möglichkeit zu tragen.

§ 24.

Bevor sich die Hebamme zu einer Schwangeren, Gebärenden oder Wöchnerin begibt, hat sie ihre Hände zu reinigen, d. h. die Fingernägel zu säubern und die Hände und Vorderarme mit Seife und Bürste gründlich zu waschen.

§ 25.

Die Pflege der größten Reinlichkeit an ihrem Körper und ihrer Kleidung ist eine der wichtigsten Pflichten der Hebamme. Unter anderem soll sie auch die Mundhöhle und Zähne stets rein halten und ständig für gute Pflege ihrer Zähne Sorge tragen.

Die wertvollsten Werkzeuge der Hebamme sind ihre Hände. Sie sind sorgfältig zu pflegen und immer rein zu halten, besonders auch die Gegend der Nägel. Die Nägel müssen kurz geschnitten sein.

Die Hände hat die Hebamme stets zu waschen, ehe sie ihre Schutzbefohlenen berührt, auch soll sie darauf bedacht sein, jede Berührung mit unsauberen Stoffen, unreinem Wasser und dergleichen von ihren Schutzbefohlenen fernzuhalten. Unmittelbar vor jeder inneren Untersuchung und bei jedem Wochenbettbesuch ist die vorschriftsmäßige Desinfektion der Hände vorzunehmen; sterile Gummihandschuhe sind nach Vorschrift zu verwenden.

§ 26.

Alle Orte und Gegenstände, welche die gefährlichen Wundspaltpilze enthalten, hat die Hebamme nach Möglichkeit zu meiden. Besonders soll sie sich vor Berührung mit Leichen, Kleidern von Leichen, faulenden Gegenständen, kranken, eiternden Wunden, übelriechenden Ausflüssen, wie sie im Wochenbett und auch bei krebskranken Frauen vorkommen, insbesondere aber vor der Berührung mit Wöchnerinnen, die an Kindbettfieber oder unter Erscheinungen von Kindbettfieberverdacht erkrankt sind, hüten. Es ist der Hebamme streng untersagt, die Unterlagen im Wochenbett oder sonstige Wäsche der Wöchnerin oder des Kindes selbst zu waschen.

Ist aber die Hebamme trotz aller Vorsicht mit solchen Gegenständen in Berührung gekommen, so muß sie unmittelbar nach der Berührung ihre Hände, wie vorgeschrieben, desinfizieren.

§ 27.

Die innere Untersuchung Gebärender ist nur in den im Lehrbuch angegebenen Fällen vorzunehmen. Eine Maſt=

darmuntersuchung darf nur diejenige Hebamme ausführen, die in dieser Methode in der Hebammenlehranstalt ausgebildet ist, darüber ein Zeugnis besitzt und dieses dem Kreisarzt vorgelegt hat. Jede innere und jede Mastdarmuntersuchung ist unter Begründung, warum sie vorgenommen wurde, in das Tagebuch einzutragen. Dagegen soll die Hebamme die äußere Untersuchung während der Geburt häufig ausüben. Eine Schwangere soll äußerlich, wenn sie sich ratsuchend an die Hebamme wendet, innerlich nur nach den Vorschriften des Lehrbuchs und in allen Fällen nur nach vorschriftsmäßiger Desinfektion untersucht werden. Bei einer Wöchnerin darf die Hebamme nie die innere Untersuchung vornehmen.

§ 28.

Zur Geburt soll sich die Hebamme mit der vorschriftsmäßigen Tasche begeben. Ihre Geräte und Arzneimittel müssen jederzeit sauber und in gebrauchsfähigem Zustande sein.

§ 29.

Alle regelmäßigen Vorgänge bei Schwangeren, Gebärenden, Wöchnerinnen und neugeborenen Kindern leitet die Hebamme selbst. Sollten ihre Schutzbefohlenen oder deren Angehörige einen Arzt wünschen, so hat sich die Hebamme diesem Wunsche zu fügen.

Alle regelwidrigen Vorgänge bei Schwangeren, Geburten, im Wochenbett und bei neugeborenen Kindern behandelt der Arzt. Es ist Aufgabe der Hebamme, diese Regelwidrigkeiten rechtzeitig zu erkennen und rechtzeitig einen Arzt zu benachrichtigen.

Übernimmt der Arzt die Behandlung, so ist die Hebamme seine Gehilfin.

Nur wenn ein Arzt nicht rechtzeitig zu erreichen ist, und nur unter den im Lehrbuch näher angegebenen Bedingungen darf die Hebamme gewisse Regelwidrigkeiten selbst behandeln.

§ 30.

Bei regelmäßiger Schwangerschaft hat sie ihrer Schutzbefohlenen die Befolgung der für Schwangere wichtigen Lebensregeln anzuraten. Der Urin jeder Schwangeren und Kreißenden ist auf Eiweiß zu untersuchen.

Bei der regelmäßigen Geburt ist die Hauptaufgabe der Hebamme, Keime von den verwundeten Geburtsteilen fernzuhalten.

Sie muß die Herztöne des Kindes sowie das Befinden der Gebärenden sorgfältig überwachen, ferner den Damm schützen, die Abnabelung, wie vorgeschrieben, ausführen, in der Nachgeburtszeit auf Blutungen achten und bei einem scheintoten Kinde Wiederbelebungsversuche machen.

Die Hebamme hat die Wöchnerin und das neugeborene Kind in den ersten zehn Tagen mindestens einmal täglich, wenn möglich, zweimal zu besuchen. Wie lange diese Besuche dann noch fortzusetzen sind, hängt von dem Befinden und dem Wunsche der Wöchnerin ab.

Im regelmäßigen Wochenbett muß sie für Ruhe und Reinhalten der Wöchnerin sorgen. Das Kind ist immer vor der Mutter zu besorgen. Bei der Wöchnerin wird täglich die Temperatur gemessen und der Puls beobachtet. Die ermittelten Temperaturen und die Pulszahl sind auf einem Zettel zu vermerken und später in das Tagebuch einzutragen.

Die Hebamme hat stets auf das Selbststillen der Wöchnerin zu dringen. Bei Krankheiten der Wöchnerin entscheidet der Arzt.

§ 31.

Bei allen regelwidrigen Vorgängen in der Schwangerschaft, während der Geburt, im Wochenbett und bei Neugeborenen hat die Hebamme gemäß den Vorschriften des Lehrbuchs einen Arzt zu benachrichtigen.

§ 32.

Während der Geburt erfordern die regelwidrigen Lagen, Stellungen und Haltungen der Frucht die Leitung der Geburt durch einen Arzt.

Die Hebamme hat, wenn der Arzt gerufen wird, alles sorgfältig für ihn vorzubereiten, damit er, wenn nötig, ohne Säumen handeln kann; insbesondere soll sie an das Querbett und an die Wiederbelebung des Kindes denken.

In jedem Falle hat die Hebamme die Einträufelung mit 1proz. Höllensteinlösung in die Augen des Kindes auszuführen (s. S. 196 des Lehrbuches).

§ 33.

Im Wochenbett hat die Hebamme auf die Hinzuziehung eines Arztes zu dringen:

1. wenn die Temperatur über 38° steigt;
2. bei jedem Schüttelfrost der Wöchnerin;

3. sobald ein Geschwür an den äußeren Geschlechtsteilen entdeckt wird oder eines der S. 395 u. w. des Lehrbuches erwähnten Zeichen auftritt, auch wenn noch kein Fieber bestehen sollte;

4. sobald die Hebamme eine lebensbedrohende Gefahr anderer Art, z. B. eine Herzschwäche, erkennt. Dem Kreisarzt ist jeder Fall von Fieber während der Geburt, im Wochenbett oder nach Fehlgeburt von mehr als 38° anzuzeigen. Die Hebamme hat sich bis zum Eintreffen einer mündlichen oder schriftlichen Belehrung des Kreisarztes jeder Tätigkeit als Hebamme bei einer anderen Person zu enthalten. Ist ein Arzt hinzugezogen, so muß sie dessen Namen gleichzeitig dem Kreisarzt melden. Der Kreisarzt entscheidet, ob sie die erkrankte Wöchnerin weiter pflegen darf.

Den Tod einer Wöchnerin hat die Hebamme sofort dem Kreisarzt persönlich oder schriftlich zu melden.

Liegt Kindbettfieber vor, so tritt der § 8 Abs. 1, Ziff. 2 Abs. 3 des Gesetzes, betreffend die Bekämpfung übertragbarer Krankheiten, vom 28. August 1905 (Landesseuchengesetz) in Geltung:

„Hebammen, welche bei einer an Kindbettfieber Erkrankten während der Entbindung oder im Wochenbett tätig sind, ist während der Dauer der Beschäftigung bei der Erkrankten und innerhalb einer Frist von 8 Tagen nach Beendigung derselben jede anderweitige Tätigkeit als Hebamme oder Wochenpflegerin untersagt. Auch nach Ablauf der achttägigen Frist ist eine Wiederaufnahme der Tätigkeit nur nach gründlicher Reinigung und Desinfektion ihres Körpers, ihrer Wäsche, Kleidung und Instrumente nach Anweisung des beamteten Arztes gestattet. Die Wiederaufnahme der Berufstätigkeit vor Ablauf dieser achttägigen Frist ist jedoch zulässig, wenn der beamtete Arzt dies für unbedenklich erklärt."

Eine Hebamme, die gegen diese Vorschrift verstößt, ladet eine besonders schwere Verantwortung und hohe Strafe auf sich.

§ 34.

Hat die Hebamme irgendwelche infektiösen Stoffe berührt, so hat sie stets und sofort eine gründliche Desinfektion auszuführen.

Wenn die Hebamme an ihren Händen eiternde Wunden hat, so darf sie keine Geburt übernehmen.

Notfälle. Hat die Hebamme in ihrer Praxis eine Wöchnerin mit Kindbettfieber oder Kindbettfieberverdacht, und kommt eine Meldung zur Geburt, bei der eine andere Hebamme sie nicht vertreten kann, so besteht ein Notfall. Sie muß ihre Hände mehrfach mit Alkohol und Desinfektionslösung desinfizieren, ein Bad nehmen, die Kleider wechseln, ihre Instrumente desinfizieren und sich mit der äußeren Untersuchung der Gebärenden begnügen. Zum Dammschutz und zur Reinigung der Geschlechtsteile hat sie ihre wohlausgekochten Gummihandschuhe über die desinfizierten Hände zu ziehen. Glaubt sie mit der äußeren Untersuchung nicht auszukommen, so ist ein Arzt zur Leitung der Geburt hinzuzuziehen.

§ 35.

Störungen im Wochenbett und beim Stillgeschäft gebieten gleichfalls ärztliche Behandlung.

§ 36.

Erkrankungen der Neugeborenen erfordern sogleich ärztliche Behandlung. Insbesondere ist die Hebamme verpflichtet, bei der Augenentzündung der Neugeborenen sofort einen Arzt zu benachrichtigen.

§ 37.

Nur die folgenden Eingriffe ist die Hebamme berechtigt und verpflichtet, unter den im Lehrbuch dargelegten Umständen in der Praxis anzuwenden:

1. die Entwicklung des Kindes an den Schultern bei Kopflagen;
2. die Lösung der Arme und die Entwicklung des Kopfes bei Beckenendlagen;
3. die Blasensprengung beim Sichtbarwerden der Blase in der Schamspalte;
4. die Nachgeburtlösung.

§ 38.

Arzneimittel ohne ärztliche Verordnung zu verabfolgen, ist der Hebamme nicht gestattet. Erlaubt ist ihr die Darreichung von warmem Kamillentee bei Krampfwehen und von einem Löffel Rizinusöl im Wochenbett sowie bei neugeborenen Kindern die Anwendung von Streupulver, um dem Wundwerden vorzubeugen.

Vor dem Alkoholgenuß in der Schwangerschaft und im Wochenbett soll die Hebamme warnen.

§ 39.

Anzeige an den Kreisarzt muß die Hebamme erstatten:

1. beim Tode einer Schwangeren, Gebärenden oder Wöchnerin;

2. bei jedem in den ersten 10 Lebenstagen erfolgten Tode eines Neugeborenen;

3. bei jedem Fall von Fieber während der Entbindung, im Wochenbett oder nach Fehlgeburt, wenn die Temperatur über 38° steigt, bei Wundrose und Wundstarrkrampf sowohl der Mutter wie des Kindes;

4. bei jedem Fall, in dem die Hebamme einem Arzte bei der an einer fiebernden Person vorgenommenen Ausschabung der Gebärmutter oder Einleitung der Fehlgeburt oder Beseitigung von Eiresten Hilfe geleistet hat;

5. bei jedem Fall von Augenentzündung der Neugeborenen;

6. bei jedem Fall von Schälblasen der Neugeborenen;

7. bei jedem Fall von Nabelentzündung;

8. bei jedem Fall von Verkrüppelung oder Anzeichen einer drohenden Verkrüppelung an einem Neugeborenen;

9. bei jeder der Hebamme bekannt gewordenen Erkrankung an Cholera, Pocken, Fleckfieber, Diphtherie, Kindbettfieber, Scharlach, Typhus, Typhusverdacht, Ruhr, epidemischer Genickstarre, epidemischer Gehirnentzündung, epidemischer Kinderlähmung, Wundkrankheiten, Wundrose und Wundstarrkrampf in dem Hause der Hebamme selbst oder in dem Hause, in dem sie eine Gebärende oder Wöchnerin zu besorgen hat;

10. bei Erkrankungen der Hebamme an krebsigen oder auf Krebs verdächtigen Geschwülsten, an Geschwüren der Hände, der Brust oder an übelriechenden Ausflüssen oder anderen Eiterungen am Körper und bei Verdacht auf Syphilis;

11. wenn die Hebamme eine an Krebs der Gebärmutter oder der Scheide oder der äußeren Geschlechtsteile erkrankte Schwangere oder Gebärende untersucht hat;

12. wenn die Angehörigen bei Verdacht auf Kindbettfieber oder bei Kindbettfieber den Arzt verweigern;

13. wenn die Schwangere in der Wohnung der Hebamme entbunden zu werden wünscht;

14. wenn die Hebamme eine Nachgeburtslösung ausführen mußte[1]);

---

[1]) Die innere Wendung auf die Füße darf und muß die Hebamme nur in denjenigen Kreisen vornehmen, für deren Gebiet die Vornahme dieser Operation durch den Minister ausdrücklich vorgeschrieben ist. Hat die Hebamme die innere Wendung auf die Füße vorgenommen, so muß sie dem Kreisarzt Anzeige erstatten.

15. wenn ihr eine schriftliche Bescheinigung über die Ablehnung der von ihr verlangten ärztlichen Hilfe verweigert wird.

C. Vorschriften für Anstaltshebammen.

§ 40.

Hebammen, die ausschließlich in Krankenanstalten, Entbindungsanstalten, Frauenkliniken und ähnlichen Anstalten tätig sind, haben sich vor Antritt ihrer Berufstätigkeit unter Vorlage ihres Prüfungszeugnisses und eines Ausweises der betreffenden Anstalt über ihre Anstellung gleichfalls beim Kreisarzt zu melden.

Im übrigen haben diese Anstaltshebammen noch die §§ 9, 11, 14, 17, 19, 21 bis 32, 33 Abs. 1 Ziff. 1 bis 4 und §§ 34 bis 37 sinngemäß zu beachten.

Unter Aufhebung der bisher geltenden Dienstanweisung für die Hebammen erlasse ich auf Grund des § 43 des Preußischen Hebammengesetzes vorstehende neue Dienstanweisung für die im Preußischen Staatsgebiet tätigen Hebammen.

Berlin, den 15. November 1927.

Der Minister für Volkswohlfahrt.

Hirtsiefer.

(Vordruck zu § 2, Abs. 1 der Dienstanweisung.)
(Seite 1 des Umschlags.)

Tagebuch.

der **Hebamme** ....

in .... **Kreis** ....

für das Jahr..........

(Seite 2 und 3.)

Anweisung zur Führung des Tagebuchs.

Alle Eintragungen in das Tagebuch sind von der Hebamme mit größter Sorgfalt und Gewissenhaftigkeit in gut leserlicher Schrift mit Tinte eigenhändig vorzunehmen. Nachweislich falsche oder ungenaue und daher irreführende Eintragungen bedeuten einen schweren Verstoß gegen die Berufspflichten der Hebamme, der unter Umständen die Entziehung des Prüfungszeugnisses oder andere Strafen für die betreffende Hebamme zur Folge haben kann.

Die Bemerkungen zu Spalte 1—5, 7a, 10 und 11 sind von der Hebamme sofort nach der Geburt einzutragen, zu Spalte 6, 7b—d, 8 und 9, sobald die Hebamme ihre Tätigkeit bei der Wöchnerin beendet hat.

Diejenigen Hebammen, die ihren Beruf in den Gemeinden mehrerer benachbarten Kreise ausüben, haben für jeden Kreis ein besonderes Tagebuch oder Tagebuchblatt zu führen, die sämtlich bis zum 15. Januar dem zuständigen Kreisarzte vorzulegen sind. Sodann sind die der benachbarten Kreise den zuständigen benachbarten Kreisärzten bis zum 25. Januar einzureichen.

In das Tagebuch sind alle Geburten, auch wenn es sich um Fehlgeburt oder Frühgeburt handelt, aufzunehmen; und zwar ist für jede Geburt eine besondere, mit Nummer (Spalte 1) versehene Reihe auszufüllen. Auch bei Mehrgeburten (Zwillinge, Drillinge usw.) sind die erforderlichen Bemerkungen für jedes Kind in einer besonderen Reihe einzutragen; doch ist in diesen Fällen mehrfacher Geburt, in denen es sich ja immer nur um die Entbindung einer Frau handelt, jedes Kind unter derselben Nummer (Spalte 1), aber mit hinzugefügten fortlaufenden, lateinischen Buchstaben, also z. B. 2a, 2b usw., aufzunehmen.

Das Gewicht des Kindes ist in Spalte 4 unter g nur anzugeben, wenn die Hebamme zur Feststellung des Gewichtes eine zuverlässige Wage hat benutzen können.

Bei Frage 4b hat die Antwort „Schädellage", „Gesichtslage", „Steißlage", „Fußlage", „Querlage" oder „unbestimmte Lage" zu lauten.

Die Frage zu Spalte 5a ist zwar möglichst kurz (z. B. „Querlage", oder „Dammriß"), aber doch so bestimmt zu beantworten, daß der Kreisarzt in schwierigeren Fällen ein im allgemeinen klares Bild der vorgelegenen Regelwidrigkeit gewinnt, also z. B. „Verschleppte Querlage, infolgedessen Gebärmutterzerreißung schon beim Eintreffen der Hebamme" oder „Schwere Blutung infolge Wehenschwäche in der Nachgeburtsperiode".

Die Frage zu 5b ist in jedem Falle einer inneren bezw. Mastdarmuntersuchung zu beantworten.

In Spalte 6 ist, falls die Mutter gesund blieb, zu setzen „gesund", andernfalls ist zu bemerken, ob sie an „Kindbettfieber" oder „Entzündung der Brüste" oder an welcher anderen Krankheit erkrankte oder verstarb. Im Falle des Todes ist anzugeben, ob die Frau während der Geburt oder wieviel Stunden oder Tage danach verstorben ist.

Die Frage 7a ist entweder mit „erweicht" oder mit „tot" oder „scheintot" oder „lebend" zu beantworten. Erkrankte das Kind in den ersten 10 Tagen nach der Geburt nicht, so ist die Frage 7b mit „gesund" zu beantworten. Erkrankte es, so ist in 7c und d anzugeben, an welchem Tage nach der Geburt und woran das Kind erkrankte und evtl. verstarb.

Spalte 9 soll Aufschluß geben über die unzeitigen vor Ablauf des 6. Schwangerschaftsmonats erfolgenden Geburten, die dem Standesbeamten nur angemeldet zu werden brauchen, wenn die Kinder nach der Geburt gelebt haben.

In Spalte 10 ist von der Hebamme anzugeben, welche Kunsthilfe und aus welchem Grunde sie diese angewandt hat.

War ein Arzt bei der Geburt oder während des Wochenbetts zugegen, so hat die Hebamme möglichst bald nach der Geburt oder dem Wochenbett in Spalte 11 Namen und Wohnort des Arztes, sowie die Art der von ihm bei der Geburt geleisteten Kunsthilfe (Zangengeburt, Wendung auf die Füße u. dgl.) einzutragen. Ist sie sich über die Art der geleisteten Kunsthilfe nicht klar, so befrage sie den Arzt. War ein Arzt nur im Wochenbett zugezogen worden, so schreibe die Hebamme unter den Namen des Arztes in Spalte 11 den Buchstaben W.

Von den S. 211 des Hebammen-Lehrbuches vorgeschriebenen Aufzeichnungen auf dem Temperatur- und Pulszettel sind nach Abschluß der Tätigkeit bei der Wöchnerin die erforderlichen Eintragungen in Spalte 12 zu machen.

Der Temperatur- und Pulszettel ist nach folgendem Muster einzurichten:

Hebamme (Vor- und Zuname) ....

in ....

Temperatur- und Pulszettel.

für ....

in ...., ...straße Nr. ....

entbunden am ....ten .... 19........

Tag	Morgens		Abends		Kurze Angaben über das Befinden der Wöchnerin
	Temp.	Puls	Temp.	Puls	

(Ein

1.	2.	3.	4.	5.	6.	7.	8.
Lfde. Nr.	a) Tag und Stunde der Geburt (Fehlgeburt, Frühgeburt). b) Wieviel Stunden dauerte die Geburt? c) Wann traf die Hebamme bei der Gebärenden ein?	a) Name, Stand, Alter, Wohnort, Wohnung der Entbundenen (bei Verheirateten: Name und Stand des Ehemannes). b) Wievielte Geburt?	a) Zahl b) Lage c) Geschlecht des Kindes? d) Datum der letzten Menstruation? e) Länge f) Kopfumfang g) Gewicht des Kindes?	a) Regelwidrigkeiten während der Geburt und in der Nachgeburtszeit. b) Wurde eine innere oder eine Mastdarmuntersuchung vorgenommen und warum?	a) Blieb die Mutter gesund? b) Erkrankte sie, woran und an welchem Tage nach der Geburt? c) Starb sie, woran und an welchem Tage nach der Geburt?	a) Wurde das Kind erweicht, tot, scheintot oder lebend geboren? b) Blieb es in den ersten 10 Tagen gesund? c) Erkrankte es, woran, an welchem Tage? d) Starb es in den ersten 10 Tagen, an welchem Tage, woran?	Wurde das Kind durch die Mutter oder eine Amme gestillt oder nicht? Warum nicht?

lage.)

9.	10.	11.	12.				
a) Durch wen wurde die Geburt beim Standesamt gemeldet? b) Warum erfolgte keine Anzeige?	Welche Kunsthilfe wurde durch die Hebamme geleistet und aus welchem Grunde?	Welche Kunsthilfe wurde durch den Arzt geleistet? Name des Arztes.	Temperatur und Puls der Frau, während der Geburt und im Wochenbett			
			Tag der Geburt	Morgens		Abends	
				Temp.	Puls	Temp.	Puls
			1.				
			2.				
			des Wochenbettes				
			1.				
			2.				
			3.				
			4.				
			5.				
			6.				
			7.				
			8.				
			9.				
			10.				
			Tag der Geburt	Temp.	Puls	Temp.	Puls
			1.				
			2.				
			des Wochenbettes				
			1.				
			2.				
			3.				
			4.				
			5.				
			6.				
			7.				
			8.				
			9.				
			10.				

Bericht

der Hebamme (Vor- und Zuname) ....

in .... Kreis ....

über den in den ersten 10 Lebenstagen eingetretenen Tod des ehelichen (unehelichen) Kindes der (Namen, Stand, Wohnort und Wohnung der Eltern bzw. der Mutter)

....

(Siehe § 16 der Dienstanweisung für die Hebammen.)

1.	Tag der Geburt des Kindes.
2.	Tag des Todes des Kindes.
3.	Welche Lage hatte das Kind in der Geburt?
4.	War Kunsthilfe erforderlich und welche? (Zugezogener Arzt.)
5.	War das Kind unmittelbar nach der Geburt lebenskräftig und gesund?
6.	Welches Geburtsgewicht wurde festgestellt?
7.	Wurde das Kind von der Mutter gestillt? Warum nicht?
8.	An welchen Tagen hat die Hebamme das Kind besorgt?
9.	Wann erkrankte das Kind?
10.	Welche Krankheitserscheinungen hat die Hebamme beobachtet?
11.	Ist ein Arzt zugezogen worden und wann? Name des Arztes?
12.	Aus welchem Grunde ist die Zuziehung eines Arztes unterblieben?
13.	Woran ist das Kind vermutlich gestorben?

Anlage III zu Anlage F.

Laufende Nr. ....

A. Bescheinigung über berechnete und bezahlte
Hebammengebühren.

Ort .... Datum ....

Für die am ....

an der Frau ....

in ....

vorgenommene Schwangerenberatung, Entbindung¹) einschließlich Wochenbesuche berechne ich

RM. ....

Ich habe von der Frau ....

heute den Betrag von RM. .... erhalten.

Unterschrift
Hebamme.

---
¹) Nicht Zutreffendes ist zu durchstreichen.

Laufende Nr. ....

B. Bescheinigung über berechnete und bezahlte
Hebammengebühren.

Ort .... Datum ....

Die Hebamme Frau ....

in ....

hat mir für eine am ....

an mir vorgenommene Schwangerenberatung, Entbindung¹) einschließlich Wochenbesuche eine Gebühr von RM. .... berechnet.

Ich habe heute den Betrag von RM. .... an die Hebamme Frau .... gezahlt.

Unterschrift.

---
¹) Nicht Zutreffendes ist zu durchstreichen.

Die innere Wendung bei Querlage.

§ 1.

In dünnbevölkerten Gegenden kann es sich ereignen, daß ein Arzt nicht zu erreichen ist oder nicht rechtzeitig herankommen kann, um die Leitung der Geburt bei Querlage zu übernehmen und die notwendige Wendung auszuführen. In solchen Fällen wäre die Gebärende verloren, wenn nicht der Hebamme das Recht zugestanden würde, selbst die rettende Wendung vorzunehmen.

Für das preußische Staatsgebiet bezeichnet der Minister für Volkswohlfahrt diejenigen Kreise, in welchen den Hebammen die Pflicht auferlegt wird, unter den genannten Umständen die Wendung selbst auszuführen. Im allgemeinen Hebammenunterricht wird die Wendung nicht mehr gelehrt, und es ist den Hebammen Preußens verboten, sie ohne die besondere Anweisung auszuführen.

§ 2.

1. Hat die Hebamme auf das Eintreffen eines Arztes bei einer mit Querlage kreißenden Frau überhaupt nicht zu rechnen, so muß sie die Wendung selbst vornehmen. Sie muß sich vorher aber gewissenhaft von der Unmöglichkeit, einen Arzt zu der Entbindung zuzuziehen, überzeugt haben.

2. Die Hebamme kommt erst zur Gebärenden, wenn das Wasser bereits abgeflossen und der Muttermund schon für die Hand durchgängig ist. In diesem Fall ist es sehr bedenklich, lange auf die Wendung zu warten. Die Wehen würden die Schulter tiefer treiben und die Wendung vielleicht unmöglich machen. In diesem Fall gilt die Vorschrift: Ist die Blase gesprungen und der Muttermund für die Hand durchgängig, und ist auf

das Eintreffen des Arztes spätestens nach zwei Stunden nicht zu rechnen, so mache die Hebamme die Wendung selbst.

§ 3.

In jedem Falle, in dem die Hebamme die Wendung selbst hat ausführen müssen, muß sie nach Beendigung der Entbindung sofort Meldung an den Kreisarzt erstatten. Der Kreisarzt wird prüfen, ob in der Tat die Notwendigkeit vorlag, daß die Hebamme selbst die Wendung ausführte, oder ob sie etwa vorschnell gehandelt hat.

§ 4.

Bei der inneren Wendung geht man mit der Hand in die Gebärmutter ein, ergreift einen Fuß, führt ihn nach unten, wobei die Frucht sich umdreht und aus der Querlage eine Fußlage entsteht. Diese Wendung ist nur möglich, wenn der Muttermund die Einführung der Hand schon gestattet und der vorliegende Teil noch beweglich ist. Sie ist also nicht möglich im Beginn der Geburt und wird unmöglich, wenn die Schulter nach dem Blasensprung durch die Wehen schon tief in das Becken getrieben ist.

Der beste Zeitpunkt für die Wendung ist, wenn der Muttermund völlig verstrichen ist, und die Blase noch steht. Auf diesen Zeitpunkt soll die Hebamme also möglichst warten. Springt aber die Blase vor völliger Eröffnung des Muttermundes, so wende sie sogleich, wenn der Muttermund das Einführen der Hand gestattet.

§ 5.
Ausführung der Wendung bei Querlagen.

Die Frau wird auf das Querbett gelagert. Die Harnblase muß entleert sein. Die Geschlechtsteile werden noch einmal abgeseift und dann mit Desinfektionslösung abgewaschen. Kurz vor dem Eingriff muß sich die Hebamme vorschriftsmäßig desinfizieren. Und zwar muß sich die Desinfektion bis über den Ellenbogen auf den unteren Teil des Oberarmes erstrecken.

Die Hebamme muß schon vor der Wendung die Lage des Kindes genau festgestellt haben, jedenfalls muß sie wissen, auf welcher Seite der Mutter die Füße liegen.

Liegen die Füße links, so geht sie mit der rechten Hand ein; liegen sie rechts, so nimmt sie die linke Hand. Sie ergreift mit der eingeführten Hand den zunächstliegenden Fuß.

Unmittelbar vor dem Eingehen taucht sie die desinfizierte Hand nochmals in Desinfektionslösung. Hierdurch wird die Hand schlüpfrig, und das Eingehen ist leichter. Die eine Hand hält jetzt die Schamspalte auseinander; die andere mit Desinfektionslösung befeuchtete Hand wird kegelförmig zusammengelegt und nunmehr in die Scheide hineingeschoben bis an den Muttermund. Sollte eine Wehe eintreten, so bleibt die Hand ruhig liegen, bis die Wehe vorüber ist. Die andere Hand wird auf die Gebärmutter in die Gegend der Füße gelegt, um diese der inneren Hand entgegenzudrücken.

Steht die Blase noch, so zerreißt jetzt die Hebamme die Blase im Muttermund. Rasch wird die Hand nun während der Wehenpause in die Gebärmutter eingeführt. Der Arm der Hebamme füllt den Muttermund aus, und es wird nur wenig Fruchtwasser abfließen. Dann geht sie mit der Hand an dem Fruchtkörper entlang nach der Seite hin, wo die Füße liegen. Um sie zu erreichen, muß der Arm meist bis zum Ellenbogen eingeführt werden. Den Fuß erkennt sie an der Ferse. Sie faßt den zunächstliegenden Fuß um den Knöchel mit Daumen und Zeigefinger und führt ihn gegen den Muttermund herab. Dabei dreht sich das Kind meist leicht um, und es gelingt, den Schenkel bis vor die Geschlechtsteile zu führen. Die Wendung ist vollendet, wenn der Kopf im Grund der Gebärmutter, der Steiß im Becken steht. Dies ist geschehen, wenn der Schenkel bis zum Knie geboren ist. Jetzt ist eine unvollkommene Fußlage geschaffen, die zu leiten ist wie andere Fußlagen. Keinesfalls wird das Kind jetzt ohne weiteres herausgezogen; wohl aber bereite sich die Hebamme auf die Lösung der Arme und des Kopfes vor, die nicht immer ganz leicht ist, da bei der Umdrehung sich die Arme oft in die Höhe schlagen.

Ist die Blase schon gesprungen, so ist die Wendung schwieriger, und die Hebamme hüte sich, irgendwelche Gewalt bei dem Eingriff anzuwenden. Sie könnte sonst die Gebärmutter zerreißen. Die Schulter wird sanft zur Seite nach der Gegend des Kopfes hin gedrängt. Dann geht sie mit der Hand vorsichtig in die Gebärmutter dem Körper der Frucht entlang bis zum Fuß. Macht die Umdrehung Schwierigkeiten, so schiebe sie mit der äußeren Hand den Kopf in die Höhe. Glückt das nicht, so holt sie auch den zweiten Fuß herunter. Sie umschlingt den ersten Fuß mit einem Stück

Nabelband und behält die Schlinge in der Hand; dann geht sie mit der anderen Hand aufs neue ein und ergreift den zweiten Fuß. Indem sie nunmehr gleichzeitig an beiden Füßen zieht, gelingt die Umdrehung meist glatt; doch sei sie hierbei sehr vorsichtig, warte jede Wehe ruhig ab, ehe sie weiter vordringt oder zieht, und hüte sich vor jedem gewaltsamen Vorgehen.

War eine Hand vorgefallen, so läßt sie diese ruhig liegen und macht die Wendung wie sonst. Ist die Nabelschnur vorgefallen, so kann sie diese mit in die Gebärmutterhöhle hineinnehmen, legt sie aber erst beiseite, ehe sie den Fuß faßt.

Zusammenstellung und Erklärung wichtiger Fremdwörter.[1])

Abnorm (abnórm)[2])	regelwidrig
Abortus, Abort (Abórt)	Fehlgeburt
akut (akút)	schnellverlaufend
Anatomie (Anatomíh)	Zergliederung, Lehre vom Körperbau
Antiseptica (Antiséptika)	keimtötende Mittel
antiseptisch	keimtötend
Apparat (Apparáht)	Gerät
Arterie (Artéri=e)	Schlagader
Asepsis (Asépsis)	Keimfreiheit
aseptisch	keimfrei
Asphyxie (Assixíe)	Scheintod
asphyktisch (asphýktisch)	scheintot
Bacillen (Bazíllen)	stäbchenförmige Spaltpilze
Bakterien (Baktéri=en)	Spaltpilze
Blutzirkulation	Blutkreislauf
Blutmole (móle)	mit Blut durchsetztes Ei
Bronchien (Brónchi=en)	Luftröhrenäste
Capillaren (Kapilláhren)	Haargefäße
Cerebrospinalflüssigkeit	Hirnwasser
Colostrum (Kolóstrum)	erste Muttermilch
chronisch (krónisch)	langsam verlaufend
Decubitus (Dekúbitus)	Wundliegen
Delirien (Delíhri=en)	Benommenheit mit Irrereden
desinfizieren (desinfizíhren)	Keime abtöten
Desinfektion	Abtötung der Keime

[1]) Nach „Dr. Rißmann, Aussprache und Erklärung der für das Hebammenlehrbuch wichtigen Fremdwörter". Verlag von E. Staude, Berlin.
[2]) Die in Klammern stehenden Worte bezeichnen die Aussprache; der Akzent (') gibt die Betonung an.

Desinfiziens	Mittel zur Keimtötung
diskret (diskréht)	heimlich
Eklampsie (Eklampsíh)	Krankheit der Schwangeren, Gebärenden und Wöchnerinnen mit allgemeinen Krämpfen
elastisch (elástisch)	federnd
Epidemie (Epidemíh)	Seuche
Epilepsie (Epilepsíh)	Fallsucht
Fibrin (Fibríhn)	Blutfaserstoff
Fontanelle (Fontanélle)	Lücke zwischen den Knochen des kindlichen Schädels
Formular (Formuláhr)	Vordruck
Furunkel (Furúnkel)	Blutgeschwür
Geburtsmechanismus	Drehung des Kindes (Kindskopfes) beim Durchtritt durch das Becken
Genitalien (Genitáhli=en)	Geschlechtsteile
Gonokokken (Gonokókken)	Erreger des Trippers
Gynäkologe (Gynäkóloge)	Frauenarzt
Gynäkologie (Gynäkologíh)	Lehre von den Krankheiten des weiblichen Geschlechts
Halluzinationen (Halluzinatiónen)	Sinnestäuschungen
Hysterie (Hysteríh)	Nervenkrankheit
Infektion (Infektión)	Ansteckung, Eindringen von Krankheitskeimen in eine Wunde
infizieren (infizíhren)	anstecken, mit Krankheitskeimen verunreinigen
Injektion (Injektión)	Einspritzung
Inkubation (Inkubatión)	Zeitspanne zwischen Ansteckung und Ausbruch einer Krankheit
Instrument (Instrumént)	Werkzeug
Irrigator (Irrigátor)	Spülgefäß
Karbunkel (Karbúnkel)	sehr großes Blutgeschwür
Katarrh (Katárr)	Schleimhautentzündung
Katheter (Kathéhter)	Röhrchen zum Harnablassen
Klystier (Klystíhr)	Einlauf
Kokken (Kókken)	kugelförmige Spaltpilze
Kolik (Kolíhk)	Krämpfe im Leib
kombiniert	zusammengesetzt
Kompresse (Komprésse)	Mulläppchen zum Bedecken von Wunden
Konzession	Zulassung

lokal (lokáhl)	örtlich
Lymphe	Gewebsflüssigkeit
maceriert (mazeríhrt)	erweicht
Maximalthermometer	Thermometer, das auf dem höchsten Punkt stehenbleibt
Medikament (Medikamént)	Arzneimittel
Menstruation	monatliche Regel
Mikroskop (Mikroskóhp)	Apparat zur Vergrößerung
Mole (Möhle)	krankhaft verändertes Ei
Myom (Myóhm)	Muskelgeschwulst
Narkose (Narkóhse)	Betäubung
normal	regelrecht
Operation	ärztlicher Eingriff
Organ (Orgáhn)	Körperteil
Osteomalacie (Osteomalazíeh)	Knochenerweichung
Paragraph (Paragráf)	Absatz einer Verordnung
Parette (Parétte)	Röhrchen zum Tropfen
Pathologie (Pathologíeh)	Krankheitslehre
Periode	Zeitabschnitt, monatliche Regel
Phantom (Phantóhm)	Nachbildung
Physiologie (Physiologíe)	Lehre von den Verrichtungen des menschlichen Körpers
Pinzette	Klemme
Pipette	Röhrchen zum Tropfen
Placenta	Mutterkuchen
Polyp (Polýp)	gestielte Geschwulst
Präparat (Präparát)	Zubereitung
Praxis	Berufstätigkeit
Rachitis Rachíhtis)	englische Krankheit
Reagensglas (Reagéns)	Glasröhrchen, an einem Ende zugeschmolzen
Reform (Refórm)	Umformung
regulieren	regeln
Repetition (Repetitión)	Wiederholung
Schema	Muster
Sepsis (Sépsis)	Blutvergiftung
Serum (Sérum)	Blutflüssigkeit (ohne Faserstoff)
Spekulum (Spékulum)	Instrument zur Entfaltung der Scheide
steril (steríhl)	keimfrei

Sterilisation (Sterilisatión)	Vernichtung der Keime
Sterilität (Sterilität)	Unfruchtbarkeit
subcutan (subkutáhn)	unter der Haut
Tampon (Tampóng)	Wattekugel oder Mull zum Ausstopfen
tamponieren	ausstopfen
Taxe	Gebühr
Thermometer	Wärmemesser
Urämie	Vergiftung mit Harnstoffen
Vene (Wéhne)	Blutader
Ventilation (Wentilatión)	Lüftung
ventilieren	lüften

Sachverzeichnis.

Abfluß des Fruchtwassers 165.
—, vorzeitiger 362.
Abnabelung 189, 341.
Absonderung, innere 23, 81, 88.
Abspritzen der Brust 432.
Absterben der Frucht:
— in der Schwangerschaft 255.
— während der Geburt 288, 331, 340, 360.
Abstillen des Säuglings 430.
Abtreibung 254.
Adern 13.
Aderentzündung 222.
— und Aderverstopfung 398, 410.
Aderhaut des Auges 10.
Aderknoten (Krampfader) 43, 97, 221, 222, 260, 278.
After 19.
Afterrohr 70.
Alkohol 82.
Alter der Frucht 104.
Ammenernährung 432.
Anlegen des Kindes 212, 213.
Armknochen 5.
Armlösung bei Beckenendlage 326, 328.
Arterien 13.
Arznei, Eingeben von 47.
Arzt, schriftliche Benachrichtigung 154.
Äther 75.
Atmung 8, 16, 17, 40.
— bei Schwangeren 112.
— bei Neugeborenen 416.
—, künstliche 85, 358.
Auge 9.

Augenbehandlung des Neugeborenen 196.
Augenerkrankungen des Neugeborenen 486.
Austreibungszeit 165, 170.
—, verlängerte 266, 275.
Auswurf 41, 47.

Bacillenträger 51.
Bad 71.
— des Säuglings 450.
Bakterien 50.
Bänder 3, 5.
Barlowsche Krankheit 446.
Bauch 12.
Bauchfell 17, 33.
Bauchfellentzündung 67, 241.
Bauchhöhle 17.
Bauchhöhlenschwangerschaft 239.
Bauchpresse 157, 159, 182, 268, 269.
Bauchspeicheldrüse 20, 23.
Becken 26, 28, 29.
—, allgemein verengtes 290.
—, einfach plattes 292.
—, rachitisch plattes 293.
—, allgemein verengtes, plattes 298.
— bei Wirbelgleitung 299.
— bei doppelseitiger angeborener Hüftverrenkung 299.
—, querverengtes 299.
—, schrägverengtes 299.
— bei Verkrümmung der Wirbelsäule 301.
— bei Knochenerweichung 302.

Becken bei Knochengeschwulst 303.
—, weites 304.
Beckenboden 30, 275.
Beckenendlage 106, 316, 321, 323.
Beckensprengung 287.
Beckentastung 139.
Befruchtung 90.
Beikost 446.
Beinknochen 6.
Berührungsgürtel 164.
Betäubung 74.
Bewegungsnerven 21.
Bindegewebe 7.
Blase (Harnblase) 21.
Blasenkatarrh 43, 68, 225, 408.
Blasenmole 247, 259.
Blasensprengung 363.
Blasensprung 165, 182.
—, vorzeitiger 287, 312, 322, 362.
—, verspäteter 363.
Blasenscheidenfistel 282, 409.
Blinddarm 18.
Blinddarmentzündung während der Schwangerschaft 229.
Blut 24.
Blutarmut, Erscheinung und Behandlung 383.
Bluterguß in das Gehirn 45, 288, 353.
Blutfarbstoff 24.
Blutgefäße 8.
Blutgerinnung 24.
Blutgeschwulst 279.
Blutkörperchen 24.
Blutkrankheiten 225.
Blutkreislauf 14.
— der Frucht 98.
Blutkuchen 24.
Blutmole 258.
Blutserum 24.
Blutstillung 84.
Blutung bei Fehlgeburt 259.
— vor Geburt des Mutterkuchens 373.

Blutung nach Geburt des Mutterkuchens 379.
— während der Schwangerschaft 370.
— bei vorliegendem Mutterkuchen 366.
— bei vorzeitiger Lösung des Mutterkuchens 365.
— in der Nachgeburtsperiode 406.
Blutvergiftung 76, 236.
Brand 78.
Breiumschläge 72.
Brechdurchfall des Säuglings 431, 492.
Bronchien 15, 35.
Bruch der Eingeweide 12.
—, Einklemmung 228.
Brust 12.
Brustbein 5.
Brustdrüse 23, 35.
—, Anschwellung in der Schwangerschaft 113.
—, Anschwellung beim Neugeborenen 417.
Brustfell 13.
Brusthöhle 13.
Brustkorb 5.
Brustkrebs 66, 112.
Brustmilchstuhl 418.
Brustwarze 35.

Chloroform 75.
Cholera 56.
Condylome 61, 237, 274.
Credéscher Handgriff 193.

Damm 31.
Dammriß 67, 276.
Dammschutz 184.
Darm 17.
Darmbein 27.
Darmblutung des Neugeborenen 484.
Darmeinlauf 69, 179.
Darmgeräusch 143.
Darmverschlingung 41, 228.
Darmzotten 20.
Dauerausscheider 51.

Hebammenlehrbuch. 5. Aufl.

Decubitus 48.
Dehnung der Weichteile bei der Geburt 157.
—, mangelhafte 275.
Desinfektion am Krankenbett 59.
— bei Operation 79.
— der Hände 80.
— der Instrumente 82.
Desinfektionsmittel 81.
Diphtherie 51, 399, 499.
Dottersack 91, 97.
Drehungen des Kopfes im Becken 172.
Druckmarke 289.
Drüsen 11.
— mit innerer Absonderung 23.
Durchfall 42.
— des Säuglings 492.
Durchmesser des Beckens 29.
— des kindlichen Kopfes 108.
Durchtritt des Kopfes durch das Becken 172.

Ei 35.
Eierstock 34.
Eierstocksgeschwulst 66, 232, 271.
Eierstocksschwangerschaft 239.
Eihüllen 94.
Eileiter 34, 88.
Eileiterschwangerschaft 239, 244.
Einspritzung unter die Haut 69.
Eireifung 87.
—, Befruchtung und Entwicklung 90.
Eitererreger 76.
Eiterung 77.
Eiweiß, Untersuchung des Harns auf 43, 143.
Eklampsie 44, 219, 384.
Elle 6.
Empfindungsnerven 21.
Englische Krankheit 492.
Entzündung 76.
Epidemie 51.
Epilepsie 44, 229, 387.
Erbrechen 41.

Erbrechen des Säuglings 493.
— der Schwangeren 123, 217.
Erfrieren, Hilfe bei 86.
Erhängen, Hilfe bei 85.
Ernährung 20.
— des Säuglings, natürliche 426.
— — —, künstliche 435.
Eröffnungszeit 162.
Ersticken, Hilfe bei 85.
Ertrinken, Hilfe bei 86.

Fallsucht s. Epilepsie.
Fehlgeburt 103, 252.
Feigwarzen s. Condylom.
Fettgewebe 7.
Fettpolster des Neugeborenen 422.
Fieber 37.
— des Neugeborenen 419.
Fleckfieber 54.
Fleischmole 258.
Fluß, weißer 61.
Fontanellen 107.
Froschkopf 346.
Frucht, Absterben 102, 255.
—, Achse 166.
—, Berechnung des Alters 104.
— -blase 163.
—, Haltung 106.
—, Reife 105.
—, Wachstum 102.
Fruchtwasser 94, 102.
—, Abfluß 165.
—, vorzeitiger Abfluß 362.
—, verspäteter Abfluß 363.
—, vermehrtes 246.
—, verringertes 247.
Frühgeburt 104, 253, 261.
—, künstliche 286.
Fuge 2.
Fürsorgeeinrichtungen:
— für Säuglinge 508.
— — Schwangere 129.
— — Tuberkulose 58.
Fußlage 312.

Galle 20.
Gallenblase 20.
—, Entzündung 229.
Gallenfarbstoff im Harn 42.
Gaumen 11.
Gebärmutter 32.
—-bänder 34.
—, Einklemmung der schwangeren, bei Rückwärtslagerung 235.
—, mangelhafte Entwicklung 270.
—, Gefäßgeräusche 143.
—-krebs 65, 90.
—, Lageveränderungen 67, 233, 273.
—, Muskelgeschwulst 66, 232, 270.
—, Mißbildungen 230.
—, Rückbildung im Wochenbett 199.
—, mangelhafte Rückbildung 407.
—-umstülpung 381.
—, Veränderung in der Schwangerschaft 92, 111.
—-vorfall 67, 237.
—-zerreißung 267, 282.
Geburt 157.
—, Bett 180.
— bei Beckenendlage 317.
—, Dauer 162.
—, Feststellung einer früheren 214.
— bei Gesichtslage 309.
— bei Hinterhauptslage 172.
—, Leitung der 178.
—, Mechanismus 172.
— bei Querlage 330.
— bei Stirnlage 308.
— bei Vorderhauptlage 307.
—, übereilte 266.
—, Sturzgeburt 266.
Geburtsgeschwulst 166, 351.
Geburtstermin, Bestimmung 117.
Geburtswege 160.
Geburtswunde 83, 200.
Gehirn 21.
Gehirnbruch 347.
Gehirnentzündung, epidemische 54.

Gehirnschlag 45.
Geisteskrankheiten 44, 224, 414.
Gelber Körper 88, 111.
Gelbsucht 43.
— der Neugeborenen 417, 473.
Gelenk 2, 3, 56.
Genickstarre 53.
Geschlechtskrankheiten 60.
Geschlechtsreife 87.
Geschlechtsteile 30.
—, Veränderung in der Schwangerschaft 110.
Geschwür 76.
Gesetz zur Bekämpfung der Geschlechtskrankheiten 63.
Gesicht 9.
Gesichtslage 309.
Gewebe 23.
Gewicht des Neugeborenen 420.
Glaskörper 9.
Glückshaube 363.
Gonorrhöe s. Tripper.
Gonokokken 61.
Grippe 53.

Haar 8.
Haargefäße 15.
Hämorrhoiden 222.
Handgriffe bei der äußeren Untersuchung 133.
Hängebauch 234, 272.
Harn 21, 42.
—, Abnehmen (Katheterisieren) 68.
—-blase 21, 31.
—-drang bei Schwangeren 111, 236.
—, Entleerung und deren Störung im Wochenbett 206, 408.
—-fistel 67.
—-leiter 21.
—-röhre 31.
—-untersuchung 43.
—-verhaltung 42, 206, 408.
—-vergiftung 236.
Haut 7.

Hautatmung 8.
Hautausschlag 219.
— des Neugeborenen 417.
—, Veränderungen bei Krankheiten 43, 218.
— — in der Schwangerschaft 112.
Hautpflege des Neugeborenen 452.
Hebammentasche, Inhalt 150.
Herz 13.
Herzfehler 60, 220.
Herzschlag (Herzlähmung) 44, 388.
Herztöne, kindliche 141, 183, 356.
Hinterdammgriff 186.
Hinterhauptbein 5.
Hinterhauptshöcker 107.
Hinterhauptsnaht 107.
Hinterhauptslagen 171, 305.
Hohlvene 15.
Hohlwarze 210.
Hüftbein 26.
Hüftgelenk 3.
Husten 41.

Impfen 56.
Impfgesetz 56.
Infektion 50.
Infektionskrankheiten 50, 225, 399.
— des Säuglings 498.
Influenza 53.
Injektion 69.
Inkubation 51.
Instrumente der Hebamme 150, 156.
Irrigator 70.

Kaiserschnitt 286.
Käseschleim 103, 195.
Katheter 68.
Kehlkopf 11.
Kehlkopfkatarrh des Neugeborenen 491.
Kehlkopftuberkulose 223.
Keimdrüse 23.
Kennzeichen des Neugeborenen 215.
— der Schwangerschaft 112.

Kennzeichen einer vorausgegangenen Geburt 214.
Keuchhusten 53, 499.
Kiefergriff 74.
Kind in der Geburt 161.
—, übergroßes 342.
—, Verblutung 360.
Kindbettfieber, Außeninfektion 390.
—, Formen des 395.
—, Erkennung 400.
—, Selbstinfektion 391.
—, Verhalten der Hebamme 401.
— nach Fehlgeburt 260.
Kinderlähmung, epidemische 54.
Kindsadern 110.
Kindsbewegungen 114.
Kindspech 105, 355, 418.
Kitzler 31.
Kitzlerriß 278.
Kleidung des Säuglings 454.
Kleine Kindsteile, Vorfall 246, 311, 334, 362.
Klystier 69.
Kniegelenk 6.
Kniescheibe 6.
Knochen 1—5.
— -fuge 2.
— -gewebe 23.
— -gerüst 1.
— -haut 2.
— -leiste 4.
— -mark 2.
— -naht 2.
Knochenerweichung 302.
Knorpel 3.
Kohlensäure 16, 26.
Kochapparat (Soxhlet) 439.
Kochtopf (Flügge) 439.
Kokken 50.
Kolik 42.
Kolostrum 201, 429.
Kopf 3, 9.

Kopf, Durchschneiden des K. bei der Geburt 168.
—, Einschneiden des K. bei der Geburt 167.
—, Entwicklung des K. bei Beckenendlage 327.
— des Neugeborenen 107.
Kopfgeschwulst 166, 288, 292.
Körperschlagader 113.
Körperwärme 37.
— des Neugeborenen 426.
Krampfadern 110.
Krämpfe 44.
— des Neugeborenen 477, 492.
— der Schwangeren, Gebärenden, Wöchnerin 385.
Krampfwehen 267.
Krankenbett 46.
Krankenzimmer 45.
Krankheiten, akute 36.
—, ansteckende 50, 225, 399.
—, chronische 36.
— in der Schwangerschaft 217.
— des Eies 239.
— im Wochenbett 390.
Krankheitserscheinungen 37.
Krankheitsursachen 36.
Krankheitsverlauf 36.
Kranznaht 107.
Krebs der Geschlechtsteile 65.
— der Brust 66.
— in der Schwangerschaft 239, 259.
— als Geburtshindernis 270, 370.
Kreißende 163.
Kreislauf 14.
— der Frucht 98.
Kreuzbein 26.
Krüppelfürsorgegesetz 195.
Krippe 512.

Labyrinth (Ohr) 10.
Lage der Gebärenden 180.
—, regelwidrige 316.

Lagebestimmung der Frucht (Handgriffe) 133.
Lähmung 44.
Länge der Frucht in den einzelnen Monaten 104.
— des Neugeborenen 420.
Leber 20.
Lederhaut 103.
Leibbinde für Hängebauch 234.
— für Wöchnerin 205.
Leitstelle 166.
Leistenbeuge 12.
Leistenbruch 12.
Leistenkanal 12, 34.
Lendenwirbel 4, 27.
Linse (Auge) 9.
Lues f. Syphilis 60, 62, 227.
Luft 16.
Luftröhre 11, 15.
Luftembolie 44, 369, 389, 410.
Luftschlucker 434.
Lüftung 45.
Lungen 15.
Lungenentfaltung des Neugeborenen 416.
Lungenentzündung 58, 223, 414, 476.
Lungenschlag 44.
Lungentuberkulose 58, 223, 414.
Lymphe 25, 43.
Lymphgefäße 25.
Lymphknoten 25.

Magen 17.
Magengrube 12.
Magensaft 17.
Mahlzeiten des Säuglings 429.
Masern 52, 414, 498.
Mastdarm 32.
Mastdarmuntersuchung 149.
Mastdarmriß 277.
Maximalthermometer 38.
Mazerierte Frucht 255.
Mehlabkochung 443.
Mekonium f. Kindspech.

Menstruation 89, 110.
Milch, pasteurisierte 439.
—, sterilisierte 439.
— -brustgang 21.
— -mischung 443.
— -sauger 441.
— -schorf 474, 490.
— -trinkflasche 440.
Milchdrüse 35, 201.
—, Entzündung im Wochenbett 413.
— — der Neugeborenen 487.
Milz 21.
Mißbildungen des Kindes 343, 434.
—, Untersuchung auf 195.
Mittelohrentzündung des Säuglings 475.
Mundhöhle 11.
Muskeln 6.
Muskelgeschwülste 66, 232.
Mutterbänder 12.
Mütterheime 510.
Mutterkuchen 96 s. auch Placenta, Nachgeburt.
—, Ablösung 170, 191, 339, 375.
—, vorzeitige Ablösung 363, 364.
—, Abzerrung (bei Sturzgeburt) 266.
—, Austreibung (Credé) 193, 375.
—, Formveränderung 249.
—, Geschwulst 251.
—, Infarkt 250.
—, Kalkablagerung 251.
—, Nebenmutterkuchen 249, 373.
—, vorliegender 366.
Muttermäler 125.
Muttermund 33, 147.
—, Erweiterung 164.
—, Krampf 268, 323, 377.
—, Anschwellung der Lippen 281.
—, Unnachgiebigkeit 279.
—, Verstreichen des 117.
—, Zerreißung 279, 280.
Muttermilch 201.
Myrtenblattförmige Warzen 115.

Nabel 12.
— -blase 97, 103.
— -erkrankung 417, 482.
— -pflege 453.
Nabelschnur 96.
— -abfall 417.
— -blutader 97.
— -bruch 349.
— -drehung 252.
— -geräusch 142, 251.
—, häutige, Einpflanzung 252, 360.
— -knoten 252.
— -kreislauf 97.
— -schlagader 97.
— -umschlingung 251.
— -verband 196.
—, Vorfall 145, 288, 314, 315.
Nachgeburt s. Mutterkuchen, Placenta.
—, Untersuchung der 193.
Nachgeburtswehen 170, 404.
Nachgeburtszeit 169, 191.
—, Störungen 262.
— bei Zwillingen 340.
Nachwasser 168, 371.
Nachwehen 160, 198.
Nägel 8.
Nahrung des Säuglings 426.
— der Schwangeren 123.
— der Wöchnerin 205.
Naht (Knochen) 2.
Narkose 74.
Nase 10.
Nebenmutterkuchen 249, 273.
Nebennieren 23.
Nerven 21.
Nervenleiden 44, 224.
Netz 19.
Netzhaut 10.
Neugeborenes Kind, Fieber 419.
— —, Gewicht 420.
— —, Gewichtsabnahme, physiologische 418.
— —, Länge 420.

Nieren 21.
Nierenbeckenentzündung 225.
Nierenkrankheiten 60, 218.

Oberarm 5.
Oberkiefer 4.
Oberschenkel 6.
Ohnmacht 44, 222, 243.
Ohr 10.
Ohrspeicheldrüse 11.

Paukenhöhle 10.
Periode s. Menstruation, Regel.
Pfeilnaht 107.
Pflege der Wöchnerin 203.
— des Säuglings 448.
Placenta s. Mutterkuchen, Nachgeburt.
Placentarpolyp 406.
Pocken 56.
Polypen 65, 259, 370.
Preßwehen 159.
Prießnitz 72.
Puls 15, 40.
— des Neugeborenen 416.
Pupille 9.

Querbett 155, 324.
Querlage 106, 312, 315, 330.
— Erkennung der 331.
— selbsttätiger Ausgang 332.
— verschleppte 331.
— Wendung bei 335.
Querstand des Kopfes 305.
Quetschung der Weichteile bei engem Becken 281.

Rachenmandel 11.
Rachitis 492.
Regel s. Menstruation, Periode.
Regenbogenhaut 9.
Reiben der Gebärmutter in der Nachgeburtszeit 193.
Reichsversicherungsordnung 126.
Reichsgesetz über die Beschäftigung Schwangerer 128.

Reife der Frucht 105.
Reinigung des Säuglings 450.
— der Wöchnerin 205.
Rippen 5.
Rippenfell 13.
Rückenmark 21.
— Erkrankung 229.
Rückenlage (der Kreißenden) 185.
Ruhr 53.
Rumpfpresse 168.

Samenzellen 90.
Sauerstoff 16.
Säuglingsbett 459.
—-fürsorge 501, 508.
—-heim 510.
—-mahlzeit 429.
— Nahrungsbedarf 429.
—-schlaf 424.
—-schutz 501.
— seelische Entwicklung 424.
—-sterblichkeit 502.
—-temperatur 426.
Säugling, frühgeborener 466.
Saughütchen 413.
Schädel 3.
—-bruch 267, 289.
—-höhle 21.
—-knochen des Neugeborenen 107.
—-lage 175.
Schälblasen 488.
Schambein 27.
—-kamm 28.
Schamberg 30.
—-bogen 28.
—-fuge 2, 27.
—-gegend 12.
—-lippen 31.
—-spalte 31.
Schanker 62.
Scharlach 52, 399.
Scheide 31.
Scheidenabsonderung 237.
—-eingang 31, 147.

Scheideneingang, Verengerung durch Geschwulst 272.
— -fluß 42.
— -gewölbe 32.
— -riß 279.
— -spülung 70.
— — zur Blutstillung 260.
— Strangbildung 270.
— -vorfall 67, 277.
— -wand 32.
Scheintod 44.
— des Neugeborenen 357.
Scheitelbein 3, 107.
Scheitelbeineinstellung 296, 305.
Schenkelbruch 12.
Schienbein 6.
Schilddrüse 6.
— Vergrößerung 6, 110.
Schläfenbein 3, 107.
— -naht 107.
Schlagadern 113.
Schleimabkochung 443.
Schleimdrüsen 9.
Schleimhaut 9.
Schlund 11.
Schlüsselbein 5, 12.
Schnupfen des Säuglings 434, 475, 491.
Schrumpfung der Frucht 255.
Schrunden (Warze) 412.
Schulterblatt 5.
Schultern, Entwicklung 188.
Schüttelfrost 39.
Schwachsinn 229.
Schwämmchen (Soor) 475, 490.
Schwangerenfürsorge 129.
Schwangerschaft 87.
— außerhalb der Gebärmutter 242, 259.
—, Befund in einzelnen Monaten 118.
—, Berechnung 104.
—, Dauer 116.
—, regelwidrige 216.

Schwangerschaft, Unterbrechung 227, 230, 253.
— — bei lebender Frucht 256.
—, wiederholte 115.
—, Zeichen für gewesene 115.
Schwangerschaftsnarben 112, 116.
— -streifen 112, 116.
Schweiß 45.
Schweißdrüsen 8.
— -friesel 489.
Schwertfortsatz 5.
Sehnen 6.
Sehnerv 22.
Sehstörungen 219.
Seitenlage 184.
Selbstinfektion 391.
Siebhaut 92, 94.
— -entzündung 238, 245.
Sinnesnerven 22.
Sitzbein 27.
— -höcker 28.
— -stachel 28.
Spaltpilze 50.
Spätgeburt 104.
Speiche 6.
Speicheldrüsen 11.
— -fluß 218.
Speiseröhre 11.
Spirochäte 62.
Sprache 12.
Sprachstörungen 45.
Staphylokokken 76.
Starrkrampf 78.
— der Wöchnerin 399.
— des Neugeborenen 485.
Steinkind 242.
Steißbein 26.
Steißlage 106, 318.
Stillen 207, 209.
Stillhindernisse 210, 411, 433, 434.
Stimmbänder 11.
Stimmritzenkrampf 498.
Stirnbein 107.

Stirnbeinnaht 107.
Stirnlage 308.
Stoffwechsel 26, 41.
— der Frucht 99.
Strecklagen 305.
Streptokokken 76.
Stuhlgang 42.
— des Säuglings 448.
Stuhlverstopfung 42.
—=zwang 42.
Sturzgeburt 266.
Sulzknoten 96.
Syphilis 60, 62, 227, 274.
—, angeborene 481.

Tagebuch 145, 150.
Talgdrüsen 8.
Tastung der Schwangeren 133.
— des Beckens 139.
Teeaufguß 73.
Temperatur 46.
—=messung der Gebärenden 183.
— — der Wöchnerin 202.
Thermometer 37.
Thymus 23.
Tiefstand der großen Fontanelle 296.
— der kleinen Fontanelle 292.
Tiefer Querstand 305.
Tod 44.
— der Schwangeren 239.
— der Gebärenden 388.
— der Frucht 102, 255.
—, Wöchnerin 402.
Todeskampf 44.
Totenstarre 44.
Tränendrüse 10.
Tränenkanal 10.
Tripper 60, 237, 239, 274, 400.
Trommelfell 10.
Tuberkulose 58, 223, 500.
Typhus 54.

Umbetten 48.
Umschläge 72.

Unstillbares Erbrechen 217.
Unterernährung (Säugling) 494.
Unterkieferbruch 327, 353.
Unterleibskrankheiten 61, 64, 89.
Untersuchung, äußere 132, 179.
—, innere 144, 180.
— des Kindes nach der Geburt 195.
—, Mastdarm 149.
Urin s. Harn.

Veitstanz 224.
Veränderung des mütterlichen Körpers in der Schwangerschaft 109.
Verblutung der Gebärenden 240.
— des Kindes 360.
Verbrennung 85.
Verdauung 20.
Vergiftungen 85.
Verhaltungsmaßregeln für Schwangere 121.
Verkrüppelungen des Neugeborenen 343.
Verletzungen des Neugeborenen 351.
— der Schwangeren 229.
Verschiebung der kindlichen Schädelknochen 108.
Verschluß des Afters 196.
— der Harnröhre 196.
Vitamine 20, 446.
Vorbereitung der Gebärenden 154, 179.
Vorberg 27.
Vorderhauptslage 307, 311.
Vorfall kleiner Teile 246, 311, 362.
— der Gebärmutter 67, 237.
— der Nabelschnur 145, 288, 314, 315.
— der schwangeren Gebärmutter 237.
Vorgeschichte, Aufnahme 130
Vorhof 31.
Vormilch 201.
Vorwasser 165.
Vorwehen 162.

Wadenbein 6.
Wärmebildung 26.

Wasserhaut 91, 94.
— -erkrankung 246.
Wasserkopf 345.
Wassersucht 43, 218.
Wechseljahre 90.
Wehen 157.
—, krampfartige 267.
— -pause 158.
— -regelung 158.
— -schmerz 158.
— -schwäche 263, 265, 270, 372.
—, regelwidrige Tätigkeit 263.
Weichteile, Eröffnung 160.
—, mangelhafte Dehnung 275.
—, Quetschung 287.
—, Verengerung 270.
—, Zerreißung 275.
Wendung 335.
Wiederbelebung des scheintoten Kindes 85, 358.
Wirbel 4.
—, falsche 26.
— -gleitung 299.
— -kanal 5.
— -säule 4.
Wirbelsäulenverkrümmung 301.
Windpocken 53, 499.
Wochenbesuch 211.
Wochenbett 198.
—, regelwidriges 390.
— nach Fehlgeburt 261.

Wochenfluß 200.
—, Regelwidrigkeiten 405.
Wochenhilfe 126.
Wollhaare 103.
Wunden 75.
Wundbehandlung 77, 84.
Wundkrankheiten 76.
— des Wochenbettes 390.
Wundrose 78, 329.
— des Neugeborenen 485.
Wundsein des Säuglings 489.
Wundstarrkrampf 78, 399.
— des Neugeborenen 485.

Zähne 4.
—, erster Durchbruch 424.
Zelle 23.
Zotten 92.
— -haut 91, 94.
— -krebs 249.
Zuckerkrankheit 225.
Zunge 11.
Zurückbleiben von Eihäuten 192.
— von Mutterkuchen 192, 406.
Zwerchfell 13.
Zwergbecken 291.
Zwiemilchernährung 435.
Zwillinge 105.
Zwillingsgeburt 339.
— -schwangerschaft 336.
Zwischenzottenraum 95.

Verlag von Julius Springer in Berlin W 9

Tagebuch für Hebammen
Vorschriftsmäßige Temperatur-Zettel
für Hebammen in Buchform

Neue Ausgabe 1928

Auskunft und Lieferung durch die

Hirschwaldsche Buchhandlung
Berlin NW 7, Unter den Linden 68

K. Waibels Leitfaden für die Prüfungen der Hebammen. Neubearbeitet und vermehrt von Professor Dr. **Ernst von Seuffert**, Medizinalrat der Hebammenschule München. Mit 5 Tafeln. Siebente Auflage. XXIV, 180 Seiten. 1923. RM 4.—

(Verlag von J. F. Bergmann in München)

Leitfaden zur Pflege der Wöchnerinnen und Neugeborenen. Von Med.-Rat Dr. **Heinrich Walther**, Hebammenlehrer, Frauenarzt, Professor an der Universität Gießen. Achte, vermehrte und verbesserte Auflage. Mit 59 Textabbildungen und 1 Tafel. XI, 250 Seiten. 1926. Gebunden RM 8.40

(Verlag von J. F. Bergmann in München)

Ernährung und Pflege des Säuglings. Ein Leitfaden für Mütter und zur Einführung für Pflegerinnen unter Zugrundelegung des Leitfadens von Pescatore. Von Dr. **Leo Langstein**, a. o. Professor der Kinderheilkunde an der Universität Berlin, Direktor des Kaiserin Auguste Victoria-Hauses, Reichsanstalt zur Bekämpfung der Säuglings- und Kleinkindersterblichkeit. Achte, vollständig umgearbeitete Auflage. (108.—157. Tausend.) IV, 88 Seiten. 1923. RM 1.20

10 Exempl. je RM 1.10; 50 je RM 1.—; 100 je RM 0.90

Säuglingspflegefibel. Von Schwester **Antonie Zerwer**, unter Mitarbeit von **Paul Kühn**, Lehrer in Charlottenburg. Mit einem Vorwort von Professor Dr. **Leo Langstein**, Präsident des Kaiserin Auguste Victoria-Hauses. Achte Auflage. (281.—330. Tausend.) Mit 39 Textabbildungen. 72 Seiten. 1926. RM 0.75

20 Exempl. je RM 0.70; 65 je RM 0.65; 100 je RM 0.60

Gesundheitsbüchlein. Gemeinfaßliche Anleitung zur Gesundheitspflege. Bearbeitet im Reichsgesundheitsamte. Mit 56 Abbildungen im Texte und 3 farbigen Tafeln. Unveränderter Neudruck der 17. Ausgabe. X, 280 Seiten. 1920. RM 1.—

Krankenpflege-Lehrbuch. Herausgegeben vom **Preußischen Ministerium für Volkswohlfahrt.** Zehnte Auflage. In Vorbereitung.

Leitfaden der Krankenpflege in Frage und Antwort für Krankenpflegeschulen und Schwesternhäuser bearbeitet von Dr. med. **Joh. Haring**, Oberstabsarzt a. D., ehemals staatlicher Prüfungskommissar an der Krankenpflegeschule des Carolahauses zu Dresden. Mit einem Vorwort von Exz. Professor Dr. med. A. Fiedler†, Geheimer Rat. Fünfte, vielfach verbesserte Auflage. VIII, 146 Seiten. 1927. RM 2.70

20 Exempl. je RM 2.40; 50 je RM 2.20; 100 je RM 2.—

Das Problem der Fruchtabtreibung vom medizinischen, juristischen und nationalökonomischen Standpunkt. Von Privatdozent Dr. med. et Dr. phil. **Friedrich Lönne**, Gelsenkirchen-Göttingen, Chefarzt der Frauenklinik am Elisabeth-krankenhaus Erle. Mit einem Geleitwort von Oberreichsanwalt Dr. **Ludwig Ebermayer**, Reichsgericht Leipzig. 42 Seiten. 1924. RM 1.50

Die Geschlechtskrankheiten als Staatsgefahr und die Wege zu ihrer Bekämpfung. Von Professor Dr. **Ernst Finger**, Vorstand der Klinik für Syphilidologie und Dermatologie der Universität Wien. („Abhandlungen aus dem Gesamtgebiet der Medizin.") 69 Seiten. 1924. RM 1.70
Für Abonnenten der „Wiener klinischen Wochenschrift" ermäßigt sich der Bezugspreis um 10 %.

(Verlag von Julius Springer in Wien)

Leitfaden der Desinfektion für Desinfektoren und Krankenpflegepersonen in Frage und Antwort. Von Professor Dr. **Fritz Kirstein**, Medizinalrat und Direktor des Medizinaluntersuchungsamtes Hannover. Zwölfte, verbesserte Auflage. VI, 108 Seiten. 1927. Gebunden RM 4.20

Nothelferbuch. Leitfaden für Erste Hilfe bei plötzlichen Erkrankungen und Unglücksfällen. Herausgegeben von der **Medizinalabteilung des Preußischen Ministeriums für Volkswohlfahrt.** Dritte Auflage. Mit 113 Textabbildungen. VIII, 152 Seiten. 1922. Gebunden RM 1.50

(Verlag von August Hirschwald in Berlin)

Hygienische Volksbildung. Von Dr. med. **Martin Vogel**, wissenschaftlicher Direktor am Deutschen Hygiene-Museum, Generalsekretär des Sächsischen Landesausschusses und vorm. Generalsekretär des Reichsausschusses für Hygienische Volksbelehrung. (Sonderausgabe des gleichnamigen Beitrages in dem I. Band des „Handbuches der sozialen Hygiene und Gesundheitsfürsorge".) Mit 6 Abbildungen. IV, 88 Seiten. 1925. RM 3.—

Gedanken über hygienische Volksbelehrung, ihre Wege und Hilfsmittel. Von Dr. med. **G. Frey**, Direktor der Medizinischen Abteilung des Reichsgesundheitsamts. (Erweiterter Sonderabdruck aus „Arbeiten aus dem Reichsgesundheitsamte", Band 57, Festband anläßlich der Feier des 50jährigen Bestehens des Reichsgesundheitsamts 1926). 38 Seiten. 1927. RM 2.—

Die Ernährung des Menschen. Nahrungsbedarf, Erfordernisse der Nahrung, Nahrungsmittel, Kostberechnung. Von Professor Dr. **Otto Kestner**, Direktor des Physiologischen Instituts an der Universität Hamburg, und Dr. **H. W. Knipping**, früherem Assistenten des Physiologischen Instituts an der Universität Hamburg, in Gemeinschaft mit dem **Reichsgesundheitsamt** Berlin. Mit zahlreichen Nahrungsmitteltabellen und 8 Abbildungen. Zweite Auflage. VI, 140 Seiten. 1926. RM 5.70

Nahrung und Ernährung des Menschen. Kurzes Lehrbuch von **J. König**, Dr. phil., Dr.-Ing. h. c., Dr. ph. nat. h. c., Geh. Regierungsrat, o. Professor an der Westfäl. Wilhelms-Universität Münster i. W. Gleichzeitig 12. Auflage der „Nährwerttafel". VIII, 214 Seiten. 1926. RM 10.50; gebunden RM 12.—

MIX
Papier aus verantwortungsvollen Quellen
Paper from responsible sources
FSC® C105338

If you have any concerns about our products,
you can contact us on
ProductSafety@springernature.com

In case Publisher is established outside the EU,
the EU authorized representative is:
**Springer Nature Customer Service Center GmbH
Europaplatz 3, 69115 Heidelberg, Germany**

Printed by Libri Plureos GmbH
in Hamburg, Germany